XIANDAI LINCHUANG JIANYANXUE

现代临床检验学

主编　王光让　侯敬侠　赵香莲　宋芳琳
　　　薛彩霞　吕连智　卢龙涛

黑龙江科学技术出版社

图书在版编目（CIP）数据

现代临床检验学 / 王光让等主编. -- 哈尔滨：黑
龙江科学技术出版社，2022.6
ISBN 978-7-5719-1434-9

Ⅰ．①现… Ⅱ．①王… Ⅲ．①临床医学－医学检验
Ⅳ．①R446.1

中国版本图书馆CIP数据核字（2022）第099777号

现代临床检验学
XIANDAI LINCHUANG JIANYANXUE

主　　编	王光让　侯敬侠　赵香莲　宋芳琳　薛彩霞　吕连智　卢龙涛
责任编辑	陈兆红
封面设计	宗　宁
出　　版	黑龙江科学技术出版社
	地址：哈尔滨市南岗区公安街70-2号　邮编：150007
	电话：（0451）53642106　传真：（0451）53642143
	网址：www.lkcbs.cn
发　　行	全国新华书店
印　　刷	哈尔滨双华印刷有限公司
开　　本	787 mm×1092 mm　1/16
印　　张	31
字　　数	787千字
版　　次	2022年6月第1版
印　　次	2023年1月第1次印刷
书　　号	ISBN 978-7-5719-1434-9
定　　价	198.00元

前言
FOREWORD

医学检验学是基础医学与临床医学的桥梁学科，涉及诊断、治疗、预后判断和预防等多个方面。随着现代科技的不断进步，基础医学和临床医学进入了飞速发展的阶段，检验医学也有了很大的进展，检验项目越来越多，检验的准确度和灵敏度大大提高，检验结果对疾病诊断、疗效监测和预后判断提供的客观资料和信息比以往更为准确、更为科学。无论临床医师还是检验医师，都有必要充分认识临床检验的各种手段及检测结果可能存在的干扰因素，同时明确检验项目的诊断价值，以便有效地选用检验项目，为此，我们特组织了一批长期工作在临床一线的专家，编写了这本《现代临床检验学》。

编者在编写过程中参考了大量检验医学相关资料，力求使读者全面了解检验医学的最新进展，紧跟现代医学发展的步伐。书中详细介绍了临床常用的检验技术和方法、临床应用价值，并对各类检查的相关指标进行了详尽分析，辅以基础知识和研究成果，充分体现了理论联系实际、理论指导临床的理念。本书集专业性、权威性和指导性于一体，适合临床检验专业从业者及各级临床医务人员研读，也可作为医学院校相关专业师生的参考用书。

由于现代检验医学发展迅速，且本书由多人执笔，编者们编撰能力和风格有所差异，加之时间仓促、篇幅有限，虽已经反复校对、多次修改，但仍然存在疏漏之处，敬请广大读者批评指正，以期再版修订时进一步完善，更好地为大家服务。

《现代临床检验学》编委会
2022 年 3 月

目 录
CONTENTS

第一章

标本采集方法

第一节　血　液　标　本

一、静脉血的采集

（一）原理

利用负压的原理，使用真空采血管或注射器将针头刺入浅静脉后，通过真空负压控制定量采集静脉血或通过手工控制吸取一定量的静脉血。

（二）试剂与器具

压脉带、垫枕和手套；70％酒精、消毒棉球或棉签；一次性无菌针头、持针器和真空采血管，或者使用注射器和试管；胶带。

（三）操作

（1）对照申请单核对患者身份。

（2）采血部位的选择：患者取坐位或仰卧位，前臂置于桌面枕垫上或水平伸直。检查患者的肘前静脉，为使静脉血管充分暴露，可让患者握紧拳头，系上压脉带。采血人员可用示指触摸寻找合适的静脉，触摸时能感觉到静脉所在区域较周围其他组织的弹性大，一般肘臂弯曲部位或稍往下区域是比较理想的穿刺部位。如在一只手臂上找不到合适的静脉，则用同样的方法检查另一只手臂。如需从腕部、手背或脚部等处的静脉采血，最好由有经验的采血人员进行。

（3）静脉穿刺的准备：选择好合适的穿刺部位后，放松压脉带，依照《医疗机构消毒技术规范》（WS/T2012-367）的要求，使用 70％～80％（体积分数）的酒精溶液擦拭消毒 2 遍，作用 3 分钟，消毒范围强调以穿刺部位为中心，由内向外缓慢旋转，逐步涂擦，共 2 次，消毒皮肤面积应≥5 cm×5 cm。

（4）静脉穿刺：①将患者的手臂置于稍低位置，在穿刺点上方约 6 cm 处系紧压脉带，嘱患者紧握拳头，使静脉充盈显露。采血人员一手拿着采血装置，另一只手的手指固定穿刺部位下方的皮肤，以使静脉位置相对固定。②手握持针器或注射器，保持穿刺针的方向和静脉走向一致，穿刺针与皮肤间的夹角约为 20°，针尖斜面朝上。③将穿刺针快速、平稳地刺入皮肤和静脉。使用真空采血器时一只手固定住持针器和穿刺针，另一只手将真空采血管从持针器另一端推入；使用注射器穿刺成功后右手固定针筒,左手解开压脉带后,再缓缓抽动注射器针栓至采集到所需血量。④血液开始流出即可解开压脉带,或者在开始采最后一管标本后立即解开压脉带,同时嘱患者松开拳头。⑤消毒干棉球压住穿刺点,拔出针头,嘱患者继续按压棉球并保持手臂上举数分钟,如患者无法做到,则由采血人员按压穿刺点直至不出血。⑥在静脉穿刺处贴上不会引起过敏的胶条以助止血,如穿刺点的按压力度和时间不够,可能会导致皮下出血,形成瘀斑。⑦来回颠倒采血管数次将标本和抗凝剂混匀,但不可剧烈摇晃。⑧将采血针弃于利器盒内。⑨按实验室要求在每支采血管上贴好标签。⑩如是门诊患者,嘱其静坐片刻,确认无头晕、恶心等不良反应后再允许患者离开。

(四)注意事项

(1)采血部位通常选择肘前静脉,如此处静脉不明显,可采用手背、手腕、腘窝和外踝部静脉;幼儿可采用颈外静脉。

(2)使用真空采血器前应仔细阅读厂家说明书。使用前勿松动一次性真空采血试管盖塞,以防采血量不准。

(3)使用注射器采血时,切忌将针栓回推,以免注射器中气泡进入血管形成气栓,造成严重后果。

(4)采血过程中应尽可能保持穿刺针位置不变,以免血流不畅。

(5)压脉带捆扎时间不应超过1分钟,否则会使血液成分的浓度发生改变。

(6)如果一次需要采集多管血液标本,应按以下顺序采血:血培养管(需氧),血培养管(厌氧),凝血项管,无抗凝剂管(含或不含促凝剂和分离胶),有抗凝剂管。

(7)如遇患者发生晕针,应立即拔出针头,让其平卧。必要时可用拇指压掐或针刺人中、合谷等穴位,嗅吸芳香氨酊等药物。

二、末梢血的采集

(一)试剂与器具

(1)一次性使用的无菌采血针。

(2)70%酒精棉球。

(3)一次性手套和消毒干棉球。

(4)不同检测所需特殊器具,如用于制作血涂片的玻片、微量移液管、血细胞计数稀释液、微量血细胞比容测量管等。

(二)操作

(1)采血部位:成人以无名指或中指的指尖内侧为宜,特殊患者(如烧伤)必要时可从足跟部两侧或大拇指采血,婴儿理想的采血部位是足底面两侧的中部或后部。针刺的深度不应超过2 mm,靠近足底面后部的针刺深度不应超过1 mm。

(2)可轻轻按摩采血部位,使其自然充血,用70%酒精棉球消毒局部皮肤,待干。

(3)操作者用左手拇指和示指紧捏穿刺部位两侧,右手持无菌采血针,在患者指尖内侧进行迅速有力地穿刺,即刻拔出采血针并弃于利器盒内。

(4)用消毒干棉球擦去第1滴血,再按需要依次采血。采血顺序:血涂片、EDTA抗凝管、其他抗凝管、血清及微量采集管。

(5)可轻柔按压周围组织以获得足量的标本。

(6)采血完毕,用消毒干棉球压住伤口片刻止血。

(三)注意事项

(1)选择采血部位要避开冻疮、炎症、水肿和瘢痕等患处;除特殊情况外,不宜从耳垂采血。

(2)不宜从婴儿的手指及脚后方跟腱处采血,以防止造成骨组织和神经组织的损伤。

(3)采血部位宜保持温暖,有利于血液顺畅流出。

(4)消毒皮肤后应待酒精挥发、皮肤干燥后方可采血,否则流出的血液不呈圆滴状,也可能会导致溶血。

(5)穿刺深度一般不超过 2 mm;针刺后稍加按压,以血液能流出为宜。

三、抗凝剂的选用

血液检验常用的抗凝剂有以下 3 种。

(一)枸橼酸钠(柠檬酸钠)

枸橼酸能与血液中的钙离子结合形成螯合物,从而阻止血液凝固。市售枸橼酸钠多含 2 个分子的结晶水,相对分子质量(MW)为 294.12,常用浓度为 32 g/L。枸橼酸钠与血液的比例多采用 1:9($V:V$)。常用于凝血试验和红细胞沉降率测定(魏氏法血沉测定时抗凝剂为 0.4 mL 加血 1.6 mL)。

(二)乙二胺四乙酸二钠或乙二胺四乙酸二钾

抗凝机制与枸橼酸钠相同。全血细胞分析用 $EDTA\text{-}K_2 \cdot 2H_2O$,1.5~2.2 mg 可阻止 1 mL 血液凝固。由于 $EDTA\text{-}Na_2$ 溶解度明显低于 $EDTA\text{-}K_2$,故 $EDTA\text{-}K_2$ 更适用于全血细胞分析,尤其适用于血小板计数。由于其会影响血小板聚集及凝血因子检测,故不适合做凝血试验和血小板功能检查。

(三)肝素

肝素是一种含有硫酸基团的黏多糖,相对分子质量为 15 000,与抗凝血酶结合,促进其对凝血因子Ⅸ、Ⅹ、Ⅺ、Ⅻ和凝血酶活性的抑制,抑制血小板聚集从而达到抗凝。通常用肝素钠盐或锂盐粉剂(125 U＝1 mg)配成 1 g/L 肝素水溶液,即每毫升含肝素 1 mg。取 0.5 mL 肝素水溶液置小瓶中,37~50 ℃烘干后,能抗凝 5 mL 血液。适用于血气分析、电解质、钙等测定,不适合凝血象和血液学一般检查(可使白细胞聚集并使血涂片产生蓝色背景)。

四、血涂片制备

(一)器材

清洁、干燥、无尘、无油脂的载玻片(25 mm×75 mm,厚度为 0.8~1.2 mm)。

(二)操作

血涂片制备方法很多,目前临床实验室普遍采用的是手工推片法,即用楔形技术制备血涂片。方法:在玻片近一端 1/3 处,加 1 滴(约 0.05 mL)充分混匀的血液,握住另一张边缘光滑的推片,以 30°~45°角使血滴沿推片迅速散开,快速、平稳地推动推片至载玻片的另一端。

(三)注意事项

(1)血涂片应呈舌状,头、体、尾 3 部分清晰可分。

(2)推好的血涂片在空气中晃动,使其尽快干燥。天气寒冷或潮湿时,应于 37 ℃恒温箱中保温促干,以免细胞变形缩小。

（3）涂片的厚薄和长度与血滴的大小、推片与载玻片之间的角度、推片时的速度及血细胞比容有关。一般认为血滴大、角度大、速度快则血膜厚；反之则血膜薄。血细胞比容高于正常时，血液黏度较高，保持较小的角度，可得满意结果；相反，血细胞比容低于正常时，血液较稀，则应用较大角度，推片速度也应较快。

（4）血涂片应在1小时内染色或在1小时内用无水甲醇（含水量<3%）固定后染色。

（5）新购置的载玻片常带有游离碱质，必须先用约1 mol/L的盐酸溶液浸泡24小时，再用清水彻底冲洗后，擦干备用。用过的载玻片可放入含适量肥皂或其他洗涤剂的清水中煮沸20分钟，洗净，再用清水反复冲洗，最后蒸馏水浸洗后擦干备用。使用时，切勿用手触及玻片表面。

（6）血涂片既可直接用非抗凝的静脉血或毛细血管血，也可用EDTA抗凝血制备。由于EDTA能阻止血小板聚集，故EDTA抗凝血涂片非常适合在显微镜下观察血小板形态。但EDTA有时能引起红细胞皱缩和白细胞聚集，因此最好使用非抗凝血制备血涂片。

（7）使用EDTA-K$_2$抗凝血样本时，应充分混匀后再涂片。抗凝血样本应在采集后4小时内制备血涂片，时间过长可引起中性粒细胞和单核细胞的形态学改变。注意制片前，样本不能冷藏。

五、血涂片染色

（一）瑞氏染色法

1.原理

瑞氏（Wright）染色法使细胞着色既有化学亲和作用，又有物理吸附作用。各种细胞由于其所含化学成分不同，对染料的亲和力也不一样，因此，染色后各种细胞呈现出各自的染色特点。

2.试剂

（1）瑞氏染液：①瑞氏染料0.1 g。②甲醇（AR）60.0 mL。

瑞氏染料由酸性染料伊红和碱性染料亚甲蓝组成。将瑞氏染料放入清洁、干燥研钵里，先加少量甲醇，充分研磨使染料溶解，将已溶解的染料倒入棕色试剂瓶中，未溶解的再加少量甲醇研磨，直至染料完全溶解、甲醇全部用完为止，即为瑞氏染液。配好后放置在室温下，1周后即可使用。新配染液效果较差，放置时间越长，染色效果越好。久置应密封，以免甲醇挥发或氧化成甲酸。染液中可加中性甘油2~3 mL，除可防止甲醇过早挥发外，也可使细胞着色清晰。

（2）pH为6.8的磷酸盐缓冲液。①磷酸二氢钾（KH$_2$PO$_4$）0.3 g。②磷酸氢二钠（Na$_2$HPO$_4$）0.2 g。加少量蒸馏水溶解，再加蒸馏水至1 000 mL。

3.操作

以血涂片染色为例。

（1）采血后推制厚薄适宜的血涂片（见血涂片制备）。

（2）用蜡笔在血膜两头画线，然后将血涂片平放在染色架上。

（3）加瑞氏染液数滴，以覆盖整个血膜为宜，染色约1分钟。

（4）滴加约等量的缓冲液与染液混合，室温下染色5~10分钟。

（5）用流水冲去染液，待干燥后镜检。

4.注意事项

（1）pH对细胞染色有影响。由于细胞各种成分均由蛋白质构成，蛋白质均为两性电解质，所带电荷随溶液pH而定。对某一蛋白质而言，如环境pH<pI（pI为该蛋白质的等电点），则该

蛋白质带正电荷,即在酸性环境中正电荷增多,易与酸性伊红结合,染色偏红;相反,则易与亚甲蓝结合,染色偏蓝。因细胞着色对氢离子浓度十分敏感,所以应使用清洁中性的载玻片,稀释染液必须用 pH 为 6.8 的缓冲液,冲洗片子必须用中性水。

(2)未干透的血膜不能染色,否则染色时血膜易脱落。

(3)染色时间的长短与染液浓度、染色时温度及血细胞多少有关。染色时间与染液浓度、染色时温度成反比,与细胞数量成正比。

(4)冲洗时不能先倒掉染液,应用流水冲去,以防染料沉淀在血膜上。

(5)如血膜上有染料颗粒沉积,可用甲醇溶解,但需立即用水冲掉甲醇,以免脱色。

(6)染色过淡,可以复染。复染时应先加缓冲液,创造良好的染色环境,然后加染液;或直接加染液与缓冲液的混合液,不可先加染液。

(7)染色过深可用水冲洗或将涂片浸泡在水中一定时间,也可用甲醇脱色。

(8)染色偏酸或偏碱时,均应更换缓冲液再重染。

(9)瑞氏染液的质量好坏除用血涂片实际染色效果评价外,还可采用吸光度比值评价。瑞氏染液的成熟指数以吸光度比值(A650 nm/A525 nm)=1.3±0.1 为宜。

(二)瑞氏-吉姆萨复合染色法

1.原理

吉姆萨染色原理与瑞氏染色相同,但提高了噻嗪染料的质量,加强了天青的作用,对细胞核染色效果较好,但中性颗粒着色较瑞氏染色法差。因此,瑞氏-吉姆萨(Wright-Giemsa)复合染色法可取长补短,使血细胞的颗粒及胞核均能获得满意的染色效果。

2.试剂

瑞氏-吉姆萨复合染色液。

(1)Ⅰ液:取瑞氏染粉 1 g、吉姆萨染粉 0.3 g,置洁净研钵中,加少量甲醇(分析纯),研磨片刻,吸出上层染液。再加少量甲醇继续研磨,再吸出上层染液。如此连续几次,共用甲醇 500 mL。将上层染液收集于棕色玻璃瓶中,每天早、晚各振摇 3 分钟,共 5 天,然后存放一周即能使用。

(2)Ⅱ液:pH 为 6.4～6.8 的磷酸盐缓冲液。磷酸二氢钾(无水)6.64 g 和磷酸氢二钠(无水)2.56 g,加少量蒸馏水溶解,用磷酸盐调整 pH,加水至 1 000 mL。

3.操作

瑞氏-吉姆萨染色方法基本上与瑞氏染色法相同。

(三)30 秒快速单一染色法

1.试剂

(1)储存液:瑞氏染粉 2.0 g,吉姆萨染粉 0.6 g,天青Ⅱ0.6 g,甘油 10.0 mL,聚乙烯吡咯烷酮(PVP)20.0 g,甲醇 1 000 mL。

(2)磷酸盐缓冲液(pH 为 6.2～6.8):磷酸二氢钾 6.64 g,磷酸氢二钠 0.26 g,苯酚 4.0 mL,蒸馏水加至 1 000 mL

(3)应用液:储存液、缓冲液按 3∶1 比例混合,放置 14 天后备用。

2.操作

将染液铺满血膜或将血涂片浸入缸内,30 秒后用自来水冲洗。

(四)快速染色法

1.试剂

(1)Ⅰ液:磷酸二氢钾 6.64 g,磷酸氢二钠 2.56 g,水溶性伊红 Y 4.0 g(或伊红 B 2.5 g),蒸馏水 1 000 mL,苯酚 40 mL,煮沸,待冷后备用。

(2)Ⅱ液。亚甲蓝 4 g,蒸馏水 1 000 mL,高锰酸钾 2.4 g,煮沸,待冷后备用。

2.操作

把干燥血涂片浸入快速染色液的Ⅰ液中 30 秒,水洗,再浸入Ⅱ液 30 秒,水洗待干。

（吕连智）

第二节　排泄物标本

一、尿液标本种类和收集

实验室应制定并实施正确收集和处理尿标本的指导手册,并使负责收集尿标本的人员方便获得这些资料或向患者告知收集说明。有关尿液标本种类和收集方法请参见卫生行业标准 WS/T348-2011《尿液标本的收集及处理指南》和 CLSI 指南 GP-16A3《Urinalysis》的要求。尿液标本收集注意事项如下。

(一)标本留取时间

1.收集常规尿液分析的尿标本

应留取新鲜尿,以清晨第 1 次尿为宜,较浓缩,条件恒定,易检出异常,便于对比。

2.收集急诊患者尿液分析的尿标本

可随时留取(随机尿)。

3.收集特殊检验尿液分析的尿标本

(1)收集计时尿尿标本:应告知患者留尿起始和终止时间;留取前应将尿液排空,然后收集该时段内(含终止时间点)排出的所有尿液。

(2)收集使用防腐剂的尿标本:应建议患者先将尿液收集于未加防腐剂的干净容器内,然后小心地将尿液倒入实验室提供的含防腐剂容器中。

(3)收集多项检测尿标本:应针对不同检测项目分别留取尿标本(可分次留取,也可一次留取分装至不同容器中)。

(4)收集特定时段内尿标本:尿液应保存于 2～8 ℃条件下。

(5)收集时段尿尿标本:如总尿量超过单个容器的容量时,须用两个容器,检测前必须充分混匀两个容器内的尿液,最常用的方法是在两个尿容器之间来回相互倾倒尿标本;第 2 个容器收集的尿量一般较少,故注意加入防腐剂的量相应减少。

(6)收集卧床导尿患者的尿标本:将尿袋置于冰袋上;如患者可走动,应定期排空尿袋,将尿液存放在 2～8 ℃条件下。

(二)标本收集容器

应清洁、无渗漏、无颗粒;制备容器的材料与尿液成分不发生反应;容器和盖均无干扰物质附着,如清洁剂等;容器的容积一般应≥50 mL,收集 24 小时尿标本的容器的容积应为 3 L 左右;容器口为圆形,直径应≥4 cm;容器底部应较宽,便于稳定放置;容器盖应安全、密闭性好而又易于开启;推荐使用一次性容器;收集微生物检查标本容器应干燥、无菌。

(三)标本容器标识

尿标本容器的标签材料应具有置于冰箱后仍能粘牢的特性;应在容器上粘贴标签,不可只粘贴于容器盖上;标签提供的信息应至少包含:①患者姓名;②唯一性标志;③收集尿液的日期和时间;④如尿标本加入防腐剂应注明名称,并加上防腐剂如溢出可对人体造成伤害的警示内容(还需口头告知患者)。

(四)标本留取书面指导

至少应包括以下几项。①洗手清洁:患者留取标本前要洗手,并实施其他必要的清洁措施。②信息核实:交给患者的尿液收集容器应贴有标签,并要求核对患者姓名。③最少留尿量:留取所需检验项目的最小尿标本量(还需口头告知患者)。④避免污染和干扰源:如避免经血、白带、精液、粪便、烟灰、糖纸等污染,避免光照影响尿胆原等化学物质分解或氧化。⑤容器加盖:防止尿液外溢。⑥记录标本留取时间。

(五)尿液防腐与保存

通常,尿标本采集后应在 2 小时内完成检验,避免使用防腐剂;如尿标本不能及时完成检测,则宜置于 2~8 ℃条件下保存,但不能超过 6 小时(微生物学检查标本在 24 小时内仍可进行培养)。根据检测项目特点,尿标本可采用相应的防腐剂防腐,而无需置冰箱保存。

选择适当的防腐剂。有多种防腐剂适用于该分析时,应选择危害性最小的防腐剂。

(六)检验后尿液标本的处理

1.尿标本

应按生物危害物处理,遵照各级医院规定的医疗废弃物处理方法进行处理。

2.一次性使用尿杯

使用后置入医疗废弃物袋中,统一处理。

3.尿容器及试管等器材

使用后可先浸入消毒液(如 0.5％过氧乙酸、5％甲酚皂液等)浸泡消毒 12~24 小时,然后再进行处理。

二、粪便收集

(一)常规检验

采集粪便标本的方法因检查目的不同而有差别,如常规检验留取粪便指头大小(约 5 g)即可,放入干燥、清洁、无吸水性的有盖容器内送检。不应采取尿壶、便盆中的粪便标本,若标本中混入尿液或消毒剂等,会破坏粪便的有形成分;混入植物、泥土、污水等,因存在腐生性原虫、真菌孢子、植物种子、花粉等易干扰检验结果。粪便标本检验时,应选择其中脓血、黏液等病理成分,若无病理成分,可多部位取样。采集标本后,应在 1 小时内完成检查,否则可因 pH 及消化酶等影响,使粪便中细胞成分破坏分解。

(二)寄生虫检验

粪便必须新鲜,送检时间一般不宜超过 24 小时。如检查肠内原虫滋养体,应于排便后迅速送检,立即检查,冬季需采取保温(35~37 ℃)措施。检查血吸虫毛蚴孵化应留新鲜便,≥30 g。

检查蛲虫卵需用透明胶带,于清晨排便前在肛门四周取标本,也可用棉签拭取,但均须立即镜检。检查寄生虫体及虫卵计数,须用洁净、干燥的容器,并防止污染;粪便不可混入尿液及其他体液等,以免影响检查结果。

(三)化学检验

采用化学法做潜血试验应嘱患者于收集标本前3天起禁食动物性食物和含过氧化物酶类的食物(如萝卜、西红柿、韭菜、木耳、花菜、黄瓜、苹果、柑橘和香蕉等),并禁服铁剂和维生素C等,以免出现假阳性反应;连续检查3天,选取外表及内层粪便;收集标本后须迅速送检,以免因长时间放置使潜血反应的敏感度降低。粪胆原定量检查应收集3天粪便,混合称量,从其中取出约20 g送验;查胆汁成分的粪便标本不应在室温中长时间放置,以免阳性率减低。

(四)细菌检验

粪便标本应收集于灭菌有盖容器内,勿混入消毒剂及其他化学药品,并立即送检。

(五)检验后粪便标本的处理

1.粪标本

应按生物危害物处理,遵照各级医院规定的医疗废弃物处理方法进行处理。

2.纸类或塑料等容器

使用后置入医疗废弃物袋中,统一处理。

3.瓷器、玻璃等器皿

使用后可先浸入消毒液(如0.5%过氧乙酸、5%甲酚皂液等)浸泡消毒12~24小时后再处理。

(王能一)

第三节 微生物标本

一、血液标本微生物检验

(一)标本采集时间、采集频率

1.一般原则

一般情况下应在患者发热初期或发热高峰时采集。原则上应选择在抗生素应用之前,对已用药而因病情不允许停药的患者,也应在下次用药前采集。

2.疑为布氏杆菌感染

最易获得阳性培养的是发热期的血液或骨髓。除发热期采血外还可多次采血,一般为24小时抽3~4次。

3.疑为沙门菌感染

根据病程和病情可在不同的时间采集标本。肠热症患者最好在病程第1~2周内采集静脉血液,或在第1~3周内采集骨髓。

4.疑为亚急性细菌性心内膜炎

除在发热期采血外还应多次采集。第1天做3次培养,如果24小时培养阴性,应继续抽血

3 份或更多次进行血液培养。

5.疑为急性细菌性心内膜炎

治疗前 1～2 小时分别在 3 个不同部位采集血液,分别进行培养。

6.疑为急性败血症

脑膜炎、骨髓炎、关节炎、急性未处理的细菌性肺炎和肾盂肾炎除在发热期采血外,还应在治疗前短时间内于身体不同部位采血,如左、右手臂或颈部,在 24 小时内采血 3 次或更多次,分别进行培养。

7.疑为肺炎链球菌感染

最佳采样时机是在寒战、高热或休克时,此时采集样本阳性率较高。

8.不明原因发热

可于发热周期内多次采血做血液培养。如果 24 小时培养结果阴性,应继续采血 2～3 份或更多次做血液培养。

(二)采集容量

采血量以每瓶 5～8 mL 为宜。当怀疑真菌感染时应采集双份。

(三)采集标本注意事项

(1)培养瓶必须平衡至室温,采血前后用 75％酒精或聚维酮碘消毒培养瓶橡胶瓶盖部分。采集标本后应立即送检,如不能及时送检,请放在室温下。在寒冷季节注意保温(不超过 35 ℃)。

(2)标本瓶做好标记,写好患者姓名、性别、年龄、病历号。

(3)严格做好患者采血部位的无菌操作,防止污染。

(4)应在申请单上标明标本采集时间。

(5)如同时做需氧菌及厌氧菌培养,应先把血样打入厌氧瓶,再打入需氧瓶,且要防止注射器内有气泡。

二、尿液标本的微生物检验

(一)采集时间

(1)一般原则:通常应采集晨起第 1 次尿液送检,应选择在应用抗生素之前采集尿液。

(2)沙门菌感染一般在病后 2 周左右采集尿液培养。

(3)怀疑泌尿系统结核时,留取晨尿或 24 小时尿的沉渣部分 10～15 mL 送检。

(二)采集方法

1.中段尿采集方法

中段尿采集方法如下。①女性:以肥皂水清洗外阴部,再以灭菌水或高锰酸钾(1∶1 000)水溶液冲洗尿道口,然后排尿弃去前段,留取中段尿 10 mL 左右于无菌容器中,立即加盖送检。②男性:以肥皂水清洗尿道口,再用清水冲洗,采集中段尿 10 mL 左右于无菌容器中,立即加盖送检。

2.膀胱穿刺采集法

采集中段尿有时不能完全避免污染,可采用耻骨上膀胱穿刺取尿 10 mL 并置于无菌容器中立即送检。

3.导尿法

将导尿管末端消毒后弃去最初的尿液,留取 10～15 mL 尿液于无菌容器内送检。长期滞留导尿管患者,应在更换新管时留尿。

(三)注意事项

尿液标本采集和培养中最大的问题是细菌污染,因此要严格无菌操作,标本采集后应立即送检。无论何种方法采集尿液,均应在用药之前进行,尿液中不得加入防腐剂、消毒剂。

三、粪便标本的微生物检验

(一)采集时间

(1)采样原则:腹泻患者应在急性期采集,以提高检出率,同时最好在用药之前。

(2)怀疑沙门菌感染:肠热症在2周后;胃肠炎患者在急性期,早期采集新鲜粪便。

(二)采集方法

(1)自然排便法:自然排便后,挑取有脓血、黏液部位的粪便2~3 g,液状粪便取絮状物盛于无渗漏、清洁的容器中送检。

(2)肠拭子法:如不易获得粪便或排便困难的患者及幼儿,可用拭子采集直肠粪便,取出后插入灭菌试管内送检。

(三)注意事项

(1)为提高肠道致病菌检出率,应采集新鲜粪便做培养。

(2)腹泻患者应尽量在急性期采集标本(3天内),以提高阳性率。

(3)采集标本最好在用药之前。

四、痰及上呼吸道标本的微生物检验

(一)采集时间

(1)痰:最好在应用抗生素之前采集标本,以早饭前晨痰为好,对支气管扩张症或与支气管相通的空洞患者,清晨起床后进行体位引流,可采集大量痰液。

(2)鼻咽拭子:时间上虽无严格限制,但应于抗生素治疗之前采集标本,咽部是呼吸和食物的通路,因此亦以晨起后早饭前为宜。

(二)采集方法

1.痰液标本

痰液标本采集方法如下。①自然咳痰法:患者清晨起床,用清水反复漱口后,用力自气管咳出第1口痰于灭菌容器内,立即送检。对于痰量少或无痰的患者可雾化吸入加温至45 ℃的10%氯化钠水溶液,使痰液易于排出。对咳痰量少的幼儿,可轻轻压迫胸骨上部的气管,使其咳嗽,将痰收集于灭菌容器内送检。②支气管镜采集法:用支气管镜在肺内病灶附近用导管吸引或支气管刷直接取得标本,该方法在临床应用有一定困难。③小儿取痰法:用弯压舌板向后压舌,用无菌棉拭子伸入咽部,小儿经压舌刺激咳嗽时,可喷出肺部或气管分泌物沾在棉拭子上,立即送检。

2.上呼吸道标本

采集上呼吸道标本通常采用无菌棉拭子。采集前患者应用清水反复漱口,由检查者将舌向外拉,使腭垂尽可能向外牵引,将棉拭子通过舌根伸到咽后壁或腭垂的后侧,涂抹数次,但棉拭子要避免接触口腔和舌黏膜。

五、化脓和创伤标本的微生物检验

(一)开放性感染和已溃破的化脓灶

外伤感染、癌肿溃破感染、脐带残端、外耳道分泌物等感染部位与体腔或外界相通,标本采集前先用无菌生理盐水冲洗表面污染菌,用无菌棉拭子采集脓液及病灶深部分泌物;如为慢性感染,污染严重,很难分离到致病菌,可取感染部位下的组织,无菌操作剪碎或研磨成组织匀浆送检。

(1)结膜性分泌物:脓性分泌物较多时,用无菌棉球擦拭,再用无菌棉拭子取结膜囊分泌物培养或涂片检查;分泌物少时,可做结膜刮片检查。

(2)扁桃体脓性分泌物:患者用清水漱口,由检查者将舌向外牵拉,将无菌棉拭子越过舌根涂抹扁桃体上的脓性分泌物,置无菌管内立即送检。

(3)外耳道分泌物:脓性分泌物较多时,先用无菌棉球擦拭,再取流出分泌物置无菌管送检。

(4)手术后切口感染:疑有切口感染时可取分泌物,也可取沾有脓性分泌物的敷料置灭菌容器内送检。

(5)导管治疗感染:应做导管尖端涂抹培养再加血培养。

(6)瘘管内脓液:用无菌棉拭子挤压瘘管,取流出脓液送检;也可用灭菌纱布条塞入瘘管内,次日取出送检。

(二)闭合性脓肿

(1)皮肤化脓(毛囊炎、疖、痈)和皮下软组织化脓感染:用2.5%~3.0%碘酊和75%酒精消毒周围皮肤,穿刺抽取脓汁及分泌物送检,也可在切开排脓时,以无菌注射器抽取或无菌棉拭子采集。

(2)淋巴结脓肿:经淋巴结穿刺术取脓液,盛于无菌容器内送检。

(3)乳腺脓肿、肝脓肿、脑脓肿、肾周脓肿、胸腔脓肿、腹水、心包积液、关节腔积液:可在手术引流时采集脓液或积液,也可做脓肿或积液穿刺采集,盛于无菌容器内立即送检。

(4)肺脓肿:体位引流。使病肺处于高处,引流的支气管开口向下,痰液顺体位引流至气管咳出。也可在纤维支气管镜检查或手术时采集。

(5)胆囊炎:①十二指肠引流术采集胆汁,标本分3部分,分别来自胆总管、胆囊及肝胆管。②手术时采集:在进行胆囊及胆管手术时,可从胆总管、胆囊直接采集。③胆囊穿刺法:进行胆道造影时采集胆汁。

(6)盆腔脓肿:已婚妇女可经阴道后穹隆切开引流或穿刺采集脓液,也可在肠镜暴露下经直肠穿刺或切开引流采集脓液检查。

(7)肛周脓肿:在患者皮肤黏膜表面先用碘酊消毒,75%酒精脱碘,再用无菌干燥注射器穿刺抽取脓液,盛于无菌容器内立即送检。

六、生殖道标本的微生物检验

(一)尿道分泌物

1.男性

(1)尿道分泌物:清洗尿道口,用灭菌纱布或棉球擦拭尿道口,采取从尿道口溢出的脓性分泌物或用无菌棉拭子插入尿道口内2~4 cm轻轻旋转取出分泌物。

(2)前列腺液:清洗尿道口,用按摩法采集前列腺液盛于无菌容器内立即送检。

(3)精液:受检者应在 5 天以上未排精。先清洗尿道口,然后体外排精液于无菌试管内立即送检。

2.女性

(1)尿道分泌物:清洗尿道口,用灭菌纱布或棉球擦拭尿道口,然后从阴道的后面向前按摩,使分泌物溢出;无肉眼可见的脓液,可用无菌棉拭子轻轻深入前尿道内,旋转棉拭子,采集标本。

(2)阴道分泌物:用窥器扩张阴道,用无菌棉拭子采集阴道口内 4 cm 处内侧壁或后穹隆处的分泌物。

(3)子宫颈分泌物:用窥器扩张阴道,先用灭菌棉球擦拭子宫颈口分泌物,用无菌棉拭子插入子宫颈管 2 cm 采集分泌物,转动并停留 10~20 秒,让无菌棉拭子充分吸附分泌物,或用去掉针头的注射器吸取分泌物,将所采集分泌物盛于无菌容器内立即送检。

(二)注意事项

(1)生殖器是开放性器官,标本采集过程中,应严格遵循无菌操作以减少杂菌污染。

(2)阴道内有大量正常菌群存在,采取子宫颈标本应避免触及阴道壁。

(3)沙眼衣原体在宿主细胞内繁殖,取材时拭子应在病变部位停留十几秒,并应采集尽可能多的上皮细胞。

七、穿刺液的微生物检验

(一)脑脊液

1.采集时间

怀疑为脑膜炎的患者,应立即采集脑脊液,最好在使用抗生素以前采集标本。

2.采集方法

用腰穿方法采集脑脊液 3~5 mL,一般放入 3 个无菌试管,每个试管内 1~2 mL。如果用于检测细菌或病毒,脑脊液量应≥1 mL;如果用于检测真菌或抗酸杆菌,脑脊液量应≥2 mL。

3.注意事项

(1)如果用于检测细菌,收集脑脊液后,在常温下 15 分钟内送到实验室。脑脊液标本不可置冰箱保存,否则会使病原菌死亡,尤其是脑膜炎奈瑟菌、肺炎链球菌和嗜血杆菌。常温下可保存 24 小时。

(2)如果用于检测病毒,脑脊液标本应放置冰块,在 4 ℃环境中可保存 72 小时。

(3)如果只采集了 1 管脑脊液,应首先送到微生物室。

(4)做微生物培养时,建议同时做血培养。

(5)采集脑脊液的试管不需要加防腐剂。

(6)进行腰穿过程中,严格无菌操作,避免污染。

(二)胆汁及穿刺液

1.检测时间

怀疑感染存在时,应尽早采集标本,一般在患者使用抗生素之前或停止用药后 1~2 天采集。

2.采集方法

(1)首先用 2‰碘酊消毒穿刺要通过的皮肤。

(2)用针穿刺法抽取标本或外科手术方法采集标本,然后放入无菌试管或小瓶内,立即送到实验室。

(3)尽可能采集更多的液体,至少 1 mL。

3.注意事项

(1)在常温下 15 分钟内送到实验室。除心包液和做真菌培养外,剩余的液体可在常温下保存 24 小时。如果做真菌培养,上述液体只能在 4 ℃以下保存。

(2)应严格无菌穿刺。

(3)为了防止穿刺液凝固,最好在无菌试管中预先加入灭菌肝素,再注入穿刺液。

(4)对疑有淋病性关节炎患者的关节液,采集后应立即送检。

八、真菌检验

(一)标本采集的一般注意事项

(1)用适当方法准确采集感染部位的标本,避免污染。

(2)注意标本采集时间。清晨的痰和尿含菌较多,是采集这类标本的最佳时间。另外应尽可能在使用抗真菌药物前采集。

(3)标本采集量应足够。如从血中分离真菌,一般采集量为 8～10 mL。

(4)所用于真菌学检验的标本均需用无菌容器送检。

(5)对送检项目有特殊注意事项时,一定要在检验申请单上注明,或直接与真菌实验室联系,以便实验室采用相应特殊方法处理标本。

(二)临床常见标本的采集

1.浅部真菌感染的标本采集

浅部真菌感染的标本采集部位包括以下几项。①皮肤标本:皮肤癣菌病采集皮损边缘的鳞屑。采集前用 75％酒精消毒皮肤,待挥发后用手术刀或玻片边缘刮取感染皮肤边缘,刮取物放入无菌培养皿中送检。皮肤溃疡采集病损边缘的脓液或组织等。②指(趾)甲:甲癣采集病甲下的碎屑或指(趾)甲。采集前用 75％酒精消毒指(趾)甲,去掉指(趾)甲表面部分,尽可能取可疑的病变部分,用修脚刀修成小薄片,5～6 块为宜,放入无菌容器送检。③毛发:采集根部折断处,不要整根头发,最少 6 根。

2.深部真菌感染的标本采集

深部真菌感染的标本采集部位包括以下几项。①血液:采血量视所用真菌培养方法确定,一般为 8～10 mL。如用溶剂-离心法,成年人则需抽血 15 mL 加入两支 7.5 mL 的 Isolator 管中。此法可使红细胞和白细胞内的真菌释放出来,尤其适用于细胞内寄生菌,如荚膜组织胞质菌和新型隐球菌的培养。采血后应立刻送检,如不能及时送检,血培养瓶或管应放在室温或 30 ℃以下环境,但不要超过 8 小时,否则影响血中真菌的检测。②脑脊液:≥3 mL,分别加入两支无菌试管中送检。一管做真菌培养或墨汁染色,另一管用于隐球菌抗原检测或其他病原菌培养。其他深部真菌感染的标本采集,如呼吸道、泌尿生殖道等标本,采集及送检方法与细菌学检验相同。

(宋芳琳)

第四节　其他标本

一、脑脊液标本采集

脑脊液标本由临床医师以无菌操作进行腰椎穿刺采集,必要时也可从小脑延髓池或侧脑室穿刺采集。获得合格的脑脊液标本涉及的环节包括容器准备、标本采集和处理方法。

（一）标本容器

采集脑脊液的容器应为无菌加盖透明试管,试管容积≥5 mL。一般需要准备3～4支试管。目前,脑脊液标本采集容器已有商业化专用管,容器标记信息必须明显、准确、完整。

（二）标本采集和转运

1.采集方法

脑脊液通常是由腰椎穿刺采集,必要时可从小脑延髓池或侧脑室穿刺获得。患者需侧卧于硬板床,背部与床面垂直,两手抱膝紧贴腹部,头向前胸屈曲,使躯干呈弓形,脊柱尽量后凸以增宽脊椎间隙。临床医师常规消毒,戴无菌手套,覆盖无菌洞巾,用2%利多卡因自皮肤到椎间韧带作局部麻醉。持穿刺针以垂直背部方向缓缓刺入,针尖稍斜向头部,进针深度3～5 cm(儿童为2～3 cm)。当针头穿过韧带与硬脑膜时,有阻力突然消失的落空感,此时可将针芯慢慢抽出,即可见脑脊液流出,穿刺成功后首先进行压力测定。

2.采集量

脑脊液应采集3～4管,第1管用于细菌培养检查(无菌操作),第2管用于化学和免疫学检查,第3管用于一般性状及细胞学检查(如遇高蛋白标本时,可加EDTA抗凝),怀疑有肿瘤细胞可加1管用于脱落细胞检查,每管2～3 mL为宜。

3.标本采集适应证和禁忌证

（1）适应证:①原因不明的剧烈头痛、昏迷、抽搐、瘫痪,疑为脑炎或脑膜炎者。②有脑膜刺激征者。③疑有颅内出血、中枢神经梅毒、脑膜白血病等。④神经系统疾病需系统观察或需进行椎管内给药、造影和腰麻等。

（2）禁忌证:①腰穿留取脑脊液前,一定要考虑是否有颅内压升高。如果眼底检查发现视盘水肿,先要做CT或MRI检查。影像学上如显示脑室大小正常且没有移位或后颅没有占位性征象,才可腰穿取脑脊液。②穿刺部位有化脓性感染灶。③凝血酶原时间延长、血小板计数<50×10⁹/L,使用抗凝药物或任何原因导致的出血倾向,应在凝血障碍纠正后才能进行腰穿。④开放性颅脑损伤或有脑脊液外漏。

4.标本转运

脑脊液标本留取后应立即送检。脑脊液标本必须由专人或专用的物流系统运送。标本运送过程中为保证安全及防止溢出,应采用密闭的容器。如果标本溢出,应以0.2%过氧乙酸溶液或75%酒精溶液对污染的环境进行消毒。

5.送检时间

常规分析项目不要超过1小时,脑脊液放置过久,可发生下列变化而影响检验结果:①细胞破坏、沉淀、纤维蛋白凝块形成导致细胞分布不均匀,而使计数不准确。②细胞离体后会逐渐退化变形,影响细胞分类计数和形态识别。③脑脊液中的葡萄糖因细胞或微生物代谢而不断分解,造成葡萄糖含量降低。④细菌溶解,干扰病原菌(尤其是脑膜炎奈瑟菌)的检出率,应特别注意细菌培养标本应室温送检,且无论送检前还是送检后都不能冷藏,因为常见脑脊液感染细菌都是苛养菌,对温度非常敏感,低温冷藏会使它们丧失活性甚至快速消亡。

6.标本接收

合格脑脊液标本的基本要求:检验申请单应填写清楚,信息完整;送检时间符合要求;标本量符合要求且无外溢。不合格的脑脊液标本应拒收或注明。

(三)标本检测后处理

脑脊液常规检测后的标本应加盖后室温条件保存 24 小时;生化检查过的标本应加盖后 2～8 ℃保存 24 小时。保存到期且完成检验的脑脊液标本及脑脊液标本检查过程中产生的各种废弃物,应按医疗废弃物规定统一处理,并做好记录。

二、男性生殖疾病相关的标本采集

(一)精液标本的采集

精液分析是评估男性生育能力的重要方法,也是男性生殖疾病诊断、疗效观察的试验依据。精液的分析结果易受射精的频度、温度、实验室条件、检验人员的技术熟练程度和主观判断能力等诸多因素影响。因此,精液采集与分析必须严格按照适宜的标准化程序进行,才能提供受检者临床状况的准确信息。

通常,精液采集需要注意以下几点。

(1)受检者采集精液前,实验室工作人员需要给受检者提供清晰的书面或口头指导,需要询问禁欲时间和受检目的,以及最近有无发热、服用某些药物、病史等,同时提供留样容器,并嘱咐留样时的注意事项。如果受检者不在实验室提供的房间留取精液,还应告诉受检者如何转运精液标本。

(2)标本采集时间通常为禁欲 2～7 天后。如果需要进行精浆 α 葡糖苷酶的检测,禁欲时间应为 4～7 天,因为禁欲 2～3 天留取的精液所测精浆 α 葡糖苷酶水平(34.04 U/mL±11.22 U/mL)明显低于禁欲 4～7 天(47.25 U/mL±17.54 U/mL)留取的精液标本。如果仅仅是为了观察受检者精液中有无精子,禁欲时间没有严格的限制。

(3)标本的采集最好在实验室提供的房间内单独进行。如果在实验室提供的房间内留取标本确实有困难,可以允许受检者在家里或宾馆里留取精液标本,但必须向受检者强调以下几点:①不可用避孕套留取,因为普通的乳胶避孕套可影响精子的存活;②不可用夫妇射精中断法,因为这很容易丢失部分精液,尤其是含精子浓度最高的初始部分的精液或受到阴道分泌物的污染;③在运送到实验室的过程中,标本应避免过冷或过热,尤其是冬天,标本可置于内衣口袋里送检;④在采集标本后 1 小时内送到实验室,否则精液液化时间难以观察。

(4)应用手淫法留取精液,射入一洁净、干燥、广口的玻璃或塑料容器中,留取后置于 35～37 ℃水浴箱中液化。如果需要进行精液培养,或精液标本用于宫腔内授精或体外授精时,受检者应先排尿,然后洗净双手和消毒阴茎,手淫后将精液射于一无菌容器中。标本容器应该保持在20～37 ℃环境中,以避免精子射入容器后,由于大的温度变化对精子产生影响。留取精液的容器应保证对精子活力没有影响,对于难以确定有无影响的初次使用的留样容器,应先进行比对试验后再用于临床;留样容器应能使阴茎头前端放入,又不会触及容器底部,以保证精液不会射至容器外,又不会黏附在阴茎头表面;留样容器应配备盖子,以免置于水浴箱中等待液化过程中水蒸气滴入样本中。另外,留取精液必须采集完整。

(5)采样容器上必须标明受检者姓名、采集时间、禁欲时间及样本采集是否完整。如果使用了某些药物或有发热、某些特殊病史,应同时注明。每一个标本应有一个独一无二的编号。

(6)受检者最初的精液检测正常,可不必再次检测。如果首次精液检测结果异常,应再次留取精液标本供分析,2 次精液标本采集的间隔时间通常为 7～21 天。如果需要多次采集标本,每次禁欲天数均应尽可能一致。

（7）精液采集方法以手淫法为标准采集方法，其可真实反映精液标本的状况，保证精液检查的准确性；有些受检者，如脊髓损伤患者，不能用手淫法取出精液，可用电动按摩器刺激阴茎头部及系带处，以帮助获得精液标本。以往也有用体外排精法和避孕套法采集精液的，但由于体外排精法可能会丢失精子浓度最高的前段精液，以及受女性生殖道内酸性分泌物的影响，故精液检查结果的准确性会受影响；避孕套采集精液法更是不可取，因为避孕套内表面有杀精剂，可影响精子活动率和存活率的分析，而且精液黏附在避孕套上不易收集完全。

（8）实验室技术人员应注意自身安全防护。精液标本应视为生物危险品，其可能含有有害的感染物质，如致病菌、HIV 病毒、肝炎病毒、单纯疱疹病毒等。实验室技术人员必须穿上实验室外罩，使用一次性手套，并严格警惕被精液污染的锐利器械所意外伤害，避免开放性皮肤伤口接触精液。常规洗手，在实验室内决不允许饮食、吸烟、化妆、储存食物等。

（二）前列腺液的采集

前列腺液的采集一般由临床医师进行。令患者排尿后，取胸膝卧位，手指从前列腺两侧向正中按摩，再沿正中方向，向尿道外挤压，如此重复数次，再挤压会阴部尿道，即可见有白色黏稠性的液体自尿道口流出。用载玻片或小试管承接标本，及时送检，如果需要进行前列腺液培养，则需进行无菌操作，即须严格消毒外阴后，使用无菌容器接取标本。值得注意的是，患生殖系统结核的患者不适宜做前列腺按摩，以防结核扩散；由于前列腺有许多小房，按摩时不一定把炎症部分挤出，故前列腺液检测常需重复进行。

三、女性生殖疾病相关的标本采集

（一）阴道分泌物的采集

标本的采集质量直接影响检验结果。在女性生殖系统感染性疾病，尤其是下生殖道感染的检验诊断，阴道分泌物、宫颈分泌物是最常用的检验标本。为了真实反映阴道分泌物的性状，有利于检验诊断，取材前 24 小时应禁止性交、盆浴、阴道灌洗、阴道检查及局部上药等，以免影响检查结果。同时根据临床表现的不同，取材所用器材、取材的部位也会有所侧重。一般用阴道分泌物湿片检查，分泌物应取自阴道上、中 1/3 侧壁。可将分泌物直接做 pH 测定，或将分泌物分别置于滴有生理盐水（检查滴虫）和 10％氢氧化钾（检查酵母菌）的载玻片上做病原体检查。由于宫颈分泌物呈碱性，为了避免干扰 pH 测定，取材时应避免混入较多的宫颈黏液。由于滴虫在冷环境下活动减弱，不利于观察，冬季低温天气用阴道分泌物进行滴虫检验时应注意标本保温，同时取材时也应避免窥器润滑剂对滴虫检测的影响。

阴道分泌物湿片检查的标本采集可用普通的消毒棉签，也可用涤纶女性专用拭子；若用于病原体培养的取材则需要不具有抑菌作用的灭菌拭子；若用于宫颈 HPV-DNA 测定常用特制三角形毛刷，以获取较多的细胞，便于检测。

（二）生殖内分泌激素测定时血液的采集

激素测定的准确与否是实验室的事，但是实验室要发出准确的报告必须结合临床信息对测定出的结果进行合理性的分析，医师要分析一个结果也要结合临床表现，因此检验送检单与报告单上的信息一定要准确。

1.年龄

患者的年龄是判断性激素、促性腺激素是否正常的重要依据。青春期前性激素、促性腺激素均处低水平，低于正常生育年龄的男女。女性更年期后性激素明显降低，而促性腺激素（LH、

FSH)在 50～65 岁间持续高于 40 IU/L,而 65 岁以后随着垂体的衰老,LH、FSH 值渐下降,在 80 岁后只有很低水平的 FSH、LH 了。因此,在测定激素采样时一定要获取准确的患者年龄信息,如果年龄错误,将生育年龄误作绝经年龄,出现高促性腺激素结果的时候会误认为是正常生理现象。

2.周期

月经周期是判断女性性腺轴激素是否正常时需考虑的问题。观察卵巢储备功能要在月经的第 3 天采血;如要考察是否排卵,应在月经中期测定 LH 峰值;观察黄体功能应在经前 1 周左右采血;对月经不规则又想通过激素测定了解是否有排卵者可间隔 2 周,采血 2 次测定孕酮等;采血时间必须考虑月经周期中激素的周期性变化。女性性激素、促性腺激素测定的检验单上必须有末次月经时间、采样时间等,以备分析结果时参考。

3.其他注意事项

(1)激素测定的采血虽然并不强调必须空腹,但由于目前用于激素测定的方法均为免疫学方法,高血脂、溶血等均有可能对结果造成影响,因此应予以避免。

(2)激素测定常用血清,血清应及时分离,部分激素在全血中易分解。采用具有促凝剂的真空采血器时应注意促凝剂对激素测定结果的影响,必要时要与无促凝剂的采血器作对照试验。

(张传栋)

第二章

临床常用检验技术

第一节　电解质检测技术

一、电解质检测技术的发展概况

临床实验室电解质检测范围主要是钾、钠、氯、钙、磷、镁等离子,个别时候也需要检测铜、锌等微量元素。更多人接受的说法是,电解质就是指钾、钠、氯和碳酸氢根这些在体液中含量大且对电解质紊乱及酸碱平衡失调起决定作用的离子。

最早是化学法:钾钠比浊法、钠比色法。除钾、钠外,常规检测多采用化学法,如测氯的硫氰酸汞比色法,测钙的 MTB、OCPC、偶氮砷等。化学法也在发展,如冠醚化合物比色测定钾、钠。

原子吸收分光光度法是 20 世纪 50 年代发展起来的技术,在临床实验室曾被广泛应用于金属阳离子的检测。其原理是被测物质在火焰原子化器中热解离为原子蒸气,即基态原子蒸气,由该物质阴极灯发射的特征光谱线被基态原子蒸气吸收,光吸收量与该物质的浓度成正比。本方法准确度、精密度极高,常作为 K、Na、Ca、Mg、Cu、Zn 等的决定性方法或参考方法。但因仪器复杂,技术要求高,做常规试验有困难。

同位素稀释质谱法在 20 世纪 60 年代以后才开始在临床上应用,它是在样品中加入已知量被测物质的同位素,分离后通过质谱仪检测这两种物质的比率计算出其浓度。由于仪器复杂,技术要求更高,一般只用于某些参考实验室,作为检测 Cl、Ca、Mg 等物质的决定性方法。

火焰原子发射光谱法(FAES),简称火焰光度法,自 20 世纪 60 年代出现以来,至今仍在普遍应用。这是钾、钠测定的参考方法,其原理是溶液经汽化后在火焰中获得电子生成基态原子 K、Na,基态原子在火焰中继续吸收能量生成激发态原子 K* 和 Na*。激发态原子瞬间衰变成基态原子,同时发射出特征性光谱,其光谱强度与 K、Na 浓度成正比。钾发射光谱在 766 nm,钠在 589 nm。火焰光度法又分非内标法和内标法两种。后者是以锂或铯作为内标,类似于分光光度法的双波长比色,由于被测物质与参比物质的比例不变,故可避免因空气压力和燃料压力发生变化时引起的检测误差。锂的发射光谱为 671 nm,而铯为 852 nm。

电量分析法,即恒电流库仑法,用于氯的测定。本法是在恒定电流下,以银丝为阳极产生的

Ag^+,与标本中的 Cl^- 生成不溶性 AgCl 沉淀,当达到滴定终点时,溶液中出现游离的 Ag^+ 而使电流增大。根据电化学原理,每消耗 96487C 的电量,从阳极放出 1 mol 的 Ag^+,因此在恒定电流下,电极通电时间与产生 Ag^+ 的摩尔数成正比,亦即与标本中 Cl^- 浓度成正比。实际测定无需测量电流大小,只需与标准液比较即可换算出标本的 Cl^- 浓度。此法高度精密、准确而又不受光学干扰,是指定的参考方法。

离子选择电极(ISE)是 20 世纪 70 年代发展起来的技术,至今仍在发展,新的电极不断出现。这是一类化学传感器,其电位与溶液中给定的离子活度的对数呈线性关系。核心在于其敏感膜,如缬氨霉素中性载体膜对 K^+ 有专一性,对 K^+ 的响应速度比 Na^+ 快 1 000 倍;而硅酸锂铝玻璃膜对 Na^+ 的响应速度比 K^+ 快 300 倍,具有高度的选择性。现可检测大部分电解质的离子,如 K^+、Na^+、Cl^-、Ca^{2+} 等。离子选择电极法又分直接法和间接法。前者是指血清不经稀释直接由电极测量,后者是血清经一定离子强度缓冲液稀释后由电极测量。但两者测定的都是溶液中的离子活度。间接 ISE 法测定的结果与 FAES 相同。

酶法是 20 世纪 80 年代末发展起来的新技术,它是精心设计的一个酶联反应系统,被测离子作为其中的激活剂或成分,反应速度与被测离子浓度成正比。如 Cl^- 的酶学方法测定原理,是无活性 α-淀粉酶(加入高浓度的 EDTA 络合 Ca^{2+} 使酶失活)在 Cl^- 作用下恢复活性,酶活力大小与 Cl^- 浓度在一定范围内成正比,通过测定淀粉酶活力而计算出 Cl^- 浓度。使用酶法测定离子,特异性、精密度、准确度均好,可以在自动生化分析仪上进行,但因对技术要求较高、成本高、试剂有效期短等因素,使其推广应用有一定困难。

二、电解质分析仪的主要型号

无机磷、镁一般采用化学法在全自动生化分析仪上检测,不在本文叙述范围,通常我们所说的电解质分析仪检测的离子为 K^+、Na^+、Cl^-,部分还可检测 Ca^{2+}。

目前检测电解质的仪器很多,主要分为以下几种。

(一)火焰光度计

火焰光度计通常由雾化燃烧系统、气路系统、光学系统、信号处理系统、点火装置、光控装置等部分组成。工作原理如下:雾化器将样品变成雾状,然后经混合器、燃烧嘴送入火焰中。样品中的碱金属元素受火焰能量激发,便发出自身特有的光谱。利用光学系统将待测元素的光谱分离出来,由光电检测器转换成电信号,经放大、处理后在显示装置上显示出测量结果。早期的仪器采用直接测定法;20 世纪 80 年代以后生产的机型多采用内标准法,即以锂或铯作为内标准。

现在国内主要应用的机型有国产的 HG3、HG4、6400 型等,美国康宁公司的 480 型,日本分光医疗的 FLAME-30C 型,丹麦的 FLM3 型等。这些仪器都具有结构紧凑、操作简单、灵敏度高、样品耗量少等优点,一般都有电子打火装置、火焰监视装置和先进的信号处理系统,技术上比较成熟。更先进的型号具备自动进样、自动稀释、微机控制和处理等功能。

(二)离子选择电极

离子选择电极可自成体系组成电解质分析仪,或作为血气分析仪、自动生化分析仪的配套组件,其中前者又称离子计。两者都是利用离子选择电极测定样品溶液中的离子含量。与其他方法相比,它具有设备简单、操作方便、灵敏度和选择性高、成本低,以及快速、准确、重复性好等优点,特别是它可以做到微量测定,并且可以连续自动测定,因而在现代临床实验室中,基本取代火焰光度计等成为电解质检测的主要仪器。不过,离子计取代火焰光度计,并不是因为后者方法落后,更重要的是出于实验室的安全性考虑,而且离子选择电极还可以安装在大型生化分析仪上进行联合检测。离子计的关键部件是检测电极,当今生产检测电极的厂家为数不多,如 CIBA-CORNING、AVL 等,各种仪器多使用电极制造。前面提到离子选择电极法有两种,即直接法和间接法,但工作原理都是一样的。

直接法:常与血气分析仪配套,或组成专用电解质分析仪。典型的有 AVL995 型、NOVA SP12 型等。

间接法:多数装备在大、中型自动生化分析仪上。典型的有 BECKMAN-COULTER 的 CX7、ABBOT 的 AEROSET。部分生化分析仪如 HITACHI 的 7170A 则作为选件,由用户决定是否安装。

(三)自动生化分析仪

20 世纪 80 年代以来,任选分立式自动生化分析仪日趋成熟,精密度、准确度相当高,形成几大系列,如 HITACHI 的 717 系列、BECKMAN-COULTER 的 CX 系列、OLYMPUS 的 U 系列等等。而近几年推出的产品速度更高、功能更强,如 HITACHI 的 7600 系列、BECKMAN-COULTER 的 LX、ABBOT 的 AEROSET、BAYER 的 ADVIA1650 等。此外,还有许多小型自动生化分析仪,如法国的猎豹等,功能很强,性能也不俗。而酶法、冠醚比色法等方法的发展,使没有配备离子选择电极的自动生化分析仪检测电解质成为现实。

三、电解质分析技术的临床应用

体液平衡是内环境稳定的重要因素,主要是由水、电解质、酸碱平衡决定的。水和电解质的代谢不是独立的,往往继发于其他生理过程紊乱,即水和电解质的正常调节机制被疾病过程打乱,或在疾病过程中水和电解质的丢失或增加超过了调节机制的限度。值得注意的是,临床观察电解质紊乱,还得分别从影响其代谢及其平衡失调后代谢变化的多方面进行检查,如肾功能指标、血浆醛固酮及肾素水平、酸碱平衡指标,以及尿酸碱度和电解质浓度,以便综合分析紊乱的原因及对机体代谢失调的影响程度。

(一)钠异常的临床意义

1.低钠血症

(1)胃肠道失钠:幽门梗阻,呕吐,腹泻,胃肠道、胆管、胰腺手术后造瘘、引流等都可因丢失大量消化液而发生缺钠。

(2)尿钠排出增多见于严重肾盂肾炎、肾小管严重损害、肾上腺皮质功能不全、糖尿病、应用利尿剂治疗等。

(3)皮肤失钠:大量出汗后,只补充水分而不补充钠;大面积烧伤、创伤,体液及钠从创口大量丢失,均可引起低血钠。

2.高钠血症

(1)肾上腺皮质功能亢进,如库欣综合征、原发性醛固酮增多症,由于皮质激素的排钾保钠作用,使肾小管对钠的重吸收增加,出现高血钠。

(2)严重脱水,体内水分丢失比钠丢失多时,发生高渗性脱水。

(3)中枢性尿崩症 ADH 分泌量减少,尿量大增,如供水不足,血钠升高。

（二）钾异常的临床意义

1.血清钾增高

肾上腺皮质功能减退症、急性或慢性肾功能衰竭、休克、组织挤压伤、重度溶血、口服或注射含钾液过多等。

2.血清钾降低

严重腹泻、呕吐、肾上腺皮质功能亢进、服用利尿剂、应用胰岛素、钡盐与棉籽油中毒。家族性周期性麻痹发作时血清钾下降，可低至 2.5 mmol/L 左右，但在发作间歇期血清钾正常。大剂量注射青霉素钠盐时，肾小管会大量失钾。

（三）氯异常的临床意义

（1）血清氯化物增高常见于高钠血症、失水大于失盐、氯化物相对浓度增高；高氯血性代谢性酸中毒；过量注射生理盐水等。

（2）血清氯化物减低临床上低氯血症常见。原因有氯化钠的异常丢失或摄入减少，如严重呕吐、腹泻，胃液、胰液或胆汁大量丢失，长期限制氯化钠的摄入，原发性慢性肾上腺皮质功能减退症，抗利尿激素分泌增多的稀释性低钠、低氯血症。

四、电解质分析技术的应用展望

最近 10 年电解质检测技术日趋成熟，但研究基本集中在 ISE 法和酶法。从目前的趋势看，ISE 法仍是各专业厂商的重点发展对象，不断有新电极问世，其技术特点如下。

（一）传统电极的改良及微型化

传统电极指的是玻璃膜电极、离子交换液膜电极、中性载体（液膜）电极、晶膜电极等。经过 20 多年的改进，产品已非常成熟，特别是 K^+、Na^+、Cl^- 电极，一般寿命可达半年以上，测试样品 1.5 万以上，并且对样品的需求量很小，仅需数十微升，有些间接 ISE 法仅需 15 μL 就能同时检测 K^+、Na^+、Cl^- 三种离子。于传统电极而言，最重要的是延长使用寿命，减少保养步骤甚至做到"免保养"。有的电极，将各电极封装在一起，如 ABBOT 的 Aeroset 采用的复合式电解质电极晶片技术（ICT）。

（二）非传统电极的发展

非传统电极与传统电极的区别在于其原理、结构或者电极本身不同，主要有离子敏感场效应管（ISFET）生物敏感场效应管（BSFET）涂丝电极（CWE）涂膜电极（CME）聚合物基质电极（PVC 膜电极）微电极、薄膜电极（TFE）等。这些电极各有特性，如敏感场效应管具有完全固态、结构小型化、仿生等特点；聚合物基质电极简单易制、寿命长；微电极尽管与传统电极作用机制相同，但高度微型化，其敏感元件部分直径可小至 0.5 μm，能很容易插入生物体甚至细胞膜测定其中的离子浓度；而薄膜电极则是由多层电极材料叠合成的薄膜式电极，全固态，干式操作、干式保存。

目前已有部分产品推向市场，以美国 i-STAT 公司的手掌式血气＋电解质分析仪为例，大致能够了解电解质检测技术的最新进展及发展趋势。该仪器使用微流体和生物传感器芯片技术设计的微型传感器，与定标液一起封装在一次性试剂片中，在测试过程中，分析仪自动按试剂片的前方，使一个倒钩插入定标袋中，定标液就流入测量传感器阵列；当定标完成后，分析仪再按一下试剂片的气囊，将定标液推入贮液池，然后将血液样本送入测量传感器阵列。测试完成后，所有的血液和定标液都贮存在试剂片里，可做安全的生物处理。这种独特的技术使仪器做到手掌式大小,真正实现自动定标、免维护、便携,可以通过 IR 红外传输装置将结果传送至打印机或中心数据处理器中保存。这种一次性试剂片有不同规格,每种规格测试的项目不同,可以根据需要选择。标本需要量少,仅需全血 2～3 滴,非常适合各种监护室(尤其是新生儿监护室)、手术室及急诊室的床边测试,很有发展前景。

其他检测方法也在继续发展,如化学方法的采取冠醚结合后比色测定、酶法测定等,并有相应的产品问世。

(宫本佼)

第二节　血气酸碱分析技术

一、血气酸碱分析技术发展概况

该技术最早可追溯到 Henderson(1908 年)和 Hassel Balch(1916 年)关于碳酸离解的研究。有人在临床上应用化学方法对血气酸碱进行分析,即 Van Slyke-Neill 法、Scholander-Roughton 法、Riley 法,但这些化学分析方法操作麻烦,测定时间长,准确性差,已基本被淘汰。

20 世纪 50 年代中期,丹麦哥本哈根传染病院检验科主任 Astrup 与 Radiometer 公司的工程师合作研制出酸碱平衡仪,其后血气分析仪发展非常迅速,其发展过程大致分三个阶段。

第一阶段:血液 pH 平衡仪。采用毛细管 pH 电极,分别测量样品及样品与两种含不同浓度 CO_2 气体平衡后的 pH,通过计算或查诺模图得到 PCO_2、SB、BE、BB 等四个参数。代表性产品为:Radiometer 公司的 AME-1 型酸碱平衡仪。

第二阶段:酸碱血气分析仪。1956 年 Clark 发明覆膜极谱电极,1957 年 Siggard Anderson 等改进毛细管 pH 电极,1967 年 Severinghous 研制出测量 PCO_2 的气敏电极,奠定了目前所有血气分析仪传感器的基础。随后,采用电极直接测定血液中 pH、PCO_2、PO_2 的仪器大量涌现,经查表或用特殊计算尺除可获得 SB、BE、BB 外,还可换算出 AB、TCO_2、SBE、Sat、O_2 等。

第三阶段:全自动酸碱血气分析仪。20 世纪 70 年代以来计算机技术的发展,微机和集成电路制造技术的提高,使血气分析仪向自动化和智能化方向迈进,仪器可自动校正、自动进样、自动清洗、自动计算并发报告、自动检测故障和报警,甚至可提供临床诊断参考意见。

由于近年来电极没有突破性进展,虽然出现了点状电极和溶液标定等新技术,但因其寿命短、稳定性欠佳而影响了应用,不过血气分析仪产品在系列化、功能提高、增加电解质测量等方面还是取得很大进步。

值得一提的是,在过去的几年里,"接近患者"或"床边检测"观念激发了临床医疗服务机构的极大兴趣,相应的血气电解质分析仪应运而生。这些设备快速提供符合检验标准的结果,有效、可靠和精确,卓有成效地促进了临床医疗服务工作。

二、血气酸碱分析仪的工作原理、基本结构与主要机型

(一)血气酸碱分析仪的工作原理与基本结构

测量管的管壁上开有 4 个孔,孔里面插有 pH、PCO_2 和 PO_2 三支测量电极和一支参比电极。

待测样品在管路系统的抽吸下,入样品室的测量管,同时被四个电极所感测。电极产生对应于pH、PCO_2 和 PO_2 的电信号。这些电信号分别经放大、处理后送到微处理机,微处理机再进行显示和打印。测量系统的所有部件包括温度控制、管道系统动作等均由微机或计算机芯片控制。

血气分析仪虽然种类、型号很多,但基本结构可分电极、管路和电路三大部分。实际上,血气分析仪的发展与分析电极的发展进步息息相关,新的生物传感器技术的发明和改进带动了血气分析仪的发展。因此,了解分析电极的原理和基本结构对更好地使用血气分析仪有帮助。下面简单介绍 pH 电极、PCO_2 电极、PO_2 电极的基本结构。

1.电极的基本结构

(1)pH 电极与 pH 计类似,但精度较高,由玻璃电极和参比电极组成。参比电极为甘汞电极或 Ag/AgCl 电极。玻璃电极的毛细管由钠玻璃或锂玻璃吹制而成,与内电极 Ag/AgCl 一起封装在充满磷酸盐氯化钾缓冲液的铅玻璃电极支持管中。整个电极与测量室均保持恒温 37 ℃。当样品进入测量室时,玻璃电极和参比电极形成一个原电池,其电极电位仅随样品 pH 的变化而变化。

(2)PCO_2 电极是一种气敏电极。玻璃电极和参比电极被封装在充满碳酸氢钠、蒸馏水和氯化钠的外电极壳里。前端为半透膜(CO_2 膜),多用聚四氟乙烯、硅橡胶或聚乙烯等材料。远端具有一薄层对 pH 敏感的玻璃膜,电极内溶液是含有 KCl 的磷酸盐缓冲液,其中浸有 Ag/AgCl 电极。参比电极也是 Ag/AgCl 电极,通常为环状,位于玻璃电极管的近侧端。玻璃电极膜与其有机玻璃外端的 CO_2 膜之间放一片尼龙网,保证两者之间有一层碳酸氢钠溶液间隔。CO_2 膜将测量室的血液与玻璃电极及外面的碳酸氢钠溶液分隔开,它可以让血中的 CO_2 和 O_2 通过,但不让 H^+ 和其他离子进入膜内。测量室体积可小至 $50\sim70~\mu L$,现代仪器中与 PO_2 电极共用。整个电极与测量室均控制恒温 37 ℃。当血液中的 CO_2 透过 CO_2 膜引起玻璃电极外碳酸氢钠溶液的 pH 改变时,根据 Henderson-Hassebalch 方程式,可知 pH 改变为 PCO_2 的负对数函数。所以,测得 pH 后,只要接一反对数放大电路,便可求出样品的 PCO_2。

(3)PO_2 电极是一种 Clark 极化电极,O_2 半透膜为聚丙烯、聚乙烯或聚四氟乙烯。由铂阴极与 Ag/AgCl 阳极组成,铂丝封装在玻璃柱中,暴露的一端为阴极,Ag/AgCl 电极围绕玻璃柱近侧端,将此玻璃柱装在一有机玻璃套内,套的远端覆盖着 O_2 膜,套内充满磷酸盐氯化钾缓冲液。玻璃柱远端磨砂,使铂阴极与 O_2 膜间保持一薄层缓冲液。膜外为测量室。电极与测量室保持恒温 37 ℃。血液中的 O_2 借膜内外的 PO_2 梯度而进入电极,铂阴极和 Ag/AgCl 阳极间加有稳定的极化电压($0.6\sim0.8$ V,一般选 0.65 V),使 O_2 在阴极表面被还原,产生电流。其电流大小决定于渗透到阴极表面的 O_2 的多少,后者又决定于膜外的 PO_2。

无论是哪种电极,它们对温度都非常敏感。为了保证电极的转换精度,温度的变化应控制在 ±0.1 ℃。各种血气分析仪的恒温器结构不尽相同,恒温介质和恒温精度也不一样。恒温介质有水、空气、金属块等,其中水介质以循环泵、空气、风扇、金属块、加热片来保证各处温度均衡,以热敏电阻做感温元件,通过控制电路精细调节温度。

2.体表 PO_2 与 PCO_2 测定原理

(1)经皮 PO_2(PtO_2)测定用极谱法的 Clark 电极测量。通过皮肤加温装置,使皮肤组织的毛细血管充分动脉化,变化角质与颗粒层的气体通透性,在皮肤表面测定推算动脉血的气体分压。结果比动脉 O_2 低,原因是皮肤组织和电极本身需要消耗 O_2。

(2)经皮 PCO_2($PtCO_2$)测定电极是 Stowe-Severinghaus 型传感元件。同样也是通过皮肤加温装置来测定向皮肤表面弥散的 CO_2 分压。结果一般比动脉 CO_2 高,原因是皮肤组织产生 CO_2、循环有障碍组织内有 CO_2 蓄积、CO_2 解离曲线因温度上升而向下方移位等因素比因温度升高造成测量结果偏低的作用更大。

(3)结膜电极($PcjO_2$,$PcjCO_2$)微小的 Clark 电极装在眼睑结膜进行监测,毛细血管在眼睑结膜数层细胞的表浅结膜上皮下走行,不用加温就能测定上皮表面气体。$PcjO_2$ 能反映脑的 O_2 分压状况。

当前,绝大多数仪器可自动吸样,从而减少手工加样造成的误差,也不必过于考虑样品体积。现在大家的注意力集中在怎样才能不再需要采集血标本的技术上,如使用无损伤仪器测 PO_2 和 PCO_2。经皮测定血气,在低血压、灌注问题(如在休克、水肿、感染、烧伤及药物)不理想的电极放置、血气标本吸取方面的问题(如患者焦虑),以及出生不足 24 小时的婴儿等情况下可能与离体仪器测定的相关性不够理想。但不管怎样,减少患者痛苦、能获得连续的动态信息还是相当吸引人的。

为了把局部血流对测定的影响减至最小,血管扩张是必要的。由于每个人对血管扩张药物如尼古丁和咖啡因等的反应不同,很难将其作为常规方法使用,因此加热扩散几乎是目前唯一使用的方法。通常加热的温度为 42~45 ℃,高于 45 ℃ 的温度偶尔可能造成Ⅱ度烫伤。实际测定时,每 4 小时应将电极移开一次,一方面可以避免烫伤,另一方面仪器存在一定的漂移,需要校正以减小误差扩大。

(二)血气酸碱分析仪应用的主要机型

1.ABL 系列

丹麦 Radiometer 公司制造的血气分析仪,在 20 世纪 70 年代独领风骚,随后才有其他厂家的产品。该系列血气分析仪在国内使用广泛,其中 ABL3 是国内使用较多的型号,可认为是代表性产品。近年该公司推出的 ABL4 和 ABL500 系列带有电解质(钾、钠、氯、钙)测定功能。

2.AVL 系列

瑞士 AVL 公司从 20 世纪 60 年代起就开始研制生产血气分析仪,多年来形成自己的系列产品,其中有 939 型、995 型等,以及 90 年代初推出 COMPACT 型。代表性产品为 995 型,有以下特点。

(1)样品用量少,仅需 25~40 μL。

(2)试剂消耗量少,电极、试剂等消耗品均可互换,电极寿命长。

(3)管路系统较简单,进样口和转换盘系统可与测量室分开,维修、保养方便。

3.CIBA-CORNING 系列

美国汽巴-康宁公司在 1973 年推出第一台自动血气分析仪。早期产品有 165、168、170、175、178 等型号。近年来生产的 200 系列,包括 238、278、280、288 等型号。该公司现被 BAYER 公司收购,最新的型号是 800 系列血气分析系统。

4.IL 系列

美国实验仪器公司(Instrumentation Laboratory)是世界上生产血气分析仪的主要厂家,早期产品有 413、613、813 等手工操作仪器。20 世纪 70 年代末开始研制的 IL-1300 系列血气分析仪,因设计灵活,性能良好、可靠而广受欢迎。BG3 实际上也属于 IL-1300 系列。该公司推出的新型血气分析仪有 BGE145、BGE1400 等,性能上的改进主要是增加了电解质测定,这是大多数血气分析仪的发展趋势。

IL-1300 系列血气分析仪特点如下。

(1)固体恒温装置 IL-1300 系列以金属块为电极的恒温介质,没有运动部件(空气恒温需风扇循环,水恒温需搅拌或循环),结构紧凑,升温快。同时片式加热器和比例积分(PI)温控电路确保较好的恒温精度(0.1 ℃)。

(2)微型切换阀特殊设计的微型切换阀在测量管道的中间,在校正时将 pH 测量电极(pH、Ref)和气体电极(PCO_2、PO_2)分成两个通道,同时用 H 标准缓冲液(7.384、6.840)和标准气体(Cal1、Cal2)分别校正。这使管路系统大大简化,减少了许多泵阀等控制部件,易于维护检修。

(3)测量结果可溯源至国家标准 IL-1300 系列采用的两种 pH 缓冲液和两种标准混合气均符合标准法规定,可逐级由上一级计量部门检定。经此校正,pH 电极和气体电极的结果具有溯源性,即测定结果符合标准传递。

(4)人造血质控液 IL 公司生产的人造血质控液(abe)在理化和生物特性上与血液样品非常接近,通过三种水平(偏酸、中性、偏碱)的 ABC 可以更好地检测仪器的测量系统,甚至可反映出样品污染、冲洗效果对测量的影响。

5.NOVA 系列

NOVA 系列血气分析仪是美国 NOVA BIOMEDICAL 公司的产品,该公司 1981 年在中国登记注册为美中互利公司。从 20 世纪 70 年代以来该公司积极开发急诊分析仪系列产品,就血气分析仪而论,有 SPPI-12 等型号,多数型号还能随机组合葡萄糖、乳酸、尿素氮、钾、钠、氯、钙等项目,可在一台仪器上利用全血测定所有急诊生化项目。

其代表产品为 NOVA SP-5,仪器特点如下。

(1)管道系统以一个旋转泵提供动力,可同时完成正反两个方向的吸液和充液动作;用止流阀和试剂分隔器代替传统的液体电磁阀;所有管路暴露在外等。不仅大大降低了故障率,还容易查明故障原因和维修。

(2)测量单元采用微型离子选择电极,各种电极均应用表面接触技术,拆卸方便,节约样品,并且这些电极安装在特制的有机玻璃流动槽上,可直接观察整个测试过程中的气体-液体交替的流动过程;采用特殊设计的自动恒温测量单元。

(3)红细胞比容(Hct)测定电极在 S 型通道内设有两个电极作为 Hct 的测定电极,同时还可作为空气探测器电极。它是根据红细胞和离子都能阻碍电流通过,其阻值大小与红细胞的百分比减去由离子浓度所得到的阻值成正比,从而达到测定 Hct 的目的。电极内有温度调节热敏电阻,使样品通过该电极时,能迅速达到 37 ℃ 并恒定,以减小测定误差。

(4)仪器校正由仪器本身根据运行状态自动进行校正间隔时间可设置。

6.DH 系列

DH 系列由南京分析仪器厂研制。其技术性能基本与 ABL 系列相近。该厂的最新型号为 DH-1332 型,具有强大的数据处理功能,可将指定患者的多次报告进行动态图分析;尤其是其特有的专家诊断系统,可在每次测定后的测试报告上标出测量结果的酸碱平衡区域图,并根据国际通用的临床应用分析得到参考诊断意见。这样,临床医生可不用再对测量数据进行分析,从而可以迅速、有效地进行治疗。

7.医疗点检测用的仪器

医疗点检测(Point-of-care Testing,POCT)或床边检测用的仪器,以便携、小型化为特点。这类仪器分两类:一为手提式、便携的单一用途电极仪器,提供各种检测用途的便携式电极,包括

I-STAT 型(I-STAT公司)和 IRMA 型(Diametrics 公司,St.Paul,MN)仪器。二为手提式、含有所有必需电极的液体试剂包的仪器,包括 GEM 系列分析仪(Mallinckrodt Medical 公司)和 NOVA系列分析仪(NOVA Biomedical 公司)。这类利用便携式微电极的仪器能检测电解质、PCO_2、PO_2、pH、葡萄糖、尿素氮和Hct,仅用少量的未稀释全血样品即可,能为临床提供有效、可靠、精密、准确的结果。其最明显的优点是能快速地从少量的全血中提供生化试验结果。

三、血气酸碱分析技术的临床应用

血液酸碱度的相对恒定是机体进行正常生理活动的基本条件之一。正常人血液中的 pH 极为稳定,其变化范围很小,即使在疾病过程中,pH 也始终维持在 7.35～7.45。这是因为机体有一整套调节酸碱平衡的机制,通过体液中的缓冲体系及肺、肾等脏器的调节作用来保证体内酸碱度保持相对平衡。疾病严重时,机体内产生或丢失的酸碱超过机体调节能力,或机体酸碱调节机制出现障碍时,容易发生酸碱平衡失调。酸碱平衡紊乱是临床常见的一种症状,各种疾病均有可能出现。

(一)低氧血症

可分为动脉低氧血症与静脉低氧血症,这里只讨论前者。

(1)呼吸中枢功能减退:特发性肺泡通气不足综合征、脑炎、脑出血、脑外伤、甲状腺功能减退、CO_2 麻醉、麻醉和镇静药过量或中毒。

(2)神经肌肉疾病:颈椎损伤、急性感染性多发性神经根综合征、多发性硬化症、脊髓灰质炎、重症肌无力、肌萎缩、药物及毒物中毒。

(3)胸廓及横膈疾病。

(4)通气血流比例失调。

(5)肺内分流。

(6)弥散障碍。

(二)低二氧化碳血症

(1)中枢神经系统疾病。

(2)某些肺部疾病:间质性肺纤维化或肺炎、肺梗死,以及呼吸困难综合征、哮喘、左心衰竭时肺部淤血、肺水肿等。

(3)代谢性酸中毒。

(4)特发性过度通气综合征。

(5)高热。

(6)机械过度通气。

(7)其他:如甲亢、严重贫血、肝昏迷、水杨酸盐中毒、缺氧、疼痛刺激等。

(三)高二氧化碳血症

(1)上呼吸道阻塞:气管异物、喉头痉挛或水肿、溺水窒息通气受阻、羊水或其他分泌物堵塞气管、肿瘤压迫等。

(2)肺部疾病:慢性阻塞性肺病、广泛肺结核、大面积肺不张、严重哮喘发作、肺泡肺水肿等。

(3)胸廓、胸膜疾病:严重胸部畸形、胸廓成形术、张力性气胸、大量液气胸等。

(4)神经肌肉疾病:脊髓灰质炎、感染性多发性神经根炎、重症肌无力、进行性肌萎缩等。

(5)呼吸中枢抑制:应用呼吸抑制剂,如麻醉剂、止痛剂;中枢神经系统缺血、损伤,特别是脑干伤等病变。

（6）原因不明的高 CO_2 血症，心肺性肥厚综合征、原发性肺泡通气不足等。

（7）代谢性碱中毒。

（8）呼吸机使用不当。

（四）代谢性酸中毒

（1）分解性代谢亢进（高热、感染、休克等）酮症酸中毒、乳酸性酸中毒。

（2）急慢性肾功能衰竭、肾小管性酸中毒、高钾饮食。

（3）服用氯化氨、水杨酸盐、磷酸盐等酸性药物过多。

（4）重度腹泻、肠吸引术、肠胆胰瘘、大面积灼伤、大量血浆渗出。

（五）代谢性碱中毒

（1）易引起 Cl^- 反应的代谢性碱中毒（尿 $Cl^- < 10$ mmol/L），包括挛缩性代谢性碱中毒，如长期呕吐或鼻胃吸引、幽门或上十二指肠梗阻、长期或滥用利尿剂及绒毛腺瘤等所引起、Posthypercapnic 状态、囊性纤维化（系统性 Cl^- 重吸收无效）。

（2）Cl^- 恒定性的代谢性碱中毒，包括盐皮质醇过量，如原发性高醛固酮血症（肾上腺瘤或罕见的肾上腺癌）双侧肾上腺增生、继发性高醛固酮血症、高血压性蛋白原酶性高醛固酮血症、先天性肾上腺增生等；糖皮质醇过量，如原发性肾上腺瘤（Cushing's 综合征）垂体瘤分泌 ACTH（Cushing's 症）外源性可的松治疗等；Bartter's 综合征。

（3）外源性代谢性碱中毒，包括医源性的，如含碳酸盐性的静脉补液，大量输血（枸橼酸钠过量），透析患者使用抗酸剂和阳离子交换树脂，用大剂量的青霉素等，乳类综合征。

四、血气酸碱分析技术应用展望

经过 50 年的发展，血气分析仪已经非常成熟，能满足精确、快速、微量的要求，并且已达到较高的自动化程度。从发展趋势来看，大体上有以下几方面。

（1）发展系列产品，满足不同级别医疗单位的要求大量采用通用部件，如电极、测量室、电路板、控制软件，生产厂家只需对某一部件或某项功能进行小的改进就可以推出新的型号。如 IL 的 1300 系列。也有的厂家采用积木式结构，将不同的部件组合起来成为不同型号。如 NOVA SP 系列。同一系列的产品功能不同，价格有时相去甚远。因此，用户应根据本单位的实际情况选择合适的型号，不能盲目追求新的型号，造成不必要的浪费。

（2）功能不断增强这些功能的拓展是与计算机技术的发展分不开的，主要体现在两个方面。①自动化程度越来越高，向智能化方向发展当今的血气分析仪都能自动校正、自动测量、自动清洗、自动计算并输出打印，有的可以自动进样。多数具备自动监测功能（包括电极监测、故障报警等）。有些仪器在设定时间内无标本测定时会自动转入节省方式运行。②数据处理功能加强除存储大量的检查报告外，还可将某一患者的多次结果做出动态图进行连续监测。专家诊断系统已在部分仪器上采用，避免了误诊，特别是对于血气分析技术不熟悉的临床医生。通过数据发送，使联网的计算机迅速获取检查报告。

（3）增加检验项目，形成"急诊室系统"具备电解质检测功能的血气分析仪是今后发展的主流，临床医生可以通过一次检查掌握全面的数据。此外，葡萄糖、尿素氮、肌酐、乳酸、Hct、血氧含量测定也在发展，有的已装备仪器。

（4）免保养技术的广泛使用目前的血气分析仪基本上采用敏感玻璃膜电极，由于测量室结构复杂,电极需要大量日常维护工作。据估计,电检故障约占仪器总故障的80%左右。采用块状电极,在寿命期内基本不用维护,成为"免维护"或准确说来是"少维护"电极,这是今后血气电极发展的主流。更新的技术是点状电极,即在一块印刷电路板上的一个个金属点上,滴上电极液并覆盖不同的电极膜而形成电极,由沟槽状测量管通道相连,插入仪器后与仪器的管道、电路相接成为完整的检测系统。这是真正意义上的"免维护"电极,有广阔的发展前景。

(5)为实现小型化,便携式的目的,有几种发展趋势:①密闭含气标准液将被广泛使用,从而摆脱笨重的钢瓶,仪器可以真正做到小型化,能随时在床边、手术室进行检查。②把测量室、管路系统高度集成,构成一次性使用的测量块,测量后,测量块即作废,免除了排液、清洗等烦琐的工作,简化了机械结构,减小了仪器体积。③彻底抛弃电极法测量原理,采用光电法测量,使其成为真正免维护保养、操作简便可靠的仪器。即发光二极管发出的光经透镜和激发滤光片后,照射到半透半反镜上,反射光再经一个透镜照射到测量小室的传感片上,根据测量参数不同(如 pH 大小不同),激发出来的光强度也不同,发射光经透镜及发射滤光片,到达光电二极管,完成光信号到电信号的转换。由于这一改革采用了光电法测量,无需外部试剂(只需测量块即可),大大降低了对外部工作环境的要求,同时也使操作变得简单易行。如 AVL 公司生产的 AVL OPTI,采用后两种技术,总重量仅为 5 kg,可以在任何情况和环境下运送,提高了仪器的便携性,使其成为面向医生、护士,而不是面向工程技术人员和实验技术人员的免维护仪器。该仪器十分适于在各种紧急情况下快速、准确地对患者进行检查,指导医生进行治疗。

(6)非损伤性检查血气分析仪已经能做到经皮测定血液 PO_2、PCO_2,尽管结果与动脉血的结果有一定差异,但基本能满足病情监测的需要。从理论上说,测定 pH 实行非损伤性检查是不可能的。现在研究的方向是如何在微小损伤的情况下,用毛细管电极插入血管来测定血液 pH,甚至进行连续监测。由于不会造成出血,患者没有什么痛苦,适合危重患者特别是血气酸碱平衡紊乱患者的诊断抢救。

(宫本佼)

第三节　细菌学检验的基本技术

一、无菌操作技术

(1)用接种环分离培养细菌,或在无菌条件下将细菌从一试管转种到另一试管,是临床细菌学实验室中最基本也是最重要的操作技术。临床细菌检验的所有操作,均必须在无菌条件下进行,即在酒精灯火焰附近进行。

(2)临床标本或培养物中取材作细菌形态学检查时,必须使用接种环或接种针,两者再次使用前、后均需火焰灭菌,金属棒部分需转动通过火焰三次,用后先将近环处白金丝置于火焰中,使热传导向接种环,待环上菌液渐渐蒸发干涸后,再将接种环以垂直方向于火焰中烧红细菌,最后将金属棒部分反复通过火焰1～2次。要特别注意不能将环直接烧灼,否则环上残余菌液可因突受高热爆裂四溅造成气溶胶,污染空气,有传染危险。

(3)培养瓶或试管培养物中取标本时,在打开瓶口、试管口或关闭前,均要在火焰上通过1～

2 次,以杀死可能从空气中落入的杂菌。在打开瓶塞或试管塞时,不得将棉塞等任意放置,要用右手无名指及小指夹住,操作完毕塞回原试管或瓶口。

(4)因不慎将含菌培养物打破时,不要惊慌,更不允许任意处理。应以 3％甲酚溶液或 5％苯酚溶液处理污染的台面或地面,至少浸泡 30 分钟后,先将打破的玻璃器皿收集于容器内高压灭菌,台面及地面再进一步消毒清洗。

(5)工作完毕,实验台面用 5％甲酚溶液擦拭,双手先以 3％甲酚溶液浸泡后,再用肥皂和清水擦洗干净。

二、细菌接种技术

接种标本所需的工具是简便的镍铬合金或白金丝,按照(图 2-1)的样式做成环状,称接种环,或做成挺直的针状,称接种针。

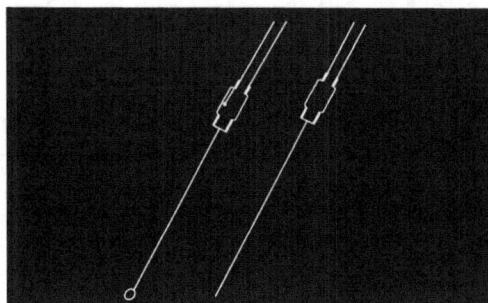

图 2-1　接种环和接种针

(一)平板培养基接种法

初次接种可以使用接种环、棉拭子或其他适当的器械进行,一旦初次接种成功,可用接种环或接种针将标本扩散到平板的 1/4 周围处(图 2-2)。接种是用连续划线,接种环或接种针通过火焰消毒。

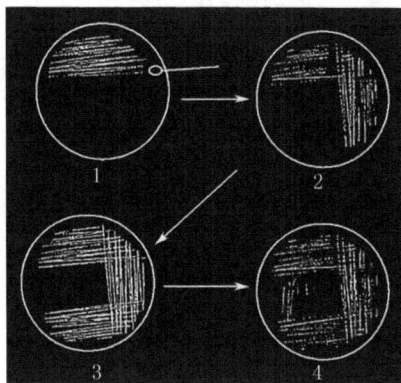

图 2-2　琼脂平板上分离细菌菌落的划线模式

这项技术的目的是在琼脂培养基表面稀释标本,以分离出单个菌落,所获得的单个菌落用于初步诊断和进行纯培养,或进一步进行生化和血清学的鉴定。

用于琼脂培养基作菌落半定量计数的划线技术见图 2-3。用能载 0.01 mL 或 0.001 mL 尿液的定量接种环在琼脂平板中心划一条线,在初次划线的基础上呈直角均匀地扩散接种物,然后使平板转动 90°角再划线,使接种物完全覆盖琼脂表面。

孵育 18～24 小时后,尿液中的细菌数量可以通过菌落在培养基表面的数量来估计,如菌落数为 50 个,若 0.001 mL 接种环的标本接种于培养基,则将菌落数乘 1 000,按此计算,其患者尿液中有 50 000 CFU/mL。

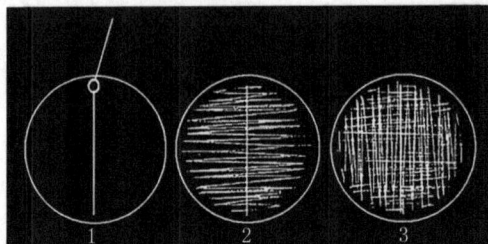

图 2-3　半定量细菌菌落计数,接种培养基的划线模式

(二)液体培养基接种法

试管培养基可以是液体、半固体(含 0.3%～0.5%琼脂)、固体(含 1%～2%琼脂),半固体琼脂适用于观察细菌的动力。可按照图 2-4 的方法将培养物接种到肉汤培养基中,试管应倾斜 30°角,接种环接触到试管的内壁,使试管恢复到原来的直立位置时,接种部位已淹没到液面下,接种到试管内壁的培养物就会在培养液中向四周生长,用这种方法接种液体培养基可以避免气溶胶的形成。

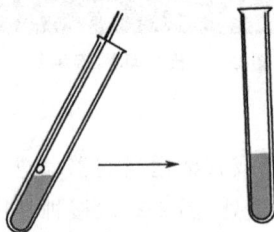

图 2-4　肉汤试管培养基的接种技术

(三)琼脂斜面培养基接种法

琼脂斜面培养基的接种首先将接种针插入斜面正中,垂直刺入底部,抽出接种针,令其在斜面琼脂上作 S 形划线(图 2-5)。当接种半固体琼脂观察细菌动力时,接种针要沿着插入培养基的线路退出,否则细菌不沿原线路生长,可能造成细菌动力的错误判定。

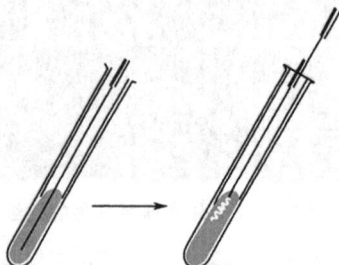

图 2-5　接种针接种琼脂斜面的技术

某些标本可以通过离心或过滤浓缩其中的微生物,黏着力强的黏性痰液标本经 N-乙酰胱氨酸液化后,使标本易于在琼脂表面均匀划线。培养分枝杆菌的痰液标本也需经液化和去污染

处理。

体液可离心沉淀,浓缩其中的细菌。多种体液培养可用血培养瓶,在床边接种,较将标本送往实验室再行细菌培养,其检出率要提高 50％,尤其是诊断为自发性细菌性腹膜炎的患者。

脑脊液要经离心后取一小部分沉淀接种于适当的培养基。

三、细菌培养技术

将微生物孵育在不同的温度可用来区别不同的微生物。大多数微生物在 35 ℃生长,有的细菌如空肠弯曲菌适合在 42 ℃生长。大多数细菌在含有 5％～10％ CO_2 的大气中生长得好。若无 CO_2 培养箱,可以将培养皿和培养管放入烛罐一并放到孵育箱中,烛罐内产生约 10％的 CO_2,而有些细菌如空肠弯曲菌只要 5％或＜5％ CO_2,若有 CO_2 培养箱就可调节箱中 CO_2 的浓度供所需菌生长。

有些微生物只在较狭窄范围的温度中生长,而另一些微生物可在较宽广范围的温度中生长,如空肠弯曲菌只适宜在 42 ℃生长。大多数真菌可生长在 30 ℃,也可以在室温或 35 ℃中生长。小肠结肠炎耶尔森菌适宜在 25 ℃生长。有些菌株虽能在 35 ℃生长,但菌落较小,要培养 48 小时。大型实验室能提供几种不同温度的孵育箱,培养结果较快而且培养的菌落较大、形态典型。将培养物放置在室温并延长时间有利于观察色素的产生和细菌的动力。

孵育箱中的湿度很重要。大多数细菌生长的湿度在 70％或更高一些,过度干燥或脱水会使培养基很快变质,特别是较小的孵育箱。幽门螺杆菌、淋病奈瑟菌需要较高的湿度。孵育箱的湿度可以通过控制室内的湿度加以调整,也可以在孵育箱中放一个盛有水的平皿让其中的水分蒸发达到控制湿度的目的。孵育箱要定期检查和清洁,由于不慎而造成的污染和某些化学试剂的溢出可能抑制细菌的生长。

四、常用染色技术

(一)细菌染色的原理

细胞的细胞膜上含有蛋白质,具有兼性离子的性质,其等电点较低,pH 一般在 2～5,通常情况下细菌带负电荷,易与带正电荷的碱性染料结合着色,所以细菌染色多用碱性染料,常用的有亚甲蓝、碱性复红、沙黄、结晶紫等。但有时也用中性或酸性染料。细菌染色的机制,一方面是由于物理的吸附作用而使细菌着色,另一方面可能是与细菌菌体成分起化学反应。

(二)染色的一般步骤

1.涂片

于洁净载玻片上滴加 1 滴生理盐水,再用接种环挑取菌落少许,均匀涂布于盐水中。脓汁、痰、分泌物、菌液等直接涂片。有的标本或细菌培养物在载玻片上不易附着,常与少量无菌血清或蛋白溶液一起涂布。涂片应自然干燥或温箱加热使其干燥。

2.固定

多采用加热法,涂片膜向上以中等速度通过火焰 3 次,也可用乙醇或甲醇固定。其目的是保持细菌原有的形态和结构,杀死细菌,并使染料易于着色,另外使细菌附着于载玻片上,不易被水冲掉。

3.染色

一般采用低浓度(1％以下)的染色液。为了促使染料与菌体结合,有的染色液中需加入酚、明矾,有的在染色过程中需滴加碘液,以起到媒染作用。

4.脱色

根据某些细菌具有着色后能耐受醇、丙酮、氯仿、酸或碱而不被脱色的特性,对染色标本进行脱色,有时需复染来作鉴别。70%的乙醇和无机酸脱色能力强,常用做抗酸染色的脱色剂,95%的乙醇常用于革兰氏染色法脱色。

5.复染

又称对比染色,其反衬作用。如与紫色对比用稀释复红或沙黄,与红色对比用亚甲蓝或苦味酸,与深蓝色对比用黄叱精或俾土麦褐等。

(三)常用染色方法

1.革兰氏染色法

(1)试剂。①初染液:先将2.0 g结晶紫(或甲紫)溶于20.0 mL 95%乙醇中,然后与80.0 mL 1%草酸铵水溶液混合。②媒染液(碘液):将2.0 g碘化钾溶于少量蒸馏水中,待其完全溶解后,加入1.0 g碘,充分振摇溶解后,加蒸馏水至300.0 mL。③脱色剂:95%乙醇或乙醇、丙酮(7∶3)混合液。④复染液:稀释苯酚复红或沙黄液(2.5%沙黄乙醇液10.0 mL加蒸馏水90.0 mL混匀)。

(2)方法:在已固定的细菌染片上,滴加结晶紫染液染1分钟,水洗。滴加碘液作用1分钟,水洗。将玻片上残水甩掉。用95%乙醇脱色,至无明显紫色继续脱落为止(10～30秒,依涂片厚薄而定),水洗。滴加复染液,染30秒,水洗。干后镜检。

(3)结果:革兰氏阳性菌呈紫色,革兰氏阴性菌呈红色。

(4)注意事项:①在同一载玻片上,用已知金黄色葡萄球菌和大肠埃希菌作为革兰氏阳性和阴性对照,以利判断。②染色的关键在于涂片和脱色。涂片过于浓厚,常呈假阳性。在镜检时应以分散存在的细菌染色反应为准。纯细菌涂片脱色,以95%乙醇易于掌握,如涂片上有水分,则脱色力强,易形成假阴性。所以去掉玻片上的残留水或印干后再行脱色很有必要。③涂片干燥和固定过程中应注意:涂片后自然干燥,不可用酒精灯加热,以免因掌握温度不准使菌体变性而影响染色效果。固定时通过火焰3次即可,不可过分。黏稠标本涂片近干时,再行涂抹均匀,以免因表层下不干染色时被冲掉。④初染液以结晶紫为好,因结晶紫不是单一成分染料,常不易脱色,出现假阳性。⑤革兰氏阳性菌的染色反应,有的受菌龄影响,培养24小时或48小时以上,则部分或全部转变为阴性反应,此点在鉴别时应特别注意。

2.稀释复红染色法

(1)染色液:用姜-尼氏苯酚复红溶液做10倍稀释即为稀释苯酚复红染色液。

(2)方法:将涂片在火焰上固定,待冷。滴加染液,染1分钟,水洗,干后镜检。

(3)结果:细菌呈红色。

3.碱性亚甲蓝染色法

(1)染色液:将0.3 g亚甲蓝溶于30.0 mL 95%乙醇中,然后与100.0 mL 0.01%氢氧化钾溶液混合。

(2)方法:将涂片在火焰上固定,待冷。滴加染液,染1分钟,水洗,待干后镜检。

(3)结果:菌体呈蓝色。

4.抗酸染色法

(1)染色液为0.8%苯酚复红溶液,脱色液为5%盐酸乙醇溶液,复染液为0.06%亚甲蓝溶液。

(2)方法:①在已火焰固定的涂片上滴加染色液,以盖满涂片标本而不溢出载玻片为宜;在火焰上方徐徐加热至出现蒸汽(不可沸腾),染色 5 分钟;染色期间应始终保持涂片被染色液覆盖,必要时可续加染色液及加温,但要防止干涸。待冷、流水缓慢冲洗,洗去染色液。②滴加脱色液,布满涂片区域,缓慢摇晃玻片,脱色 3 分钟,同上水洗;如有必要,可重复滴加脱色液,脱至无红色为止。③滴加复染液,染色 30 秒,同上水洗,待涂片干燥后镜检。

5.鞭毛染色法

(1)镀银染色法。

1)染液。第一液:10％单宁酸 10.0 mL 加 5.0 mL 饱和硫酸钾铝水溶液,再加 1.0 mL 苯胺饱和水溶液形成沉淀,通过摇动又能重新溶解,加入 5％氯化铁水溶液 1.0 mL 形成黑色溶液,稳定 10 分钟后使用。第二液:将 2.0 g 硝酸银溶于 100.0 mL 蒸馏水中,待硝酸银溶解后,取 10.0 mL 备用。向剩余的 90.0 mL 中滴加浓氢氧化铵,形成浓厚的沉淀,再继续滴加氢氧化铵至刚刚溶解沉淀为澄清溶液为止,再将备用的硝酸银溶液慢慢滴入,则出现薄雾,轻轻摇动,薄雾状沉淀消失,再滴入溶液,直至摇动仍呈现轻微而稳定的薄雾状沉淀为止,雾重时为银盐析出,不宜使用。

2)方法:将涂片自然干燥后,滴加第一液染 3～5 分钟,蒸馏水冲洗。用第二液冲去残水后加第二液染 30～60 秒,并在酒精灯上稍加热(涂片切勿烘干),再用蒸馏水冲洗,待干镜检。

3)结果:菌体为深褐色,鞭毛为褐色。

4)注意事项:①鞭毛染色用新培养的菌种为宜。一般用新制备的斜面,接种后培养 16～24 小时。如所用菌种已长期未移种,最好用新制备的斜面连续移种 2～3 次后再使用。②涂片时采用光滑洁净的载玻片,在其一端滴蒸馏水一滴,用接种环挑取斜面上少许菌苔(注意不可带上培养基),轻蘸几下水滴(切勿用接种环转动涂抹防止鞭毛脱落)。将玻片稍倾斜,使菌液随水流至另一端,然后平放在空气中干燥。切勿以火焰固定。③染色过程中,要充分洗净第一液后再加第二液。另外,染液当日配制效果最佳。

(2)申云生染色法。①染液:20％鞣酸水溶液(加温溶解)2.0 mL,20％钾明矾溶液(加温溶解)2.0 mL,1∶12 苯酚饱和液 5.0 mL,无水乙醇复红饱和液 1.5 mL。②方法:取培养 12 小时琼脂斜面培养物管内的凝集水 0.5 mL,加蒸馏水 3.0 mL,轻轻摇匀后,离心沉淀 15 分钟,去上清液。重复两次后,用生理盐水 3.0 mL 制成悬液,加入 10％甲醛液 2.0 mL,放于 37 ℃孵育 2 小时,取上液滴于洁净载玻片上,略侧动载玻片使菌液自然流散成薄膜,待其自然干燥。滴加染液染 2.5～3.0 分钟,水洗,待干镜检。③结果:菌体呈深红色,鞭毛呈红色。

(3)谷海瀛鞭毛染色法。

1)鞭毛肉汤:胰胨 10.0 g,NaCl 2.5 g,K2 HPO$_4$ 1.0 g,H$_2$O 1000.0 mL,Ph 7.0。

2)菌株培养:菌株均分别划线接种于血琼脂平板和鞭毛肉汤管,30 ℃培养 18～24 小时。鞭毛肉汤管出现微浑浊即在显微镜下观察动力。

3)涂片制备:血平板培养物:在处理过的洁净玻片一端加 2～3 滴蒸馏水,用灭菌过的接种针蘸取蒸馏水后蘸取单个菌落,轻轻点于玻片上蒸馏水中,轻轻晃动,使菌体分散于玻片上,室温风干或置于 35 ℃温箱干燥。2.0 mL 鞭毛肉汤培养物加入 0.1 mL 37％甲醛溶液,1 200 xg 离心 20 分钟,倾倒上清液后加入 2.0 mL 蒸馏水轻轻晃动使菌体分散,再离心 20 分钟,再加入适量蒸馏水,变成微乳浑浊,制成涂片。

4)染色液配制。①媒染剂 A:3.0 g 六水三氯化铁,100.0 mL 0.01 mol/L 盐酸溶液,室温存放,长期稳定。②媒染剂 B:鞣酸 15.0 g 溶解于 100.0 mL 蒸馏水中,加 37％甲醛 1.0 mL。室温存放,长期稳定。③银染液 C:硝酸银 5.0 g 溶于 100.0 mL 蒸馏水。取出 10.0 mL 备用,向余下的 90.0 mL 硝酸银溶液缓缓滴加浓氨水,边加边摇动直到形成沉淀又渐渐溶解恰好形成澄清溶液,再用备用硝酸银溶液慢慢回滴形成稳定薄雾状溶液。取出 20.0 mL,余下染液避光密封,4 ℃冰箱存放。

5)染色方法:取 A 液 0.1 mL(4 滴)加入带塞的试管内,再加入 B 液 0.1 mL(4 滴),充分混合,用酒精灯火焰轻微缓缓加热 10～20 秒,稍冷却。用 A、B 混合液染片 40 秒(30～60 秒)即可,蒸馏水缓慢冲洗干净。A、B 混合物不稳定,加热后 10 分钟内使用,否则影响染色质量。滴加银染液 C 染色,加热至微冒蒸汽染 10～20 秒,蒸馏水洗净染液,干后,油镜检查,应观察 10 个视野以上。

6)涂片染色鞭毛质量评分:应用 West 等人方法,根据染色质量不同,分别记作 1、2、3、4、5 分。

1 分:只见菌体,未见鞭毛。

2 分:见很少的鞭毛,但鞭毛形态很差。

3 分:见很少的鞭毛,但鞭毛形态完整。

4 分:见很多的鞭毛,鞭毛形态完整但仅局限在涂片某部位。

5 分:见很多的鞭毛,且形态完整,分布在大部分涂片上。

6.荚膜染色法

(1)奥尔特荚膜染色法。①染液:3％沙黄水溶液(乳钵研磨溶化)。②方法:在已固定的细菌涂片上滴加染液,用火焰加温染色,持续 3 分钟,冷后水洗,待干镜检。③结果:菌体呈褐色,荚膜呈黄色,此法主要用于炭疽杆菌。

(2)Hiss 硫酸铜法。①染液:第一液为结晶紫乙醇饱和液 5 mL 加蒸馏水 95 mL 混合,第二液为 20％硫酸铜水溶液。②方法:细菌涂片自然干燥后,经乙醇固定,滴加第一液,加微热染 1 分钟。再用第二液将涂片上的染液洗去,切勿再水洗,倾去硫酸铜液,以吸水纸吸干镜检。③结果:菌体及背景呈紫色,荚膜呈鲜蓝色或不着色。

7.芽孢染色法

(1)染液:第一液为姜-尼氏苯酚复红液,第二液为 95％乙醇,第三液为碱性亚甲蓝液。

(2)方法:在已固定的细菌涂片上滴加第一液,加热染 5 分钟,待冷,水洗。用第二液脱色 2 分钟,水洗。加第三液复染 1 分钟,水洗,待干镜检。

(3)结果:菌体呈蓝色,芽孢呈红色。

8.负染色法

背景着色而菌体本身不着色的染色为负染色法。最常见的是墨汁负染色法。用来观察真菌及细菌荚膜等。

方法:取标本或培养物少许于载玻片上,必要时加少量盐水混匀,再加优质墨汁或碳素墨水一小滴,混合后加盖玻片(勿产生气泡),镜检。背景为黑色。如新型隐球菌可呈圆形、厚壁、生芽、围以荚膜的形态。以油镜检查,细菌荚膜可呈现明显的透亮圈。

五、细菌检验常用的培养基

培养基是人工制备的含细菌生长所需的全部营养成分,用于细菌的分离、培养、运送和鉴别的重要制品。

(一)常用培养基的分类

1.按成分分类

可分为天然培养基和合成培养基。前者主要由肉汤、脑心浸液、血液、胨等天然材料制成。后者由化学成分,如氨基酸、糖、维生素等制成。

2.按用途分类

(1)基础培养基:含基本成分的培养基,可再依需要而添加成分用于不同的细菌培养,如肉汤和肉汤琼脂培养基等。

(2)增菌培养基:用于使菌量增加,以提高病原菌的分离率。可选择性地加入抑制剂,使目的菌量增加而抑制非目的菌。

(3)选择性培养基:含选择性增菌剂、抑菌剂,也可含指示剂,用于有选择地检出目的菌,提高病原菌的分离效果。

(4)鉴别培养基:用于细菌间的初步鉴别。依所需鉴别的细菌的特定生化反应设计、制备而成。

(5)厌氧菌培养基:专供厌氧菌的分离培养而设计和制备。含降低氧化还原电势成分,以利厌氧菌生长,也可含厌氧指示剂。

(6)特殊用途培养基:专用于特定细菌生长所用,含特殊的促生长物。如结核分枝杆菌培养基、军团菌培养基、弯曲菌培养基等。

3.按培养基形态分类

可分为液体培养基、半固体培养基和固体培养基。后者又有斜面培养基和平板培养基。

(二)培养基制备的基本过程和要求

1.培养基的基本制备过程

(1)依所配制培养基的量来称取各种成分,加入所需量的蒸馏水。

(2)溶解:加热溶解各个成分,最好用流通蒸汽。加热溶解后应补足所失的蒸馏水。

(3)调整 pH:过去多用指示剂法,加酸碱调节。现多用 pH 计测定,加酸碱调节。

(4)过滤澄清。

(5)分装:依需要制成不同量的液体、半固体或固体培养基。

(6)灭菌:依培养基的成分而采用高压蒸汽灭菌法、流通蒸汽法、水浴低温灭菌法或巴氏间歇灭菌法。灭菌的效果应以培养法检验。

(7)质量鉴定:用已知的生长菌和非生长菌作质量检查。

(8)保存:一般贮于 4 ℃。在效期内使用。

2.培养基制备的注意事项

(1)各成分最低应为化学纯,在效期内。称量要准确。

(2)制备培养基的容器不能用铜、铁、铝等制品。以免过量的金属离子影响细菌生长。

(3)培养基的 pH 应准确,一般在灭菌前测定调整,要比要求高出 0.2,这样灭菌后 pH 可恰好与要求相同。如培养基放置时间过久,用前应再核对 pH。

(4)培养基不可加热过久和放置过久。

(5)液体培养基应保证澄清透明。

(宋芳琳)

第四节　微生物快速检验技术

传统的微生物鉴定与检出技术最显著的不足是需时较长,难以及时得出结果,不能适应临床上及时诊断的要求。近年来,由于检验技术的融合,已将标记免疫分析技术等手段用于微生物的检出或鉴定,出现了一些适用的微生物检验技术。其中,有些尚需进一步确定其临床价值。

一、直接检测微生物抗原

应用单克隆抗体结合各种形式的放射免疫分析、酶免疫分析(EIA)、荧光免疫分析(FIA)、时间分辨荧光免疫分析(TrFIA)、化学发光免疫分析(CIA)、生物发光免疫分析(BIA)等,足以检出临床标本中痕量的($10^{-18} \sim 10^{-21}$)微生物抗原,免去细菌或病毒培养过程,直接完成微生物感染的快速诊断。如应用斑点 EIA、FIA 或金标法已制成商品检测卡用于淋病奈瑟菌、沙眼衣原体、肺炎支原体等检测,快速、直观,甚至可由患者自行检查,但敏感性与特异性尚存在问题。Gehring 将单抗结合在磁珠上,自血液中吸附伤寒杆菌,再以免疫电化学发光法(ECM)检测,可以检出 $8 \times 10^3 /mL$ 菌体,也有直接检出伤寒杆菌 H 或 O 抗原的报道。针对结核分枝杆菌的表面抗原或脂阿拉伯聚糖(GAM)制成单抗,用 ELISA 或斑点 EIA 法可直接检测标本中的 TB 抗原。Brenda 等报告用 ELISA 法可直接检测粪便中 O_{157} 型大肠埃希菌抗原,应用 O_{157} 的多克隆抗体包被酶标板,加入适当稀释处理的粪便标本后,再与过氧化物酶标记的抗 O_{157} 抗体结合,加底物呈色。经与细菌培养法平行检查 185 份标本,阴性者 9 份,两法一致。此法与其他肠杆菌及非 O_{157} 大肠埃希菌无交叉反应。

深部真菌感染的诊断极为困难,因自血液或体液中培养的阳性率很低。以敏感方法检查此类菌的可溶性抗原则可快速诊断,如念珠菌菌体成分中含 D-阿拉伯醇和 L-阿拉伯醇,自血液或体液中直接检出此种抗原,可迅速诊断深部念珠菌病。Mitsutake 等比较了自 39 名深部念珠菌病患者体液中检出抗原的 4 种方法。应用斑点印迹法检查其弹力酶(Enolase)抗原阳性率 71.8%,特异性 100%。应用 Latex 凝集法(Cand-Tec 试剂)检查热敏抗原阳性率 76.9%,特异性 87.5%。应用 Latex 凝集法(pastorex 试剂)检查甘露聚糖抗原(Mannan)阳性率 75.6%,特异性 100%。应用鲎试验检查真菌细胞壁组分 β-Glucan 的阳性率为 84.4%,特异性为 87.5%。丝状或酵母样真菌的快速抗原检查法见表 2-1。尿中检查马尼菲青霉菌抗原,以该菌的膜蛋白为抗原制成单抗,以 EIA 法检查尿中抗原,确诊 33 例感染者,而 52 名健康人和 248 名患真菌感染的住院患者均为阴性。本法的特异性 98%,敏感性 97%,阳性预期值 84%,阴性预期值 99.7%。该抗体与念珠菌、组织胞浆菌抗原均无交叉反应。

表 2-1　深部真菌的抗原检查

真菌	检查抗原	检查技术
念珠菌(白色,热带,平滑,近平滑)	弹力酶(Enolase);热敏糖蛋白抗原;胞壁甘露聚糖;β-Glucan	斑点印迹法 Latex 凝集(Cand-Tec 试剂) Latex 凝集(pastorex 试剂) EIA(Behring Diagnostics) 鲎试验
新型隐球菌	荚膜多糖抗原	Latex 凝集,ELISA
丝状真菌	β-D 葡聚糖	鲎试验
曲霉菌	胞壁半乳甘露聚糖(Galactomannan)	Latex 凝集(Sanofi Co.) (Pastrorex Aspergillus)
组织胞浆菌	荚膜的 59~70 kD 抗原	ELISA

应用敏感手段自尿液中检出微生物的可溶性抗原进行快速诊断更具吸引力。国内已有 SPA 协同试验自尿液中检查军团菌可溶性抗原的报道。Hackman 比较 EIA 法检查尿中嗜肺军团菌血清型 I 型抗原,其特异性均达 100%,敏感性放射免疫分析为 77%,EIA 为 88%。美国 Binax 公司已供应血、尿中军团菌抗原检测卡,可在 15 分钟得出结果。自尿液检查 B 族链球菌可溶性抗原以诊断新生儿败血症,有应用特异性抗体的乳胶颗粒法和酶免法。不同商品试剂的敏感性达 $88\% \sim 100\%$,特异性达 $81\% \sim 100\%$,应用未浓缩尿的敏感性略低。应用 ELISA 直接自尿中检出沙眼衣原体,已有商品试剂盒出现(IDEIA-III),自尿中测定念珠菌抗原 D-阿拉伯醇,以及 D-阿拉伯醇/L-阿拉伯醇比值,可敏感的诊断播散性念珠菌病,比细菌培养法敏感、快速。检查尿中肺炎链球菌可溶性抗原、尿中大肠埃希菌 O_{157} 可溶性抗原均为免疫层析金标记的检测卡。另外,检查尿中特异性抗体为诊断微生物感染开辟一新途径。IgG 性抗体易于自尿中排出,应用敏感的手段可以检出。Ireland 等报告了应用 ELISA 法检查尿中 A 型流感病毒 IgG 抗体来诊断流感患者。国外报告自尿中检查抗人类免疫缺陷病毒抗体,检查 2599 例与血清中抗人类免疫缺陷病毒不符合者仅 2%。

自粪便中检查微生物抗原,为胃肠道致病菌的检查开辟一新的途径。应用 EIA 法检查粪便中的幽门螺杆菌抗原,与 PCR 比较其特异性达 94.6%,敏感性达 88.9%。粪便中直接检查空肠弯曲菌抗原,已有 EIA 试剂盒出现。用 EIA 检查 631 份粪便标本,与细菌培养法相比,敏感性 89%,特异性 99%。

直接自患者咽拭或痰标本检出呼吸道病毒及肺炎支原体已有很大发展。如应用单克隆抗体结合硝纤膜上的斑点 EIA 技术,已成功地自患者的咽拭标本中同时检出可能存在的肺炎支原体、流感病毒、副流感病毒、呼吸道合胞病毒和 3、7 型腺病毒。也有应用单克隆抗体 APAAP 染色技术及 EIA 同时检出多种呼吸道病原体的报道。这些快速手段利于及时鉴别细菌性、病毒性或肺炎支原体性的呼吸道感染而有针对性的合理使用抗生素。

直接自脑脊液中 EIA 法检查肺炎链球菌的脂磷壁酸,脂磷壁酸可快速诊断肺炎链球菌性脑膜炎。

我国已研究成功可自患者鼻咽部标本用禽流感病毒 H5N1 抗体包被的聚苯乙烯粒子的快速凝集试验来及时诊断的试剂。

二、检测细菌专有酶

已发现某些具有特征性的酶,应用适当的底物可迅速完成细菌鉴定。如沙门菌具有辛酸酯酶,以 4MU-辛酸酯酶为底物,经沙门菌酶解,在紫外灯下观察游离 4MU 的荧光,国内已有应用。应用 β-萘酚与固兰作用出现紫色,反应在纸片上进行,只需 5 分钟即可完成沙门菌的鉴定。这对食品与环境卫生检验有重要价值。卡他莫拉菌具有丁酸酯酶,可用丁酸酯色原底物快速鉴定。大肠埃希菌具有 β-葡萄糖醛酸酶,但以 $O_{157}:H_7$ 为代表的产志贺毒素大肠埃希菌(STEC)却不具有此酶,故 β-葡萄糖醛酸酶阴性已成为初步筛查 STEC 的重要特征。检测此酶的底物有多种,应用对硝基酚-β-葡萄糖醛酸为底物不仅可快速鉴定大肠埃希菌,尚可在 405 nm 测定对硝基酚的释放量而定量,检测最低限可达 100 FU/mL。定量检测在环境与食品卫生检验中极为重要,此法提供一新的手段。

白色念珠菌具有脯氨酸肽酶及 N-乙酰 β-D 半乳糖苷酶,分别以适当底物检测,试验只需

20 分钟,两酶均阳性即为白色念珠菌。都柏林念珠菌具有 β-葡萄糖苷酶,用适当底物检出准确率达 97%,而白色念珠菌为阴性,故可将两者鉴别。

难辨梭菌是抗生素相关性肠炎及医院内感染的重要致病菌,常致严重的假膜性肠炎。该菌为厌氧菌,培养困难,且正常人肠道中也含此菌,培养阳性也难以确定诊断。该菌致急性腹泻的原因是可产生毒素 A、B。传统的检查方法是细胞毒试验,但需传代的细胞培养,需时也较长。一般实验室难以开展。应用免疫学技术,如胶乳凝集试验等可检测艰难梭菌的 A 或 B 毒素,是快速诊断的重要手段。近来又发现该菌具有谷氨酸脱氢酶,如培养后再检查菌落产生的酶,需时5~8 天,也不能实现快速诊断。于是设法自粪便中直接检测此酶,应用此酶的 IgG 抗体(兔抗谷氨酸脱氢酶)包被固相检测卡,应用双抗体夹心法检查粪便中的谷氨酸脱氢酶。试验只需5分钟,已有商品化的检测卡供应。Staneck 等将此检测卡与细菌培养和细胞毒试验平行检查 927 份标本,表明其一致性为 95%,此法的敏感性是 84%,特异性 92%,阳性预示值 63%,阴性预示值97%。其他试剂比较结果见表 2-2。

表 2-2 不同试剂检测结果比较

试剂名称	敏感性	特异性	阳性预示值
Oxoid Toxin A 试剂	49%	99%	96%
Tech Lab Toxin A/B	80%	99%	97%
Premior Toxin A+B	82%	99%	97%

该菌尚有特异的脯氨酸肽酶,此酶阳性者与该菌产生 A、B 毒素的性能一致。现将快速鉴定用细菌的特异性酶列于表 2-3。

表 2-3 致病菌快速诊断用的特异性酶

致病菌	酶
脑膜炎奈瑟菌	γ-谷氨酰转肽酶
淋病奈瑟菌	羟脯氨肽酶
A 族链球菌	吡咯芳胺酶
肠球菌	吡咯芳胺酶,亮氨酸氨肽酶
沙门菌	辛酸酯酶
大肠埃希菌	β-葡萄糖醛酸酶
产志贺毒素大肠埃希菌	β-葡萄糖醛酸酶(一)
卡他莫拉菌	丁酸酯酶
白色念珠菌	脯氨酸铵肽酶,NF 乙酰 β-D 半乳糖苷酶
克柔念珠菌	酸性磷酸酶
都柏林念珠菌	N-乙酰-3-D 半乳糖苷酶
热带念珠菌	吡咯磷酸酶
新型隐球菌	酚氧化酶
难辨梭菌	谷氨酸脱氢酶,脯氨酸肽酶
产单核李斯特菌	丙氨酸氨肽酶
红斑丹毒丝菌	N 乙酰葡萄糖醛酸酶

续表

致病菌	酶
加德纳菌	α-葡萄糖苷酶
金黄色葡萄球菌	β-N-乙酰葡萄糖胺酶
腐生、中间、斯氏葡萄球菌	β-半乳糖苷酶
霍乱毒素	降解辅酶 I

三、检测细菌新型色原或荧光底物

现在越来越多的成套细菌鉴定系统中应用了新型的色原或荧光底物代替传统的糖类和氨基酸。此种底物系由色原(呈色)或荧光与糖类或氨基酸人工合成。此底物无色,经细菌的细胞内或细胞外酶的作用而释放出色原(呈色)或荧光,其优点是特异性强,反应迅速,易于自动化检测,明显提高了细菌生化反应的准确性,实现了细菌生化反应革命性变化。

糖苷酶:色原(荧光)糖苷结合物→糖苷十色原(荧光)。

氨基肽酶:色原(荧光)氨基酸结合物→氨基酸+色原(荧光)。

常用呈色的色原有 α、β 萘酚,邻位或对位硝基酚,对硝基苯胺,酚酞 2-氨-4-硝基苯等。

常用的荧光物有 4-甲基伞形酮(4MU),7-氨基-4-甲基伞形酮香豆素。

以此类先进的生化反应底物为基础,已制成各菌属细菌鉴定装置,一次可做 10～40 项试验,反应结果可由人工或仪器判定,再通过编码得出鉴定结果。先进的细菌自动鉴定系统可在 2～6 小时完成鉴定,就是在鉴定系统中应用了此类色原或荧光底物。

应用色原底物于培养基中可使具有某种特异酶的细菌生长出呈色的菌落,即菌落呈色培养基。现已有专用的念珠菌、部分肠杆菌、葡萄球菌和 MRSA 的商品呈色培养基供应,为筛查目的菌提供了新型培养基。

四、免疫凝集法检测并鉴定微生物

所用的载体有聚苯乙烯粒子(Latex),明胶粒子、炭末、含蛋白 A 的金黄色葡萄球菌、胶体金、胶体硒等。商品试剂有自粪便中直接检出轮状病毒的 Latex 凝集试剂;自 CSF 中直接同时检出多种病原体的 Latex 凝集试剂(同时检出脑膜炎奈瑟菌、肺炎链球菌、B 型流感杆菌。快速自咽部标本检查流感病毒 H5N1 的 Latex 粒子凝集试剂。快速检查钩端螺旋体抗原的 Latex 凝集试剂等。另有将白色、红色、黄色、蓝色的 Latex 粒子分别结合不同的单抗,可快速将细菌分群。如沙门菌或链球菌与此种复合的 Latex 试剂作凝集反应,可据 1～2 分钟依出现的凝集粒子的颜色而判定出 A、B、C、D 等群(Directigen)。快速检查葡萄球菌的凝固酶或 DNA 酶的商品试剂应用更广。

五、快速检测细菌毒素

自临床标本中直接检出细菌的毒素,常比细菌培养更可靠。如难辨梭菌在正常肠道中也可出现,故对抗生素相关性肠炎的诊断,检出其毒素比细菌培养更有意义。已应用此类毒素的单抗以快速凝集或 EIA 法自粪便标本中直接检出毒素 A 或 B 进行诊断。难辨梭菌 EIA 检测可在15 分钟内检出难辨梭菌共同抗原和毒素 A。应用粪便抗原悬液检测无需培养,此法可快速区分难辨梭菌的毒株和无毒株，及时判定患者是否需要治疗。EIA 试剂盒 Premier cytoclone A＋B 也可用粪便悬液在 15 分钟检出 A 和/或 B 毒素。产毒素埃希菌(ETEC)感染的诊断主要依靠检查细菌的不耐热肠毒素与耐热肠毒素可应用其单抗以多种免疫学手段检出。产志贺毒素大肠埃希菌(STEC)的重要特征是产生 Vero 细胞毒素(VT)或称志贺毒素(ST)。由于 STEC 的血清型繁多，生化反应也可不典型，故检查该菌的毒素极具诊断价值。如使用 STEC 的 PRLA 乳胶凝集试剂分别检查 VT-1 与 VT-2，试验时以多黏菌素裂解菌体，释出 VT，与乳胶试剂在 U 形板中温育 24 小时，肉眼判定有无凝集。VTEC-RPLA 也为快速凝集试剂。Bentin 等注意到 90% 的 VTEC 在洗过的羊血肉汤平板上经 37 ℃ 温育过夜可表现出溶血；而非溶血菌落均无 *VT* 或 *ST* 基因。这一发现为 VTEC 的检测提供一迅速的筛查方法。

金黄色葡萄球菌产生的多种肠毒素也用单抗的协同凝集试验迅速检出，是诊断该菌所致食物中毒的可靠手段。应用反向被动乳胶凝集法快速检测葡萄球菌的中毒休克综合征毒素，可及时诊断出由葡萄球菌所致的中毒性休克综合征。

六、快速抗菌药物敏感性试验

快速纸片法(Nitrocefin)检查 β-内酰胺酶，对革兰氏阳性球菌、淋病奈瑟菌、流感嗜血杆菌、卡他莫拉菌有重要意义。快速鉴定 MRSA 和 MRCNS 的快速乳胶凝集试验可检出变异的青霉素结合蛋白(PBP2a)经与 *mecA* 基因检测比较，其敏感性达 98.5%，特异性达 100%。应用电化学法(bactometor)快速测定血液培养中分离的革兰氏阴性杆菌的药敏试验，可在 3～6 小时内得出结果。与 MIC 法的最大误差仅为 2.5%。

快速结核分枝杆菌药敏试验：BD 公司的 MGIT(mycobacterinm growth inhibitor tube)于结核分枝杆菌 TH9 培养基中加入异烟肼、利福平等药物及荧光指示剂。荧光在有氧时淬灭，如细菌存活进行代谢而耗氧又复发荧光。在 365 nm 的紫外灯下观察有无荧光而判定敏感或耐药，试验仅需 4～5 小时。Jacobs 等将荧光虫酶的基因导入结核分枝杆菌的噬菌体，噬菌体只侵入活的结核分枝杆菌而发出荧光。将菌体与一定浓度药物作用后，如菌体存活则感染噬菌体，可在荧光显微镜下观察到荧光，即为耐药；无荧光者为敏感菌。应用分枝杆菌嗜菌体来测结核分枝杆菌对抗结核药物的耐药性技术也在应用，获得结果时间可明显缩短。

细菌代谢指示剂的应用：应用氧化还原指示剂，可指示存活细菌的代谢活动，其颜色的改变可由敏感的光度计测定，使检测时间明显缩短。已应用的指示剂有 TTC(氧化三苯四氮唑)和 MTT(3-(4,5dimethylthiazol-2yl)-2,5diphenyltetrazolium bromide)，后者优于前者。最新的敏感指示剂是 Alamar blue，现已应用于革兰氏阴性杆菌、阳性球菌、酵母样菌、丝状真菌及结核分枝杆菌的最低抑菌浓度，对多数细菌 4～6 小时即可判读结果。

流式细胞仪可用于快速药敏试验。将细菌与不同浓度的抗生素作用后，利用活菌与死菌对荧光的结合能力的不同，通过菌体的荧光强度而判定药敏结果和最低抑菌浓度，在酵母样菌的药敏试验中应用较多。

(宋芳琳)

第五节 分子微生物学检验技术

分子生物学的理论和技术的迅速发展为微生物的鉴定与鉴别、微生物的分型、耐药基因的检测、分子流行病学的调查等提供了重要手段,使得其更加准确、简捷和快速。

一、分子微生物鉴定与分型技术

(一)脉冲场凝胶电泳

脉冲场凝胶电泳以其重复性好、分辨力强而被誉为微生物分子分型技术的"金标准"。无论是在固体还是液体培养基中生长的细菌,都要用蛋白裂解酶溶解细胞壁和蛋白质后,再经 DNA 特异位点内切酶消化、酶切,再将经如上处理的微生物 DNA 放入凝胶中电泳。定时地改变电场方向的脉冲电源,每次电流方向改变后持续 1 秒~5 分钟左右,然后再改变电流方向,反复循环,使 DNA 在琼脂糖凝胶的网孔中呈曲线波动,从而将 10~800 kb 的大片段微生物 DNA 有效地分离。此电泳图谱经荧光素染色(如溴乙啶)后观察。成像的数据可贮存在商品化的数据库中,并用商品化的软件包进行数据分析。

脉冲场凝胶电泳图谱的判别标准,根据其电泳条带来判定。如脉冲场凝胶电泳图谱一致,说明为相同菌株;有 1~3 条带的差异说明菌株间有相近关系,且只有单基因的改变;4~6 条带的差异说明菌株间可能有相近关系,但可有两个独立基因的差异;如菌株间有 6 条带或更多条带差异,表明有三个或更多基因的改变,可视为无相关性。此标准只适用于小量的局部性基因的变化研究,有一定的局限性。

脉冲场凝胶电泳适用于各种病原菌分析,与其他分型方法比较有着更高的分辨力和重复性。目前,许多常见的细菌病原体,如肺炎链球菌、肠球菌、肠杆菌、铜绿假单胞菌和其他革兰氏阴性菌,以及非结核分枝杆菌等都可用脉冲场凝胶电泳进行分析。但是,对耐甲氧西林金黄色葡萄球菌、流感嗜血杆菌 b 型和大肠埃希菌 $O_{157}:H_7$ 型等,由于它们各菌属间有相同的内切酶位点,故在流行病学上无相关性的分离株也可表现出相同的脉冲场凝胶电泳图谱,不易区分。尽管如此,脉冲场凝胶电泳在分子生物学分型技术中仍是分辨率最好的方法,实验表明较大多数其他方法分辨率高,如在鉴别乙酸钙不动杆菌和鲍曼不动杆菌、淋病奈瑟菌等菌株时,其分辨率也明显高于重复序列片段 PCR。凝胶扫描分析仪和相应软件有助于创建所有病原菌脉冲场凝胶电泳图谱数据库。将鉴定的图谱数据与数据库中的相比较,可判断被测菌株与相关菌属间的遗传学关系。

(二)DNA 印迹和限制性片段长度多态性分析

DNA 印迹主要用于测定和定位各种真核和原核生物体基因序列,其方法是将全染色体 DNA 经内切酶消化后,用琼脂糖凝胶电泳将其片段分离,再将分离的 DNA 片段从琼脂糖凝胶中转印到硝酸纤维素或尼龙膜上,最后将结合在膜上的核酸通过与一个或多个同源性探针杂交进行检测。探针的标记可用酶显色底物或酶化学发光底物等。该方法已成功地用于细菌菌株的分型中,它基于各种内切酶位点在不同菌株的基因特异性区域中呈多态性的原理,根据琼脂糖电泳的条带大小来判定菌株间的关系。

基因特异性探针现已用于监测微生物的流行菌(毒)株。在 RFLP-DNA 印迹的基础上发展起来另一个分型法,核糖体分型技术,其最大特点是选用细菌核糖体中 *16SrRNA* 或 *23SrRNA* 基因为杂交探针,核糖体分型可用于区分不同的细菌菌株的研究。由于该方法产生的杂交条带较少,结果的判别较容易,但对基因关系相近的菌株间其分辨力尚显不够。

多基因位点也能成为细菌分型中 DNA 印迹研究的靶点,如采用 *toxA* 基因和 *16SrRNA* 与 *23SrRNA* 基因的复合探针用于铜绿假单胞菌的分型。但应用双基因探针法的 DNA 印迹技术,其分辨力仍低于脉冲场凝胶电泳,又由于 DNA 印迹技术繁琐,其应用多已被 PCR 特异性位点 RFLP 方法所代替。

(三)随机扩增 DNA 多态性分析

随机扩增 DNA 多态性分析又称为随机引物 PCR,最初由 Williams、Welsh 及 Mc-Clelland 等于 1990 年报道。随机扩增 DNA 多态性分析是基于较短的随机序列引物(9～10 个碱基长度),在低退火温度下能与染色体 DNA 序列有较好的亲和力,能用于细菌基因区域的初始扩增。如果当退火时两个随机扩增 DNA 多态性分析引物分别在数千碱基对的范围内,与模板结合后 PCR 所产生的分子长度与两者间的结合距离相一致。由于在同种细菌的不同株之间与随机引物结合位点的数量不同,在理论上不同菌株经琼脂糖电泳分离扩增后产物所产生的条带图谱有所不同。

在多数情况下,随机扩增 DNA 多态性分析引物序列所产生的最佳 DNA 条带靠经验来确定试验条件。有人用噬菌体 M_{13} 的一段保守 DNA 序列作为随机扩增 DNA 多态性分析指纹图谱分析的引物,可能有助于随机扩增 DNA 多态性分析方法的标准化。

随机扩增 DNA 多态性分析法可用来进行细菌和真菌的分型。与其他的分型技术比较,随机扩增 DNA 多态性分析 *16rRNA* 基因和 *16S～23SrRNA* 间隔区较 RFLP 有更好的分辨性,但不及重复序列片段 PCR。随机扩增 DNA 多态性分析中的问题是缺乏重复性和难以标准化。由于引物不能直接与一些特殊的基因位点结合使得引物与模板位点间发生不完全性杂交,加之扩增过程敏感性极高,在退火温度下的轻微变化都能导致图谱条带的改变,且根据经验来设计引物,给确定最佳反应条件和试剂浓度的选择带来了困难,这些都是该技术难以标准化的因素。

(四)PCR-特异性位点 RFLP

PCR-特异性位点 RFLP 能对细菌特异性的基因区域进行扩增并进行比较,被检测的这些特异性区域常用相应的特异性引物来进行扩增,将产物进行 RFLP 分析。消化后的 DNA 片段可通过琼脂糖或聚丙烯凝胶电泳进行分离。

特异性位点的 RFLP 方法能用于微生物基因分型研究。细菌的 16S、23S 和 16S～23S 区域常用于特异性位点 RFLP 的研究靶点。核糖体 DNA 的扩增、内切酶消化和 DNA 片段的电泳分离,较之 DNA 印迹的传统核糖体分型法更加简便,同时,特异性位点的 RFLP 方法还可运用于耐药基因的筛查中,Cockerill 等曾通过扩增对异烟肼不同程度耐药的结核分枝杆菌 *katG* 基因的 RFLP 方法来观察其突变。

由于 PCR 特异性位点 RFLP 所检测的细菌基因区域有限,研究表明,PCR-核糖体分型与脉冲场凝胶电泳和生化分型方法比较,其分辨率较低。

(五)重复片段 PCR

重复片段 PCR,此法通过 PCR 扩增细菌基因的重复 DNA 片段来获得菌株特异性图谱。目前主要应用两种重复片段,一种是基因外重复回文序列(repetitive extragenic palindromic,

REP),它是一个有 38 bp 的片段,由一个保守回文段及两端分别为有 6 个降解位点和一个5 bp 的可变框组成。REP 序列已在许多肠杆菌科细菌中发现,REP 片段中的回文特性和它能形成框架结构的特性是导致其具有高度保守结构分散等多重功能的关键。第二种常用于分型的 DNA 序列是肠杆菌科基因间重复序列(enterobacterial repetitive intergenic consensus,ERIC),其核酸为 126 bp,其中包含了一个高度保守的中央倒置重复序列并位于细菌染色体中的基因外区域,它们在大肠埃希菌和沙门菌的基因序列中极其重要。

在扩增时,无论 REP 还是 ERIC 片段可以是一对引物或一组引物,也可选用多组复合引物。ERIC 法所产生的图谱一般较 REP 简单,但在对细菌菌株的分辨力却相似。同时选用 REP 和 ERIC 引物进行 PCR 分型可提高其分辨能力。

在细菌 DNA 分型中,重复序列片段 PCR 方法应用最为广泛,REP 和 ERIC 引物都适合于肠杆菌属等各种革兰氏阴性菌和肺炎链球菌等各种革兰氏阳性菌。由于该方法简便,适合于大批量菌株的鉴定,但其分辨力仍不及脉冲场凝胶电泳。

(六)扩增片段长度多态性分析

扩增片段长度多态性分析是一种基因指纹技术,其原理是对经内切酶消化的 DNA 片段进行选择性的扩增,最初该方法主要用于鉴定植物基因的特性,后也用于细菌的 DNA 分型中。一般扩增片段长度多态性分析可选用两个不同的内切酶和两个引物,也可用一个内切酶和一个引物进行。通常细菌 DNA 经提取、纯化后,用两个不同的酶如 EcoRI 和 MseI 消化,选用与酶切位点和被检序列有同源性的片段作为 PCR 引物,则能较好地与之互补进行扩增。为了便于观察,PCR 引物可用放射性核素或荧光素标记,也可用于溴乙啶染色检查。研究表明,扩增片段长度多态性分析在菌株分型中有着较好的重复性,其分辨能力优于 PCR-核糖体技术,但不如重复序列片段 PCR 和脉冲场凝胶电泳。

(七)一致-简并杂交核苷酸引物扩增

一致-简并杂交核苷酸引物扩增,用于未知微生物的检验。其特点是有多种引物构成引物库,引物包括两部分:其 3' 端均不同,是简并的核心区域,长度 11~12 个核苷酸;而引物的 5' 端均相同,是非简并的相同夹子,长度 20~30 个核苷酸。在初始扩增阶段,如能与 3' 端序列互补则5' 端使扩增进行成为新一循环的模板,形成产物。由产物检测确定病原体基因。引物库及设计有专用软件。

(八)不变温 PCR-环介导等温扩增技术

不变温 PCR-环介导等温扩增技术的特点是针对靶基因的特定区域设计 4 对特异引物,用链置换 DNA 聚合酶在等温(65 ℃)下进行扩增。在酶的作用下,与置换下的 DNA 形成新的互补链,呈环状结构而持续扩增。从 dNTP 析出的焦磷酸根离子与反应液中的 Mg^{2+} 结合而成副产物——焦磷酸镁沉淀。由它的浊度可判定扩增与否(阳性或阴性)。

(九)恒温实时荧光核酸扩增检测技术

恒温实时荧光核酸扩增检测技术(simultaneous amplication and testing,SAT)的特点是恒温扩增,荧光分子信标进行检测。在同一温度下(42 ℃),先通过 M-MVL 逆转录酶使靶 RNA 转录为双链 DNA,再在 T7RNA 多聚酶作用下使之产生多个 RNA(100~1 000 个)拷贝,每一个 RNA 拷贝再逆转录进入下一循环。同时,带有荧光标记的探针与 RNA 拷贝结合产生荧光,由仪器检测荧光信号。

(十)多重 PCR

针对多种病原体设计对应的引物,同时进行扩增。扩增条件适合者得以扩增。通过扩增产物的长度用电泳技术分离判定结果。已用于同时扩增 14 种呼吸道病原体。用多重巢式 PCR 同时扩增 21 种呼吸道病原体,包括 SARS 病毒、偏肺病毒、支原体、军团菌等,以及用多重 PCR 可同时检出多种致腹泻大肠埃希菌及其致病基因。

(十一)实时荧光定量 PCR 技术

实时荧光定量 PCR 技术(Real-time PCR,RT-PCR)检测病原体及进行定量。此技术的特点是在 PCR 反应体系中设置荧光探针和荧光淬灭探针。当引物与靶序列结合而延伸时,两者分离,荧光得以发出。由耐热的 DNA 聚合酶的外切酶活性将荧光分子切下,由仪器检测。荧光发射时间和发射量与靶序列的拷贝数成函数关系,可自动绘出反应曲线并由内参物的反应线性而计算出拷贝数。现已广泛用于病毒、细菌、分枝杆菌、真菌、衣原体、支原体的定量。2008 年出现了一种"宽谱"RT-PCR(broad range real-time PCR)针对微生物的 28S rRNA 的大亚基检测病原性真菌,适用于多种标本,结果与培养法完全一致。

(十二)RT-PCR 扩增产物的熔解曲线分析

RT-PCR 扩增产物的熔解曲线分析,此技术原用于基因变异的分析。因基因的核苷酸序列有差异,其 50%DNA 解链成单链所需的温度(Tm)也有差异。应用仪器自动设置逐步升温(可差至 0.1 ℃)而描绘出基因扩增产物的熔解曲线图。由曲线图的差异来鉴别病原体、检出耐药基因、进行病原体的分型和检查其致病因子等。

二、基因测序技术

所有鉴别微生物的基因检测方法都是根据菌(毒)株间 DNA 序列的差异而设计,故在理论上 DNA 序列测定是最可靠的微生物分型手段,也是微生物鉴定的基本依据。但因需特殊设备且成本较高,故不宜在临床应用。DNA 序列测定通常是采用 PCR 扩增样品 DNA 中的某一片段,再将 PCR 产物进行测序,RNA 也可通过逆转录后进行序列分析。自动化的 DNA 测序仪是基于实时荧光来监测标记的测序产物而进行,常用的 DNA 测序仪通常采用的是双脱氧链终止法,即在 DNA 合成反应中加入 5' 端被荧光素标记的寡核苷酸引物和少量的一种 ddNTP 后,链延伸将与偶然发生但却十分特异的链进行竞争,反应产物是一系列的核苷酸,其长度取决于起始 DNA 合成的引物末端到出现链终止位置之间的距离,在 4 组独立的酶反应中分别采用 4 种不同的 ddNTP,结果将产生 4 组寡核苷酸,它们将分别终止于模板的每一个 A、C、G、T 的位置上。再将四管反应物同时进行聚丙烯酰胺凝胶电泳,在电泳时,荧光标记物被氩激光所激发而自动检测,其数据结果经特殊的软件处理而判读出碱基序列。

目前,基因和核苷酸多态性(SNP)的测序技术几经改进,发展迅速,多种新型自动测序仪相继出现。许多微生物的全部序列已经确定。新一代的全基因组的测序仪可在数小时内完成,可望用于微生物诊断。

(一)微生物的 *16SrRNA* 基因序列分析

它以多拷贝形式存在于细菌染色体基因组中,编码基因由可变区和保守区组成。可变区具有属或种的特异性,可据此设计引物和探针。*16SrRNA* 是公认的原核生物分类鉴定的标准。*18SrRNA* 基因序列适用于真菌的鉴定分型。

(二)一般的基因测序技术

基本步骤为自培养物或标本直接提取 DNA，DNA 扩增，扩增产物纯化，纯化产物经自动测序仪完成测序。由国际的核酸数据库查询可得结果。

(三)焦磷酸测序

焦磷酸测序仪应用 4 种酶，即 DNA 聚合酶、硫酸化酶、荧光素酶和双磷酸酶。在同一反应体系中进行酶联化学发光反应。每轮测序只加一种 dNTP，它如与模板可互补，聚合酶就将它掺入引物链，同时放出等摩尔的焦磷酸(Ppi)，再转化为光信号，由仪器转化为一个峰值。每个峰值与反应中掺入的核苷酸数成正比。如此再进入下一轮测序。由峰图可准确读出所测 DNA 的序列。

(四)SNP 测序

SNP 是指在基因组水平上由单个核苷酸变异(置换、颠换、缺失、插入)引起的序列多态性，是第三代的遗传标志，用于基因分型。生物传感器技术是 SNP 测序的重要手段。

DNA 序列测定的应用需注意以下几个问题，首先 DNA 序列测定只适用于细菌染色体中非常小范围内的直接检测，不适宜对复杂序列或细菌染色体大范围的测定，而脉冲场凝胶电泳、重复序列片段 PCR 和随机扩增 DNA 多态性分析等检测的细菌则是全染色体。其次，由于序列测定的 DNA 范围有效，在选择序列范围时，应避开细菌的高度保守区域，以提高其分辨能力。再次，在分型中所选择的被测序列应不能水平地传递给其他菌株，以保证其分型的准确性。

三、质谱技术

质谱技术是细菌分类与鉴定的传统手段之一。是目前正在兴起的技术，尤其在厌氧菌、分枝杆菌、奴卡菌和部分真菌的鉴定中有重要作用。

(一)质谱技术在微生物分类和鉴定中的应用

1.气相色谱技术

气相色谱技术通过分析细菌的代谢产物，如挥发性酸和醇来鉴别细菌。尤其细菌代谢产生的长链脂肪酸的不同是细菌分类的依据之一。其技术关键如下。

(1)用标准化的方法和指定的培养基来培养被鉴定菌，这与细菌的代谢产物关系重大。

(2)代谢产物的提取与分离技术的标准化。如检测脂肪酸应先用氢氧化钠皂化，使之释放至水溶液中，经甲醇甲基化，使成为挥发性的脂肪酸甲酯，再用有机溶媒提取，经氢氧化钠洗净，才能检测。检测非挥发性脂肪酸应先行甲酯化，再用氯仿提取。

(3)测定时应制备一系列的标准液，由此取得测定数据。

(4)细菌的鉴定需借助于计算机分析检测数据并与已知菌的脂肪酸数据相比较。鉴定结果的可靠性决定于数据库的丰富程度。

(5)鉴定菌与模式菌的数据相同才可确定菌种。

2.液相色谱技术

细菌的代谢产物中的脂肪酸碳链过长(超过 30 个碳)则不能用气相色谱技术，而应用液相色谱技术。对鉴定分枝杆菌、奴卡菌等特别有用。现以分枝杆菌为例提出其技术关键为，取菌体用氢氧化钠皂化，用盐酸酸化后与对-溴苯酰反应，进样色谱柱。色谱柱用 ^{18}C 作固定相，乙腈-氯仿为流动相进行检测。仪器分析的数据经计算机处理，绘出图谱，与已知菌的数据和图谱比较而得出鉴定结果。

(二)新型质谱技术的应用

1.SELDI-TOF-MS 和电喷雾炙谱(ESI-MS)

SELDI-TOF-MS 是蛋白质组学分析的重要手段,分析微生物的氨基酸、肽和蛋白的组成可进行微生物的鉴定和分型。

2.变性高压液相质谱(dHPLC)

其特点是一种高通量筛查 DNA 序列的技术。PCR 扩增产物在变性和复性过程中因序列的差异形成同源双链和异源双链。经高压液相分离时,在层析柱上的保留时间不同,异源双链先被洗脱。故可由序列的差异而判定基因的不同。有报告用此技术对细菌的内酰胺酶 CTX-M 进行分型,结果与测序一致。用此技术还可发现多种耐药酶,如大肠埃希菌同时存在 CTX-14 酶和CTX-M-1 酶。

3.血清蛋白质组分析技术

血清蛋白质组分析技术其特点是用双电泳分离微生物的全部菌体蛋白和代谢蛋白,转印到反应膜上,与微生物感染患者的血清作免疫印迹分析,由反应性抗体谱可发现有效的抗原成分而判定病原体。用此技术发现了一些难以培养成功的病原体(如惠普尔病)等。后发展为双相液相色谱技术的血清蛋白质组分析技术。

四、生物芯片技术

生物芯片技术是迅速兴起的高新技术,其特点是高通量(同时检查多种目标)、高集成、微量化且具有高敏感性和高特异性。它在微生物感染的诊断中具有独特的技术优势。目前还主要用于科研,但其发展极为迅速,用于临床和微生物感染诊断的前景广阔。

生物芯片有多种,其分类方法也有不同,如按其用途大体可分为以下几种。①蛋白质芯片:依据免疫学原理,使多项抗原-抗体反应同时在一张芯片上进行,又可分为测抗原的蛋白质芯片、测抗体的蛋白质芯片、测多肽的蛋白质芯片、测受体和酶的蛋白质芯片等。②基因(DNA)芯片:在固相支持物上合成或点加用于杂交的寡核苷酸探针,提取并扩增目的基因后与芯片探针杂交,以检测仪检出杂交信号,计算机软件自动判读结果,有多种检测技术。依其用途又可分为测序DNA 芯片、基因表达芯片、基因组比较芯片、微生物等目的基因检出芯片等。③液体芯片:靶基因或检测对象与探针在液相中杂交,探针由两种荧光粒子按不同的比例混合制备而成,杂交后的信号由流式细胞仪检测,由检测到的荧光的差异而测知目的基因或目的物。用于微生物感染诊断的芯片以基因芯片为主,但检测微生物的抗原或抗体也是诊断的重要手段,蛋白质芯片也是检查抗原或抗体的敏感而特异的方法。

(一)基因芯片

基因芯片,也称 DNA 芯片、DNA 微阵列、DNA 微集芯片、寡核苷酸阵列等。

1.基本原理

将大量的核酸片段(寡核苷酸、cDNA、基因组 DNA)以预先设计好的方式固定在支持物即芯片上。此类芯片可依需要选用玻片、硅片、聚丙烯酰胺凝胶、尼龙膜等。在芯片上组成密集的阵列式探针,用来与经荧光或其他标记物标记的靶分子进行特异性结合。结合的荧光或其他标记物的信号由专用仪器自动检测、自动判读,从而判断标本中靶分子的性质与数量。

2.主要制备过程

(1)探针的设计:用于微生物分类和鉴定的寡核苷酸探针选择目的微生物的特异基因片段。

登录 GenBank 检索为此提供重要的工具。对于细菌,选用核糖体的 *16SrDNA*、*23SrDNA* 或 *16SrDNA* 和 *23SrDNA* 间隔区基因片段可兼及细菌的保守序列和变异序列。

(2)载体芯片的选择:固体片状材料可选用玻片、硅片或瓷片。薄膜材料可选用硝酸纤维素膜、尼龙膜或聚丙烯膜等。载体表面要经活化,一般用涂布多聚赖氨酸或包被氨基硅烷偶联试剂,使表面带有羟基或氨基等活性基团。

(3)芯片的制备:基本方法有去光保护原点合成法,过程较复杂,已不多用。分子印章原位合成法和喷印合成法与合成点样法。后者采用较多,由专用微阵列点样仪完成。

3.主要检测过程

标本中 DNA 或 RNA 的提取。已有商品成套试剂供应。关键在于提取效率和避免污染。

(1)PCR 扩增:关键在于适当的引物设计和扩增体系的优化。

(2)扩增物的标记:常用者有放射性核素、荧光物、生物素、地高辛、纳米金粒子、胶体金纳米粒子等。

(3)与芯片上的探针杂交:重要的是选择合适的杂交条件,减少杂交错配。

(4)杂交信号的检测分析:依标记物的不同应用荧光显像仪、质谱仪、化学发光仪等。信号再经自动搜集,处理进行定性或定量分析,判定结果。

(二)蛋白质芯片

基本原理同上,但芯片上加有多种标记过的抗原经固定后与标本中的抗体结合,再检测标记信号可知标本中存在何种抗体。同样可用各种标记的已知抗体检查标本中的微生物抗原,进行感染的快速诊断。

(三)生物芯片技术在微生物诊断中的应用

这方面的进展非常迅速,仅据近期的应用资料可大体归纳如下。

1.各种病原体的检测

包括病毒、细菌、支原体、衣原体、螺旋体、立克次体等的基因测序、DNA 指纹图谱和分类、定型。

2.病毒的检测和自标本中同时检查多种病毒

应用较多的有人类免疫缺陷病毒的检出与分型,乙型肝炎病毒和丙型肝炎病毒的分型,流感病毒的检出与分型,流感病毒 H5N1 的检查与抗原变异分析,引起 SARS 的新型冠状病毒的检测与分型,西尼罗等新病毒的检测,自呼吸道标本中同时检查多种呼吸道病毒,自脑脊液中同时检查多种病毒,自粪便中检查多个型别的轮状病毒等。

3.自标本中同时检查多种不同的病原体

如性传播性疾病的检查芯片可同时检查病毒、细菌、衣原体和梅毒螺旋体等。

4.多种细菌的同时检定

如菌血症芯片、呼吸道细菌芯片、肠道病原菌芯片、致腹泻大肠埃希菌(包括产毒素性、致病性、侵袭性、产志贺毒素性、聚集性大肠埃希菌各型)芯片、食源性病原菌芯片、水中细菌芯片、海水中细菌芯片等。

5.病原菌的鉴定和分型芯片

有葡萄球菌及分型芯片、耐苯唑西林葡萄球菌检出及分型芯片、链球菌分型芯片、葡萄球菌肠毒素芯片、厌氧菌鉴定芯片、类杆菌鉴定芯片、棒状杆菌鉴定芯片、结核与非结核分枝杆菌鉴定芯片、肺炎链球菌分型芯片、军团菌、流感嗜血杆菌、李斯特菌、白喉杆菌、炭疽杆菌、卡他摩拉菌等的鉴定与分型芯片等。

6.细菌耐药基因检测芯片

已研制出革兰氏阳性菌、革兰氏阴性菌的多种耐药基因同时检测的芯片、结核分枝杆菌耐药基因、ESBL 几百种基因同时检测、耐喹诺酮多种耐药基因同时检测的芯片等。

7.其他微生物检出及分型芯片

如多种真菌检出及分型芯片,衣原体诊断及分型芯片,支原体诊断及分型芯片,螺旋体诊断及分型芯片,以及朊粒(Proin,朊毒体)研究用芯片。

五、诊断微生物感染的生物标志物

微生物侵入人体后,体内的单核细胞和巨噬细胞膜上的细胞外 CD14 和 toll 样受体 2 和 4(TLR2,TLR4)触发细胞释放细胞因子来激活人体免疫功能,导致 T 淋巴细胞分化为 1 型辅助细胞(Th1),它们分泌促炎的细胞因子,如肿瘤坏死因子(TNFα)、干扰素(IFN-γ)、细胞因子 1β(IL-1β)、IL-2、IL-12;而分化成的 2 型辅助细胞(Th2)分泌抗炎的细胞因子,如 IL-4、IL-10、IL-13 等。释放的程度可因基因和环境背景及免疫调节功能不同而异。

应用基因芯片技术检测免疫细胞表达的 cRNA,对巨噬细胞活化程序的研究表明,在细菌的刺激下,在 977 个基因转录反应中有 132 个基因表达上调,59 个基因下调。外周血单个核细胞试验有 206 个基因因细菌刺激而发生改变,说明此两类细胞因子在细菌及其成分的刺激下有迅速的分泌反应。

(1)TNFα 是感染宿主最早的释放物之一。体外试验,以细菌的脂多糖刺激免疫细胞 2 小时后,其浓度可升高 24 倍(达 828 ng/L),但它的升高反映体内有炎症,特异性不强,且其半衰期只有 17 分钟。

(2)IL-6 也是感染宿主的早期产物。成人脓毒症患者的血清 IL-6 浓度可达 300～2 700 ng/L;比 SIRS 时的 100 ng/L 还要高,是反映体内炎症或组织损伤的敏感指标。

(3)IL-1 家族,包括 IL-1α、IL-1β、IL-1 受体拮抗物(IL-1ra)等。IL-1β 和 IL-1ra 在细菌感染时明显增高,可增高 3～15 倍,健康人几乎难以测到。ROC 分析其诊断性能最佳。

(4)其他促炎细胞因子,如 IL-18 可介导 Th1 细胞的分化和 IFN-γ 发挥作用。革兰氏阳性球菌可引发 IL-18 升高(4 小时后升高,峰值在 24 小时),比革兰氏阴性杆菌明显(只轻度升高)。也有报告提出成人细菌感染时 IL-18 的升高可保持 3～10 天。IL-18 结合蛋白的异构体(IL-18BPa)可与 IL-18 结合而封闭其活性。成人细菌感染时升高(22 μg/L,健康人 2 μg/L),具有诊断价值。

(5)抗炎细胞因子。IL-10 可强有力地抑制炎症细胞因子如 TNFα、IL-1、IL-6、IL-12、IL-18 等,不仅可抑制它们的生成,也可抑制核转录因子(NF-κB)。在体外用细菌脂多糖刺激巨噬细胞后,IL-10 可在 3～8 小时迅速达峰。健康人的 IL-10 几乎测不到,而成人细菌感染可高达 22～383 ng/L,但组织损伤时 IL-10 也会升高。IL-8 在细菌感染时也可升高。

上述各生物标志物均可用 ELISA 法、化学发光技术及免疫浊度或免疫光散射技术测定。对微生物感染的快速诊断有重要价值。

(宋芳琳)

第六节 微生物检验中的免疫学技术

传统的和现代的抗原-抗体反应在微生物的鉴定和微生物感染诊断中均具有重要意义。

一、传统的抗原-抗体反应

(一)凝集反应

原理:颗粒性抗原与相应的抗体在合适的浓度比例下、在合适的反应条件下(温度、pH、盐离子和反应时间等)可发生凝集反应。

应用:用已知抗原检查抗体,或用已知抗体检查抗原,它是细菌鉴定的重要技术。

1.直接凝集反应

多为在实验室制备多价或单价抗血清用来检查细菌的抗原而鉴定细菌。主要应用在以下几个方面。

(1)沙门菌的血清型鉴定:沙门菌的菌体或鞭毛的抗原结构不同。实验室应用成套的多价和单价的抗血清依凝集反应而分出血清型。以前沙门菌的命名就依血清型别的差异。如今虽不以此定种,血清型仍需确定以资鉴别,且需将抗原结构写于菌种名后。

(2)大肠埃希菌的血清型鉴定:致腹泻性或尿道或血流感染性的大肠埃希菌的血清学鉴定有助于确定其致病性,也可鉴别各种类型的致腹泻大肠埃希菌,也是流行病学和流行菌株调查的重要技术。

(3)志贺菌的血清学鉴定:志贺菌的种别与型别由与多价和单价抗血清的凝集而确定。

(4)在耶尔森菌、弯曲菌、军团菌,流感嗜血杆菌、脑膜炎奈瑟菌等的鉴定中也用直接凝集反应。分析菌株的血清型与其致病性、毒力和流行特征密切相关。

2.间接凝集反应

利用载体,如葡萄球菌A蛋白、链球菌G蛋白和固相载体,如含A蛋白的葡萄球菌菌体,聚苯乙烯(latex)粒子、明胶粒子、炭末、胶体金、胶体硒等包被已知的抗体来检查抗原(病毒、细菌、支原体、衣原体等抗原);也可包被已知的抗原来检查患者血清中的抗体。此类间接凝集试验应用很广,已有不少的商品试剂盒。

(1)筛查梅毒患者的美国性病研究实验室法、快速血浆反应和不加热血清反应,试验是将非梅毒螺旋体的抗原(类脂质,反应原)结合于粒子表面来筛查梅毒患者血清中的抗体(反应素)。如以梅毒螺旋体的可溶性抗原结合在粒子表面则可检查患者血清中的特异性抗体,作为确证试验。

(2)同时检查多种病原体抗原的粒子凝集试验:如同时检查脑脊液中肺炎链球菌、流感嗜血杆菌和脑膜炎奈瑟菌的Latex凝集试验。同时检查脑脊液中疱疹病毒、腮腺炎病毒和腺病毒的Latex凝集试验。我国自行开发出自咽部标本检查A型流感病毒H5N1的快速诊断试验。

(3)直接自粪便悬液中检测轮状病毒的Latex凝集试验。

(4)检查产毒素大肠埃希菌的不耐热毒素(LT)、耐热毒素(ST)的凝集试验。

(5)自体液或血液中检查真菌抗原的凝集试验以快速诊断深部真菌感染。

(6)链球菌的抗原分群。以分群抗体分别包被于 Latex 粒子,将自菌体提取的抗原进行凝集反应可用于链球菌的分群。

(7)自标本中检查病毒抗原的间接凝集试验。

(二)沉淀反应

原理:可溶性抗原与相应的抗体在合适的浓度比例下、在合适的反应条件下(温度、pH、盐离子和反应时间等)可发生沉淀反应。

(1)用已知的微生物抗原或抗体通过双向琼脂扩散试验可鉴定相应的抗体或抗原。

(2)用单向琼脂扩散或火箭电泳试验可鉴定和粗略定量微生物抗原或抗体。

(3)免疫光散射或免疫浊度测定技术,可精密地定量微生物抗原或抗体。

(三)补体结合反应

此种技术较前二者的特异性和敏感性好。现虽已应用不多,但在一些病毒性疾病的诊断中仍有重要作用。

二、现代的抗原-抗体反应

近年迅速发展起来的各种形式的标记免疫分析已成为微生物鉴定及其感染的重要诊断技术。各种均相和非均相的标记免疫分析有放射免疫分析、酶免疫分析(EIA)、荧光免疫分析(FIA)、化学发光免疫分析(CIA)、生物发光免疫分析(BIA)和金标记免疫分析技术等。

(1)单克隆抗体和基因工程抗体,以及嗜菌体展示技术抗体或适体的迅速发展,可以更特异而敏感地直接自各种标本中检查微生物的抗原而实现快速而可靠的诊断。如今微生物感染的诊断技术已逐步由抗体检测向抗原检测转变。检测标本中含量极低的抗原用上述抗体可以有效地检出。

(2)金标记免疫技术与高特异性的抗体相结合,使之成为简便而快速的微生物感染的诊断技术,成为即时检验的重要组成部分,最有发展和临床应用前景。

三、免疫学技术检查患者血清中的抗体

(1)以微生物的抗原(菌体的、可溶性的、基因工程制备的)检查患者血清中的 IgM 型抗体具有早期诊断的价值。因 IgM 型抗体在血清中出现最早,常是感染急性期的标志。

(2)IgG 型抗体主要用于回顾性的确诊,如 IgG 型抗体持续升高,尤其是在感染的恢复期比急性期有 4 倍以上的升高则具有诊断价值。

(3)IgA 分泌型抗体对局部(尤其是黏膜部位)感染具有诊断价值,如 EB 病毒壳蛋白的 IgA 型抗体与鼻咽癌有较明显的联系。

(4)抗体检查对新发的或起初病原不明的微生物感染性疾病有重要的诊断和鉴别诊断的价值,如 2003 年世界范围出现的严重急性呼吸器官综合征(即传染性非典型性肺炎,SARS),在最初病原不明的情况下,保留患者的血清检查抗体,对明确诊断极有价值。

(宋芳琳)

第七节 自动化酶免疫分析技术

抗原抗体特异性反应的特性引入到临床试验诊断技术上，已有很长的历史并发挥了重要的作用。除了利用抗原抗体特异性反应的原理进行某种未知物质的定性了解（定性方法）外，应用这一原理进行物质的定量分析在临床应用上已越来越广泛和深入。标记免疫化学分析技术就是一类很重要的免疫定量分析技术，酶联免疫吸附剂测定（enzyme-linked immune sorbent assay，ELJSA）技术的问世是免疫学定量分析方法的重要标志之一。从 ELISA 引申出来的一系列标记酶免疫化学分析（简称酶免疫分析，EIA）技术，使标记免疫化学分析技术得以丰富和完善，并得到广泛应用。本节着重介绍 ELISA 技术的自动化及应用。

一、免疫分析技术的发展

酶免疫分析（enzyme-linked immunoassay，EIA）是利用酶催化反应的特性来进行检测和定量分析免疫反应的。在实践上，首先要让酶标记的抗体或抗原与相应的配体（抗原或抗体）发生反应，然后再加入酶底物。酶催化反应发生后，可通过检测下降的酶底物浓度或升高的酶催化产物浓度来达到检测或定量分析抗原抗体反应的目的。

1971 年 Engvall 和 Perlman 发表了酶联免疫吸附剂测定用于 IgG 定量测定的文章，从此开始普遍应用这种方法。在标记酶的研究上学者们做了大量工作，包括酶的种类开发、酶催化底物的应用、酶促反应的扩大效应研究，以及底物检测手段等。

（一）酶联免疫吸附剂分析

这是一项广泛应用于临床分析的 EIA 技术。在这一方法中，一种反应组分非特异性地吸附或以共价键形式结合于固体物的表面，像微量反应板孔的表面、磁颗粒表面或塑料球珠表面。吸附的组分有利于分离结合和游离的标记反应物。ELISA 技术可分为双抗体夹心法、间接法和竞争法三类。双抗体夹心法多用于检测抗原，是最广泛应用的 ELISA 技术，但此法检测的抗原，应至少有两个结合位点，故不能用于检测半抗原物质。间接法是检测抗体最常用的方法，只要更换不同的固相抗原，用一种酶标抗抗体就可检测出各种相应的抗体。竞争法可用于检测抗原和抗体。

（二）倍增性免疫分析技术

酶倍增性免疫分析技术（enzyme multiplied immunoassay technique，EMIT），也是一种广泛应用于临床分析的 EIA 技术。由于 EMIT 不需"分离"这一步骤，易于操作，现用于分析各种药物、激素及代谢产物。EMIT 易于实现自动化操作。在这一技术中，抗待药物、激素或代谢产物的抗体与底物一起加入被检的患者标本中，让抗原抗体发生结合反应，再加入一定量的酶标记的相应药物、激素或代谢产物作为第二试剂；酶标志物与相应的过量抗体结合，形成抗原抗体复合物，这一结合封闭了酶触底物的活性位点或改变酶的分子构象，从而影响酶的活性。抗原抗体复合物形成引起的酶活性的相应改变与患者标本中待测成分的浓度成比例关系。从校准品曲线上即可算出待测成分的浓度。

(三)隆酶供体免疫分析

隆酶供体免疫分析这一分析技术是一项利用基因工程技术设计和发展起来的 EIA 技术。通过巧妙地操作大肠杆菌 E.Colir 的 lac 操纵子的 Z 基因,制备出 β-岩藻糖苷酶的无活性片段(酶供体和受体)。这两种片段可自然地装配重组形成有活性的酶,即使是供体片段结合到抗原上也不受影响。但是,当抗体结合到酶供体-抗原胶连体时,则会抑制这种装配重组,使有活性的酶不能形成。因此,在酶受体存在的情况下,被检抗原与酶供体-抗原胶连体对相应一定量的抗体的竞争便决定了有活性的酶的多少,被检抗原浓度高时,有活性酶形成的抑制便减少,反之便增多。测定酶活性可反映出被检抗原的量。

EIA 所用的酶主要有碱性磷酸酶、辣根过氧化物酶、葡萄糖-6-磷酸脱氢酶及 β-岩藻糖苷酶。抗体的酶标记和抗原的酶胶连是通过双功能制剂的共价键联合技术来制备的,重组的胶连物是利用基因融合技术来制备的。

EIA 技术中,有各种各样的酶促反应检测体系。光学比色测定就是一种很普遍的检测。目前使用的比色计,像酶标仪,结构紧密,性能较高,且以多用途、可靠、易于操作及价廉等特点得到用户的青睐。然而,用荧光剂或化学发光剂标记底物或产物的 EIA 相比用光学比色的在灵敏度上更具优势。磷酸伞形花酮是一种不发荧光的底物,在碱性磷酸酶的催化下可转变成高荧光性的伞形花酮,这一酶促反应可用于以碱性磷酸酶做标记酶的 EIA 定量分析。用碱性磷酸酶做标记酶做化学发光免疫分析时,选择一种名叫 adamantyl1,2-dioxetanearyl phosphate 的化学发光剂作为底物可获得很好的灵敏度效果。在酶的浓度为 $10\sim21$ mol 时也可检出。酶级联反应也已用于 EIA 技术,其优点是结合了两种酶——标记酶碱性磷酸酶和试剂酶乙酰脱氢酶的放大效应,使检测的灵敏度大大提高。

化学发光 ELISA 技术作为常用的 ELA 技术,其自动化的发展已在临床应用上受到重视。目前,国外已有许多公司发展了从样品加样、洗板到最终比色过程全自动化的仪器,以满足临床检验的各种需要。国内已用的仪器主要型号有:意大利 STB 公司生产的 AMP 型及 BRIO 型全自动酶免分析系统 Grifols 公司的 TRITURUS 型(变色龙)全自动酶免分析系统、BioRad 公司的 Coda 型全自动酶免分析系统。另外,还有将加样和酶免分析分开处理的系统,如瑞士的 AT 型全自动标本处理系统和 FAME 型酶免分析系统。

二、ELISA 技术与自动化

(一)ELISA 技术的基本原理

1.双抗体夹心法

双抗体夹心法是检测抗原最常用的方法,可检测患者体液中各种微量抗原物质及与病原体有关的抗原,应用较广。其操作步骤是将特异性抗体包被载体,使形成固相抗体,洗去未结合的抗体和杂质后,加入待测样品,使其中相应抗原与固相抗体呈特异性结合,形成固相抗原抗体复合物,再洗涤除去未结合的物质,继加酶标记抗体,使与固相上的抗原呈特异性结合,经充分洗涤除去未结合的游离酶标记抗体,最后加入相应酶的底物化,固相的酶催化底物变成有色产物,颜色反应的程度与固相上抗原的量有关。

用此法检测的抗原应至少有两个结合位点,故不能用以检测半抗原物质。

2.间接法

间接法是检测抗体最常用的方法。其操作步骤是将特异性抗原包被载体,形成固相抗原,洗涤去除未结合的物质后,加待测样品,使其中待测的特异性抗体与固相抗原结合形成固相抗原抗体复合物,再经洗涤后,固相上仅留下特异性抗体,继加酶标记的抗人球蛋白(酶标抗抗体),使与固相复合物中的抗体结合,从而使待测抗体间接地标记上酶。洗涤去除多余的酶标抗抗体后,固相上结合的酶量就代表待测抗体的量。最后加底物显色,其颜色深度可代表待测定抗体量。

本法只要更换不同的固相抗原,用一种酶标抗抗体就可检测出各种相应的抗体。

3.竞争法

竞争法也可用以测定抗原和抗体。以测定抗原为例,受检抗原和酶标记抗原共同竞争结合固相抗体,因此与固相结合的酶标记抗原量与受检抗原量成反比,其操作步骤是将特异性抗体包被载体,形成固相抗体,洗涤去除杂质后,待测孔中同时加待测标本和酶标记抗原,使之与固相抗体反应。如待测标本中含有抗原,则与酶标记抗原共同竞争结合固相抗体。凡待测标本中抗原量较多,酶标记抗原结合的量就越少,洗涤去除游离酶标志物后,加底物显色。结果是不含受检抗原的对照孔,其结合的酶标记抗原最多,颜色最深。对照孔与待测颜色深度之差,代表受检标本中的抗原量。待测孔越淡,标本中抗原量越多。

(二)自动化

ELISA 技术的理论基础与实践在一般的概念里,ELISA 技术的可操作性强,不需复杂设备,甚至完全手工加样、洗板和肉眼判读结果,便可完成技术操作。近年来,人们的质量控制意识不断加强,要求尽可能做到最低限度地减小系统误差,降低劳动强度,这就需要解决 ELISA 技术中加样、温育、洗板及判读结果过程的系统误差问题及高效率运作问题,自动化技术应运而生。将 ELISA 技术的加样、温育、洗板及判读结果过程科学地、有机地、系统地结合,尽可能地减少各环节人为因素的影响,便成为自动化 ELISA 技术的理论基础。

在自动化 ELISA 技术中,可以将整个体系分成加样系统、温育系统、洗板系统、判读系统、机械臂系统、液路动力系统及软件控制系统等几种结构,这些系统既相互独立又紧密联系。加样系统包括加样针、条码阅读器、样品盘、试剂架及加样台等构件。加样针有两种,一种为有 TEFLON 涂层的金属针,另一种为可更换的一次性加样头(Tip)。有些仪器的加样针只配金属针,无一次性加样头,有些是两种针都配备。加样针的功能主要是加样品及试剂,它靠液路动力系统提供动力,通过注射器样的分配器进行精确加样。加样针的数量在各型号仪器上是不同的,有一根的、两根的或多根的。条码阅读器是帮助识别标本的重要装置,目前的仪器均配有此装置。样品盘除了放置标本外,还能放置稀释标本用的稀释管,供不同检测目的使用。试剂架是供放置酶标记试剂、显色液、终止液等试剂用的,有些型号的仪器这一部分是独立的,有些是并在样品盘上。加样台是酶标板放置的平台,有些仪器在台上设置温育装置,让温育在台上进行。整个加样系统由控制软件进行"按部就班"的协调操作。

温育系统主要由加温器及易导热的金属材料板架构成。有些是盒式的,有些是台式的。一般控制温度可在室温至 50 ℃之间。温育时间及温度设置是由控制软件精确调控的。

洗板系统是整个体系的重要组成部分,主要由支持板架、洗液注入针及液体进出管路等组成。洗液注入针一般是 8 头的。每项洗板的洗板残留量一般控制在 5 μL 以内,最好的设备可控制在 2 μL 内。洗板次数可通过软件控制实现并可更改。

读板系统由光源、激光片、光导纤维、镜片和光电倍增管组成,是对酶促反应最终结果作客观判读的设备。各型号仪器的比色探头配置不一样,有单头的,也有 8 头的。控制软件通过机械臂和输送轨道将酶标板送入读板器进行自动比色,再将光信号转变成数据信号并回送到软件系统进行分析,最终得出结果。

酶标板的移动靠机械臂或轨道运输系统来完成。机械臂的另一重要功能是移动加样针。机械系统的运动受控于控制软件,其运动非常精确和到位。

为了更易于理解自动化 ELISA 技术的操作,在此列举 AMP 型全自动酶免分析系统的操作过程。

(三)主要型号的全自动酶免分析仪的性能及特点

1.AMP 型全自动酶免分析仪

该型仪器适用于各样项目的 ELISA 检测。可随机设置检测模式,每块上可同时检测相关条件的 8 个项目。加标本的速度为 700 个/小时;标本加样体积为 7~300 μL,进度为 1 μL 可调;加样精度为 10 μL 时 CV<2.5%,100 μL 时 CV<1%。试剂加样速度为 1 400 孔/小时;加样体积为 10~300 μL;进度为 1 μL 可调,加样精度为 100 μL 时 CV<2%。有液面感应装置。样品架为 6 个可移动模块,一次可放置 180 个标本和稀释管,有标本识别的条码阅读器。温育系统中有可检温度在 20~45 ℃的平式加热器,温度设置误差在±0.5 ℃内,真正工作时需预热 5 分钟;孵育架有 8 个板位,每个板位温度设置是一样的,不能独立。洗板机配有 8 头洗液注入头,无交叉吸液,每洗液残留体积<5 μL。读板器光源为 20 W 钨光灯,有 8 光纤的光度计,检测器有 8 个硅管,滤光片架可同时装 8 个滤光片,一般配装 405、450、492、550、620 nm 波长的滤光片。吸光度范围为 0~3.000 OD,分辨率为 0.001 OD,精度在 OD=0.15 时,CV<2.5%;OD=0.8 时,CV<1.5%;OD=1.5 时,CV<1.5%。

2.Triturus 型全自动酶免分析仪

该型仪器适用于各种项目的 ELISA 检测。随机安排项目检测,每板上可同时做 8 个相同条件的项目检测。可用加样针或 Tip 头加样;加样速度为>700 个/小时;加样体积为:用针时 2~300 μL,用 Tip 头时 10~300 μL,进度均为 1 μL 可调;加样精度为:用针时 CV<1%,用 Tip 头时 CV<2%。试剂加样速度为 2760 孔/小时;加样体积 2~300 μL,进度为 1 μL 可调,加样精度为 100 μL 时,CV<2%。有液面感应装置。标本架为一圆形可移动架,可同时放置 92 管标本和 96 个稀释管。标本架中心为 12 个可移动的试剂架,并有 8 个稀释液架。有标本识别的条码阅读器,温育系统有可控温在 20~40 ℃的平台加热器,温度设置误差在±0.5 ℃内,工作时需预热 10 分钟;有 4 个加热孵育板位,轨道式振荡,每个板位独立控温,互不干扰。洗板机配有 8 头洗液注入头,液残量控制在 2 μL 以内。读板器有重复性读的单光纤光度计,光源为 20 W 钨光灯,检测器有 1 个硅光管,滤光片架可同时装 7 个滤光片,一般配装 405、450、492、550、600、620 nm 波长的滤光片,吸光度范围为 0~3.000 OD,分辨率为 0.001 OD,精度为 CV<1%。软件平台为 Windows95/98。

3.CODA 型全自动开放式酶免系统

在本系统上配用开放的 ELISA 药盖。整个酶免分析过程都在一个组合式的系统内完成:加样、孵育、洗板、结果判读、打印报告。但也可以自动操作酶免反应过程中个别的功能。一次操作中最高可设置 5 种分析项目。可同时做 3 块酶标板的分析,测试量可大可小。可以贮存标准曲线,并为下次的测试作校正调节。能将测出的资料进行曲线拟合的积分计算。在大量筛选样品时,可用阈值测定的方法,筛查大批定性分析的样品。酶标板的孔底为平底或"U""V"形底;样品管 5 mL 或 1.5 mL 均可放置。温育温度可控制在 35~47 ℃。检测光谱的波长范围为 400~700 nm。载板架有振板功能。软件平台为 Windows95。

4. FAME 型酶免分析处理系统

该系统为除标本加样外的温育、加试剂、洗板、读板的自动化酶免分析装置。每项可同时处理 9 块酶标板。加样针为一次性,为回头加样探头,加样速度较快。酶试剂的混合须在机外进行。每板只能同时检测一个项目,但对于大样品、项目一致性强的工作,该系统应为上佳选择的机型。一般配上 AT 型标本处理系统,其全自动化的概念更可体现出来。

三、自动化 ELISA 技术的临床应用

由于 ELISA 技术具有无污染性、操作简便、项目易于开发等优点,加上已实现自动化,已受到临床实验室的重视。在骨代谢状况、糖尿病、药物浓度监测、内分泌学、生殖内分泌学、免疫血液学、肿瘤、感染性疾病、自身免疫病的诊断或监测上,ELISA 技术已占据了较优势的地位。但其与发光免疫技术比较起来,灵敏度上稍逊色了些。重点介绍以下内容。

(一)骨代谢中骨重吸收的指标(Crosslaps)

Crosslaps 是 I 型胶原连素中的 C 端肽交连区的商品名,是最近发展起来的一项反映骨形成和骨重吸收的重要指标。已有报道,在骨质疏松、Paget's 病、代谢性骨病等的患者中,尿中的 Crasslaps 升高。抑制骨重吸收的药物可导致 Crosslaps 水平降低。停经后妇女或骨质疏松患者雌激素等治疗可引起这一标志物降低。停经前妇女尿中 Crosslaps 的浓度一般在 5~65 nmol BCE/mmol Cr,正常男性为 86 nmol BCE/mmol Cr。

(二)与糖尿病有关的自身抗体

主要有抗谷氨酸脱羧酶抗(抗 GAD 抗体)IAA、ICA。

(三)细胞因子的检测

干扰素(IFN-α、γ、β)白介素 1~10(IL-1~10)、$TGF\beta_1$、$TGF\beta_2$、$TNF\alpha$ 等。

(四)肝炎标志物及其他感染指标

甲、乙、丙、丁、戊型肝炎的血清学标志物、艾滋病病毒抗体、EB 病毒、巨细胞病毒、风疹病毒、弓形体等。

(五)自身免疫抗体

ENA、TGAb、TPOAb 等。

四、自动化 ELISA 技术应用展望

ELISA 技术在临床实验室里已是一项重要的应用技术,在病毒性肝炎血清学标志物的检测方面应用最广泛,在肿瘤标志物的检测上也经常用到该技术。但大多数的实验室仍停留在手工操作上,甚至连最基本的酶标仪都没有配备,势必影响到该技术的质量保证。

有人认为 ELISA 技术已逐步走向退化,可能会逐步退出临床实验室。研究者认为,这是一种不全面的看法。ELISA 技术除其自身的优点外,自动化的发展更应当为临床实验室提供可靠的质量保障,以及提高工作效率和减轻工作强度等。自动化的发展是 ELISA 技术更有生命力的象征。

应当提倡和推广自动化的 ELISA 技术。笔者在这些年的应用中体会到,很重要的一点是,自动化技术大大减少了手工操作中造成的系统误差。比如,有些标本,尤其是低浓度的,反复手工测定时经常出现忽阴忽阳的情况,受很多主观因素的影响。当然,应用自动化设备会增加测试的成本,但这种成本的增加带来的是检测质量的保证。另外,应当看到,随着用户和产品的增加,设备的成本价格会逐渐下调。

(宋芳琳)

第八节　特殊蛋白免疫分析技术

随着实验技术的发展,血浆蛋白分析技术由最初的试管沉淀反应、琼脂凝胶的扩散试验,发展到现代免疫分析技术。特种蛋白免疫分析技术方法逐步完善,其灵敏度逐步提高,检测水平由微克(μg)发展到纳克(ng)甚至皮克(pg)水平。

一、概述

免疫技术是利用抗原-抗体反应进行的检测法,即应用制备好的特异性抗原或抗体作为试剂,以检测标本中的相应抗体或抗原,它的特点是具有高度的特异性和敏感性。特种蛋白免疫分析技术随着自动化程度的不断提高,其检测方法主要为透射比浊法和散射比浊法。免疫比浊法的发展史 1959 年 Schultze 和 Schwick 提出用抗原抗体结合后形成复合物使溶液浊度改变,用普通比浊计测定免疫球蛋白的含量,由于其敏感性太差未引起人们广泛注意。

1965 年 Mancini 提出利用单向辐射免疫扩散(single radial immunodiffusion,SRID)原理使可溶性抗原和相应的抗体在凝胶中扩散,形成浓度梯度,在抗原、抗体浓度比例恰当的位置形成肉眼可见的沉淀线或沉淀环,即可确定该抗原的浓度。1966 年,德国 Behringwerke 公司根据此法生产出 Panigen® 平板,可测定 40 多种血清蛋白。这种系统被认为是现代实验室的一种革新。但此法适用于大分子抗原,反应时间长,不能满足临床快速诊断的需要。

1967 年 Ritchie 提出,分别利用补体 C_3 和结合珠蛋白与相应的抗体形成抗原抗体复合物,定量测定悬浮的免疫复合物颗粒与射入光束成一定角度时产生光散射的强度来评估补体 C_3 和结合球蛋白的含量,并称为激光散射比浊法(Nephelometry),这使经典的凝胶内沉淀法的测定由数十小时一下子缩短为数小时,给蛋白免疫分析开创了一个新纪录。1970 年 Technicon 公司根据此原理很快制造出蛋白免疫分析的自动检测系统,称之为 AIP(Automated Immuno Preciptin)。

1977 年,Behring 公司制造出了一种新的测定特种蛋白分析的激光浊度分析仪(Behring Laser Nephelometer,BLN),使这种新的检测技术付诸实际应用。其后,随着计算机技术的高速发展,该公司又相继推出 BNA(Behring Nephelometer Analyzers,1985 年)TTS(Turbi Time System,1987 年)和 BN-100(Behring Nephelometer 100,1988 年)激光散射比浊分析仪。最近该公司又推出更先进的 BN-Ⅱ(Behring Nephelometer Ⅱ)激光散射比浊分析仪。

然而,激光散射比浊法是终点比浊,即抗原抗体复合物完全形成后才能检测,其间必须温育 2~3 小时(或 1~2 小时),这仍不能满足临床快速诊断的需要。1970 年 Hellsing Harrington 等提出,在抗原抗体反应中加入聚合物,可使反应时间明显缩短。另外,用激光作为光源,其波长固定(氦氖激光 633 nm,氦镉激光 442nm),散射夹角小,也降低了蛋白免疫检测的敏感度。1977 年 Sternberg 提出了更快速的测定方法,即测定抗原与抗体反应的最高峰时其复合物形成的量,称之为速率散射比浊法(Rate nephelometry),由此可使抗原结合的反应在几十秒钟之内得出检测结果。美国 Beckman 公司根据上述原理大批量制成了免疫化学分析系统(Immunochemistry systems,ICS),用计算机程序分析处理抗原抗体反应的动态数据,直接显示受检抗原的浓度电位。此种仪器已发展为自动控制的仪器,最近又推出了带条码的全自动特种蛋白免疫分析系统 ARRAY 360CE。

二、免疫比浊法的特点

由于自动化免疫浊度分析克服了以前免疫测定法操作烦琐、敏感度低(10～100 ng/L)时间长和不能自动化等四个缺点,使得自动化免疫分析一出现就受到普遍重视。其主要优势在于以下几点。

(1)自动化免疫分析稳定性好,敏感性高(达 ng/L 水平),精确度高(CV＜5％),干扰因素少,结果判断更加客观、准确,也便于进行室内及室间质量控制。

(2)自动化免疫分析快速、简便,标本回报时间短,便于及时将各种信息向临床反馈,又可节约大量人力、物力,利于大批量样品的处理。

(3)自动化免疫分析能更好地避免标本之间的污染及标本对人的污染。

(4)自动化免疫分析可利用多道计数器、测光仪,同一份样品同时测定几十种和临床有关的分析物,血清用量少,具有明显的应用优势。

三、特种蛋白免疫浊度分析测定法

免疫测定(immunoassay,IA)是利用抗原抗体反应检测标本中微量物质的分析方法。这种方法最大的特点是特异性好,即某一特定抗原只与其相应的抗体反应。蛋白质具有抗原性,将血浆中的某一特定蛋白质免疫动物,可得到针对性的抗体。以此抗体作为试剂,可以在不需分离的条件下,定量检测存在于复杂蛋白质混合物中的此种特定蛋白质。因此免疫测定将血浆蛋白质的测定大大推进了一步,使血清中数十种具有临床意义的微量蛋白质可以简便地进行单个定量测定。免疫测定的另一特点是敏感性高,可测出纳克(ng)水平的量。将反应物进行标记而做的免疫测定,如放射免疫测定和酶免疫测定,其敏感度可达皮克(pg)水平。但具有临床意义的多种血浆蛋白质,其含量一般均高于纳克(ng)水平,用简便、快速的浊度法已可达到检测目的。

特种蛋白自动化免疫浊度测定仪根据检测角度的不同,可分为免疫透射浊度分析仪和免疫散射浊度分析仪。

(一)免疫透射浊度测定

免疫透射浊度测定(turbidimetry)可分为沉淀反应免疫透射浊度测定法和免疫胶乳浊度测定法。

1.沉淀反应免疫透射浊度测定法

沉淀反应免疫比浊测定法的基本原理是抗原抗体在特殊缓冲液中快速形成抗原抗体复合物,使反应液出现浊度。当反应液中保持抗体过剩时,形成的复合物随抗原增加而增加,反应液的浊度亦随之增加,与一系列的标准品对照,即可计算出未知蛋白质的含量。

免疫复合物的形成有时限变化,即当抗原抗体相遇后立即结合成小复合物(＜19 秒),几分钟到数小时才形成可见的复合物(＞19 秒)。作为快速比浊,这种速度太慢,加入聚合剂(或促聚剂)则大的免疫复合物会立即形成。目前促聚剂用得最多的是聚乙二醇(MW6 000～8 000),浓度约为 4％。

浊度测定亦有其弱点:其一是抗原或抗体量大大过剩,出现可溶性复合物,造成误差。对于单克隆蛋白的测定,这种误差更易出现。其二是应维持反应管中抗体蛋白量始终过剩,这个值要预先测定,使仪器的测定范围在低于生理正常值到高于正常范围之间。其三是受到血脂浓度的影响,尤其是在低稀释时,脂蛋白的小颗粒可形成浊度,造成假性升高。

2.免疫胶乳浊度测定法

免疫胶乳浊度测定法为一种带载体的免疫比浊法,其敏感度大大高于比浊法,操作也极为简便。少量小抗原抗体复合物极难形成浊度,除非放置较长时间。如需要形成较大的复合物,抗原和抗体量应较大,这显然不符合微量化的要求。鉴于这点,发展了免疫胶乳浊度测定。

免疫胶乳浊度的基本原理是:选择一种大小适中、均匀一致的胶乳颗粒,吸附抗体后,当遇到相应抗原时,则发生凝集。单个胶乳颗粒在入射光波长之内,光线可透过。当两个胶乳颗粒凝集时,则使透过光减少,这种减少的程度与胶乳凝聚成正比,当然也与抗原量成正比。

该技术的关键在于两个方面:其一是选择适用的胶乳,其大小(直径)要稍小于波长。经研究:用 500 nm 波长者,选择 0.1 μm 胶乳较适合;用 585 nm 波长者,选择 0.1～0.2 μm 胶乳为好。目前多用 0.2 μm 胶乳。其二是胶乳与抗体结合,用化学交联虽好,但失活也较大。目前一般应用吸附法。

(二)激光散射浊度测定

激光散射浊度测定按测试的方式不同分两种比浊法:即终点散射比浊法和速率散射比浊法。

激光散射浊度的基本原理是:激光散射光沿水平轴照射,通过溶液时碰到小颗粒的抗原-抗体免疫复合物时,光线被折射,发生偏转。偏转角度可以为 0°～9°,这种偏转的角度可因光线波长和离子大小不同而有所区别。散射光的强度与抗原-抗体复合物的含量成正比,同时也和散射夹角成正比,和波长成反比。

1.终点散射比浊法

在抗原-抗体反应达到平衡时,即复合物形成后作用一定时间,通常为 30～60 分钟,复合物浊度不再受时间的影响,但又必须在聚合产生絮状沉淀之前进行浊度测定。因此,散射比浊法是在抗原与抗体结合完成后测定其复合物的量。

2.速率散射比浊法

速率法是一种先进的动力学测定法。所谓速率是指抗原-抗体结合反应过程中,在单位时间内两者结合的速度。因此,速率散射比浊法是在抗原与抗体反应的最高峰(在 1 分钟内)测定其复合物形成的量。该法具有快速、准确的特点。

四、免疫浊度测定法

在清澈的水中添加各种不溶性的粉末如面粉或泥沙等便呈浑浊状,而且浑浊程度与加入粉末的粗细及量相关;澄明的液体经化学、生物学或免疫学等反应变为浑浊等。这些现象早已为人们所认识,并发展出相关的分析手段。浊度测试方法也早已用于医学检验中,并占有一席之地。近年来的发展更为迅速,原因在于浑浊或浊度这种自然现象蕴有深刻的科学基础,即胶体化学、免疫化学和光学等领域的理论和分析技术,更得益于仪器制造、计算机和自动化领域的技术进步,以及对许多具有临床意义物质的标准品、抗血清的产生和标准化等研究所取得的成果。因此浊度分析,尤其是免疫浊度分析已从长期的探索进入广泛应用的阶段。在医学领域浊度法几乎已成为免疫浊度法的代名词。

(一)浊度分析的科学基础——胶体化学及其特性

1.胶体溶液

各种分析最常用的样品是溶液。即便是固体标本,也常需溶解后才可作为样品进行分析,医学检验中也是如此。溶液是各式各样的,据其性状大致可分为真溶液和胶体溶液或悬浮液,俗称溶胶。胶体溶液也是多样的,外观上可表现为无色或色彩纷呈的各种澄明液体到浊度不等的各种悬浮液。但它们的基本特征都是由粒径不同的溶质均匀地分散或悬浮于溶剂构成的。由于溶质粒径和性质的差别,这种分散状态的均匀性和稳定性不尽相同,溶胶微粒的表面电荷也与这些性质密切相关。

2.胶体溶液的分类和性质

从溶质与溶剂的关系上可把溶胶分为疏液溶胶和亲液溶胶两类,前者为不溶性固体物质在液体中高度分散的一种多相态的不均匀体,常需靠稳定剂维持单分散性;后者是大分子物质溶解后形成的溶液,依其与溶剂的极强亲和力而保持胶体的稳定性或分散性。因此亲液溶胶又表现为真溶液,即单相态,如各种蛋白质溶液。但疏液与亲液溶胶间并无绝对的界限。任何胶体溶液的本质是粒子在溶剂中形成的单分散体系,这是它们的共性。但粒子大小或直径的不同可使这种单分散体系显示不同的特性,并对溶胶分类。直径大于 100 nm 的粒子分散体系构成的溶胶,肉眼便隐约可见其所显示的浊度,一般不能通过滤纸,为第一类,如红细胞和细菌等;第二类为直径在 1~100 nm 的分散粒子,在普通显微镜下看不见,能通过滤纸,但不能通过半透膜,如胶体金、微小合成胶乳、免疫球蛋白等生物大分子、病毒颗粒和脂肪微粒等;第三类为粒径在 0.1~1.0 nm 的胶体溶液,可透过半透膜,如溶于水的氧分子等。胶体的高度分散和不均匀态(多相性)使之具有独特的光学性质,这是由于分散粒子对光的反射、折射、散射(衍射)和吸收等作用所致。此外还有布朗运动、电泳和电渗,在超离心力作用下沉降等特性,均可作为分析胶体的手段,但基于光学特性的浊度分析最为简便和实用。

3.朗伯-比尔(Lambert-Beer)光透射理论

带有微小粒子的悬浮液和胶体溶液都具有散射入射光的性质。一束光线通过此种溶液时受到光散射和光吸收两个因素的影响,可使光的强度减弱。

平行光线通过带有微小粒子的悬浮液和胶体溶液后,由于光吸收和光散射,使入射光强度减弱。根据朗伯-比尔(Lambert-Beel)定律,该现象可用以下公式表示:

$$E = lgI0I = KC$$

式中:E——吸收光变化率;I0——入射光;I——透光度;C——溶液的浓度;K——常数。

4.雷莱(Rayleigh)光散射理论

粒子被光照射后而发光。这一现象主要取决于粒子的大小,即当粒子直径大于入射光波波长的一半(半波长)时就发生散射现象。散射作用是入射光作用于粒子后向各个方向发射的光,即可绕过粒子发射光线,故称散射或衍射光。因入射光不一定是单色的,即便为单色光也不很纯,因此当光照射到胶体溶液后,粒子发生的光学现象是复杂的,包含高深的光学理论。但当阳光通过孔隙射入黑暗的房内,在光束中可看到飞舞的尘埃粒子则是常见的现象,这是它们对入射光的反射作用所致,即各个粒子起着微型反光镜的作用,科学上称为丁达尔(Tyndall)效应。浊度法中检测的光信号成分虽主要为散射光或透射光,但在原理和理论上是和这种现象相通的。

雷莱对小粒子溶胶系统进行研究后,于 1871 年总结出反映粒子对入射光散射作用的有关因素相关的公式,即 $I\theta = 24\pi3\lambda4\gamma\upsilon I0[n^2 - n^{20}n^2 + 2n^{20}](1 + cos2\theta)$。

式中:λ——入射光的波长;I0——入射光强度;Iθ——与入射光束成 θ 角度处散射光的强度;γ——单位容积内粒子的数目;υ——单个粒子的容积或大小;n——粒子的折射率;n0——溶剂的折射率;θ——光信号检测器与入射光之间的夹角。从该公式可做出如下推论。

(1)Iθ 与 λ 成反比,即入射光波长愈短,粒子对它产生的散射光愈强。

(2)Iθ 与 $[n^2-n^{20}n^2+2n^{20}]$ 成正比,即粒子溶剂的折射率相差愈大,散射光愈强。

(3)Iθ 与粒子容积的 2 次方成正比,但这一规律只适用于粒子直径在 5~100 nm 的范围。当粒子大于 100 nm 时,散射光渐弱,主要是反射和折射等现象。

(4)Iθ 和检测器与入射光夹角之间的关系是在 90°处最小,在 0°处最强。

因雷莱研究的是小粒子系统,只有当粒子直径小于可见光波长(如 500 nm)的 1/10 时,散射光强度在各个方向上才是一致的,即对称的或各向同性的,此时公式中散射光强度与入射光波长间的上述关系才能成立。当粒径与入射光波长比例大于该比值时,各方向上散射光的强度不尽相同,即变为不对称或各向异性的了,正向散射光强度趋于增强。这种情况实际上偏离了雷莱原来提出的公式(即公式中括号项及其前边部分),为此 Mie 及 Debye 先后对雷莱公式加以修正,即公式后面小括号中所示的部分,表示检测器的位置与被测光信号的性质及强度之间的关系。这些修正反映了散射光的不对称性与粒子大小及入射光波长之间的相关性变化,即 Debye 所做的修正适合于粒径略小于入射光波长的情况,Mie 所做的修正更适合于粒径等于或大于入射光波长的场合。在免疫化学反应过程中,可溶性抗体(Ab)与可溶性抗原(Ag)反应,形成免疫复合物(Immunologic complex,IC)粒子,混合物系统中的粒子由小变大,并不恪守某一固定公式,实际上随反应的进行,由雷莱公式的关系逐渐向 Mie 和 Debye 的修正公式过渡和转移。

根据检测器的位置及其接收光信号的性质,浊度分析可分为透射比浊法和散射比浊法两大类,前者可用分光光度计及比色计进行测定,后者则需专用的浊度计。透射浊度法测定的信号主要是溶液的光吸收及其变化,即溶液的光吸收因散射作用造成的总损失之和。因此本方法测定的光信号中包含了透射、散射甚至折射光等因素,是难以区别的。散射浊度法检测的是与入射光成某一角度的散射光强度。因此有人认为透射浊度法测定的信号成分较杂,其灵敏和特异性不如散射浊度法好。但长期以来的实践经验表明,情况并非如此。

上述公式所示信号测定的光路,构成了浊度分析方法学、试剂制备和检测仪器研究及设计的基础,各项因素达到最佳标准时,方法的灵敏度也最佳。在其他条件都相同时,散射光强度与粒子大小及数量的关系可写为以下形式。

$$I=k\gamma\upsilon 2$$

式中:k——常数。

(二)免疫浊度测定

胶体溶液中存在的粒子及其大小和数量,经比浊测定便可达到目的。但临床医学中更重要的是鉴别样品中粒子的性质,这样才能对疾病做出诊断。抗原与抗体的反应具有很高的特异性,且随反应的进行形成的免疫复合物分子和大小不断发生变化,反应系统的浊度也相应变化。此外,随抗体制备技术的进步,对小分子物质,即称为半抗原的甾体激素、治疗药物及毒物等也可产生特异的抗体,对它们也可用浊度法检测。因此免疫浊度分析在医学检验中占有独特的地位。以下叙述免疫浊度分析的基本方法和试剂。

1.免疫化学反应的基本特点

抗原(Ag)与抗体(Ab)反应形成免疫复合物(IC)是个可逆的过程,但反应的可逆程度主要取决于抗体的亲和力及亲合力。当抗体的亲和力很高,尤其是亲和力及亲合力都很强时,Ag 和 Ab 的比例又较适当,形成的 IC 实际上并不解离,即反应为不可逆的。若在定量的抗体中加入一定量(未过量)的抗原,经一定时间后,便基本全部形成 IC,此时反应达到了平稳或"终点",一般为 10～30 分钟。这一过程并非以匀速进行的。Ag 与 Ab 混合的瞬间便引发反应,开始至少有数秒钟的滞后时间,随后反应速度加速,即单位时间内形成较多的 IC,被测信号变化也相应较大。在此动态变化过程中选取反应速率相对最大,而且与被测物浓度成线性关系的瞬间(一般在反应开始后 5～15 分钟),对信号进行监测的方法,即为速率测定法;检测反应终点与起始点之间信号变化的方法为终点测定法。当反应接近终点时,信号不一定为最大,因为形成的 IC 粒子间相互碰撞而形成较大的凝聚物,发生沉淀,悬浮的粒子数开始减少,被测信号也减弱。这两种方法都可通过手工和自动化操作进行。

速率法的灵敏度和特异性都比终点法好,前者的灵敏度可比后者高 3 个数量级之大。自动化速率法的精密度也较好,但这与仪器的质量和性能关系密切。首先对定时精确性及混匀速度要求很高。浊度法与离心式自动生化分析仪通用,虽可达到快速混匀目的,但 IC 很可能在离心力作用下沉淀,引起误差。速率法的校正结果也较稳定,故可贮存使用一定时间。

在定量抗体中加入的抗原量达到与之成当量关系时,形成的 IC 量最大,反应速度最快。若继续加抗原,形成 IC 的量不但不再增加,反而减少,这是 Heideberger 在 1929 年的重大研究发现。反之,在定量抗原中加抗体,在抗体过量时也会产生同样的现象。分别称为后带和前带现象,统称钩状效应,表示同一信号也许表现为两个决然不同的分析物浓度。钩状效应可产生假象的弱阳性或假阴性结果,是免疫学测定的一个缺陷。若在被测抗原或抗体中添加抗原或抗体,反应信号不再增加甚至减小,揭示存在钩状效应。在方法学研究及试剂制备时,往往只能照顾一般,不能顾及全面,钩状效应是难免的。

2.免疫浊度法的试剂

(1)抗血清的基本要求免疫浊度法最重要的试剂是抗体或抗血清,抗血清的要求是其特异性、亲和力、亲合力及效价都尽可能地高。虽然单克隆抗体在一定条件下也可使用,但最常用的是由兔产生的多抗血清(R 型)。

(2)高分子物质加强剂有些高分子物质尤其是聚乙二醇(PEG)可促进 IC 的形成,提高方法的灵敏度。其作用较复杂,与它的分子量及浓度等关系密切。PEG 的作用机制不详,也许因它们对水分子的空间排斥作用,可以有效地提高 Ag 和 Ab 的浓度;也许促使 IC 分子疏水区的暴露,利于水不溶性粒子的形成。以前多用 PEG6000,现多用 PEG8000。PEG 浓度过低,不能达到促进 IC 粒子形成的目的;浓度过高则促使非特异性蛋白质大分子的凝聚。终浓度为 10% 的 PEG6000 可使反应系统散射光强度增加 2～3 倍,使反应时间缩短 1/15～1/10。应对 PEG 的浓度和质量加以严格选择,以便达到最佳效果(常在 4% 左右)。

(3)电解质(稀释缓冲液)电解质的性质和强度影响 IC 的形成和稳定性,以下阴离子按促进 IC 形成的递增次序排列:SCN^-,ClO_4^-,NO_3^-,Br^-,Cl^-,I^-,SO_4^{2-},HPO_3^{2-},PO_4^{3-},阳离子中钠离子有利于 IC 的形成和稳定。

(4)校正品应参照世界卫生组织等权威机构认定的原始标准品校正第二标准品,以此制备校准品。

(5)浑浊样品澄清剂消除因脂肪微粒及蛋白质等凝聚产生的样品伪浊度。为防止试剂中粒子伪浊度的影响,以上试剂都需经 $0.22\ \mu m$ 滤膜过滤。

(三)免疫浊度法的应用

免疫浊度法的原理和传统的凝胶沉淀试验、血凝试验及胶乳凝集试验一样,均基于可溶性抗原-抗体反应,形成不溶性 IC 的过程。因此后三类方法可做的检测均可用免疫浊度法替代进行,但灵敏度有突破,可与放射免疫测定法(RIA)媲美。二是从定性及半定量的分析,进入了精确的定量分析。这些技术进步对于肿瘤标志和病毒等的定量分析及疗效监测和预后分析等极有帮助。

(四)免疫浊度法测定中应注意的问题

免疫浊度分析作为一种非放射性同位素和非酶标记的均相免疫测定技术,因其独特的优点在实践中不断发展、提高和推广应用,并具广阔的发展前景。但任何技术都不可能是完美无瑕的,即便很好的方法也只有在正确使用时才可取得最佳效果。因此,对以下问题应予注意。

1.伪浊度的影响

产生伪浊度的因素很复杂,主要是以下几方面。①抗血清的质量:含有非特异的交叉反应性抗体成分及污染和变质等;②增浊剂浓度和反应时间等掌握不当;③样品本身浊度及处理不当;④试剂污染和变质;⑤器材(包括比色杯)清洁度等。

2.钩状效应的影响

现在许多仪器虽已具有检查钩状效应的功能,一经发现便可对样品稀释后复测,但对它还应保持警惕为好。当患者症状与检验结果明显不符时,应怀疑其存在。

3.结果报告中的计量问题

自推行国际计量制(SI)以来,常有可否把现常用的国际单位(IU 或 U)换算成 ng 或 mol 的问题。回答是在理论上可以,但一般不提倡做这种换算。所用校正品用何计量单位,患者报告便用相同主量为妥。医学检验中针对的许多物质是生物大分子,其 IU 计量与其纯度及活性等因素间的关系极为复杂,仍是免疫学测定标准化中的一个重要研究课题。

因此对免疫浊度测定实施严密的实验室内部质控极为重要,可参照现行的质控措施进行。至少对器材需予严格的清洗并遵守对测试系统的校正措施。

(张传栋)

第九节　荧光免疫分析技术

荧光免疫分析技术是标记免疫技术中发展最早的一种。很早以来就有一些学者试图将抗体分子与一些示踪物质结合,利用抗原抗体反应进行组织或细胞内抗原物质的定位。许多物质都可产生荧光现象,但并非都可用作荧光色素,只有那些能产生明显的荧光并能作为染料使用的有机化合物才能作为免疫荧光色素或荧光染料。

一、常用的荧光物质

(一)荧光色素

1.异硫氰酸荧光素(fluorescein isothiocyanate,FITC)

为黄色或橙黄色结晶粉末,易溶于水或乙醇等溶剂。分子量为 389.4 kD,最大吸收光波长为 490～495 nm,最大发射光波长 520～530 nm,呈现明亮的黄绿色荧光。该物质有两种同分异构体,其中异构体 I 型在效率、稳定性、与蛋白质结合能力等方面都更好,在冷暗干燥处可保存多年,是应用最广泛的荧光素。

2.四乙基罗丹明(rhodamine,RB200)

为橘红色粉末,不溶于水,易溶于乙醇和丙酮。性质稳定,可长期保存,最大吸收光波长为 570 nm,最大发射光波长为 595～600 nm,呈橘红色荧光。

3.四甲基异硫氰酸罗丹明(tetramethylrhodamine isothiocyanate,TRITC)

最大吸收光波长为 550 nm,最大发射光波长为 620 nm,呈橙红色荧光。与 FITC 的翠绿色荧光对比鲜明,可配合用于双重标记或对比染色。其异硫氰基可与蛋白质结合,但荧光效率较低。

(二)其他荧光物质

1.酶作用后产生荧光的物质

某些化合物本身无荧光效应,一旦经酶作用便形成具有强荧光的物质,如 4-甲基伞形酮-β-D 半乳糖苷在 β-半乳糖苷酶作用下分解成 4-甲基伞形酮,后者可发出荧光,激发光波长为 360 nm,发射光波长为 450 nm。其他如碱性磷酸酶(AP)的底物 4-甲基伞形酮磷酸盐和辣根过氧化物酶(HRP)的底物对羟基苯乙酸等物质也能在相应酶作用下产生荧光。

2.镧系螯合物

某些 3 价稀土镧系元素,如铕(Eu^{3+})、铽(Tb^{3+})、铈(Ce^{3+})等的螯合物经激发后也可发射特征性的荧光,其中以 Eu^{3+} 应用最广,Eu^{3+} 螯合物的激发光波长、范围宽,发射光波长、范围窄,荧光衰变时间长,最适合用于时间分辨荧光免疫测定。

荧光免疫分析技术是根据抗原抗体反应的原理,先将已知抗体(或抗原)标记上荧光素,制成荧光抗体(或抗原),再用这种荧光抗体(或抗原)来检测相应的抗原(或抗体),抗原抗体复合物上标记的荧光素受外来激发光照射而发生明亮的荧光,利用荧光定量技术可以确定抗原或抗体的性质及含量,荧光免疫分析技术包括荧光酶免疫分析技术、荧光偏振免疫分析技术、时间分辨荧光免疫分析技术等。

二、荧光酶免疫分析技术

荧光酶免疫分析技术(fluorescence enzymeimmunoassay,FEIA)是一种以荧光物质作为底物的酶免疫分析技术,底物被酶水解后产生荧光,荧光强度与待分析物的量成比例,结合标准曲线计算标本中的待测物含量。常用的荧光底物有 4-甲基伞形酮磷酸盐(MUP)等,标记酶有 β-半乳糖苷酶(BG)、碱性磷酸酶(AP)及辣根过氧化物酶(HRP)等。FEIA 一般设计成非均相反应系统,需有固相的分离载体。技术原理及反应模式以 TIgE 检测为例:将抗原包被于固相载体上,与样本中待测 TIgE 特异结合,再与生物素(biotin)化的第二抗体(抗-TIgE)夹心结合,加入 β-半乳糖苷酶标记的抗生物素,结合形成大分子的 β-半乳糖苷酶标记免疫复合物,洗去其余游离物质,再加入荧光底物 4-甲基伞形酮-β-D 半乳糖苷,荧光底物能被 β-半乳糖苷酶水解成 4-甲基伞形酮(MU),MU 能在 360 nm 波长激发光照射下,产生 450 nm 波长的荧光,并由荧光比色仪动态检测荧光强度,根据标准品自动计算并报告测定值。目前所用的 FEIA 系统,在具体技术上均增添了不同特色,使检测性能大为改善。因此其应用极其广泛,可以测定内分泌激素、蛋白质、多肽、核酸、神经递质、受体、细胞因子、细胞表面分子、肿瘤标志物、变应原、血药浓度等多种生物活性物质。

三、荧光偏振免疫分析技术

荧光偏振免疫分析技术(fluorescence polarization immunoassay,FPIA)的基本原理是一种均相竞争荧光免疫分析法,即荧光素(FITC)标记的小分子抗原示踪剂和待测标本中的小分子抗原与相应抗体发生竞争性结合反应,当荧光素标记的小分子抗原和相应抗体量恒定时,反应平衡时结合状态的荧光素标记小分子抗原量与待测标本中小分子抗原成反比。在 490 nm 激发光作用下发出荧光,经过偏振仪形成 525~550 nm 的偏振光,偏振光的强度与荧光素受激时分子转动的速度成反比,游离的荧光素标记抗原分子小,转动速度快,激发后发射的光子散向四面八方,因此通向偏振仪的光信号很弱。而与抗体大分子结合的荧光素标记抗原,因为分子大,转动速度慢,激发后产生的荧光比较集中,因此偏振光信号比未结合时强得多。因此待测抗原越少,与抗体竞争结合的量越少,而荧光标记抗原与抗体结合量就越多,当激发光照射时,荧光偏振信号越强,偏振光强度与待测抗原量成反比。通过偏振光的检测可以测定待测小分子抗原含量。荧光偏振免疫分析技术主要用于小分子量物质,如药物浓度测定等(图 2-6)。

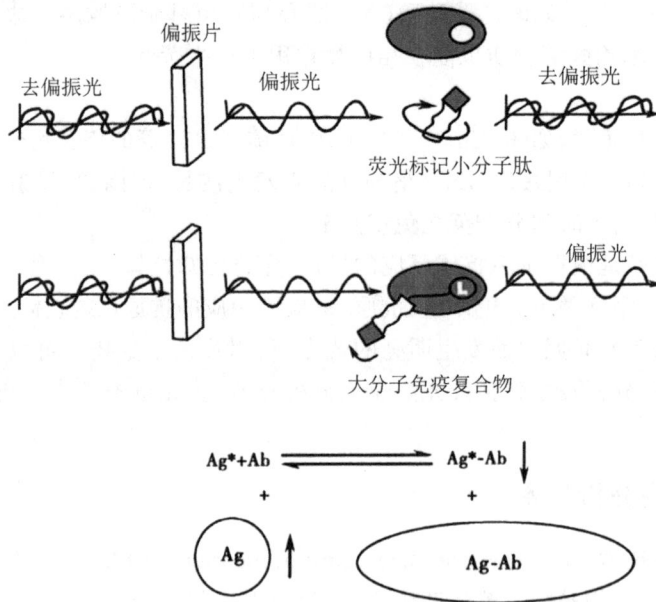

图 2-6　荧光偏振免疫分析原理图

Ag:待测抗原;Ag*:标记抗原;Ag-Ab:待测抗原竞争结合抗体;Ag*-Ab:示踪抗原与抗体复合物

作为一种均相标记免疫分析技术,荧光偏振免疫分析技术与其他非均相标记免疫方法相比具有显著的优点:①抗原抗体反应和样品分子测定在溶液中进行,避免了固相标记过程中反复多次的洗涤步骤,利于实现自动化控制和提高分析方法的精密度,FPIA 精密度(CV)可控制在 3%~5%;②检测过程仅需样品、示踪剂和抗体加入、混匀,数分钟甚至数秒钟孵育后即可测定荧光偏振光强度,测定速度快,有利于大批量样品分析测试;③因为荧光偏振不受内滤作用的影响,因此对于有颜色和浑浊的溶液仍能准确测定。

由于具有灵敏、特异、简便、重复性好等特点,且试剂稳定、有效期长,该方法现已成为临床药物浓度检测的首选方法,主要应用于:①临床治疗性药物浓度测定,如环孢素、卡马西平、苯妥英钠、丙戊酸、地高辛、氨茶碱、苯巴比妥等;②毒品的检测,如鸦片等;③其他项目,如乙醇,还用于一些小分子代谢物质,如同型半胱氨酸的测定等。

四、时间分辨荧光免疫分析技术

以常用荧光素作为标记物的荧光免疫测定往往受血清成分、试管、仪器组件等的本底荧光干扰,以及受激发光源的杂射光影响,使方法学灵敏度受到很大限制。时间分辨荧光免疫测定技术(time resolved fluorescenceimmunoassay,TR-FIA)是针对这类缺点而加以改进的一种新型检测技术。TR-FIA 的基础试剂包括示踪剂、稀土元素双功能螯合剂、分析缓冲液、增强溶液,基本技术包括包被技术、标记技术和反应模式。

(一)基础试剂

1.示踪剂

作为示踪剂使用的稀土元素,主要是位于元素周期表中的第ⅢB族,包括钪(SC)、钇(Y)和镧系元素。到目前为止,只有铕(Eu)、铽(Tb)、钐(Sm)、钕(Nd)、镝(Dy)等 5 种被用作 TR-FIA 示踪剂,尤以 Eu^{3+} 最为常用。一般用 Eu_2O_3 制备成 $EuCl_3$,再经纯化和常温真空抽干,然后干燥保存。

以 Eu^{3+} 等镧系元素作为代表的这类示踪剂有以下特点:①荧光物质激发光谱曲线的最大吸收波长和发射光谱的最大发射波长之间的差,称为 Stokes 位移。普通荧光物质荧光光谱的 Stokes 位移只有几十纳米,激发光谱和发射光谱通常有部分重叠,互相干扰严重。游离 Eu^{3+} 的荧光信号虽然相当微弱,但当 Eu^{3+} 与螯合剂形成螯合物时,产生分子内和分子间的能量传递,使 Eu^{3+} 的荧光强度显著增强,Stokes 位移达 200 nm,很容易分辨激发光和发射光,从而排除激发光干扰。②镧系元素与普通荧光团比较,镧系元素离子螯合物荧光衰变时间长,为传统荧光的 103~106 倍。镧系元素的荧光不仅强度高,而且半衰期也很长,介于 10~1 000 微秒。利用此特性,用时间分辨荧光仪测量 Eu^{3+} 螯合物的荧光时,在脉冲光源激发之后,可以适当地延迟一段时间,待血清、容器、样品管和其他成分的短半衰期荧光衰变后再测量,此时就只存 Eu^{3+} 标记物的特异性荧光,即通过时间分辨,极大地降低了本底荧光,实现了高信噪比,这是 TR-FIA 高灵敏度和低干扰的原因之一。③镧系螯合物激发光光谱较宽,最大激发波长在 300~500 nm,可通过增加激发光能量来提高灵敏度。而它的发射光谱带很窄,甚至不到 10 nm,可采用只允许发射荧光通过的滤光片,进一步降低本底荧光。④ Eu^{3+} 等镧系标记物与放射性核素相比不受半衰期的影响。Eu^{3+} 与双功能螯合剂螯合,可形成稳定的螯合物,稳定性很高,2 年内能保证质量。再者,Eu^{3+} 标记物体积很小(为原子标记),标记后不会影响被标记物的空间立体结构,既保证了被检测物质的稳定性(尤其对蛋白质影响更小),又可实现多位点标记。标记物稳定就可以对标记物进行多次激发,通过对每次激发的荧光信号累加后取平均值的办法,提高测定准确度。同时多位点标记技术,不仅使检测更灵敏,也使一个试剂盒能够同时检测出两种或两种以上的物质。

2.稀土元素双功能螯合剂

稀土元素作为金属离子,很难直接与抗原抗体结合,因此在标记时需要有一种双功能基团的螯合物,它们分子内或带氨基和羧基或带有异硫氰酸基和羧酸基,一端与稀土离子连接,另一端与抗原或抗体的自由氨基(组氨酸、酪氨酸)连接。目前常用镧系元素标记的双功能螯合剂有异硫氰酸-苯基-二乙胺四乙酸(ICB-EDTA)、β-萘甲酰三氟丙酮(β-NTA)、二乙基三胺五乙酸环酐(DTPAA)、4,7-二氯磺基苯-1,10-菲罗啉-2,9 二羧酸(BCPDA)、对 2 异硫氰酸-苄基-二乙三胺四乙酸(P-ICB-DTTA)等 5 种。

(二)TR-FIA 的反应原理

1.固相抗体竞争法

待测标本中抗原和 Eu^{3+} 标记抗原与固相抗体(目前均采用特异性抗体包被于微板上)发生竞争性结合,温育和洗涤后,把游离 Eu^{3+} 标记抗原和 Eu^{3+} 标记抗原抗体复合物分离,然后在固相中加入荧光增强剂,测定 Eu^{3+} 标记抗原抗体复合物的荧光强度。荧光强度与待测抗原含量成反比,标准曲线与放射免疫分析曲线相似。目前常用抗抗体包被固相,分离 Eu^{3+} 标记抗原和 Eu^{3+} 标记抗原抗体复合物。

2.固相抗原竞争法

将大分子抗原直接或半抗原通过化学耦联法制成半抗原-蛋白质结合物包被在固相上,成为固相抗原,固相抗原和样品中的待测抗原共同竞争有限量的 Eu^{3+} 标记抗体,样品中待测抗原浓度越高,则 Eu^{3+} 标记抗体结合到固相上的量越少,故待测抗原浓度和荧光强度成反比。

3.固相双位点夹心法

标准品或待测物先与固相抗体反应,洗涤后再加入 Eu^{3+} 标记抗体,再次温育,生成 Eu^{3+} 标记抗体-抗原-固相抗体复合物,充分洗涤后加入增强液,测定荧光强度,所测得荧光强度与待测物的浓度成正比。

目前已有多种商品化试剂盒,其中包括测定激素、药物、感染标志物、肿瘤标志物等。

(张传栋)

第十节　发光免疫分析技术

一、发光免疫分析技术发展概况

提供可靠的检测技术和快捷的服务是临床实验室提供高质量服务的关键。这种需求促使临床检验技术不断更新发展。就激素、多种特定蛋白及药物的定量检测而言,因被检物质分子量小,体液中含量极微,其检验方法必须具有高度的特异性及灵敏度。20 世纪 60 年代开始发展起来的放射免疫技术在一定程度上解决了上述技术性问题,但因标志物放射性污染、半衰期短影响试剂稳定性及分离技术需时较长、无法实现全自动化等缺点,已渐被淘汰。随着单克隆抗体的成功应用和多种标志物和标记技术的发展,现代化免疫检测技术的灵敏度及特异性又有了一个飞跃。上述两种技术的日趋完善及临床对分析技术准确性及速度的要求,又促进了自动化免疫测定仪器的诞生。全自动发光免疫技术集经典方法学和先进技术于一身,问世于 20 世纪 90 年代初,近年来已被国内外的临床实验室及科研单位广泛应用于激素、多种特定蛋白及药物监测的分析。

发光免疫技术依其示踪物检测的不同而分为荧光免疫测定、化学发光免疫测定及电化学发光免疫测定三大类。荧光免疫测定又可分为两种:时间分辨荧光免疫测定(time resolved fluorescence immunoassay,TR-FIA)及荧光偏振免疫测定(fluorescence polarization immunoassay,FPIA)。利用TR-FIA者,以 EG&G 公司的 Auto Delfia 型为代表,FPIA 则以 Abbott 公司的

AxSYM 型、i2 000 为代表。化学发光免疫测定分为化学发光酶免疫测定和化学发光标记免疫测定，前者以 Beckman-Coulter 公司的 Access 型及 DPC 公司的 Immulite 型为代表，后者以 Bayer 公司的 ACS：180SE 为代表。电化学发光免疫测定以 Roche 公司的 Elecsys1010 型、Elec-sys2010 型及 Elecsy601 型为代表。

发光免疫技术具有明显的优越性：①敏感度高，超过放射免疫分析法（RIA）；②精密度和准确性均可与 RIA 相媲美；③试剂稳定，无毒害；④测定耗时短；⑤自动化程度高。

目前该类技术已能为临床提供许多项目检测。试剂随机配置，至今尚未有开放型的先例。各厂家在检测项目的技术和试剂开发上花尽心思。一般是先发展临床常用、样本量大的检测项目，推出仪器后，再根据市场需要及本身技术特点，逐渐开发技术难度较高的新检测项目。有发展前途的仪器，每年都有新的检测项目推出。归纳起来，目前市面上的仪器所能检测的项目包括以下内容。

（1）甲状腺功能及相关疾病的检测项目：总 T_3（TT_3）、总 T_4（TT_4）、游离 T_3（FT_3）、游离 T_4（FT_4）、促甲状腺素（TSH）、甲状腺球蛋白抗体（TG-Ab）、甲状腺过氧化酶抗体（TPO-Ab）。

（2）生殖内分泌激素：促卵泡生成激素（FSH）、促黄体生成素（LH）、孕激素（Prog）、催乳素（PRL）、睾酮（Test）、雌激素（E_2）及胎盘激素，包括滋养叶细胞分泌的人绒毛膜促性腺激素（β-hCG）和胎儿-胎盘单位共同生成的激素（μE_3）等。

（3）心肌缺血或梗死的标志物：肌钙蛋白 I（cTnI）、肌钙蛋白 T（cTnT）、肌红蛋白、CK-MB。

（4）肿瘤标志物：癌胚抗原（CEA）、甲胎蛋白（AFP）、CA19-9、CA125、CA15-3、角蛋白-18、前列腺特异抗原（PSA）β-hCG、$β_2$ 微球蛋白（$β_2$-MG）铁蛋白等。

（5）糖尿病指标：胰岛素、C 肽。

（6）贫血指标：叶酸盐、维生素 B_{12}、铁蛋白。

（7）肾上腺激素皮质醇。

（8）感染性疾病的血清学标志物：HIV 抗体、病毒相关抗原及抗体（如 HBsAg、抗 HBs、HBeAg、抗 HBe、抗 HBc、抗 HAV-IgM、CMV-IgG、CMV-IgM、RUBELLA-IgG、RUBELLA-IgM、Toxo-IgG、Toxo-IgM等）。

（9）药物浓度监测：地高辛、庆大霉素、cAMP、苯妥类、甲氨蝶呤、三硝基苯酚（TNP）。

二、发光免疫分析技术

化学发光技术（Luminescence Immunoassay，LIA）离不开经典免疫分析法的基本手段，后者包括三大要素：①抗原（Ag）抗体（Ab）反应及其复合物（Ag-Ab）的形成；②结合物和游离物的分离；③示踪物的定量检测。

（一）发光免疫分析的种类

发光免疫分析是一种利用物质的发光特征，即辐射光波长、发光的光子数与产生辐射的物质分子的结构常数、构型、所处的环境、数量等密切相关，通过受激分子发射的光谱、发光衰减常数、发光方向等来判断该分子的属性，以及通过发光强度来判断物质的量的免疫分析技术。

1. 根据标志物的不同分类测定

（1）化学发光免疫分析其标志物为氨基酰肼类及其衍生物，如 5-氢基邻苯二甲酰肼（鲁米诺）等。

（2）化学发光酶免疫分析先用辣根过氧化物酶标记抗原或抗体，在反应终点再用鲁米诺测定发光强度。

（3）微粒子化学发光免疫分析其标志物为二氧乙烷磷酸酯等。

（4）生物发光免疫分析荧光素标记抗原或抗体，使其直接或间接参加发光反应。

（5）电化学发光免疫分析所采用的发光试剂标志物为三氯联吡啶钌$[Ru(bpy)_3]^{2+}$＋N 羟基琥珀酰胺酯。此种分类方法较常用。

2.根据发光反应检测方式的不同分类测定

（1）液相法：免疫反应在液相中进行，反应后经离心或分离措施后，再测定发光强度。所用分离方法包括葡聚糖包被的活性炭末、Sephadex G-25 层析柱、第二抗体等。

（2）固相法：将抗原抗体复合物结定在固相载体（如聚苯乙烯管）或分离介质上（如磁性微粒球、纤维素、聚丙烯酰胺微球等），再测定发光强度，此法较常用。试验原理与固相 RIA 和 ELISA 方法基本相同。

（3）均相法：如均相酶免疫测定一样，在免疫反应后，不需要经过离心或分离步骤，即可直接进行发光强度检测。其原理是某些化学发光标志物（如甾体类激素的发光标志物）与抗体或蛋白结合后，就能增强发光反应的发光强度。在免疫反应系中，标记的抗原越多，光强度增加越大，因而免除了抗原抗体复合物与游离抗原、抗体分离的步骤。

（二）化学发光标志物

在发光免疫分析中所使用的标志物可分为 3 类，即发光反应中消耗掉的标志物、发光反应中起催化作用的标志物及酶标志物。这种分类方法在发光免疫分析的应用中，对标志物的选择、检测方案和测定条件的确定及分析数据的评价等都有实际意义。

1.直接参与发光反应的标志物

这类标志物在发光免疫分析过程中直接参与发光反应，它们在化学结构上有产生发光的特有基团。一般这类物质没有本底发光，有可能精确地测定低水平的标志物，并且制备标志物的偶联方法对发光的影响不大，因此，这类标志物非常类似于放射性核素标志物。

（1）氨基苯二酰肼类：主要是鲁米诺和异鲁米诺衍生物。鲁米诺是最早合成的发光物质，也是一种发光标志物。但鲁米诺偶联于配体形成结合物后，其发光效率降低。而异鲁米诺及其衍生物（如氨丁基乙基异鲁米诺，氨己基乙基异鲁米诺等）克服了这一缺点，是比较成功的标志物。

（2）吖啶酯类：吖啶酯是一类发光效率很高的发光剂，可用于半抗原和蛋白质的标记。用于标记抗体时，可获得高的比活性，有利于双位点免疫化学发光分析的建立，可用于多抗或单抗的标记。

（3）三氯联吡啶钌$[Ru(bpy)_3]^{2+}$：此标志物是用于电化学发光的新型标志物，经电化学激发而发射电子，但一定在与抗体或抗原结合成复合物以后才有特异性反应，在标记抗体或抗原之前，需要化学修饰为活化的衍生物三氯联吡啶钌$[Ru(bpy)_3]^{2+}$＋N-羟基琥珀酰胺酯（NHS），其为水溶性，可与各种生物分子结合成稳定标志物，分子量很小，不影响免疫活性。

2.不参与发光反应的标志物

这类标志物作为反应的催化剂或者作为一种能量传递过程中的受体，不直接参与化学发光反应。在这类发光体系中，标志物不影响总的光输出，而是加入后起反应的发光物质越多，体系产生的光越强。

（1）过氧化物酶：这类标记酶主要是辣根过氧化物酶（HRP）。它在碱性条件下，对鲁米诺和过氧化氢的反应起催化作用。以 HRP 标记的结合物的量可用过量的 H_2O_2 和鲁米诺来测量，如对皮质醇的测定可达 20 pg。以过氧化物酶作为标志物而建立起来的免疫分析法属于酶免疫分析技术,但是发光酶免疫分析不同于其他酶免疫分析技术。此外,这种催化反应是在较高碱性条件下进行的,所以酶的活性较低,主要是酶结构中的铁卟啉部分起催化作用,蛋白质部分仅提供与其他分子结合的功能基团。

(2)荧光素酶:它是催化荧光素与腺苷三磷酸(ATP)的酶。它也是作为一种标记酶使用,如用于甲氨蝶呤和肌钙蛋白 T(TNT)的测定,其中对 TNT 的检测灵敏度可达 10 fmol/L。

(3)荧光素:在 TCPO 发光反应体系中,荧光素作为反应体系中一种能量传递的受体,它在反应中不消耗。在这类发光反应中,体系所发出的光与荧光物质的浓度成正比,所以它可作为标志物用于化学发光免疫测定。

(4)三丙胺(TPA):类似酶免疫测定(EIA)中的底物,是电化学发光(ECL)中的电子供体,氧化后生成的中间产物是形成激发态三氯联吡啶钌[$Ru(boy)_3$]$^{2+}$的化学能来源。

3.酶标志物

利用某些酶作为标志物,然后通过标志物催化生成的产物,再作用于发光物质,以产生化学发光或生物发光。这种方法对分析物的检测极限有赖于形成产物的量。

(1)葡萄糖氧化酶:葡萄糖氧化酶能催化葡萄糖氧化为葡萄糖酸并形成过氧化氢,所形成的过氧化氢可以通过加入鲁米诺和适当的催化剂而加以检测。应用葡萄糖氧化酶做标志物对被标志物进行检测,其检测极限量可达 10～17 mol/L,如对 17α-羟基孕酮的测定,检测灵敏度可达每管 0.5 pg,对甲状腺素(T_4)的测定可达 6.4 fmol/L。

(2)葡萄糖-6-磷酸脱氢酶:葡萄糖-6-磷酸脱氢酶(G-6-PDH)能够催化 NAD 形成 NADH,然后利用生物发光反应体系检测 NADH。以 G-6-PDH 作为标志物,运用生物发光体系检测肌钙蛋白 T(TNT),其检测灵敏度可达 10～17 mol/L。

(3)碱性磷酸酶:以碱性磷酸酶为标志物、ATP 为底物,运用荧光素酶-ATP 发光体系进行检测,可以建立多种高灵敏度的发光免疫分析方法。

(4)丙酮酸激酶:用丙酮酸激酶做标志物,催化形成 ATP,用荧光素酶-ATP 发光体系进行检测,也可建立多种发光免疫分析方法。

三、发光免疫分析原理

(一)化学发光免疫分析

化学发光的发光原理是在一个反应体系中 A、B 两种物质通过化学反应生成一种激发态的产物(C·),在回到基态的过程中,释放出的能量转变成光子(能量 hν)从而产生发光现象,其反应式如下。

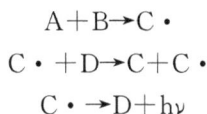

$$A+B \rightarrow C \cdot$$
$$C \cdot +D \rightarrow C+C \cdot$$
$$C \cdot \rightarrow D+h\nu$$

式中:h——普朗克常数;ν——发射光子的频率。

化学发光反应可在气相、液相或固相反应体系中发生,其中液相发光对生物学和医学研究最为重要。溶液中的化学发光从机制上讲包括三个步骤:反应生成中间体;化学能转化为电子激发态;激发分子辐射跃迁回到基态。

在化学发光免疫测定中,主要存在两个部分即免疫反应系统和化学系统,其反应如下。

竞争性结合分析法：Ag＋Ag－L＋Ab→Ag－Ab＋Ag－Ab－L(L:发光物质)

非竞争性结合分析法：Sp－Ab＋Ag↔Sp－Ab－Ag(Sp:固定物质)

Sp－Ab－Ag＋Ab－L↔Sp－Ab－Ag－Ab－L

(二)化学发光酶免疫分析

从标记免疫测定来看,化学发光酶免疫测定应属酶免疫测定。测定中2次抗原抗体反应步骤均与酶免疫测定相同,仅最后一步骤反应所用底物为发光剂,通过化学发光反应发出的光在特定的仪器上进行测定。常用的发光物为鲁米诺及其衍生物。

(三)生物发光免疫分析

生物发光是化学发光的一个特殊类型,它是由生命活性生物体所产生的发光现象,发光所需的激光来自生物体内的酶催化反应,催化此类反应的酶称为荧光素酶。生物发光包括萤火虫生物和细菌生物发光,前者发光反应需 ATP 的参与,故萤火虫生物发光又称 ATP 依赖性生物发光。ATP 依赖生物发光反应中,萤火虫荧光素和荧光素酶在 ATP、Mg^{2+} 和 O_2 存在下可发光,反应式如下。

$$ATP＋荧光素＋荧光素酶 \xrightarrow{Mg^{2+}} 腺甙基荧光素$$

$$腺甙基荧光素＋O_2 \longrightarrow 腺甙基氧化荧光素＋光(\lambda max＝562\ nm)$$

整个反应过程中,发出的总光量和荧光素、荧光素酶、O_2 和 ATP 的浓度有关,在所有其他反应产物过量时,发出的总光量和最大光强度与 ATP 的量成正比。最大光强度在测试条件下可立即获取,故实际工作中多以发光光度计所测得的最大光强度作为 ATP 浓度的换算依据。发光细菌具有两种酶,细菌荧光素酶和 NAD(P)H:FMN 氧化还原酶,前者在有 O_2 存在下催化 $FMNH_2$ 和长链脂肪醛氧化,生成黄素单核苷酸(FMN)和长链脂肪酸并发光;后者能使 FMN 还原成 $FMNH_2$,$FMNH_2$ 再参与上述反应。生物发光免疫分析比较典型的体系有萤火虫荧光素-荧光素酶发光体系和细菌荧光素-荧光素酶发光体系。

(四)微粒子化学发光免疫分析

微粒子化学发光免疫分析是采用顺磁性微粒子作为固相载体,以碱性磷酸酶标记抗原或抗体,以 AMPPD(Dioxetanes)作为化学发光剂的一种发光免疫分析技术。

作为微粒子化学技术标志物的二氧乙烷磷酸酯是一种超灵敏的碱性磷酸酶底物(AMPPD),AMPPD 在碱性磷酸酶的作用下,迅速去磷酸化生成不稳定的中介体 AMPD。AMPD 产生单线激发态产物,发生化学荧光,在这种二级动力学反应的一定时间内,就产生持续稳定的发光,此时动力反应从高能量级的激发态回到低能量级的稳定态,每次稳定的发光可持续数天,发射光所释放的能量以光强度形式被检测。

微粒化学发光是以磁性微珠作为载体包被抗体,因其表面积增大,可迅速捕捉抗原,所需标本量极少,反应时间缩短。测定时间减少,同时因其选择性吸附抗原,可减少污染,降低交叉污染概率。

(五)电化学发光免疫分析

电化学发光免疫分析(eletro-chemiluminescence immunoassay,ECLIA)是继酶免疫、放射免疫、化学发光免疫测定之后的新一代标记免疫测定技术,是电化学发光和免疫测定相结合的产物。

电化学发光与一般化学发光技术的主要区别在于标志物的不同:一般化学发光是标记催化酶(辣根过氧化物酶等)或化学发光分子(鲁米诺等),这样的化学反应一般发光不稳定,为间断的、闪烁性发光,而且在反应过程中易发生裂变,导致反应结果不稳定;此外检测时需对结合相与游离相进行分离,操作步骤多。而电化学发光则不同,为电促发光,采用的发光试剂标记分子是三氯联吡啶钌[Ru(bpy)$_3$]$^{2+}$,[Ru(bpy)$_3$]$^{2+}$在三丙胺(TPA)阳离子自由基(TPA$^+$·)的催化及三角形脉冲电压激发下,可产生高效、稳定的连续发光,同时由于[Ru(bpy)$_3$]$^{2+}$在发光反应中的再循环利用使发光得以增强、稳定,而且检测采用均相免疫测定技术,不需将游离相与结合相分开,从而使检测步骤大大简化,也更易于自动化。

电化学发光分析是一种在电极表面引发的特异性化学发光反应,参与反应的发光试剂标志物为三氯联吡啶钌[Ru(bpy)$_3$]$^{2+}$,另一种试剂是三丙胺(TPA)。在阳极表面,以上两种电化学活性物质可同时失去电子发生氧化反应,2价的[Ru(bpy)$_3$]$^{2+}$标志物被氧化成3价的[Ru(bpy)$_3$]$^{3+}$标志物,TPA被氧化成阳离子自由基TPA$^+$·,TPA$^+$·很不稳定,可自发地释放一个质子而变成自由基TPA·,其为强还原剂,可将一个电子给3价的[Ru(bpy)$_3$]$^{3+}$,使其形成激发态的[Ru(bpy)$_3$]$^{2+}$·,而TPA自身被氧化成氧化产物。激发态的[Ru(bpy)$_3$]$^{2+}$·衰减的同时发射一个波长为620 nm的光子,重新形成基态的[Ru(bpy)$_3$]$^{2+}$。以上发光反应在电极表面周而复始地不断循环进行,产生许多光子,使光信号增强。

电化学发光分析技术和其他免疫技术相比具有十分明显的优点:①由于三氯联吡啶钌可与蛋白质、半抗原激素、核酸等各种化合物结合,因此检测项目很广泛。②由于磁性微珠包被采用"链霉亲和素-生物素"新型固相包被技术,使检测的灵敏度更高,线性范围更宽,反应时间更短。

四、发光免疫分析仪器

(一)ACS:180SE 全自动化学发光免疫分析系统

ACS 全自动化学发光免疫分析系统由拜耳公司生产,采用化学发光技术和磁性微粒子分离技术相结合的免疫分析系统。在 20 世纪 90 年代初首次推出全自动化学发光免疫分析系统 ACS:180,20 世纪 90 年代中期推出第二代产品为 ACS:180SE 分析系统,最近该公司又推出了 ACS:CENTAUR。第二代产品将微机与主机分开,软件程序加以改进,使操作更灵活,结果准确可靠,试剂贮存时间长,自动化程度高。

1.仪器测定原理

该免疫分析技术有两种方法,一是小分子抗原物质的测定采用竞争法,二是大分子的抗原物质测定采用夹心法。该仪器所用固相磁粉颗粒极微小,其直径仅 1.0 μm。这样大大增加了包被表面积,也增加了抗原或抗体的吸附量,使反应速度加快,也使清洗和分离更简便。其反应基本过程如下。

(1)竞争反应用过量包被磁颗粒的抗体,与待测的抗原和定量的标记吖啶酯抗原同时加入反应杯温育。其免疫反应的结合形式有两种,一是标记抗原与抗体结合成复合物,二是测定抗原与抗体的结合形式。

(2)夹心法标记抗体与被测抗原同时与包被抗体结合成一种反应形式,即包被抗体-测定抗原-发光抗体的复合物。上述无论哪种反应,所结合的免疫复合物被磁铁吸附于反应杯底部,上清液吸出后,再加入碱性试剂;其免疫复合物被氧化激发,发射出 430 nm 波长的光子,再由光电倍增管将光能转变为电能,以数字形式反应光量度,计算测定物的浓度。竞争法是负相关反应。夹心法是正相关反应。

2.仪器组成及特点

该仪器由主机和微机两部分组成。主机部分主要是由仪器的运行反应测定部分组成,它包括原材料配备部分、液路部分、机械传动部分及光路检测部分。微机系统是该仪器的核心部分,是指挥控制中心。该机设置的功能有程控操作、自动监测、指示判断、数据处理、故障诊断等,并配有光盘。主机还配有预留接口,可通过外部贮存器自动处理其他数据并遥控操作,以备实验室自动化延伸发展。

ACS:180SE 分析仪为台式,其主要特点为以下几点。①测定速度:每小时完成 180 个测试,从样品放入到第一个测试结果仅需要 15 分钟,以后每隔 20 秒报一个结果。②样品盘:可放置 60 个标本,标本管可直接放于标本盘中,急诊标本可随到随做,无须中断正在进行的测试。③试剂盘:可容纳 13 种不同的试剂,因此每个标本可同时测定 13 个项目。④全自动条码识别系统:仪器能自动识别试剂瓶和标本管,加快了实验速度。⑤灵敏度:达到放射免疫分析的水平。

3.测定项目

现有检测项目 47 项,更多的项目还在开发之中。①甲状腺系统:总、游离 T_3,总、游离 T_4,促甲状腺素,超敏促甲状腺素,T_3 摄取量。②性腺系统:绒毛膜促性腺激素,泌乳素,雌二醇,雌三醇,促卵胞成熟素,促黄体生成素,孕酮,睾酮。③血液系统:维生素 B_{12},叶酸,铁蛋白。④肿瘤标志物:AFP,CEA,CA15-3,CA125,CA19-9,β_2-微球蛋白,PSA。⑤心血管系统:肌红蛋白,肌钙蛋白 T,肌酸激酶-MB。⑥血药浓度:地高辛,苯巴比妥,茶碱,万古霉素,庆大霉素,洋地黄,马可西平。⑦其他:免疫球蛋白 E,血清皮质醇,尿皮质醇,尿游离脱氧吡啶。

(二)ACCESS 全自动微粒子化学发光免疫分析系统

ACCESS 全自动微粒子化学发光免疫分析系统是美国贝克曼-库尔特公司(Beckman Coulter)生产的,它采用微粒子化学发光技术对人体内的微量成分及药物浓度进行定量测定。该系统具有高度的特异性、高度的敏感性和高度的稳定性等特点;全自动操作,一次可以对60份标本进行 24 种项目的测定,只需 10~30 分钟就可完成第一个测定并打印出结果。

1.分析方法及过程

ACCESS 系统采用磁性微粒作为固相载体,以碱性磷酸酶作为发光剂,固相载体的应用扩大了测定的范围。以竞争法、夹心法和抗体检测等免疫测定方法为基础。试剂包装采用特殊的设计,每个试剂包有 5 个小室,分别把不同的试剂分开,减少了交叉污染,保证了检测质量。

(1)抗原抗体结合将包被单克隆抗体的顺磁性微粒和待测标本加入反应管中,标本中的抗原与微粒子表面的抗体结合,再加入碱性磷酸酶标记的抗体,经温育后形成固相包被抗体-抗原-酶标记抗体复合物。

(2)洗涤、分离在电磁场中进行 2~3 次洗涤,很快将未结合的多余抗原和酶标记抗体洗去。

(3)加入底物 AMPPD 发光剂 AMPPD 被结合在磁性粒子表面的碱性磷酸酶的催化下迅速去磷酸基因,生成不稳定的中介体 AMPD。AMPD 很快分解,从高能激发态回到低能量的稳定态,同时发射出光子,这种化学发光持续而稳定,可达数小时之久。通过光量子阅读系统记录发光强度,并从标准曲线上计算出待测抗原的浓度。

2.仪器组成及特点

ACCESS 是由微电脑控制的,由样品处理系统、实验运行系统、中心供给系统和中心控制系统四部分组成,其仪器特点以下几点。①测定速度:每小时完成 100 个测试,从样品放入到第一个测试结果需要15~30 分钟。②样品盘:可放置 60 个标本,标本管可直接上机,急诊优先,标本可随到随做,无须中断运行。③试剂盘:可容纳 24 种试剂,因此每个标本可同时测定 24 个项目,试剂可随意添加。④全自动条码识别系统:仪器能自动识别试剂盒和标本管条码,加快了实验速度。⑤灵敏度:通过酶放大和化学发光放大,灵敏度达到甚至超过放射免疫分析的水平。

3.分析范围

该系统主要对人体内的微量成分及药物浓度进行定量。①甲状腺功能:游离、总 T_3,游离、总 T_4,TSH,甲状腺素摄取率。②血液系统:铁蛋白,叶酸盐,维生素 B_{12}。③变态反应:总 IgE。④内分泌激素:β-hCG,LH,FSH,E_2,PT,PRL,皮质醇(Cortisol)。⑤药物检测:茶碱,地高辛。⑥肿瘤因子:CEA,AFP,PSA。⑦心血管系统检查:肌钙蛋白Ⅰ,肌红蛋白。⑧糖尿病检查:胰岛素。

(三)Elecsys 全自动电化学发光免疫分析仪

电化学发光免疫分析技术在新一代实验室免疫检测技术中很有特点,它在 20 世纪 90 年代一问世就引起广泛的关注。德国 Roche 公司在链霉亲和素-生物素包被技术的基础上,引用电化学发光免疫分析技术并开发出相应的检测系统。Elecsys 型号的仪器功能上完全一致,操作也有相同(都是触摸屏操作)之处;细节有差异,有完善的使用说明。

1.测定原理及过程

Elecsys 分析仪集多种技术于一身,应用了免疫学、链霉亲和素生物包被技术及电化学发光标记技术。

(1)将待测标本与包被抗体的顺磁性微粒和发光剂标记的抗体加在反应杯中共同温育,形成磁性微珠包被抗体-抗原-发光剂标记抗体复合物。

(2)将上述复合物吸入流动室,同时用 TPA 缓冲液冲洗。当磁性微粒流经电极表面时,被安装在电极下的磁铁吸引住,而游离的发光剂标记抗体被冲洗走。同时在电极加电压,启动电化学发光反应,使发光试剂标志物三氯联吡啶钌$[Ru(bpy)_3]^{2+}$ 和 TPA 在电极表面进行电子转移,产生电化学发光。光的强度与待测抗原的浓度成正比。

2.仪器组成及特点

Elecsys 分析仪为台式一次进样(Elecsys 1010)或随机进样(Elecsys 2010)自动化分析仪,主要由样品盘、试剂盒、温育反应盘、电化学检测系统及计算机控制系统组成。仪器特点:①测定速度,每小时完成 90 个测试,从样品放入到出第一个测试结果需要 9 分钟或 18 分钟,根据测试的项目而定。②样品盘:可放置 75 个或 30 个标本,标本管可直接上机。由于采用急诊通道,急诊标本可随到随做,无须中断运行。③试剂盘:可容纳 6 或 18 种试剂,并带有内置恒温装置,以利于试剂保存。④全自动二维条码识别系统:仪器能自动识别试剂盒、标准品、质控品和标本管条码,并读入测定参数等,减少人工输入的误差。⑤灵敏度:由于采用链霉亲和素-生物素技术和电化学发光技术,灵敏度达到甚至超过放射免疫分析的水平。

3.应用的免疫学方法原理

有三种抗原抗体反应方法被应用:抑制免疫法,用于小分子量蛋白抗原检测;夹心免疫法,用于大分子量物质检测,桥联免疫法,用于抗体如 IgG、IgM 检测。还有钌标记用于 DNA/RNA 探针分析。

4.检测项目该仪器

可应用项目很多,已提供试剂盒的项目如下。①肿瘤标志物:AFP,CEA,PSA,CA15-3,CA19-9,CA72-4,CA125Ⅱ,CYFRA21-1,β-hCG,NSE。②甲状腺功能:TSH,FT_3,FT_4,FBG,

TG,Anti-TG。③内分泌:FSH,LH,PT,hCG;β-hCG,肾上腺皮质醇,胰岛素,前列腺素,PRL。
④感染性疾病:Anti-HAV,Anti-HAV-IgM,HBsAg,Anti-HBc,Anti-HBs,Anti-HBe,HBeAg,
Anti-HCV,HIV-Ag。⑤心肌标志物:TNT,CK-MB,肌红蛋白,地高辛,洋地黄。⑥维生素类:
维生素 B_{12},叶酸,铁蛋白。

五、发光免疫分析技术的临床应用

(一)甲状腺疾病相关免疫检测与临床应用

常规甲状腺功能血清学检查主要包括甲状腺激素、垂体激素和自身免疫指标的检查。前者
包括总 T_3(TT_3)、总 T_4(TT_4)、游离 T_3(FT_3)、游离 T_4(FT_4)及其相关垂体促甲状腺素(TSH)甲
状腺摄取率(TU),以及游离甲状腺素指数(FT_4I);后者包括甲状腺球蛋白抗体(TgAb)、甲状腺
过氧化酶抗体(TPO)或甲状腺微粒体抗体(TmAb)、促甲状腺受体抗体(TRAb)等。TmAb 和
TRAb 目前仍未采用化学发光法。

(二)生殖内分泌激素检测与临床应用

化学发光免疫分析技术提供传统的生殖内分泌激素检测项目,主要有促卵泡生成激素
(FSH)、促黄体生成激素(LH)、孕激素(Prog)、催乳素(Prol)、睾酮(Test),以及胎盘激素,包括
滋养叶细胞分泌的人绒毛膜促性腺激素(β-hCG)、胎儿-胎盘单位共同生成的激素、非联合雌三
醇(UE_3)。现代化检测技术不但提高了这些检测项目的灵敏度、特异性,还从速度上提供了急诊
服务的条件,迎合了临床急诊检测的需要,在妇产科临床方面开拓了前所未有的应用前景。

(三)心肌蛋白检测与临床应用

典型心绞痛和心肌梗死(AMI)患者,心肌供血不足,细胞受损破坏,细胞内容物渗出,进入
血循环。血清(浆)肌酸激酶(CK)及其同工酶(CK-MB)作为上述病理改变的标志物已被临床应
用多年。心肌酶活性的测定需时不长,又较便宜,一般情况下尚能满足临床确诊 AMI、监测疗效
和估计梗死范围等的需要。

然而,在某种特殊情况下上述标志物尚有明显不足之处:伴有肌肉组织损伤的病例,心肌酶
因组织特异性不高而失去其应有的诊断价值;另一方面,酶活性检测法的精确度不足,临床正常
参考范围较宽,诊断敏感性不足以辅助确诊微小心肌梗死(Micro-infar)或轻微心肌细胞损伤。
目前,化学发光法除提供心肌酶检测技术外,还提供临床应用价值更高的肌钙蛋白 T(cTnT)、肌
钙蛋白 I(cTnI)和肌红蛋白(MYO)检测。

(四)胰岛素和 C 肽测定与临床应用

1.胰岛素

胰岛素由胰岛 β 细胞分泌,主要控制糖代谢,也参与控制蛋白质合成和甘油三酯的储存。血
循环中胰岛素包括真胰岛素及其前身,胰岛素原包括完整胰岛素原和裂环胰岛素原。传统放射
免疫法测定免疫活性胰岛素,即笼统测定所有胰岛素原分子及真胰岛素,其临床应用的推广正随
着高特异性真胰岛素与胰岛素原的检测技术的发展而受到冲击。真胰岛素测定对糖尿病的诊
断、分型及疗效随访有重要的临床应用意义。目前,个别化学发光免疫分析系统推出真胰岛素检
测技术,如美国贝克曼 Access 免疫分析系统的超敏感胰岛素检测仅测定真胰岛素(与胰岛素原
无交叉反应)。该检测项目在临床及科研方面的应用,将使人们对 2 型糖尿病的发病机制有更进
一步的认识。

胰岛素检测的重要意义之一在于了解糖尿病高危人群和糖尿病患者的胰岛 β 细胞分泌功

能,并依此协助临床对患者进行临床分型和选择治疗方案。1 型糖尿病患者胰岛 β 细胞分泌功能不足,表现为空腹和餐后血真胰岛素水平降低,释放曲线呈低水平状;根据胰岛 β 细胞分泌功能,2 型糖尿病患者可分为两个人群组:A 组胰岛素释放试验的结果一般表现为空腹胰岛素值比正常人高,餐后 30 分钟、1 小时值低于正常人,整个反应过程中虽峰值高于正常,但峰时延迟至 2 小时或 3 小时,呈延迟增高型;B 组表现为空腹胰岛素值比正常人低,餐后释放反应低,呈无反应或低反应型。对 2 型糖尿病更进一步的分型,将随着真胰岛素检测技术的问世而实现。详细的分型有利于更合理地选择治疗方案。除此之外,真胰岛素检测还被用于评价不同胰岛素制剂在不同个体血中的有效作用期,以便及时调整治疗方案。

胰岛 β 细胞肿瘤可导致高胰岛素血症,并继发低血糖症。重复数次空腹血胰岛素水平测定,可协助诊断胰岛细胞瘤。

2.C 肽

胰岛 β 细胞所分泌的胰岛素原,经一系列的转化酶作用后,一个胰岛素原分子裂解为一个真胰岛素和一个 C 肽,两者呈等分子释放入血循环。但因 C 肽降解部位在肾脏而胰岛素在肝脏,且其生物半衰期是胰岛素的 2 倍,故外周血循环中 C 肽的克分子浓度比胰岛素高,两者比值约为 6:1。C 肽与胰岛素抗体无交叉反应,也不与细胞膜上的受体结合。如此种种,C 肽测定被认为更能反映胰岛 β 细胞的功能。

C 肽测定在协助糖尿病分型和疗效的观察、分析方面与胰岛素相同,但在评价机体胰岛 β 细胞分泌功能方面有其特有的优点。对长期使用外源性胰岛素患者测定胰岛素,既受外源性胰岛素影响(方法学上不能区分内源性或外源性),也受机体产生的胰岛素抗体和胰岛素结合的影响。外源性胰岛素中不含 C 肽,且 C 肽不和胰岛素抗体发生免疫交叉反应,因此,即使在有特异真胰岛素测定技术的情况下,技术性可靠的 C 肽测定仍颇受临床欢迎。

(五)贫血指标检测与临床应用

多年来,贫血的鉴别诊断主要依靠血液学的特殊染色及骨髓穿刺等复杂的实验室手段。随着免疫学技术的发展,某些血液疾病可以依赖简单的免疫分析进行鉴别诊断及治疗随访。目前所有的化学发光免疫分析系统都提供铁蛋白、维生素 B_{12}、血清及红细胞叶酸盐等鉴别贫血原因的免疫检测项目。铁蛋白是缺铁性贫血的敏感指标,临床上除用以作为诊断依据外,还应用于补铁治疗的随访。维生素 B_{12} 及铁蛋白检测,在协助诊断白血病方面也有一定的临床应用价值。

1.叶酸盐

叶酸盐是一种维生素,由小肠吸收后储存于肝脏。其生物化学功能是辅酶 A,与细胞生长及DNA 合成密切相关。叶酸缺乏将导致巨幼红细胞/巨红细胞性贫血,并导致神经病理学方面的疾病。

叶酸缺乏常见于摄入不足、吸收不良或体内需求增加。后者常见于怀孕期间,可导致胎儿神经系统畸形,或见于酗酒、肝炎或其他引起肝功能不全的疾病。

2.维生素 B_{12}

维生素 B_{12} 经口摄入后,与胃液中的"内因子"蛋白结合后,在回肠中吸收后储存于肝脏。其生物化学功能与叶酸类似。维生素 B_{12} 缺乏同样将导致巨幼细胞性贫血及神经病理学方面的疾病。

维生素 B_{12} 缺乏常见于原发内因子分泌不足、继发维生素 B_{12} 吸收减少,这种现象称"恶性贫血",常见于 50 岁以上人群组。因为维生素 B_{12} 吸收量与功能小肠的长度成正比,胃、肠切除术后

可导致维生素 B_{12} 缺乏。不同细菌或炎症引起的小肠疾病同样影响维生素 B_{12} 吸收。维生素 B_{12} 摄入不足也见于长期吃素者。

3.铁蛋白

铁蛋白是一种铁储存蛋白。血清铁蛋白浓度与体内总铁储存量成正比。铁蛋白是一种最常用的诊断有关铁代谢疾病的指标。

缺铁性贫血者血清铁蛋白浓度仅为正常人的 $1/10$；而铁摄入过量者，其血清铁蛋白浓度明显高于正常人。有报道认为铁蛋白是早期发现缺铁性贫血的敏感指标。铁蛋白测定也常被应用于补铁治疗的疗效随访。临床上还应用铁蛋白辅助诊断血色素沉着病。血色素沉着病分遗传性和继发性，两者的共同发病机制是铁储存异常增高，导致组织毒性作用。遗传性血色素沉着病患者的小肠吸收铁的功能异常增高；继发性血色素沉着病患者多见于反复接受输血治疗的患者。临床上发现铁蛋白是反映血中铁储存量最好的指标，血清铁测定不如铁蛋白敏感。

白血病、骨髓瘤、胃癌、肠癌、肺癌、乳腺癌、胰腺癌等均可有铁蛋白异常增高，临床上也用铁蛋白作为肿瘤标志物辅助诊断肿瘤及疗效随访。

(六)肿瘤标志物检测与临床应用

肿瘤标志物是指肿瘤组织和细胞由于癌基因及其产物的异常表达所产生的抗原和生物活性物质，但健康组织有时也能产生类似的赘生物，其中包括与之相关的各类激素、酶、特异性或非特异性蛋白质、肿瘤代谢产物等。尽管肿瘤标志物的研究不断取得进展，目前仍没有任何一种标志物能对肿瘤完全特异。原因：①绝大多数肿瘤标志物既不是器官特异又不是疾病特异，肿瘤组织本身可产生，非恶性病变组织也可产生，因此一些良性疾病也可出现不同程度的阳性反应；②肿瘤可因多种因素而呈现一过性或阶段性阴性；③受科技水平的限制而未揭示出高特异性的肿瘤标志物。为了克服上述缺点，临床工作者通过大量的实践，推荐追踪观察和联合检测，以便及时发现一些常规检测难以发现的恶性肿瘤。

六、发光免疫分析技术的前景展望

我国的临床免疫检测与国外比较，发展起步较晚。目前，在常规的实验室免疫学检测中，还是以凝集、沉淀试验及手工操作的酶标、放免试验为主。这些检测方法在实际应用中，操作烦琐，投入人力多，质量控制难以保证，环境污染等问题较多。发光免疫技术的引进使我国临床免疫学检验工作达到了一个新的水平。

发光免疫技术基本原理与放免分析技术相同，标志物可稳定贮存，敏感性与放免技术相近或更高，检测速度较放免技术快 $3\sim8$ 倍，可进行全自动化的检测，而且无辐射防护、环境污染及标志物衰变等问题。以发光免疫技术为代表的非放射分析技术最终将取代同位素分析技术已成为众多学者的共识，这是一种技术发展的趋势。

发光免疫技术能够做到像全自动生化分析仪一样，自动化程度高，标本处理能力强，随机性好，灵活性高，将临床检验工作者从烦琐的手工操作中解放出来，减少了人力投入和人为误差；急诊及加急服务工作得以真正实现；质量控制易于做到，将分析误差进一步减小。这些是传统的非自动化免疫分析技术所无法达到的。应当说这项技术已适合于现代临床检验技术的发展需要，它将广泛地应用于我国的临床检验医学领域。

发光免疫技术的问世，将扩大医学工作者们对人体许多微量物质的认识，并加以应用到临床诊断、治疗及预后评估中。利用发光免疫技术开发更多的、更全面的检验项目已成为这类技术的重要任务之一。拥有这类技术的厂商均投入巨资进行研究和开发新的项目,并积极推广应用,而且每年都有一两项或多项新项目问世。这对推广和加速发光免疫技术的应用起到了积极的作用。

当然,目前我们要面对的一个现实问题是应用这类技术的费用比传统的技术要高,这与政府控制医疗费用的政策相矛盾。加速这类技术的国产化,将是降低成本的直接有效手段,但困难是很大的。在国产化技术问世前,引进并广泛推广国外这一先进技术是医疗市场的需要。目前,国外厂商面对我国潜在的市场,面对众多同行的竞争,已逐渐改变其市场策略,并有调低仪器及试剂价格的趋势。另外,应积极宣传这一技术的及时、快速、准确等优点,减少患者因等候而造成的浪费,这也许是间接节约成本的有效手段。

(张传栋)

第十一节　放射免疫分析技术

放射免疫分析是以放射性核素作为示踪物的一种免疫标记技术。由于此项技术将核素分析的高灵敏度与抗原抗体反应的特异性相结合,因此具有灵敏度高、特异性强、样品及试剂用量少、操作方便等诸多优点,已在生命科学的许多领域及医学检验工作中得到广泛应用,适用于各种抗原和抗体、微量蛋白质、激素、核苷酸、多肽、小分子药物及肿瘤标志物等的测定。

放射免疫分析有以下两种主要类型:①以核素标记已知抗原和检测样品中非标记待测抗原同时与限量特异性抗体竞争结合的经典放射免疫分析法;②以核素标记过量已知抗体与检测样品中待测抗原直接结合,然后用固相抗原分离游离标记抗体的免疫放射分析。

一、放射免疫分析

放射免疫分析的基本原理是标记抗原(Ag^*)和未标记抗原(Ag)对有限量的特异性抗体(Ab)竞争性结合或竞争性抑制反应。在放射免疫分析反应系统中,Ag^*、Ag 和 Ab 三者同时存在时,由于两种抗原具有相同的决定簇,互相竞争结合抗体的能力相同,结果形成 Ag^*-Ab 和 Ag-Ab 复合物。

当 Ag^* 和 Ab 的量固定时,二者结合形成免疫复合物就受到 Ag 含量的制约。如反应系统中 Ag 含量高时,对 Ab 的竞争结合能力就强,Ag-Ab 复合物的形成量就增加,Ag^*-Ab 复合物则相对减少;反之,当 Ag 含量低时,对 Ab 的竞争结合能力弱,Ag^*-Ab 复合物形成量即增多。因此,Ag^*-Ab 复合物形成与 Ag 含量之间呈负相关关系。

二、免疫放射分析

由于在免疫放射分析反应系统中使用了过量的标记抗体,且无竞争性抑制反应,因此抗体与待测抗原达到结合状态的化学平衡,2~3 小时即可完成。同时一个抗原分子可以结合多个标记抗体分子使免疫放射分析的灵敏度明显高于放射免疫分析。

免疫放射分析是用过量的标记抗体与待测抗原进行非竞争结合反应,分离游离标记抗体,测定其复合物的放射性计数。如待测抗原含量多,则复合物的计数率就高,反之则低。

免疫放射分析的基本过程为:Ag+Ab*(过量)→Ag-Ab*+Ab*。

Ag:未标记待测抗原;Ab*:过量的标记抗体;Ag-Ab*:标记的抗原抗体复合物;Ab*:未结合的游离标记抗体。

免疫放射分析方法有单位点和双位点两种,单位点免疫放射分析中抗原分子只需一个反应位点,形成复合物后分离游离的标记抗体,单位点免疫放射分析灵敏度和特异性都不够满意,目前应用较少。双位点免疫放射分析,采用双抗体夹心法原理,采用固相抗体与标记抗体同时与待测抗原的两个表位结合,使待测抗原夹在两个抗体分子之间,经过洗涤,分离游离的标记抗体,因此非特异性结合较低,大大提高了测定的灵敏度。

(张传栋)

第十二节　免疫细胞分离纯化技术

机体中淋巴细胞、巨噬细胞、中性粒细胞等多种免疫细胞在免疫反应中的作用各不相同。临床上出现如感染、免疫缺陷病、自身免疫病、肿瘤及移植术后免疫抑制状态等不同疾病或状态时,不同亚群免疫细胞的数量或功能都可发生变化。采用体外实验的方法分析机体中参与免疫反应的各种免疫细胞种群在数量及功能活性的变化对不同疾病诊疗至关重要。

免疫细胞的检测技术是近代免疫学探索机体免疫系统奥秘的一把不可或缺的钥匙,是监测及了解机体免疫状态的重要方法之一。免疫细胞的准确检测是建立在免疫细胞分离纯化技术的基础上的。在长期的科学研究工作中形成的免疫细胞检测技术主要包括免疫细胞数量、表面分子变化和细胞功能检测等部分。由于检测的目的和方法的不同,实验中需要的免疫细胞的种类也各不相同,在一些检测中仅需单个核细胞,有的则需要单核/巨噬细胞、NK 细胞、T 淋巴细胞和 B 淋巴细胞或不同的细胞亚群。这些都要求对免疫细胞进行不同程度的分离纯化。

目前应用的分离纯化技术主要依据以下几种原理:根据细胞的大小、密度不同应用一些物理的方法分离;根据细胞对不同物质黏附性和吞噬能力的不同进行分离;根据各类细胞的表面特殊标志,通过相关抗体用免疫学方法进行选择性分离等。根据这些基本原理,建立了许多相应的细胞分离纯化技术,从而可以将各种参与免疫反应的细胞从血液或器官中分离纯化出来,这些分离技术也随着一些新技术的出现不断完善。

一、标本的采集

用于免疫学研究的免疫细胞主要来源于外周血。外周血取材方便,富含各种免疫细胞和因子,便于研究,是分离纯化免疫细胞的主要来源。必要时也从动物脾、淋巴结、胸腺中采集细胞。

(一)人血液标本采集

人血液标本的采集以肘静脉为主,一些特殊情况可进行深动脉或深静脉采血。

(二)动物血液的采集

实验动物的采血方法较多,比较常用的有尾尖采血,耳部采血,眼部采血,心脏采血,大血管采血等多种。

1.尾尖采血

主要应用于大、小鼠的采血,当所需血量较少时可采用本法。

方法如下:固定动物暴露尾部。将尾部去毛后消毒,然后浸在 45 ℃左右的温水中数分钟,使尾部血管充盈。用剪刀割去尾尖 0.3~0.5 cm,让血液自由滴入容器或用血红蛋白吸管吸取,也可在尾部做一横切口,割破尾动脉或静脉,收集血液的方法同上。采血结束,伤口消毒并压迫止血。每鼠一般可采血 10 余次。小鼠每次可取血 0.1 mL,大鼠 0.3~0.5 mL。

2.眼部采血

主要用于大、小鼠及沙鼠的采血,可以采集 0.2~1.0 mL 血量。

方法如下:采血者的左手拇指和示指两指从背部握住小鼠或大鼠的颈部(注意防止动物窒息),取血时左手拇指及示指轻轻压迫动物的颈部两侧,使眶后静脉丛充血。右手将接 7 号针头的 1.0 mL 注射器或长颈(3.0~4.0 cm)硬质玻璃滴管(毛细血管内径 0.5~1.0 mm)对准鼠面部,保持采血器与鼠面部成 45°夹角,由眼内角刺入,针头斜面先向眼球,刺入后再转 180°使斜面对着眼眶后界。当感到有阻力时即停止推进,同时,将针退出 0.1~0.5 mm,边退边抽。刺入深度,小鼠 2.0~3.0 mm,大鼠 4.0~5.0 mm。若穿刺适当血液能自然流入毛细血管中。当得到所需的血量后,即除去加于颈部的压力,同时,将采血器拔出,以防止术后穿刺孔出血。技术熟练时用本法短期内可重复采血。左右两眼轮换更好。体重 20.0~25.0 g 的小鼠每次可采血 0.2~0.3 mL;体重 200.0~300.0 g 大鼠每次可采血 0.5~1.0 mL。

3.耳部采血

主要应用于家兔、豚鼠的采血。本法为最常用的取血法之一,常作多次反复取血用,因此,保护耳缘静脉,防止发生栓塞特别重要。血量可在 5.0~10.0 mL。

方法如下:将兔放入仅露出头部及两耳的固定盒中,选耳静脉清晰的耳朵,将耳静脉部位的毛拔去,用 75% 乙醇局部消毒,待干。用手指轻轻摩擦兔耳,使静脉扩张,用注射器在耳缘静脉末端刺破血管,待血液漏出取血或将针头逆血流方向刺入耳缘静脉取血,取血完毕用棉球压迫止血,此种采血法一次最多可采血 5.0~10.0 mL。

4.心脏采血

主要应用于兔、犬等中型动物。可以多次采血。

方法如下:将家兔、犬仰卧固定,在第三肋间胸骨左缘 3.0 mm 处将注射针垂直刺入心脏,血液随即进入针管。动作宜迅速,以缩短在心脏内的留针时间和防止血液凝固,如针头已进入心脏但抽不出血时,应将针头稍微后退一点。在胸腔内针头不应左右摆动以防止伤及心、肺,一次可取血 20.0~25.0 mL。

5.大血管采血

主要应用于犬、猴等大动物,可以多次采血。

方法如下:先将麻醉的动物取仰卧位固定,分离暴露颈静脉、颈动脉、股动脉、股静脉或腹主动脉等大血管,拉一牵引线,在静脉为近心端,动脉为远心端,提拉牵引线阻断血流,注射器逆血管走向穿刺取血。需血量大时采用。

6.注意事项

采血方法的选择,决定于实验所需血量及动物种类。静脉采血时,若需反复多次,应自远离心脏端开始,以免发生栓塞而影响整条静脉。采血用的注射器和试管必须保持清洁干燥,若需抗凝全血,需在注射器或试管内预先加入抗凝剂。表 2-4 为各种实验动物大致的最大采血量。

表 2-4　实验动物的采血量

采血动物品种	最大安全采血量(mL)	最小致死采血量(mL)
小鼠	0.2	0.3
大鼠	1.0	2.0
豚鼠	5.0	10.0
兔	10.0	40.0
狗	100.0	500.0
猴	15.0	60.0

(三)脾、淋巴结、胸腺等标本的采集

脾、淋巴结、胸腺等都属于免疫器官,富含各种免疫细胞,在一些特殊情况下,尤其在实验动物中,是免疫细胞分离主要的对象。下面以小鼠为例介绍操作方法。

1.脾细胞悬液的制备

将小鼠拉颈处死后,75％乙醇浸泡 3.0～5.0 分钟,无菌取脾置于无血清 RPMI 1640 培养基中,去除脂肪及筋膜组织,将脾分离成若干小块,于 200 目金属网研磨,同时用 4 ℃不完全培养基冲洗,收集网下的细胞悬液后,用不完全培养基洗涤两次后重新悬浮备用。

2.淋巴结、胸腺细胞悬液的制备

无菌摘取多处淋巴结,同上方法研磨处理。有时也可在局部注射佐剂或某种抗原,使淋巴结增大后再将动物处死摘取,但是这种办法有改变淋巴细胞免疫状态的可能,要看具体试验决定是否采用。如淋巴细胞数量过少,可以加入胰蛋白酶或胶原酶消化淋巴结,以增加分离细胞的产量。胸腺单个核细胞分离方法与脾、淋巴结单个核细胞分离过程相似,胸腺以胸腺细胞、巨噬细胞为主,均为单个核细胞,有时可以省去梯度离心,但是经过梯度离心后可以分离去除死细胞,提高分离细胞的活率。

二、血液及其他组织中单个核细胞的分离技术

外周血单个核细胞(peripheral blood mononuclear cell,PBMC)是以单核细胞和淋巴细胞为主的免疫细胞混合体,除在一些免疫研究中可以直接应用外,还是分离纯化其他免疫细胞的主要细胞来源。以下主要介绍 PBMC 的分离纯化技术。

(一)原理

不同种类的免疫细胞,大小及密度也各不同,利用不同密度的液体组成的梯度分离液,可以通过简单的离心将不同的细胞分离开来。密度梯度离心分离法快速有效,而且对细胞的表面标志及功能不会产生影响。这些特点使密度梯度离心成为分离单个核细胞的最常采用的方法,亦是继续进行细胞亚群分离的起点。红细胞密度为 1.093,粒细胞密度为 1.092,单个核细胞密度为 1.076～1.090。Ficoll-Hypaque 密度为 1.077,是最常用的一种单个核细胞分离液,利用 Ficoll-Hypaque 通过离心可以简单地从外周血或脾、淋巴结等组织来源的细胞悬液中将单个核细胞及血小板与红细胞及粒细胞分离。下面以人外周血标本为例,介绍密度梯度离心分离的基本方法。

(二)材料

(1)肝素抗凝外周血。

(2)无菌磷酸盐缓冲液(phosphate-bufferedsaline,PBS)。

（3）淋巴细胞分离液 Ficoll-Hypaque（密度 1.077 g/mL）。

（4）Hanks 平衡盐溶液（Hanks balanced salt solution，HBSS）。

（5）胎牛血清（fetalcalf serum，FCS）。

（6）含 10％和 20％FCS 的 RPMI-1640 培养基（RPMI-10，RPMI-20）。

（7）15.0 mL 或 50.0 mL 离心管。

（8）水平离心机。

（9）Neubauer 细胞计数板、台盼蓝、流式细胞仪。

（10）氯化铵溶液（ammonium chloride，ACK）

（11）29.0 gNH$_4$Cl（0.15 mol/L），1.0 g KHCO$_3$（10.0 mmol/L），37.2 mg，Na$_2$EDTA（0.1 mmol/L），加 800.0 mL 双蒸水，用 NHCl 调 pH 至 7.2～7.4，补双蒸水至 1 000.0 mL，用 0.2 μm 滤膜过滤除菌，室温保存。

（三）操作步骤

1.PBMC 分离

（1）用等量 PBS 倍比稀释新鲜采集的抗凝血（注意动作轻柔）。如果血液来源于血液病或相关疾病的患者，则需根据血常规等实际情况，进行不同比例的稀释；脐血随时注意保持抗凝。

（2）将已恢复至室温的 Ficoll 分离液 3.0 mL 加在无菌离心试管中，倾斜 45 度，用无菌滴管轻轻地将稀释好的血液样本 10.0 mL 加在 Ficoll 分离液液面上，加入起始时应缓慢，防止加入血液冲散分离液界面。分离液与血样比例可视需要酌情调整。

（3）用水平离心机 2 000 r/min 离心 20.0 分钟（18.0～20.0 ℃），如果从样本收集到分离间隔时间过长可将离心时间延长至 30.0 分钟。离心机停止前的负性加速度设为最小。离心前，可能有红细胞降落到分离液中，这时可适当延长离心时间，对分离效果无明显影响。

（4）待离心机完全停止后，小心将试管取出，如图 2-7 所示，试管中从上到下可依次分为 4 层：血浆层、单个核细胞及血小板层、细胞分离液层、红细胞及粒细胞层。小心将灰白色层即单个核细胞层转移到另外一个试管中，以 3 倍体积 HBSS 洗涤，2 000 r/min 离心 10.0 分钟，重复洗涤一次。

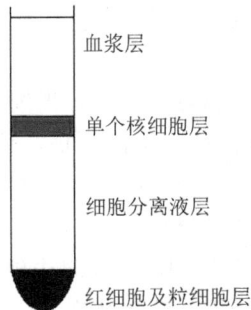

图 2-7 单个核细胞分离效果示意图

（5）在特殊疾病或某些实验需要减少血小板干扰的情况下，可采用 HBSS 溶液重新悬浮细胞，800 r/min 离心 15.0 分钟，弃上清液，重复此步骤一次。这时血小板主要停留在上清液中。或者可以将细胞稀释至（1.0～2.0）×10^7/mL 后，以 FCS 为梯度分离液，1.0 mL 细胞悬液使用 3.0 mL FCS，800 r/min 离心 15.0 分钟。弃上清液。或者采用 NycoPrep 分离液（密度为 1.063），1 000 r/min 离心 15.0 分钟，弃血小板上清液，沉淀单个核细胞。

(6)根据外周血样本量及实验不同需要,以不同体积的液体重新悬浮细胞,台盼蓝拒染试验观察分离后细胞存活率。Neubauer 计数板或者自动血液分析仪进行细胞计数后,按实验目的不同将细胞稀释到一定比例待用。

2.红细胞的去除

在梯度离心法分离得到的单个核细胞中,红细胞往往并不能完全去除,在一些试验中可能会影响试验结果,可以采用以下试验清除红细胞。

(1)低渗裂解法。用少许无菌水或 2.0 g/L 低渗盐水加入 PBMC 中,轻轻振摇,不超过 1.0 分钟,立即加入过量的 HBSS,混匀,离心去上清液,重新悬浮细胞即可。时间不宜过长,否则对细胞活性有影响。

(2)氯化铵法。分离得到的 PBMC 中加入适量 8.3 g/L 氯化铵溶液,轻轻振摇 5.0 分钟,加入 HBSS,离心洗涤去除氯化铵即可。

3.PBMC 中单核细胞/巨噬细胞去除

(1)吸附法。上述方法得到的 PBMC 中大约有 40% 是单核细胞和巨噬细胞,可通过吸附法将其去除。①将 PBMC 于 1 400 r/min,离心 10.0 分钟(18.0～20.0 ℃),弃上清液,细胞重悬于 RPMI-20 至 2.0×10^6/mL,移至 150.0 cm² 培养瓶。②37.0 ℃ 5%CO₂ 孵箱培养 1.0 小时。③将未黏附细胞移至离心管,用 37.0 ℃预温的 RPMI-10 洗涤培养瓶,洗液一并倒入离心管。重复①～③步骤 1 次。④弃上清液后用 5.0～10.0 mL RPMI-10 重悬细胞,台盼蓝拒染试验测定细胞活率。

(2)L-亮氨酸甲酯法。单核细胞内富含溶酶体酶,L-亮氨酸甲酯能被单核细胞摄入聚集于溶酶体中,在溶酶体酶的作用下转化为 L-亮氨酸-L-亮氨酸甲酯,此代谢产物对单核细胞有毒性,从而溶解并去除单核细胞。此方法还可以去除 NK 细胞和细胞毒性 T 细胞,而 B 细胞和大多数 T 细胞不受影响。注意,此方法只适用于分离新鲜的细胞,不宜分离冻存细胞。

将分离的 PBMC 调整细胞浓度到$(3.0～5.0) \times 10^6$/mL。

加入用无血清 RPMI-1640 培养基新鲜配制的亮氨酸甲酯溶液,终浓度为 5.0 mmol/L,混匀后室温放置 40.0 分钟。

加入过量 PBS 洗涤去除 L 亮氨酸甲酯溶液。

4.细胞存活率的检测

正常存活的细胞能够排斥台盼蓝染料进入细胞,当细胞坏死等造成细胞膜完整性丧失后染料可以弥散入细胞中将细胞染色。台盼蓝拒染试验是一种粗略的细胞活率判断方法,死细胞染成蓝色,活细胞不着色。但本法无法区分出 10%～20% 的活率差异。通常作为一种简单的细胞活率判定方法。具体操作:将细胞重新悬浮至$(2.0～4.0) \times 10^5$/mL,以 1 滴细胞悬液加入 1 滴 4.0 g/L(w/v)台盼蓝染液的比例混匀,保持细胞在染料中停留 3.0～10.0 分钟,否则影响细胞活率判断。在显微镜下计数 500 个细胞,计算细胞存活率。

5.细胞计数

细胞计数可用 Neubauer 血细胞计数板进行手工计数,也可以采用自动化血液细胞分析仪进行计数。在手工计数时,细胞计数池中每个大方格的容积为 0.1 mm³ 或 1.0×10^{-4} mL,计数两边共 4 个大方格总细胞数,除以 4 为每个大方格内细胞平均数,乘以稀释倍数再乘以 1 000 即为每毫升细胞数。

6.注意事项

(1)分离细胞时不同的密度梯度分离液要按照其说明书操作,当选用 Ficoll 分离液时需要对标本进行稀释,稀释可以减轻标本中红细胞浓度过高引起的聚集,改善分离效果。

(2)密度梯度分离液及 PBS/HBSS 等溶液在实验前需要恢复至室温,如果密度梯度分离液温度过低,将会降低分离效果,温度过高,细胞的活力会受到影响而且容易导致红细胞聚集影响分离。分离过程中最佳的温度保持在 18~20 ℃,分离液必须 4 ℃避光保存。

(3)如果需要从已经凝固的血液样本中分离单个核细胞,可采用适量链激酶溶解血凝块,然后进行常规方法分离,也可以得到很好的分离效果,只是得到的单个核细胞数可能只有等量抗凝血的 60%,但是细胞在功能上并没有什么过多的变化。

(4)健康者每毫升外周血可以分离得到(1~2)×10^6个单个核细胞,细胞存活率在 95%以上,其中 60%~70%是淋巴细胞,血小板浓度低于原血液的 0.5%。用黏附法去除单核细胞后,95%以上的单个核细胞为淋巴细胞。如用 L-亮氨酸甲酯法去除单核细胞,得到的单个核细胞中99%为淋巴细胞。

(5)与等量的外周血相比,脐血分离后可以得到更多的单个核细胞。在一些婴幼儿外周血或脐血中存在着一些有核红细胞等未成熟细胞,影响到单个核细胞的分离纯度,需要进一步的实验去除。

(6)从外周血中分离单个核细胞约需 1 小时,分离的血量越大,需要的时间也越长,血小板的去除需要 30 分钟,如果细胞分离后需要冻存备用,则需要去除血小板。

(7)密度梯度离心对细胞功能没有改变,但是在临床具体应用时应注意,在一些疾病状态下的免疫细胞功能可能会因密度梯度离心而受到不同程度的影响。

(8)聚蔗糖-泛影葡胺混合液是一种较理想的细胞分层液,其主要成分是一种合成的蔗糖聚合物称聚蔗糖(商品名为 Ficoll),分子量为 40 000,具有高密度、低渗透压、无毒性的特点。高浓度的 Ficoll 溶液黏性高,易使细胞聚集,故通常使用 60 g/L 的低浓度溶液,密度为 1.020,添加比重为 1.200 的泛影葡胺以增加密度。国外常用商品名 Isopaque 或 Hypaque,故又称 Ficoll-Hypaque 分层液。将适量 340 g/L 泛影葡胺加入 Ficoll 溶液中即可配制成密度合适分层液。分离人外周淋巴细胞以密度为 1.077±0.001 的分层液最佳。

(9)通过洗涤或牛血清梯度离心,可以简单地将血小板去除,这些分离方法对其他组织来源(如脾或胸腺)的单个核细胞分离同样有效。

(10)低渗法及氯化铵法溶解红细胞的方法对免疫细胞有一定的影响,应根据具体实验进行选择。

(11)小鼠、大鼠、兔及猴等动物的单个核细胞虽然用 Ficoll 可以做简单的分离,但是存在分离效果不佳,分离后细胞数量过少等问题。如果需要更好的分离效果,需要采用各自专一的细胞分离液或者根据不同种属的单个核细胞浓度调整分离液密度。对分离液比重的要求各不相同,如小鼠为 1.084,大鼠为1.087,马为 1.090 等。

三、单核-巨噬细胞分离技术

在机体的免疫系统中,单核-巨噬细胞具有活跃的生物学功能,在免疫应答和机体防御机制中占据重要地位。巨噬细胞来源于血液中的单核细胞,单核细胞又来源于骨髓中的前体细胞。单核-巨噬细胞功能的检测对了解机体的免疫状态至关重要。

密度梯度离心分离后得到的 PBMC 成分复杂,主要以淋巴细胞为主。在一些实验中可以采用单个核细胞代表淋巴细胞直接用于实验,但是在一些试验中需要采用去除单核-巨噬细胞后的淋巴细胞进行实验,一些实验需要对单核-巨噬细胞进行功能分析研究,这都需要将单核-巨噬细胞从 PBMC 中进一步分离。单核-巨噬细胞的特殊生物学特性和特殊表面标志都可以用作分离的依据。具体采用下面的方法对单核-巨噬细胞进行分离或去除。其中后两种方法能够影响单核细胞功能甚至杀伤单核细胞,只适用于单核细胞的去除实验,并不适用于单核-巨噬细胞生物学活性的研究试验。

(一)连续密度梯度离心分离单核-巨噬细胞

1.原理

与 Ficoll 一样,Percoll 分离法也是一种按照密度进行分离的方法。Percoll 是一种经聚乙烯吡咯烷酮(PVP)处理的硅胶颗粒,经高速离心后形成一个连续的密度梯度,可以将不同密度的细胞悬浮于各自不同的密度区带。虽然这种方法原理上对单核细胞活性没有影响,但是具体试验中仍存在活化单核细胞的可能,在实验中需要注意。

2.材料

(1)灭活 FCS。

(2)PBMC。

(3)HBSS。

(4)Percoll。

(5)$2\times$PBS。

3.操作步骤

(1)将 5 mL PBMC 小心加在 3 mL FCS 上,800 r/min 离心 15 分钟(18~20 ℃),弃富含血小板的上清液,用含 10%FCS 的 HBSS 重新悬浮细胞到$(2\sim5)\times10^7$/mL 细胞。

(2)将 7 mL Percoll 加在 6 mL $2\times$PBS 上,15 000 r/min 室温离心 40 分钟,形成连续密度梯度分离液。

(3)轻轻将去除血小板的单个核细胞加在梯度液面上,4 ℃,2 400 r/min 离心 20 分钟,形成如图 2-8 所示的分离层。

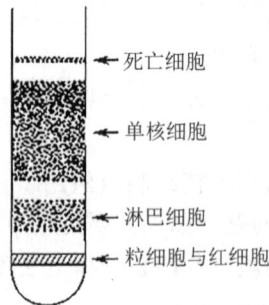

图 2-8　Percoll 法分离单个核细胞中各种细胞成分分布图

(4)用吸管将形成的 4 条不透明层分离开来,条带 1 主要为死亡细胞,条带 2 主要为单核细胞(78%)、少量的淋巴细胞、少许血小板,条带 3 主要为淋巴细胞(98%)、少量单核细胞,条带 4 主要是粒细胞和红细胞。

(5)收集,洗涤条带 2 中细胞,计数备用。

(二)免疫磁珠分离法

1.原理

磁性微球是将磁性材料的表面进行处理,联结不同的生物大分子物质。能结合特异性抗体并发生免疫反应的微球,称为免疫磁珠(Immuno magnetic bead,IMB),兼有免疫配基和磁响应的性质,即在磁场中显示磁性,移除磁场时磁性消除。当包被特异性相关抗体的磁珠与待分离细胞结合生成细胞抗体磁珠复合物,这种复合物在磁场中的运动与单独的细胞的运动有明显差别。可以采用层析的方法,将层析柱放于强磁场中,磁珠细胞复合物的运动将受到限制,未与磁珠结合的细胞将先被洗脱出来,再将层析柱移除磁场,再次洗脱,磁珠细胞复合物将被洗脱出来,达到分离目的。根据特异性抗体是与目的细胞结合,还是与非目的细胞结合进行分离将方法分为阳性分选和去除分选两种分离纯化方式。

2.材料

(1)CD14$^+$单核细胞免疫磁珠分离试剂盒。

(2)PBMC。

3.操作步骤

(1)将 PBMC 以 1 400 r/min 离心 10 分钟,彻底去除上清液,用缓冲液将细胞重新悬浮到 $10^7/80~\mu L$。

(2)每 80 μL 细胞悬液加入 20 μL CD14$^+$免疫磁珠。4~8 ℃孵育 15 分钟,如果时间过长,导致抗体非特异性结合,如果温度过低,则需适当延长孵育时间。

(3)用 1~2 mL 缓冲液洗涤细胞,1 400 r/min 离心 10 分钟去上清液,500 μL 重新悬浮细胞。按细胞总数选择一个合适的分离柱。

(4)将分离柱按磁分选装置要求安装。将细胞悬液加入分选柱中。用 3 倍体积的缓冲液洗涤分离柱,未标记细胞(未与磁珠结合)将首先被洗脱。

(5)将分离柱移除磁分选器,用缓冲液冲洗分离柱,得到抗体标记(与磁珠结合)的 CD14$^+$单核细胞。

4.注意事项

可以选择商品化的免疫磁珠,也可以实验室自行标记。标记方法:将空白磁性微球悬液,加入等体积的金黄色葡萄球菌 A 蛋白(SPA)溶液,4 ℃过夜孵育,不断振摇,用磁场收集磁性微球,加 5 倍体积乙醇胺溶液(1 mol/L,pH＝8),室温放置 1 小时,不断振摇,用以封闭磁性微球余下的活性基团。然后用 PBS 洗涤,加入单克隆抗体,4 ℃孵育 1 小时,PBS 洗涤,配成一定浓度的单克隆抗体标记的免疫磁珠,4 ℃无菌保存。

(三)逆流离心淘洗法分离单核细胞

逆流离心淘洗法(counterflow centrifugal elutriation,CCE)法是一种高效地从单个核细胞中分离单核细胞的方法。不同细胞根据大小及密度差别在离心力及逆向流动力双向作用下分离开并保持在不同的平衡层中,逐渐改变流速的大小导致不同细胞层从洗淘管中从小到大根据流动的速度不同分离开来。此方法对单核细胞的活性影响小,但是需要特殊的仪器设备。另外此方法还可以对其他一些混合细胞进行分离纯化。

(四)黏附法

1.原理

利用单核细胞具有与玻璃或塑料表面相吸附,在培养瓶中贴壁生长的特点,可从经密度梯度

85

离心制备的单个核细胞悬液中分离单核细胞。

2.材料

(1)PBMC。

(2)无血清 DMEM 培养基,内含 2.0 mmol/L 谷氨酰胺和 50.0 μg/mL 庆大霉素。

(3)0.2 g/L EDTA/PBS。

(4)培养瓶或培养皿。

3.操作步骤

(1)用无血清 DMEM 稀释 PBMC 到 2×10^6/mL。

(2)取 10.0 mL 细胞悬液加到 75 cm² 的培养瓶中,于 37.0 ℃,5%CO₂ 孵箱培养 1 小时。

(3)轻轻将含有未黏附贴壁细胞的培养基上清液移除,用 10.0 mL 预热的无血清 DMEM 轻轻洗涤培养瓶 2 次,加入 10.0 mL 新鲜的培养基。

(4)用细胞刮轻轻刮起黏附细胞层,或者用冰浴的 0.2 g/L EDTA/PBS 孵育细胞 10.0 分钟,将细胞悬液于 1 400 r/min 离心 10.0 分钟。

(5)将细胞重新悬浮于无血清 DMEM 中,计数备用。

四、T、B 细胞及其淋巴细胞亚群分离技术

采用密度梯度离心法获得的单个核细胞悬液包括单核细胞和淋巴细胞,通过前一节方法去除单核细胞可以得到以淋巴细胞为主的细胞悬液。但是其中细胞成分依旧复杂,依照不同的细胞表面标志和功能还可以分为功能不同的细胞亚群。在一些实验中,也需要对淋巴细胞中的 T 淋巴细胞、B 淋巴细胞或者一些 T、B 细胞亚群的功能进行检测或计数,这都需要将淋巴细胞做进一步的分离纯化,来适应实验的需求。下面所述方法就是根据淋巴细胞亚群的不同表面标记或生物学特性进行分离。

(一)E 花环沉降法分离 T 细胞

1.原理

成熟 T 细胞表面有独特的绵羊红细胞(sheep red blood cell,SRBC)受体(E 受体,CD2),具有结合绵羊红细胞的能力。T 细胞与 SRBC 混合孵育后可以结合形成玫瑰花环样细胞团,通过密度梯度离心的方法可以将 T 细胞与 B 细胞和单核-巨噬细胞分离开来。沉淀分离后采用红细胞裂解液裂解红细胞后可以得到 T 淋巴细胞。采用神经氨酸酶(neuramin-idase,NM)或者 2-氨乙基异硫脲溴化物预处理红细胞,可以增强 T 细胞的结合能力。经密度梯度离心后,形成 E 花环的 T 细胞沉于管底,而未形成 E 花环的细胞(B 细胞和单核-巨噬细胞)则在分层液界面,将 E 花环形成细胞用低渗溶液处理溶解 SRBC,即可得到纯化的 T 细胞(图 2-9)。

2.材料

(1)绵羊红细胞(SRBC)保存液阿氏(Alsevers)液。葡萄糖 2.05 g,枸橼酸钠 0.8 g,枸橼酸 0.055 g,氯化钠 0.42 g,加蒸馏水至 100.0 mL,加热溶解后调 pH 至 6.1,69.0 kPa 高压灭菌 15.0 分钟,4.0 ℃保存备用。

(2)AET 溶液:0.5 g AET 溶于 12.5 mL 双蒸水,4.0 mol/L NaOH 调至 pH 为 9.0,0.2 μm 滤膜过滤除菌。

(3)HBSS。

(4)1.0 U/mL 神经氨酸酶,溶于灭菌 PBS。

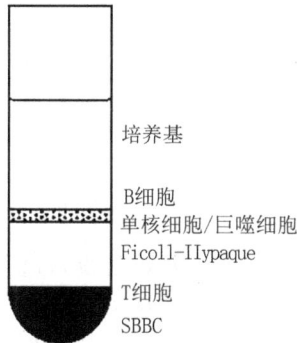

图 2-9　Ficoll-Hypaque **密度梯度离心分离 E 花环形成细胞**

（5）含 10%FCS 的完全 RPMI-1640 培养基（RPMI-10）。

（6）PBMC,用 RPMI-10 稀释至 $1×10^7$/mL。

（7）Ficoll-Hypaque。

（8）无菌水或 ACK 细胞溶解液。

3.操作步骤

（1）神经氨酸酶处理 SRBC。①将 15～20 mL SRBC（保存在阿氏液中）加到 50 mL 试管中,用 HBSS 洗涤,18～20 ℃,2 100 r/min 离心 10 分钟,弃上清液,HBSS 重新悬浮细胞,再次洗涤。SRBC 可以在阿氏液中保存 2～3 周,在 HBSS 中保存 2～3 天。②取 1 mL SRBC,加 1 U/mL 的神经氨酸酶 1 mL,混匀后 37 ℃ 水浴 1 小时。③用 HBSS 洗涤,18～20 ℃,2 100 r/min 离心 10 分钟。重复洗涤 2 次。用 49 mL RPMI-10 重新悬浮细胞,4 ℃ 保存（可以存放 5～7 天,时间过长易降低 T 细胞纯度）。

（2）AET 预处理红细胞。取 8 mL AET 溶液加至 2 mL 沉积 SRBC,37 ℃ 水浴 20 分钟。冷 PBS 洗细胞 2 次,1 300 r/min 离心 10 分钟（18～20 ℃）。

（3）形成花环。①取少于 $2×10^7$ 的 PBMC,置 15 mL 离心管中,1 300 r/min 离心 10 分钟,弃上清液,RPMI-10 重新悬浮细胞至 $1×10^7$/mL。②1 mL PBMC（$1×10^7$）加 2 mL 灭活 FCS 和 2 mL（神经氨酸酶）或 4 mL（AET）处理过的 SRBC,混匀。③37 ℃ 水浴 10 分钟,4 ℃,800 r/min 离心 5 分钟,冰上孵育 1 小时。④来回倾斜试管将细胞重新悬浮,每 10 mL 上述混合物轻轻加在 3 mL Ficoll-Hypaque 上,2 000 r/min,4 ℃ 离心 35 分钟。⑤吸出约 3/4 的上层培养基,取出中间非 T 细胞层（富含 B 细胞、单核-巨噬细胞）,用 HBSS 洗涤细胞2 次,1 300 r/min 离心 10 分钟（18～20 ℃）。

（4）溶解 SRBC。①去除 Ficoll-Hypaque 层,用 1 mL 无菌水或适量 8.3 g/L 氯化铵溶液悬浮 E 花环形成细胞,5 秒内摇动 3～4 次,当上清液透明时,立刻将混悬液加入 45 mL RPMI-10 中。②1 300 r/min 离心 10 分钟（18～20 ℃）,弃上清液,HB-SS 重复洗涤,最后将细胞重悬于 RPMI-10 中备用。

（二）尼龙毛黏附分离 T、B 淋巴细胞

1.原理

B 细胞能够黏附于尼龙毛（聚酰胺纤维）的表面,而 T 细胞不能黏附,由此可对 T、B 细胞进行简单的分离。

2.材料

(1)尼龙毛。

(2)Hanks 液。

(3)PBMC 悬液。

(4)RPMI-1640 培养基。

3.操作步骤

(1)取约 50.0 mg 尼龙毛,0.2 mol/L 盐酸浸泡过夜,过量蒸馏水漂洗,晾干,将尼龙毛细条浸泡于 Hanks 液后,填塞于塑料软管中,尼龙毛管每 6.0 mL 高度可以滤过(20.0~30.0)×10⁶个细胞。尼龙毛管加满 Hanks 液(注意勿产生气泡),垂直固定,45.0 度尖角处剪开一个 1.0~2.0 mm长的小切口,保持液体流速控制在 30 滴/分钟,反复冲洗,在上样本前用 37 ℃含 20%FCS 的 RPMI-1640 培养基洗柱。

(2)将淋巴细胞悬液加入尼龙毛柱中,37.0 ℃温箱孵育 30.0 分钟,(注意勿使尼龙毛柱干燥)。

(3)用预温的含 20%FCS 的 RPMI-1640 培养基洗柱,洗脱液中以非黏附的 T 细胞为主。

(4)冲洗至无细胞流出,边冲洗边挤压塑料软管,可以将黏附在尼龙毛上的 B 细胞洗脱。达到分离目的。

(三)淘洗术分离细胞亚群

1.原理

淘洗(panning)术分离细胞亚群根据 T、B 细胞的不同亚群,将聚苯乙烯反应板或培养瓶用兔(羊)抗鼠抗体包被,然后将淋巴细胞与亚群特异性抗体(如抗 CD4⁺ 或抗 CD8⁺ MAb)孵育,将与抗 CD4⁺ 或抗 CD8⁺ MAb 反应过的淋巴细胞悬液加至已包被兔(羊)抗鼠抗体的反应板或培养瓶中,与特异性 MAb 结合的细胞亚群固定在板孔底,洗涤后去除或回收非目的亚群细胞。上述方法为间接法,也可通过直接法将抗 CD4⁺ 或抗 CD8⁺ MAb 直接包被在孔中以分离 CD4⁺ 和 CD8⁺ 淋巴细胞。此种方法适用于 T 细胞与 B 细胞、CD4⁺ 或 CD8⁺ 细胞的分离。

2.材料

(1)亲和纯化的兔(羊)抗鼠 Ig。

(2)0.05 mol/L Tris-HCl 缓冲液,pH 为 9.5。

(3)特异性鼠抗 CD8⁺ 抗体。

(4)PBS。

(5)含 1%~5%FCS 的 PBS。

(6)含 10%FCS 的 RPMI-1640 培养基(RPMI-10)。

(7)T 细胞悬液。

3.操作步骤

(1)将 10.0 mL 用 pH 为 9.5,0.05 mol/L 的 Tris-HCl 缓冲液稀释的羊抗鼠 Ig(10.0 μg/mL)包被直径 9.0 cm 塑料培养皿,室温 40.0 分钟或 4.0 ℃ 24 小时。已包被抗体培养皿 4.0 ℃可以存放 1~2 周。

(2)用含 5%FCS 的 PBS 洗去未结合的羊抗鼠 Ig,轻轻振荡,反复 3 次。

(3)在含(2~3)×10⁷细胞的 T 细胞悬液中加入特异性鼠抗 CD8⁺ 抗体,冰浴 30 分钟。

(4)在上述细胞中加入 5~10 mL 含 5%FCS 的 PBS,1 300 r/min,4 ℃离心 10 分钟,弃上清

液,重复洗涤1次。

(5)用3 mL含5%FCS的PBS重悬细胞,加至准备好的板中,4 ℃ 30分钟轻轻混悬30秒,4 ℃放置30分钟。

(6)将未吸附细胞悬液吸出,用含1%FCS的PBS 5～7 mL洗涤培养皿细胞2～3次,将洗液与吸出的未吸附细胞悬液混合。

(7)用倒置显微镜观察培养皿,反复洗涤直到未结合细胞全部洗出。

(8)用细胞刮或剧烈振荡将结合细胞取出。

(9)将吸附的及未吸附的细胞于1 300 r/min,4 ℃离心10分钟,细胞重悬于无血清RPMI培养基,流式细胞仪观察细胞纯度。

4.注意事项

(1)由于B细胞、巨噬细胞及某些T细胞表面有Fc受体,因此最好采用羊抗鼠Ig的F(ab′)$_2$,以免上述细胞通过Fc受体与抗体Fc段交联导致非特异性的吸附。

(2)也可用pH为9.6的碳酸盐缓冲液作为包被液,能使抗体牢固地与反应板表面结合。

(四)免疫磁珠分离法

1.原理

不同细胞亚群具有各自独特的表面标志,针对不同表面标志的特异性单克隆抗体可以与之结合,将特异性单抗与免疫磁珠结合,当特异性单抗与靶细胞结合后,应用磁场可以将抗体磁珠所结合细胞与其他细胞分离。此技术与其他抗体介导的分离方法相比,优点是纯度高、重复性好、分离细胞总量大。下面分别以MACS磁珠阴性选择法分离T细胞和阳性选择法分离人B细胞为例进行介绍。

2.材料

(1)人PBMC。

(2)含1%FCS的无钙PBS(PBS/FCS)。

(3)包被缓冲液HBSS(不含Ca^{2+}、Mg^{2+}和酚红),10%FCS(56 ℃灭活1小时),20 mmo/L HEPES。

(4)MAb,10×MAb:含抗CD14、CD16、CD20和抗血型糖蛋白(anti-glycophorin)。

(5)羊抗鼠IgG包被的免疫磁珠(Dynal)。

(6)特异性抗CD19MAb包被的免疫磁珠。

(7)完全RPMI-10培养基。

(8)MACS磁性分选仪。

(9)Detach-a-bead。

3.操作步骤

(1)阴性选择法:所有步骤均需在冰浴、无菌状态下进行,重悬、洗涤细胞和磁珠均采用包被缓冲液。

1)选择合适的抗体组合及浓度:对于T细胞分离,常用抗CD14(单核细胞)、CD16(NK细胞)、CD20(B细胞)和抗血型糖蛋白(红细胞)抗体组合,制备10×MAb混合液。

2)PBMC用包被缓冲液稀释至2×10^7/mL,取10 mL(2×10^{8}个细胞)置于15 mL离心管。

3)加1 mL MAb混合液至细胞悬液,4 ℃,6～10 r/min颠倒反应30分钟。

4)洗涤细胞2次,4 ℃,1 000 r/min离心10分钟,除去未结合抗体。

5)用 10 mL 包被缓冲液重悬细胞,将细胞移至 1 支新试管。

6)取 1 mL 羊抗鼠 IgG 免疫磁珠,洗涤后加入细胞悬液,4 ℃,6～10 r/min 颠倒反应 1 小时。

7)将含上述结合上 MAb 和免疫磁珠的细胞悬液试管或培养瓶置于磁分选仪上分离磁珠黏附细胞,约 5 分钟。

8)将沉于瓶底的磁珠未结合细胞移至新试管中。按以上步骤重复进行一次磁性分选,除去磁珠黏附细胞后未结合细胞重悬至 $2 \times 10^7/mL$。

9)用流式细胞术测定细胞纯度。

10)冻存细胞或直接进行细胞功能测定。细胞在 4 ℃ 可保存 12～24 小时而不会影响细胞功能。

(2)阳性选择法:所有步骤均需在冰浴、无菌状态下进行;重悬、洗涤细胞均采用冰冷 PBS/FBS。

1)用冰冷 PBS/FBS 重悬 PBMC 至 $(1～2) \times 10^7/mL$,10 mL PBS/FBS 中含 $(1～2) \times 10^8$ 个细胞,置 15 mL 离心管中,放置于冰上。

2)加抗 CD19 免疫磁珠至 10 mL PBMC 悬液,6～10 r/min 颠倒反应 30 分钟。

3)将含上述细胞悬液的试管或培养瓶置于磁分选仪上分离磁珠黏附细胞,约 5 分钟。

4)吸取位于瓶底或管底的磁珠未黏附细胞。

5)将试管或培养瓶从磁分选仪上移出,用 10 mL 冷 PBS/FBS 重悬磁珠。

6)细胞与磁珠分离。用冰冷的完全 RPMI-10 培养基重悬附着在免疫磁珠上的细胞,转移到培养瓶中,37 ℃ 的 CO_2 孵箱过夜,这个过程中磁珠能够与细胞分离。

7)将细胞重新转移到 15 mL 试管中,用磁分选器吸附磁珠,此时细胞已从磁珠上脱离下来,置室温 5 分钟后,将未吸附的细胞悬液转移到新的试管中。重复这一步可以去除更多的磁珠。注意这种方法并不能去除所有的磁珠。

8)将未吸附细胞悬液于 4 ℃,1 000 r/min 离心 10 分钟,弃上清液,细胞重悬于冷 RPMI-10 培养基。

9)也可以采用 Detach-a-bead(Dynal)将细胞与磁珠分离开。Detach-a-bead 是 Dynal Biotech 公司的专利技术。它是一种抗 IgG Fab 的多克隆抗体,可特异地与几种包被在 Dynabeads 表面的抗体(一抗)结合。在吸附磁珠的细胞悬液中加入 Detach-a-bead 后,它可以在细胞表面竞争抗原/抗体结合,最终将包被有抗体的磁珠从细胞表面解脱下,保证分离的细胞表面无抗体吸附且活力正常。该产品适用于人的 CD4$^+$、CD8$^+$、CD19$^+$ 和 CD34$^+$ 细胞的分离。具体方法是:用 100 μL 冰预冷的 RPMI-10 培养基重新悬浮附着在磁珠上的细胞,转移到 15 mL 试管中,加入 10 μL(1 U)分离珠 Detach-a-bead,低速室温振荡 45～60 分钟。加入 7 mL 冰预冷 RPMI-10 培养基,磁分选器分离细胞,重复 2～3 次。收集未结合细胞,4 ℃,1 000 r/min 离心 10 分钟,用冷 RPMI-10 培养基重悬细胞并配成适当浓度。

10)用流式细胞术测定细胞纯度。

(五)补体介导的细胞毒法分离细胞亚群

1.原理

依靠细胞表面标志分离细胞亚群时,免疫细胞表面标志(特异抗原)与相应抗体结合后,再加入补体,可产生补体介导的细胞毒反应,以此去除特异性抗原阳性的细胞,而富集该抗原阴性的细胞。

2.材料

(1)补体:一般用豚鼠血清或 2～3 周龄的幼兔血清。使用前一定要检测补体本身针对 PBMC 的非特异性毒性反应,即在无特异抗体存在的情况下补体导致的溶细胞现象。正式试验时选择非特异性细胞毒性反应最小、抗体特异性细胞毒性反应最强的最佳补体浓度。

(2)培养基:含 1%FCS 的 RPMI-1640 培养基(RPMI-1)。

3.操作步骤

(1)选择合适的抗体,倍比稀释抗体,采用确定的补体浓度,选择最佳抗体浓度。

(2)将 10^6～10^7 个细胞置于离心管中,1 300 r/min 离心 10 分钟(18～20 ℃),弃上清液,用最佳浓度的抗体重悬细胞,同时设置单独抗体、单独补体及空白对照。

(3)冰浴 30 分钟,1 300 r/min 离心 10 分钟(4～10 ℃),弃上清液。

(4)用 RPMI-1 培养基将细胞和补体分别稀释到最佳浓度,将细胞与补体于 37 ℃ 水浴 1 小时。

(5)用 10 mL RPMI-1 培养基洗涤细胞 3 次。用 RPMI-1 重悬细胞。

(6)用台盼蓝拒染法计数细胞,按下列公式计算细胞毒活性。

$$细胞毒活性(\%)=[死细胞数/(活细胞数+死细胞数)]×100\%$$

(7)用 Ficoll-Hypaque 分离液密度梯度离心去除补体溶解的死亡细胞,收集活细胞。

五、NK 细胞分离纯化技术

正常人外周血中,NK 细胞约占淋巴细胞总数的 5%～15%。具体分离纯化方法阐述如下。

(一)免疫磁珠分离法

1.原理

NK 细胞表面标志为 $CD56^+$、$CD16^+$、$CD3^-$、$CD19^-$、$CD14^-$、$CD15^-$,据此可以将 NK 细胞与 T 淋巴细胞($CD3^+$)、B 淋巴细胞($CD19^+$)和单核细胞($CD14^+$)分离开来。实验中采用针对这些细胞表位的特异性单克隆抗体,去除 NK 细胞以外的 PBMC。分选获得的 NK 细胞因为没有与抗体结合,对细胞的功能活性没有影响,可以用来做功能试验。此法即去除分离法。

2.材料

(1)PBMC。

(2)RPMI-1640。

(3)FCS。

(4)特异性 MAb(抗 CD3、CD19、CD14)。

(5)羊抗鼠 IgG 包被的磁珠。

(6)无菌尼龙毛柱。

(7)磁性分选器。

3.操作步骤

(1)用含 2%FCS 的 RPMI-1640 洗涤 PBMC,离心弃上清液,用含 10%FCS 的 RPMI-1640 将细胞稀释到 $1×10^8$/mL,台盼蓝拒染试验检查细胞活率。

(2)尼龙毛柱吸附法去除 B 细胞。B 细胞和大多数单核细胞黏附在尼龙毛上,洗出液浓缩了 NK 细胞含量。

(3)将洗涤液于 1 500 r/min 离心 10 分钟,弃上清液,用 40 mL 冷(4 ℃)的含 2%FCS 的

RPMI-1640 重新悬浮细胞,1 500 r/min 离心,弃上清液,含 2%FCS 的 RPMI-1640 重新悬浮细胞到 $1×10^8$/mL 细胞数。

(4)加入合适的各种抗体,冰浴 30 分钟。

(5)用 4 ℃预冷的 2%FCS 的 RPMI-1640 洗涤细胞 2 次,并配成$(4～5)×10^8$/mL 细胞数备用。

(6)将上述细胞 1 mL 与磁珠 1 mL 混合于圆底试管中,冰浴 30 分钟,每 5～7 分钟轻轻混匀一次。每个试管不超过 $4×10^8$ 细胞数。

(7)用 1～2 mL 缓冲液洗涤细胞,1 300 r/min 离心 10 分钟,去上清液,用缓冲液重新悬浮细胞到 $1×10^8$/mL 细胞数。按细胞总数选择一个合适的分离柱。将分离柱按磁分选装置要求安装。将细胞悬液加入分离柱中。用 3 倍体积的缓冲液洗涤分离柱,NK 细胞将首先洗脱。

(8)理想状态下,$2×10^9$ 个 PBMC 可以分离到$(1～2)×10^8$ 个 NK 细胞。

4.注意事项

分离一些含量较少的细胞亚群时,在采用磁珠阳性分离前,应该尽量先用其他方法将细胞比例提升。或采用去除分离的方法进行分离。

(二)RosetteSep 快速分离法

1.原理

RosetteSep 是一种快捷而简便的方法,可以从全血中直接富集高纯度靶细胞。利用加拿大 StemCell 公司专利的四聚体复合物(TAC),将简单的密度梯度离心技术引入以特异性抗体为媒介的细胞富集系统。RosetteSep 分离细胞的过程,仅仅包括室温下样品与单抗混合物的相互作用,以及标准的密度梯度离心。RosetteSep 单抗混合物使非目的细胞与全血中的多个红细胞交联,形成免疫玫瑰花结。这增加了非目的细胞的密度,当进行密度梯度(Ficoll-Hypaque)离心时,非目的细胞会随着红细胞聚集沉淀,未被抗体标记的靶细胞即可被收集。此分离不需要任何其他特殊仪器设备,收集的靶细胞可直接用于以后的研究。实验中采用针对 T 淋巴细胞(CD3)、B 淋巴细胞(CD19)和单核细胞(CD14)表位的特异性单克隆抗体,可以将 NK 细胞与 T 淋巴细胞、B 淋巴细胞和单核细胞分离开来。

2.材料

(1)抗凝全血。

(2)RosetteSep 抗体。

(3)淋巴细胞分离液(Ficoll-Hypaque)。

3.操作步骤

(1)每 50 mL 抗凝全血中加入 2 mL RosetteSep 细胞分离抗体,室温摇床孵育 30 分钟。

(2)与等体积 PBS 混合,加至适量 Ficoll 分离液上,通过标准的密度梯度离心法分离 NK 细胞。

(3)只有 NK 细胞保留在原来单个核细胞层,T、B、单核细胞沉淀在红细胞层。

(4)用等量 PBS 或者 RPMI-1640 洗涤细胞,1 300 r/min 离心 15 分钟去除细胞分离液。

(5)用 5 mL 室温含 10%FCS 的 RPMI-1640 重新悬浮细胞,加 40 mL 红细胞溶解液,室温摇床孵育 5 分钟,1 000 r/min 离心 10 分钟,去上清液。重新悬浮细胞,计数并检查细胞活率。

(王光让)

第三章

红细胞检验

第一节　红细胞形态

不同病因作用于红细胞发育成熟过程不同阶段,可致红细胞发生相应病理变化及形态学改变(大小、形状、染色及结构)。红细胞形态学检查结合 RBC、Hb 和 Hct 及其他参数综合分析,可为贫血等疾病诊断和鉴别诊断提供进一步检查线索。

一、检验原理

外周血涂片经瑞特-吉姆萨染色后,不同形态红细胞可显示各自形态学特点。选择红细胞分布均匀、染色良好、排列紧密但不重叠的区域,在显微镜下观察红细胞形态。

二、操作步骤

(1)采血、制备血涂片与染色。

(2)低倍镜观察:观察血涂片细胞分布和染色情况,找到红细胞分布均匀、染色效果好、排列紧密,但不重叠区域(一般在血涂片体尾交界处),转油镜观察。

(3)油镜观察:仔细观察红细胞形态(大小、形状、染色及结构)是否异常,同时浏览全片是否存在其他异常细胞或寄生虫。

三、方法评价

显微镜检查可直观识别红细胞形态,发现红细胞形态病理变化,目前仍无仪器可完全取代,也是仪器校准和检测复核方法。

四、质量管理

(一)血涂片制备及染色

应保证血涂片制备和染色效果良好。操作引起的常见红细胞形态异常的人为因素有以下几种。

(1)涂片不当:可形成棘形红细胞、皱缩红细胞、红细胞缗钱状聚集。

(2)玻片有油脂:可见口形红细胞。

(3)EDTA抗凝剂浓度过高或血液长时间放置:可形成锯齿状红细胞。

(4)涂片干燥过慢或固定液混有少许水分:可形成面包圈形、口形、靶形红细胞。

(5)涂片末端附近:可形成与长轴方向一致假椭圆形红细胞。

(6)染色不当:可形成嗜多色性红细胞。

(二)检验人员

必须有能力、有资格能识别血液细胞形态。

(三)油镜观察

应注意浏览全片,尤其是血涂片边缘,观察是否存在其他异常细胞。

五、临床应用

(一)参考范围

正常成熟红细胞形态呈双凹圆盘状(biconcave disc),大小均一,平均直径 7.2 μm(6.7～7.7 μm);瑞特-吉姆萨染色为淡粉红色,呈正色素性;向心性淡染,中央 1/3 为生理性淡染区;胞质内无异常结构;无核;可见少量变形或破碎红细胞。

(二)临床意义

正常形态红细胞(图 3-1):除了见于健康人,也可见于急性失血性贫血、部分再生障碍性贫血(aplastic anemia,AA)。

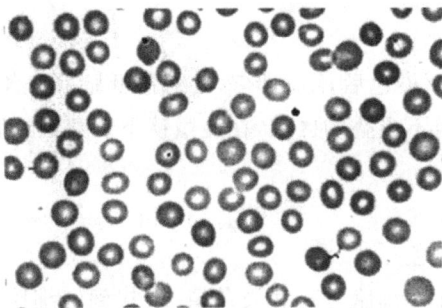

图 3-1 正常红细胞形态(瑞特-吉姆萨染色)

形态异常红细胞:如发现数量较多形态异常红细胞,在排除人为因素后,提示为病理改变。红细胞形态异常可分为大小、形状、染色(血红蛋白)、结构和排列等五大类。

1.红细胞大小异常

(1)小红细胞:指直径<6 μm 红细胞,出现较多染色浅、淡染区扩大的小红细胞(图 3-2),提示血红蛋白合成障碍。见于缺铁性贫血(iron deficiency anemia,IDA)、珠蛋白生成障碍性贫血。遗传性球形红细胞增多症(hereditary spherocytosis,HS)的小红细胞内血红蛋白充盈度良好,甚至深染,中心淡染区消失。长期慢性感染性贫血为单纯小细胞性,即红细胞体积偏小,无淡染区扩大(小细胞正色素红细胞)。

(2)大红细胞:指直径>10 μm 红细胞(图 3-3),呈圆形(圆形大红细胞)或卵圆形(卵圆形大红细胞)。见于叶酸、维生素 B_{16} 缺乏所致巨幼细胞贫血(megaloblastic anemia,MA),为幼红细胞内 DNA 合成不足,不能按时分裂,脱核后形成成熟的红细胞。也可见于溶血性贫血

（hemolytic anemia，HA）和骨髓增生异常综合征（myelodysplastic syndrome，MDS）等。

（3）巨红细胞：指直径＞15 μm 的红细胞（图 3-4）。见于 MA、MDS 血细胞发育不良时，后者甚至可见直径＞20 μm 的超巨红细胞。

（4）红细胞大小不均：指同一血涂片上红细胞之间直径相差 1 倍以上，由红细胞体积分布宽度（RDW）反映。见于贫血，MA 时尤为明显，与骨髓造血功能紊乱或造血监控功能减弱有关。

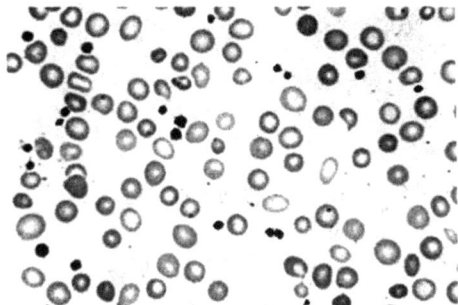

图 3-2　小细胞低色素红细胞

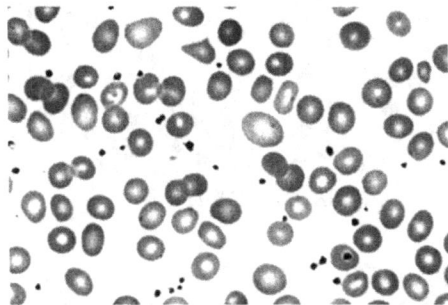

图 3-3　大红细胞和红细胞大小不均

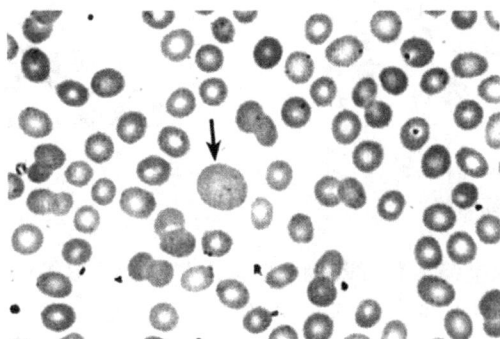

图 3-4　巨红细胞

2.红细胞形状异常

（1）球形红细胞：红细胞直径＜6 μm，厚度＞2.6 μm，小球形，着色深，无中心淡染区，直径与厚度之比（正常为 3.4∶1.0）可减少至 2.4∶1.0 或更小（图 3-5），与红细胞膜结构异常导致的膜部分丢失有关，此类红细胞易于破坏或溶解。见于遗传性球形红细胞增多症（常＞20%）、自身免疫性溶血性贫血和新生儿溶血病等。

（2）椭圆形红细胞：也称卵圆形红细胞，红细胞呈椭圆形、杆形或卵圆形，长度可大于宽度 3 倍，可达 5∶1（图 3-6），形成与膜基因异常导致的细胞膜骨架蛋白异常有关，且只有成熟后才呈椭圆形，因此，仅在外周血见到，正常人外周血约占 1%。见于遗传性椭圆形红细胞增多症（hereditary elliptocytosis，HE）（常＞25%，甚至达 75%）和巨幼细胞贫血（可达 25%）。

（3）泪滴形红细胞：红细胞泪滴样或梨状（图 3-7），可能因细胞内含 Heinz 小体或包涵体，或红细胞膜某一点被粘连而拉长，或制片不当所致。正常人偶见。见于骨髓纤维化、溶血性贫血和珠蛋白生成障碍性贫血等。

（4）口形红细胞：红细胞中心苍白区呈张口形（图 3-8），因膜异常使 Na$^+$ 通透性增加，细胞膜变硬，细胞脆性增加，生存时间缩短。正常人偶见（＜4%）。见于遗传性口形红细胞增多症（hereditary stomatocytosis，HST）（常＞10％）、小儿消化系统疾病所致的贫血、急性乙醇中毒、某些溶血性贫血和肝病等。也可见于涂片不当，如血涂片干燥缓慢、玻片有油脂等。

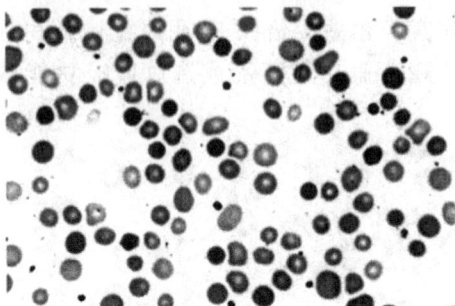

图 3-5 球形红细胞

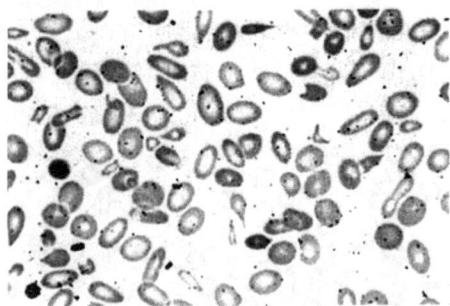

图 3-6 椭圆形红细胞

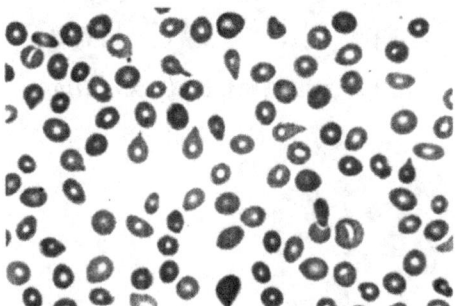

图 3-7 泪滴形红细胞

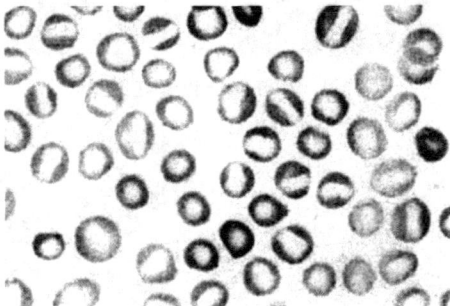

图 3-8 口形红细胞

（5）镰状红细胞：红细胞呈镰刀状、线条状或呈"L""S""V"形等（图 3-9），可能为缺氧使红细胞内 HbS 溶解度降低，形成长形或尖形结晶体，使胞膜变形。见于镰状红细胞病。血涂片中出现可能是脾、骨髓或其他脏器毛细血管缺氧所致。在新鲜血液内加入还原剂，如偏亚硫酸钠，然后制作涂片有利于镰状红细胞检查。

（6）靶形红细胞：比正常红细胞稍大且薄，中心染色较深，外围苍白，边缘又深染，呈靶状（图 3-10）。有的红细胞边缘深染区向中央延伸或相连成半岛状或柄状，形成不典型靶形红细胞。可能与红细胞内血红蛋白组合、结构变异及含量不足、分布不均有关，其生存时间仅为正常红细胞的 1/2 或更短。见于珠蛋白生成障碍性贫血（常＞20％）、严重缺铁性贫血、某些血红蛋白病、肝病、阻塞性黄疸和脾切除后，也可见于血涂片制作后未及时干燥固定、EDTA 抗凝过量等。

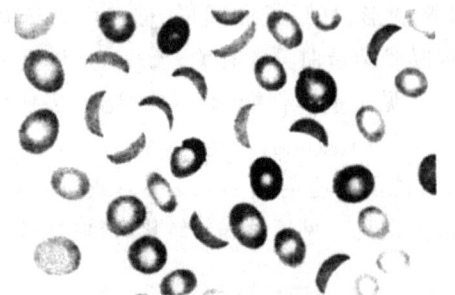

图 3-9 镰状红细胞

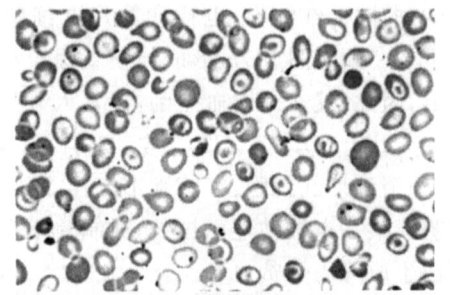

图 3-10 靶形红细胞

（7）棘形红细胞：红细胞表面有多个不规则针状或指状突起，突起长宽不一、外端钝圆、间距不等(图3-11)。见于遗传性或获得性无β-脂蛋白血症(可达70%~80%)、脾切除后、乙醇中毒性肝病、神经性厌食和甲状腺功能减退症等。

(8)刺红细胞:也称锯齿形红细胞,红细胞表面呈钝锯齿状,突起排列均匀、大小一致、外端较尖(图3-12)。见于制片不当、高渗和红细胞内低钾等,也可见于尿毒症、丙酮酸激酶缺乏症、胃癌和出血性溃疡。

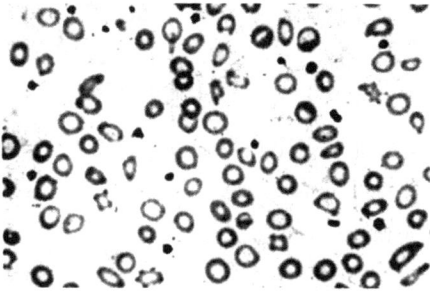
图 3-11 棘形红细胞

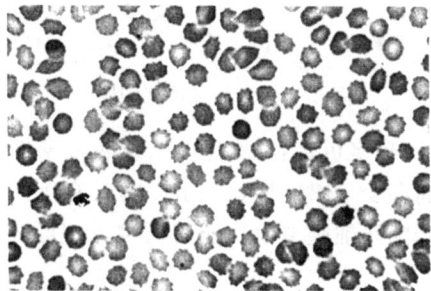
图 3-12 刺红细胞

(9)裂红细胞:也称为红细胞碎片或破碎红细胞。指红细胞大小不一,外形不规则,可呈盔形、三角形、扭转形(图3-13),为红细胞通过管腔狭小的微血管所致。正常人血涂片中<2%。见于弥散性血管内凝血、创伤性心源性溶血性贫血、肾功能不全、微血管病性溶血性贫血、血栓性血小板减少性紫癜、严重烧伤和肾移植排斥时。

(10)红细胞形态不整:指红细胞形态发生无规律变化,出现各种不规则的形状,如豆状、梨形、蝌蚪状、麦粒状和棍棒形等(图3-14),可能与化学因素(如磷脂酰胆碱、胆固醇和丙氨酸)或物理因素有关。见于某些感染、严重贫血,尤其是MA。

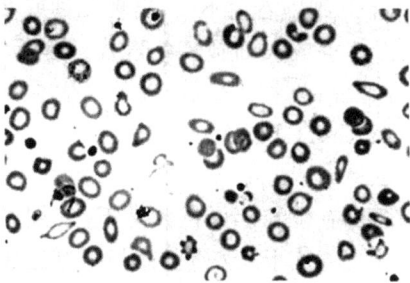
图 3-13 裂红细胞

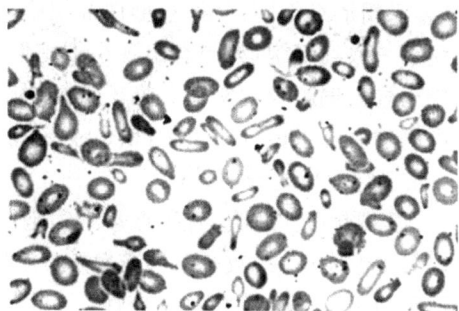
图 3-14 红细胞形态不整

3.红细胞染色异常

(1)低色素性:红细胞生理性中心淡染区扩大,染色淡薄,为正细胞低色素红细胞或小细胞低色素红细胞,甚至仅细胞周边着色为环形红细胞(图3-15),提示红细胞血红蛋白含量明显减少。见于缺铁性贫血、珠蛋白生成障碍性贫血、铁粒幼细胞性贫血(sideroblastic anemia,SA)和某些血红蛋白病等。

(2)高色素性:红细胞生理性中心淡染区消失,整个细胞染成红色,胞体大(图3-16),提示红细胞血红蛋白含量增高,故MCH增高,见于MA和遗传性球形红细胞增多症。球形红细胞因厚度增加,也可呈高色素,其胞体小,故MCH不增高。

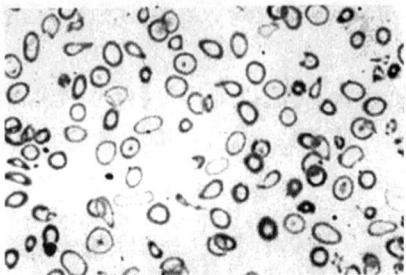

图 3-15　低色素性红细胞

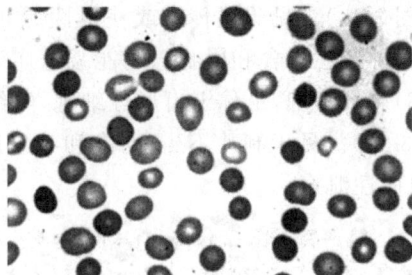

图 3-16　高色素性红细胞

(3)嗜多色性:红细胞淡灰蓝色或灰红色,胞体偏大,属尚未完全成熟红细胞(图 3-17),因胞质内尚存少量嗜碱性物质 RNA,又有血红蛋白,故嗜多色性。正常人血涂片中为 0.5%～1.5%。见于骨髓红细胞造血功能活跃时,如溶血性贫血和急性失血。

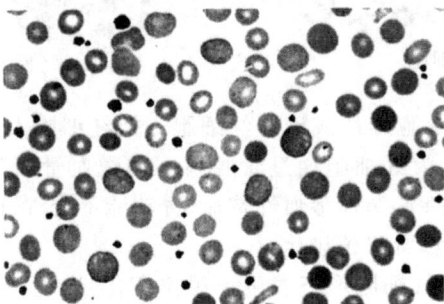

图 3-17　嗜多色性红细胞

(4)双相形红细胞:又称双形性红细胞,指同一血涂片上红细胞着色不一,出现 2 种或 2 种以上染色不一致红细胞,如同时出现小细胞低色素、正细胞正色素或大细胞高色素红细胞等,为血红蛋白充盈度偏离较大所致。见于铁粒幼细胞性贫血、输血后、营养性贫血、骨髓增生异常综合征。可通过血红蛋白分布宽度(hemoglobin distribution width,HDW)反映出来。

4.红细胞内出现异常结构

(1)嗜碱点彩红细胞:简称点彩红细胞(图 3-18),指在瑞特-吉姆萨染色条件下,红细胞胞质内出现大小形态不一、数量不等蓝色颗粒(变性核糖核酸)。形成原因:①重金属损伤细胞膜使嗜碱性物质凝集。②嗜碱性物质变性。③某些原因致血红蛋白合成过程中原卟啉与亚铁结合受阻。正常人甚少见(约 1/10 000)。见于铅中毒,为筛检指标;常作为慢性重金属中毒指标;也可见于贫血,表示骨髓造血功能旺盛。

(2)豪-乔小体(Howell-Jolly body):又称染色质小体(图 3-19),指红细胞胞质内含有 1 个或多个直径为 1～2 μm 的暗紫红色圆形小体,可能为核碎裂或溶解后残余部分。见于脾切除后、无脾症、脾萎缩、脾功能低下、红白血病和某些贫血,尤其是 MA。

(3)卡伯特环:指红细胞胞质中含紫红色细线圈状结构,环形或"8"字形(图 3-20)。形成原因:①核膜残余物,表示核分裂异常。②纺锤体残余物。③胞质中脂蛋白变性,多出现在嗜多色性或嗜碱性点彩红细胞中,常伴豪-乔小体。见于白血病、MA、铅中毒和脾切除后。

(4)帕彭海姆小体(Pappenheimer body):指红细胞内铁颗粒,在瑞特-吉姆萨染色下呈蓝黑色颗粒,直径<1 μm。见于脾切除后和骨髓铁负荷过度等。

(5)寄生虫:感染疟原虫、微丝蚴、巴贝球虫和锥虫时,红细胞胞质内可见相应病原体(图 3-21)。

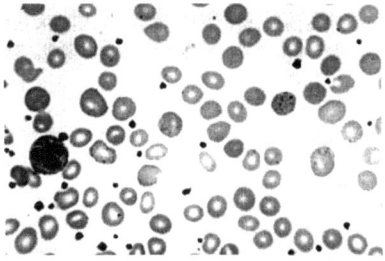

图 3-18 嗜碱性点彩红细胞

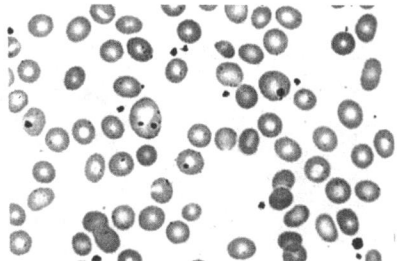

图 3-19 豪-乔小体

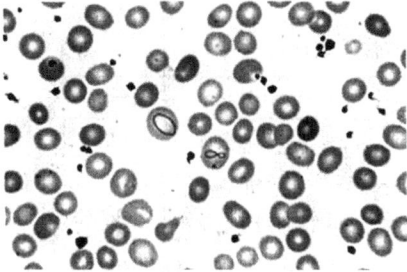

图 3-20 卡伯特环

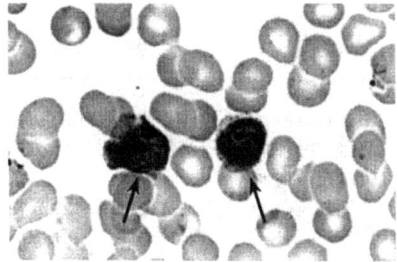

图 3-21 红细胞内疟原虫

5.红细胞排列异常

(1)缗钱状红细胞:当血浆中纤维蛋白原、球蛋白含量增高时,红细胞表面负电荷减低,红细胞间排斥力削弱,红细胞互相连接呈缗钱状(图 3-22)。见于多发性骨髓瘤等。

(2)红细胞凝集:红细胞出现聚集或凝集现象(图 3-23)。见于冷凝集素综合征和自身免疫性溶血性贫血等。

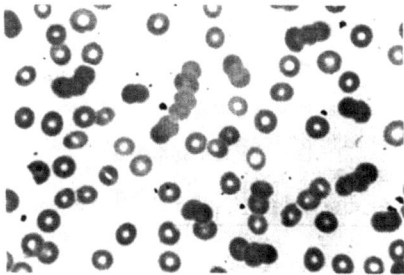

图 3-22 缗钱状红细胞

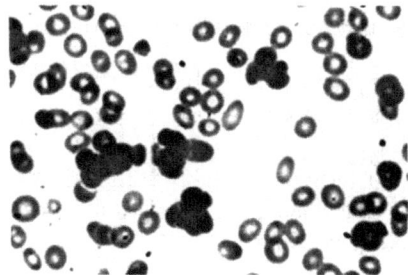

图 3-23 红细胞凝集

6.有核红细胞

有核红细胞(nucleated erythrocyte,nucleated red blood cell,NRBC)指血涂片中出现有核红细胞(图 3-24)。正常时,出生 1 周内新生儿外周血可见少量有核红细胞。如成年人出现,为病理现象,见于溶血性贫血(因骨髓红系代偿性增生和提前释放所致)、造血系统恶性肿瘤(如急、慢性白血病)或骨髓转移癌(因骨髓大量异常细胞排挤释放增多所致)、骨髓纤维化(因髓外造血所致)和脾切除后(因滤血监视功能丧失所致)。血涂片检查有助于发现和诊断疾病(表 3-1)。

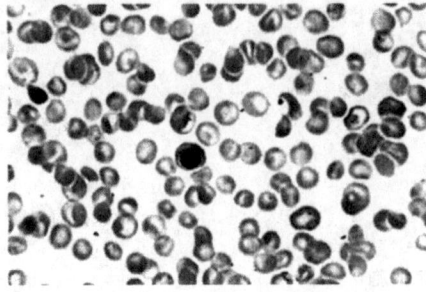

图 3-24　有核红细胞

表 3-1　血涂片检查有助于发现和诊断的疾病

血涂片发现	疾病
球形红细胞、多色素红细胞、红细胞凝集、吞噬红细胞增多	免疫性溶血性贫血
球形红细胞、多色素红细胞	遗传性球形红细胞增多症
椭圆形红细胞	遗传性椭圆形红细胞增多症
卵圆形红细胞	遗传性卵圆形红细胞增多症
靶形红细胞、球形红细胞	血红蛋白 C 病
镰状红细胞	血红蛋白 S 病
靶形红细胞、镰状红细胞	血红蛋白 SC 病
小红细胞、靶形红细胞、泪滴状红细胞、嗜碱点彩红细胞、其他异形红细胞	轻型珠蛋白生成障碍性贫血（地中海贫血）
小红细胞、靶形红细胞、嗜碱点彩红细胞、泪滴状红细胞、其他异形红细胞	重型珠蛋白生成障碍性贫血（地中海贫血）
小红细胞、低色素红细胞、无嗜碱点彩红细胞	缺铁性贫血
嗜碱点彩红细胞	铅中毒
大红细胞、卵圆形大红细胞、中性粒细胞分叶过多	叶酸或 B_{12} 缺乏症
球形红细胞、多色素红细胞、红细胞凝集、吞噬红细胞增多	免疫性溶血性贫血
球形红细胞、多色素红细胞	遗传性球形红细胞增多症
椭圆形红细胞	遗传椭圆形红细胞增多症
卵圆形红细胞	遗传性卵圆形红细胞增多症
靶形红细胞、球形红细胞	血红蛋白 C 病
镰状红细胞	血红蛋白 S 病
靶形红细胞、镰状红细胞	血红蛋白 SC 病
小红细胞、靶形红细胞、泪滴状红细胞、嗜碱点彩红细胞、其他异形红细胞	轻型珠蛋白生成障碍性贫血（地中海贫血）
小红细胞、靶形红细胞、嗜碱点彩红细胞、泪滴状红细胞、其他异形红细胞	重型珠蛋白生成障碍性贫血（地中海贫血）
小红细胞、低色素红细胞、无嗜碱点彩红细胞	缺铁性贫血
嗜碱点彩红细胞	铅中毒
大红细胞、卵圆形大红细胞、中性粒细胞分叶过多	叶酸或维生素 B_{12} 缺乏症

（王能一）

第二节 红细胞计数

红细胞计数(red blood cell count)是测定单位容积血液中红细胞数量,是血液一般检验基本项目之一。检验方法有显微镜计数法和血液分析仪法,本节介绍显微镜计数法。

一、检测原理

采用红细胞稀释液将血液稀释后,充入改良牛鲍计数板,在高倍镜下计数中间大方格内四角及中央共 5 个中方格内红细胞数,再换算成单位体积血液中红细胞数。

红细胞计数常用稀释液有 3 种,其组成及作用见表 3-2。

表 3-2　红细胞稀释液组成及作用

稀释液	组成	作用	备注
Hayem 液	氯化钠,硫酸钠,氯化汞	维持等渗,提高比密防止细胞粘连,防腐	高球蛋白血症时,易造成蛋白质沉淀而使红细胞凝集
甲醛枸橼酸钠盐水	氯化钠,枸橼酸钠,甲醛	维持等渗,抗凝,固定红细胞和防腐	
枸橼酸钠盐水	31.3 g/L 枸橼酸钠		遇自身凝集素高者,可使凝集的红细胞分散

二、操作步骤

(1)准备稀释液:在试管中加入红细胞稀释液。

(2)采血和加血:准确采集末梢血或吸取新鲜静脉抗凝血加至稀释液中,立即混匀。

(3)充池:准备计数板,充分混匀红细胞悬液,充池,室温静置一定时间待细胞下沉。

(4)计数:高倍镜下计数中间大方格内四角及中央中方格内红细胞总数。

(5)计算:换算成单位体积血液中红细胞数。

三、方法评价

显微镜红细胞计数法是传统方法,设备简单、试剂易得、费用低廉,适用于基层医疗单位和分散检测;缺点是操作费时,受器材质量、细胞分布及检验人员水平等因素影响,不易质量控制,精密度低于仪器法,不适用于临床大批量标本筛查。在严格规范操作条件下,显微镜红细胞计数是参考方法,用于血液分析仪的校准、质量控制和异常检测结果复核。

四、质量管理

(一)检验前管理

(1)器材:必须清洁、干燥。真空采血系统、血细胞计数板、专用盖玻片、微量吸管及玻璃刻度吸管等规格应符合要求或经过校正。

(2)生理因素:红细胞计数日内变化为 4%,同一天上午 7 时最高,日间变化为 5.8%,夜间变化为 5.0%。

（3）患者体位及状态：直立体位换成坐位 15 分钟后采血，较仰卧位 15 分钟后采血高 5%～15%；剧烈运动后立即采血可使红细胞计数值增高 10%。

（4）采血：应规范、顺利、准确，否则应重新采血。毛细血管血采集部位不得有水肿、发绀、冻疮或炎症；采血应迅速，以免血液出现小凝块致细胞减少或分布不均；针刺深度应适当（2～3 mm）；不能过度挤压，以免混入组织液。静脉采血时静脉压迫应小于 1 分钟，超过 2 分钟可使细胞计数值平均增高 10%。

（5）抗凝剂：采用 EDTA-K$_2$ 作为抗凝剂，其浓度为 3.7～5.4 μmol/mL 血或 1.5～2.2 mg/mL 血，血和抗凝剂量及比例应准确并充分混匀。标本应在采集后 4 小时内检测完毕。

（6）红细胞稀释液：应等渗、新鲜、无杂质微粒（应过滤），吸取量应准确。

（7）WHO 规定，如标本储存在冰箱内，检测前必须平衡至室温，并至少用手颠倒混匀 20 次。

（8）为避免稀释溶血和液体挥发浓缩，血液稀释后应在 1 小时内计数完毕。

（二）检验中管理

1.操作因素

（1）计数板使用：WHO 推荐以"推式"法加盖玻片，以保证充液体积高度为 0.10 mm。

（2）充池：充池前应充分混匀细胞悬液，可适当用力振荡，但应防止气泡产生及剧烈振荡破坏红细胞；必须一次性充满计数室（以充满但不超过计数室台面与盖玻片之间的矩形边缘为宜），不能断续充液、满溢、不足或产生气泡，充池后不能移动或触碰盖玻片。

（3）计数域：血细胞在充入计数室后呈随机分布或 Poisson 分布，由此造成计数误差称为计数域误差，是每次充池后血细胞在计数室内分布不可能完全相同所致，属于偶然误差。扩大血细胞计数范围或数量可缩小这种误差。根据下述公式推断，欲将红细胞计数误差（CV）控制在 5%以内，至少需要计数 400 个红细胞。

（4）计数：应逐格计数，按一定方向进行，对压线细胞应遵循"数上不数下、数左不数右"原则。

（5）红细胞在计数池中如分布不均，每个中方格之间相差超过 20 个，应重新充池计数。在参考范围内，2 次红细胞计数相差不得＞5%。

$$CV = \frac{s}{m} \times 100\% = \frac{1}{\sqrt{m}} \times 100\%$$

式中，s：标准差，m：红细胞多次计数的均值。

2.标本因素

（1）白细胞数量：WBC 在参考范围时，仅为红细胞的 1/1 000～1/500，对红细胞数量影响可忽略，但 WBC＞100×10^9/L 时，应校正计数结果：实际 RBC＝计数 RBC－WBC；或在高倍镜下计数时，不计白细胞（白细胞体积较成熟红细胞大，中央无凹陷，可隐约见到细胞核，无草黄色折光）。

（2）有核红细胞或网织红细胞：增生性贫血时，有核红细胞增多或网织红细胞提前大量释放时，可干扰红细胞计数。

（3）冷凝集素：可使红细胞凝集，造成红细胞计数假性减低。

3.室内质量控制（IQC）及室间质量评价（EQA）

血细胞显微镜计数法尚缺乏公认或成熟质量评价与考核方法，是根据误差理论设计的评价方法。

（1）双份计数标准差评价法：采用至少 10 个标本，每个均作双份计数，由每个标本双份计数之差计算标准差，差值如未超出 2 倍差值标准差范围，则认为结果可靠。

（2）国际通用评价法：可参考美国 1988 年临床实验室改进修正案(CLIA88)能力验证计划的允许总误差进行评价，通过计算靶值偏倚情况进行血细胞计数质量评价：质量标准＝靶值±允许总误差。允许总误差可以是百分数、固定值、组标准差(s)倍数。红细胞计数允许误差标准是计数结果在靶值±6％以内。

五、临床应用

(一)红细胞增多

（1）常见于严重呕吐、腹泻、大面积烧伤及晚期消化道肿瘤患者，多为脱水血浓缩使血液中的有形成分相对地增多所致。

（2）心肺疾病：先天性心脏病、慢性肺脏疾病及慢性一氧化碳中毒等，因缺氧必须借助大量红细胞来维持供氧需要。

（3）干细胞疾病：真性红细胞增多症。

(二)红细胞减少

（1）急性或慢性失血。

（2）红细胞遭受物理、化学或生物因素破坏。

（3）缺乏造血因素、造血障碍和造血组织损伤。

（4）各种原因的血管内或血管外溶血。

（王能一）

第三节　网织红细胞计数

网织红细胞(reticulocyte,Ret,RET)是介于晚幼红细胞和成熟红细胞之间的、尚未完全成熟的红细胞，因胞质中残留一定量的嗜碱性物质核糖核酸(RNA)，经新亚甲蓝或煌焦油蓝等碱性染料活体染色后，RNA 凝聚呈蓝黑色或蓝紫色颗粒，颗粒多时可连成线状或网状结构(图 3-25)。RET 在骨髓停留一段时间后释放入血，整个成熟时间约 48 小时。RET 较成熟红细胞大，直径为 8.0～9.5 μm。随着红细胞发育成熟，RNA 逐渐减少至消失；RET 网状结构越多，表示细胞越幼稚。ICSH 据此将其分为 Ⅰ～Ⅳ型(表 3-3)。

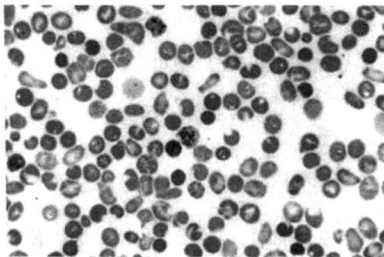

图 3-25　网织红细胞

表 3-3　网织红细胞分型及特征

分型	形态特征	正常存在部位
Ⅰ型(丝球型)	RNA 呈线团样几乎充满红细胞	仅存在骨髓中
Ⅱ型(网型或花冠型)	RNA 呈松散的线团样或网状	大量存在骨髓中,外周血很难见
Ⅲ型(破网型)	网状结构少,呈断线状或不规则枝状连接或排列	主要存在骨髓中,外周血可见少量
Ⅳ型(颗粒型或点粒型)	RNA 呈分散的颗粒状或短丝状	主要存在外周血中

一、检测原理

RET 检测方法有显微镜法、流式细胞术法和血液分析仪法。

(一)显微镜法

活体染料的碱性基团(带正电荷)可与网织红细胞嗜碱性物质 RNA 的磷酸基(带负电荷)结合,使 RNA 间负电荷减少而发生凝缩,形成蓝色颗粒状、线状甚至网状结构。在油镜下计数一定量红细胞中 RET 数,换算成百分率。如同时做 RBC 计数,则可计算出 RET 绝对值。

显微镜法 RET 活体染色染料有灿烂煌焦油蓝(brilliant cresyl blue,又称灿烂甲酚蓝)、新亚甲蓝(new methylene blue,又称新次甲基蓝)和中性红等,其评价见表 3-4。

表 3-4　显微镜法 RET 活体染色染料评价

染料	评价
煌焦油蓝	普遍应用,溶解度低,易形成沉渣附着于红细胞表面,影响计数;易受 Heinz 小体和 HbH 包涵体干扰
新亚甲蓝	对 RNA 着色强且稳定,Hb 几乎不着色,利于计数。WHO 推荐使用
中性红	浓度低、背景清晰,网织颗粒鲜明,不受 Heinz 小体和 HbH 包涵体干扰

(二)流式细胞术(flow cytometry,FCM)法

RET 内 RNA 与碱性荧光染料(如派洛宁 Y、吖啶橙、噻唑橙等)结合后,用流式细胞仪或专用自动网织红细胞计数仪进行荧光细胞(RET)计数,同时报告 RET 绝对值。仪器还可根据荧光强度(RNA 含量)将 RET 分为高荧光强度(HFR)、中荧光强度(MFR)和低荧光强度(LFR),计算出 RET 成熟指数(reticulocyte maturation index,RMI)。

$$RMI\% = \frac{HFR + MFR}{LFR} \times 100$$

二、操作步骤

显微镜法(试管法)。①加染液:在试管内加入染液数滴。②加血染色:加入新鲜全血数滴,立即混匀,室温放置一定时间(CLSI 推荐 3~10 分钟)。③制备涂片:取混匀染色血滴制成薄片,自然干燥。④观察:低倍镜下观察并选择红细胞分布均匀、染色效果好的部位。⑤计数:常规法:油镜下计数至少 1 000 红细胞数量中 RET 数。Miller 窥盘法:将 Miller 窥盘置于目镜内,分别计数窥盘小方格(A 区)内成熟红细胞数和大格内(B 区)RET 数。⑥计算:

$$常规法:RET\% = \frac{计数\ 1\ 000\ 个成熟红细胞中网织红细胞数}{1\ 000} \times 100$$

$$Miller\ 窥盘法:RET\% = \frac{大方格内网织红细胞数}{小方格内红细胞数 \times 9} \times 100$$

$$RET 绝对值(个/L) = \frac{红细胞数}{L} \times RET(\%)$$

三、方法评价

网织红细胞计数的方法评价见表 3-5。

表 3-5 网织红细胞计数方法评价

方法	优点	缺点
显微镜法	操作简便、成本低、形态直观。试管法重复性较好、易复查,为参考方法。建议淘汰玻片法	影响因素多、重复性差、操作烦琐
流式细胞术法	灵敏度、精密度高,适合批量检测	仪器贵、成本高,成熟红细胞易被污染而影响结果
血液分析仪法	灵敏度、精密度高,易标准化,参数多,适合批量检测	影响因素多,H-J 小体、有核红细胞、镰状红细胞、巨大血小板、寄生虫等可致结果假性增高

四、质量管理

(一)检验前管理

1.染液

煌焦油蓝染液最佳浓度为 1.0%,在 100.0 mL 染液中加入 0.4 g 柠檬酸三钠,效果更好。应储存于棕色瓶,临用前过滤。WHO 推荐使用含 1.6% 草酸钾的 0.5% 新亚甲蓝染液。

2.标本因素

因 RET 在体外可继续成熟使数量逐渐减少,因此,标本采集后应及时处理。

3.器材和标本采集等要求

同红细胞计数。

(二)检验中管理

1.操作因素

(1)染色时间:室温低于 25 ℃时应适当延长染色时间或放置 37 ℃温箱内染色 8~10 分钟。标本染色后应及时检测,避免染料吸附增多致 RET 计数增高。

(2)染液与血液比例以 1:1 为宜,严重贫血者可适当增加血液量。

(3)使用 Miller 窥盘(ICSH 推荐):以缩小分布误差,提高计数精密度、准确度和速度。

(4)计数 RBC 数量:为控制 CV 为 10%,ICSH 建议根据 RET 数量确定所应计数 RBC 数量(表 3-6)。

表 3-6 ICSH:RET 计数 CV=10% 时需镜检计数 RBC 数量

RET(%)	计数 Miller 窥盘小方格内 RBC 数量	相当于缩视野法计数 RBC 数量
1~2	1 000	9 000
3~5	500	4 500
6~10	200	1 800
11~20	100	900

（5）CLSI规定计数时应遵循"边缘原则"，即数上不数下、数左不数右。如忽视此原则对同一样本计数时，常规法计数结果可比窥盘法高30%。

2.标本因素

（1）ICSH和NCCLS规定：以新亚甲蓝染液染色后，胞质内凡含有2个以上网织颗粒的无核红细胞计为RET。

（2）注意与非特异干扰物鉴别：RET为点状或网状结构，分布不均；HbH包涵体为圆形小体，均匀散布在整个红细胞中，一般在孵育10～60分钟后出现；Howell-Jolly小体为规则，淡蓝色小体；Heinz小体为不规则突起状，淡蓝色小体。

3.质控物

目前，多采用富含RET抗凝脐带血制备的质控品，通过定期考核检验人员对RET辨认水平进行RET手工法质量控制，但此法无法考核染色、制片等环节。CLSI推荐CPD抗凝全血用于RET自动检测的质量控制物。

五、临床应用

（一）参考范围

参考范围见表3-7。

表3-7　网织红细胞参考范围

方法	人群	相对值（%）	绝对值（$\times 10^9$/L）	LFR（%）	MFR（%）	HFR（%）
手工法	成年人、儿童	0.5～1.5	24～84			
	新生儿	3.0～6.0				
FCM	成年人	0.7±0.5	43.6±19.0	78.8±6.6	18.7±5.1	2.3±1.9

（二）临床意义

外周血网织红细胞检测是反映骨髓红系造血功能的重要指标。临床应用主要如下。

1.评价骨髓增生能力与判断贫血类型

（1）增高：表示骨髓红细胞造血功能旺盛，见于各种增生性贫血，尤其是溶血性贫血，RET可达6%～8%或以上，急性溶血时可达20%～50%或以上；红系无效造血时，骨髓红系增生活跃，外周血RET则正常或轻度增高。

（2）减低：见于各种再生障碍性贫血、单纯红细胞再生障碍性贫血等。RET<1%或绝对值<15×10^9/L为急性再生障碍性贫血的诊断指标。

通常，骨髓释放入外周血RET主要为Ⅳ型，在血液中24小时后成为成熟红细胞。增生性贫血时，年轻RET提早进入外周血，需2～3天才成熟，即在血液停留时间延长，使RET计数结果高于实际水平，不能客观反映骨髓实际造血能力。因RET计数结果与贫血严重程度（Hct水平）和RET成熟时间有关，采用网织红细胞生成指数（reticulocyte production index，RPI）可校正RET计数结果。

$$RPI = \frac{患者\,Hct}{正常\,Hct(0.45)} \times \frac{患者\,RET(\%)}{RET\,成熟时间(d)}$$

HcT/RET成熟时间（d）关系为：（0.39～0.45）/1.0，（0.34～0.38）/1.5，（0.24～0.33）/2.0，（0.15～0.23）/2.5和<0.15/3.0。正常人RPI为1.0；RPI<1.0提示贫血为骨髓增生低下或红系

成熟障碍所致;RPI>3.0 提示贫血为溶血或失血,骨髓代偿能力良好。

2.观察贫血疗效

缺铁性贫血或巨幼细胞贫血分别给予铁剂、维生素 B$_{12}$或叶酸治疗,2～3 天 RET 开始增高,7～10 天达最高(10%左右),表明治疗有效,骨髓造血功能良好。反之,表明治疗无效,提示骨髓造血功能障碍。EPO 治疗后 RET 也可增高达 2 倍之多,8～10 天恢复正常。

3.放疗、化疗监测

放疗和化疗后造血恢复时,可见 RET 迅速、短暂增高。检测幼稚 RET 变化是监测骨髓恢复较敏感的指标,出现骨髓抑制时,HFR 和 MFR 首先降低,然后出现 RET 降低。停止放疗、化疗,如骨髓开始恢复造血功能,上述指标依次上升,可同时采用 RMI 监测,以适时调整治疗方案,避免造成骨髓严重抑制。

4.骨髓移植后监测骨髓造血功能恢复

骨髓移植后第 21 天,如 RET>15×10^9/L,常表示无移植并发症。如 RET<15×10^9/L 伴中性粒细胞和血小板增高,提示骨髓移植失败可能,此可作为反映骨髓移植功能良好指标,且不受感染影响。

(王能一)

第四节 红细胞平均指数测定

红细胞平均指数(值)包括平均红细胞体积、平均红细胞血红蛋白含量、平均红细胞血红蛋白浓度 3 项指标,是依据 RBC、Hb、Hct 的 3 个参数间接计算出来的,能较深入地反映红细胞内在特征,为贫血鉴别诊断提供更多线索。

一、检验原理

对同一抗凝血标本同时进行 RBC、Hb 和 Hct 测定,再按下列公式计算 3 种红细胞平均指数。

(一)平均红细胞体积

平均红细胞体积(mean corpuscular volume,MCV)是指红细胞群体中单个红细胞体积的平均值。单位:飞升(fL,1 fL=10^{-15} L)。

$$MCV = \frac{Hct}{RBC} \times 10^{15} (fL)$$

(二)平均红细胞血红蛋白含量

平均红细胞血红蛋白含量(mean corpuscular hemoglobin,MCH)是指红细胞群体中单个红细胞血红蛋白含量的平均值。单位:皮克(Pg,1 Pg=10^{-12} g)。

$$MCH = \frac{Hb}{RBC} \times 10^{12} (Pg)$$

(三)平均红细胞血红蛋白浓度

平均红细胞血红蛋白浓度(mean corpuscular hemoglobin concentration,MCHC)是指红细

胞群体中单个(全部)红细胞血红蛋白含量的平均值。单位:g/L。

$$MCHC = \frac{Hb}{Hct}(g/L)$$

二、操作步骤

红细胞计数、血红蛋白和血细胞比容测定参见本章相关内容。

三、方法评价

手工法红细胞平均指数测定不需特殊仪器,但计算费时,又易出错。

四、质量管理

红细胞平均指数是根据 RBC、Hb、Hct 结果演算而来,其准确性受此 3 个参数的影响,因此,必须采用同一抗凝血标本同时测定 RBC、Hb 和 Hct。此外,红细胞平均值只表示红细胞总体平均值,"正常"并不意味着红细胞无改变,如溶血性贫血、白血病性贫血属正细胞性贫血,但红细胞可有明显大小不均和异形,须观察血涂片才能得出较为准确的诊断。

五、临床应用

(一)参考范围

MCV、MCH、MCHC 参考范围见表 3-8。

表 3-8　MCV、MCH、MCHC 参考范围

人群	MCV(fL)	MCH(Pg)	MCHC(g/L)
成年人	80～100	26～34	320～360
1～3 岁	79～104	25～32	280～350
新生儿	86～120	27～36	250～370

(二)临床意义

依据 MCV、MCH、MCHC 3 项指标有助于贫血观察,对贫血的形态学分类有鉴别作用(表 3-9)。如缺铁性贫血和珠蛋白生成障碍性贫血都表现为小细胞低色素性贫血,但前者在血涂片上可见红细胞明显大小不均。如缺铁性贫血合并巨幼细胞贫血表现为小红细胞和大红细胞明显增多,但 MCV、MCH 正常。

表 3-9　MCV、MCH、MCHC 在贫血分类中的意义

指数	临床应用		
	正常	增高	减低
MCV	大部分贫血:如慢性炎症、慢性肝肾疾病、内分泌疾病、消化不良、吸收不良、恶性肿瘤所致贫血、急性失血和溶血性贫血、部分再生障碍性贫血	巨幼细胞贫血、吸烟、肝硬化、酒精中毒;同时出现小红细胞和大红细胞疾病,如缺铁性贫血合并巨幼细胞贫血、免疫性溶血性贫血、微血管病性溶血性贫血	铁、铜、维生素 B_6 缺乏性贫血,铁缺乏最常见

续表

指数	临床应用		
	正常	增高	减低
MCH	同上	叶酸、维生素 B_{12} 缺乏等所致大细胞性贫血	铁、铜、维生素 B_6 缺乏性贫血
MCHC	同上,大多数都正常	遗传性球形红细胞增多症、高滴度冷凝集素	铁、铜、维生素 B_6 缺乏性贫血,Hb 假性降低或 Hct 假性增高

(侯敬侠)

第五节　红细胞沉降率测定

红细胞沉降率(erythrocyte sedimentation rate,ESR)简称血沉,是指在一定条件下,离体抗凝血在静置过程中,红细胞自然下沉的速率。红细胞膜表面唾液酸带负电荷,可在红细胞表面形成 zeta 电位,彼此相互排斥,形成 25 nm 间距,因此,具有一定悬浮流动性,下沉缓慢。红细胞下沉过程分为 3 个时段:①红细胞缗钱状聚集期,约需 10 分钟。②红细胞快速沉降期,约 40 分钟。③红细胞堆积期,约需 10 分钟。此期红细胞下降缓慢,逐渐紧密堆积于容器底部。

一、检测原理

(一)魏氏(Westergren)法

将枸橼酸钠抗凝血置于特制刻度血沉管内,垂直立于室温中,因红细胞比重大于血浆,在离体抗凝血中能克服血浆阻力下沉。1 小时后读取红细胞上层血浆的高度值(mm/h),即代表红细胞沉降率。

(二)自动血沉仪法

根据红细胞下沉过程中血浆浊度的改变,采用光电比浊、红外线扫描或摄影法动态检测红细胞下沉各个时段红细胞与血浆界面处血浆的透光度。微电脑显示并自动打印血沉结果及红细胞下沉高度(H)与对应时间(t)的 H-t 曲线。

二、操作步骤

(一)魏氏法

1.采血

采集 1∶4 枸橼酸钠抗凝静脉血。

2.吸血

用魏氏血沉管吸取充分混匀的抗凝血。

3.直立血沉管

将血沉管垂直立于血沉架,室温静置。

4.读数

1 小时后准确读取红细胞下沉后上层血浆的高度值(mm/h),即为 ESR。

(二)自动血沉仪法

目前临床广泛应用的自动血沉仪主要有两种类型。

1.温氏法血沉仪

采用温氏法塑料血沉管测定 1:4 枸橼酸钠抗凝静脉血。仪器每 45 秒扫描 1 次,30 分钟后报告温氏法和换算后的魏氏法两种结果;并打印 H-t 曲线。

2.魏氏法血沉仪

1:4 枸橼酸钠抗凝静脉血放入测定室后,仪器自动定时摄像或用红外线扫描。将红细胞下沉过程中血浆浊度变化进行数字转换,1 小时后根据成像情况及数字改变计算血浆段高度,经数据处理报告魏氏法血沉结果(mm/h)。

三、方法评价

(一)魏氏法

魏氏法为传统手工法,也是 ICSH 推荐参考方法。ICSH、CLSI 及 WHO 均有血沉检测标准化文件。ICSH(1993 年)和 CLSI H2-A4(2 000 年)方法,均以魏氏法为基础,对血沉测定参考方法或标准化方法制定操作规程,对血沉管规格、抗凝剂使用、血液标本制备和检测方法等重新做了严格规定。魏氏法操作简便,只反映血沉终点变化,耗时、易造成污染、缺乏特异性,一次性血沉测定器材成本高、质量难以保证。温氏法则按 Hct 测定方法要求采血,通过血沉方程 K 值计算,克服了贫血对结果影响,多用于血液流变学检查。

(二)自动血沉仪法

操作简单,可动态检测血沉全过程,且自动、微量、快速、重复性好、不受环境温度影响,适于急诊患者。温氏法血沉仪测试时将血沉管倾斜,势必造成人为误差。CLSI 建议血沉仪法可采用 EDTA 抗凝血,即可与血液分析仪共用 1 份抗凝血标本,并采用密闭式采血系统,但尚未广泛应用。

四、质量管理

(一)检验前

1.生理因素

患者检查前应控制饮食,避免一过性高脂血症使 ESR 加快。

2.药物影响

输注葡萄糖、白明胶和聚乙烯吡咯烷酮等,2 天内不宜做 ESR 检验。

3.标本因素

静脉采血应在 30 秒内完成,不得有凝血、溶血、气泡,不能混入消毒液;枸橼酸钠(0.109 mmol/L,AR 级)应新鲜配制(4 ℃保存 1 周),与血液之比为 1:4,混匀充分;标本室温下放置小于 4 小时,4 ℃保存小于12 小时,测定前应置室温平衡至少 15 分钟(CLSI 建议)。

4.器材

应清洁干燥。魏氏血沉管应符合 ICSH 规定标准:管长(300.0±1.5) mm;两端相通,端口平滑;表面自上而下刻有规范的 0～200 mm 刻度,最小分度值 1 mm(误差≤0.02 mm);管内径

(2.55 ± 0.15) mm,内径均匀误差$\leqslant0.05$ mm。

(二)检验中

1.操作因素

(1)吸血:吸血量应准确,避免产生气泡。

(2)血沉管装置:严格垂直(CLSI规定倾斜不能超过$2°$)、平稳放置,并防止血液外漏。如血沉管倾斜,血浆沿一侧管壁上升,红细胞则沿另一侧管壁下沉,受到血浆逆阻力减小,下沉加快(倾斜$3°$,ESR可增加30%)。

(3)测定温度:要求为$18\sim25$ ℃,室温过高应查血沉温度表校正结果,室温低于18 ℃应放置在20 ℃恒温箱内测定。

(4)测定环境:血沉架应避免直接光照、移动和振动。

(5)测定时间:严格控制在(60 ± 1)分钟读数。

(6)质控方法:ICSH规定ESR测定参考方法的质控标本为EDTA抗凝静脉血,Hct$\leqslant0.35$,血沉值在$15\sim105$ mm/h,测定前至少颠倒混匀12次(CLSI推荐),按"常规工作方法"同时进行测定。用参考方法测其95%置信区间应控制在误差小于±0.5 mm/h。

2.标本因素

(1)血浆因素:与血浆蛋白质成分及比例有关,使血沉加快的主要因素是带正电荷大分子蛋白质,其削弱红细胞表面所带负电荷,使红细胞发生缗钱状聚集,红细胞总表面积减少,受到血浆逆阻力减小,且成团红细胞质量超过了血浆阻力,因而下沉。带负电荷小分子蛋白质作用则相反。

(2)红细胞因素:包括红细胞数量、大小、厚度和形态等。总之,血浆因素对血沉影响较大,红细胞因素影响较小。影响血沉的因素见表3-10。

表 3-10 影响血沉测定结果血浆和红细胞因素

内在因素	影响因素
血浆	
ESR 增快	纤维蛋白原(作用最强)、异常克隆性免疫球蛋白、γ、α、β球蛋白和急性时相反应蛋白(α1-AT、α_2-M、Fg)等;胆固醇和三酰甘油等;某些病毒、细菌、代谢产物、药物(输注葡萄糖、白明胶、聚乙烯吡咯烷酮等)和抗原抗体复合物
ESR 减慢	清蛋白、磷脂酰胆碱和糖蛋白等
红细胞	
数量减少	表面积减少,血浆阻力减小,ESR 增快
数量增多	表面积增多,血浆阻力增大,ESR 减慢
形态异常	球形、镰状红细胞增多或大小不均,不易形成缗钱状,表面积增大,ESR 减慢;靶形红细胞增多,红细胞直径大、薄,易形成缗钱状,表面积减小,ESR 增快

(三)检验后

因血沉变化大多数由血浆蛋白质变化所致,这种变化对血沉影响持续。因此,复查血沉的时间至少应间隔1周。

五、临床应用

(一)参考范围
魏氏法：成年男性<15 mm/h，成年女性<20 mm/h。

(二)临床意义
ESR 用于疾病诊断缺乏特异性，也不能作为健康人群筛检指标，但用于某些疾病活动情况监测、疗效判断和鉴别诊断具有一定参考价值。

1.生理性加快

(1)年龄与性别：新生儿因纤维蛋白原含量低而红细胞数量较高，血沉较慢（≤2.0 mm/h）。12 岁以下儿童因生理性贫血血沉稍快，但无性别差异。成年人，尤其 50 岁后，纤维蛋白原含量逐渐升高，血沉增快，且女性高于男性（女性平均 5 年递增 2.80 mm/h，男性递增 0.85 mm/h）。

(2)女性月经期：子宫内膜损伤及出血，纤维蛋白原增加，血沉较平时略快。

(3)妊娠与分娩：妊娠期 3 个月直至分娩 3 周后，因贫血、纤维蛋白原增加、胎盘剥离和产伤等影响，血沉加快。

2.病理性加快

病理性血沉加快临床意义见表 3-11。因白细胞直接受细菌毒素、组织分解产物等影响，其变化出现早，对急性炎症诊断及疗效观察更有临床价值。血沉多继发于急性时相反应蛋白增多的影响，出现相对较晚，故 ESR 用于慢性炎症观察，如结核病、风湿病活动性动态观察或疗效判断更有价值。

表 3-11 病理性血沉加快临床意义

疾病	临床意义
感染及炎症	急性炎症，血液中急性时相反应蛋白（α_1-AT、α_2-M、CRP、Tf、Fg 等）增高所致，为最常见原因。慢性炎症（结核病、风湿病、结缔组织炎症等）活动期增高，病情好转时减慢，非活动期正常，ESR 监测可动态观察病情
组织损伤	严重创伤和大手术、心肌梗死（为发病早期特征之一），与组织损伤所产生蛋白质分解产物增多和心肌梗死后3~4 天急性时相反应蛋白增多有关
恶性肿瘤	与 α_2-巨球蛋白、纤维蛋白原、肿瘤组织坏死、感染和贫血有关
自身免疫性疾病	与热休克蛋白增多有关。ESR 与 CRP、RF 和 ANA 测定具有相似灵敏度
高球蛋白血症	与免疫球蛋白增多有关，如多发性骨髓瘤、肝硬化、巨球蛋白血症、系统性红斑狼疮、慢性肾炎等
高脂血症	与三酰甘油、胆固醇增多有关，如动脉粥样硬化、糖尿病和黏液水肿等
贫血	与红细胞减少受血浆阻力减小有关

3.血沉减慢

血沉减慢一般无临床意义。见于低纤维蛋白原血症、充血性心力衰竭、真性红细胞增多症和红细胞形态异常（如红细胞球形、镰状和异形）。

（杨丽琼）

第六节 血细胞比容测定

血细胞比容（hematocrit，Hct，HCT），又称红细胞压积（packed cell volume，PCV），是在规定条件下离心沉淀压紧红细胞在全血中所占体积比值。

一、检验原理

(一)微量法

一定量抗凝血液，经一定速度和时间离心沉淀后，计算压紧红细胞体积占全血容积的比例，即为血细胞比容。

(二)温氏法(Wintrobe法)

温氏法与微量法同属离心沉淀法，微量法用高速离心，温氏法则为常量、中速离心。

(三)电阻抗法

电阻抗法为专用微量血细胞比容测定仪。根据血细胞相对于血浆为不良导体的特性，先用仪器测定标准红细胞含量的全血电阻抗值，再以参考方法测定其 HCT，计算出 HCT 与电阻抗值之间的数量关系（校正值），再利用待测标本测定电阻抗值间接算出标本 HCT。

(四)其他方法

放射性核素法、比重计法、折射仪法和黏度计法等。

二、操作步骤

微量法。①采血：常规采集静脉 EDTA-K_2 抗凝血。②吸血：用虹吸法将血液吸入专用毛细管。③封口：将毛细管吸血端垂直插入密封胶封口。④离心：毛细管置于离心机，以一定相对离心力（relative centrifugal force，RCF）离心数分钟。⑤读数：取出毛细管，置于专用读数板中读数，或用刻度尺测量红细胞柱（以还原红细胞层表层的红细胞高度为准）、全血柱长度，计算两者比值即为血细胞比容。如 Hct＞0.5 时，须再离心 5 分钟。

三、方法评价

临床常用 Hct 检测方法评价见表 3-12。

表 3-12　常用 Hct 检测方法评价

方法	优点	缺点
微量法	快速（5 分钟）、标本用量小、结果准确、重复性好，可批量检测。WHO 推荐参考方法	血浆残留少，需微量血液离心机
微量法（计算法）	ICSH（2003）推荐为候选参考方法，可常规用于 Hct 测定校准，Hct ＝（离心 Hct － 1.0119）/0.9736	需用参考方法测定全血 Hb 和压积红细胞 Hb 浓度。Hct ＝全血 Hb/压积红细胞 Hb

续表

方法	优点	缺点
温氏法	操作简单,无需特殊仪器,广泛应用	不能完全排除残留血浆,需单独采血,用血量大
血液分析仪法	简便、快速、精密度高,无需单独采血	需定期校正仪器
放射性核素法	准确性最高,曾被 ICSH 推荐为参考方法	操作烦琐,不适用于临床批量标本常规检测

四、质量管理

(一)检验前管理

(1)器材:应清洁干燥。CLSI 规定专用毛细管规格应符合要求(长 75.0 mm±0.5 mm,内径 1.155 mm±0.085 mm,管壁厚度 0.20 mm,允许 0.18~0.23 mm,刻度清晰)。密封端口底必须平滑、整齐。离心机离心半径应>8.0 cm,能在 30 秒内加速到最大转速,在转动圆周边 RCF 为 10 000~15 000 g 时,转动5分钟,转盘温度不超过 45 ℃。

(2)采血:空腹采血,以肝素或 EDTA-K$_2$ 干粉抗凝,以免影响红细胞形态和改变血容量。采血应顺利,静脉压迫时间超过 2 分钟可致血液淤积和浓缩,最好不使用压脉带。应防止组织液渗入、溶血或血液凝固。

(3)CLSI 规定标本应储存在 22 ℃±4 ℃,并在 6 小时内检测。

(二)检验中管理

1.操作因素

(1)注血:抗凝血在注入离心管前应反复轻微振荡,使 Hb 与氧充分接触;注入时应防止气泡产生。吸入血量在管长 2/3 处为宜;用优质橡皮泥封固(烧融封固法会破坏红细胞),确保密封。

(2)离心速度和时间:CLSI 和 WHO 建议微量法 RCF 为 10 000~15 000 g,RCF(g)=1.118× 有效离心半径(cm)×(r/min)^2。

(3)放置毛细管的沟槽应平坦,胶垫应富有弹性。一旦发生血液漏出,应清洁离心盘后重新测定。

(4)结果读取与分析:应将毛细管底部红细胞基底层与标准读数板基线(0 刻度线)重合,读取自还原红细胞层以下红细胞高度。同一标本 2 次测定结果之差不可>0.015。

2.标本因素

(1)红细胞增多(症)、红细胞形态异常时(如小红细胞、椭圆形红细胞或镰状红细胞)可致血浆残留量增加,Hct 假性增高,WHO 建议这类标本离心时间应至少延长 3 分钟。

(2)溶血和红细胞自身凝集可使 Hct 假性降低。

(三)检验后管理

如离心后上层血浆有黄疸或溶血现象应予以报告,以便临床分析。必要时可参考 RBC、Hb 测定结果,以核对 Hct 测定值的可靠性。

五、临床应用

(一)参考范围

微量法:成年男性 0.380~0.508,成年女性 0.335~0.450。

（二）临床意义

（1）Hct 增高或降低：其临床意义见表 3-13。Hct 与 RBC、MCV 和血浆量有关。红细胞数量增多、血浆量降低或两者兼有可致 Hct 增高，反之 Hct 降低。

表 3-13　Hct 测定临床意义

Hct	原因
增高	血浆量减少：液体摄入不足、大量出汗、严重腹泻或呕吐、多尿、大面积烧伤
	红细胞增多：真性红细胞增多症、缺氧、肿瘤、EPO 增多
降低	血浆量增多：竞技运动员、妊娠、原发性醛固酮增多症、补液过多
	红细胞减少：各种原因的贫血、出血

（2）作为临床补液量参考：各种原因致机体脱水，Hct 均增高，补液时应监测 Hct，当 Hct 恢复正常时表示血容量得到纠正。

（3）用于贫血的形态学分类：计算红细胞平均体积和红细胞平均血红蛋白浓度。

（4）作为真性红细胞增多症的诊断指标：当 Hct＞0.7，RBC 为（7～10）×10^{12}/L 和 Hb＞180 g/L 时即可诊断。

（5）作为血液流变学指标：增高表明红细胞数量偏高，全血黏度增加。严重者表现为高黏滞综合征，易致微循环障碍、组织缺氧，故可辅助监测血栓前状态。

RBC、Hb、Hct 每个参数均可作为贫血或红细胞增多的初筛指标，由于临床产生贫血的原因不同，其红细胞数量、大小和形态改变各有特征，因此，必须联合检测和综合分析，才可获得更有价值的临床信息。

（杨丽琼）

第七节　血红蛋白测定

血红蛋白（hemoglobin，Hb，HGB）为成熟红细胞主要成分，在人体中幼、晚幼红细胞和网织红细胞中合成，由血红素（heme）和珠蛋白（globin）组成结合蛋白质，相对分子质量为 64 458。每个 Hb 分子含有 4 条珠蛋白肽链，每条肽链结合 1 个亚铁血红素，形成具有四级空间结构四聚体。亚铁血红素无种属特异性，由 Fe^{2+} 和原卟啉组成。Fe^{2+} 位于原卟啉中心，有 6 个配位键，其中 4 个分别与原卟啉分子中 4 个吡咯 N 原子结合，第 5 个与珠蛋白肽链的 F 肽段第 8 个氨基酸（组氨酸）的咪唑基结合，第 6 个配位键能可逆地与 O_2 和 CO_2 结合。当某些强氧化剂将血红蛋白 Fe^{2+} 氧化成 Fe^{3+} 时，则失去携氧能力。珠蛋白具有种属特异性，其合成与氨基酸排列受独立的基因编码控制。每个珠蛋白分子由 2 条 α 类链与 2 条非 α 类链组成，非 α 类链包括 β、γ、δ、ε 等。人类不同时期血红蛋白的种类、肽链组成和比例不同（表 3-14）。

表 3-14　不同时期血红蛋白种类、肽链组成和比例

时期	种类	肽链	比例
胚胎时期	血红蛋白 Gower-1(Hb Gower-1)	$\xi_2\epsilon_2$	
	血红蛋白 Gower-2(Hb Gower-2)	$\alpha_2\xi_2$	
	血红蛋白 Portland(Hb Portland)	$\xi_2\gamma_2$	
胎儿时期	胎儿血红蛋白(HbF)	$\alpha_2\gamma_2$	新生儿>70%,1岁后<2%
成人时期	血红蛋白 A(HbA)	$\alpha_2\beta_2$	90%以上
	血红蛋白 A2(HbA2)	$\alpha_2\delta_2$	2%~3%
	胎儿血红蛋白(HbF)	$\alpha_2\gamma_2$	<2%

血红蛋白在红细胞中以多种状态存在。生理条件下,99%Hb铁呈Fe^{2+}状态,称为还原血红蛋白(deoxyhemoglobin,reduced hemoglobin,Hbred);Fe^{2+}状态的 Hb 可与 O_2 结合,称为氧合血红蛋白(oxyhemoglobin,HbO_2);如果 Fe^{2+} 被氧化成 Fe^{3+},称为高铁血红蛋白(methemoglobin,MHb,Hi)。如第 6 个配位键被 CO 占据,则形成碳氧血红蛋白(carboxyhemoglobin,HbCO),其比 O_2 的结合力高240倍;如被硫占据(在含苯肼和硫化氢的环境中)则形成硫化血红蛋白(sulfhemoglobin,SHb),这些统称为血红蛋白衍生物。

Hb 测定方法有多种,现多采用比色法,常用方法有氰化高铁血红蛋白(hemiglobincyanide,HiCN)测定法、十二烷基硫酸钠血红蛋白(sodium dodecyl sulfate hemoglobin,SDS-Hb)测定法、叠氮高铁血红蛋白(hemiglobin azide,HiN_3)测定法、碱羟高铁血红素(alkaline heamatindetergent,AHD_{575})测定法和溴代十六烷基三甲胺(CTAB)血红蛋白测定法等。HiCN 测定法为目前最常用 Hb 测定方法,1966 年,国际血液学标准化委员会(International Council for Standardization in Haematology,ICSH)推荐其作为 Hb 测定标准方法。1978 年,国际临床化学联合会(International Federation of Clinical Chemistry,IFCC)和国际病理学会(International Academy of Pathology,IAP)联合发表的国际性文件中重申了 HiCN 法。HiCN 法也是 WHO 和 ICSH 推荐的 Hb 测定参考方法。本节重点介绍 HiCN 测定法。

一、检测原理

HiCN 法是在 HiCN 转化液中,红细胞被溶血剂破坏后,高铁氰化钾可将各种血红蛋白(SHb 除外)氧化为高铁血红蛋白(Hi),Hi 与氰化钾中 CN-结合生成棕红色氰化高铁血红蛋白(HiCN)。HiCN 最大吸收峰为 540 nm。在特定条件下,毫摩尔吸收系数为 44 L/(mmol·cm),根据测得吸光度,利用毫摩尔吸收系数计算或根据 HiCN 参考液制作标准曲线,即可求得待测标本血红蛋白浓度。

HiCN 转化液有多种,较为经典的有都氏(Drabkin's)液和文-齐(van Kampen and Zijlstra)液。WHO 和我国卫生行业标准 WS/T341-2011《血红蛋白测定参考方法》推荐使用文-齐液。血红蛋白转化液成分与作用见表 3-15。

表 3-15 血红蛋白转化液成分与作用

稀释液	试剂成分	作用
都氏液	$K_3Fe(CN)_6$、KCN	形成 HiCN
	$NaHCO_3$	碱性,防止高球蛋白致标本浑浊
文-齐液	$K_3Fe(CN)_6$、KCN	形成 HiCN
	非离子型表面活性剂	溶解红细胞、游离 Hb,防止标本浑浊
	KH_2PO_4(无水)	维持 pH 在 7.2 ± 0.2,防止高球蛋白致标本浑浊

二、操作步骤

(一)直接测定法

(1)加转化液:在试管内加入 HiCN 转化液。

(2)采血与转化:取全血加入试管底部,与转化液充分混匀,静置一定时间。

(3)测定吸光度:用符合 WHO 标准的分光光度计,波长 540 nm、光径 1.000 cm,以 HiCN 试剂调零,测定标本吸光度。

(4)计算:换算成单位体积血液内血红蛋白浓度。

(二)参考液比色测定法

如无符合 WHO 标准分光光度计,则采用此法。

(1)按直接测定法(1)~(3)步骤测定标本吸光度。

(2)制作 HiCN 参考液标准曲线:将 HiCN 参考液倍比稀释成多种浓度的 Hb 液,按本测定条件分别测定吸光度,绘制标准曲线。通过标准曲线查出待测标本 Hb 浓度。

三、方法评价

血红蛋白测定方法评价见表 3-16。

表 3-16 血红蛋白测定方法评价

方法	优点	缺点
HiCN	操作简便、快速,除 SHb 外均可被转化,显色稳定;试剂及参考品易保存,便于质量控制;已知吸收系数,为参考方法。测定波长 540 nm	KCN 有剧毒;高白细胞和高球蛋白可致浑浊;HbCO 转化慢
SDS-Hb	试剂无公害,操作简便,呈色稳定,准确度和精密度高,为次选方法。测定波长 538 nm	SDS-Hb 消光系数未确定,标准曲线制备或仪器校正依赖 HiCN 法;SDS 质量差异性大;SDS 溶血性强,破坏白细胞,不适于溶血后同时计数 WBC
HiN₃	显色快且稳定,准确度和精密度较高,试剂毒性低(为 HiCN 法的 1/7)。测定波长 542 nm	HbCO 转化慢;试剂有毒
AHD₅₇₅	试剂简单无毒,显色稳定。准确度和精密度较高。以氯化血红素为标准品,不依赖 HiCN 法。测定波长 575 nm	测定波长 575 nm,不便于自动化分析;采用氯化血红素作标准品纯度达不到标准
CTAB	溶血性强,但不破坏白细胞	精密度和准确度较上法略低

四、质量管理

(一)检验前管理

1.器材

(1)分光光度计校准:分光光度计波长、吸光度、灵敏度、稳定性、线性和准确度均应校正。波长:误差<±1 nm;杂光影响仪器线性、灵敏度和准确性,应采用钕镁滤光片校正;杂光水平控制在1.5%以下;HiCN参考品法:$A_{\lambda 540\,nm}/A_{\lambda 504\,nm}=1.590\sim1.630$。

(2)比色杯光径1 cm,允许误差为≤±0.5%,用HiCN试剂作空白,波长710~800 nm,吸光度应HiCN<0.002。

(3)微量吸管及玻璃刻度吸管规格应符合要求或经校正。

(4)制作标准曲线或标定K值:每更换1次转化液或仪器使用一段时间后应重新制作标准曲线或标定K值。

2.试剂

(1)HiCN转化液:应使用非去离子蒸馏水配制,pH 7.0~7.4,滤纸过滤后$A_{\lambda 540\,nm}<0.001$;用有塞棕色硼硅玻璃瓶避光储存于4~10 ℃,储存在塑料瓶可致CN-丢失,冰冻保存可因结冰致高铁氰化钾还原失效;变绿或浑浊不能使用;Hb(除SHb和HbCO外)应在5分钟内完全转化;配制试剂应严格按照剧毒品管理程序操作。

(2)HiCN参考液(标准液):纯度应符合ICSH规定的扫描图形,即在450~750 nm波长范围吸收光谱应符合波峰在540 nm、波谷在504 nm、$A_{\lambda 540\,nm}/A_{\lambda 504\,nm}$为1.590~1.630和$A_{\lambda 750\,nm}\leqslant0.003$;无菌试验(普通和厌氧培养)阴性;精密度CV≤0.5%;准确度:以WHO和HiCN参考品为标准,测定值与标示值之差≤±0.5%;稳定性:3年内不变质、测定值不变;棕色瓶分装,每支不少于10 mL;在有效期内$A_{\lambda 540\,nm}/A_{\lambda 504\,nm}$为1.590~1.630。

(3)HiCN工作参考液:测定值与标定值之差≤±1%。其他要求同参考液。

(4)溶血液:以参考液为标准,随机抽取10支测定,其精密度(CV)小于1%;准确度测定值与标示值误差≤±1%;稳定1年以上,每支不少于0.5 mL,包装密封好;其纯度标准达到HiCN工作参考液。

3.其他

标本采集等要求同红细胞计数。临床实验室标准委员会(CLSI)推荐采用EDTA抗凝静脉血。

(二)检验中管理

1.标本因素

(1)血浆中脂质或蛋白质(异常球蛋白)含量增高、WBC>20×10^9/L、PLT>700×10^9/L、HbCO增高,因浊度增加引起血红蛋白假性增高。因白细胞过多引起的浑浊,可离心后取上清液比色;如为球蛋白异常增高所致,可向转化液中加入少许固体NaCl(约0.25 g)或K_2CO_3(约0.1 g),混匀后可使溶液澄清。

(2)HbCO转化为HiCN的速度较慢,可达数小时,加大试剂中$K_3Fe(CN)_6$的用量(×5),转化时间可为5分钟,且不影响检测结果。

2.其他

(1)转化液稀释倍数应准确。

（2）红细胞应充分溶解。

（3）应定期检查标准曲线和换算常数 K。

3.IQC 及 EQA

（1）国际通用评价方法：血红蛋白允许总误差是靶值±7%。

（2）质量控制物：枸橼酸-枸橼酸钠-葡萄糖（acid citrate dextrose，ACD）抗凝全血质控物可用于多项血细胞参数的质量控制；醛化半固定红细胞可用于红细胞和血红蛋白质量控制；溶血液、冻干全血可用于单项血红蛋白质量控制。其中，定值溶血液适用于手工法血红蛋白质量控制。

（三）检验后管理

1.标本因素

某些因素可影响检测结果，如大量失血早期，主要是全身血容量减少，而血液浓度改变很少，红细胞和血红蛋白检测结果很难反映贫血存在。如各种原因所致脱水或水潴留，影响血浆容量，造成血液浓缩或稀释，红细胞和血红蛋白检测结果增加或减少，影响临床判断。

2.废液处理

检测完毕后，将废液集中于广口瓶中，以水1：1稀释废液，再向每升稀释废液中加入35 mL次氯酸钠溶液（或 40 mL"84"消毒液），混匀后敞开容器口放置 15 小时以上才能进一步处理。HiCN 废液不能与酸性溶液混合，因氰化钾遇酸可产生剧毒的氢氰酸气体。

五、临床应用

（一）参考范围

红细胞及血红蛋白参考范围见表 3-17。

表 3-17 红细胞及血红蛋白参考范围

人群	RBC($\times 10^{12}$/L)	Hb(g/L)
成年男性	4.09～5.74	131～172
成年女性	3.68～5.13	113～151
新生儿	5.2～6.4	180～190
婴儿	4.0～4.3	110～12
儿童	4.0～4.5	120～140
老年男性（＞70 岁）		94～122
老年女性（＞70 岁）		87～112

（二）临床意义

血红蛋白测定与红细胞计数临床意义相似，但某些贫血两者减少程度可不一致；红细胞计数可判断红细胞减少症和红细胞增多症，判断贫血程度时血红蛋白测定优于红细胞计数。因此，两者同时测定更具临床应用价值。

1.生理变化

（1）生理性增高：见于机体缺氧状态，如高原生活、剧烈体力活动等；肾上腺素增高，如冲动、兴奋和恐惧等情绪波动；长期重度吸烟；雄激素增高（如成年男性高于女性）；每天上午 7 时最高；静脉压迫时间＞2 分钟增高 10%；毛细血管血比静脉血高 10%～15%；应用毛果芸香碱、钴、肾上腺素、糖皮质激素药物等，红细胞一过性增高。

（2）生理性减低：见于生理性贫血，如 6 个月到 2 岁婴幼儿为造血原料相对不足所致，老年人为造血功能减退所致，孕妇为血容量增加、血液稀释所致；长期饮酒减少约 5%。生理因素影响与同年龄、性别人群的参考范围相比，一般波动在 ±20% 以内。

2.病理性变化

（1）病理性增高：成年男性 RBC$>6.0\times10^{12}$/L，Hb>170 g/L；成年女性 RBC$>6.5\times10^{12}$/L，Hb>160 g/L 为红细胞和血红蛋白增高。①相对增高：见于呕吐、高热、腹泻、多尿、多汗、水摄入严重不足和大面积烧伤等因素造成暂时性血液浓缩。②继发性增高：见于缺氧所致 EPO 代偿性增高疾病，如慢性心肺疾病、异常血红蛋白病和肾上腺皮质功能亢进等；病理性 EPO 增高疾病，如肾癌、肝细胞癌、卵巢癌、子宫肌瘤和肾积水等。③原发性增高：见于真性红细胞增多症和良性家族性红细胞增多症等。

（2）病理性减低：各种病理因素所致红细胞、血红蛋白、血细胞比容低于参考范围下限，称为贫血（anemia）。贫血诊断标准见表 3-18。根据病因和发病机制贫血可分为三大类（表 3-19）。此外，某些药物可致红细胞减少引起药物性贫血。

表 3-18　贫血诊断标准（海平面条件）

	Hb(g/L)	Hct	RBC($\times10^{12}$/L)
成年男性	120	0.40	4.0
成年女性	110（孕妇低于 100）	0.35	3.5
出生 10 天以内新生儿	145		
1 月以上婴儿	90		
4 月以上婴儿	100		
6 个月至 6 岁儿童	110		
6～14 岁儿童	120		

表 3-19　根据病因及发病机制贫血分类

病因及发病机制	常见疾病
红细胞生成减少	
骨髓造血功能障碍	
干细胞增殖分化障碍	再生障碍性贫血，单纯红细胞再生障碍性贫血，急性造血功能停滞，骨髓增生异常综合征等
骨髓被异常组织侵害	骨髓病性贫血，如白血病、多发性骨髓瘤、骨髓纤维化、骨髓转移癌等
骨髓造血功能低下	继发性贫血，如肾病、肝病、慢性感染性疾病、内分泌疾病等
造血物质缺乏或利用障碍	
铁缺乏或铁利用障碍	缺铁性贫血，铁粒幼细胞性贫血等
维生素 B_{12} 或叶酸缺乏	巨幼细胞贫血等
红细胞破坏过多	
红细胞内在缺陷	
红细胞膜异常	遗传性球形、椭圆形、口形红细胞增多症，PNH
红细胞酶异常	葡萄糖-6-磷酸脱氢酶缺乏症，丙酮酸激酶缺乏症等
血红蛋白异常	珠蛋白生成障碍性贫血，异常血红蛋白病，不稳定血红蛋白病
红细胞外在异常	

续表

病因及发病机制	常见疾病
免疫溶血因素	自身免疫性,新生儿同种免疫性,药物诱发,血型不合输血等
理化感染等因素	微血管病性溶血性贫血,化学物质、药物、物理、生物因素所致溶血
其他	脾功能亢进
红细胞丢失增加	
急性失血	大手术,严重外伤,脾破裂,异位妊娠破裂等
慢性失血	月经量多,寄生虫感染(钩虫病),痔疮等

红细胞计数和血红蛋白测定的医学决定水平为:当 RBC>6.8×10^{12} 应采取治疗措施;RBC<3.5×10^{12}/L为诊断贫血界限。临床上,常以血红蛋白量判断贫血程度,Hb<120 g/L(女性 Hb<110 g/L)为轻度贫血;Hb<90 g/L为中度贫血;Hb<60 g/L 为重度贫血;Hb<30 g/L为极重度贫血;当 RBC<1.5×10^{12}/L,Hb<45 g/L 时,应考虑输血。

（杨丽琼）

第四章

白细胞检验

第一节 白细胞形态

一、检测原理

血涂片经染色后,在普通光学显微镜下作白细胞形态学观察和分析。常用的染色方法有瑞氏染色法、吉姆萨染色法、May-Grünwald 法、Jenner 法、Leishman 染色法等。

二、方法学评价

(一)显微镜分析法
对血液细胞形态的识别,特别是异常形态,推荐采用人工方法。

(二)血液分析仪法
不能直接提供血细胞质量(形态)改变的确切信息,需进一步用显微镜分析法进行核实。

三、临床意义

(一)正常白细胞形态
瑞氏染色正常白细胞的细胞大小、核和质的特征见表 4-1。

表 4-1 外周血 5 种白细胞形态特征

细胞类型	大小(μm)	外形	细胞核		细胞质	
			核形	染色质	着色	颗粒
中性杆状核粒细胞	10～15	圆形	弯曲呈腊肠样,两端钝圆	深紫红色,粗糙	淡橘红色	量多,细小,均匀布满胞质,浅紫红色
中性分叶核粒细胞	10～15	圆形	分为 2～5 叶,以 3 叶为多	深紫红色,粗糙	淡橘红色	量多,细小,均匀布满胞质,浅紫红色

续表

| 细胞类型 | 大小（μm） | 外形 | 细胞核 | | | 细胞质 | |
			核形	染色质	着色	颗粒
嗜酸性粒细胞	11～16	圆形	分为2叶，呈眼镜样	深紫红色，粗糙	淡橘红色	量多粗大，圆而均匀，充满胞质，鲜橘红色
嗜碱性粒细胞	10～12	圆形	核结构不清，分叶不明显	粗而不均	淡橘红色	量少，大小和分布不均，常覆盖核上，蓝黑色
淋巴细胞	6～15	圆形或椭圆形	圆形或椭圆形，着边	深紫红色，粗块状	透明淡蓝色	小淋巴细胞一般无颗粒，大淋巴细胞可有少量粗大不均匀、深紫红色颗粒
单核细胞	10～20	圆形或不规则形	不规则形，肾形，马蹄形，或扭曲折叠	淡紫红色，细致疏松呈网状	淡灰蓝色	量多，细小，灰尘样紫红色颗粒弥散分布于胞质中

（二）异常白细胞形态

1.中性粒细胞

（1）毒性变化：在严重传染病、化脓性感染、中毒、恶性肿瘤、大面积烧伤等情况下，中性粒细胞有下列形态改变：大小不均（中性粒细胞大小相差悬殊）、中毒颗粒（比正常中性颗粒粗大、大小不等、分布不均匀、染色较深、呈黑色或紫黑色）、空泡（单个或多个，大小不等）、Döhle体（是中性粒细胞胞质因毒性变而保留的嗜碱性区域，呈圆形、梨形或云雾状，界限不清，染成灰蓝色，直径1～2μm，亦可见于单核细胞）、退行性变（胞体肿大、结构模糊、边缘不清晰、核固缩、核肿胀、核溶解等）。上述变化反映细胞损伤的程度，可以单独出现，也可同时出现。

毒性指数：计算中毒颗粒所占中性粒细胞（100个或200个）的百分率。1为极度，0.75为重度，0.5为中度，<0.25为轻度。

（2）巨多分叶核中性粒细胞：细胞体积较大，直径16～25μm，核分叶常在5叶以上，甚至在10叶以上，核染色质疏松。见于巨幼细胞贫血、抗代谢药物治疗后。

（3）棒状小体（Auer小体）：细胞质中出现呈紫红色细杆状物质，长1～6μm，一条或数条，见于急性白血病，尤其是颗粒增多型早幼粒细胞白血病（M3型），可见数条到数十条呈束棒状小体。急性单核细胞白血病可见一条细长的棒状小体，而急性淋巴细胞白血病则不出现棒状小体。

（4）Pelger-Hüet畸形：细胞核为杆状或分2叶，呈肾形或哑铃形，染色质聚集成块或条索网状。为常染色体显性遗传性异常，也可继发于某些严重感染、白血病、骨髓增生异常综合征、肿瘤转移、某些药物（如秋水仙胺、磺基二甲基异噁唑）治疗后。

（5）Chediak-Higashi畸形：细胞质内含有数个至数十个包涵体，直径2～5μm，呈紫蓝、紫红色。见于Chediak-Higashi综合征，为常染色体隐性遗传。

（6）Alder-Reilly畸形：细胞质内含有巨大的、深染的、嗜天青颗粒，染深紫色。见于脂肪软骨营养不良、遗传性黏多糖代谢障碍，为常染色体隐性遗传。

（7）May-Hegglin畸形：细胞质内含有淡蓝色包涵体。为常染色体显性遗传。

2.淋巴细胞

（1）异型淋巴细胞：在淋巴细胞性白血病、病毒感染（如传染性单核细胞增多症、病毒性肺炎、病毒性肝炎、传染性淋巴细胞增多症、流行性腮腺炎、水痘、巨细胞病毒感染）、百日咳、布鲁菌病、梅毒、弓形虫感染、药物反应等情况下,淋巴细胞增生,出现某些形态学变化,称为异型淋巴细胞。分为 3 型。

1)Ⅰ型(空泡型,浆细胞型):胞体比正常淋巴细胞稍大,多为圆形、椭圆形、不规则形。核圆形、肾形、分叶状,常偏位。染色质粗糙,呈粗网状或小块状,排列不规则。胞质丰富,染深蓝色,含空泡或呈泡沫状。

2)Ⅱ型(不规则型,单核细胞型):胞体较大,外形常不规则,可有多个伪足。核形状及结构与Ⅰ型相同或更不规则,染色质较粗糙致密。胞质丰富,染淡蓝或灰蓝色,有透明感,边缘处着色较深,一般无空泡,可有少数嗜天青颗粒。

3)Ⅲ型(幼稚型):胞体较大,核圆形、卵圆形。染色质细致呈网状排列,可见 1~2 个核仁。胞质深蓝色,可有少数空泡。

(2)放射线损伤后淋巴细胞形态变化:淋巴细胞受电离辐射后出现形态学改变:核固缩、核破碎、双核、卫星核淋巴细胞(胞质中主核旁出现小核)。

(3)淋巴细胞性白血病时形态学变化:在急、慢性淋巴细胞白血病,出现各阶段原幼细胞,并有形态学变化。

3.浆细胞

正常浆细胞直径 8~9 μm,胞核圆、偏位,染色质粗块状,呈车轮状或龟背状排列;胞质灰蓝色、紫浆色,有泡沫状空泡,无颗粒。如外周血出现浆细胞,见于传染性单核细胞增多症、流行性出血热、弓形体病、梅毒、结核病等。异常形态浆细胞有以下 3 种。

(1)Mott 细胞:浆细胞内充满大小不等、直径 2~3 μm 蓝紫色球体,呈桑葚样。见于反应性浆细胞增多症、疟疾、黑热病、多发性骨髓瘤。

(2)火焰状浆细胞:浆细胞体积大,胞质红染,边缘呈火焰状。见于 IgA 型骨髓瘤。

(3)Russell 小体:浆细胞内有数目不等、大小不一、直径 2~3 μm 红色小圆球。见于多发性骨髓瘤、伤寒、疟疾、黑热病等。

(王能一)

第二节　单核细胞计数

单核细胞占白细胞总数的 3%~8%,骨髓多能造血干细胞分化为髓系干细胞和粒-单系祖细胞之后进而发育为原单核细胞、幼单核细胞及单核细胞,后者逐渐可释放至外周血中。循环血内的单核细胞并非终末细胞,它在血中的停留只是暂时的,经过 3~6 天进入组织或体腔内,可转变为幼噬细胞,再成熟为巨细胞。因此单核细胞与组织中的巨噬细胞构成单核巨噬细胞系统,而发挥防御功能。

一、原理

单核细胞具有强烈的非特异性酯酶活性,在酸性条件下,可将稀释液中 α-醋酸萘酯水解,产生 α-萘酚,并与六偶氮副品红结合成稳定的红色化合物,沉积于单核细胞内,可与其他白细胞区别。因此将血液稀释一定倍数,然后滴入计数盘,计数一定范围内单核细胞数,即可直接求得每升血液中单核细胞数。

二、参考值

参考值为$(0.196\pm0.129)\times10^9/L$。

三、临床意义

(一)单核细胞增多

1.生理性增多

正常儿童外周血中的单核细胞较成人稍多,平均为9%,出生后2周的婴儿可呈生理性单核细胞增多,可达15%或更多。

2.病理性增多

单核-巨噬细胞系统的防御作用是通过以下3个环节来完成的。

(1)对某些病原体,如EB病毒、结核分枝杆菌、麻风杆菌、沙门菌、布鲁斯菌、疟原虫和弓形体等,均有吞噬和杀灭的作用。

(2)能清除损伤或已死亡的细胞,在炎症组织中迅速出现多数中性粒细胞与单核细胞,前三天中性粒细胞占优势,以后或更晚则以单核细胞为主,由于单核细胞和巨噬吞噬残余的细菌和已凋亡的粒细胞,使炎症得以净化。

(3)处理抗原,在免疫反应的某些阶段协助淋巴细胞发挥其免疫作用等。

临床上单核细胞增多常见于:①某些感染,如亚急生感染性心内膜炎、疟疾、黑热病等;急性感染的恢复期可见单核细胞增多;在活动性肺结核如严重的浸润性的粒性结核时,可致血中单核细胞明显增多,甚至呈单核细胞类白血病反应,白细胞占总数常达$20\times10^9/L$以上,分类时单核细胞可达30%以上,以成熟型为主,但亦可见少数连续剧单核细胞。②某些血液病,粒细胞缺乏症的恢复期,常见单核细胞一过性增多,恶性组织细胞病、淋巴瘤时可见幼单核细胞增多,成熟型亦见增多。骨髓增生异常综合征时除贫血、白细胞减少之外,白细胞分类时常见核细胞增多。

(二)单核细胞减少

单核细胞减少的意义不大。

(王能一)

第三节 淋巴细胞计数

成人淋巴细胞约占白细胞的1/4,为人体主要免疫活性细胞。淋巴细胞来源于多能干细胞,在骨髓、脾、淋巴结和其他淋巴组织生成中发育成熟者称为B淋巴细胞(简称B细胞),在血液中占淋巴细胞的20%~30%。B细胞寿命较短,一般仅3~5天,经抗原激素活后分化为浆细胞,产生特异性抗体,参与体液免疫。在胸腺、脾、淋巴结和其他组织,依赖胸腺素发育成熟者称为T淋巴细胞(简称T细胞),在血液中占淋巴细胞的60%~70%。寿命较长,可达数月,甚至数年。T细胞经抗原体致敏后,可产生多种免疫活性物质,参与细胞免疫。此外还有少数NK细胞、(杀伤细胞)、N细胞(裸细胞)、D细胞双标志细胞。但在普通光学显微镜下,淋巴细胞各亚群形态相同,不能区别。观察淋巴细胞的数量变化,有助于了解机体的免疫功能状态。直接半数比间接推算的结果更为可靠。

一、原理

用淋巴细胞稀释液血液稀释一定倍数,同时破坏红细胞并将白细胞胞质染淡红色,使核与胞质清晰可辨。结合淋巴细胞形态特点,在中倍和低倍镜下容易识别。稀释后滴入计数盘中,计数一定范围内淋巴细胞数,即可直接求得每升血液中淋巴细胞数。

二、参考值

(1)成人:$(1.684\pm0.404)\times10^9$/L。

(2)学龄前儿童:$(3.527\pm0.727)\times10^9$/L。

(王能一)

第四节 嗜酸性粒细胞计数

嗜酸性粒细胞起源于骨髓内 CFU-S。经过单向嗜酸性祖细胞(CFU-EO)阶段,在有关生成素诱导下逐步分化,成熟为嗜酸性粒细胞,在正常人外周血中少见,仅为 $0.5\%\sim5.0\%$。

嗜酸性粒细胞有微弱的吞噬作用,但基本上无杀菌力,它的主要作用是抑制嗜碱性粒细胞和肥大细胞合成与释放其活性物质,吞噬其释出颗粒,并分泌组胺酶破坏组胺,从而起到限制变态反应的作用。此外,实验证明它还参加与对蠕虫的免疫反应。嗜酸性粒细胞的趋化因子至少有六大来源:①从肥大细胞或嗜碱性粒细胞而来的组胺;②由补体而来的 C3a、C5a、C567,其中以C5a 最为重要;③从致敏淋巴细胞而来的嗜酸性粒细胞趋化因子;④从寄生虫而来的嗜酸性粒细胞趋化因子;⑤从某些细菌而的嗜酸性粒细胞趋化因子(如乙型溶血性链球菌等);⑥从肿瘤细胞而来的嗜酸性粒细胞趋化因子。以上因素均可引起的嗜酸性粒细胞增多。由于嗜酸性粒细胞在外周血中百分率很低,故经白细胞总数和嗜酸性粒细胞百分率换算而来的绝对值误差较大,因此,在临床上需在了解嗜酸性粒细胞的变化时,应采用直接计数法。

一、原理

用嗜酸性粒细胞稀释液将血液稀释一定倍数,同时破坏红细胞和大部分其他白细胞,并将嗜酸性粒细胞着色,然后滴入细胞计数盘中,计数一定范围内嗜酸性粒细胞数,即可求得每升血液中嗜酸性粒细胞数。嗜酸性粒细胞稀释液种类繁多,但作用大同小异。分为保护嗜酸性粒细胞而破坏其他细胞的物质和着染嗜酸性粒细胞的物质(如溴甲酚紫、伊红、石楠红等),可根据本实验室的条件选择配制。

二、参考值

嗜酸性粒细胞参考值为$(0.05\sim0.50)\times10^9$/L。

三、临床意义

(一)生理变化

在劳动、寒冷、饥饿、精神刺激等情况下,交感神经兴奋,通过下丘脑刺激垂体前叶,产生促肾上腺皮质激素(ACTH)使肾上腺皮质产生肾上腺皮质激素。肾上腺皮质激素可阻止骨髓释放嗜酸性粒细胞,并促使血中嗜酸性粒细胞向组织浸润,从而导致外周血中嗜酸性粒细胞减少。因此正常人嗜酸性粒细胞白天较低,夜间较高。上午波动较大,下午比较恒定。

(二)嗜酸性粒细胞增多

嗜酸性粒细胞增多可见于以下疾病。

1.过敏性疾病

如在支气管哮喘、血管神经性水肿、食物过敏、血清病时均可见血中嗜酸性粒细胞增多。肠寄生虫抗原与肠壁内结合 IgE 的肥大细胞接触时,使后者脱颗粒而稀放组胺,导致嗜酸性粒细胞增多。在某些钩虫病患者,其血中嗜酸性粒细胞明显增多,白细胞总数高达数万,分类中 90% 以上为嗜酸性粒细胞,而呈嗜酸性粒细胞型类白血病反应,但其嗜酸性粒细胞均属成熟型,随驱虫及感染消除而血象逐渐恢复正常。

2.某些传染病

一般急性传染病时,血中嗜酸性粒细胞均减少,唯猩红热时反而增高,现已知这可能因该病病原菌(乙型溶血性链球菌)所产生的酶能活化补体成分,继而引起嗜酸性粒细胞增多所致。

3.慢性粒细胞性白血病

此时嗜酸性粒细胞常可高达 10% 以上,并可见有幼稚型。罕见的嗜酸性粒细胞性白血病时其白血病性嗜酸粒细胞可达 90% 以上,以幼稚型居多,且其嗜性颗粒大小不均,着色不一,分布紊乱,并见空泡等形态学改变。某些恶性肿瘤,特别是淋巴系统恶性疾病,如霍奇金病及某些上皮系肿瘤如肺癌时,均可见嗜酸性粒细胞增多,一般在 10% 左右。

(三)嗜酸性粒细胞减少

嗜酸性粒细胞减少见于伤寒、副伤寒、手术后严重组织损伤及应用肾上腺皮质激素或促肾上腺此质激素后。

(四)嗜酸性粒细胞计数的其他应用

1.观察急性传染病的预后

肾上腺皮质有促进抗感染的能力,因此当急性感染(如伤寒)时,肾上腺皮质激素分泌增加,嗜酸性粒细胞随之减少,恢复期嗜酸性粒细胞又逐渐增多。若临床症状严重,而嗜酸性粒细胞不减少,说明肾上腺皮质功能衰竭;如嗜酸性粒细胞持续下降,甚至完全消失,说明病情严惩反之,嗜酸性粒细胞重新出现,甚至暂时增多,则为恢复的表现。

2.观察手术和烧伤患者的预后

手术后 4 小时嗜酸性粒细胞显著减少,甚至消失,24~48 小时后逐渐增多,增多速度与病情变化基本一致。大面积烧伤患者,数小时后嗜酸性粒细胞完全消失,且持续时间较长,若大手术或面积烧伤后,患者嗜酸性粒细胞不下降或下降很少,均表明预后不良。

3.测定肾上腺皮同功能

ACTH 可使肾上腺皮质产生肾上腺皮质激素,造成嗜酸性粒细胞减少。嗜酸性粒细胞直接计数后,随即肌内注射或静脉滴注 ACTH 25 mg,直接刺激肾上腺皮质,或注射 0.1% 肾上腺素

0.5 mL,刺激垂体前叶分泌 ACTH,间接刺激肾上腺皮质。肌内注射后 4 小时或静脉滴注开始后 8 小时,再用嗜酸性粒细胞计数。结果判断:①在正常情况下,注射 ACTH 或肾上腺素后,嗜酸性粒细胞比注射前应减少 50% 以上;②肾上腺皮质功能正常,而垂体前叶功能不良者,则直接刺激时下降 50% 以上,间接刺激时不下降或下降很少;③垂体功能亢进时,直接和间接刺激均可下降 80%～100%;④垂体前叶功能正常,而肾上腺皮质功能不良者则直接间接刺激下降均不到50%。原发性慢性肾上腺皮质功能减退症,一般下降不到 20%,平均仅下降 4%。

（王能一）

第五节　嗜碱性粒细胞计数

嗜碱性粒细胞胞质中含有大小不等的嗜碱性颗粒,这些颗粒中含有丰富的组胺、肝素,后者可以抗血凝和使血脂分散,而组按则可改变毛细血管的通透性,它反应快而作用时间短,故又称快反应物质。颗粒中还含有缓慢作用物质,它可以改变血管和通透性,并使平滑肌收缩,特别是使支气管的平滑肌收缩而引起的哮喘。近年来已证实嗜碱性粒细胞参与特殊的免疫反应,即第三者型变态反应。

一、方法学评价

嗜碱性粒细胞数量很少,通常仅占白细胞的 1/300～1/200。在一般白细胞分类计数中很难见到。自 1953 年 Moore 首次报告直接计数法以后对嗜碱性粒细胞在外周血变化的临床意义才逐渐了解。目前常用方法有两种,即甲苯胺蓝和中性红法。

此两种方法操作步骤完全相同,即分别用甲苯胺蓝稀释液或中性红稀释液将血液稀释一定倍数,同时破坏红细胞并使嗜碱性细胞分别染成紫红色或红色。然后滴入细胞计数盘,计数一定范围内嗜碱性粒细胞数,即可直接求得每升血液中嗜碱性粒细胞数。

二、参考值

嗜碱性粒细胞参考值为$(0.02～0.05)×10^9/L$。

三、临床意义

(一)增多

增多常见于慢性粒细胞性白血病、真性红细胞增多症、黏液性水肿、溃疡性结肠炎、变态反应、甲状腺功能减退等。

(二)减少

减少见于速发型变态反应(荨麻疹、过敏性休克等)、促肾上腺皮质激素及糖皮质激素过量、应激反应(心肌梗死、严重感染、出血等)、甲状腺功能亢进症、库欣综合征等。

在临床上嗜碱性粒细胞计数,常用于慢性粒细胞白血病与类白血病反应的鉴别和观察变态反应。

（王能一）

第五章

血小板检验

第一节　血小板功能检验

血小板在止凝血方面具有多种功能。当血小板与受损的血管壁、血管外组织接触或受刺激剂激活,血小板被活化,产生黏附、聚集和释放反应,并分泌多种因子,在止血和血栓形成中起着非常重要的作用。血小板功能检查的各项试验对血小板疾病的诊断和治疗,以及血栓前状态与血栓性疾病的诊断、预防、治疗监测等有着重要的意义。

一、血小板黏附试验

(一)原理

血小板黏附试验(platelet adhension test,PAdT)是利用血小板在体外可黏附于玻璃的原理设计的。可用多种方法,包括玻珠柱法、玻球法等。方法为用一定量的抗凝血与一定表面积的玻璃接触一定时间,计数接触前、后的血中血小板数,计算出血小板黏附率。

$$血小板黏附率(\%)=\frac{黏附前血小板数-黏附后血小板数}{黏附前血小板数}\times100\%$$

(二)参考区间

玻璃珠柱法:53.9%～71.1%;旋转玻球法(12 mL 玻瓶):男性 28.9%～40.9%,女性34.2%～44.6%。

(三)临床应用

1.方法学评价

本试验是检测血小板功能的基本试验之一,用于遗传性与获得性血小板功能缺陷疾病的诊断、血栓前状态和血栓性疾病检查及抗血小板药物治疗监测。但由于特异性差,操作较复杂,且易受许多人为因素的影响,如静脉穿刺情况、黏附血流经过玻璃的时间、黏附玻璃的面积、试验过程中所用的容器性能、血小板计数的准确性等,致使其在临床的实际应用受限。

2.临床意义

(1)减低:见于先天性和继发性血小板功能异常(以后者多见),如血管性血友病、巨大血小板综合征、爱-唐综合征、低（无）纤维蛋白血症、异常纤维蛋白血症、急性白血病、骨髓增生异常综合征、骨髓增生性疾病、肝硬化、尿毒症、服用抗血小板药物等。

（2）增加：见于血栓前状态和血栓形成性疾病，如高血压病、糖尿病、妊娠期高血压疾病、肾小球肾炎、肾病综合征、心脏瓣膜置换术后、心绞痛、心肌梗死、脑梗死、深静脉血栓形成、口服避孕药等。

二、血小板聚集试验

（一）原理

血小板聚集试验（platelet aggregation test，PAgT）通常用比浊法测定（即血小板聚集仪法，分为单通道、双通道、四通道）。用贫血小板血浆（platelet poor plasma，PPP）及富含血小板血浆（platelet rich plasma，PRP）分别将仪器透光度调整为100%和0%。在PRP的比浊管中加入诱导剂激活血小板后，用血小板聚集仪测定PRP透光度的变化（即血小板聚集曲线）。通过分析血小板聚集曲线的最大聚集率（MAR）、达到最大幅度的时间、达到1/2最大幅度的时间、2分钟的幅度、4分钟的幅度、延迟时间、斜率参数判断血小板的聚集功能。

（二）参考区间

血小板聚集曲线见图5-1，血小板聚集曲线常有双峰，第一个峰反映了血小板聚集功能，第二个峰反映了血小板的释放和聚集功能。不同浓度的诱导剂诱导的血小板聚集曲线各不相同。每个实验室的参考区间相差较大，各实验室应根据自己的实验具体情况及实验结果调节诱导剂的浓度，建立自己的参考区间。中国医学科学院血液研究所常用的体外诱导剂测得的MAR为11.2 μmol/L ADP液53%～87%；5.4 μmoL/L 肾上腺素 45%～85%；20 mg/L 花生四烯酸 56%～82%；1.5 g/L 瑞斯托霉素 58%～76%；20 mg/L 胶原 47%～73%。

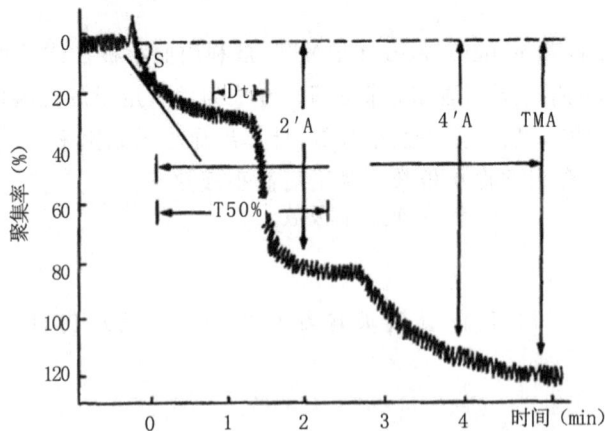

图5-1　血小板聚集曲线的参数分析

2′A：2分钟幅度；4′A：4分钟的幅度；TMA：达到最大幅度的时间；T50%：达到1/2最大的时间；Dt：延迟时间；S：斜率

（三）临床应用

1.方法学评价

本试验也是检测血小板功能的基本试验之一，用于血小板功能缺陷疾病的诊断、血栓前状态和血栓性疾病检查及抗血小板药物治疗监测。

本试验在临床上开展比较广泛,简便、快速,成本低廉。但由于操作过程需对标本进行离心,可能导致血小板体外低水平活化,且易受试验过程中所用的容器性能、PRP中血小板数量、测定温度(25 ℃)、诱导剂的质量及某些药物等影响。在一般疾病的诊断中,以至少使用两种诱导剂为宜。

2.临床意义

(1)减低:血小板无力症、血小板贮存池病(无第二个峰)、血管性血友病(瑞斯托霉素作为诱导剂时,常减低)、巨大血小板综合征、低或无纤维蛋白原血症、急性白血病、骨髓增生异常综合征、骨髓增生性疾病、肝硬化、尿毒症、服用抗血小板药物、特发性血小板减少性紫癜、细菌性心内膜炎、维生素 B_{12} 缺乏症等。

(2)增加:见于血栓前状态和血栓形成性疾病,如糖尿病、肾小球肾炎、肾病综合征、心脏瓣膜置换术后、心绞痛、心肌梗死、脑梗死、深静脉血栓形成、抗原-抗体复合物反应、高脂饮食、口服避孕药、吸烟等。

三、血块收缩试验

(一)原理

血块收缩试验(clot retraction test,CRT)分为定性法、定量法和血浆法。其原理为全血或血浆凝固后,由于血小板收缩使血清从纤维蛋白网眼中挤出而使血块缩小,观察血清占原有全血量(如定量法、试管法)或血浆量(如血浆法)的百分比(即血块收缩率),可反映血块收缩程度。

(二)参考区间

定性法:1 小时开始收缩,24 小时完全收缩。定量法:48%～64%。血浆法:大于 40%。

(三)临床应用

(1)方法学评价:CRT 除与血小板收缩功能有关外,还与血小板数量、纤维蛋白原、纤维蛋白稳定因子量等有关,而且试管清洁度、试验温度对它影响较大,故有时试验结果与血小板功能障碍程度不一定平行,临床上已较少使用。

(2)临床意义:①下降,常见于血小板减少症、血小板增多症、血小板无力症、低或无纤维蛋白原血症、严重凝血功能障碍、异常球蛋白血症、红细胞增多症(定量法及试管法)等。②增加,常见于纤维蛋白稳定因子(因子ⅩⅢ)缺乏症、严重贫血(定量法及试管法)。

四、血小板活化指标检测

健康人循环血液中的血小板基本处于静止状态,当血小板受刺激剂激活或与受损的血管壁、血管外组织接触后,血小板被活化。活化血小板膜糖蛋白重新分布,分子结构发生变化,导致血小板发生黏附、聚集,同时发生释放反应。血小板内的储存颗粒与质膜融合,将其内容物释放入血浆。

(一)血浆 β-血小板球蛋白和血小板第 4 因子检测

1.原理

血小板活化后,α-颗粒内的 β-血小板球蛋白(β-TG)和血小板第 4 因子(PF4)可释放到血浆中,使血浆中 β-TG 和 PF4 的浓度增高。用双抗体夹心法(ELISA)可进行检测。将 β-TG 或抗 PF4 抗体包被在酶标板上,加入待测标本(或不同浓度的标准液),再加入酶联二抗,最后加底物显色,显色深浅与 β-TG、PF4 浓度呈正比。根据标准曲线可得出待测标本的 β-TG/PF4 浓度。

2.参考区间

不同试剂盒有不同，β-TG 为 $6.6\sim26.2\ \mu g/L$，PF_4 为 $0.9\sim5.5\ \mu g/L$。

3.临床应用

(1)方法学评价：β-TG、PF_4 的半衰期较短，且易受机体代谢功能和血小板破坏的影响，采血及后续实验步骤必须尽可能保证血小板不被体外激活或破坏。在难以确定 β-TG、PF_4 浓度增加是来自体内还是体外激活时，可计算 β-TG/PF_4 比率。一般情况下，来自体内激活者 β-TG/PF_4 之比约为 5∶1，来自体外激活者 β-TG/PF_4 之比约为 2∶1。

(2)临床意义。①减低：见于先天性或获得性 α-贮存池病。②增高：表明血小板活化，释放反应亢进，见于血栓前状态及血栓性疾病，如糖尿病伴血管病变、妊娠期高血压疾病、系统性红斑狼疮、血液透析、肾病综合征、尿毒症、大手术后、心绞痛、心肌梗死、脑梗死、弥散性血管内凝血、深静脉血栓形成等。③β-TG 主要由肾脏排泄，肾功能障碍时可导致血中 β-TG 明显增加；PF_4 主要由血管内皮细胞清除，内皮细胞的这种功能受肝素的影响，因此肝素治疗时血中 PF4 增加。

(二)血浆 P-选择素检测

1.原理

P-选择素又称血小板 α-颗粒膜蛋白-140(GMP-140)，是位于血小板 α-颗粒和内皮细胞 Weibel-Palade 小体的一种糖蛋白，当血小板被活化后，P-选择素在血小板膜表面表达并释放到血中，故测定血浆或血小板表面的 P-选择素可判断血小板被活化的情况。血浆 P-选择素测定常用 ELISA 法，原理同血浆中 β-TG 或 PF_4 测定。

2.参考区间

$9.2\sim20.8\ \mu g/L$。

3.临床应用

(1)方法学评价：由于 P-选择素也存在于内皮细胞的 W-P 小体中，血浆中可溶性 P-选择素，除来源于活化血小板外，也可来源于内皮细胞，分析时应加以注意。测定血小板膜表面 P-选择素的含量，能更真实地反映血小板在体内活化的情况。

(2)临床意义：增加见于血栓前状态及血栓形成性疾病，如心肌梗死、脑血管病变、糖尿病伴血管病变、深静脉血栓形成、自身免疫性疾病等。

(三)血浆血栓烷 B_2(thromboxane B_2，TXB_2)和 11-脱氢-血栓烷 B_2(11-DH-TXB_2)检测

血小板被激活后，血小板膜磷脂花生四烯酸代谢增强。血栓烷 A_2(TXA_2)是代谢产物之一，是血小板活化的标志物。但由于 TXA_2 半衰期短，不易测定，通常通过测定其稳定代谢物 TXB_2 的血浆浓度来反映体内血小板的活化程度。DH-TXB_2 是 TXB_2 在肝脏氧化酶作用下形成的产物。

1.原理

ELISA 法(双抗夹心法)。

2.参考区间

TXB_2 为 $28.2\sim124.4\ ng/L$，DH-TXB_2 为 $2.0\sim7.0\ ng/L$。

3.临床应用

(1)方法学评价：血浆 TXB_2 测定是反映血小板体内被激活的常用指标(常与 6-K-$PGF_{1\alpha}$ 同时检测)，但采血及实验操作过程中造成的血小板体外活化等因素会影响 TXB_2 的含量。而 DH-TXB_2 不受体外血小板活化的影响，是反映体内血小板活化的理想指标。

（2）临床意义：①减低，见于服用阿司匹林类等非甾体抗炎药或先天性环氧化酶缺乏等。②增加，见于血栓前状态及血栓形成性疾病，如糖尿病、肾病综合征、妊娠期高血压疾病、动脉粥样硬化、高脂血症、心肌梗死、心绞痛、深静脉血栓形成、大手术后、肿瘤等。

（四）血小板第 3 因子有效性检测

血小板第 3 因子有效性检测（platelet factor 3 availability test，PF3α test），也称血小板促凝活性测定。PF_3 是血小板活化过程中形成的一种膜表面磷脂成分，是血小板参与凝血过程的重要因子，可加速凝血活酶的生成，促进凝血过程。

1.原理

利用白陶土作为血小板的活化剂促进 PF_3 形成，用氯化钙作为凝血反应的启动剂。将正常人和受检者的 PRP（富含血小板血浆）和 PPP（贫血小板血浆）交叉组合（表 5-1），测定各自的凝固时间，比较各组的时间，了解受检者 PF_3 是否有缺陷。

表 5-1　PF_3 有效性测定分组

组别	患者血浆（mL）		正常血浆（mL）	
	PRP	PPP	PRP	PPP
1	0.1			0.1
2		0.1	0.1	
3	0.1	0.1		
4			0.1	0.1

2.参考区间

第 3 组、第 4 组分别为患者和正常人（作为对照组），患者 PF_3 有缺陷或内源凝血因子有缺陷时，第 3 组凝固时间比第 4 组长。当第 1 组较第 2 组凝固时间延长 5 秒以上，即为 PF_3 有效性减低。

3.临床意义

（1）减低：见于先天性血小板 PF_3 缺乏症、血小板无力症、肝硬化、尿毒症、弥散性血管内凝血、异常蛋白血症、系统性红斑狼疮、特发性血小板减少性紫癜、骨髓增生异常综合征、急性白血病及某些药物影响等。

（2）增加：见于高脂血症、食用饱和脂肪酸、一过性脑缺血发作、心肌梗死、动脉粥样硬化、糖尿病伴血管病变等。

五、血小板膜糖蛋白检测

血小板膜表面糖蛋白（glucoprotein，GP）是血小板功能的分子基础，主要包括 GPⅡb/Ⅲa 复合物（CD41/CD61）、GPⅠb/Ⅸ/Ⅴ 复合物（CD42b/CD42a/CD42 天）、GPⅠa/Ⅱa 复合物（CD49b/CD29）、GPⅠc/Ⅱa 复合物（CD49c/CD49f/CD29）、GPⅣ（CD36）和 GPⅥ。GP 分子数量或结构异常均可导致患者发生出血或血栓形成。活化血小板与静止血小板相比，膜糖蛋白的种类、结构、含量等亦呈现显著变化。

（一）原理

以往大都采用单克隆抗体与血小板膜表面糖蛋白结合后，用放免法测定血小板膜糖蛋白含量。现在由于流式细胞技术的发展和荧光标记的各种血小板特异性单克隆抗体的成功制备，临床工作中已广泛使用流式细胞术(FCM)分析血小板膜糖蛋白。原理是选用不同荧光素标记的血小板膜糖蛋白单克隆抗体与受检者血小板膜上的特异性糖蛋白结合,在流式细胞仪上检测荧光信号,根据荧光的强弱分析,计算出阳性血小板的百分率或者定量检测血小板膜上糖蛋白含量。

(二)参考区间

GPⅠb(CD42b)、GPⅡb(CD41)、GPⅢa(CD61)、GPⅤ(CD42 天)、GPⅨ(CD42a)阳性血小板百分率>98%。

定量流式细胞分析。①GPⅢa(CD61):$(53\pm12)\times10^3$ 分子数/血小板。②GPⅠb(CD42b):$(38\pm11)\times10^3$ 分子数/血小板。③GPⅠa(CD49b):$(5\pm2.8)\times10^3$ 分子数/血小板。

(三)临床应用

1.方法学评价

用 FCM 分析血小板的临床应用还包括:循环血小板活化分析(血小板膜 CD62P(血小板膜 P 选择素)、CD63(溶酶体完整膜糖蛋白,LIMP)、PAC-1(活化血小板 GPⅡb/Ⅲa 复合物)的表达,以及血小板自身抗体测定、免疫血小板计数等。

由于血小板极易受到环境因素的影响发生活化,FCM 分析血小板功能时需特别注意样本的采集、抗凝剂的选择、血液与抗凝剂的混匀方式、样本的运送与贮存、固定剂的种类和时间等,尤其还要合理设定各种对照,以避免各种因素可能造成的假阳性或假阴性反应。

2.临床意义

GPⅠb(CD42b)缺乏见于巨大血小板综合征,GPⅡb/Ⅲa(CD41/CD61)缺乏见于血小板无力症。

六、血小板自身抗体和相关补体检测

在某些免疫性疾病或因服用某些药物、输血等情况下,机体可产生抗血小板自身抗体或补体(platelet associated complement,PAC),导致血小板破坏过多或生成障碍,使循环血小板减少,从而引发出血性疾病。血小板自身抗体可分为血小板相关免疫球蛋白(platelet associated immunoglobulin,PAIg),包括 PAIgG、PAIgA、PAIgM 和特异性膜糖蛋白自身抗体、药物相关自身抗体、抗同种血小板抗体等。测定血小板自身抗体或补体的表达有助于判断血小板减少的原因。

(一)原理

血小板免疫相关球蛋白常用的检测方法为 ELISA 及流式细胞术。抗血小板膜糖蛋白抗体一般用 ELISA 检测,FCM 分析方法尚不成熟。

(二)参考区间

LISA 法:PAIg G(0~78.8)ng/10^7 血小板;PAIg A(0~2)ng/10^7 血小板;PAIg M(0~7)ng/10^7 血小板;PAC$_3$(0~129)ng/10^7 血小板。FCM 法:PAIg<10%。

(三)临床应用

(1)90%以上的特发性血小板减少性紫癜(ITP)患者 PAIgG 增加,同时测定 PAIgA、PAIgM 及 PAC$_3$ 阳性率达 100%。治疗后有效者上述指标下降,复发则增加。ITP 患者在皮质激素治疗后,PAIgG 不下降可作为切脾的指征。其他疾病如同种免疫性血小板减少性紫癜(如多次输血)、Evans 综合征、药物免疫性血小板减少性紫癜、慢性活动性肝炎、结缔组织病、系统性红斑狼疮、恶性淋巴瘤、慢性淋巴细胞白血病、多发性骨髓瘤等 PAIg 也可增加。

（2）特异性抗血小板膜糖蛋白的自身抗体阳性对诊断 ITP 有较高的特异性，其中以抗 GPⅡb/Ⅲa、GPⅠb/Ⅸ复合物的抗体为主。

七、血小板生存时间检测

本试验可反映血小板生成与破坏之间的平衡，是测定血小板在体内破坏或消耗速度的一项重要试验。

（一）原理

阿司匹林可使血小板膜花生四烯酸（AA）代谢中的关键酶（环氧化酶）失活，致血小板 AA 代谢受阻，代谢产物丙二醛（MDA）和血栓烷 B_2（TXB_2）生成减少。而新生血小板未受抑制，MDA 和 TXB_2 含量正常。故根据患者口服阿司匹林后血小板 MDA 和 TXB_2 生成量的恢复曲线可推算出血小板的生存时间。MDA 含量可用荧光分光光度计法测定，TXB_2 可以用 ELISA 法测定。

（二）参考区间

MDA 法：6.6～15.0 天；TXB_2 法：7.6～11.0 天。

（三）临床应用

血小板生存期缩短，常见于以下疾病。①血小板破坏增多性疾病：如原发性血小板减少性紫癜、同种和药物免疫性血小板减少性紫癜、脾功能亢进、系统性红斑狼疮。②血小板消耗过多性疾病：如弥散性血管内凝血、血栓性血小板减少性紫癜（TTP）、溶血尿毒症综合征（HUS）。③各种血栓性疾病：如心肌梗死、糖尿病伴血管病变、深静脉血栓形成、肺梗死、恶性肿瘤等。

八、血小板钙流检测

血小板活化时，储存于血小板致密管道系统和致密颗粒内的 Ca^{2+} 释放出来，胞质内 Ca^{2+} 浓度升高形成 Ca^{2+} 流。Ca^{2+} 流信号随即促进血小板的花生四烯酸代谢、信号传导、血小板的收缩及活化等生理反应。

（一）原理

利用荧光探针如 Fura2、Fluro3-AM 等标记血小板内钙离子，在诱导剂作用下，血小板的钙离子通道打开，用共聚焦显微镜或流式细胞术观察血小板荧光强度变化，以分析血小板胞内钙流的变化。

（二）参考区间

正常血小板内 Ca^{2+} 浓度为 20～90 nmol/L，细胞外钙浓度为 1.1～1.3 nmol/L。

（三）临床应用

测定血小板胞内 Ca^{2+} 的方法可用于临床诊断与 Ca^{2+} 代谢有关的血小板疾病，也可用于判断钙通道阻滞剂的药理作用。

（徐明秀）

第二节 凝血系统检验

凝血系统由内源性凝血途径、外源性凝血途径和共同凝血途径三部分组成，各部分常用的凝血系统检测方法介绍如下。

一、内源凝血系统的检验

(一)全血凝固时间测定

1.原理

静脉血与异物表面(如玻璃、塑料等)接触后,因子Ⅻ被激活,启动了内源凝血系统,最后生成纤维蛋白而使血液凝固,其所需时间即凝血时间(coagulation time,CT),是内源凝血系统的一项筛选试验。目前采用静脉采血法,有 3 种检测方法。

(1)活化凝血时间(activated clotting time,ACT)法:在待检全血中加入白陶土-脑磷脂悬液,以充分激活因子Ⅻ和Ⅺ,并为凝血反应提供丰富的催化表面,启动内源凝血途径,引发血液凝固。

(2)硅管凝血时间测定法(silicone clotting time,SCT):涂有硅油的试管加血后,硅油使血液与玻璃隔离,凝血时间比普通试管法长。

(3)普通试管法(Lee-White 法):全血注入普通玻璃试管而被激活,从而启动内源性凝血。

2.参考区间

每个实验室都应建立其所用测定方法的相应参考区间。ACT,1.2～2.1 分钟;SCT,15～32 分钟;普通试管法,5～10 分钟。

3.临床应用

(1)方法学评价:静脉采血法由于血液中较少混入组织液,因此对内源凝血因子缺乏的灵敏度比毛细血管采血法要高。①普通试管法:仅能检出 FⅧ促凝活性水平低于 2%的重型血友病患者,本法不敏感,目前趋于淘汰。②硅管法:较敏感,可检出 FⅧ促凝活性水平低于 45%的血友病患者。③ACT 法:是检出内源凝血因子缺陷敏感的筛检试验之一,能检出 FⅧ促凝活性水平低至 45%的血友病患者;ACT 法也是体外监测肝素治疗用量较好的实验指标之一。

上述测定凝血时间的诸方法,在检测内源性凝血因子缺陷方面,ACT 的灵敏度和准确性最好。

(2)质量控制:ACT 试验不是一个标准化的试验,此试验的灵敏度与准确度受多种因素的影响,如激活剂种类、仪器判定血液凝固的原理(如电流法、光学法和磁珠法等)等。不同的激活剂如硅藻土和白陶土,凝固时间不同,较常用硅藻土作激活剂,因白陶土有抵抗抑肽酶(一种抗纤溶药物,可减低外科手术后出血)的作用,不适宜用于与此药有关的患者。各种方法之间必须与现行的标准方法进行相关性和偏倚分析,以便调节 ACT 监测肝素浓度所允许的测定时间。

理论上,CT 能检出 APTT 所能检出的凝血因子及血小板磷脂的缺陷,而事实上,只要有微量的Ⅱa 形成,就足以发生血液凝固;即使患者有极严重的血小板减低症,少量 PF3 就足以促进Ⅱa 形成,故血小板减低症患者 CT 可正常,只在极严重的凝血因子缺乏时 CT 才延长。CT 的改良方法如塑料试管法、硅化试管法、活化凝固时间法等,虽然灵敏度有所提高,但不能改变上述的局限性。因此,作为内源凝血筛检试验,CT 测定已被更好的检测内源性凝血异常的指标 APTT 所替代。

(3)临床意义:CT 主要反映内源凝血系统有无缺陷。①CT 延长:除 FⅦ和 FⅩⅢ外,所有其他凝血因子缺乏,CT 均可延长。主要见于 FⅧ、FⅨ显著减低的血友病和 FⅪ缺乏症;血管性血友病;严重的 FⅤ、FⅩ、纤维蛋白原和 FⅡ缺乏,如肝病、阻塞性黄疸、新生儿出血症、吸收不良综合征、口服抗凝剂、应用肝素,以及低(无)纤维蛋白原血症和纤溶亢进使纤维蛋白原降解增加;弥散性血管内凝血,尤其在失代偿期或显性弥散性血管内凝血时 CT 延长;病理性循环抗凝物增加,如抗 FⅧ抗体或抗 FⅨ抗体、SLE 等。②监测肝素抗凝治疗的用量:行体外循环时,由于 APTT 试验不能反映体内肝素的安全水平,因而用 ACT 监测临床肝素的应用。③CT 缩短见于血栓前状态如弥散性血管内凝血高凝期等,但敏感性差;血栓性疾病,如心肌梗死、不稳定心绞痛、脑血管病变、糖尿病血管病变、肺梗死、深静脉血栓形成、妊娠期高血压疾病、肾病综合征等。

(二)活化部分凝血活酶时间测定

1.原理

37 ℃条件下,以白陶土(激活剂)激活因子Ⅻ和Ⅺ,以脑磷脂(部分凝血活酶)代替血小板提供凝血的催化表面,在 Ca^{2+} 参与下,观察贫血小板血浆凝固所需时间,即为活化部分凝血活酶时间(activatedpartial thromboplastin time,APTT),是内源凝血系统较敏感和常用的筛选试验。有手工法和仪器法。

仪器法即指血液凝固分析仪,主要有 3 种判断血浆凝固终点的方法。

(1)光学法:当纤维蛋白原逐渐变成纤维蛋白时,经光照射后产生的散射光(散射比浊法)或透射光(透射比浊法)发生变化,根据一定方法判断凝固终点。

(2)电流法(钩方法):根据纤维蛋白具有导电性,利用纤维蛋白形成时的瞬间电路连通来判断凝固终点。

(3)黏度法(磁珠法):血浆凝固时血浆黏度增高,使正在磁场中运动的小铁珠运动强度减弱,以此判断凝固终点。

还有一种适用于床边检验的血液凝固仪是采用干化学测定法,其原理是将惰性顺磁铁氧化颗粒(paramagnetic iron oxide particle,PIOP)均匀分布于产生凝固或纤溶反应的干试剂中,血液与试剂发生相应的凝固或纤溶反应时,PIOP 随之摆动,通过检测其引起的光量变化即可获得试验结果。

2.参考区间

20～35 秒(通常小于 35 秒),每个实验室应建立所用测定方法相应的参考区间。

3.临床应用

(1)方法学评价:手工法虽重复性差一点,且耗时,但操作简便,有相当程度准确性,现仍作为参考方法。仪器法快速、敏感和简便,所用配套的试剂、质控物、标准品均保证了试验的高精度;但在诊断的准确性方面,仪器法并不比手工法更高;且仪器本身也会产生一定误差。

APTT 是一个临床常用、较为敏感的检测内源凝血因子缺乏的简便试验,已替代普通试管法 CT 测定。但 APTT 对诊断血栓性疾病(thrombotic disease)和血栓前状态(prethrombotic state)缺乏敏感性,也无特异性,临床价值有限。

新生儿由于凝血系统尚未发育完善,多种凝血因子尤其是维生素 K 依赖凝血因子(FⅡ、FⅦ、FⅨ、FⅩ)和接触系统凝血因子(FⅪ、FⅫ、PK、HMWK)血浆水平不到成人的 50%,其 APTT 检测将延长,一般出生后半年凝血因子可达正常成人水平。

(2)质量控制:标本采集、抗凝剂用量、仪器和试剂、实验温度等均对 APTT 试验的准确性产生重要的影响,故对实验的要求基本与 PT 相同(见 PT 测定)。由于缺乏标准的试剂和技术,APTT 测定的参考区间也随所用的检测方法、仪器和试剂而变化,因此,按仪器和试剂要求进行认真检测比选择测定的方法更为重要。①激活剂和部分凝血活酶试剂:来源及制备不同,均可影响测定结果。常用的激活剂有白陶土(此时 APTT 又称为 kaolinpartial thromboplastin time,

KPTT)，还可以用硅藻土、鞣花酸。应根据不同目的检验的选用合理的激活剂：对凝血因子相对敏感的激活剂是白陶土；对肝素相对敏感的是硅藻土；对狼疮抗凝物相对敏感的是鞣花酸。部分凝血活酶(磷脂)主要来源于兔脑组织(脑磷脂)，不同制剂质量不同，一般选用 FⅧ、FⅨ 和 FⅪ 的血浆浓度为 200～250 U/L 时敏感的试剂。②标本采集和处理：基本要求同 PT 试验。注意冷冻血浆可减低 APTT 对狼疮抗凝物，以及对 FⅫ、FⅪ、HMWK、PK 缺乏的灵敏度；室温下，FⅧ 易失活，须快速检测；高脂血症可使 APTT 延长。

(3)临床意义：APTT 反映内源凝血系统凝血因子(Ⅻ、Ⅺ、Ⅸ、Ⅷ)，共同途径中 FⅡ、FⅠ、FⅤ 和 FⅩ 的水平。虽然，APTT 测定的临床意义基本与凝血时间相同，但灵敏度较高，可检出低于正常水平 15%～30%凝血因子的异常。APTT 对 FⅧ 和 FⅨ 缺乏的灵敏度比对 FⅪ、FⅫ 和共同途径中凝血因子缺乏的灵敏度高。必须指出，单一因子(如因子 FⅧ)活性增高就可使 APTT 缩短，其结果则可能掩盖其他凝血因子的缺乏。

APTT 超过正常对照 10 秒以上即为延长。主要见于：①轻型血友病，可检出 FⅧ 活性低于 15%的患者，对 FⅧ 活性超过 30%和血友病携带者灵敏度欠佳。在中、轻度 FⅧ、FⅨ、FⅪ 缺乏时，APTT 可正常。②血管性血友病，Ⅰ型和Ⅲ型患者 APTT 可显著延长，但不少Ⅱ型患者 APTT 并不延长。③血中抗凝物如凝血因子抑制物、狼疮抗凝物、华法林或肝素水平增高，FⅡ、FⅨ 及 FⅤ、FⅩ 缺乏时灵敏度略差。④纤溶亢进，大量纤维蛋白降解产物(FDP)抑制纤维蛋白聚合，使 APTT 延长，弥散性血管内凝血晚期时，伴随凝血因子大量被消耗，APTT 延长更为显著。⑤其他如肝病、弥散性血管内凝血、大量输入库血等。

APTT 缩短见于血栓前状态及血栓性疾病、弥散性血管内凝血早期(动态观察 APTT 变化有助于弥散性血管内凝血的诊断)。APTT 对血浆肝素的浓度较敏感，是目前广泛应用的肝素治疗监测指标。此时，要注意 APTT 测定结果必须与肝素治疗范围的血浆浓度呈线性关系，否则不宜使用。一般在肝素治疗期间，APTT 维持在正常对照的 1.5～3.0 倍为宜。

(三)血浆因子Ⅷ、Ⅸ、Ⅺ和Ⅻ促凝活性测定

1.原理

一期法：受检血浆中分别加入乏 FⅧ、FⅨ、FⅪ 和 FⅫ 的基质血浆、白陶土脑磷脂悬液和钙溶液，分别记录开始出现纤维蛋白丝所需的时间。从各自的标准曲线中，分别计算出受检血浆中 FⅧ：C，FⅨ：C，FⅪ：C 和 FⅫ：C 相当于正常人的百分率(%)。

2.参考区间

FⅧ：C，103%±25.7%；FⅨ：C，98.1%±30.4%；FⅪ：C，100%±18.4%；FⅫ：C，92.4%±20.7%。

3.临床应用

(1)方法学评价：本试验是在内源凝血筛选试验的基础上，省略以往逐级筛选和纠正试验，直接检测各相应凝血因子促凝活性的较为理想和直观的实验方法，同时也是血友病评价和分型的重要指标之一。

(2)质量控制：急性时相反应及严重肝实质损伤时，FⅧ：C 可明显增加，但在血管性血友病因子缺陷时，FⅧ：C 降低，因此需与血管性血友病因子含量同时测定。加入的基质血浆中缺乏因子应小于 1%，而其他因子水平必须正常，放置于 −40～−80 ℃冰箱中保存，每次测定都应作标准曲线，正常标准血浆要求 20 人以上混合血浆，分装冻干保存于 −20～−40 ℃，可用 2～3 个月。

（3）临床意义。①增高：主要见于血栓前状态和血栓性疾病，如静脉血栓形成、肺栓塞、妊娠期高血压疾病、晚期妊娠、口服避孕药、肾病综合征、恶性肿瘤等。②减低：见于 FⅧ：C 减低见于血友病甲（其中重型≤1%；中型 2%～5%；轻型 6%～25%；亚临床型 26%～45%）、血管性血友病（尤其是Ⅰ型和Ⅲ型）、弥散性血管内凝血、血中存在因子Ⅷ抗体（此情况少见）；FIX：C 减低见于血友病乙（临床分型同血友病甲）、肝脏疾病、弥散性血管内凝血、维生素 K 缺乏症和口服抗凝剂等。FⅪ：C 减低见于 FⅪ 因子缺乏症、弥散性血管内凝血、肝脏疾病等；FⅫ：C 减低见于先天性 FⅫ 缺乏症、弥散性血管内凝血和肝脏疾病等。

二、外源凝血系统的检验

（一）血浆凝血酶原时间测定（一期法）

1.原理

在受检血浆中加入过量的组织凝血活酶（人脑、兔脑、胎盘及肺组织等制品的浸出液）和钙离子，使凝血酶原变为凝血酶，后者使纤维蛋白原转变为纤维蛋白。观察血浆凝固所需时间即凝血酶原时间（prothrombin time，PT）。该试验是反映外源凝血系统最常用的筛选试验。有手工和仪器检测两类方法。仪器法判断血浆凝固终点的方法和原理与 APTT 检测时基本相同。

2.参考区间

每个实验室应建立所用测定方法相应的参考区间。①成人：10～15 秒；新生儿延长 2～3 秒；早产儿延长 3～5 秒（3～4 天后达到成人水平）。②凝血酶原时间比值（prothrombin time ratio，PTR）：0.85～1.15。③国际标准化比值（international normalized ration，INR）：口服抗凝剂治疗不同疾病时，需不同的 INR。

3.临床应用

（1）方法学评价。①手工法：常用普通试管法，曾用毛细血管微量法，后者虽采血量少，但操作较繁琐，已淘汰；也可用表面玻皿法，尽管准确性较试管法高，但操作不如后者方便。手工法虽重复性差一些，耗时，但仍有相当程度的准确性，且操作简便，故仍在临床应用，并可作为仪器法校正的参考方法。②仪器法：血凝仪可连续记录凝血过程引起的光、电或机械运动的变化，其中，黏度法（磁珠法）可不受影响因素（黄疸、乳糜、高脂血症、溶血等）的干扰。

半自动仪器法（加样、加试剂仍为手工操作）提高了 PT 测定的精确度和速度，但存在标本交叉污染的缺点。全自动仪器法（加样、加试剂全部自动化）使检测更加精确、快速、敏感和简便；同时，仪器法所用的试剂、质控物、标准品均有可靠的配套来源，保证了试验的高精度。但在临床诊断的准确性方面，仪器法并不比手工法更高。凝血仪干化学法测定，操作简单，特别有助于床边弥散性血管内凝血的诊断，但价格较贵，尚未能普及。

（2）质量控制：血液标本采集、抗凝剂用量、仪器和试剂、实验温度及 PT 检测的报告方式均对 PT 试验的准确性和实用性产生重要影响。

标本采集和处理：患者应停用影响止凝血试验的药物至少 1 周。抗凝剂为 0.10^9M 枸橼酸钠，其与血液的容积比为 1:9。若血标本的 Hct 异常增高或异常减低，推荐矫正公式：抗凝剂用量＝0.001 85×血量（mL）×（100－患者 Hct）。在采血技术和标本处理时应注意止血带使用时间要短，采血必须顺利快捷，避免凝血、溶血和气泡（气泡可使 Fg、FⅤ、FⅧ 变性和引起溶血，溶血又可引起 FⅫ 激活，使 PT 缩短）；凝血检测用的血标本最好单独采集，并立即分离血浆，按规定的离心力除去血小板；创伤性或留置导管的血标本、溶血、凝血不适宜做凝血试验；对于黄疸、溶血、脂血标本如用光学法测定,结果应扣除本底干扰,标本送检时应注意储存温度和测定时间。低温虽可减缓凝血因子的失活速度,但可活化 FⅦ、FⅪ。如储存血标本,也要注意有效时间,储存时间过长,凝血因子(尤其 FⅧ)的活性明显减低,因此,从标本采集到完成测定的时间通常不宜超过 2 小时。

组织凝血活酶试剂质量:该试验灵敏度的高低依赖于组织凝血活酶试剂的质量。试剂可来自组织抽提物,应含丰富的凝血活酶(TF 和磷脂);现也用纯化的重组 TF(recombinant-tissue factor,r-TF)加磷脂作试剂,r-TF 比动物性来源的凝血活酶对 FⅡ、FⅦ、FⅩ 灵敏度更高。组织凝血活酶的来源及制备方法不同,使各实验室之间及每批试剂之间 PT 结果差异较大,可比性差,特别影响对口服抗凝剂患者治疗效果的判断,因此,应使用标有国际敏感指数(international sensitivity index,ISI)的试剂。

国际敏感指数和国际标准化比值:为了校正不同组织凝血活酶之间的差异,早在 1967 年,世界卫生组织就将人脑凝血活酶标准品(批号 67/40)作为以后制备不同来源组织凝血活酶的参考物,并要求计算和提供每批组织凝血活酶的 ISI。ISI 值越低,试剂对有关凝血因子降低的敏感度越高。目前,各国大体是用国际标准品标化本国标准品。对口服抗凝剂的患者必须使用国际标准化比值(international normalization ratio,INR)作为 PF 结果报告形式,并用以作为抗凝治疗监护的指标。INR=患者凝血酶原时间/正常人平均凝血酶原时间。

正常对照:必须至少来自 20 名以上男女各半的混合血浆所测结果。目前,许多试剂制造商能提供 100 名男女各半的混合血浆作为对照用的标准血浆。

报告方式:一般情况下,可同时报告受检者 PT(s)和正常对照 PT(s)及凝血酶原比率(PTR),PTR=被检血浆 PT/正常血浆 PT。当用于监测口服抗凝剂用量时,则必须同时报告 INR 值。

(3)临床意义:PT 是检测外源性凝血因子有无缺陷较为敏感的筛检试验,也是监测口服抗凝剂用量的有效监测指标之一。

PT 延长指 PT 超过正常对照 3 秒以上或 PTR 超过参考区间。主要见于:①先天性 FⅡ、FⅤ、FⅦ、FⅩ 减低(较为少见,一般在低于参考人群水平的 10% 以下时才会出现 PT 延长,PTR 增大)、纤维蛋白原缺乏(Fg<500 mg/L)或无纤维蛋白原血症、异常纤维蛋白原血症。②获得性凝血因子缺乏,如弥散性血管内凝血、原发性纤溶亢进症、阻塞性黄疸和维生素 K 缺乏、循环抗凝物质增多等。香豆素治疗(注意药物如氨基水杨酸、头孢菌素等可增强口服抗凝药物的药效,而巴比妥盐等可减弱口服抗凝药物的药效)时,当 FⅡ、FⅤ、FⅦ、FⅩ 浓度低于正常人水平 40% 时,PT 即延长。

PT 对 FⅦ、FⅩ 缺乏的敏感性较对 FⅠ、FⅡ 缺乏的要高,但对肝素的敏感性不如 APTT。此外,发现少数 FⅨ 严重缺乏的患者,由于 FⅦa 活化 FⅨ 的途径障碍,也可导致 PT 延长,但其延长程度不如 FⅦ、FⅩ、凝血酶原和纤维蛋白原缺乏时显著。

PT 缩短见于:①先天性 FⅤ 增多。②弥散性血管内凝血早期(高凝状态)。③口服避孕药、其他血栓前状态及血栓性疾病。

PT 是口服抗凝药的实验室监测的首选指标。临床上,常将 INR 为 2~4 作为口服抗凝剂治疗时剂量适宜范围。当 INR 大于 4.5 时,如 Fg 和血小板数仍正常,则提示抗凝过度,应减低或停止用药。当 INR 低于 4.5 而同时伴有血小板减低时,则可能是弥散性血管内凝血或肝病等所致,也应减低或停止口服抗凝剂。口服抗凝剂达有效剂量时的 INR 值:预防深静脉血栓形成为

1.5～2.5;治疗静脉血栓形成、肺栓塞、心脏瓣膜病为 2.0～3.0;治疗动脉血栓栓塞、心脏机械瓣膜转换、复发性系统性栓塞症为 3.0～4.5。

(二)血浆因子Ⅱ、Ⅴ、Ⅶ、Ⅹ促凝活性检测

1.原理

一期法:受检血浆分别与凝血因子Ⅱ、Ⅴ、Ⅶ、Ⅹ基质血浆混合,再加兔脑粉浸出液和钙溶液,分别作血浆凝血酶原时间测定。将受检者血浆测定结果与正常人新鲜混合血浆比较,分别计算出各自的因子 FⅡ:C,FⅤ:C,FⅦ:C 和 FⅩ:C 促凝活性。

2.参考区间

FⅡ:C,97.7%±16.7%;FⅤ:C,102.4%±30.9%;FⅦ:C,103%±17.3%;FⅩ:C,103%±19.0%。

3.临床应用

(1)方法学评价:本试验是继外源凝血系统筛选试验异常,进而直接检测诸因子促凝活性更敏感、更可靠指标,也是诊断这些因子缺陷的主要依据。

(2)质量控制:同凝血因子Ⅷ、Ⅸ、Ⅺ和Ⅻ促凝活性测定。

(3)临床意义:活性增高主要见于血栓前状态和血栓性疾病。活性减低见于肝病变、维生素 K 缺乏(FⅤ:C 除外)、弥散性血管内凝血和口服抗凝剂;血循环中存在上述因子的抑制物等;先天性上述因子缺乏较罕见。

目前 FⅡ:C、FⅤ:C、FⅦ:C、FⅩ:C 的测定主要用于肝脏受损的检查,因子 FⅦ:C 下降在肝病的早期即可发生;因子 FⅤ:C 的测定在肝损伤和肝移植中应用较多。

(三)血浆组织因子活性测定

1.原理

发色底物法:组织因子(Tissue factor,TF)与 FⅦ结合形成 TF-FⅦ复合物,激活 FⅩ和 FⅨ,活化的 FⅩa 水解发色底物(S-2222),释放出对硝基苯胺(PNA),405 nm 波长下测其吸光度(A),PNA 颜色的深浅与血浆组织因子活性(TF:A)成正比。

2.参考区间

81%～114%。

3.临床应用

(1)方法学评价:相比于组织因子含量的测定,组织因子活性测定更能反映组织因子在外源性凝血途径中所发挥的作用。发色底物法,技术成熟,操作简单,适用于临床检测。

(2)质量控制:对于黄疸、溶血、脂血标本,读取结果时应扣除本底吸光度值或重新抽血。每次测定前都应作标准曲线,正常标准血浆要求 20 人以上混合血浆,分装冻干保存于 −40～−20 ℃,可用 2～3 个月。

(3)临床意义:组织因子活性增加见于内毒素血症、严重创伤、广泛手术、休克、急性呼吸窘迫综合征(acute respiratory distress syndrome,ARDS)、弥散性血管内凝血、急性白血病等。

三、共同凝血途径的检查

(一)纤维蛋白原测定

1.原理

(1)Clauss 法(凝血酶法):受检血浆中加入过量凝血酶,将血浆中的纤维蛋白原(fibrinogen,

Fg)转变为纤维蛋白,使血浆凝固,其时间长短与 Fg 含量成负相关。受检血浆的 Fg 含量可从国际标准品 Fg 参比血浆测定的标准曲线中获得。

(2)免疫法。①免疫火箭电泳法(Laurell 法):在含 Fg 抗血清的琼脂板中,加入一定量的受检血浆(抗原),在电场作用下,抗原体形成火箭样沉淀峰,峰的高度与 Fg 含量成正比。②酶联免疫法:用抗 Fg 的单克隆体、酶联辣根过氧化酶抗体显色、酶联免疫检测仪检测血浆中的 Fg 含量。

(3)比浊法(热沉淀比浊法):血浆经磷酸二氢钾—氢氧化钠缓冲液稀释后,加热至 56 ℃,使 Fg 凝集,比浊测定其含量。

(4)化学法(双缩脲法):用 12.5% 亚硫酸钠溶液将血浆中的 Fg 沉淀分离,然后以双缩脲试剂显色测定。

2.参考区间

成人,2～4 g/L;新生儿,1.25～3.00 g/L。

3.临床应用

主要用于出血性疾病(包括肝病)或血栓形成的诊断,以及溶栓治疗的监测。

(1)方法学评价:①Clauss 法为功能检测,操作简单、结果可靠,故被 WHO 推荐为测定 Fg 的参考方法。当凝血仪通过检测 PT 方法来换算 Fg 浓度时,结果可疑,则应用 Clauss 法复核确定。②免疫法、比浊法和化学法操作较繁琐,均非 Fg 功能检测法,故与生理性 Fg 活性不一定总是呈平行关系。

(2)质量控制:Clauss 法参与血浆必须与检测标本同时测定,以便核对结果;如标本中存在肝素、FDP 增加或罕见的异常 Fg,则 Clauss 法测定的 Fg 含量可假性减低,此时,需用其他方法核实。由于凝血酶的活性将直接影响 Clauss 法所测定的 Fg 含量,因此对凝血酶试剂应严格保存,一般应在低温保存。稀释后,在塑料(聚乙烯)试管中置 4 ℃可保存活性 24 小时。

(3)临床意义:①增高见于急性时相反应,可出现高纤维蛋白原血症,如炎症、外伤、肿瘤等;慢性活动性炎症反应,如风湿病、胶原病等。Fg 水平超过参考区间上限是冠状动脉粥样硬化心脏病和脑血管病发病的独立危险因素之一。②减低见于纤维蛋白原合成减少或结构异常性疾病,如先天性低(无)蛋白原血症;异常纤维蛋白原血症(但用免疫法检测抗原可正常);严重肝实质损伤,如肝硬化、酒精中毒等;纤维蛋白原消耗增多,如弥散性血管内凝血(纤维蛋白原定量可作为弥散性血管内凝血的筛查试验);原发性纤溶亢进,如中暑、缺氧、低血压等;药物,如雌激素、鱼油、高浓度肝素、纤维蛋白聚合抑制剂等。③可用于溶栓治疗(如用 UK、t-PA)、蛇毒治疗(如用抗栓酶、去纤酶)的监测。

(二)凝血因子Ⅷ定性试验和亚基抗原检测

1.凝血因子Ⅷ定性试验

(1)原理:受检血浆加入钙离子后,使 Fg 转变成 Fb 凝块,将此凝块置入 5 mol/L 尿素溶液或 2% 单氨(碘)醋酸溶液中,如果受检血浆不缺乏因子Ⅷ,则形成的纤维蛋白凝块不溶于尿素溶液或 2% 单氨(碘)醋酸溶液;反之,则易溶于尿素溶液或 2% 单氨(碘)醋酸溶液中。

(2)参考区间:24 小时内纤维蛋白凝块不溶解。

(3)临床应用。①方法学评价:本试验简单、可靠,是十分实用的过筛试验。在临床上,若发现伤口愈合缓慢、渗血不断或怀疑有凝血因子 XⅢ 缺陷者,均可首先选择本试验。②质量控制:由于凝块对结果判断有直接影响,因此抽血时要顺利,不应有溶血及凝血,且采血后应立即检测,不宜久留。加入的钙离子溶液应新鲜配制。③临床意义：若纤维蛋白凝块在 24 小时内，尤其 2 小时内完全溶解，表示因子ⅩⅢ缺乏，见于先天性因子ⅩⅢ缺乏症和获得性因子ⅩⅢ明显缺乏，后者见于肝病、SLE、弥散性血管内凝血、原发性纤溶症、转移性肝癌、恶性淋巴瘤及抗 FⅩⅢ抗体等。

2.凝血因子ⅩⅢ亚基抗原检测

(1)原理(免疫火箭电泳法)：分别提纯人血小板和血浆中的ⅩⅢα亚基和ⅩⅢβ亚基，用以免疫家兔，产生抗体。在含 FⅩⅢα亚基和 FⅩⅢβ亚基抗血清的琼脂凝胶板中，加入受检血浆(抗原)，在电场作用下，出现抗原抗体反应形成的火箭样沉淀峰，此峰的高度与受检血浆中 FⅩⅢ亚基的浓度成正比。根据沉淀峰的高度，从标准曲线中计算出 FⅩⅢα：Ag 和 FⅩⅢβ：Ag 相当于正常人的百分率。

(2)参考区间：FⅩⅢα100.4％±12.9％；FⅩⅢβ98.8％±12.5％。

(3)临床应用：血浆凝血因子ⅩⅢ亚基抗原的检测，对凝血因子ⅩⅢ四聚体的缺陷性疾病诊断和分类具有十分重要价值。①先天性因子ⅩⅢ缺乏症：纯合子型者的 FⅩⅢα：Ag 明显减低(≤1％)，FⅩⅢβ：Ag 轻度减低；杂合子型者的 FⅩⅢα：Ag 减低(常≤50％)，FⅩⅢβ：Ag 正常。②获得性因子ⅩⅢ减少症：见于肝疾病、弥散性血管内凝血、原发性纤溶症、急性心肌梗死、急性白血病、恶性淋巴瘤、免疫性血小板减少紫癜、SLE 等。一般认为，上述疾病的 FⅩⅢα：Ag 有不同程度的降低，而ⅩⅢβ：Ag 正常。

(三)凝血酶生成的分子标志物检测

1.血浆凝血酶原片段 $1+2(F_{1+2})$ 测定

(1)原理(ELISA 法)：以抗 F_{1+2} 抗体包被酶标板，加入标准品或待测标本后，再加入用辣根过氧化物酶标记的凝血酶抗体，与游离 F_{1+2} 抗原决定簇结合，充分作用后，凝血酶抗体上带有的辣根过氧化物酶在 H_2O_2 溶液存在的条件下分解加入的邻苯二胺，使之显色，溶液颜色的深浅与样本中的 F_{1+2} 含量成正比。

(2)参考区间：0.4～1.1 nmoL/L。

(3)临床应用。①方法学评价：凝血酶的半衰期极短，因此不能直接测定。凝血酶原被凝血酶(由 FⅩa、FⅤa、Ca^{2+} 和磷脂组成)作用转化为凝血酶时，凝血酶原分子的氨基端(N 端)释放出 F_{1+2}，通过测定 F_{1+2} 可间接反映凝血酶的形成及活性，是体内凝血酶活化的分子标志物，对血液高凝状态的检查有重要意义。但目前因采用 ELISA 法测定，一般适用于批量标本检测，而且耗时太长，使临床急诊使用时受到一定限制。②质量控制：血液采集与保存将直接影响血浆 F_{1+2} 的测定结果，且止血带太紧或压迫时间太长，都可导致采血过程的人工凝血活化，因此采血过程要求尽量顺利。③临床意义：血浆 F_{1+2} 增高见于高凝状态，血栓性疾病如弥散性血管内凝血、易栓症、急性心肌梗死、静脉血栓形成等。溶栓、抗凝治疗 AMI 时，若溶栓治疗有效，缺血的心肌成功实现再灌注，则 F_{1+2} 可锐减；用肝素治疗血栓性疾病时，一旦达到有效治疗浓度，则血浆 F_{1+2} 可由治疗前的高浓度降至参考区间内；口服华法林，血浆 F_{1+2} 浓度可降至参考区间以下，当用 F_{1+2} 作为低剂量口服抗凝剂治疗的监测指标时，浓度在 0.4 nmol/L～1.2 nmol/L 时，可达到最佳抗凝治疗效果。

2.血浆纤维蛋白肽 A 测定

(1)原理：待检血浆用皂土处理，以除去纤维蛋白原，含纤维蛋白肽 A(FPA)标本先与已知过量的兔抗人 FPA 抗体结合，部分液体被转移至预先包被 FPA 的酶标板上，上步反应中剩余的为结合 FPA 抗体可与 FPA 结合，结合于固相的兔抗人 FPA 抗体被羊抗兔(带有辣根过氧化物酶)IgG

结合,在 H_2O_2 溶液存在的条件下使 OPD 基质显色,颜色的深浅与 FPA 含量呈负相关关系。

(2)参考区间:男性不吸烟者 1.83 $\mu g/L \pm 0.61$ $\mu g/L$;女性不吸烟、未服用避孕药者 2.24 $\mu g/L \pm 1.04$ $\mu g/L$。

(3)临床应用:FPA 是纤维蛋白原转变为纤维蛋白过程中产生的裂解产物之一,因此,若待检血浆中出现 FPA 则表明有凝血酶生成。FPA 升高见于深静脉血栓形成、弥散性血管内凝血、肺栓塞、SLE、恶性肿瘤转移、肾小球肾炎等。

3.可溶性纤溶蛋白单体复合物测定

(1)原理:根据酶免疫或放射免疫的检测原理,用抗纤维蛋白单克隆抗体测定血浆中可溶性纤维蛋白单体复合物(soluble fibrin monomer complex,sFMC)的含量。

(2)参考区间:ELISA 法 48.5 mg/L ± 15.6 mg/L;放射免疫法 50.5 mg/L ± 26.1 mg/L。

(3)临床应用:纤维蛋白单体是纤维蛋白原转变为纤维蛋白的中间体,是凝血酶水解纤维蛋白原使其失去 FPA 和 FPB 而产生的。当凝血酶浓度低时,纤维蛋白单体不足以聚合形成纤维蛋白凝块,它们自行和纤维蛋白原或纤维蛋白降解产物结合形成复合物。sFMC 是凝血酶生成的另一标志物。sFMC 升高多见于肝硬化失代偿期、急性白血病(M_3 型)、肿瘤、严重感染、多处严重创伤、产科意外等。

(杨丽琼)

第三节 抗凝与纤溶系统检验

一、生理性抗凝物质检测

(一)抗凝血酶活性(antithrombin activity,AT:A)检测

1.检测原理(发色底物法)

受检血浆中加入过量凝血酶,使 AT 与凝血酶形成 1:1 复合物,剩余的凝血酶作用于发色底物 S-2238,释出显色基团对硝基苯胺(PNA)。显色的深浅与剩余凝血酶呈正相关,而与 AT 呈负相关,根据受检者所测得吸光度(A 值)从标准曲线计算出 AT:A。

2.参考区间

108.5% $\pm 5.3\%$。

3.临床应用

AT 活性或抗原测定是临床上评估高凝状态良好的指标,尤其是 AT 活性下降。AT 抗原和活性同时检测,是遗传性 AT 缺乏的分型主要依据。

遗传性 AT 缺乏分为两型:①交叉反应物质(cross reaction material,CRM)阴性型(CRM-)即抗原与活性同时下降。②CRM+型,抗原正常,活性下降。

获得性 AT 缺乏或活性减低主要原因有:①AT 合成降低,主要见于肝硬化、重症肝炎、肝癌晚期等,可伴发血栓形成。②AT 丢失增加,见于肾病综合征。③AT 消耗增加,见于血栓前期和血栓性疾病,如心绞痛、脑血管疾病、弥散性血管内凝血等。在疑难诊断弥散性血管内凝血时,AT 水平下降具有诊断价值。而急性白血病时 AT 水平下降更可看作是弥散性血管内凝血发生

的危险信号。

AT 水平和活性增高见于血友病、白血病和再生障碍性贫血等疾病的急性出血期及口服抗凝药治疗过程中。在抗凝治疗中，如怀疑肝素治疗抵抗，可用 AT 检测来确定。抗凝血酶替代治疗时，也应首选 AT 检测来监护。

(二)抗凝血酶抗原(antithrombin antigen,AT：Ag)检测

1.原理

(1)免疫火箭电泳法：受检血浆中 AT 在含 AT 抗血清的琼脂糖凝胶中电泳，抗原和抗体相互作用形成火箭样沉淀峰。沉淀峰的高度与血浆中 AT 的含量成正相关。从标准曲线中计算出受检血浆中 AT 抗原的含量。

(2)酶联免疫吸附法：将抗 AT 抗体包被在固相板上，标本中的 AT 与固相的抗 AT 抗体相结合，再加入酶标的抗 AT 抗体，则形成抗体-抗原-酶标抗体的复合物，加入显色基质后，根据发色的深浅来判断标本中的 AT 含量。

2.参考区间

(0.29 ± 0.06) g/L。

3.临床评价

见血浆 AT 活性检测。在免疫火箭电泳法中样品不可用肝素抗凝，只可用枸橼酸盐抗凝而且样本不可以反复冻融。

(三)凝血酶-抗凝血酶复合物(thrombin-antithrombin,TAT)测定

1.原理

酶联免疫吸附法：抗凝血酶包被于固相，待测血浆中的 TAT 以其凝血酶与固相上的 AT 结合，然后加入过氧化物酶标记的抗 AT，后者与结合于固相的 TAT 结合，并使底物显色。反应液颜色的深浅与 TAT 浓度呈正相关。

2.参考区间

健康成人枸橼酸钠抗凝血浆(n=196)：$1.0\sim4.1$ μg/L，平均 1.5 μg/L。

3.临床应用

(1)方法学评价：TAT 一方面反映凝血酶生成的量，同时也反映抗凝血酶被消耗的量。

(2)质量控制：在 $2\sim8$ ℃环境下，共轭缓冲液、工作共轭液和样本缓冲液可保存 4 周，稀释过的洗涤液可在 1 周内使用。稀释过的标准血浆和质控血浆在 $15\sim25$ ℃下，可放置 8 小时。工作底物液须避光保存，且应在 1 小时内使用。共轭缓冲液、标准血浆、质控血浆和样本缓冲液在 -20 ℃可保存 3 个月。剩余的工作底物液应在配置后 30 分钟内冻存，2 周内使用。血浆样本采集不当可影响检测结果，溶血、脂血、含类风湿因子的血浆样本不可使用。

(3)临床意义：血浆 TAT 含量增高，见于血栓形成前期和血栓性疾病，如弥散性血管内凝血、深静脉血栓形成、急性心肌梗死、白血病、肝病等。脑血栓在急性期 TAT 可较正常值升高 $5\sim10$ 倍，弥散性血管内凝血时 TAT 升高的阳性率达 $95\%\sim98\%$。

二、病理性抗凝物质检测

(一)复钙交叉试验(cross recalcification test,CRT)

1.原理

血浆复钙时间延长可能是由于凝血因子缺乏或血液中存在抗凝物质所致。延长的复钙时间如能被 1/10 量正常血浆纠正,则提示受检血浆中缺乏凝血因子;如果不被纠正,则提示受检血浆中存在抗凝物质。

2.参考区间

若受检血浆与 1/10 量正常血浆混合,血浆复钙时间不在正常范围内(2.2～3.8 分钟),则认为受检血浆中存在异常抗凝物质。

3.临床应用

本试验可区别血浆复钙时间延长的原因,除可鉴别有无血液循环抗凝物质外,还可筛选内源性凝血系统的功能异常,但由于其敏感性不如 APTT,同时受血小板数量和功能的影响,目前主要用来筛检病理性抗凝物质增多。另外,复钙交叉试验对受检血浆中低浓度的肝素及类肝素物质不敏感,必要时可考虑做肝素定量试验。

血浆中存在异常的抗凝物质,见于反复输血的血友病患者,以及肝病、系统性红斑狼疮、类风湿关节炎及胰腺疾病等患者。

抽血应顺利,不应有溶血及凝血;取血后应立即检测,血浆在室温中放置不超过 2 小时。

(二)血浆肝素水平测定

1.原理发色底物法

AT 是血浆中以丝氨酸蛋白酶为活性中心凝血因子(凝血酶、FXa 等)的抑制物,在正常情况下,AT 的抑制作用较慢,而肝素可与 AT 结合成 1∶1 的复合物,使 AT 的精氨酸反应中心暴露,此反应中心与凝血酶、FXa 的丝氨酸活性部位相作用,从而使激活的因子灭活,这样 AT 的抑制作用会大大增强。低分子量肝素(LMWH)对 FXa 和 AT 间反应的催化作用较其对凝血酶和 AT 间反应的催化更容易,而标准肝素对两者的催化作用相同。在 AT 和 FXa 均过量的反应中,肝素对 FXa 的抑制速率直接与其浓度成正比,用特异性 FXa 发色底物法检测剩余 FXa 的活性,发色强度与肝素浓度成负相关。

2.参考区间

本法检测肝素的范围是 0～800 U/L,正常人的血浆肝素为 0 U/L。

3.临床应用

在用肝素防治血栓性疾病,以及血液透析、体外循环的过程中,可用本试验对肝素的合理用量进行检测。在过敏性休克、严重肝病或弥散性血管内凝血、肝叶切除或肝移植等患者的血浆中,肝素亦增多。另需注意:①采血与离心必须细心,以避免血小板激活,导致血小板第 4 因子(PF4)释放,后者可抑制肝素活力。②反应中温育时间和温度均应严格要求,否则将影响检测结果。③严重黄疸患者检测中应设自身对照。④制作标准曲线的肝素制剂应与患者使用的一致。

(三)凝血酶时间及其纠正试验

1.凝血酶时间(thrombin time,TT)检测

(1)原理:受检血浆中加入"标准化"的凝血酶溶液后,测定开始出现纤维蛋白丝所需要的时间为 TT。

(2)参考区间:10～18 秒(手工法和仪器法有很大不同,凝血酶浓度不同差异更大),各实验室应建立适合自己的参考区间。

(3)临床应用:TT 是凝血酶使纤维蛋白原转变为纤维蛋白所需要的时间,它反映了血浆中是否含有足够量的纤维蛋白原,以及纤维蛋白原的结构是否符合人体的正常生理凝血要求。在使用链激酶、尿激酶做溶栓治疗时,可用 TT 作为监护指标,以控制在正常值的 3～5 倍。

凝血酶时间延长:即受检 TT 值延长超过正常对照 3 秒以上,以弥散性血管内凝血时纤维蛋白原消耗为多见,也有部分属于先天性低(无)纤维蛋白原血症、原发性纤溶及肝脏病变,也可见于肝素增多或类肝素抗凝物质增多及 FDP 增多。

凝血酶时间缩短:主要见于某些异常蛋白血症或巨球蛋白血症时,此外,较多的是技术原因,如标本在 4 ℃环境中放置过久,组织液混入血浆等。另外,血浆在室温下放置不得超过 3 小时;不宜用 EDTA 和肝素作抗凝剂;凝血酶时间的终点,若用手工法,以出现浑浊的初期凝固为准。

2.凝血酶时间纠正试验(甲苯胺蓝纠正试验)

(1)原理:甲苯胺蓝可纠正肝素的抗凝作用,在凝血酶时间延长的受检血浆中加入少量的甲苯胺蓝,若延长的凝血酶时间恢复正常或明显缩短,则表示受检血浆中肝素或类肝素样物质增多,否则为其他类抗凝物质或者是纤维蛋白原缺陷。

(2)参考区间:在 TT 延长的受检血浆中,加入甲苯胺蓝后 TT 明显缩短,两者相差 5 秒以上,提示受检血浆中肝素或类肝素样物质增多,否则提示 TT 延长不是由于肝素类物质所致。

(3)临床应用:单纯的甲苯胺蓝纠正试验有时对肝素类物质不一定敏感,而众多的肝素类物质增多的病理状态,往往伴有高水平的 FDP、异常纤维蛋白原增多等情况,因此,最好与正常血浆、硫酸鱼精蛋白等纠正物同时检测。

血中类肝素物质增多,多见于过敏性休克、严重肝病、肝叶切除、肝移植、弥散性血管内凝血,也可见于使用氮芥及放疗后的患者。

凝血酶溶液在每次操作时都需要作校正实验,使正常血浆的 TT 值在 16~18 秒之间。

(四)凝血因子Ⅷ抑制物测定

1.原理

受检血浆与一定量正常人新鲜血浆混合,在 37 ℃温育一定时间后,测定混合血浆的Ⅷ因子活性,若受检血浆中存在Ⅷ因子抑制物,则混合血浆的Ⅷ因子活性会降低,以 Bethesda 单位来计算抑制物的含量,1 个Bethesda 单位相当于灭活 50%因子Ⅷ活性。

2.参考区间

正常人无因子Ⅷ抑制物,剩余因子Ⅷ:C 为 100%。

3.临床应用

Bethesda 法不仅可用于因子Ⅷ抑制物检测,还可用于其他因子(Ⅸ、Ⅹ、Ⅺ)抑制物的检测。本法对同种免疫引起的因子抑制物测定较为敏感,对自身免疫、药物免疫、肿瘤免疫和自发性凝血因子抑制物则不敏感。Ⅷ因子抑制物的确定,最终需要进行狼疮样抗凝物质的检测进行排除。

血浆因子Ⅷ抑制物的出现常见于反复输血或接受抗血友病球蛋白治疗的血友病 A 患者,也可见于某些免疫性疾病和妊娠期的妇女。

三、纤维蛋白溶解活性检测

(一)组织纤溶酶原激活物活性及抗原测定

1.组织纤溶酶原激活物活性(t-PA:A)检测

(1)原理(发色底物法):在组织型纤溶酶原激活物(t-PA)和共价物作用下,纤溶酶原转变为纤溶酶,后者使发色 S-2251 释放出发色基团 PNA,显色的深浅与 t-PA:A 呈正比关系。

(2)参考区间:300~600 U/L。

2.组织纤溶酶原激活物抗原(t-PA：Ag)检测

(1)原理(酶联免疫吸附法)：将纯化的 t-PA 单克隆抗体包被在固相载体上温育,然后加含有抗原的标本,标本中的 t-PA 抗原与固相载体上的抗体形成复合物,此复合物与辣根过氧化物酶标记的 t-PA 单克隆抗体起抗原抗体结合反应,形成双抗体夹心免疫复合物,后者可使邻苯二胺基质液呈棕色反应,其反应颜色深浅与标本中的 t-PA 含量呈正比关系。

(2)参考区间：$1 \sim 12 \ \mu g/L$。

(3)临床应用：①t-PA 抗原或活性增高表明纤溶活性亢进,见于原发及继发性纤溶症,如弥散性血管内凝血,也见于应用纤溶酶原激活物类药物。②t-PA 抗原或活性减低表示纤溶活性减弱,见于高凝状态和血栓性疾病。

(二)纤溶酶原活化抑制物活性及抗原测定

1.血浆纤溶酶原活化抑制物活性(PAI：A)检测

(1)原理(发色底物法)：过量的纤溶酶原激活物(t-PA)和纤溶酶原加入待测血浆中,部分 t-PA 与血浆中的 PAI 作用形成无活性的复合物,剩余的 t-PA 作用于纤溶酶原,使其转化为纤溶酶,后者水解发色底物 S-2251,释放出对硝基苯胺(PNA),显色强度与 PAI 活性呈负相关。

(2)参考区间：$100 \sim 1\ 000$ U/L。

(3)临床应用：目前,PAI 的检测主要是为观察 PAI 与 t-PA 的比例,以及了解机体的潜在纤溶活性。因此,PAI 与 t-PA 应同时检测,单纯检测 PAI,不管是抗原含量还是活性,意义都不大。①增高：见于高凝状态和血栓性疾病。②减低：见于原发性和继发性纤溶。

2.血浆纤溶酶原活化抑制物抗原(PAI：Ag)检测

(1)原理：①酶联免疫吸附法：双抗体夹心法同 t-PA：Ag 检测。②SDS-PAGE 凝胶密度法：受检血浆中加入过量纤溶酶原激活物(PA)与血浆中 PAI 形成 PA-PAI 复合物,然后将作用后的血浆于 SDS 凝胶平板上电泳,同时用已知标准品作对照,确定复合物的电泳位置,电泳完毕后染色,再置于自动凝胶板密度扫描仪上扫描,可得知样品中 PAI 含量。

(2)参考区间：酶联免疫吸附法 $4 \sim 43$ g/L；SDS-PAGE 凝胶密度法<100 U/L。

(3)临床应用：同 PAI 活性测定。酶联免疫吸附法应采用缺乏血小板血浆标本,否则将影响检测结果。SDS-PAGE 凝胶密度法试剂中丙烯酰胺、双丙酰胺、TEMED 是有毒物质,操作中应注意避免与皮肤接触。

(三)血浆纤溶酶原活性及抗原测定

1.血浆纤溶酶原活性(PLG：A)检测

(1)原理(发色底物法)：纤溶酶原在链激酶或尿激酶作用下转变为纤溶酶,纤溶酶作用于发色底物 S-2251,释放出对硝基苯胺(PNA)而显色。颜色深浅与纤溶酶活性呈正相关。

(2)参考区间：$85.55\% \pm 27.83\%$。

(3)临床应用：PLG 测定可替代早先的优球蛋白溶解时间测定和染色法进行的纤溶酶活性测定,尤其是 PLG 活性测定,在单独选用时较为可靠。在溶栓治疗时,因使用的链激酶类不同,在治疗开始阶段 PLG 含量和活性的下降,不一定是纤溶活性增高的标志,应同时进行 FDP 的测定,以了解机体内真正的纤溶状态。先天性纤溶酶原缺乏症必须强调抗原活性和含量同时检测,以了解是否存在交叉反应物质。①增高：表示其激活物的活性(纤溶活性)减低,见于血栓前状态和血栓性疾病。②减低：表示纤溶活性增高,常见于原发性纤溶症和弥散性血管内凝血外,还见于前置胎盘、胎盘早剥、肿瘤扩散、严重感染、大手术后、重症肝炎、肝硬化、肝移植、门脉高压、肝切除等获得性纤溶酶原缺乏症。③PLG 缺陷症可分为交叉反应物质阳性(CRM＋)型(PLG：Ag 正常和PLG：A减低)和 CRM-型(PLG：Ag 和 PLG：A 均减低)。

2.血浆纤溶酶原抗原(PLG：Ag)检测

(1)原理(酶联免疫吸附法)：将纯化的兔抗人纤溶酶原抗体包被在酶标反应板上,加入受检血浆,血浆中的纤溶酶原(抗原)与包被在反应板上的抗体结合,然后加入酶标记的兔抗人纤溶酶原抗体,酶标抗体与结合在反应板上的纤溶酶原结合,最后加入底物显色,显色的深浅与受检血浆中纤溶酶原的含量呈正相关。根据受检者测得的 A 值,从标准曲线计算标本中 PLG 的抗原含量。

(2)参考区间：0.22 g/L±0.03 g/L。

(3)临床应用：同纤溶酶原活性测定。

四、纤维蛋白降解产物检测

(一)血浆硫酸鱼精蛋白副凝固试验(plasma protamine paracoagulation test,3P)

1.原理

在凝血酶的作用下,纤维蛋白原释放出肽 A、B 后转变为纤维蛋白单体(FM),纤维蛋白在纤溶酶降解的作用下产生纤维蛋白降解产物(FDP),FM 与 FDP 形成可溶性复合物,硫酸鱼精蛋白可使该复合物中 FM 游离,后者又自行聚合呈肉眼可见的纤维状、絮状或胶冻状,反映 FDP 尤其是碎片 X 的存在。

2.参考区间

正常人为阴性。

3.临床应用

(1)阳性：弥散性血管内凝血的早期或中期。本试验假阳性常见于大出血(创伤、手术、咯血、呕血)和样品置冰箱等。

(2)阴性：正常人、弥散性血管内凝血晚期和原发性纤溶症。

(二)纤维蛋白(原)降解产物测定

1.原理

胶乳凝集法：用抗纤维蛋白(原)降解产物(FDP)抗体包被的胶乳颗粒与 FDP 形成肉眼可见的凝集物。

2.参考区间

小于 5 mg/L。

3.临床应用

(1)原发性纤溶亢进时,FDP 含量可明显升高。

(2)高凝状态、弥散性血管内凝血、器官移植的排异反应、妊娠期高血压疾病、恶性肿瘤,以及心、肝、肾疾病和静脉血栓、溶栓治疗等所致的继发性纤溶亢进时,FDP 含量升高。

另外,试剂应储存于 2～8 ℃,用前取出置于室温中;包被抗体的乳胶悬液,每次用前需充分混悬状态;待测血浆用 0.109 mol/L 枸橼酸钠抗凝,每分钟 3 000 转离心 15 分钟。当类风湿因子强阳性存在时,可产生假阳性反应。样本保存时间为 20 ℃ 24 小时、－20 ℃1 个月。

(三)D-二聚体定性及定量测定

1.原理

(1)定性测定(乳胶凝集法):抗 D-二聚体单克隆抗体包被在乳胶颗粒上,受检血浆若含有 D-二聚体,通过抗原-抗体反应,乳胶颗粒发生聚集,形成肉眼可见的粗大颗粒。

(2)定量测定(酶联免疫吸附法):一种单抗包被于聚苯乙烯塑料板上,另一种单抗标记辣根过氧化物酶。加入样品后在孔内形成特异抗体-抗原-抗体复合物,可使基质显色,生色深浅与标本中 D-二聚体含量成正比。

2.参考区间

定性:正常人阴性。定量:正常为 $0 \sim 0.256$ mg/L。

3.临床应用

(1)质量控制:定量试验需注意以下几点。①一份样品与最后一份样品的加入时间相隔不宜超过 15 分钟,包括标准曲线在内不超过 20 分钟。②加标准品和待测样品温育 90 分钟后,第一次洗涤时,切勿使洗涤液漏出,以免孔与孔之间交叉污染而影响定量的准确性。③血浆样品,常温下保存 8 小时,4 ℃下 4 天,−20 ℃以下 1 个月,临用前 37 ℃水浴中快速复溶。④所用定量移液管必须精确。⑤操作过程中尽量少接触酶标板的底部,以免影响板的光洁度而给检测带来误差。读数前用软纸轻轻擦去底部可能附着的水珠或指痕。⑥如样品 D-二聚体含量超过标准品上限值,则将样品作适当稀释后再检测,含量则需再乘稀释倍数。

(2)临床意义:①D-二聚体是交联纤维蛋白降解中的一个特征性产物,在深静脉血栓、弥散性血管内凝血、心肌梗死、重症肝炎、肺栓塞等疾病中升高,也可作为溶栓治疗有效的观察指标。②凡有血块形成的出血,D-二聚体均呈阳性或升高,该试验敏感度高,但缺乏特异性;陈旧性血栓患者 D-二聚体并不高。③大量循证医学证据表明,D-二聚体阴性是排除深静脉血栓(DVT)和肺栓塞(PE)的重要试验。

(四)纤维蛋白单体(TM)测定

1.原理

醛化或鞣酸化的"O"型人红细胞作为固相载体与特异性抗纤维蛋白单体 IgG 结合,形成固相抗体,加入血浆后,与可溶性纤维蛋白单体发生抗原抗体反应,使红细胞发生凝聚,从而可间接测得血浆中存在的纤维蛋白单体的含量。

2.参考区间

红细胞凝聚为阳性反应,正常人为阴性。

3.临床应用

临床各种易诱发高凝状态的疾病都可能出现阳性结果,如败血症、感染性疾病(细菌与病毒感染)、休克、组织损伤、肿瘤、急性白血病、肝坏死、急性胰腺炎及妊娠期高血压疾病等。弥散性血管内凝血患者为强阳性反应。

(徐明秀)

第六章

输血检验

第一节 常用血型

一、红细胞血型

血型抗原是人类红细胞(redbloodcell,RBC)表面的结构,当个体缺乏该特殊结构时就会被其免疫系统所识别。通过遗传获得的红细胞抗原多数是血型糖蛋白或糖脂,这些可由血型同种抗体来检测。血型同种抗体的产生可由环境抗原所诱导(基本上是微生物所诱导的,也称"天然性"),或由于机体的免疫系统受到同种异体红细胞(外源性)刺激产生。ABO血型系统是首先发现的人类血型系统。在所有血型系统中,ABO血型系统的特性非常特殊。一个个体的红细胞上如果有A和/或B抗原,其血清中则不会产生抗A和/或抗B抗体;但如果红细胞上无A和/或B抗原,则其血清中必定存在抗A和/或抗B抗体。抗A和抗B抗体在一生中几乎以不变的形式存在,而且可直接凝集具有相应抗原的红细胞。直到抗球蛋白试验应用于检测IgG抗体前,其他的血型只在出现直接凝集(IgM抗体)时才会被检出,而IgG抗体一般不直接凝集红细胞。以后在输血和妊娠的新生儿溶血病中又发现了许多抗体,这些抗体的大部分今天已被归属于30个血型系统中的某一血型系统中。大多数血型抗原是由红细胞自身合成的,但有一些是从血浆中吸附的。有些血型抗原,如Rh、Kell只在红细胞上表达,而另一些,如ABO抗原几乎在所有细胞上都有表达。生化与遗传学的分析表明,血型抗原主要有两种形式,血型基因的产物为蛋白决定簇,以及在基因控制下产生的糖基转移酶,并将糖基决定簇加在糖蛋白或糖脂上。有些血型抗原的特性是通过蛋白的氨基酸序列来决定的,但这些抗原的识别有时也依赖于该蛋白的糖基化。糖基决定簇的免疫应答与蛋白决定簇的不同,有时这种不同可直接影响到这种同种抗体是否具有临床意义。今天几乎所有的主要血型系统的分子结构都已被研究,但除了ABO和RhD之外,对其他血型抗原的免疫原性了解甚少。

红细胞抗原与抗体的鉴定已成为当前输血前相容性试验和安全输血的基础,并有助于了解胎儿和新生儿溶血性疾病的病因。生物化学和分子的研究已经揭示了血型抗原分子表达在红细胞血型抗原上的分子生物学功能。这些分子对个体是否具有疟原虫、某些病毒和细菌感染的易感性发挥着重要作用。红细胞抗原表达的变化和许多分子背景相关,有些在相关疾病的临床表现中起关键作用。

(一) ABO 血型系统

ABO 血型系统是临床输血中最为重要的一个血型系统,ABO 血型系统中的主要抗原是 A 和 B 两种糖基化结构,它们都以 H 抗原作为结合物。由于 9 号染色体上 ABO 基因座位所编码的糖基转移酶具有不同的特异性,它们负责将各自特异的糖基连接到 H 物质所在的寡糖支链上(A 的是 Gal-NAcα1-3,B 的是 Galα1-3)。ABO 血型系统有 A、B 和 A13 种抗原,而表型可分为 A 型、B 型、AB 型和 O 型。O 型是 ABO 血型系统的无效表型,具有该表型的红细胞上不表达 A 抗原和 B 抗原。

在运用血清学方法进行 ABO 血型定型时,抗 A 和抗 B 定型试剂被广泛用于检测红细胞上是否存在 A 或 B 血型特异的糖基,从而确定个体的 ABO 血型。在一定范围内,用血清学的方法可以将 ABO 血型系统中所存在的多态性区分为各种亚型。若增加抗 H、抗 A_1 和抗 AB 等定型试剂与红细胞反应,所获得的凝集反应格局将有助于各种亚型之间的区分。吸收和抗体释放试验也常用于检出红细胞上存在少量血型抗原,其灵敏度可比经典试管法鉴定 ABO 血型高约十倍。但是,在临床上还是经常会遇到一些用血清学方法无法作出合理解释的 ABO 定型的问题。在这种情况下,如果患者需要输血,通常选用 O 型血,要密切观察可能出现的输血反应。随着分子生物学的发展,很多由血清学所检出的 ABO 多态性都可以从基因水平上加以解释。它们往往是由于基因发生点突变、缺失、重组而使得各种 ABO 糖基转移酶的特异性和反应活性发生了改变。但是,除非遇到这些特殊的问题,在通常情况下所使用的 ABO 定型方法仍是 Landsteiner 在 110 年前所发明的经典试管法。

(二) Rh 血型系统

Rh 血型系是所有血型系统中最复杂的血型系统,它包括从 RH1~RH59 总共 54 个抗原,其中有 5 个已被弃用。Rh 抗原是由位于 1 号染色体短臂上的两个同源及紧密连锁的基因所编码;RHD 基因编码 D 抗原,RHCE 基因编码 Cc 和 Ee 抗原。RHD 和 RHCE 基因所编码的 RhD 蛋白(CD240D)和 RhCcEe 蛋白(CD240CE)是一种具有强疏水性的非糖基化蛋白,它们都在红细胞膜上穿膜 12 次。

临床上最为重要,也是该血型系统中首先被发现的抗原是 RhD 抗原。在白种人中 D 抗原在 85% 的个体红细胞上表达,而在非洲和亚洲,表达的频率更高。

尽管对大多数人来说,他们不是 D+,就是 D,D 抗原是 Rh 抗原中免疫原性最强的抗原。60%~70% 的 RhD-受体在输入一个单位的 RhD+ 血液后能产生抗-D。在胎母血型同种免疫中,由抗-D 所引起的新生儿溶血病是最严重的新生儿溶血病之一。D 抗原还存在许多变异体,有些变异体可导致 D 抗原表达减弱,而有些变异体会出现 D 抗原结构和部分表位缺失(被称为不完全 D 或部分 D)。这些 RhD+ 的人可能产生针对其缺失表位的抗 D 抗体。

在远东,D 抗原是高频率抗原,在有些人群中可达 100%。采用常规血型血清学技术,中国人与日本人 D+ 率都是 99.7%,但在剩下的被分类为 D 的人群中,有些具有很微弱的 D 抗原,被称为 DEL。D 抗原在不同类型红细胞上表达的强度不均一,从很强的 D,到弱 D,最弱的是 DEL。就连在常规表型中 D 抗原表达的量也存在很大差异。当 C 抗原表达时,D 抗原表达的量就减少;当测定抗-D 效价时,用 DcE/DcE 所测得的效价就要高于用 DCe/DCe 测得的效价。用单克隆和多克隆抗-D 通过流式荧光测得的 D 抗原强度从强到弱依次为 DcE/DcE > DCe/DcE

＞DCe/DCe＞DcE/Dce＞DCe/dce。

C和c,E和e是两对相对应的抗原,它们的多态性是由RHCE基因所控制的。因为在D、Cc和Ee之间没有重组,作为单倍型遗传的等位基因可表示为DCe、DcE、dce等(其中d表示RHD基因缺失或失活)。血清学的结果一般无法决定一个个体真正的RH基因型,而表型则只是根据已知的单倍型频率而推断出最有可能的基因型符号。随着D抗原在输血前诊断的普及,在目前的临床输血中,抗E和抗c抗体的检出率已超过抗D抗体,成为较常见的血型同种免疫性抗体。

(三)红细胞其他血型系统

在人类红细胞上除了ABO和Rh血型外,还存在许多其他的红细胞血型系统。

1.Kell血型系统

在白种人中十分重要,在欧美国家K抗原的鉴定也像ABO和RhD一样被列为输血前的检测项目。K抗原也具有较强的免疫原性,抗K抗体可造成严重的溶血性输血反应和新生儿溶血病。白种人K抗原的阳性率为7%,但中国汉族人K抗原的阳性率只有0.06%,因此汉族人被K抗原免疫的机会很小。

2.MNS血型系统、P血型系统和Lewis血型系统

MNS血型系统、P血型系统和Lewis血型系统的抗体也经常在临床检测中出现,有时在健康献血者血清中也可发现抗M、抗P和抗Le^b等血型抗体。但它们大多是IgM抗体,且不具有临床意义。

3.Duffy血型系统、Kidd血型系统、Diego血型系统

Duffy血型系统、Kidd血型系统、Diego血型系统中的血型抗体一般为IgG抗体,这类血型系统的抗体可以引起新生儿溶血病和轻度到中度的溶血性输血反应。Duffy血型糖蛋白也是红细胞膜上的趋化因子受体,Fy(a-b-)表型被认为可阻断疟原虫裂殖子进入红细胞。Kidd血型糖蛋白是红细胞膜上的尿素通道,JK(a-b-)表型的红细胞可在2mol尿素溶液中保持一定时间的细胞膜完整性。Diego血型是位于带3蛋白上的一组血型多态性,蒙古人种的Di^a抗原阳性频率明显高于其他人种。

在临床输血中较为麻烦的是当遇到具有稀有血型的患者需要输血。通常的解决方式是向国内或国际稀有血型库寻求帮助,也可在患者的直系家属中开展筛查,因为血型是遗传的,在直系家属中发现相同的稀有血型的概率较高。

(四)红细胞抗体的临床意义

1.溶血性输血反应

具有临床意义的抗体可破坏输入的红细胞。该反应的严重程度随抗体的特性和抗原的密度而变化。

一般于血管内溶血的抗体有抗-A、抗-B、抗-JKa和抗-JKb。由于ABO抗原在红细胞上表达很多,而其抗体结合补体的能力又很强,所以ABO血型不合最易引起立即性溶血反应。Kidd抗体通常引起的是迟缓型溶血反应,它们较难检测出,而且在循环中消失的较快。在正常体温条件下具有反应性的IgG1和IgG3抗体可造成血管内溶血,如Rh、Kidd、Kell、Duffy或Ss抗原的抗体。具有临床意义的抗体几乎就是这些抗体。那些不造成红细胞破坏的抗体是在37℃以下才能反应的抗体和IgG2、IgG4亚类的抗体。

2.胎儿和新生儿的溶血性疾病

胎儿和新生儿的溶血性疾病（HDFN）是由孕妇与其阳性抗原的胎儿之间血型不一致。在 HDFN 中最具意义的抗体是那些能通过胎盘屏障的抗体（IgG1 和 IgG3），这些抗体可在正常体温下反应并破坏红细胞，而且直接针对发育成熟的红细胞抗原。母婴 ABO 血型不合最为常见。但 ABOHDFN 在临床上发病较为温和，这可能是出生时 ABO 抗原发育并不完全所致。直接针对 D 抗原的抗体可导致严重的 HDFN，当抗-D 效价大于 1：16 时，需仔细监控以防胎儿死亡。其他血型抗体所导致的严重 HDFN 较难预判，如抗-K，不但可造成红细胞溶血，也会抑制红系生成。

3.自身免疫性溶血性贫血

自身免疫性溶血性贫血是由直接针对自身红细胞反应的"温型"或"冷型"自身抗体所致。这类抗体可由疾病、病毒感染或药物，使免疫系统针对自身抗原的耐受崩溃；或由外来抗原诱导产生的抗体具有针对自身抗原发生交叉反应的能力。自身抗体的特异性并不是总能完全确定，因为有时当有自身抗体存在时，抗原的表达会下调。

温型自身抗体在 37 ℃时活性最强，而且通常是 IgG 类的抗体（很少有 IgM 和 IgA）。它们多数是直接针对 Rh 抗原，但也有针对 Wrb、Kell、Kidd 和 U 血型特异性的报道。

冷反应性自身抗体主要是 IgM 类抗体。它们一般在低于 25 ℃的条件下反应良好，但也可在接近37 ℃时凝集红细胞和激活补体，导致溶血或在温度低的循环末梢中造成血管栓塞。患有冷凝集素综合征的患者红细胞上常有 C3 d，这种 C3 d 可阻止部分溶血。多数冷反应性自身抗体具有抗-I 活性。冷型自身抗体与 I、H、Pr、P 的反应相对较弱。

阵发性寒冷性血红蛋白尿与具有两阶段反应性的冷反应性 IgG 抗体（"Donath-Landsteiner"抗体）有关，这种抗体通常与高频抗原 P 反应。当温度较低时它们结合到红细胞上，而在温度升高前它们已有效地激活了补体。

二、白细胞血型

人类白细胞抗原（humanleukocyteantigen，HLA）是由 6 号染色体上的主要组织相容性复合体（majorhistocompatibility complex，MHC）基因所编码的具有高度多态性的糖蛋白。其生物学功能不仅是在输血、妊娠或移植中作为同种抗原，同时这些分子还在适应性免疫中扮演着肽伴侣分子的重要角色。HLA 主要分为两大类，即Ⅰ类（A、B、C 位点）和Ⅱ类（DR、DQ、DP 位点）。Ⅰ类抗原几乎在所有有核细胞上均有表达，而Ⅱ类抗原主要表达在 B 细胞和其他抗原呈递细胞上，如树突状细胞、内皮细胞和单核细胞。在临床上具有重要作用的还有其他白细胞抗原系统，如中性粒细胞抗原，它们的多态性和引起临床问题的次数都要比 HLA 系统少。针对粒细胞抗原的抗体在自身免疫性中性粒细胞减少症、输血相关急性肺损伤等疾病的发生中具有一定的作用。

（一）HLA 血型的医学应用

1.HLA 与造血干细胞移植

HLA 抗原在造血干细胞移植中起到关键性作用。HLA 配合涉及以下 4 个方面：①充分地配合以容许移植物的植入并防止立即排斥（可通过适当的免疫抑制）；②充分的配合使移植物抗宿主反应降到最低；③充分的免疫重建以允许免疫监视；④对肿瘤的过继免疫治疗有足够的能力。在造血干细胞移植中较重要的 HLA 抗原分别是 HLA-A、HLA-B、HLA-DR。临床上通常所要求的 6 位点配合就是指该 3 个 HLA 位座上的 6 个等位基因都相合。在无全相合的供者时,也可考虑选用脐带血造血干细胞移植。

2.HLA 与实体器官移植

HLA 在实体器官移植中的作用,虽然重要性稍次,但依然非常明确。在肾移植中,HLA 血型匹配的肾移植存活率较高,特别是在再次肾移植的患者中尤为明显。当肾移植患者血清中存在针对供体肾的 HLA 同种抗体时,常会发生急性排斥反应。因此,在肾移植前进行患者血清与供者 T、B 细胞的交叉配合试验是有意义的。

3.HLA 与移植物抗宿主病

供体与受体的遗传差异越大,发生 GVHD 的概率就越低。但这样移植物受排斥的概率却升高。因此,移植后使用的免疫抑制药物需平衡好移植物的免疫活性与 GVHD,同时又需尽可能地使移植物不被排斥。

4.HLA 与疾病的关联

HLA Ⅰ类抗原 B27 与血清阴性脊柱关节病及急性前葡萄膜炎关联,其中强直性脊柱炎(ankylosingspondylitis,AS)与 HLA-B27 抗原有强关联,RR 值可达 300。AS 患者中有 90%～98% 的个体带有 B27 抗原,这使得 B27 抗原的检查成为 AS 的辅助诊断方法之一。与 HLA Ⅱ类抗原关联的疾病主要有:与 DQ6 关联的发作性睡病,与 HLA-DR3 关联的弥漫性毒性甲状腺肿(Grave disease)、重症肌无力和阿迪森病(Addison disease),与 DR4 关联的类风湿关节炎,与 DQ2 关联的乳糜泻;与 DR2、DQ6 关联的多发性硬化症,以及与 DR-DQIDDM 组合关联的 1 型糖尿病。

5.亲子鉴定与法医学的应用

因为服从共显性规律,一个个体的 HLA 抗原能完整地表达在细胞表面并终身不变,使 HLA 抗原检测成为亲子鉴定中的一个有力工具。近年来采用 PCR 为基础的 HLADNA 分型,不仅可以直接确定待检者拥有的等位基因,从而提高了鉴定的科学性和准确性,并可从死亡者极少量的组织标本中进行 DNA 分型,为法医学物证提供了证据。当然,在个体识别中除 HLA 抗原检测外,还常用到数目可变串联重复序列(VNTR)和短串联重复序列技术。

(二)HLA 抗原与抗体的检测

HLA 抗原的检测可分为蛋白水平分型和基因水平分型两个层面。蛋白水平分型的方法包括微量细胞毒试验、纯合子分型细胞(HTC)分型、预处理淋巴细胞分型(PLT);基因水平分型的方法包括正向或反向聚合酶链反应-序列特异性寡聚核苷酸探针(PCRSSOP)、聚合酶链反应-序列特异性引物(PCR-SSP)、聚合酶链反应-限制性酶切片段长度多态性、聚合酶链反应-单链构象多态性(PCR-SSCP)及扩增产物直接测序。为适应骨髓库大量样本的 HLA 定型需求,高通量的 HLA 基因分型技术目前已应用于多个筛选实验室。HLA 抗体检测通常有 3 种方法,分别是交叉配型、群体反应性抗体(PRA)检测和流式细胞仪检测抗体。交叉配型一般采用微量淋巴细胞毒实验及抗人球蛋白-微量淋巴细胞毒实验,采用供者的 T、B 细胞加上患者的血浆进行检测,也可加用患者的 T、B 细胞加上供者的血浆进行双向检测,移植前一般都应该进行该检测,检测到的抗体不局限于 HLA 抗体,也有可能是抗白细胞上的其他抗原的抗体。PRA 是用一组包含大部分 HLA 抗原的细胞板或抗原板检测是否有对应的抗体存在,计算阳性的结果占总反应的比例。利用流式细胞仪检测出有相应的 HLA 抗体,并不是供者选择的绝对反指征,需要排除冷抗体、IgM、药物交叉抗体等情况。所以该方法一般不单独用于 HLA 抗体筛选。FLOW-PRA 是用流式细胞仪检测 PRA。

(三)临床意义与评估

在输血或妊娠后常可发现 HLA 抗体。当输血时,已经存在的 HLA 抗体可结合到具有相应抗原的细胞,影响这些细胞的功能,最典型的例子是长期输注血小板的患者容易产生 HLA 抗体,导致输注无效;另外储存的血液中可含有脱落的 HLA 抗原,这些可溶性 HLA 分子可封闭受血者的 T 细胞等,造成受血者的免疫功能下调;脱落的生物活性物质也可以造成受血者的输血反应等。输血也可带来益处,如肾移植前异体输血,有研究认为可帮助产生免疫耐受,提高移植后的存活率;或改善自身免疫性疾病的症状。

严重的与 HLA 分子相关的输血反应有输血性移植物抗宿主病(TA-GVHD)、输血性急性肺损伤(TRALI)等,这 2 种疾病的病死率分别为 95% 和 15% 左右。前者的医疗干预手段主要是预防,对高危患者输注的血液要经过射线照射;后者一般发生于输血后 2~6 小时,可能输注的血液或受血者体内具有白细胞抗体,包括 HLA 抗体和 HNA(人类中性粒细胞抗原)抗体,防治手段是避免危险因素,危险因素包括含白细胞抗体、血液存放过久等。但有些危险因素是无法避免的,如患者本身具有某种疾病或缺陷。所以更重要的是及时给出正确的诊断,并立刻停止输血,用糖皮质激素或血液透析治疗等。

三、血小板血型

(一)血小板膜糖蛋白多态性

人类血小板表面携带了多种血型抗原,它们包括 ABO、Ii、P、Lewis 血型抗原,HLA I 类抗原,以及血小板特异性抗原(humanplateletalloantigens,HPA)。这些抗原是引起新生儿同种免疫性血小板性紫癜和临床上血小板输注无效的重要原因。有 4%~10% 的多次输血患者会产生数种抗血小板抗体,其中大多数是针对血小板上的 HLA I 类抗原,但也有少数患者仅产生 HPA 抗体。因此血小板输注前排除血小板抗体或进行血小板配合性输血对多次输注血小板的患者是有益的。血小板细胞膜表面无 Rh,因此血小板输注时一般无须关注 Rh 血型。

(二)血小板抗原抗体的检测

血小板抗原的鉴定可通过血清学方法或基因诊断的方法进行。由于较难大批量获得针对血小板特异性抗原的同种抗体,所以目前较常见的检测血小板抗原的技术都是基于分子生物学的方法。通过检测点突变而确定受检样本血小板等位基因是当前最常用的技术,而高通量的血小板特异性抗原基因诊断芯片也有商业化产品。

相对于抗原检测,血小板抗原检测较为复杂。目前血小板抗体检测技术是基于测定血小板上结合的免疫球蛋白。其中以血小板免疫荧光试验(PIFT)、酶联免疫吸附分析(ELISA)、混合红细胞黏附分析(MRCAA)(又称固相法技术)和单克隆抗体免疫固定血小板抗原分析(MAIPA)这 4 种技术在临床的应用较为广泛。同样,这些技术也是临床上用于输血前血小板相容性配血试验和输血后血小板输血不良反应检测的主要方法。由于在检测血小板抗体时,经常会受到 HLA I 类抗体的干扰,用氯喹预处理血小板 20 分钟,可使 PIFT 试验中 80% 的 HLA 抗原去除。用 MAIPA 检测血小板抗体时则不会受 HLA 抗体的干扰。

检测血小板自身抗体时,通常也使用免疫荧光技术。但受该技术灵敏度的限制和如果需对阳性结果进行进一步特异性确认,则需要采用更为敏感的放射免疫分析(radioimmunoassay,RIA),测定血小板上所绑定的 Ig 和 MAIPA 试验来确定血小板放散液中自身抗体的特异性。

将致敏在血小板上的抗体解离下来的放散方法有乙醚放散法和酸放散法。

（三）临床意义与评估

对于血浆中存在血小板或 HLA 抗体的患者,几乎所有通过输血前血小板相容性试验的血小板输注,都比随机输血小板的效果好。输注配合的血小板与输注不配合的血小板,患者在输注后 1 小时和 24 小时后的血小板计数可相差 8 倍和 30 倍。

大多数输血后紫癜(PTP)发生在经产妇女中,在白种人群体中,抗 HPA-1a 是最常见的血小板特异性同种抗体,而在黄种人群体中是抗 HPA-3a 和抗 HPA-5b。用 PIFT 检测不同类型的特发性血小板减少性紫癜(ITP)患者,自身抗体的阳性率在 30%～90%。

四、血清蛋白型

在输血中针对血清蛋白所产生的抗体并不多。在输注因子Ⅷ时,有时会遇到针对因子Ⅷ的抗体,但大多数针对因子Ⅷ的抗体是 IgG4 亚型。因此这类抗体不会结合补体,也不诱导产生输血反应。针对免疫蛋白的抗体可干涉血清学试验的判读。尽管也发现存在抗血清脂蛋白的抗体,但其临床意义尚不明确。

（一）免疫球蛋白(IgG)同种异型

不同个体之间 IgG 分子的蛋白多态性被称为 Gm 型。目前已发现 Gm 同种异型抗原约为 30 种,分别被命名为 Gm1、Gm2……GmN。

Gm 同种异型与较多疾病相关,如自身免疫性疾病、恶性黑色素瘤、疟疾和伤寒等疾病的患者血清中常存在抗 Gm 抗体。在弥漫性毒性甲状腺肿、桥本甲状腺炎、重症肌无力患者中 Gm2 多见。在输血中,供受者之间 Gm 不相容一般不会产生输血反应。

（二）免疫球蛋白轻链(Km)同种异型

Km 的同种异型分别是 Km1,2,-3;Km-1,-2,3;Km(1,-2,-3)。造成 Km 产生同种异型的分子基础是 153 和 191 位氨基酸置换。

（三）免疫球蛋白 A(IgA)同种异型

IgA 有两个亚类,IgA1 和 IgA2。它们都有 2 条 α 型 H 链间二硫键,IgA2 又可按其遗传标记不同分为 A2 m(1)和 A2 m(2)。IgA 可以单体、双体或三聚体的形式存在,但双体或三聚体中的单体轻链都是相同的。人血清中 IgA1 与 IgA2 的比例约为 9:1。

（四）免疫球蛋白同种异型的检测

1.凝集抑制试验

在微量板中将被检血清与抗 Gm、Am 或 Km 混合后,加入 0.2% 的抗-D 致敏红细胞作为试验的指示细胞,4 ℃过夜或 1 小时室温反应后离心,若被检血清中同种异型抗体存在,则致敏红细胞不凝集。

2.被动血凝试验

将标准化的血清蛋白抗原包被至载体上(红细胞常在该试验中作为载体),通过特定的试剂处理红细胞(如氯化铬),将蛋白"非特异地"结合到红细胞上。如果所检测的血清中存在同种异型抗体,则红细胞会被凝集。通常该类型的试验是采用 U 型孔底或 V 型孔底的微量板进行。试验可通过离心以增强凝集。

（五）临床意义与评估

在选择性 IgA 缺乏(IgA 水平低于 0.05 g/L)的患者中有 30%～50% 的人血清中有抗 IgA

抗体。如果受血者血清中存在的是抗 A2 m 抗体，而供血者血浆中存在相应的 IgA 抗原，则在临床上可发生输血反应，通常表现为过敏症状的出现。输注洗涤红细胞和 IgA 缺乏的血浆对这类患者是有意义的。

（吕连智）

第二节　血液制品种类和用途

一、红细胞制品

（一）全血

全血是将一定量人的血液采集到含一定量保养液的采血袋内所制成的血液制剂。目前输血中全血输注已经很少，而全血输注的主要目的是补充红细胞。因此，此处将全血归入红细胞制品。全血输注适用于急性大量出血、体外循环、需要换血的患者，新鲜全血适用于新生儿溶血病的换血。

（二）悬浮红细胞

悬浮红细胞是将采集到的多联袋内的全血中的大部分血浆在全封闭的条件下分离后向剩余物加入红细胞添加液制成的红细胞成分血。血细胞比容为 0.50～0.65。适用于贫血需要补充红细胞的患者，特别是伴有充血性心力衰竭时。与晶体液或胶体液一起应用于急性失血的患者，减少了输注全血后循环负荷过重的危险；又减少了血浆中的抗体或血浆蛋白成分引起的发热和过敏等输血不良反应；分离出的大部分血浆可供临床输用或进一步制备血浆蛋白制品。

（三）悬浮少白细胞红细胞

悬浮少白细胞红细胞是将采集到的多联袋内的全血中的大部分白细胞、血小板及血浆在全封闭的条件下去除后向剩余物加入红细胞添加液制成的红细胞成分血。血细胞比容为 0.45～0.60。适用于由白细胞抗体引起的输血发热反应、长期输血及器官移植的患者。在特定情况下用于需减少传播巨细胞病毒风险的患者。

（四）洗涤红细胞

洗涤红细胞是采用物理方式在无菌条件下将保存期内全血、浓缩红细胞、悬浮红细胞血液制剂用大量静脉注射用 0.9％ 生理盐水洗涤，去除绝大部分非红细胞部分，并将红细胞悬浮在 0.9％ 生理盐水中所制成的红细胞成分血。红细胞回收率≥70％，白细胞清除率≥80％，血浆蛋白清除率≥98％。洗涤红细胞适用于对血浆蛋白有变态反应或有输血发热反应的贫血患者。洗涤红细胞缺乏抗 A、抗 B，因此 O 型洗涤红细胞可以输给除（类）孟买亚型以外的 ABO 亚型的患者。洗涤红细胞还适用于自身免疫性溶血性贫血患者，缺 IgA 抗原而已产生相应抗体的患者。

（五）冷冻解冻去甘油红细胞

冷冻解冻去甘油红细胞是采用物理方式在无菌条件下将保存时间在 6 天内的全血、浓缩红细胞、悬浮红细胞血液制剂中的红细胞分离并加入红细胞保护剂甘油于低温（-65 ℃ 以下）冷冻保存，此红细胞经过解冻去甘油后加入一定量的静脉注射用 0.9％ 生理盐水或同时冻存的分离血浆所制成的红细胞成分血。红细胞回收率≥80％。适用于稀有血型、自体输血，以及有发热或变态反应的患者。

（六）照射红细胞

为防止淋巴细胞增殖,用 γ 射线辐射过的红细胞制剂为照射红细胞。照射红细胞可有效预防输血相关性移植物抗宿主病,适用于严重免疫功能缺陷或免疫抑制和造血干细胞移植后输血患者。

二、血小板制品

（一）单采血小板

单采血小板是采用血液单采机在全封闭的条件下自动将全血中的血小板分离出并悬浮于一定量血浆内制成的单采成分血。适用于血小板生成障碍引起的血小板计数减少、血小板功能障碍性疾病,以及预防性输注。

（二）浓缩血小板

浓缩血小板是将室温保存的多联袋内的全血与采血后 6 小时内在 20~24 ℃的全封闭条件下将血小板分离并悬浮在血浆中所制成的成分血。用途与单采血小板相同,但由于浓缩血小板为多人份混合血小板制品,刺激受者产生血小板抗体的概率高于单采血小板。

（三）单采少白细胞血小板

单采少白细胞血小板是采用血液单采机在全封闭的条件下自动将全血中的血小板分离并过滤去除白细胞后悬浮于一定量血浆内制成的单采成分血。适用于血小板数量减少或功能障碍引起的出血且有输血发热反应,以及需要长期或大量输注血小板的患者。

三、血浆制品

（一）新鲜冰冻血浆

新鲜冰冻血浆（FFP）是在全血采集后 6 小时（全血保养液为 ACD）或 8 小时（全血保养液为CPD、CPDA-1)内,在全封闭的条件下将血浆分离并冻结制成的成分血。FFP 含有各种凝血因子及清蛋白、免疫球蛋白等。适用于单纯凝血因子缺乏的补充;口服抗凝剂过量引起的出血;肝病患者获得性凝血障碍;大量输血伴发的凝血障碍;抗凝血酶Ⅲ缺乏;血栓性血小板减少性紫癜等。

（二）冷沉淀凝血因子

冷沉淀凝血因子是保存期内的新鲜冰冻血浆,在 1~6 ℃封闭状态融化后,在 1~6 ℃无菌条件下分离出沉淀在血浆中的冷不溶解物质并在 1 小时内冻结而制成的成分血。冷沉淀凝血因子主要含有因子Ⅷ、血管性血友病因子、纤维蛋白原（fibrinogen,Fg)、因子ⅩⅢ和纤维结合蛋白。适用于儿童和轻型成人血友病 A、血管性血友病、先天性或获得性 Fg 缺乏症、凝血因子ⅩⅢ缺乏症患者。有时冷沉淀凝血因子还用于手术后出血、弥散性血管内凝血、重度创伤等患者的替代治疗。

（三）凝血因子制剂

主要包括因子Ⅷ浓缩剂（低、中、高纯度的 FⅧ浓缩剂,重组人凝血因子Ⅷ)、凝血酶原复合物浓缩剂（PCC)、凝血因子Ⅸ浓缩剂、Fg 制剂,以及血管性血友病因子制剂、猪抗血友病球蛋白制剂、抗凝血酶、蛋白 C 制剂、重组人凝血因子Ⅶa 等其他凝血因子制品。

因子Ⅷ和因子Ⅸ浓缩剂分别用于血友病 A 和血友病 B 的治疗。PCC 含有维生素 K 依赖性凝血因子Ⅱ、Ⅶ、Ⅸ和Ⅹ,因此适用于上述因子缺乏症患者,尤其是血友病B患者。Fg制剂适用于先天性无Fg症、先天性Fg减少症、先天性Fg异常或功能不全、弥散性血管内凝血、突发性胎盘早期剥离大出血、死胎、羊水栓塞等。血管性血友病因子制剂用于血管性血友病。猪抗血友病球蛋白制剂专用于治疗有抑制物的血友病A患者。抗凝血酶适用于先天性和获得性抗凝血酶缺乏患者血栓性疾病的预防与治疗。蛋白C制剂对凝血和纤溶起着重要的调节作用,用于治疗弥散性血管内凝血有显著的疗效。重组人凝血因子Ⅶa制品适用于有抑制物重组的血友病的治疗,以及手术、危及生命或肢体的出血的治疗等。

(四)血浆蛋白制剂

主要包括清蛋白制剂和免疫球蛋白制剂。免疫球蛋白制剂又可分为肌内注射用的正常人免疫球蛋白(丙种球蛋白)、静脉注射免疫球蛋白(IVIG)、特异性免疫球蛋白(抗乙型肝炎免疫球蛋白、抗RhD免疫球蛋白、抗破伤风免疫球蛋白等)。

清蛋白可用于补充血管内外的清蛋白缺乏,扩充血容量,治疗出血、肝硬化腹水及急性肝衰竭、烧伤和休克等。正常人免疫球蛋白用于预防某些病毒和细菌感染,如麻疹、传染性肝炎等。抗RhD免疫球蛋白用于预防RhD新生儿溶血病。抗乙型肝炎免疫球蛋白可用于皮肤或黏膜接触HBsAg阳性物质个体的被动免疫和HBsAg阳性母亲所生婴儿的母婴垂直阻断。IVIG适用于免疫缺陷和免疫功能低下的患者的抗感染补充治疗,以及自身免疫性疾病的免疫抑制治疗。

四、自体输血

自体输血是指采集患者自身血液,或回收手术野或创伤区无污染的血液,并随后再回输给患者的技术。自体输血的优点在于:避免输血传染病;避免红细胞、白细胞、血小板及血浆蛋白抗原产生同种免疫反应所致的疾病,如溶血、发热、过敏和移植物抗宿主病等;避免发生输同种异基因血的差错事故;节约同种异基因血源,为无供血条件的边远地区提供用血途径;反复自体输血可刺激骨髓细胞加速增生;为稀有血型患者解决了输血的困难。

(一)储存式自体输血

储存式自体输血是在手术前数周甚至数月前采集和储存自身血液(全血或分离成分)以备手术时使用,也可在某些疾病缓解期采集自身血液成分,以备必要时使用。适用于下列临床情况:心胸外科、血管外科、整形外科、骨科等择期手术者;患者有多种红细胞抗体或高频率抗原的同种抗体,通常对所有供血不配合;有严重输血反应者;稀有血型者;预防因输血产生同种免疫抗体。

(二)稀释式自体输血

稀释式自体输血是自体输血中较常用的方式。在手术开始前即刻采集一定量的患者自体血,同时补充足量的晶体液或胶体液以维持血容量;手术期间,血液稀释的患者丢失的血液含相对较少的红细胞;而在手术出血已控制时将所采集的自体血再回输。自体血是新鲜血,含所有的凝血因子和血小板。

稀释式自体输血适用于下列临床情况:术中出血量较大,术前血红蛋白>110 g/L,血小板计数>100×10^9/L,无明显肝功能障碍及心肺疾病,凝血酶原时间正常的患者。特别适用于体外循环或深低温下进行心内手术的患者。

(三)回收式自体输血

回收式自体输血是收集从患者伤口、体腔或关节腔流出的血液,处理后再回输给该患者。常用于大手术和外伤的大量失血。将手术和外伤中流出的血液收集和处理后再回输,可节约血液资源,并减少异体血的使用。

回收式自体输血适用于下列临床情况:心血管外科、胸腹外科、整形外科、骨科、妇产科等手术中失血较多者;突然大量出血者,如大动脉瘤破裂、脾破裂、肝移植、宫外孕、股关节置换术、侧弯矫正术、脊椎和脊髓肿瘤摘除术等。

(吕连智)

第三节 供血者血液标本检查

供血者健康标准和医学检查必须以确保输血安全、可靠、高质量为出发点,以不损害供血者健康为基础,严格按卫健委颁发献血体检标准进行。

年满 18～55 岁的健康公民,符合献血条件,可自愿申请献血。要求献血时,填写"献血健康状况征询表",对自身健康状况进行评估并签名存档。

一、血样本的采集要求

(1)采供血机构必须经省级以上卫生行政部门批准设置并提供整齐洁净、温度适宜、空气清新、明亮舒适的采血环境,配备相应设备、仪器、试剂和卫生技术管理。

(2)由具备上岗资格的医师、护士和检验人员认真核对供血者身份后,严格按国务院卫生行政部门制定的《献血者健康检查标准》免费给予健康体检,并留取相关资料和标本。

(3)供血者献血前一天晚餐及献血当日早餐不吃油腻食物。

(4)采血前核对献血表单与献血者姓名无误后方可采血。

(5)献血前快速检测用血样本一般采用一次性采血针或激光采血设备,按标准操作规程采集耳垂血或指尖血,并迅速完成献血前的血型鉴定、血色素(或血比重)、转氨酶、乙肝表面抗原等项目检测,结果合格后采集血液。

(6)采血时利用血袋导管留取复检和配血标本,常规血液检测血样本采集留取要求如下:①当采血达到一定要求时,在献血采血结束时留取 3～4 mL 抗凝血。②应采用坚固、防水并带有旋盖的塑料标本试管存放血样本,应及时贴上献血编码标签。③采血结束后,在距血袋20 cm处用止血钳夹紧采血管,由专人封口并热合数段分别用于血样本保存和临床输血前检查用。④将供血者的试管血样本和采血导管及时送检验科。

二、血样本处置

每次采集血样本和采集血液结束后,认真核对体检表、血样标本管数和标签是否完整,填写记录,以2～8 ℃冷链方式保存、运输和移交检验科。

(1)血样本接收人员核查血样本标签是否与要求相符,并记录血样本的来源和接收日期等,4 ℃妥善存放。

(2)进行血液检测前将血样本离心备用,依次进行各项。

(3)检查血样本有否溶血、足量,不符合要求的血样本须再留取采血导管。

(4)试验后,血样本须在 2～8 ℃保存 7 天,以备复检。血清样本须在 －20 ℃保存半年以上。

(5)检验科在标准操作规程指导下,利用不同人员、不同试剂对艾滋病毒抗体、梅毒抗体、丙型肝炎抗体、乙型肝炎表面抗原、转氨酶、血型正反定型等规定项目进行两遍检验,均合格后方可向临床发血。

(吕连智)

第四节　受血者血液标本检查

一、检查项目

输血前免疫学检查(输血前检查)是输血科的主要工作。目的是通过检查为受血者选择输注后能在受血者体内有效存活的血液产品。要使受血者和供血者的血液在免疫血液学方面达到"相容",输血前免疫学检查程序如下。

(1)认真审核输血申请单并做好受血者血样本和病史的收集、核对、检查,主要包括确认受血者信息和受血者血样本。

(2)受血者、供血者 ABO 血型鉴定。

(3)受血者 Rh 血型鉴定。

(4)受血者红细胞抗体筛查和鉴定。

(5)用受血者血样本与供血者血样本做交叉配血试验。

(6)有条件的实验室可进行白细胞抗体检查、血小板输血前检查和配血。

二、申请输血准备工作

(一)申请输血

申请输血时,医师需填写输血申请单应一式两份,以使检验人员尽可能多地了解受血者的相关病史资料和需要输用的血液成分品种,并存档。输血申请单应包括以下内容。

(1)受血者姓名、年龄、性别、民族。

(2)科室、床号、临床诊断。

(3)既往输血史、妊娠史、用药史。

(4)申请输血品种和数量。

(5)受血者输血前血常规和传染病相关检查结果。

(6)医师签名。

这些受血者病史信息,有助于解决临床输血检查中出现的问题,也可协助分析输血不良反应和制定较安全的输血方案。

(二)阅读输血申请单内容

输血科工作人员应仔细阅读输血申请单内容。凡资料不全的输血申请单,特别是缺少输血史、已婚女患者缺少妊娠史、无医师签名、不准确或填写潦草的输血申请单和血液标本,输血科(血库)不应接收,应退回科室让医师将相关内容补齐。

三、血液标本采集要求

(一)对受血者的要求

(1)受血者血标本一般要求在输血前3天内采集,以代表受血者当前的免疫状况。

(2)对近期反复输血患者应尽量采集最新的血样本进行检查,以避免输血导致的记忆性弱抗体漏检。

(二)对血标本要求

(1)一般需采集血样本2~3 mL。抗凝血或不抗凝血均可用做检查,但若是抗凝血,应注意排除纤维蛋白原和补体的干扰。如果患者使用肝素治疗,采出的血样本不凝集,应用鱼精蛋白处理血样本;治疗中使用右旋糖酐、聚乙酰吡咯烷酮等药物的患者血样本应将红细胞洗涤后使用或在用药前采集血样本。

(2)血液标本在采集前要反复核对输血申请单受血者姓名是否与实际受血者一致,确证无误后采血。

(3)采集血样本后立即在试管上贴好标有姓名、编号、采血日期的标签,并与被采血患者本人核对,采集后的血液标本须与输血申请单上的内容核对和确认。血标本应在2~8 ℃冰箱内妥善存放,能代表受血者当前的免疫学状况,避免溶血和稀释。

(4)血样本用于血型鉴定和配合性试验前,应对血样本外观和标签上的所有内容再次核对,若有不符或疑问,须重新抽取血样本。

(5)输血后血样本在,2~8 ℃冰箱内保存至少7天,不能马上丢弃,若受血者发生输血反应,可对存留的血样本进行血型和交叉配血等试验复查。

(6)尽量不从输液静脉采集血样本,以免血清被稀释,如果患者正在输液,允许从输液管中抽血,但要用生理盐水冲洗管道并弃去最初抽出的5 mL血液后再采血。

(吕连智)

第五节 血样本的处置和记录

血样本的交接和处置应严格执行操作规程要求,并坚持核查、记录制度,以确保准确和可追溯性。血样本应在试验前后妥善保存在2~8 ℃冰箱,以便需要时复检。

一、分离血清(血浆)

(1)将装有血样本的试管经2 000~3 000 r/min离心5分钟后,用滴管吸取血清或血浆至另一干燥试管中。

(2)刚刚采集的不抗凝血样本,可置37%水浴保温1小时使血液收缩,再经2 000~3 000 r/min离心5分钟,分离血清。

(3)将分离的血清用吸管吸取至干净空试管内,立即做好标记,备用。

二、配制和保存红细胞悬液

(1)取被检血液适量加入另一试管中,并向试管中加入 8~10 倍的生理盐水。用滴管吸取混匀后在 2 000 r/min 离心 5 分钟,弃上清,即为压积红细胞。遇特殊情况或进行抗球蛋白试验时应将压积红细胞反复洗 3 遍。

(2)洗涤后的压积红细胞用生理盐水配成浓度为 3%~5% 的红细胞悬液备用。红细胞悬液的简便配制法如下:①取压积红细胞 1 滴加生理盐水 2 mL,大约配成 2% 红细胞悬液。②若取压积红细胞 1 滴加入生理盐水 1 mL,约为 5% 红细胞悬液。

三、试验中抗原抗体反应比例

在输血前检查的各种试验中,确保抗原(红细胞)、抗体(血清)反应的比例很重要。

(1)在试管法试验中一般 2~3 滴血清加入 1 滴红细胞悬液混匀。

(2)使用玻片法时血清与红细胞的比例以 1:1 为宜。

(3)当怀疑血清中可能存在某种弱抗体时,可适当增加血清用量。

四、结果判定

(1)在输血前检查中,对凝集反应结果的判定很重要,原则是将反应结果进行离心后,先肉眼观察结果,再用显微镜观察结果。

(2)结果的离心条件应严格,一般为 1 000 r/min 离心 1 分钟或 3400 r/min,离心 15 秒,以免干扰试验结果。首先观察试管底部沉积的红细胞团,红细胞团外围呈花边状或锯齿状多为凝集,边缘整齐多为不凝集。如肉眼未观察到明显凝集,应坚持镜检观察。

(3)用试管法操作时,可根据凝集块的大小及游离红细胞的多少来判定凝集程度:①4+或++++表示一个大凝块,几乎没有游离红细胞。②3+或+++为有多个较大凝块和少量游离红细胞。③2+或++为有许多小凝块,游离红细胞约占 0.5。④1+或+是肉眼可见的许多细小凝块在大量游离红细胞中。⑤仅有极细凝集颗粒,有时需在显微镜下判定。

(4)真假凝集的鉴别在观察凝集反应时,应注意区别真凝集与假凝集反应。轻度假凝集在镜下呈缗钱状,此时可采用用盐水处理技术鉴别。如向反应试管中加入 17 mL 生理盐水并混匀,再经 1 000 r/min 离心 1 分钟或 3 400 r/min 离心 15 秒弃上清后观察,假凝集一般消失,严重的假凝集使细胞集聚成块,与真凝集难以区别。

(吕连智)

第六节 红细胞血型抗体筛检和鉴定

《临床输血技术规范》要求,对有输血史、妊娠史的受血者血样本应常规进行红细胞抗体筛检试验,以及时发现具有临床意义的不规则抗体,避免误输不配合的血液。

一、临床准备工作

医师出具输血申请单或血型抗体申请单,写明患者姓名、性别、年龄、病案号、病区床号、诊断和患者既往输血史、妊娠史等情况。

二、血样采集与储存

(1)一般需采集静脉血样本 3～5 mL,采集抗凝血或不抗凝血均可,最好是不抗凝血。

(2)血标本一般要求在输血前 3 天内采集,反复输血患者应尽量采集最新的血样本进行检查,输血反应患者血样应在输血后和输血 7 天后各采集一次筛检更好。

(3)采血前确认受血者,采血后对试管标记,并再次核对被采血者姓名。

(4)血样本应在试验前后妥善保存在 2～8 ℃冰箱,至少保存 7 天,以便复检。

三、技术要点

(1)对有输血史、妊娠史的受血者血样本应常规进行红细胞抗体筛检试验。

(2)试验可在交叉配血试验之前或同时进行。

(3)试验中所用试剂红细胞可采用 O 型筛选红细胞商品试剂,也可实验室自制,但每套试剂应尽可能多的包括以下常见抗原,如 D、C、c、E、e、M、N、S、s、P、K、k、Fy 等。

(4)试验方法应采用能检出完全抗体和不完全抗体的技术方法,以检出具有临床意义的抗体。应灵活运用盐水试验法、酶介质法、抗球蛋白法、凝聚胺法、柱凝集试验法等。

(5)抗体筛检阳性的血样本应进行抗体特异性鉴定,或送血站(血液中心)进一步检查。

四、注意事项

(1)抗体筛检试验阳性时,应采用自身对照和试剂红细胞进行抗体鉴定,确定抗体特异性。

(2)如果患者携带的是低频抗原的抗体或抗体表现出剂量效应,可能出现假阴性结果。因此对可疑的试验结果可考虑用多人份红细胞谱细胞或采用敏感性更高的试验技术进一步进行检测。

(3)当怀疑受检血样本中含有两种以上的同种抗体时,可采用吸收放散试验。

(4)对患者血样本进行相关的红细胞抗原鉴定,以协助判断筛检出的相应特异性抗体。

(5)阳性反应格局中,可能观察到对各个细胞反应强度不同的剂量效应。

(吕连智)

第七节　交叉配血试验

一、概述

受血者在输血前,需将其血样本与供血者血样本进行交叉配合试验。交叉配血试验(配合性试验)的目的是要使受血者和供血者的血液之间不存在相应的抗原抗体,在交叉配血中无凝集和溶血结果,即达到免疫学上的"相容",确保受血者和供血者血液是相合的。

交叉配血是在输血前必做的试验,其做法是使供血者红细胞与受血者血清反应(主侧交叉配血)和受血者红细胞与供血者血清反应(次侧交叉配血),观察两者是否出现凝集的试验。其目的是检查受血者与供血者是否存在血型抗原与抗体不合的情况。

交叉配血中最重要的是 ABO 血型配合,必需 ABO 血型相同,且交叉配血无凝集才能输血。多年来一直沿用室温盐水配血法,这种方法的主要缺点是只能检出不相配合的完全抗体,而不能检出不相配合的不完全抗体,所以仅可以满足大部分输血者 ABO 血型配血要求。而除 ABO 系统以外的其他血型系统的抗体或多次接受输血患者及多次妊娠的妇女产生的抗体绝大多数为 IgG,在盐水介质中不能凝集红细胞。为检出不完全抗体,常用方法有抗人球蛋白法、蛋白酶法及胶体介质法等,这些方法也还存在某些缺点。为了输血安全及操作方便,必须改良配血方法。最近提出的用聚凝胺配制的试剂可以检出 IgM 与 IgG 两种性质的抗体,发现可引起溶血性输血反应的绝大多数抗体。

聚凝胺配血法的原理认为聚凝胺是带有高价阳离子的多聚季铵盐$(C_{13}H_{30}Br_2N_2)x$,溶解后能产生很多正电荷,可以中和红细胞表面的负电荷,减少细胞间排斥力,缩小其间距离,有利于红细胞产生凝集。用此法可以检出能引起溶血性输血反应的几乎所有规则与不规则抗体。此法已在实践中逐渐推广。

二、临床准备工作

医师出具输血申请,写明受血者姓名、性别、年龄、病案号、病区床号、诊断等,还要写明既往输血史、妊娠史、输血异常反应等情况。

三、受血者(供血者)血样本要求

(1)受血者一般需采血 3～5 mL,采集抗凝血或不抗凝血均可,最好是不抗凝血。

(2)受血者血标本一般要求在输血前 3 天内采集,反复输血的受血者应尽量采集最新的血样本进行交叉配血。

(3)采血样本前确认受血者,采血后及时对试管标记,并再次核实被采血者姓名。

(4)从血袋上预留的配血"小辫"留取供血者血样本并放入试管,核对试管与血袋标记,确保一致。

(5)交叉配血后,受血者和供血者血样本均不能马上丢弃,须在 2～6 ℃至少保存 7 天,输血后血袋至少保存 1 天,以便需要时复检。

四、技术要点

(1)分别分离、制备受血者、供血者血清(血浆)和 3％～5％红细胞悬液备用。

(2)交叉配血除采用盐水试验法外,至少还要采用凝聚胺试验法。有条件也可按需要增加酶技术、抗球蛋白试验和微柱凝集技术等,以检出具有临床意义的抗原抗体反应。

(3)交叉配血通常应包括:①受血者血清或血浆对供血者红细胞(主侧配血)。②受血者红细胞对供血者血清或血浆(次侧配血)。③受血者血清或血浆对受血者红细胞(自身对照)。

五、注意事项

(1)缗钱状凝集:交叉配血试验中,在室温条件下出现凝集结果,但在 37% 条件下凝集消失或减弱,镜下呈现细胞集聚呈缗钱状,用盐水技术处理假凝集可散开。该现象常见于多发性骨髓瘤、巨球蛋白血症,以及表现血沉加快的疾病。

(2)交叉配血时主侧或次侧配血出现凝集,而自身对照阴性,提示存在某种同种抗体。

(3)交叉配血时主侧或次侧出现凝集,自身对照出现同等或更强程度的凝集,而受血者无近期输血史,提示存在自身抗体。应避免输血,必要时输用同型洗涤红细胞。

(4)交叉配血出现主侧及自身对照凝集,自身对照凝集较主侧配血凝集弱,提示可能存在自身抗体伴同种抗体的情况,或患者存在输血反应。应进一步鉴定,并积极联系血站或血液中心予以特殊合血服务。

(5)抗体筛检试验阴性而交叉配血试验阳性时,提示可能存在未检出的抗体。

(6)交叉配血中应严格掌握离心条件要求,离心速度或离心力不当,易造成假阴性或假阳性结果。

(7)交叉配血前,红细胞不正确的洗涤、悬浮,悬液红细胞浓度过低或过高,可能干扰试验结果。

(8)交叉配血中出现溶血为阳性结果,其相应红细胞可能被溶解而非凝集,应引起重视。

(吕连智)

第八节 输 血 技 术

一、概述

输血是指将人类本身所拥有的血液成分输入患者体内,以达到治疗的目的,所以它是和给予药物不同的一种特殊治疗手段。随着现代科学的发展,输血医学已逐渐形成一门独立的分支学科,输血的意义也有了新的变化。现代输血的内容已不仅是输入自然的血液成分,它还包括以现代生物技术生产的与血液相关的制品,如用 DNA 重组技术生产的各种造血因子等。即使是血液成分,也不仅是一种简单的再输入,而是可以根据需要,先在体外对血液进行处理后再输入。例如,用紫外线照射血液,分离造血干细胞在体外培养等后再输给患者,以达到特殊的治疗目的。此外,对现代输血的理解,除了"给予"以外,还有"去除"的含义。即利用某些手段将患者血中病理成分加以去除,如治疗性血细胞单采术和血浆置换术等。虽然上述方法还没有完全为临床广泛应用,但输血的意义已不仅只用于失血、贫血、出血性疾病等的治疗,而是有着更广阔的应用前景。

二、血库工作内容及要求

每个医院都应有输血科或称血库,血库是医院中一个重要部门。其最主要的任务就是要及时无误、保质保量的供给患者以需要的血液,达到治疗与抢救的目的。

(一)血库工作主要内容

(1)制定医院临床用血计划并检查临床用血。

(2)储存和提供合格的血液。

(3)开展输血前相关检测。

(4)互助献血的动员和组织。

(5)临床用血的技术指导。

(6)输血相关的医疗咨询。

(7)参与输血方案的制定和输血效果的评估。

(8)协助疑难疾病的诊断和输血治疗。

(9)输血不良反应调查和监测。

(10)输血新技术应用、输血科研等。

(二)血库工作人员须具备的条件

血库工作人员要配备与其功能相适应的技术力量,须由具备相应学历、具有国家认定的卫生技术职称、经输血专业培训合格的专业人员担任。

三、血液的保存

现在一般都是输库存血,即血液在血库有一个短暂的保存期。为了输入最有效的血液,也就是说要保存细胞的生存力,使其能在输入后继续生存,能完成其应有的作用,为此必须设法解决在保存中可能引起细胞损伤的各种问题。如盛血容器、抗凝剂、保存液等问题,其中以后两者更为重要。

(一)红细胞的贮存损伤

把血液贮存在液体基质中时,红细胞会发生一系列生物化学与结构上的改变,这些变化统称之为红细胞贮存损伤。这些损伤是影响输血后红细胞生存与功能改变的主要原因。贮存血液中发生了致死性伤害的红细胞在输入后很快被受体清除。通常衡量血液是否合格的标准是看血液输入 24 小时后其在活的红细胞能否达到输入量的 70%,如能达到 70%即为合格。

贮存损伤中重要变化之一就是红细胞中 ATP 的消失。ATP 降解成 ADP 又降解成 AMP,AMP 脱胺后变成次黄苷酸(IMP),并再继续降解,这样下去核酸池可消耗殆尽。人红细胞缺乏合成腺嘌呤和使 IMP 转成 AMP 的酶。但腺嘌呤可在有 5-磷酸核糖-1-焦磷酸盐(PRPP)存在时,在腺嘌呤磷酸核糖转移酶的作用下又合成 AMP,并再生成 ATP。这就启发人们向贮存液中加入腺嘌呤与磷酸,从而延长红细胞的生存期。虽然上述看法由来已久,并在实际中加以应用,但近来也有报告认为与 ATP 含量没有直接关系,而是红细胞其他变化缩短了其生存期。

在贮存早期,红细胞可由盘形变成球形,继之又可有膜脂质和蛋白的丢失,以及结构蛋白的改变。最早期的形态改变与 ATP 的减少有关,并能因 ATP 含量的恢复而逆转,但严重的变形就不可逆了,并与输注后红细胞生存能力的减少有关。

还有一些非代谢性因素可以影响细胞膜的稳定性。现用的聚氯乙烯储血袋中如含有 DEPH 成分,有利于防止细胞膜变形的作用,但其在血循环中的毒性作用尚待研究。

(二)抗凝剂

1.枸橼酸盐

输血工作中所用的最重要的抗凝剂是枸橼酸盐。枸橼酸盐能与所采血液中钙离子螯合,使其在凝血反应中失去作用,在输后又被身体所代谢。枸橼酸盐是现在用的所有抗凝储存液中的基本抗凝物质。最常用的是枸橼酸三钠,除抗凝作用外,它还能阻止溶血的发生。

2.肝素

肝素可以用做抗凝剂,但它缺乏支持红细胞代谢的能力。在肝素中,红细胞的 ATP 迅速消失,并伴有其他的储存损伤及输血后生存能力下降。此外,肝素的抗凝作用还可被肝素抑制因子及储存血液细胞中释放的凝血活酶类物质部分地中和。肝素抗凝血必须在采血后 48 小时内输入。过去用肝素抗凝血主要是为了避免由枸橼酸抗凝血引起的低血钙症,以及用于新生儿换血症。目前,这些问题由于应用浓缩红细胞而减少了。

(三)血液保存液

血液保存液除必须具备抗凝作用外,还应该有保护细胞生存能力及功能的作用。针对这种要求,现在的保存液中主要成分有橼酸盐、葡萄糖、磷酸盐和腺嘌呤。根据配方不同分为 ACD 与 CPD 两大类,两者差别是 CPD 中加有腺嘌呤及磷酸盐,因此可延长红细胞的保存期达 35 天,并使红细胞放氧功能增强。如只用枸橼酸盐,其有效期仅为 5 天。溶液中的葡萄糖是红细胞代谢所必需的营养成分,可延长红细胞保存时间,且防止溶血,并可使细胞中有机磷消失缓慢,防止红细胞储存损伤。

ACD 液 pH 较低,对保存红细胞不利,只能保存 21 天,且放氧能力迅速下降,这是其缺点。由于成分输血的发展,各种成分又有各自的适应条件,例如,浓缩红细胞可用晶体盐保存液或胶体红细胞保存液,还可以用低温冷冻保存方法,而血小板的最适保存温度为 22 ℃(室温)。

四、全血输注

全血是指血液的全部成分,包括各种血细胞及血浆中各种成分,还有抗凝剂及保存液。全血有保存全血及新鲜全血之分,常用的是保存(4±2)℃的全血。新鲜全血定义难以统一规定,要依输血目的而定。为了补充新鲜红细胞,可用保存 5 天的 ACD 全血或 10 天的 CPD 全血,如同时还要补充血小板或白细胞,则应分别用保存 1 天及 12 小时内的全血。现在可用成分输血解决此问题。

全血中主要是含有载氧能力的红细胞和维持渗透压的清蛋白,可应用于以下情况:①各种原因(手术、创伤等)引起的急性大量失血需要补充红细胞及血容量时。②需要进行体外循环的手术时。③换血,特别是新生儿溶血病需要换血时。

输全血的缺点:①全血中所含血小板与白细胞引起的抗体,可在再输血时引起反应。②对血容量正常的人,特别是老年人或儿童,易引起循环超负荷问题。因此,全血输注已逐渐减少,而代之以成分输血的应用。

五、成分输血

(一)概述

输全血有时可能既达不到治疗目的,又会引起某些不良反应,而对血液也是一种浪费。例如,患血小板减少或粒细胞减少症,输全血很难达到提高血小板及白细胞数量的目的。如大量输血,又会因血容量的增加而增加心脏的负担。所以,从 20 世纪 70 年代开始采用成分输血,并取得了显著效果。

成分输血的优点有以下几点。

（1）提高疗效：患者需要什么成分，就补充什么，特别是将血液成分提纯，浓缩而得到高效价的制品。

（2）减少不良反应：血液成分复杂，有多种抗原系统，再加上血浆中的各种特异抗体，输全血更容易、引起各种不良反应。

（3）合理使用：将全血分离制成不同的细胞（红细胞、白细胞、血小板）及血浆蛋白（清蛋白、免疫球蛋白、凝血因子等）成分，供不同目的应用。

（4）经济：既可节省宝贵的血液，又可减少经济负担。

开展成分输血首先要解决成分血的制备问题，分离各种细胞成分可以用塑料袋离心沉降的方法，也可用细胞单采仪器。细胞单采机可以从一个供血者采取多量的白细胞或血小板。这种方法可以减少由多个血源而引起输血免疫反应的机会。目前我国已普遍开展成分血液的制备，但由于条件及仪器的不同，制备方法也有差异。

（二）红细胞输注

1.红细胞制品种类

（1）少浆血：从全血中移出部分血浆，使红细胞压积约为50%。

（2）浓缩红细胞：是一种重要的红细胞制品，已被临床广泛应用，其红细胞压积为70%～90%，红细胞压积在80%以上者输注时应加生理盐水调节。

（3）代浆血或晶体盐红细胞悬液：移去大部血浆（90%），用代血浆或晶体盐溶液保存，其优点为既可补充红细胞与血容量，又可因除去血浆而减少不良反应，血浆亦可移作他用。

（4）少白细胞的红细胞：除去白细胞可减少由白细胞引起的不良反应，现在有专门除去白细胞的滤器，可在输血时应用。

（5）洗涤红细胞：用生理盐水洗红细胞3～6次，使其血浆蛋白含量极少，可降低输血不良反应，同时由于除去绝大多数的抗A、抗B抗体。因此在必要时，把洗涤O型红细胞输给其他血型患者则比较安全。

（6）其他：尚有冰冻红细胞、年轻红细胞等。

2.适用范围

（1）恢复带氧活力，任何原因的慢性贫血均可输注浓缩红细胞，因对血容量影响较少而不会引起心功能不全或肺水肿。

（2）急性失血如无全血时，可输入代浆血。

（3）洗涤红细胞最常用于因输血而发生严重过敏的患者。

（4）如果输后有反复发热的非溶血性输血反应时，可输少白细胞的红细胞。

（三）粒细胞输注

临床上输注白细胞主要指粒细胞，浓缩白细胞现在多用血细胞单采机分离而得。这种方法一次可处理几升血液，可获得高至$(1.5～3.0)×10^{10}$粒细胞，供患者一次输注。同时还可对同一供血者多次有计划地采集，而减少患者发生 HLA 致敏的机会。

1.主要适应证

（1）用于治疗：当患者白细胞少于$0.5×10^9$/L，有严重细菌感染而经抗生素治疗24～48小时无效时。治疗时应给输注大剂量白细胞，并至少连续输数天，才可能有效。

（2）用于预防：当治疗白血病或骨髓移植后引起粒细胞缺乏症时，输白细胞可能降低合并严重感染的危险，但引起不良反应的弊病可能更大，故除非在严密观察下，不宜采取这种预防措施。

(3)新生儿败血症:特别是早产儿,由于粒细胞的趋化性、杀伤力均较弱,故易发生感染,而严重感染又导致粒细胞的减少,这种病例给予粒细胞输注,可明显降低其病死率。

2.不良反应

输粒细胞时,除一般的输血不良反应外,尚有其特有的不良反应,如以下几点。

(1)畏寒、发热,严重者可有血压下降、呼吸紧迫。

(2)肺部并发症可有肺炎、肺水肿及由于白细胞聚集而形成,微小栓子等。

(3)粒细胞输注发生巨细胞病毒感染者比输其他血制品时更为多见。

(4)同种免疫较为常见。输粒细胞时必须用与患者 ABO 和 Rh 同型的血液,若能 HLA 血型相配则更为有益。

输注粒细胞后,临床疗效主要观察感染是否被控制、体温是否下降,而不是观察粒细胞数量增加与否。因为粒细胞在输入后很快离开血循环而在体内重新分布,且常移至炎症部位,所以不能以外周血粒细胞数作为疗效评价标准。

(四)血小板输注

1.血小板制品种类

(1)富含血小板血浆:可获得全血中 70% 以上血小板。

(2)浓缩血小板:将富血小板血浆再离心浓缩,分出部分血浆后而得。

(3)少白细胞血小板。

2.适应证

(1)血小板数减少:决定于血小板数与出血程度,一般血小板数 $<20 \times 10^9/L$ 并合并出血时应给输血小板。

(2)血小板功能异常:如血小板无力症、血小板病、巨大血小板综合征,药物或肝肾功能引起的血小板功能异常等患者。

3.影响疗效因素

(1)脾大:正常人约有 1/3 血小板在脾破坏,脾大时可增加破坏量。

(2)严重感染:可使血小板存活期缩短。

(3)弥散性血管内凝血时大量消耗血小板。

有上述原因而又需要输血小板时需加大输入量。

(五)血浆及血浆蛋白制品的临床应用

输注血浆及其制品是现代成分输血的重要内容之一,在输血技术发达国家,对血浆和多种血浆蛋白制品的需要量很大。

1.血浆

虽然有多种制备血浆的办法,但现在应用最多的是新鲜冷冻血浆,即于采血后 6 小时内分离血浆,并迅速于 -30 ℃下冰冻保存,保存期可长达一年。融化后等同新鲜血浆,含新鲜血浆所有成分,甚至仍含有不稳定的因子Ⅷ与因子Ⅴ等。

适应范围:①患有导致一种或多种凝血因子缺乏的疾病,如弥散性血管内凝血等。②肝功能衰竭而伴有出血倾向时。③应用华法林等凝药物过量等。

血浆具有一系列综合价值,但也有使用不合理之处。如传统利用血浆来补充血容量、补充营养、消除水肿,增强免疫力等做法,现已因有其他血液制品或药物而取代,必须重新加以认识。

2.血浆清蛋白

主要用于补充血管内或血管外清蛋白缺乏。扩充血容量是使用清蛋白的重要指征,对血容量损失 50％～80％者,除输给红细胞外,应同时输给清蛋白,使血浆蛋白维持在 50 g/L 以上;此外,还可用于清蛋白丢失及体外循环时,失代偿肝硬化。其不良反应较少而轻。

3.免疫球蛋白

输注免疫球蛋白属于被动免疫疗法,即相当于将大量抗体输给患者,使其从低免疫状态变为暂时高免疫状态。

(1)免疫的蛋白制剂。①正常人免疫球蛋白:这种制品主要是 IgG、IGA 和 IgM,但含量甚微,只能供肌肉注射,禁止静脉注射。②静脉注射免疫球蛋白:能使血中抗体水平迅速升高。③特异性免疫球蛋白:含大量特异性抗体,它是预先用相应的抗原免疫而得,比正常免疫球蛋白所含特异性抗体高,疗效好。

(2)适用范围。①预防某些传染病和细菌感染,如麻疹、传染性肝炎等,可使用正常人免疫球蛋白。②代替异种血清制品,如破伤风免疫球蛋白,以避免不良反应。③免疫缺陷疾病、新生儿败血症等,可用正常免疫球蛋白或静脉注射免疫球蛋白。

4.凝血因子制品

(1)新鲜冰冻血浆:由于其含有全部凝血因子,可用于凝血因子缺乏患者。

(2)Ⅷ因子浓缩剂:可用于甲型血友病止血治疗及出血的预防,如反复多次注射,有些患者可产生抗体。引起艾滋病的报道亦不少见,所以现在已有应用多克隆和单克隆的免疫亲和层析技术纯化Ⅷ因子,以及用 DNA 基因重组技术制备Ⅷ因子的浓缩制剂。

(3)凝血酶原复合物浓缩制剂:一种混合血浆制成的冻干制剂,含有维生素 K 依赖性的Ⅱ、Ⅶ、Ⅸ、Ⅹ因子。可用于乙型血友病出血的治疗,各种原因引起上述各因子缺乏者。使用本制剂的优缺点与Ⅷ因子浓缩剂相似。

六、自身输血

(一)自身输血优点

(1)避免由输血传染疾病。

(2)避免血型抗原等引起的同种免疫。

(3)避免由免疫作用而引起的变态反应。

(4)自身输血者由于反复放血,可刺激红细胞再生。

(5)为无条件供血的地区提供血源。

(二)自身输血方式

(1)保存式自身输血:在手术前数周采集自身血液(全血或分离成分)保存,以备手术时使用,也可在某些疾病缓解期采集自身血液成分,以备必要时使用。

适用于:①稀有血型配血有困难的患者,如需做选择性手术而需要输血时。②曾有过严重输血反应的患者。③预防因输血而传染疾病等。

(2)稀释式自身输血:在手术刚开始前,采取一定量血液,同时输注晶体或/和胶体液,使血液稀释,而血容量维持正常。这样在做手术中损失的是稀释的血液,即主要是血浆和稀释液。当手术出血达一定程度时,再回输新鲜自身血液。

(3)手术中回收自身输血:即吸取术中所失之自身血,经处理后再加以回输。

以上 3 种自身输血方法各有其特点,应视患者的具体情况选择最佳方式,严格选择适应证,一个病例可以选择两种方法并用。

(吕连智)

第九节 输血相关免疫检查

一、人类白细胞抗原(HLA)检测

(一)概述

HLA 是人类最主要的组织相容复合物,这些抗原抗体不仅是白细胞特有,而且存于其他许多组织上,在调节机体免疫反应,破坏表达外来抗原的靶细胞方面有重要作用。HLA 又称移植抗原,通过 HLA 配型能提高移植物的存活率,它作为一种遗传标记已用于有关疾病及人类遗传学的研究。在临床输血学中,对 HLA 的研究有助于提高成分输血的疗效及防止输血反应,HLA 的研究已广泛应用于基础医学、临床医学、预防医学、法医学、社会医学等诸方面。

HLA 是一个等显性遗传系统,即每个基因所决定的抗原都在细胞膜上显示,同一条染色体上不同位点的等位基因紧密连锁在一起,组成单倍型,从亲代传给子代。因此,每个人都有分别来自父母的两个单倍型。对一个个体做 HLA 分型时,得到的是表型结果。每一位点最多检查出两个抗原。如只检出一个抗原说明是纯合子,或是带一个空白基因,只有通过家系调查才能知道其基因型。

(二)HLA 抗原

(1)Ⅰ类基因产物为 HLA-A,-B,-C 抗原,由两条糖蛋白链(重链和轻链)组成,重链相对分子量约45 000,由 HLA 密码基因控制,有多态性。轻链为 β_2,相对分子量 11 800 万,为单一条多肽,不由 HLA 密码控制,两条链以非共价链相连。Ⅱ类基因产物为 HLA-DR,-DQ,-DP 抗原,由 α 和 β 两条糖蛋白链构成。α 链相对分子量为 34 000,β 链为 29 000,DRα 链无多态性,DQα 与 DPα 有多态性,β 链均有多态性。α 链由一个基因位点控制,β 链由 4 个基因位点控制。

(2)HLA 抗原主要分布在细胞膜上,不同细胞上抗原分子多少也不同。HLA Ⅰ类抗原分布广泛,几乎存在于所有有核细胞,但以淋巴细胞上密度最高。在正常情况下,肝细胞和心肌细胞上极少或缺如。成熟红细胞上无 HLA-A,B,C 和 D 抗原,而幼稚红细胞上有。但随成熟度增加而减少,除细胞外,血浆中也有相当含量的可溶性 HLA Ⅰ类抗原,可能由细胞膜上分离下来。血小板除有 HLA-A,B 抗原外,还可从血浆中吸附一部分可溶性 HLA 抗原。血小板上某些 HLA 抗原如 Bw4 和 Bw44,较淋巴细胞高 40 倍。HLAⅡ类抗原较Ⅰ类范围窄,密度最高主要有单核细胞,还有些吞噬细胞及 B 淋巴细胞。Ⅱ类抗原作为一种分化抗原在不同细胞上表达。大多数骨髓分化细胞具有 HLAⅠ~Ⅱ类抗原。T 细胞一般不表达Ⅱ类抗原,但其被活化后也可能少量产生。肿瘤细胞可以表达Ⅱ类抗原,但其正常细胞却可以没有。例如,黑色素细胞无Ⅱ类抗原,而黑色素瘤细胞却常有Ⅱ类抗原。

(三)HLA 分型方法

常用的有序列特异性引物分析、序列特异性寡核苷酸探针分析和建立在测序基础的分型技术 3 种。

(四)标本采集要点

(1)采血时间:有近期输血的患者要求在输血或输血液制品一周后采集静脉血标本 3～5 mL。

(2)采集血标本使用 EDTA 抗凝真空采血管,不能使用肝素抗凝,采集后立即颠倒混匀 8 次以上,以免标本凝集。

(五)标本储存和运输

(1)血标本采集后可以在 2～8 ℃冰箱放置 5 天,如需要长期保存需要放置－40 ℃冰箱。

(2)运输 2～8 ℃保存的标本在冰盒中即可,－40 ℃保存的标本需要首先复融,然后冰盒保存运输。

(六)实验常见问题

1.DNA 量少

白细胞数低,如再生障碍性贫血、肾脏透析患者,应加抽血量或降低溶解,DNA 的 dH_2O 量。

2.扩增效率低

(1)DNA 不纯时,重新抽提 DNA。

(2)DNA 浓度太低,需适当增加模板 DNA 量。

(3)Taq 酶用量太低,活力不足时,适当增加酶用量,并注意各种酶的活力及耐热性可能有所不同。

3.非特异性扩增

(1)DNA 不够纯:为主要原因,应检测 DNA 纯度,重新抽提 DNA。

(2)PCR 产物污染:操作时必须戴手套,必要时须戴口罩,各工作区域物品严禁混用,并妥善处理废弃品。

4.内对照条带不出现

(1)反应体系中可能存在抑制因素。

(2)肝素抗凝血中抽提的 DNA。

(3)DNA 溶解于含有 EDTA 的缓冲液,注意不要把 DNA 溶于 TE 缓冲液,因为 EDTA 能够抑制 Taq 酶活力。

(4)DNA 不够纯。

(5)DNA 浓度太低。

5.假阴性扩增

体系中存在 Taq 酶抑制因子。

6.假阳扩增

(1)PCR 污染:戴手套操作,操作步骤要认真、细致、避免交叉污染。

(2)DNA 不纯:加样器、滴头质量不过关,加样不准确,引物混合物、Taq 酶、DNA 加样前未混匀。

(七)HLA 的临床意义

1.器官移植

HLA 配型能改善移植物的存活率。供体和受体的 HLA-A,B,DR 完全相同者的存活率显然高于不同者。在尸肾移植中,HLA-DR 配型效果更甚于 HLA-A,B 配型。HLA 配型的作用可以归纳为以下几点。

(1)在肾移植中,供受双方共有的 DR 抗原越多,或已检出的 DR 错配抗原数越少,移植存活率就越高。

(2)在移植前输血的患者中,DR 配型能提高存活率。

(3)骨髓移植前不宜输血,以防受体被免疫。且因经过射线或药物处理,供、受双方 HLA 型相合比 ABO 血型相合更为重要。

其他如心、肝、肺等器官的移植,多用于生命垂危的患者,脏器来源稀少,可供选择的器官有限,实际很难达到 HLA 配型相同,主要要求 ABO 血型相同。

自身骨髓移植虽不存在 HLA 配型问题,但只能用于白血病、肿瘤等,而不适用于原发性骨髓功能不全的疾病,如再生障碍性贫血等。

2.输血

为了合理使用血液,现在提倡成分输血疗法。例如,输入血小板、白细胞等血液制品,如果是 HLA 同型血液,能提高疗效。因此,血站应建立有关献血员的 HLA 信息系统,以便于查询应用。

临床输血的发热反应中,有些是由 HLA 抗体引起,尤其是多次输血的患者,HLA 抗体可以破坏白细胞,为避免 HLA 引起输血反应,可在输血前做交叉淋巴细胞毒试验。

3.亲子鉴定

HLA 是至今所知人类最复杂的一个遗传多态性系统。如前所述,其表型之多难以计数,这个特点是其他血型系统难与相比的。因此,由于 HLA 系统的高度多态性,新生儿出生时 HLA 抗原就已完整表达,以及 HLA 的遗传规律已阐明等原因,而使其成为亲子鉴定中的一个有力工具,能肯定某些亲子关系,在法医学中具有重要意义。

4.疾病的诊断

经过多年研究调查,发现许多疾病与 HLA 有关。例如,我国的强直性脊椎炎(AS)患者中,91%带有 B27 抗原,而正常人带 B27 抗原者只占 6.6%。因此,检查 B27 抗原有诊断意义。

二、简易致敏红细胞血小板血清学试验

(一)概述

反复输血的患者可能导致血小板输血反应和输注无效状态,为防止和减少血小板输注无效的发生,必要时需在血小板输注前采用 SEPSA 技术进行血小板抗体检查和/或血小板交叉配血。

SEPSA 是在 U 型孔微量反应板上进行。将血小板抗原固定在 U 型孔底上,与相应抗血清反应后,以抗 IgG 致敏红细胞为指示剂。如果血小板上有抗原抗体复合物,指示红细胞上的抗 IgG 和抗原抗体复合物结合,在 U 型孔底形成膜状红细胞层,为阳性结果;如果血小板上没有结合相应的 IgG 抗体,则指示红细胞向孔底移动不受阻,聚集在孔底中央,成为红细胞扣,为阴性结果。

(二)标本采集要点

(1)用促凝管采集静脉血 3~5 mL,立即送实验室。

(2)送检单详细说明患者情况,包括现病史、用药史、输血史、主要症状及相关化验结果。

(三)固化血小板的制备

(1)采集静脉血 7 mL,加入 1 mLACD-A。液抗凝(采血后 6 小时内)。

(2)中型离心机 1 400 r/min 离心 10 分钟制得富含血小板血浆(PRP)。

(3)PRP 中加入 1/10 量的 ACD-A 液,混合,2 800 r/min 离心 15 分钟。

(4)血小板压积(PC)用无菌生理盐水洗涤 2 次(2 800 r/min 离心 10 分钟),血小板悬液制备时,不能用力,应加少量盐水轻轻使血小板悬浮,然后加 5 mL 盐水混匀。

(5)PC 用生理盐水调整为 10^5/pl。

(6)96 孔 U 型反应板,下面垫一块湿布,置 15 分钟,以除去静电。

(7)各孔加入上述制备的血小板悬液 50 μL,振荡 10 秒。

(8)2 000r/min 离心 5 分钟,使血小板黏附于孔底。

(9)每孔中加入 100 μL,8% 甲醛(用 pH7.2PBS 稀释)固定 20 分钟。

(10)用无菌生理盐水洗板 5 次,最后一次置 10 分钟,弃盐水,然后加入无菌生理盐水(含 1% 蔗糖及 0.1% NaN_3 备用)。

(11)可通过间接试验来检查被检血清中的抗血小板抗体。

(四)血小板交叉配血

1.患者标本准备

(1)从静脉采集患者血样 3~5 mL,不抗凝。最快时间送到血站配型实验室。检验申请单详细说明患者情况,包括现病史、用药史、输血史、主要症状及相关化验结果。

(2)输血后重新采集标本。

2.供血者标本准备

在实验前留取供者标本 5~8 mL,用 ACD 抗凝,迅速颠倒混匀,送实验室室温静置 10 分钟,离心取富含血小板的血浆实验备用。标本在 6 小时内有效。

3.血小板交叉配血

将供血者标本离心后的血小板悬液,调整其浓度为 10^5/μL 后,将血小板抗原包被于 U 型板上,与受血者血清反应后,再加入指示红细胞(结合有抗人 IgG 的绵羊红细胞),观察反应结果。如血细胞成纽扣状,集中在孔底中央则为阴性结果,提示该血小板为配合性血小板。

(五)注意事项

(1)进行抗体检查时,在检查前将被检血清 4 000 r/min 离心 10 分钟,以去除沉淀。

(2)用于抗体检查的被检血样本不能使用血浆,须采集不抗凝血。

(3)被检血清不需要灭活。

(4)为防止静电干扰,宜在室温状态下操作。

三、微量淋巴细胞毒试验(LCT)

LCT 是血液 HLA 抗原和/或 HLA 抗体检查的常用技术。特异性的 HLA 抗体与相应淋巴细胞结合后在补体的参与下会引起淋巴细胞胀大溶解,溶解的淋巴细胞因细胞膜破坏染料透入被着色,如果 HLA 抗体和淋巴细胞之间没有发生抗原抗体反应,则细胞膜不被破坏,染料不能进入细胞,细胞不着色。

检验前应填补检验申请单,并详细说明患者情况,包括现病史、用药史、输血史、主要症状及相关化验结果。首先用肝素抗凝管采集静脉血样本 3~5 mL。血样本运输时温度应控制在

15~28 ℃,不能放置在冰块中,以免白细胞和血小板发生凝集。标本采集后应尽快送实验室,立即分离淋巴细胞用于实验或保存。如果路途远,为避免淋巴细胞自然死亡,应在血样中加入TeraseKi 溶液,比例为 1:1。

四、外周血淋巴细胞的分离

混合淋巴细胞分离是利用密度梯度离心法。将肝素化稀释血置于具有一定比重(1.077)的淋巴细胞分离液上,通过离心使比重大于分离液的红细胞、粒细胞沉到分离液下层,比重小于分离液的淋巴细胞、血小板等升到分离液上层。进一步低速离心去除大部分血小板而获得较纯的淋巴细胞。

T、B 细胞分离是利用 B 细胞对固体表面有黏附性的特点,将混合淋巴细胞悬液注入尼龙棉柱,通过 37%孵育使 B 细胞黏附在尼龙棉上。然后用不同温度的组织培养液冲洗尼龙棉柱,将非黏附的 T 细胞和黏附于尼龙棉上的 B 细胞分离,但应注意以下问题。

(1)血液病患者应注意采血时间。重型再生障碍性贫血患者,应在治疗前采血;急性白血病患者在第一次完全缓解后停止化疗 2~3 周,或下次化疗前停止输血 2~3 周时采血;慢性粒细胞白血病患者,外周血白细胞计数 10×10^9/L 左右,淋巴细胞>20%,停止化疗 2~3 周时静脉采血。

(2)肝素和淋巴细胞分离液使用前应预温至 22 ℃。

(3)肝素化血样在送往实验室过程中,应注意保温,切勿放置冰或干冰。

(4)在淋巴细胞分离过程中,应控制室温在 22~25 ℃,过低或过高应适当延长或缩短离心时间。

(5)细胞悬液置 4 ℃保存前,应尽量去除血小板,以避免保存过程中发生聚集。

五、HLA 抗体群体反应活性实验(PRA)

PRA 采用 ELISA 在 96 孔板上进行,板中各孔中已包被有 HLA-Ⅰ、Ⅱ类不同抗原,如果待检血清存在相应的 HLA 抗体,则相应孔中将发生抗原抗体反应,反应结果根据 ELISA 的原理来确定。肉眼观察,蓝色为阳性,无色为阴性。

标本制备:采集静脉血 3~5 mL,用促凝真空采血管,可以 4 ℃保存 5 天。输过血的患者要在输血1 周后采集标本。邮寄或短途运送需要放 4 ℃冰盒保存,应避免剧烈震荡,防止溶血。

六、造血干细胞捐献者血样本检测

(一)试管的选择

用 5~8 mL 的一次性真空采血试管作为采血容器,试管中的抗凝剂为液态的 EDTA-Na$_2$,ACI 或 CPD,试管的材质首选耐深低温冷冻的塑胶试管,在得不到此种试管时可以购买玻璃材质的试管。如果试管中的抗凝剂为固态,一定要检查抗凝剂是否为"熔化"后的重结晶,如果是,请不要使用。采集血样所用试管、针头、止血带、消毒剂、辅料等均应符合相关国家标准要求。

(二)采血要求

用一次性注射器或一次性真空采血试管上所带的采血针采集捐献者静脉血 5~8 mL,然后将注射器的针头从采血试管的胶塞上直接扎进试管内(真空试管的采血针不用此步),使血液自动流入试管,颠倒试管若干次,使血液和试管中的抗凝剂充分混匀,防止凝集。

(三)注意事项

(1)血液的采集量一定要满试管的真空度,即 5~8 mL。

(2)采血时一定要防止交叉污染。

(3)真空试管的塞子一定不要打开。

(4)必须将血样管颠倒混匀数次,使血样充分抗凝。

(5)采血试管上可以自行编号(如 1、2、3……),也可写上捐献者的名字,但一定要和捐献者登记表上的编号或名字一致。试管的排列顺序要和登记表的顺序一致。

(6)血样采集完成后,请采血单位将血样于 40 ℃ 冰箱保存 1 天,检查血样是否有凝集,如果有凝集,请重新采集,如果没有凝集,请尽快将合格的血样送到实验室。4 ℃ 冰箱保存限 7 天,长期保存应置于 −40 ℃ 或 −80 ℃,冰箱内。

(吕连智)

第十节　输血反应与输血传播性疾病

一、输血反应

当临床输血中发生输血反应时,应立即停止输血,对症治疗并查找原因,以便采取有效治疗措施。

(一)临床准备工作

(1)一旦发生输血反应,在及时救治的同时,医师应申请输血反应原因检查,出具检验申请单时应详细填写受血者病史情况,特别是既往输血史、妊娠史、用药史、申请输血品种和数量、输血反应症状和血常规结果。

(2)查找输血用血袋,送检验科或血站(血液中心)进行血型、抗体和交叉配血复检。

(二)患者血标本要求

(1)一般需采血 4~5 mL 不抗凝血。

(2)确认患者,采血后及时对试管标记,并再次核实被采血者姓名。

(3)将输血前、后血样本离心,观察上清液颜色变化并及时进行血型、抗体和交叉配血复检。

(三)技术要求

(1)分别分离制备受血者、供血者血清(血浆)和红细胞悬液备用。

(2)将输血前、后血样本离心,观察上清液颜色有无溶血。

(3)对输血后样本进行胆红素检测。

(4)对输血后患者血样本做直接、间接抗球蛋白试验检查。

(5)进行受血者和供血者 ABO/Rh 血型鉴定,并与输血前检查结果比较是否一致。

(6)交叉配血复检:①受血者血清或血浆对供血者红细胞(主侧配血)。②受血者红细胞对供血者血清或血浆(次侧配血)。③受血者血清或血浆对受血者红细胞(自身对照)。

(7)用标准 O 型筛选红细胞或多人份与患者 ABO 同型的红细胞进行抗体检查。

(8)抗体筛检阳性的血样本应进行抗体特异性鉴定,或送血站(血液中心)进一步检查。

二、输血传播性疾病

输注血液或血液制品均有传播疾病的危险,常见的有乙型、丙型肝炎,艾滋病,巨细胞病毒感染,梅毒,疟疾,弓形体病等。此外,如血液被细菌污染,可使受血者由此引起菌血症,严重者可致败血症。在由输血引起的疾病中,以肝炎和艾滋病危害性最大。

(一)肝炎

输血后肝炎的传播情况与下列因素有关:①献血者人群中肝炎流行情况。②所用检测肝炎试验的灵敏度与特异性。③血浆制品中肝炎病毒灭活效果。

近年来,由于采用了比较灵敏的乙型与丙型肝炎的筛选试验,传播率明显下降,但仍不能避免其发生,尤以使用混合血浆制品时可能性为大。

(二)艾滋病

输入 HIV 感染的血液或血制品可患艾滋病。HIV 既存在于血浆中,也存在于细胞中,所以输入全血、细胞成分、血浆或其制品,均能传播艾滋病。血友病患者因常输入用大份数混合血浆制备的浓缩Ⅷ因子,而感染艾滋病的机会更多。

(三)巨细胞病毒

输血也是巨细胞病毒(CMV)感染途径之一,且多发生在免疫功能低下的受血者,如早产儿、先天性免疫缺陷者、器官移植患者等。在库存血中 CMV 存活时间较短,所以输库存血比输新鲜血传播 CMV 的机会少。

(四)疟疾

输全血或成分血均可传播疟原虫,疟原虫在冷冻红细胞中可存活数年之久。输血传播疟疾的潜伏期与输入疟原虫数量及种属有关。

(五)梅毒

献血者患梅毒并处于梅毒螺旋体血症阶段,可以传播梅毒。梅毒螺旋体在体外生活能力低,4 ℃时生存 48～72 小时,40 ℃失去传染力,100 ℃立即死亡。近年来我国性病增加,因此对预防输血传播梅毒应给予高度重视。

(六)其他

此外当献血者有 EB 病毒感染、黑热病、丝虫病、回归热、弓形体感染时,均有可能通过输血传播。

(吕连智)

第七章

体液及分泌物检验

第一节　尿液检验

一、尿液理学检验

(一)尿量

使用量筒或其他带刻度的容器直接测定尿量。

个体尿量随气候、出汗量、饮水量等不同而异。一般健康成人为 1 mL/(h·kg),24 小时尿量为 1.0～1.5 L;小儿如按体重(kg)计算尿量,则较成人多 3～4 倍。

1.增多

(1)生理性:饮水过多,饮浓茶、咖啡、酒精类或精神紧张等。

(2)病理性:常见于糖尿病、尿崩症、慢性肾炎和神经性多尿等。

2.减少

(1)生理性:饮水少和出汗多等。

(2)病理性:常见于休克、脱水、严重烧伤、急慢性肾炎、心功能不全、肝硬化腹水、流行性出血热少尿期、尿毒症和急慢性肾衰竭等。

(二)尿液颜色

根据观察到的尿颜色进行报告。

1.正常尿颜色

因尿含尿色素可呈淡黄色。尿液浓缩时,颜色可呈深黄色,并受某些食物及药物的影响。

2.病理性尿颜色

凡观察到尿液呈无色、深黄色、浓茶色、红色、紫红色、棕黑色、绿蓝色、乳白色等,均应报告。浓茶样深红色尿可见于胆红素尿,红色尿见于血尿、血红蛋白尿,紫红色尿见于卟啉尿,棕黑色尿见于高铁血红蛋白尿、黑色素尿,绿蓝色尿见于胆绿素尿和尿蓝母,乳白色尿可能为乳糜尿、脓尿。

(三)尿液透明度

根据尿的外观理学性状,将尿液透明度分为"清晰透明、微浑、浑浊、明显浑浊"4 个等级。

浑浊尿的鉴别步骤如下。①加热:浑浊消失,为尿酸盐结晶。②加入醋酸数滴:浑浊消失且产生气泡,为碳酸盐结晶;浑浊消失但无气泡,为磷酸盐结晶。③加入 2％盐酸数滴:浑浊消失,为草酸盐结晶。④加入 10％氢氧化钠数滴:浑浊消失,为尿酸结晶;呈现胶状,为脓尿。⑤在 1份尿液中,加入乙醚 1 份和酒精 2 份,振荡,浑浊消失,为脂肪尿。⑥尿液经上述处理方法后:仍呈浑浊,多为菌尿。

二、尿液干化学分析

(一)尿液干化学分析仪

尿液干化学分析仪由机械系统、光学系统和电路系统 3 部分组成。采用反射光度法原理对配套尿干化学试带进行检测,发生化学反应产生颜色变化的试带,被波长不同的发光二极管照射后,产生反射光,反射光由光电管接受,光信号转化成为电讯号,电讯号传送至模拟数字转换器,转换成数值,经微处理控制器处理,自动显示结果。

使用尿液干化学分析仪应注意如下问题。

1.检验人员有合格的能力

检验人员必须经规范培训合格才能上岗,上岗前必须仔细阅读仪器说明书,了解仪器的测定原理,熟悉操作方法、校正方法、仪器日常维修和保养要求等。

2.仪器校正带校准

部分仪器开机后虽会自动校正,但应每天用仪器自带的校正带进行测定,观察测定结果与校正带标示结果是否一致,只有完全一致才能证明仪器处于正常运转状态,同时记录测定结果。

3.保持仪器洁净

如尿液污染,应立即进行清除。

4.执行日常保养

按厂商规定,定期对仪器光学部分和机械部分进行保养。

5.使用配套专用试带

不同型号仪器应使用各自相应的尿试带。

6.操作温度

检测时,仪器、尿干化学试带和标本的最佳温度为 20～25 ℃。

(二)尿液干化学分析试带

1.试带法常用检验项目

(1)原理:尿液干化学试带是以滤纸为载体,将各种试剂成分浸渍后干燥,作为试剂层,固定在塑料底层上,并在表面覆盖一层起保护作用的尼龙膜,通常能检测 8～11 项尿化学试验。

(2)注意事项。①标本要求:测定尿 pH、葡萄糖、酮体、潜血、胆红素、亚硝酸盐时,标本必须新鲜。②试带保存:尿葡萄糖、胆红素试带易失效,应避光保存于室温干燥处。③尿蛋白质:通常,试带法检测结果为阴性时,应再用加热醋酸法或磺基水杨酸法复查,以免漏诊阳性结果。④尿潜血:由于红细胞易于沉淀,所以测试前标本必须混匀。为防止强氧化剂或某些产过氧化物酶细菌的干扰,可将尿液煮沸 2 分钟,再用试带进行检测。

(3)临床意义。

1)尿酸碱度:肉食者多为酸性,食用蔬菜水果可致碱性。久置腐败尿或尿路感染、脓血尿均可呈碱性。磷酸盐、碳酸盐结晶多见于碱性尿;尿酸盐、草酸盐、胱氨酸结晶多见于酸性尿。酸中毒及服用氯化铵等酸性药物时尿可呈酸性。

2）尿蛋白质：分为短暂性蛋白尿，如功能性（发热、运动、充血性心力衰竭和癫痫发作等）和体位性（仅见于直立性体位），或持续性蛋白尿，如肾前性（免疫球蛋白重链和轻链分泌、肌红蛋白尿和血红蛋白尿等）、肾性（IgA 肾病、肾毒性药物所致小分子蛋白尿和进展性肾病等）和肾后性（如尿路感染、前列腺或膀胱疾病和阴道分泌物污染等）。

3）尿葡萄糖：阳性见于糖尿病、肾性糖尿病、甲状腺功能亢进等。内服或注射大量葡萄糖及精神激动等也可致阳性反应。

4）尿酮体：阳性见于妊娠剧吐、长期饥饿、营养不良、剧烈运动后。严重未治疗的糖尿病酸中毒患者，酮体可呈强阳性反应。

5）尿潜血：尿潜血来自两种情况。①尿红细胞：无论试验前红细胞是否破坏，只要红细胞达到一定浓度，试带检测时均可出现潜血阳性。主要见于肾小球肾炎、尿路结石、泌尿系统肿瘤、感染等。②尿血红蛋白：即含游离血红蛋白的血红蛋白尿。正常人尿液中无游离血红蛋白。当体内大量溶血，尤其是血管内溶血，血液中游离血红蛋白可大量增加。当超过 $1.00\sim1.35$ g/L 时，即出现血红蛋白尿。此种情况常见于血型不合输血、阵发性睡眠性血红蛋白尿、寒冷性血红蛋白尿症、急性溶血性疾病等。还可见于各种病毒感染、链球菌败血症、疟疾、大面积烧伤、体外循环、肾透析、手术后所致的红细胞大量破坏等。

6）尿胆红素：阳性见于肝实质性及阻塞性黄疸。溶血性黄疸时，一般尿胆红素阴性。

7）尿胆原：阴性见于完全阻塞性黄疸。阳性增强见于溶血性疾病及肝实质性病变如肝炎。

8）尿亚硝酸：阳性见于尿路细菌感染，如大肠埃希菌属、克雷伯菌属、变形杆菌属和假单胞菌属感染。注意，亚硝酸盐结果阳性与致病菌数量没有直接关系。

9）尿比密：增高见于少尿、急性肾炎、高热、心功能不全、脱水等；尿比密增高同时伴尿量增多，常见于糖尿病。尿比密减低见于慢性肾小球肾炎、肾功能不全、尿崩症等。连续测定尿比密比一次测定更有价值，慢性肾功能不全呈现持续性低比密尿。如临床怀疑肾小管疾病时建议采用冰点渗透压法测定尿渗量以明确诊断。

10）尿白细胞酯酶：阳性提示尿路炎症，如肾脏或下尿道炎症，表明尿液中白细胞数量 >20 个/μL；阳性也可见于前列腺炎。

11）尿维生素 C：主要用于排除维生素 C 对干化学分析结果的干扰，阳性提示试带尿液潜血、胆红素、亚硝酸盐和葡萄糖检测结果可能为假阴性。

（4）注意事项。①注意尿干化学分析试带测定结果与手工法化学试验测定结果的差异：如尿蛋白质试带测定的是清蛋白，对球蛋白不敏感；用葡萄糖氧化酶测定尿葡萄糖的灵敏度比班氏法高，但高浓度仅测到"3＋"为止；尿胆红素试带法结果比 Harrison 法灵敏度低；尿白细胞酯酶检测白细胞只能测出有无粒细胞，而不与淋巴细胞发生反应等。②尿干化学分析试带结果的确认检验：通常采用相同或更高灵敏度或特异度的相同或不同方法来检测同一物质。但是，采用相同干化学分析试带重复检测不能作为确证试验。③试带法检测结果宜采用显微镜检查法来加以确认：国际上普遍认为，宜采用显微镜检查法来加以确认试带法检测结果。试带法白细胞酯酶和亚硝酸盐阳性时，宜采用病原生物学检查来排除尿路感染可能，采用显微镜检查法来确认菌尿或白细胞尿。当显微镜检查提示存在异常上皮细胞时，宜做细胞病理学检查来确认结果。疑为膀胱移行上皮细胞癌时，宜采用图像流式细胞分析法和 DNA 分析法来确证。

2.常用确证试验

目前,国内常用的试带法确认试验介绍如下,包括磺基水杨酸法测定尿蛋白质、Harrison法测定尿胆红素和显微镜法检查尿红细胞和白细胞。

(1)磺基水杨酸法尿蛋白质测定。

1)原理:磺基水杨酸为生物碱试剂,在酸性环境下,其阴离子可与带正电荷的蛋白质结合成不溶性蛋白盐而沉淀。

2)试剂。①100 g/L磺基水杨酸酒精溶液:取磺基水杨酸20 g,加水至100 mL,取此液与等量95%酒精或甲醇液混合。②200 g/L磺基水杨酸溶液:取磺基水杨酸20 g,加水至100 mL。

3)操作步骤如下。

加尿标本:取小试管加尿液3～5 mL。

加试剂:加100 g/L磺基水杨酸酒精溶液3～4滴或200 g/L磺基水杨酸溶液1～2滴,形成界面。

观察结果:如尿显浑浊,表示存在尿蛋白,浑浊深浅与尿蛋白量成正比。

结果判断。①阴性:尿液不显浑浊,外观仍清晰透明;②可疑(±):轻微浑浊,隐约可见,含蛋白量为0.05～0.20 g/L;③阳性(＋):明显白色浑浊,但无颗粒出现,含蛋白量约为0.3 g/L;④(2＋):稀薄乳样浑浊,出现颗粒,含蛋白量约为1 g/L;⑤(3＋):乳浊,有絮片状沉淀,含蛋白量约为3 g/L;⑥(4＋):絮状浑浊,有大凝块下沉,含蛋白量≥5 g/L。

4)注意事项。①磺基水杨酸法灵敏度:0.05～0.10 g/L尿。②浑浊尿处理:应先离心或过滤。③强碱性尿处理:应加5%醋酸溶液数滴酸化后再作试验,否则可出现假阴性。④假阳性结果:可见于有机碘造影剂、超大剂量使用青霉素;尿含高浓度尿酸或尿酸盐(出现阳性反应与尿蛋白阳性结果不同,前者加试剂1～2分钟后出现白色点状物,向周围呈毛刺状突起,并慢慢形成雾状)。

(2)Harrison法尿胆红素测定。

1)原理:用硫酸钡吸附尿液中胆红素后,滴加酸性三氯化铁试剂,使胆红素氧化成胆绿素而呈绿色反应。

2)试剂。①酸性三氯化铁试剂(Fouchet试剂):称取三氯乙酸25 g,加蒸馏水少许溶解,再加入三氯化铁0.9 g,溶解后加蒸馏水至100 mL。②100 g/L氯化钡溶液。③氯化钡试纸:将优质滤纸裁成10 mm×80 mm大小纸条,浸入饱和氯化钡溶液内(氯化钡30 g,加蒸馏水100 mL)数分钟后,放置室温或37 ℃温箱内待干,贮于有塞瓶中备用。

3)操作。①试管法:取尿液5 mL,加入100 g/L氯化钡溶液约2.5 mL,混匀,此时出现白色的硫酸钡沉淀。离心后弃去上清液,向沉淀物加入酸性三氯化铁试剂数滴。若显现绿色或蓝绿色者为阳性结果。②氯化钡试纸法:将氯化钡试纸条的一端浸入尿中,浸入部分至少50 mm长,5～10秒后,取出试条,平铺于吸水纸上。在浸没尿液的部位上滴加酸性三氯化铁试剂2～3滴,呈绿、蓝色为阳性,色泽深浅与胆红素含量成正比。

4)注意事项。①本法灵敏度:0.9 μmol/L或0.5 mg/L胆红素。②胆红素在阳光照射下易分解,留尿后应及时检查。③假阳性:见于尿含水杨酸盐、阿司匹林(与Fouchet试剂反应)。④假阴性:加入Fouchet试剂过多,反应呈黄色而不显绿色。

三、尿肌红蛋白定性试验

(一)原理

肌红蛋白(Mb)和血红蛋白(Hb)一样,分子中含有血红素基团,具有过氧化物酶样活性,能催化 H_2O_2 作为电子受体使色原(常用的有邻联甲苯胺、氨基比林)氧化呈色,色泽深浅与肌红蛋白或血红蛋白含量成正比。Mb 能溶于 80%饱和度的硫酸铵溶液中,而 Hb 则不能,两者由此可予以区别。

(二)试剂

1.10 g/L 邻联甲苯胺(o-tolidine)

冰醋酸溶液取邻联甲苯胺 1 g,溶于冰醋酸和无水酒精各 50 mL 的混合液中,置棕色瓶中,冷藏保存,可用 8~12 周,若溶液变暗色,应重新配制。

2.过氧化氢溶液

冰醋酸 1 份,加 3%过氧化氢溶液 2 份。

3.硫酸铵粉末

用化学纯制品。

(三)操作

1.测试尿标本是否存在血红素

依次在试管中加入新鲜尿液 4 滴,邻联甲苯胺(或四甲基联苯胺)溶液 2 滴,混合后,加入过氧化氢溶液 3 滴,如出现蓝色或蓝绿色,表示尿中存在 Hb 和/或 Mb。

2.尿硫酸铵沉淀反应

尿液离心或过滤使其透明;吸取上清液 5 mL,加入硫酸铵粉末 2.8 g,使之溶解混合(饱和度达 80%),静置 5 分钟,用滤纸过滤;取滤液按上述操作步骤"1"重复测试是否存在血红素,如呈蓝色,则表示尿 Mb 阳性,如不显蓝色,则表示血红素已被硫酸铵沉淀,为尿 Hb 阳性。

(四)注意事项

1.邻联甲苯胺

邻联甲苯胺亦称邻甲联苯胺,即英文 o-tolidine[3,3′-dimethyl-(1,1′-biphenyl)4,4′-diamine, $C_{14}H_{16}N_2$,MW 212.3]。邻甲苯胺,英文 o-toluidine(2-aminotoluene,C_7H_9N,MW 107.2),可用于血糖测定。两者应予区别。

2.尿标本

尿标本必须新鲜,并避免剧烈搅拌。

3.注意鉴别

过筛试验中如少部分健康人出现假阳性,应进一步选用超滤检查法、电泳法、分光光度检查法和免疫化学鉴定法等加以鉴别。

(五)临床意义

肌红蛋白尿症可见于下列疾病。

1.遗传性肌红蛋白尿

磷酸化酶缺乏、未知的代谢缺陷,可伴有肌营养不良、皮肌炎或多发性肌炎等。

2.散发性肌红蛋白尿

当在某些病理过程中发生肌肉组织变性、炎症、广泛性损伤及代谢紊乱时,大量肌红蛋白自受损伤的肌肉组织中渗出,从肾小球滤出而成肌红蛋白尿。

四、尿乳糜定性试验

尿液混有脂肪即为脂肪尿,乳糜微粒与蛋白质混合使尿液呈乳化状态浑浊即为乳糜尿。

(一)原理

脂肪可溶解于乙醚中,而脂肪小滴可通过染色识别。

(二)试剂

(1)乙醚(AR)。

(2)苏丹Ⅲ醋酸酒精染色液:5%酒精 10 mL,冰醋酸 90 mL,苏丹Ⅲ粉末一药匙,先将酒精与冰醋酸混合,再倾入苏丹Ⅲ粉末,使之充分溶解。

(3)猩红染色液:先配 70%酒精和丙酮 1∶1 溶液,然后将猩红染色液加入至饱和为止。

(三)操作

1.取尿液加乙醚

取尿 5~10 mL,加乙醚 2~3 mL,混合振摇后,使脂肪溶于乙醚。静置数分钟后,2 000 r/min 离心 5 分钟。

2.涂片加液

吸取乙醚与尿液的界面层涂片,加苏丹Ⅲ醋酸酒精染色液或猩红染色液 1 滴。

3.镜检观察

是否查见红色脂肪小滴。

4.结果判断

(1)浑浊尿液:加乙醚后而澄清,则为脂肪或乳糜尿。

(2)镜检涂片:脂肪滴呈红色。

(四)注意事项

(1)尿液中加少量饱和氢氧化钠,再加乙醚,有助于澄清。

(2)将分离的乙醚层隔水蒸干,若留有油状沉淀,也可加苏丹Ⅲ,镜检证实有无脂肪小滴。

(五)临床意义

(1)正常人为阴性。

(2)因丝虫或其他原因阻塞淋巴管,使尿路淋巴管破裂而形成乳糜尿。丝虫病患者的乳糜尿的沉渣中常见红细胞,并可找到微丝蚴。

五、尿苯丙酮酸定性试验

(一)原理

尿中的苯丙酮酸在酸性条件下与三氯化铁作用,生成 Fe^{3+} 和苯丙酮酸烯醇基的蓝绿色螯合物,磷酸盐对本试验有干扰,应先将其改变成磷酸铵镁沉淀后除去。

(二)试剂

1.100 g/L 三氯化铁溶液

称取三氯化铁 10 g,加入蒸馏水至 100 mL。

2.磷酸盐沉淀剂

氧化镁 2.2 g、氯化铵 1.4 g、280 g/L 氢氧化铵液 2.0 mL,加水至 100 mL。

185

(三)操作

1.加液过滤

尿液 4 mL 加磷酸盐沉淀剂 1 mL,混匀,静置 3 分钟,如出现沉淀,可用滤纸过滤或离心除去。

2.加试剂

滤液中加入浓盐酸 2~3 滴和 100 g/L 三氯化铁溶液 2~3 滴,每加 1 滴立即观察颜色变化。

3.结果判断

如尿滤液显蓝绿色并持续 2~4 分钟,即为阳性。如绿色很快消失,提示可能有尿黑酸,可报告苯丙酮酸阴性。本法灵敏度约为 100 mg/L;尿液作系列稀释后再测定,可粗略定量。

(四)注意事项

1.尿标本

一定要新鲜,尿中若含酚类药物(如水杨酸制剂)及氯丙嗪,也可与氯化铁结合显色,试验前应停用此类药物。胆红素也可造成假阳性。

2.用 2,4-二硝基苯肼溶液(与赖氏法测定转氨酶试剂同)试验

试剂与尿液等量混合,如显黄色浑浊为苯丙酮酸阳性。本法灵敏度为 200 mg/L。

3.儿童年龄

小儿出生后 6 周内不易查出,故宜出生 6 周后检查。

(五)临床意义

(1)正常人为阴性。

(2)大多数苯丙酮尿症患者的尿液可出现阳性;有 1/4~1/2 病例可能会漏检。

六、尿液有形成分分析仪

目前,在国内外已推出了能对部分尿液有形成分进行自动筛检分析的仪器,称尿液有形成分分析仪,这些系统多数采用电阻抗、光散射(包括对有形成分进行各种染色,如荧光染色后的流式细胞术检测)或数字影像分析术的原理,识别或分类红细胞、白细胞、上皮细胞、小圆上皮细胞、管型、细菌、精子、黏液丝、结晶等有形成分,已逐步成为尿液显微镜检查的首选筛检方法。

(一)原理

1.筛检方法一

采用流式细胞术和电阻抗法原理。先用荧光染料对尿中各类有形成分进行染色,然后经激光照射每一有形成分发出的荧光强度、散射光强度及电阻抗大小进行综合分析,得出红细胞、白细胞、上皮细胞、管型和细菌定量数据,以及各种有形成分的散射图和红细胞、白细胞直方图,尿中红、白细胞信息和病理性管型、小圆上皮细胞、结晶、酵母样细胞等信息。

2.筛检方法二

采用影像分析术和自动粒子识别系统原理。先用 CCD 数字摄像机自动捕获数百幅图像,然后进行数字化图像分析,用自动粒子识别软件进行比较,最后定量报告尿中多种有形成分的数量,包括红细胞、白细胞、白细胞聚集、透明管型、未分类管型、鳞状上皮细胞、非鳞状上皮细胞、细菌、酵母菌、结晶、黏液和精子等。

(二)试剂

按仪器分析所需试剂的说明书准备试剂。

(三)操作

各种仪器操作步骤不尽相同,操作前应首先仔细阅读仪器操作说明书。简单步骤如下。

1.准备标本

充分混匀收集的全部新鲜尿液,倒入洁净的试管中(标本量约 10 mL)。

2.启动仪器

打开仪器电源,待仪器动核查通过后,进入样本分析界面。

3.进行质控

如质控通过,则可继续下一步操作;如失控,则分析并解决原因后,才能继续患者标本检测。

4.检测标本

在仪器上输入样本号,按开始键手工进样,或由自动进样架自动进样。

5.复核结果

根据实验室设定的仪器分析结果复检规则(包括显微镜复核),确认仪器分析结果。

6.发送报告

在确认仪器和复检结果的基础上,可发送检验结果报告。

(四)注意事项

1.尿标本

自动化仪器检测常采用不离心新鲜尿液标本。

2.尿容器

应确保尿容器的洁净,避免存在任何污染物。

3.干扰结果的自身因素

尿中存在大量黏液、结晶、真菌、精子、红细胞影等会使管型、红细胞、细菌等项目计数结果假性增高或减低。

七、尿液有形成分显微镜检查

(一)尿沉渣显微镜检查

1.试验方法

(1)尿沉渣未染色检查法。

1)器材。①离心试管:可用塑料或玻璃制成;须足够长,防止离心时尿液标本溢出;须干净、透明,便于尿液外观检查;须带体积刻度(精确到 0.1 mL);容积须＞12 mL 而＜15 mL;试管底部应为锥形,便于浓缩沉渣;无化学物质污染;试管须有盖,可防止试管内液体溅出及气溶胶形成;建议使用一次性离心试管。②移液管:必须洁净;使用一次性移液管。③尿沉渣板:须标准化,具有可定量沉渣液的计数池,并一次性使用。如采用在普通玻片上滴加尿沉渣液后加盖玻片的检查方法,则不能提供标准化、可重复的结果。④显微镜:应使用内置光源的双筒显微镜;载物台能机械移动玻片;物镜能放大 10 倍、40 倍,目镜能放大 10 倍;同一实验室使用多台显微镜,其物镜及目镜的放大倍数应一致。⑤离心机:应使用水平式有盖离心机;离心时须上盖,以确保安全。离心时的相对离心力应稳定在 400 g。应每 12 个月对离心机进行一次校正。

2)操作步骤如下。

尿标本用量:应准确取尿 10 mL。如标本量＜10 mL,应在结果报告单中注明。

离心留尿量:在相对离心力 400 g 条件下离心 5 分钟。离心后,一次性倾倒或吸弃上清尿液,留取离心管底部液体 0.2 mL。

尿沉渣制备:充分混匀尿沉渣液,取适量滴入尿沉渣板;或取 20 μL,滴入载玻片,加盖玻片(18 mm×18 mm)后镜检。

结果报告。①方法 1:以每微升(μL)单位体积各尿沉渣成分数量报告结果。②方法 2:管型,以低倍(10×10)镜视野全片至少 20 个视野所见的平均值报告;细胞,以高倍(40×10)镜视野至少 10 个视野所见的最低~最高数的范围报告;尿结晶等,以每高倍镜视野所见数换算为半定量的"-、±、1+、2+、3+"等级报告。

(2)尿沉渣染色检查法:有时,活体染色(如 Sternheimer-Malbin 染色或 0.5%甲苯胺蓝染色)有助于细胞和管型的鉴别。但也不足以鉴别或确认尿沉渣中所有成分,如在检查下列有形成分时,可采用一种或多种特殊染色。①脂肪和卵圆脂肪小体:采用油红 O 染色和苏丹Ⅲ染色。②细菌:采用革兰氏染色和巴氏染色。③嗜酸性粒细胞:采用 Hansel 染色、瑞氏染色、吉姆萨染色、瑞-吉染色和巴氏染色。④含铁血黄素颗粒:采用普鲁士蓝染色。

通常,特殊染色需要制备特定涂片,如浓缩涂片、印片或细胞离心涂片。巴氏染色常用于肾小管上皮细胞、异常尿路上皮细胞、腺上皮细胞和鳞状上皮细胞的鉴别。Hansel 染色用于检测嗜酸性粒细胞尿。

2.参考区间

因各实验室所用尿标本量、离心力、尿沉渣液量、观察尿沉渣用量、尿沉渣计数板规格等均不尽相同,尿沉渣检查参考区间应由实验室通过必要的验证或评估来确定。

3.注意事项

实验室应统一尿液有形成分形态的鉴别标准和报告方式。

4.临床意义

(1)白细胞:增多表示泌尿系统有化脓性炎症。

(2)红细胞:增多常见于肾小球肾炎,泌尿系结石、结核或恶性肿瘤。

(3)透明管型:可偶见于正常人清晨浓缩尿中;透明管型在轻度或暂时性肾或循环功能改变时可增多。

(4)颗粒管型:可见于肾实质性病变,如肾小球肾炎。

(5)红细胞管型:常见于急性肾小球肾炎等。

(6)白细胞管型:常见于急性肾盂肾炎等。

(7)脂肪管型:可见于慢性肾炎肾病型及类脂性肾病。

(8)宽形管型:可见于慢性肾衰竭,提示预后不良。

(9)蜡样管型:提示肾脏有长期而严重病变,见于慢性肾小球肾炎晚期和肾淀粉样变。

(二)1 小时尿沉渣计数

目前,12 小时尿沉渣计数(Addis 计数)因影响结果准确性的因素很多,故在临床上已很少应用。现常采用 1 小时尿沉渣计数。

1.操作

(1)患者先排尿弃去,准确收集 3 小时尿液于清洁干燥容器内送检。

(2)准确测量 3 小时尿量,充分混合。取混匀尿液 10 mL,置刻度离心管中,1 500 r/min 离心 5 分钟,用吸管吸取并丢弃上层尿液 9 mL,留下 1 mL,充分混匀。吸取混匀尿液 1 滴,注入血细胞计数板内。细胞计数 10 个大方格,管型计数 20 个大方格。

2.参考区间

(1)红细胞男性<3万/小时,女性<4万/小时。

(2)白细胞男性<7万/小时,女性<14万/小时。

(3)管型<3 400个/小时。

3.注意事项

(1)尿液应新鲜检查,pH应在6以下,若为碱性尿,则血细胞和管型易溶解。

(2)被检尿液比密最好在1.026以上,如<1.016为低渗尿,细胞易破坏。

(3)如尿中含多量磷酸盐时,应加入少量稀醋酸液,使其溶解;但切勿加酸过多,以免红细胞及管型溶解;含大量尿酸盐时,应加温使其溶解,以便观察。

4.临床意义

(1)急性肾炎患者红细胞增加。

(2)肾盂肾炎患者白细胞可明显增加。

(三)尿液有形成分检查的推荐参考方法

2003年,国际实验血液学学会(ISLH)提出了尿中有形成分计数的推荐参考方法,用于自动化尿液有形成分分析仪中红细胞、白细胞、透明管型和鳞状上皮细胞参考计数。

1.试剂

(1)染色储存液。①2%阿辛蓝溶液:阿辛蓝1 mg溶解于50 mL蒸馏水中。②1.5%派洛宁B溶液:派洛宁B 0.75 mg溶解于50 mL蒸馏水中。溶液用磁力搅拌器充分搅拌,混匀2~4小时,在20 ℃过夜后过滤。并用分光光度计核查吸光度,阿辛蓝溶液的最大吸光度为662 nm,派洛宁B溶液的最大吸光度为553 nm。贮存液在20 ℃能保存3个月以上。

(2)染色应用液:使用时,将2种储存液按1:1比例混合。应用液在20 ℃能保存2~4周。

2.操作

(1)器材准备:使用前,先用流水,再用酒精冲洗并干燥计数盘和盖玻片。将Fuchs-Rosenthal计数盘放在显微镜载物台上,加盖玻片。

(2)尿标本染色:于试管中,将1份染色应用液和9份尿标本混匀,染色5分钟。

(3)混匀混合液:将试管内染色尿标本颠倒混匀20~40次。

(4)计数盘充液:用移液管吸取尿液,以45°角充入计数池中。充池量15~16 μL。充池后,静置5分钟。

(5)显微镜计数:先用低倍镜(10×10倍)扫描整个计数盘,保证颗粒分布均匀。然后,用高倍镜(10×40倍)计数颗粒数量。大型颗粒(管型和鳞状上皮细胞)可在低倍镜下观察并计数。

计数原则:和血细胞计数相同,颗粒计数符合泊松分布的特征,为达到颗粒计数统计学精度,必须计算足够容积中的颗粒数。通常,管型和鳞状上皮细胞至少计数50个,使计数CV<14%;白细胞和红细胞至少计数200个,使计数CV<7%。为避免颗粒重复计数或漏计数,可采用"数左不数右,数上不数下"的规则。

(6)结果报告:计数结果以"个/μL"报告。

3.注意事项

(1)计数推荐方法:使用相差显微镜和活体染色技术。

(2)尿标本:尿液有形成分检查参考方法采用不离心新鲜尿液标本。

(3)器材:标本容器须使用塑料或硅化玻璃,避免颗粒黏附;容量为5~12 mL。使用塑料或硅化玻璃移液管,避免尿中颗粒黏附,容量误差应<5%;盖玻片须适用于在相差显微镜下观察,边角应呈圆形,边缘光滑。不能使用薄盖玻片(<0.4 mm)。盖玻片用25 mm(长)×22 mm(宽),允许误差±1 mm。盖玻片置于计数盘上如能见衍射光环,则表示平整。

(4)充池要求:速度不能太快;凡充池液太多,计数区域充池不全、有气泡或有碎片等异常,均必须重新充池。

(5)计数时间:应于1小时内完成计数;计数时如发现计数池液体干涸,须清洗后重新充池。

八、尿乳糜定性试验

尿液中混有脂肪小滴时称为脂肪尿,尿中含有淋巴液,外观呈牛奶样乳白色称乳糜尿。乳糜尿由呈胶体状的乳糜微粒和蛋白质组成,若其中含有血液则称为乳糜血尿。

乳糜尿的形成:从肠道吸收的乳糜液未经正常的淋巴道引流入血而逆流至泌尿系淋巴管中,引起该处淋巴管内压力增高、曲张破裂,乳糜液流入尿中所致。乳糜尿主要含卵磷脂、胆固醇、脂肪酸盐及少量纤维蛋白原、清蛋白等。若合并尿路感染,则可出现乳糜脓尿。

(一)检验方法学

1.乙醚萃取-苏丹Ⅲ染色法

(1)原理:根据脂肪特性,用乙醚等有机溶剂抽提、萃取乳糜微粒(chylomicron)脂肪小滴,使乳白色尿液澄清,是其特征之一。再用脂肪性染料苏丹Ⅲ对乙醚提取物进行染色,根据较大的脂肪粒在显微镜下呈球状,易被苏丹Ⅲ染料染成橘红色为特征。

(2)器材和试剂:玻璃试管、试管盖、光学显微镜、载玻片、乙醚、饱和苏丹Ⅲ酒精染料(将苏丹Ⅲ置于70%酒精中,使其呈饱和状态)。

(3)操作:①取5 mL尿液置于玻璃试管内,加入乙醚约2.5 mL,试管加盖后用力振摇1~2分钟。②将标本静置5分钟,观察乳白色的尿液是否被澄清。若如乳浊程度明显减轻或变为澄清可确认为乳糜尿。③取尿标本和乙醚分界面处的标本少许,滴于载玻片上,显微镜下观察,如见到大小不等的脂肪球后,加苏丹Ⅲ染料1滴,可见到被染成橘红色中性脂肪小滴,即可确认为乳糜试验阳性结果。

2.三酰甘油酶法

(1)原理:乳糜尿是乳糜微粒分散于尿液中而形成的乳浊状尿液,而乳糜微粒的主要化学成分三酰甘油占80%~95%,因此采用临床生化检验中三酰甘油酶法测定试剂中酶应用液进行鉴定,具有极好的效果。

(2)器材和试剂:三酰甘油酶法测定试剂盒、玻璃试管、水浴箱、分光光度计。

(3)操作:取小试管一个,加入三酰甘油酶法测定应用液0.5 mL,加入尿液标本1滴。置于37 ℃水浴中5~10分钟,取出后观察,如反应出现红色为阳性,不显色为阴性。甚至可根据反应颜色深浅确认阳性强弱,如阴性为无色或者淡粉色,+为浅红色,++为深红色,+++为紫红色。如需定量分析,可按照血清三酰甘油测定中的要求的样品与试剂的比值,确定尿液加入量,使用分光光度计在550 nm处比色,根据预先标定的标准曲线或公式,根据测定标本的吸光度得到定量分析结果。

(二)方法学评价

1.灵敏度和特异性

(1)离心沉淀法:简便,实用;可初步区分乳糜尿、脓尿、高浓度结晶尿。脓尿、高浓度结晶尿经离心沉淀后,上清液澄清,用显微镜检查沉渣可见大量白细胞、脓细胞或无定形磷酸盐结晶;乳糜尿经离心沉淀后,外观不变,而沉渣镜检只见少量红细胞及淋巴细胞等。

(2)有机溶剂抽提法:用乙醚抽提尿液后,如乳浊程度明显减轻或变为澄清可确诊为乳糜尿;将乙醚提取物经苏丹Ⅲ染色、置镜下观察,如见大小不等、橘红色脂肪球为乙醚试验阳性。该方法为定性实验,不需要专用设备,操作略为繁琐、需要接触挥发性化学试剂乙醚,需要经验且缺乏灵敏度和特异性,但是作为传统方法仍被广泛使用和介绍。该方法也可用于胸腔积液、腹水的乳糜定性试验。

(3)三酰甘油酶法:此方法具有灵敏度高、特异性强、操作简便,同时适用于胸腔积液、腹水标本,可定量分析等优点,应该是尿乳糜定性和定量试验的良好方法。但试验步骤和所用器材略为复杂,成本略高。

2.干扰因素

(1)标本因素:乳糜尿的外观可初步判断尿中淋巴液含量的多少,从轻度乳白、乳白到乳糜脓样,甚至血性乳糜样。

乳糜尿中含有足够的淋巴液时可出现如下典型的特征:①排出体外的乳糜尿,易于凝集成白色透明胶状凝块,标本静置后有凝块浮于尿液表面。②静置时间较长后可分为3层,上层为脂肪层,可出现乳酪样薄层;中层为乳白色或色泽较清的液体,并可见小凝块漂浮其中;下层为少量红色沉淀物,可见到红细胞、白细胞或病原体(如微丝蚴)等。③与脂肪尿的区别:乳糜尿中的乳糜微粒如未发生球状结合,显微镜下不能见到,而脂肪尿中的脂肪小滴可见到,呈圆形并具有很强的折光性;在偏振光显微镜下中性脂肪小滴(如三酰甘油)不能引起光的偏振,但能被脂溶性染料着色,胆固醇酯能引起光的偏振,产生双折射,镜下可见到十字交叉(马耳他十字)的小球形体,但不被脂溶性染料着色。

(2)器材和试剂因素:必须使用玻璃试管,塑料试管有可能被乙醚试剂溶解。标本加乙醚澄清后,用玻璃吸管吸取两液交界处标本,不要再次将标本重新混合。

(三)质量控制

尿中出现大量非晶形磷酸盐或尿酸盐时,外观也可呈现乳白色,易被误认为乳糜尿。可通过加热或加醋酸的方法进行排除,如果结晶体被溶解,则浑浊会消失。脓尿外观也与乳糜尿有相似的外观,通过显微镜检查可以鉴别。尽管加乙醚后标本已经澄清,但最好经苏丹Ⅲ染色后,在显微镜下来确认阳性结果。

(四)参考值

阴性。

(五)临床意义

(1)累及淋巴循环系统疾病辅助诊断:如先天性淋巴管畸形、腹腔结核、肿瘤压迫、阻塞腹腔淋巴管或胸导管,胸腹创伤或手术损伤腹腔淋巴管或胸导管。

(2)丝虫病诊断:丝虫在淋巴系统中引起炎症反复发作,大量纤维组织增生,使腹部淋巴管或胸导管广泛阻塞,致使较为脆弱的肾盂及输尿管处淋巴管破裂,出现乳糜尿。

(3)其他:过度疲劳、妊娠及分娩后、糖尿病脂血症、肾盂肾炎、棘球蚴病、疟疾等。

九、尿苯丙酮定性试验

苯丙氨酸是人体必需的氨基酸之一,苯丙酮酸是苯丙氨酸的代谢产物。当肝脏中的苯丙氨酸羟化酶缺乏或不足,可使得代谢中苯丙氨酸不能氧化成酪氨酸,大量的苯丙氨酸在体内积聚,少部分由尿排出;而大部分苯丙氨酸可在转氨酶的作用下转变为苯丙酮酸后由尿排出。大量的苯丙酮酸在体内积聚,可损及神经系统和影响体内色素代谢。尿苯丙酮酸测定有助于新生儿苯丙酮酸尿症(PKU)的筛查。

(一)检验方法学

1.原理

尿中的苯丙酮酸在酸性条件下与三氯化铁作用,生成铁离子(Fe^{3+})与苯丙酮酸烯醇基的蓝绿色螯合物。该试验也称三氯化铁试验。

2.器材和试剂

试管、离心机、滤纸。①三氯化铁溶液:三氯化铁($FeCl_3 \cdot 6H_2O$)10.0 g,加水至 100 mL,充分溶解后备用。②磷酸盐沉淀剂:氯化镁($MgCl_2 \cdot 6H_2O$)2.20 g,氯化铵(NH_4Cl)1.40 g,浓氨液 2.0 mL,加蒸馏水至 1 000 mL,溶解后备用。③浓盐酸。

3.操作

操作包括:①取新鲜尿液 4 mL 于试管中,加磷酸盐沉淀剂 1 mL,充分混匀。②静置离心:静置 3 分钟后如出现沉淀,可用滤纸过滤或经离心除去沉淀物。③滤液中加入浓盐酸 2~3 滴,再加三氯化铁溶液 2~3 滴。每加 1 滴三氯化铁液时均应立即观察溶液的颜色变化。④结果观察:1~90 秒内如尿液显示灰绿色或蓝绿色并持续 2~4 分钟即为阳性,颜色的深浅与尿中苯丙酮酸含量成正比。超出观察时间后颜色会逐渐褪色。

(二)方法学评价

1.灵敏度和特异性

本试验为定性试验,对苯丙酮酸的敏感度为 50 g/L。由于苯丙酮尿症患者白天排出的苯丙酮酸一般在 100~300 g/L,因此对苯丙酮尿症患者比较敏感。某些药物或尿中的某些成分可对本试验产生影响,造成假阳性,如含有酚类药物(如水杨酸制剂)、氯丙嗪类物质,尿黑酸、乙酰乙酸、丙酮酸、氨基比林等可与三氯化铁发生呈色反应,因此在试验前应禁止用此类药物。

本试验方法是苯丙酮酸尿症的过筛试验,必要时应进行血清苯丙氨酸定量测定可确诊。

2.干扰因素

除上述的药物和尿中的某些物质可干扰试验外,尿中磷酸盐对本试验也有干扰,试验操作中的第 1、2 步骤其目的在于将无形的磷酸盐成分转变成有形的磷酸胺镁后,通过过滤或沉淀法除去。尿中胆红素增高可导致假阳性结果。在判读结果时,如绿色很快消失提示可能有尿黑酸存在,可报告苯丙酮酸定性试验阴性。

3.其他方法

国外有干化学试纸法,浸入尿液后,通过比色板判读结果。操作简单快速,携带方便,是一种较好的过筛方法。

(三)质量保证

(1)采用新鲜尿液标本:因苯丙酮酸在室温条件下不稳定,故留取标本后应立即测定。如不能及时检查应加少许硫酸防腐,并置于冰箱冷藏保存,试验前将标本恢复到室温后再行检验。

(2)滤液中加入浓盐酸可调整样本的 pH,本试验最佳 pH 为 2~3。

(3)每次试验前,应取正常人尿液一份做阴性对照。

(4)新生儿出生后 30~60 天内进行苯丙酮酸检查比较适宜。

（四）参考值

阴性。

（五）临床意义

阳性结果见于苯丙酮尿症,常用于新生儿苯丙酮尿症的筛查,这种病可导致新生儿发生先天性痴呆。此外,还见于酪氨酸血症,苯丙氨酸代谢的其他缺陷如暂时性苯丙酮尿症、新生儿高苯丙氨酸血症等。此外,对评估母亲苯丙酮尿症或高苯丙氨酸血症的程度对胎儿所受影响,以及妊娠期治疗、控制、防止和预防对胎儿的损害有一定价值。

十、尿胱氨酸定性试验

用于胱氨酸尿症的筛查试验。胱氨酸尿症又称亚硫酸盐氧化酶缺乏,为由于亚硫酸盐氧化酶缺乏,造成体内黄嘌呤代谢成尿酸、亚硫酸转变成硫酸盐,以及其他的代谢过程受阻。尿中胱氨酸增加还可因肾小管的遗传性缺陷造成,由于肾小管重吸收胱氨酸能力减低,从而引起尿中胱氨酸浓度增加,胱氨酸于酸性尿中很少溶解,当它的浓度超过其溶解度时就发生沉淀,形成结晶或结石。

（一）检验方法学

1.原理

尿中胱氨酸被碱性氰化物还原为半胱氨酸,半胱氨酸可与亚硝基铁氰化钠作用生成一种紫红色的化合物,根据颜色变化,判断结果。

2.器材和试剂

玻璃试管、吸管、滴管。试剂:①1.50 g/L 氰化钠水溶液;②2.50 g/L 亚硝基铁氰化钠水溶液。

3.操作

操作包括:①取新鲜尿液 5 mL 于玻璃试管中,加入浓度为 50 g/L 的氰化钠水溶液 2 mL,充分混匀后静置 10 分钟。②用滴管逐渐滴加浓度为 50 g/L 的亚硝基铁氰化钠水溶液 10～20 滴,边加边摇,并观察尿液颜色变化。③判断结果,尿液出红色改变为阳性结果。

（二）方法学评价

(1)灵敏度和特异性:本法对胱氨酸检查的灵敏度为＞250 mg/L,而正常人尿液中胱氨酸含量为 40～80 mg/24 h,胱氨酸尿症患者尿胱氨酸含量为 700～1 500 mg/24 h。本试验是确认胱氨酸尿症的一种常规定性试验方法,简单易行,其尿液显色后颜色的深浅与尿中胱氨酸含量成正比。

(2)干扰因素:尿酮体对本试验有干扰。

(3)除本法外,尿胱氨酸定性检查方法还有乙酸铅法。定量方法有色谱分析法和磷钨酸还原反应法,定量法的敏感度和特异性强于定性法。

（三）质量保证

(1)应采用新鲜尿液标本。

(2)两试剂有剧毒,应采取必要的安全防护措施,并按照剧毒药品试剂管理办法安全保管、配制和应用试剂。操作过程中要注意个人安全,防止污染。

（四）参考值

阴性。

（五）临床意义

胱氨酸尿症、胱氨酸性肾结石可呈阳性反应。

十一、尿本-周蛋白定性试验

本-周蛋白（Bence-Jones protein，BJP）是游离免疫球蛋白轻链，能通过肾小球滤过膜，当浓度增高超过近曲小管重吸收的极限时，可从尿液中排出。BJP 在 pH 4.9±0.1 条件下，加热至 40～60 ℃时可发生凝固，温度升至 90～100 ℃时可再溶解，而温度降低到 56 ℃左右，又可重新凝固，故又称为凝溶蛋白，此特点是 BJP 的重要特性之一。免疫球蛋白的轻链单体相对分子质量为 2.3 万，二聚体相对分子质量为 4.6 万，乙酸纤维素蛋白电泳时可在 α_2 至 γ 球蛋白区带间出现"M"带，大多位于 γ 区带及 β-γ 区带之间；SDS-PAGE 蛋白电泳可见到突出的低相对分子质量蛋白区带。BJP 不能与抗重链或抗 Ig 的抗血清起反应，但能与抗 κ（Kappa）和抗 λ（Lambda）抗血清起反应，据此可将其进一步分型。BJP 主要通过两种机制损伤肾功能：肾小管对 BJP 具有重吸收及异化作用，当 BJP 通过肾脏排泄时可在肾小管内沉淀，进而引起肾小管阻塞，抑制肾小管对其他蛋白成分的重吸收，损害近曲、远曲小管，因而导致肾功能障碍及形成本-周蛋白尿；其次，κ 轻链相对分子质量小，且具有肾毒性，可直接损害肾小管细胞。

（一）检验方法学

1.原理

该试验检验方法众多，原理各异，本小节对目前常用方法进行适当的介绍。

（1）热沉淀-溶解法：基于 BJP 在 56 ℃凝固，100 ℃溶解的特性。

（2）对-甲苯磺酸法对-甲苯磺酸法（p-toluene sulfonic acid，TSA）：基于对-甲苯磺酸法能沉淀相对分子质量较小的 BJP，而与相对分子质量较大的清蛋白和球蛋白不起反应原理而测定。

（3）蛋白电泳法：基于蛋白电泳的基本检测原理。

（4）免疫电泳（immunoelectrophoresis，IEP）：基于区带电泳原理和免疫学特异性抗原抗体反应的原理。首先将待检标本经琼脂或琼脂糖电泳，进行初步区带分离，然后在琼脂或琼脂糖板上沿电泳方向挖一个与之平行的小槽，加入与抗原相应的抗血清，作双向免疫扩散。已分离成区带的各抗原成分与抗体在琼脂板上相遇，在两者比例恰当的位置形成免疫结合沉淀弧。

（5）免疫固定电泳（immunofixation electrophoresis，IFE）：基于区带电泳原理和特异性抗原抗体反应的原理。与免疫电泳不同之处是将抗血清直接加于电泳后蛋白质区带表面，或将浸有抗血清的滤纸贴于其上，抗原与对应抗体直接发生沉淀反应，形成的复合物嵌于固相支持物中。将未结合的游离抗原或抗体洗去，则出现被结合固定的某种蛋白。

（6）免疫速率散射浊度法（immune rate nephelometry，IRN）：基于可溶性抗原-抗体反应，形成不溶性抗原-抗体复合物的免疫学原理。光沿着水平轴照射，遇到小颗粒的免疫复合物时将导致光散射，散射光的强度与复合物的含量成正比，即待测抗原越多，形成复合物越多，散射光强度越强。

2.器材和试剂

以对-甲苯磺酸测定法为例，介绍其试剂、测定方法和结果判断。器材：13 mm×150 mm 玻璃试管、刻度吸管、离心机。试剂：120 g/L 对-甲苯磺酸溶液（120 g 对甲-苯磺酸溶于 1 000 mL 蒸馏水中），冰醋酸。

3.操作(对-甲苯磺酸测定法)

操作步骤如下:①两支试管分别标记为测定管和对照管。在测定管和对照管内各加入离心后的澄清尿液 1 mL。②测定管内加入 120 g/L 对-甲苯磺酸溶液 0.5 mL,对照管内加入冰醋酸 0.5 mL。将两支试管混匀并静置 5 分钟。③结果观察。BJP 阳性:测定管浑浊加重或出现沉淀,对照管清晰透明或轻度浑浊;BJP 阴性:测定管清晰透明,或与对照管相似。

(二)方法学评价

目前检测尿 BJP 有很多方法可以使用,传统的测定方法当属热沉淀-凝固法(又称 Putnum 法),而电泳法或免疫固定电泳法被认为是最佳的 BJP 检测方法。下面是对不同检测方法的评价。

1.热沉淀-溶解法

热沉淀-溶解法灵敏度不高,一般尿中 BJP>0.3 g/L,有时甚至高达 2 g/L 方可检出,因此假阴性率高。此法检测需具备 3 个条件:①标本新鲜;②尿液浑浊时需离心取上清液;③若为蛋白尿,须先用加热乙酸法沉淀普通蛋白质,然后趁热过滤,取上清液检查。本方法标本用量较大。

2.对甲苯磺酸法

对甲苯磺酸法操作简便、灵敏度高,BJP>3 mg/L 时即可检出,是较敏感的筛选试验方法,对多发性骨髓瘤诊断阳性率可达 100%。尿中存在清蛋白时不会产生沉淀反应,但若球蛋白>5 g/L,可出现假阳性,是 BJP 常用的筛检试验方法。

3.SDS-PAGE 和乙酸纤维膜电泳法

SDS-PAGE 和乙酸纤维膜电泳法对 BJP 的阳性检出率高达 90%。SDS-PAGE 电泳以相对分子质量大小来区分蛋白质,因此可见到突出的低分子质量蛋白区带,经乙酸纤维膜电泳,BJP 可在 α_2 至 γ 球蛋白区带间出现"M"带,但如尿中 BJP 含量较低,需预先浓缩 10~50 倍。为便于分析,常需要作患者及正常人血清蛋白电泳及浓缩后的尿液电泳。肌红蛋白、溶菌酶、游离重链、转铁蛋白、脂蛋白或多量细菌沉淀物等也可出现类似于"M"的区带,因此当乙酸纤维素膜上出现波峰或怀疑有相关疾病时,应进行免疫电泳。

4.免疫电泳法

免疫电泳法是电泳技术与双向免疫扩散技术的组合,方法简单易行、样品用量少分辨率高、特异性强;但不同抗原物质在溶液中含量差异较大时,不能全部显现出来,需预测抗原与抗体的最适比;电泳条件可直接影响沉淀线的分辨率;结果判断需积累一定的经验。

5.免疫固定电泳法

采用特异抗体为鉴别同区带电泳分离出的蛋白,比区带电泳和免疫电泳更敏感。

6.免疫速率散射浊度法

在抗原-抗体反应的最高峰测定其复合物形成量,该方法具有测试速度快、灵敏度高、精确度高、稳定好的优点,是目前免疫学分析中比较先进的方法,能定量分析 κ 和 Λ 轻链的浓度,测定结果可靠。

(三)质量保证

充分了解各种不同检测方法的特异性和敏感性,根据情况选择试验方法和应用试验结果。

标本需要新鲜或低温保存,除去其他蛋白质的干扰。其他蛋白质分解变性可导致结果出现假阳性。尿中球蛋白>5.0 g/L 时,可出现假阳性,需要用确证试验鉴别,如免疫速率散射浊度法。

电泳法或免疫法测定时,如果尿中 BJP 含量低,需要预先进行浓缩标本。为便于分析常需要作患者和正常人血清蛋白电泳机浓缩尿电泳对比。

服用利福平类抗结核药的患者,可导致尿 BJP 出现假阳性,需要引起临床医师注意。

尿免疫电泳或免疫固定电泳可发现 50%～80% 的患者尿 BJP 阳性,而用干化学试带法筛检蛋白尿时可漏检 BJP。

(四)参考值

阴性。

(五)临床意义

尿 BJP 检测主要用于多发性骨髓瘤(MM)、原发性淀粉样变性、巨球蛋白血症及其他恶性淋巴增殖性疾病的诊断和鉴别诊断。

1.多发性骨髓瘤

患者尿中可出现 BJP 单克隆轻链。κ/Λ 的比率为 2：1。99% 的多发性骨髓瘤患者在诊断时有血清 M-蛋白或尿 M-蛋白。早期尿 BJP 可呈间歇性排出,50% 病例每天排出量＞4 g,最多可达 90 g。

2.巨球蛋白血症

80% 的患者尿中有单克隆轻链。

3.原发性淀粉样变性

70% 以上的患者血和尿中发现单克隆蛋白,89% 患者诊断时血或尿中有单克隆蛋白。

4.其他疾病

μ 重链病 2/3 病例会出现 BJP 尿。此外,恶性淋巴瘤、慢性淋巴细胞白血病、转移癌、慢性肾炎、肾盂肾炎、肾癌等患者尿中偶见 BJP。20% 的"良性"单克隆免疫球蛋白血症病例可查出 BJP,但尿中含量低,多数＜60 mg/L;经长期观察即使是稳定数年的良性 BJP 患者,仍有发展为多发性骨髓瘤或淀粉样变性病的可能性。也有良性 BJP 尿个例,如一些患者有稳定的血清 M 蛋白和尿 BJP,长达 15 年也未发展为多发性骨髓瘤或有关疾病。

十二、尿肌红蛋白定性试验

肌红蛋白(myoglobin,Mb)是横纹肌、心肌细胞内的一种含亚铁血红素单链的蛋白质,相对分子质量为 1.6 万～1.8 万,其结构及特性与血红蛋白相似。当肌肉组织受损伤时,肌红蛋白可大量释放至细胞外进入血液循环,因其相对分子质量较小,可迅速通过肾小球滤过而由肾脏排出。尿中肌红蛋白检查阳性,称肌红蛋白尿,其外观呈深红、不透明的酱油色、深褐色等,镜检无红细胞,但潜血试验阳性。

(一)检验方法学

饱和硫酸铵溶解试验如下。

1.原理

肌红蛋白在 80% 饱和硫酸铵浓度作用下可被溶解,而血红蛋白和其他蛋白被沉淀。在尿液中加入 80% 饱和硫酸铵试剂可分离出肌红蛋白再进行潜血试验,若呈阳性则为肌红蛋白尿。

2.器材和试剂

玻璃试管,离心机;硫酸铵(CP),化学法所用隐血试剂。

3.操作

操作步骤如下:①取约 5 mL 新鲜尿液放于试管内,缓慢加入约 2.8 g 的硫酸铵,振摇后使其溶解,此时硫酸铵的浓度约为 80%,基本呈饱和状态。②静止 5 分钟后离心沉淀,除掉血红蛋白和其他蛋白质成分。③用一次性吸管将上清液取出,用化学法(如氨基比林法、邻联甲苯铵法或愈创木树脂法)测定上清液的血红蛋白,出现阳性反应即为尿肌红蛋白阳性。

(二)方法学评价

1.灵敏度和特异性

硫酸铵肌红蛋白溶解试验,方法简单但操作较麻烦。可利用正铁血红蛋白与正铁肌红蛋白的氧化物在 $580\sim600$ nm 处吸收光谱完全不同的特点,对肌红蛋白与血红蛋白并存的尿液加以区别,但灵敏度较差。目前,多采用抗肌红蛋白的单克隆抗体进行酶联免疫吸附或放射免疫法测定,其灵敏度、特异性均较好。

2.干扰因素

标本因素:标本必须新鲜,以免氧合肌红蛋白被还原而被沉淀;防止肌红蛋白变性。若沉淀后的上清液和沉淀物同时出现阳性,表明该标本同时含有血红蛋白和肌红蛋白。

(三)质量保证

氧合肌红蛋白久置后可被还原,在应用硫酸铵肌红蛋白溶解试验时可被沉淀而引起假阴性,因此应使用新鲜尿标本。

认真询问病史、血清(浆)生化检查、尿液理学检查、尿液化学检查和尿沉渣检查等,有助于区别血尿、血红蛋白尿和肌红蛋白尿。国外学者曾经提出通过比较血液和血浆的颜色来进行区分,如果尿液和血浆同为红色,可能为血红蛋白尿;而尿液红色,血浆颜色正常则可疑为肌红蛋白尿。而通过血尿、血红蛋白尿和肌红蛋白尿的其他特点也可对其进行初步鉴别。

(四)参考值

阴性。

(五)临床意义

肌红蛋白尿检测主要用于鉴别机体是否发生肌肉损伤。常见于以下疾病。

(1)阵发性肌红蛋白尿:易见于剧烈运动后,如马拉松长跑、空手道等,典型者有肌肉疼痛或痉挛,1~2 天内排出棕红色尿,试带法血红蛋白测定即可呈阳性,并可出现尿蛋白、少量红细胞,血清清晰,但肌酸激酶增高。

(2)创伤:挤压综合征、子弹伤、烧伤、电击伤、手术创伤等。

(3)组织局部缺血:心肌梗死早期、动脉阻塞缺血。

(4)代谢性肌红蛋白尿:酒精中毒、砷化氢、一氧化碳中毒,巴比妥中毒、肌糖原积累等。

(5)原发性(遗传性)肌肉疾病:皮肌炎、多发性肌炎、肌肉营养不良等。

十三、尿酪氨酸定性试验

酪氨酸代谢病是一种罕见的遗传性疾病。由于缺乏对羟基苯丙酮酸氧化酶和酪氨酸转氨酶,尿中对羟基苯丙酮酸和酪氨酸显著增加,临床表现为结节性肝硬化、腹部膨大、脾大、多发性肾小管功能障碍等。该试验是一种尿中酪氨酸定性检查的过筛性试验。

(一)检验方法学

1.原理

尿中酪氨酸与硝酸亚汞和硝酸汞反应,生成一种红色的沉淀物(millon 反应)。根据颜色变化判断结果。

2.器材和试剂

器材:酒精灯、试管和试管夹。试剂:汞 1 mL,浓硝酸 9 mL,混合加热助溶后,再加入蒸馏水 10 mL,静置数小时,备用。

3.操作

操作步骤如下:①取尿液 2 mL 加入试管内,再加入等量的试剂,混合均匀。②在酒精灯上加热煮沸,并观察颜色改变情况。③观察结果:出现红色沉淀物即为阳性结果。

(二)方法学评价

该方法为简单的定性试验,其应用价值有限。目前已经出现具有定量分析的尿酪氨酸检测方法,如分光光度法、化学发光法、荧光分析法、气相色谱法,以及专用尿液酪氨酸检测试剂盒等,应该是此项检查最好的检查法。

(三)质量保证

(1)应采用新鲜尿液进行测定。

(2)尿蛋白增高可导致本试验出现假阳性结果,因此蛋白尿患者不适宜此项检查。

(3)巴比妥、水杨酸可导致黄色沉淀出现,对结果的判断产生干扰。

(四)参考值

阴性。

(五)临床意义

酪氨酸代谢病是一种罕见的遗传性疾病,由于缺乏酪氨酸转氨酶和对羟基苯丙酮酸氧化酶,使尿中酪氨酸和对羟基苯丙酮酸显著增加,出现酪氨酸尿症,本试验可呈阳性反应。当酪氨酸尿症合并肾功能不全时,尿中酪氨酸排泄发生障碍,可导致本试验出现阴性结果。

急性磷、氯仿或四氯化碳中毒,暴发性肝衰竭或重症肝硬化、白血病、糖尿病性昏迷或伤寒等可出现阳性结果。

此外,尿酪氨酸检查有助于癌症的早期筛查和诊断。

(王能一)

第二节 粪 便 检 验

一、颜色

颜色可根据观察所见报告,如黄色、灰白色、绿色、红色和柏油样等。

正常粪便因粪胆素而呈棕黄色,但可因饮食、药物或疾病影响而改变粪便颜色。灰白色见于钡餐后、服硅酸铝、阻塞性黄疸、胆汁减少或缺乏。绿色见于食用含叶绿素的蔬菜后及含胆绿素时。红色见于下消化道出血、食用西红柿、西瓜等。柏油样便见于上消化道出血等。酱色便常见于阿米巴痢疾、食用大量咖啡和巧克力等。

二、性状

性状可报告为软、硬、糊状、泡沫样、稀汁样、血水样、血样、黏液血样、黏液脓样、米泔水样和有不消化食物等。

正常时为有形软便。球形硬便可见于便秘。黏液稀便可见于肠壁受刺激或发炎时,如肠炎、痢疾和急性血吸虫病等。黏液脓性血便多见于细菌痢疾。酱色黏液(可带脓)便多见于阿米巴痢疾。稀汁样便可见于急性肠胃炎,大量时见于假膜性肠炎及隐孢子虫感染等。米泔水样便并有大量肠黏膜脱落,见于霍乱、副霍乱等。扁平带状便可能因直肠或肛门狭窄所致,如直肠癌和直肠息肉等。

三、粪便潜血试验

消化道少量出血(<5 mL),粪便无可见血液,显微镜检查也未查见红细胞,而用免疫法、化学法等其他检查方法能证实粪便有潜血的试验,称为粪便潜血试验。目前,FOBT 方法主要有两类:免疫(化学)法和化学法。

(一)检验原理

1.免疫法

粪便免疫化学潜血试验(fecal immunochemical test,FIT)或粪便免疫法潜血试验(immunological fecal occult blood test,iFOBT)均以抗人完整血红蛋白和球蛋白抗体为原理检测潜血。

曾有许多免疫法 FOBT,如免疫单向扩散法、对流免疫电泳、酶联免疫吸附试验、免疫斑点法、放射免疫扩散法、反向间接血凝法等。此外,还有半自动、全自动的仪器检测 FOBT。

单克隆抗体免疫胶体金法检测原理:胶体金是由氯化金和枸橼酸合成的胶体物质,呈紫红色。胶体金与羊抗人血红蛋白单克隆抗体(羊抗人 Hb 单抗)吸附在特制的乙酸纤维膜上,形成一种有标记抗体的胶体金物质,再在试带的上端涂上包被抗体(羊抗人 Hb 多抗)和羊抗鼠 IgG 抗体。检测时,将试带浸入粪悬液中,悬液通过层析作用,沿着试带上行。如粪便中含有血红蛋白(Hb),则在上行过程中与胶体金标记羊抗人 Hb 单抗结合,待行至羊抗人 Hb 多抗体线时,形成金标记抗人 Hb 单抗-粪 Hb 羊抗人 Hb 多抗复合物,在试带上显现一条紫红色线;试带上无关的金标记鼠 IgG 随粪悬液上行至羊抗鼠 IgG 处时,与之结合形成另一条紫红色线,为阴性对照线(质控线)。

2.化学法

常用 FOBT 有邻甲联苯胺法、愈创木酯法、四甲基联苯胺等,基本检测原理相似,传统手工操作繁琐的 FOBT 化学法已被目前简便快速的化学试带法所替代。

化学法检测原理:血红蛋白中的亚铁血红素有类似过氧化物酶的活性,能催化过氧化氢为电子受体,使无色的受体氧化为有色的复合物(如邻甲联苯胺法:邻甲偶氮苯显蓝色)。

(二)检验方法学

1.免疫法

以单克隆抗体免疫胶体金法为例,操作如下。

(1)器材和试剂:配套免疫法 FOBT 试剂盒。

(2)操作:主要步骤如下。

1)取粪便标本:用采便容器上的采便棒从6个不同部位的粪便标本处取样,达到所取粪便全部覆盖采便棒远端螺旋状槽沟。

2)制备粪便混悬液:将盖拧紧,动采便容器,使粪便与溶液成均匀悬液状。

3)取出试条:撕开铝锚袋,取出试带。

4)加试剂:折断采便器尖端,在样品孔中滴3滴(或取1 mL滴到盛有蒸馏水的小试管内),将试带箭头所指端插入试管内,1~5分钟内判断结果。

5)判断结果。①阳性:在阅读窗口,可见控制线(C)、反应线(T)区均出现紫红色带。②阴性:在阅读窗口,紫红色带只出现于控制线区(C),而未出现于反应线区(T)。③无效:控制线(C)和反应线(T)均未出现紫红色带,提示试带可能失效,应找出原因重新测试。

2.化学法

(1)以手工邻联甲苯胺法为例,如下。

1)器材和试剂:①10 g/L邻联甲苯胺(o-tolidine)溶液:取邻甲联苯胺1 g,溶于冰醋酸溶液及无水酒精各50 mL混合液,置棕色瓶中,于4 ℃冰箱保存(可达12周)。②3%过氧化氢溶液。③竹签、消毒棉签(或滤纸、或白瓷板)。

2)操作主要步骤如下。

取粪便标本:用竹签取少量粪便,涂于消毒棉签上或白瓷板上。

加试剂:加邻甲苯胺冰醋酸溶液2滴于粪便上,再加过氧化氢液2滴。

判断结果。①阴性:加试剂2分钟后仍不显色。②阳性:加试剂2分钟内显色。③1+:加试剂10秒后,由浅蓝色渐变蓝。④2+:加试剂后,初显浅蓝褐色,渐呈明显蓝褐色。⑤3+:加试剂后,即呈蓝褐色。⑥4+:加试剂后,即呈蓝黑褐色。

(2)以手工愈创木酯法(guaiac fecal occult blood test,gFOBT)为例,如下。

1)器材和试剂:①愈创木酯饱和溶液:取愈创木酶粉末2 g,溶于95%酒精100 mL内。②冰醋酸溶液。③3%过氧化氢溶液。

2)操作主要步骤如下:将少量粪便涂于白瓷板或玻片上,滴加愈创木酯饱和溶液、冰醋酸溶液及过氧化氢溶液各1滴。结果判断如下。①阳性:30秒内,显蓝色或蓝绿色。②阴性:30秒后,显色或显其他颜色。

(三)方法学评价

1.免疫法

灵敏度和特异性:灵敏度高,为0.2 mg Hb/g粪便,对大肠出血敏感性好。免疫法潜血试验只对人血红蛋白敏感,不受饮食、动物(如鸡、牛、马、猪、羊、兔等)血红蛋白(500 μg/mL)、辣根过氧化物酶(200 μg/mL)和药物的干扰。目前认为,免疫法特异性等于或好于愈创木酯法,且无须禁食。免疫法最适用筛检下消化道大肠癌(潜血),而对上消化道出血不敏感。

干扰因素如下。

(1)生理因素:生理性胃肠道排出血液0.5~1.5 mL/d,马拉松长跑运动员可达4 mL/d,故试验可阳性。

(2)药物因素:如阿司匹林(2.5 g)可使消化道出血达2~5 mL/d,故试验可阳性。其他试验阳性的药物,如皮质类固醇、非甾体抗炎药(吲哚美辛、布洛芬、舒林酸);引起肠炎药物,如甲基多巴和多种抗生素。

(3)标本因素:造成试验假阴性的因素,可见于患者消化道大量出血(粪便血红蛋白浓度过高,即抗原过剩)时,虽粪便外观已明显呈柏油样,而免疫法潜血试验结果呈阴性或弱阳性,出现后带(postzone)现象。假阴性还见于上消化道出血血红蛋白经肠道消化酶降解变性、丧失免疫原性,或单克隆抗体与血红蛋白抗原不匹配所致。此外,不推荐采集直肠指检或便池标本作FOBT。

(4)器材和试剂因素:多见于 FOBT 试剂盒失效而使试验呈假阴性。

(5)操作因素:直接用低温(<15 ℃)保存的标本做试验,结果可呈假阴性。

2.化学法

检测灵敏度和特异性:各种化学法 FOBT 的检测灵敏度、特异性和临床应用特点不一。化学法适用于诊断上消化道出血,结果更可靠。

干扰因素如下。

(1)标本因素:假阴性,因粪便标本中 Hb 破坏。假阳性,粪便中非消化道出血如齿龈、鼻、月经出血等。

(2)食物因素:假阳性,来自含血红蛋白的动物血、肉、肝,鱼,含过氧化物酶的新鲜蔬菜(萝卜、西红柿、菠菜、韭菜、芹菜、油菜、木耳、花菜、黄瓜、辣根、苹果、柑橘、香蕉、白菜等)。

(3)药物因素:假阳性,因使用铁剂、铋剂,药物如阿司匹林、皮质类固醇、非甾体抗炎药、甲基多巴、华法林、多种抗生素、秋水仙素、萝芙木碱、中药。假阴性,因服用大量维生素 C 或其他具有还原作用的药物,及食用柑橘类(250 mg/d)食物。

(4)器材和试剂因素:假阳性,因器材(试管、玻片、滴管等)污染铜离子、铁离子、消毒剂(氯、碘)、溴、硼酸、过氧化物酶。假阴性,因过氧化氢浓度低或过氧化氢陈旧失效、试剂保存温度和湿度不当,如冷冻、受光、受热和受潮。

(5)操作过程因素:假阴性,因试验反应时间不足、显色判断不准。

3.其他方法

其他方法如下。①血红蛋白卟啉荧光定量试验法:优点是无化学法受外源过氧化物酶、免疫法受血红蛋白降解影响检测结果的缺点,检测可自动化;但仍受外源性肉类血红素、卟啉类物质和服阿司匹林的干扰,且试验方法复杂、需在实验室进行分析而应用有限。②核素铬(^{51}Cr)法:灵敏度和特异性高于化学法,但费时、价高、有放射性,不适宜对人群筛检;与其他检查技术共用,可定位出血来源。灵敏度>5 mL/d血。③转铁蛋白(transferrin,Tf)法:灵敏度 2 mg/L,稳定性比潜血试验 Hb 测定高,如联合检测 Tf 和 Hb,则假阴性减低。

FOBT 是临床上减低结直肠癌死亡率、普遍可行的非侵入性筛检方法,但灵敏度和特异性有限。目前,已用灵敏度和特异性较高的分子生物学方法筛检粪便 DNA,来反映结直肠癌的基因突变(主要与 *APC*、*p53*、*K-ras* 等基因有关)。

(四)质量保证

1.分析前

因息肉和癌症均可间歇性出血,如用化学法 FOBT,患者必须在试验前 3 天和试验当天停用引起消化道出血的药物,禁食含动物血的肉、鱼、肝和大量含过氧化物酶的蔬菜,禁用造成 FOBT 阴性的维生素 C 和柑橘类(250 mg/d)食物。连续 3 天(每天 2 份标本)检测 FOBT,可减少因肿瘤间歇性出血、做 1 次检查造成试验假阴性的概率。如临床上可行,试验前 7 天和试验当天,应避免服用非甾体抗炎药、华法林等药物。

粪便标本应新鲜,1 小时内检查完毕。避免使用过多或过少粪便标本量,避免化学物质污染和非消化道的齿龈出血、鼻出血、月经血等混入标本。因消化道出血常间歇性,血液常隐藏于粪便内,故须指导患者从同 1 份标本的几个不同部位取样,混匀后做 FOBT,达到最大限度地阳性检出率。注意 FOBT 试剂盒有效期。

2.分析中

按试剂盒说明书强调规范操作,作好质量控制。如加热器材破坏过氧化物酶;做阴性、阳性质控对照试验;判断化学法使用过氧化氢试剂的有效性(将过氧化氢滴血片上,产生泡沫或滴加于重铬酸钾硫酸液显褐色,均表示有效,否则必须重新配制);避免试剂因失效造成假阴性;保证试验反应温度。因尚无自动 gFOBT 分析方法,故解释阳性结果的色泽变化常较困难,尤其对缺乏经验者而言。

3.分析后

与临床沟通,应核实 FOBT 结果与临床诊断的符合率,提高 FOBT 的临床诊断性能。

(五)参考范围

化学法或免疫法:阴性。

(六)临床意义

FOBT 主要用于消化道出血、消化道肿瘤的筛检和辅助鉴别诊断。

1.FOBT 阳性常见疾病

消化道恶性肿瘤(特别是结直肠癌);消化性溃疡、胃炎(特别与酒精、阿司匹林或吲哚美辛相关)、胆道出血、肠结核、憩室病、消化道息肉、缺血性肠病、马-韦食管黏膜撕裂症、肠道炎症性损害如溃疡性结肠炎、克罗恩病、志贺菌病、阿米巴病、伤寒、肠套叠、食管裂孔疝、回归热、钩虫病、创伤、急性白血病、血友病、遗传性毛细血管扩张症、维生素 C 缺乏症、弹性假黄瘤、结节性多动脉炎、过敏性紫癜、淀粉样病、特纳综合征、尿毒症、放射疗法、神经纤维瘤、多发性特发性出血性肉瘤、静脉曲张出血。粪便表面如见少量鲜血,常因痔疮、肛裂、肛瘘、直肠炎、直肠息肉所致,此标本 FOBT 显然呈阳性。

2.结直肠癌(colorectal cancer,CRC)的早期筛检

FOBT 是较好的提示早期结直肠癌恶性肿瘤的简便筛检方法。有试验表明,筛检结肠癌($n=24$):诊断灵敏度,FIT 法 87.5%,gFOBT 法 54.2%;筛检腺瘤($n=61$),诊断灵敏度,FIT 法 42.6%,gFOBT 法 23.0%;阳性预测值,FIT 法 41.9%,gFOBT 法 40.4%。

目前,临床医学和检验医学界以循证检验医学的原则,对 FOBT 的临床意义进行了评价。主要内容有以下方面。筛检对象:年龄为 50～75 岁;筛检方法:推荐首选筛检结直肠癌的方法是用高灵敏度的免疫法(FIT)或高灵敏度的愈创木酯法(gFOBT)潜血试验;筛检时间:每年 1 次。

美国癌症学会(ACS)、美国胃肠病协会(AGA)建议对年龄>50 岁男女选用以下方法之一筛检结直肠癌:每年 1 次 FOBT,每 5 年 1 次乙状结肠镜检查,每年 1 次 FOBT 加每 5 年 1 次乙状结肠镜检查,每 5 年 1 次对比钡剂灌肠检查,每 10 年 1 次结肠镜检查。

《美国胃肠病学会(ACG)结直肠癌筛查指南》(2008 年)首推用 FIT 法每年 1 次筛检早期结直肠癌。对于一级亲属有腺瘤家族史或年龄≥60 岁时发生结肠癌或进展性腺瘤的人群,要求:①只有 1 个一级亲属在≥60 岁时发生结直肠癌或进展性腺瘤(腺瘤≥1 cm 或高度异常增生或有绒毛成分),推荐筛查频率与普通危险人群相同(从 50 岁开始,每 10 年 1 次)。②只有 1 个一级亲属年龄<60 岁时被诊断为结直肠癌或进展性腺瘤,或者 2 个一级亲属患结直肠癌或进展性腺瘤,推荐从 40 岁开始筛查,或比家族中最早确诊结直肠癌的年龄提前 10 年开始,每 5 年进行

1次结肠镜检查。③仅患有小管状腺瘤的单个一级亲属,并不增加结直肠癌风险,故筛检方式与普通危险群类似。

粪便 DNA 检测以发现肿瘤和进行性息肉为主要目的,灵敏度 52%～91%,特异性为 93%～97%,均优于粪便潜血检查;同时无须多次留取标本,避免非特异性干扰因素和间断出血对检查结果的影响。然而,因其检测费用显著高于粪便潜血试验。

对 FOBT 的最新评价(2011 年)是:检查和治疗结直肠癌的金标准是"结肠镜检查加癌前期息肉切除";结直肠癌筛检项目包括 FOBT 检查、乙状结肠镜或 FOBT 单独检查、结合双对比钡剂灌肠检查、粪便 DNA 检测、CT 结肠镜检查等。目前认为,现有结直肠癌检查项目和方法虽不足以最有效筛检结直肠癌,且各权威组织的建议和指南也不一致,但均认为 FOBT 仍是一个有价值筛检方法。《美国结直肠癌筛查指南》建议无论是 gFOBT 法或免疫化学法,均应首选高灵敏度的 FOBT 法,推荐对无症状人群做 gFOBT 筛查。《英国临床循证指南》建议对有症状的患者不必做 gFOBT 试验,而应提醒临床医师让患者直接做肠镜直视检查。

关于 gFOBT。①传统 gFOBT 优点:价廉,有阴、阳性对照,Cochrane 综述表明 gFOBT 筛检结直肠癌可减少结直肠癌病死率相对危险性的 16%。gFOBT 缺点:灵敏度低、非人血液、食用过氧化酶活性高的蔬菜可致试验假阳性。②新 gFOBT 试验如 HemoccultⅡ灵敏度 80%,特异性 94%。③gFOBT 筛检结直肠癌总灵敏度 51%～100%,特异性 90%～97%,阳性预测值 2.4%～17.0%。④gFOBT 阳性并不一定是结直肠癌,也可由上消化道出血所致。

关于 FIT 法 FOBT:①美国、欧洲等多种指南提倡用 FIT 法筛检结直肠癌,有定性法和定量法两种。②FIT 定性分析优点:比 gFOBT 检出更多结直肠肿瘤;检测粪便标本只需 1～2 份,提高了患者接受试验的依从性;无饮食干扰问题;对下消化道出血更特异,检测简便可靠,有阳性质控;有自动 FIT 定性检测系统,荷兰大规模(研究 20 623 例)随机对照粪便潜血试验显示,自动 FIT 法筛检结直肠癌的阳性检出率(5.5%)高于 gFOBT 法(2.4%);高精密度、高检测量有助于大规模筛查结直肠癌;可设置检测血红蛋白浓度临界值,满足临床筛检结直肠癌最适阳性率的需求(血红蛋白检测临界值增高,临床筛检结直肠癌特异性增高,而灵敏度减低;血红蛋白检测临界值减低,则筛检晚期腺瘤性息肉的能力增强,肠镜检查证实 FIT 法能发现更多腺瘤和癌症患者。③FIT 定性分析缺点:费用高;分析时间比 gFOBT 长;FIT 筛检出的假阳性可使大批患者继续不必要、有一定风险的结肠镜检查。

我国临床研究表明:50 岁以上成人应为 FOBT 筛检对象,采用连续性 FOBT,对早期检测结直肠癌可靠。孙建珍等认为,联合化学法和免疫法检测粪便潜血,既可消除化学法的假阳性问题,又可筛出化学法假阴性;FOBT 组合检测的结果如下。①免疫化学法(＋)、化学法(＋):提示消化道出血。②免疫化学法(＋)、化学法(－):提示消化道少量出血,大部分为下消化道出血。③免疫化学法(－)、化学法(＋):主要提示上消化道少量出血,但应了解患者的饮食情况和服药情况,以便排除假阳性反应。④免疫化学法(－)、化学法(－):仅凭任何 1 次检测结果不能排除消化道出血。

3.消化性溃疡与肿瘤出血的鉴别

通常消化道溃疡阳性率可达 50%～77%,多呈间歇性阳性;消化道溃疡治疗后,粪便颜色趋正常,但潜血试验可持续阳性 5～7 天,故临床判断出血是否完全停止,以 FOBT 结果为最可靠指标。消化道癌肿(胃癌、结肠癌等)阳性率可达 87%～95%,出血量虽少常呈持续性阳性。

4.寻找贫血原因

FOBT 也用于临床探查贫血原因。有贫血症状、血红蛋白和血细胞比容减低者,可做 FOBT 有助于发现消化道溃疡出血所致的贫血原因。

四、脂肪检查

正常人普通膳食时,粪便中的脂肪主要来源于食物,少部分来源于胃肠道分泌、细胞脱落和细菌代谢。粪便脂肪包括结合脂肪、游离脂肪酸和中性脂肪。摄入的脂肪 95％以上被吸收,从粪便中排出的脂肪甚少。不同病因粪便脂肪增加的种类不尽一致,如胰腺分泌障碍时,中性脂肪增加,而肠吸收障碍时为脂肪酸增加。

粪便脂肪测定分为定性测定和定量测定两类。脂肪定量可分为重量法及滴定法两种。以下介绍滴定法。

(一)检验方法学

1.原理

用中性酒精提取粪便中脂肪酸,以麝香草酚蓝为指示剂,用已知浓度的碱溶液滴定,测定后用氢氧化钠异丁醇溶液,将脂肪皂化,再用盐酸滴定皂化后剩余的碱量,计算粪便内中性脂肪含量。

2.器材和试剂

(1)器材:三角烧瓶、蒸发皿等。

(2)试剂。①(6.8 mol/L)250 mg/L 盐酸溶液:2.5％盐酸(比重 1.013)1 L 中加入氯化钠 250 g。②96％酒精:含有 0.4％异戊醇。③96％酒精:中性对麝香草酚蓝指示剂(麝香草酚蓝 2 g 溶于 50％酒精 100 mL 中)。④石油醚,沸点40～60 ℃。⑤0.1 mol/L 氢氧化钾异丁醇溶液。

3.操作

(1)加盐酸:取粪便 5 g,置三角烧瓶内,加入盐酸溶液 22 mL,煮沸 1 分钟后静置冷却。

(2)蒸发石油醚层:加入含异戊醇的乙醚 40 mL,石油醚 50 mL,加橡皮塞用力振荡 1 分钟。

(3)留取脂肪:取石油醚层 25 mL,置于蒸发皿内,将石油醚蒸发至干。

(4)加碱滴定:加 2 mL96％中性酒精,溶解脂肪酸,再加麝香草酚蓝数滴,用 0.1 mol/L 氢氧化钾异丁醇溶液滴定,用去量为 A。

(5)加液混合:加入 0.1 mol/L 氢氧化钾异丁醇溶液 10 mL,轻轻煮沸 15 分钟,加入加热的 96％中性酒精 10 mL,混匀。

(6)加酸滴定:用 0.1 mol/L 盐酸溶液滴定过量的碱,用去量为 C。空白:滴定 0.1 mol/L 氢氧化钾异丁醇溶液 10 mL,所需 0.1 mol/L 盐酸溶液量为 B。

(7)计算:公式如下:

$$脂肪酸/100 \text{ g} 粪便 = (A \times 284 \times 1.04 \times 2 \times 100)/1.0000Q = 5.907A/Q$$

$$中性脂肪/100 \text{ g} 粪便 = [(B-C) \times 297 \times 1.01 \times 2 \times 100]/1.0000Q = 5.999(B-C)/Q$$

(Q:为检测用粪便量克数;1.01、1.04:为矫正石油醚量;284:为脂肪酸相对分子质量;297:为中性脂肪相对分子质量)

(二)方法学评价

粪便脂肪常用的检查方法有粪便脂肪定量测定和显微镜定性检查法,后者虽简单易行,但准确率低,只能用作消化吸收不良的筛检试验,而不作为诊断的依据。粪便脂肪定量测定:虽是脂肪泻的确定性试验,但也不能鉴别脂肪泻的原因。

1.检测方法

(1)称量法:是用乙醚从粪便中提取脂肪,将乙醚蒸发后称其重量;其优点是方法简便,缺点为粪便中如存在矿物油类和其他可溶于乙醚的物质,也被同时合并测量。

(2)滴定法:是先加强碱使脂肪皂化(结合脂肪酸),经酸水解后,用乙醚提取脂肪酸,再用碱滴定,或根据脂肪皂化所需要的碱量计算脂肪量;其缺点是用固定的硬脂肪酸相对分子质量进行计算,而实际摄入食物中所含脂肪酸,是由种种相对分子质量构成的。利用脂肪定量还能计算脂肪吸收率,估计消化吸收功能,要求在测定前 $2\sim3$ 天给予脂肪含量为 $100\ g/d$ 的标准膳食,自测定日起,仍继续给予标准膳食连续3天,收集 24 小时粪便,测定总脂肪量。

脂肪吸收率(%)=[(膳食总脂肪量-粪便总脂肪量)/膳食总脂量]×100%

2.干扰因素

(1)标本因素:粪便中脂肪测定标本的计算,分为湿式标本重量计算及干燥标本重量计算,无论用哪种计算法,若为随机取样检查是不标准的,因而必须收集 $3\sim5$ 天的粪便,混匀后(因脂肪在粪便中分布不均匀)取样测定。留取标本过程中,应将粪便标本置于冰箱中保存。避免使用灌肠、泻剂和含有矿物油的粪便标本。

(2)食物因素:进食脂肪量过少时,即便消化吸收障碍,排出粪便中的脂肪量也可在 5 g 以下。进食无脂肪时,因肠黏膜上皮细胞脱落及肠内细菌的存在,每天也从粪便中排出脂肪约 2 g。故定量检查时,患者须按标准脂肪餐进食。

(三)质量保证

分析前留全部粪便,且 3 天中粪便总量应≥300 g。因脂肪在粪便中分布不均匀,故必须混匀后留取标本。

(四)参考范围

每天试验餐中含脂肪 $80\sim100$ g 时,粪便内脂肪排出量<6 g。成人或儿童(年龄>3 岁)脂肪吸收率≥95%。

(五)临床意义

粪便脂肪测定主要了解人体的消化或吸收功能,间接诊断消化道疾病。健康人脂肪吸收率达 95% 以上;每天进食含脂肪 100 g 的试验餐后,粪便排出脂肪量应<6 g/d,若>6 g 提示吸收异常,称为脂肪泻。粪便脂肪定量检查用以证实脂肪泻,是诊断吸收不良的前提。粪便脂肪增加的原因:肝、胆道疾病,如肝内外胆道梗阻则胆汁缺乏、病毒性肝炎、肝硬化等,使脂肪乳化能力降低。胰腺疾病,如慢性胰腺炎、胰腺癌、胰腺囊性纤维化,因胰脂肪酶缺乏,使脂肪消化能力降低。肠道疾病,如乳糜泻等,使脂肪吸收能力减低。乳糜泻时粪内脂肪每天排出量可达 $10\sim30$ g,胰腺功能不全和空肠旁路术后可达 50 g。

五、检验方法学

(一)直接涂片

粪便直接涂片显微镜检查,是粪便检查中最重要、最常用的检查法。其目的主要是观察虫卵、原虫等;各种消化产物如结缔组织与弹力纤维、淀粉颗粒、肌肉纤维等;各种体细胞如上皮细胞、白细胞、红细胞等。

1.原理

将粪便标本悬液制成涂片,在普通光学显微镜下观察判断是否有过多的细胞、食物残渣、结晶,以及病原体等。

2.器材和试剂

普通载玻片、玻璃盖片、竹签,普通光学显微镜;生理盐水。

3.操作

(1)制备涂片:在干净载玻片上,加生理盐水 1～2 滴,用竹签取外观带病理成分(含黏液、脓、血部分的粪便)或从成形便表面、深处及多处取粪便适量,混匀,涂成面积占载玻片 2/3、厚度以能透视辨认出涂片下字迹为佳的涂片标本。

(2)加盖玻片:加合适的盖玻片 1 张。

(3)镜下观察:在镜下按"从上至下、从左至右"的有序视野(一个视野挨着一个视野,既不重复、也不遗漏)观察标本中各种细胞等有形成分,共 10 个视野。先低倍镜观察寄生虫卵、原虫和食物残渣;再高倍镜观察细胞、确认寄生虫卵、结晶等。①虫卵、原虫检查:如发现疑似包囊,则在涂片的盖玻片边缘处加 1 滴碘液,在高倍下仔细识别,如仍不能确定,再另取标本作标本浓缩法检查。虫卵报告方式:未找到时报告"未找到虫卵",找到时,报告所见虫卵名称并注明数量,以低倍或高倍视野计算,现建议逐步实施定量化报告。②细胞检查:注意红细胞、白细胞、上皮细胞、巨噬细胞等。而嗜酸性粒细胞须直接涂片干后瑞氏染色可见。③植物细胞检查:须与寄生虫、人体细胞相鉴别,并应注意有无肌纤维、结缔组织、弹力纤维、淀粉颗粒、脂肪小滴球(后者须染色检查)等。④结晶检查:须特别注意有无夏科-雷登结晶(Charcot-Leyden crystal)。⑤细菌检查:正常菌群消失或比例失调可因大量应用抗生素所致,除涂片染色找细菌外,应用细菌培养和鉴定法检查。

(二)脂肪染色

定性检查粪便脂肪由结合脂肪酸、游离脂肪酸和中性脂肪组成。常用粪便脂肪定性检查如下。

1.原理

苏丹Ⅲ饱和溶液能将中性脂肪染上红色。

2.器材和试剂

基本同粪便"直接涂片显微镜检查"。苏丹Ⅲ饱和染液(将苏丹Ⅲ 1～2 g,溶于 100 mL 的 70%酒精溶液中)。

3.操作

取少量粪便涂于载玻片上,滴苏丹Ⅲ饱和溶液 1～2 滴,混匀,加盖玻片镜检。结果判断:中性脂肪呈橘红色或红色球状脂肪小滴,脂肪酸结晶与结合脂肪酸不着色。

4.鉴别粪便脂肪

可用 2 张玻片定性鉴别粪便脂肪。

(1)第 1 张玻片检查中性脂肪:在玻片粪便悬液中加 95%酒精数滴,加染液后,观察脂肪滴。用苏丹Ⅲ染色,粪便悬液的中性脂肪(三酰甘油)呈橘红色或红色而易于识别。

(2)第 2 张玻片检查总脂肪量:粪便悬液用乙酸酸化(使皂盐水解呈脂肪酸)并加热(加热使脂肪酸吸收染料),估计总脂肪成分(中性脂肪、脂肪酸和脂酸盐,即皂盐)。

(3)鉴别:正常粪便中性脂肪滴少于 60 个/HP。总脂肪成分包括中性脂肪、脂肪酸和脂酸盐

（皂盐），因正常粪便也存在脂肪酸及其盐类，故与第 1 张玻片相比，在第 2 张玻片上可见染成橘红色的脂肪滴。出现脂肪滴的数量和直径很重要，正常粪便脂肪滴直径<4 μm（约 1/2 红细胞直径）；脂肪滴数量增多或直径增大（40～80 μm）常见于脂肪泻。

鉴别：如第 1 张玻片中性脂肪量正常，第 2 张玻片总脂肪量增加，则表明肠吸收不良，即增加的脂肪就是不被小肠吸收的脂肪酸和皂盐；如第 1 张玻片中性脂肪增加，就表明吸收不良。

六、方法学评价

（1）灵敏度和特异性脂肪定性与定量相关性良好，但仍应作化学法定量确证脂肪泻。

（2）干扰因素：涂片时应注意标本的选择。成形粪便，应分别从粪便的深部和表面多部位取材，若粪便含有黏液、血液等病理成分时，则应取异常部分涂片检查。用竹签挑取粪便少许，混悬于载玻片上的生理盐水内，根据检查目的的不同，更可加入碘液等染料。涂片须厚度适宜，覆以盖玻片后，将全片有系统的镜检。通常先用低倍镜观察，必要时再以高倍镜详细检查。

在测定粪便脂肪前，患者应正常饮食，注意避免使用轻泻药、矿物油、铋剂、镁剂，以及尿液污染的粪便标本，否则会干扰检查。

七、质量保证

（一）分析前

应按不同粪便检验目的的各自要求采集标本，共同的原则是不能污染粪便标本以外的其他任何物质，保证检验的真实性。

（二）分析中

为提高阳性检出率，制备涂片时，除了规范操作之外，应提倡制备数张涂片进行镜检；镜检时，至少每张涂片观察 10 个视野，并保证有序移动视野，不遗漏、不重复；为提高镜检时对细胞等形态的识别力，还可作瑞氏染色。应特别注意检查寄生虫虫卵等病原体，如阳性结果即为临床诊断最直接的可靠证据。

（王能一）

第三节　脑脊液检验

一、颜色检查

（一）适应证
用于中枢神经系统疾病的辅助诊断、鉴别诊断和监测。

（二）参考区间
无色、透明的液体。

（三）临床意义
病理状态下脑脊液颜色可能发生变化，不同颜色常反映一定的疾病。但是脑脊液颜色正常不能排除神经系统疾病。脑脊液可有如下颜色改变。

1.红色

因出血引起,主要见于穿刺损伤、蛛网膜下腔或脑室出血。前者在留取 3 管标本时,第 1 管为血性,以后 2 管颜色逐渐变浅,离心后红细胞全部沉至管底,上清液则无色透明。如为蛛网膜下腔或脑室出血,3 管均呈血性,离心后上清液为淡红色或黄色。

2.黄色

常因脑脊液中含有变性血红蛋白、胆红素或蛋白量异常增高引起,见于蛛网膜下腔出血,进入脑脊液中的红细胞溶解、血红蛋白破坏,释放氧合血红蛋白而呈现黄变;血清中胆红素超过 256 μmol/L 或脑脊液中胆红素超过 8.6 μmol/L 时,可使脑脊液黄染;椎管阻塞(如髓外肿瘤)、多神经炎和脑膜炎时,由于脑脊液中蛋白质含量升高(>1.5 g/L)而呈黄变症。

3.乳白色

因白细胞增多所致,常见于各种化脓性菌引起的化脓性脑膜炎。

4.微绿色

见于铜绿假单胞菌、肺炎链球菌、甲型链球菌引起的脑膜炎等。

5.褐色或黑色

见于脑膜黑色素瘤等。

二、透明度检查

(一)适应证

用于中枢神经系统疾病的辅助诊断、鉴别诊断和监测。

(二)参考区间

正常脑脊液清晰透明。

(三)临床意义

病毒性脑膜炎、流行性乙型脑膜炎、中枢神经系统梅毒等由于脑脊液中细胞数仅轻度增加,脑脊液仍清晰透明或微浊;结核性脑膜炎时细胞数中度增加,呈毛玻璃样浑浊;化脓性脑膜炎时,脑脊液中细胞数极度增加,呈乳白色浑浊。

三、凝块或薄膜检查

(一)适应证

用于中枢神经系统疾病的辅助诊断、鉴别诊断和监测。

(二)参考区间

放置 24 小时后不形成薄膜及凝块。

(三)临床意义

当有炎症渗出时,因纤维蛋白原及细胞数增加,可使脑脊液形成薄膜及凝块。急性化脓性脑膜炎时,脑脊液静置 1~2 小时即可出现凝块或沉淀物;结核性脑膜炎的脑脊液静置 12~24 小时后,可见液面有纤细的薄膜形成,取此膜涂片检查结核分枝杆菌阳性率极高。蛛网膜下腔阻塞时,由于阻塞远端脑脊液蛋白质含量常高达 15 g/L,使脑脊液呈黄色胶冻状。

四、蛋白质测定

(一)适应证
用于中枢神经系统疾病的辅助诊断、鉴别诊断和监测。

(二)参考区间
(1)Pandy 试验：阴性或弱阳性。

(2)定量测定腰椎穿刺：0.20～0.45 g/L;小脑延髓池穿刺：0.10～0.25 g/L;脑室穿刺：0.05～0.15 g/L。

(三)临床意义
在生理状态下，由于血-脑屏障的作用，脑脊液中蛋白含量甚微，不到血浆蛋白含量的 1%，主要为清蛋白。病理情况下脑脊液中蛋白质含量增加，通过对脑脊液中蛋白质的测定，有助于对神经系统疾病的诊断。

蛋白含量增高见于脑膜炎(化脓性脑膜炎时显著增加，结核性脑膜炎时中度增加，病毒性脑膜炎时轻度增加)、出血(蛛网膜下腔出血和脑出血等)、内分泌或代谢性疾病(糖尿病性神经病变，甲状腺及甲状旁腺功能减退，尿毒症及脱水等)、药物中毒(乙醇、吩噻嗪、苯妥英中毒等)、脑部肿瘤或椎管内梗阻(脊髓肿瘤、蛛网膜下腔粘连等)、鞘内免疫球蛋白合成增加伴血-脑屏障通透性增加(如格林-巴利综合征、胶原血管疾病、慢性炎症性脱髓鞘性多发性神经根病等)。

五、葡萄糖测定

(一)适应证
用于中枢神经系统疾病的辅助诊断、鉴别诊断和监测。

(二)参考区间
成年人：2.8～4.5 mmol/L;儿童：3.1～4.4 mmol/1;婴儿：3.9～5.0 mmol/L。

(三)临床意义
脑脊液中葡萄糖主要来自血糖，其含量约为血糖的 60%，它受血糖浓度、血-脑屏障通透性及脑脊液中糖酵解速度的影响。较理想的脑脊液中糖检测应在禁食 4 小时后做腰穿检查。

1.降低

见于化脓性脑膜炎、结核性脑膜炎、脑膜的肿瘤(如脑膜白血病)、结节病、梅毒性脑膜炎、风湿性脑膜炎、症状性低血糖等。

2.增高

见于病毒性神经系统感染、脑出血、下丘脑损害、糖尿病等。

六、氯化物测定

(一)适应证
用于中枢神经系统疾病的辅助诊断、鉴别诊断和监测。

(二)参考区间
成人：120～130 mmol/L;儿童：111～123 mmol/L;婴儿：110～122 mmol/L。

(三)临床意义
由于正常脑脊液中的蛋白质含量较少，为了维持脑脊液和血液渗透的平衡，脑脊液中氯化物的含量较血浆高 20％左右。病理情况下脑脊液中氯化物含量可发生变化。

1.降低

见于结核性脑膜炎(脑脊液中氯化物明显减少,可降至 102 mmol/L 以下)、化脓性脑膜炎(减少不如结核性脑膜炎明显,多为 102～116 mmol/L)、非中枢系统疾病(如大量呕吐、腹泻、脱水等造成血氯降低时,脑脊液中氯化物亦可减少)。

2.增高

见于慢性肾功能不全、肾炎、尿毒症、呼吸性碱中毒等。

七、蛋白电泳

(一)适应证

用于中枢神经系统疾病的辅助诊断、鉴别诊断和监测。

(二)参考区间

前清蛋白:0.02～0.07(2％～7％);清蛋白:0.56～0.76(56％～76％);α_1-球蛋白:0.02～0.07(2％～7％);α_2-球蛋白:0.04～0.12(4％～12％);β-球蛋白:0.08～0.18(8％～18％);γ-球蛋白:0.03～0.12(3％～12％)。

(三)临床意义

1.前清蛋白增加

见于脑积水、脑萎缩及中枢神经系统变性疾病。

2.清蛋白增加

见于脑血管病变、椎管阻塞及脑肿瘤等。

3.α_1-球蛋白和 α_2-球蛋白增加

见于急性化脓性脑膜炎、结核性脑膜炎急性期、脊髓灰质炎等。

4.β-球蛋白增加

见于动脉硬化、脑血栓等脂肪代谢障碍性疾病,若同时伴有 α_1-球蛋白明显减少或消失,多见于中枢神经系统退行性病变,如小脑萎缩或脊髓变性等。

5.γ-球蛋白增加

见于脱髓鞘病,尤其是多发性硬化症。寡克隆区带阳性大多见于多发性硬化症、亚急性硬化性全脑炎、病毒性脑炎等。

八、谷氨酰胺定量测定

(一)适应证

用于中枢神经系统疾病的辅助诊断、鉴别诊断和监测。

(二)参考区间

谷氨酰胺定量测定参考区间为 0.40～0.96 mmol/L。

(三)临床意义

增高见于肝硬化晚期,进入肝昏迷期时可高达 3.4 mmol/L,出血性脑膜炎患者呈轻度增高。

九、乳酸脱氢酶测定

(一)适应证
用于中枢神经系统疾病的辅助诊断、鉴别诊断和监测。

(二)参考区间
成年人乳酸脱氢酶参考区间为 3～40 U/L。

(三)临床意义
LDH 活性增高见于细菌性脑膜炎、脑血管病、脑瘤及脱髓鞘病等有脑组织坏死时。

十、细胞总数检查

(一)适应证
用于中枢神经系统疾病的辅助诊断、鉴别诊断和监测。

(二)参考区间
成年人:$(0～8)×10^6/L$;儿童:$(0～15)×10^6/L$;新生儿:$(0～30)×10^6/L$。

(三)临床意义
正常脑脊液中无红细胞,仅有少量白细胞,当穿刺损伤引起血性脑脊液时,白细胞计数须经校正后才有价值。

1.细胞数明显增高($>200×10^6/L$)

见于化脓性脑膜炎、流行性脑脊髓膜炎。

2.中度增高($<200×10^6/L$)

见于结核性脑膜炎。

3.正常或轻度增高

见于浆液性脑膜炎、流行性脑炎(病毒性脑炎)、脑水肿等。

十一、白细胞计数

(一)适应证
用于中枢神经系统疾病的辅助诊断、鉴别诊断和监测。

(二)参考区间
成年人:$(0～8)×10^6/L$;儿童:$(0～15)×10^6/L$;新生儿:$(0～30)×10^6/L$。

(三)临床意义
1.各种脑膜炎、脑炎

化脓性脑膜炎细胞数显著增加,白细胞总数常在$(1\ 000～20\ 000)×10^6/L$,以中性粒细胞为主;结核性和真菌性脑膜炎时亦增高,但多不超过 $500×10^6/L$,早期以中性粒细胞为主,后期以淋巴细胞为主;病毒性脑膜炎细胞数仅轻度增加,一般不超过 $100×10^6/L$,以淋巴细胞为主,其中流行性乙型脑炎的早期以中性粒细胞为主。

2.脑出血或蛛网膜下腔出血

亦见白细胞增多,但其来源于血液。对于血性脑脊液,白细胞计数须经校正后才有价值。

3.中枢神经系统肿瘤性疾病

细胞数可正常或稍高,以淋巴细胞为主,脑脊液中找到白血病细胞,可诊断为脑膜白血病。

4.脑寄生虫病或过敏性疾病

脑脊液中细胞数可升高,以嗜酸性粒细胞增高为主。脑脊液离心沉淀镜检可发现血吸虫卵、阿米巴原虫、弓形虫、旋毛虫的幼虫等。

十二、细胞分类计数

(一)适应证

用于中枢神经系统疾病的辅助诊断、鉴别诊断和监测。

(二)参考区间

红细胞:无或少量;淋巴及单核细胞:少量;间皮细胞:偶见;其他细胞:无。

(三)临床意义

(1)红细胞增多:见于脑出血、蛛网膜下腔出血、脑血栓、硬膜下血肿等。

(2)淋巴细胞增多:见于结核性脑膜炎、真菌性脑膜炎、病毒性脑膜炎、乙型脑炎后期、脊髓灰质炎、脑肿瘤、脑出血、多发性神经炎等。

(3)中性粒细胞增多:见于化脓性脑膜炎、流行性脑脊髓膜炎、流行性脑炎、脑出血、脑脓肿、结核性脑膜炎早期。

(4)嗜酸性粒细胞增多:见于寄生虫性脑病等。

(5)单核细胞增多:见于浆液性脑膜炎。

(6)吞噬细胞:见于麻痹性痴呆、脑膜炎。

(7)肿瘤细胞:见于脑、脊髓肿瘤。

(8)白血病细胞:见于中枢神经系统白血病。

十三、肿瘤细胞检查

(一)适应证

用于中枢神经系统肿瘤性疾病的辅助诊断、鉴别诊断和监测。

(二)参考区间

肿瘤细胞检查参考区间为阴性。

(三)临床意义

脑脊液中发现肿瘤细胞,对诊断中枢神经系统肿瘤或转移性肿瘤有重要临床价值。

十四、细菌及真菌检查

(一)适应证

用于中枢神经系统疾病的辅助诊断、鉴别诊断和监测。

(二)参考区间

细菌及真菌检查参考区间为阴性。

(三)临床意义

脑脊液中有细菌,可引起细菌性脑膜炎。如急性化脓性脑膜炎常由脑膜炎奈瑟菌、肺炎链球菌、溶血性链球菌、葡萄球菌等引起;病程较慢的脑膜炎常由结核分枝杆菌、新型隐球菌等引起。

十五、寄生虫检查

(一)适应证

用于中枢神经系统寄生虫疾病的辅助诊断、鉴别诊断和监测。

(二)参考区间

寄生虫检查参考区间为阴性。

(三)临床意义

脑脊液中若发现血吸虫卵或肺吸虫卵等,可诊断为脑型血吸虫病或脑型肺吸虫病等。

（王光让）

第四节 浆膜腔积液检验

一、浆膜腔积液理学检验

(一)原理

因漏出液与渗出液产生机制不同,其理学性质如颜色、透明度、凝固性等也有所不同,可通过肉眼和感官方法区别。

(二)器材

比重计、折射仪、pH 试纸或 pH 计。

(三)操作

(1)肉眼观察浆膜腔积液颜色并直接记录。

(2)观察透明度时可轻摇标本,肉眼观察浆膜腔积液透明度的变化。

(3)倾斜浆膜腔积液试管,肉眼观察有无凝块形成。

(4)测比密前,标本应充分混匀,其方法与尿比密相同。

(5)采用 pH 试纸或 pH 计测量浆膜腔积液的酸碱度。

(四)临床意义

1.颜色

通常漏出液呈清亮、淡黄色液体。红色见于恶性肿瘤、结核病急性期等,黄色见于各种原因引起的黄疸,绿色见于铜绿假单胞菌感染,乳白色见于化脓性感染、胸导管或淋巴管阻塞性疾病,黑色见于曲霉感染,棕色或咖啡色见于恶性肿瘤、内脏损伤、出血性疾病、穿刺损伤和阿米巴脓肿破溃入浆膜腔等,草绿色见于尿毒症引起的心包积液。

2.透明度

通常漏出液是清晰透明的,透明度与积液所含细胞、细菌及蛋白质的含量有关。渗出液因含细菌、细胞、蛋白质呈不同程度的浑浊;漏出液因含细胞、蛋白质少,无细菌而清晰透明。

3.凝固性

渗出液含有纤维蛋白原等凝血因子易自行凝固或有凝块产生,漏出液不凝固。

4.比重

渗出液因含蛋白质、细胞较多而比重常＞1.018；漏出液因含溶质少比重常＜1.015。

5.酸碱度

通常漏出液 pH 为 7.40～7.50。降低见于感染性浆膜炎及风湿性疾病等继发性浆膜炎。

二、浆膜腔积液化学检验

(一)浆膜腔积液黏蛋白定性试验

1.原理

渗出液中含大量浆膜黏蛋白，在酸性条件下可产生白色雾状沉淀，即 Rivalta 试验阳性。

2.操作

取 100 mL 量筒，加蒸馏水 100 mL，滴入冰醋酸 0.1 mL，充分混匀(pH 为 3～5)，静止数分钟，将积液靠近量筒液面逐滴轻轻滴下，在黑色背景下，观察白色雾状沉淀发生及其下降速度等。

3.试剂与器材

量筒、冰醋酸和蒸馏水。

4.结果判定

在滴下穿刺液后，如见浓厚白色云雾状沉淀很快地下降，而且形成较长的沉淀物，即 Rivalta 试验阳性；如产生白色浑浊不明显，下沉缓慢，并较快消失者为阴性反应。

阴性：清晰不显雾状。

可疑：(±)渐呈白雾状。

阳性：(＋)呈白雾状；(＋＋)呈白薄云状；(＋＋＋)呈白浓云状。

5.临床意义

主要用于漏出液和渗出液鉴别，漏出液为阴性，渗出液为阳性。

(二)浆膜腔积液蛋白质定量试验

1.原理

采用双缩脲法，同血清总蛋白测定。

2.临床意义

(1)主要用于漏出液和渗出液鉴别。漏出液＜25 g/L，渗出液＞30 g/L。

(2)炎症性疾病(化脓性、结核性等)浆膜腔积液蛋白质含量多＞40 g/L；恶性肿瘤为 20～40 g/L；肝静脉血栓形成综合征为 40～60 g/L；淤血性心功能不全、肾病综合征蛋白浓度最低，多为 1～10 g/L；肝硬化患者腹水蛋白质多为 5～20 g/L。

(三)浆膜腔积液葡萄糖测定

1.原理

采用己糖激酶法，同血清葡萄糖测定。

2.临床意义

通常，漏出液葡萄糖为 3.6～5.5 mmol/L。降低见于风湿性积液、积脓、结核性积液、恶性积液或食管破裂等。胸腔积液葡萄糖含量＜3.33 mmol/L，或胸腔积液与血清葡萄糖比值＜0.5，多见于类风湿性积液、恶性积液、非化脓性感染性积液和食管破裂性积液等。

(四)浆膜腔积液酶类测定

1.乳酸脱氢酶测定

(1)原理:采用酶速率法,同血清乳酸脱氢酶(LDH)测定。

(2)临床意义:主要用于漏出液与渗出液鉴别诊断。漏出液<200 U/L,渗出液>200 U/L。积液与血清 LDH 之比<0.6 时,为漏出液;积液与血清 LDH 之比>0.6 时,为渗出液。渗出液中化脓性感染增高最为显著,均值可达正常血清 30 倍,其次为恶性积液;结核性积液略高于正常血清。恶性胸腔积液 LDH 约为自身血清 3.5 倍,而良性积液约为 2.5 倍。

2.腺苷脱氨酶测定

(1)原理:采用酶速率法,同血清腺苷脱氨酶(ADA)测定。

(2)临床意义:主要用于鉴别结核性和恶性积液。结核性积液 ADA 活性明显增高,常>40 U/L,甚至超过 100 U/L,抗结核治疗有效时,ADA 活性随之减低。

3.淀粉酶测定

(1)原理:采用酶速率法,同血清淀粉酶(AMY)测定。

(2)临床意义:主要用于判断胰源性腹水和食管破裂性胸腔积液。胸腔积液淀粉酶升高(>300 U/L),多见于食管穿孔及胰腺外伤合并胸腔积液,原发性或继发性肺腺癌胸腔积液 AMY 显著升高。

胰腺的各类炎症、肿瘤或损伤时,腹水 AMY 水平可高出血清数倍;也可见于胃穿孔、十二指肠穿孔、急性肠系膜血栓形成和小肠狭窄等。

三、浆膜腔积液有形成分分析

(一)原理

根据浆膜腔积液中的各种细胞形态特点,通过计算一定体积的浆膜腔液体内细胞数或将标本染色分类计数,计算出浆膜腔积液中各种细胞的数量或百分比。

(二)试剂与器材

(1)试管、吸管、玻棒、改良 Neubauer 计数板、盖玻片和显微镜。

(2)冰醋酸、白细胞稀释液、瑞氏染液或瑞-吉染液。

(三)操作

1.细胞总数及有核细胞计数

计数方法与脑脊液相同,如细胞数较多的应用稀释法进行检查。

2.细胞形态学检查及分类

(1)直接分类法:高倍镜下根据有核细胞的核有无分叶分别计数单个核细胞和多核细胞,计数 100 个有核细胞,以比例或百分比表示。

(2)染色分类法:穿刺液应在抽出后立即离心,用沉淀物涂片 3～5 张,也可用细胞玻片离心沉淀收集细胞,以瑞氏或瑞-吉染色法进行分类。必要时,制备稍厚涂片,湿固定 30 分钟,作苏木素-伊红(HE)或巴氏染色查找癌细胞。恶性肿瘤性积液主要为腺癌,其次为鳞癌、间皮瘤等。漏出液中细胞较少,以淋巴细胞和间皮细胞为主;渗出液中细胞种类较多。

3.其他有形成分

(1)结晶:胆固醇结晶见于脂肪变性的陈旧性胸腔积液、胆固醇性胸膜炎所致积液;积液中伴嗜酸性粒细胞增多时,可见有夏科-雷登结晶。

(2)染色体:染色体检查是诊断恶性肿瘤的有效检查方法之一,癌性积液细胞染色体变化主要有染色体数量异常、染色体形态异常的标志染色体。

(3)病原微生物检查如下。①细菌:对怀疑为渗出液的样本,应进行无菌操作离心沉淀后细菌培养和涂片染色检查。临床上可见的细菌有结核分枝杆菌、大肠埃希菌、铜绿假单胞菌等。②寄生虫及虫卵:积液离心沉淀后,涂片观察有无寄生虫及虫卵。乳糜性积液注意观察有无微丝蚴;棘虫蚴病所致的积液中可见到棘球蚴头节;阿米巴病的积液中可见阿米巴滋养体。

(四)临床意义

(1)通常漏出液$<100\times10^6/L$,渗出液$>500\times10^6/L$。少量红细胞多见于穿刺损伤,对渗出液和漏出液的鉴别意义不大;大量红细胞提示为出血性渗出液,主要见于恶性肿瘤(最常见)、穿刺损伤及肺栓塞等。

(2)中性粒细胞增多($>50\%$)常见于急性炎症(如类肺炎性胸腔积液)。

(3)淋巴细胞增多($>50\%$)常见于漏出液、结核、肿瘤、冠状动脉分流术、淋巴增生性疾病和乳糜性积液。

(4)嗜酸性粒细胞增多($>10\%$)常见于气胸、肺栓塞、外伤性血胸、胸管反应、寄生虫病和Churg-Strauss综合征。

(5)源自实体肿瘤的肿瘤细胞常见于转移性肿瘤。原始细胞常见于造血系统恶性肿瘤。

(6)胆固醇结晶见于陈旧性胸腔积液和胆固醇胸膜炎积液;含铁血黄素颗粒见于浆膜腔出血。

(7)乳糜性积液离心后沉淀物中可查有无微丝蚴;棘虫蚴性胸腔积液可查有无棘球蚴头节和小钩;阿米巴性积液可查有无阿米巴滋养体。

(五)注意事项

标本采集后及时送检,收到标本后应立即检查,以免积液凝固或细胞破坏使结果不准确。计数前,标本必须混匀。因穿刺损伤血管,引起血性浆膜腔积液,白细胞计数结果必须校正,以剔除因出血而带来白细胞。涂片染色分类计数时,离心速度不能太快,否则细胞形态受影响,涂片固定时间不能太长,更不能高温固定,以免细胞皱缩。

(王光让)

第五节 关节腔积液检验

一、理学检查

关节腔积液理学检查主要包括肉眼观察颜色、透明度、黏稠度及做凝块形成试验。

(一)颜色

正常关节液呈淡黄色或无色,且清澈。关节液呈红色和棕色是因有新鲜或陈旧性关节出血,或与关节穿刺术引起损伤有关,或与损伤滑膜疾病相关,如关节骨折、肿瘤、创伤性关节炎。采样时发现关节液内血量少,或观察到关节液里有少量血,提示操作过程引起创伤。有些关节病(如关节炎)时,关节液会呈绿色或脓状。有些疾病,如结核性关节炎、系统性红斑狼疮,关节液可呈乳白色。

(二)透明度

多种物质会影响关节液透明度,如白细胞、红细胞、滑膜细胞、结晶、脂肪颗粒、纤维蛋白、细胞碎片、米粒样小体和尿黑酸。关节腔积液浑浊多表明可能存在微生物、白细胞或结晶等,通过镜检可鉴别这些引起关节液浑浊的物质,有些甚至肉眼也可见。米粒样小体是白色、悬浮的、由纤维组织的胶原构成,形似发光的米粒、体积差异较大。多种关节炎都可见米粒样小体,但在类风湿性关节炎中最多见。尿黑酸是黑色粉末状颗粒,见于褐黄病性关节病,是尿黑酸尿症的特征,这些黑色粉末状颗粒侵蚀软骨并进入关节液。

(三)黏稠度

关节液含高浓度透明质酸,因此其黏稠度比水高。滑膜细胞分泌这种高分子聚合物是由两个双糖单位组成的大型多糖类,可起到润滑关节作用。炎症时,中性粒细胞透明质酸酶和一些细菌(如金黄色葡萄球菌、化脓性链球菌、产气荚膜梭菌)都可水解透明质酸。此外,部分疾病会抑制滑膜细胞分泌透明质酸。

可通过观察关节液从采集针筒中推出时的拉丝长度来评估其黏稠度。正常关节液一滴就可拉出4 cm长黏丝,如不到4 cm,或性状呈不连续水滴样,则认为黏稠度异常偏低。对黏稠度更精确检测的临床意义不大。低黏度可见于炎症性关节炎。

过去认为黏蛋白凝块形成试验可显示透明质酸含量,是一种间接评估黏稠度的方法,但该试验已被更精确方法取代。

(四)凝块形成试验

关节液发生自凝说明存在异常纤维蛋白原。纤维蛋白原分子量大(340 000),不能通过正常滑膜。穿刺创伤或病理情况下,血液中纤维蛋白原进入关节液,引起凝块形成。为防止凝块影响镜检,采集后关节液标本应使用肝素钠或液体EDTA抗凝。

二、显微镜检查

关节腔积液显微镜检查,对细胞计数、分类,以及结晶识别尤为重要。区分炎症性和非炎症性关节病和确定特定性疾病均有极大价值。关节腔积液细胞学检查可早期诊断炎症性疾病、快速诊断急性关节病,尤其临床鉴别诊断急性化脓性关节炎和急性结晶性关节病。

使用血细胞计数板可对充分混匀的、未经稀释处理的关节液进行手工显微镜检查。如关节液非常浑浊,须用0.85%的生理盐水或透明质酸缓冲液对其进行稀释。不可使用乙酸,会引起透明质酸形成黏蛋白凝块,使血细胞聚集,影响镜检。因关节液黏稠度高,计数前要让标本在血细胞计数板上静置一段时间,使细胞稳定。可使用透明质酸缓冲液来稀释标本,以降低黏稠度,使细胞均匀分布在计数池内。

为鉴别关节液细胞应进行染色。可使用细胞离心机浓缩关节腔积液细胞,涂片经特殊染色可评估不同类别细胞。细胞涂片制备推荐方法:将关节腔积液用无菌生理盐水稀释成细胞400个/μL,100 mL悬浮液置入滤纸和玻片离心室,80 rpm,离心30分钟,玻片上形成干/湿单层细胞。空气干燥后甲醇固定至少5分钟。稀释液可用于显微镜细胞计数,同时,还可除去透明质酸钠,以免染色时遮掩细胞,使背景减少、染色更清晰。单层细胞固定后用Giemsa或其他方法染色。如诊断为化脓性关节炎,则有必要用革兰氏染色。

湿片制备检查单层染色细胞:随计算机成像技术发展,细胞计数更为准确。如有核细胞用吖啶橙溶液染色,取 20 μL 细胞悬液充入一次性塑料计数板,后者置于仪器上,使用紫外光照射,获取成像并自动计数,较手工法计数快速、准确。

(一)细胞计数

正常情况下,关节液中红细胞计数<2 000 个/μL。血性积液含大量红细胞,外观红棕色,有些是采样过程引起的。红细胞数量过多时,可用低渗盐水(0.3%)稀释标本,因其可选择性地溶解红细胞,保留白细胞,而不影响白细胞计数和分类计数。

正常关节液中 WBC 计数<200 个/μL。计数 WBC 可评估炎症程度。关节腔积液有核细胞增高是炎症的主要指标。WBC<500 个/μL,认为非炎症性关节病,而 WBC>1 500 个/μL,表明为炎症性关节病。细胞数在两者之间,如中性粒细胞计数>50%为炎症性,如中性粒细胞计数<50%则为非炎症性。WBC>2 000 个/μL 常与细菌性关节炎有关,WBC 增多也与急性痛风性关节炎、类风湿性关节炎有关。所以,WBC 计数对特定疾病诊断价值很有限。

(二)分类计数

关节腔积液与其他体液的细胞学分析有 3 点不同:首先,滑膜关节极少受原发肿瘤影响;其次,关节腔积液显微镜检查,许多诊断特征非细胞性,而是颗粒性如软骨、结晶和关节置换后磨损;第三,诊断信息主要来自各细胞类型识别及其数量变化。

滑膜上有两种滑膜细胞。关节细胞在滑膜上排列松散,不同于其他内衬膜,没有基底膜,相邻细胞没有桥粒连接。关节细胞下是薄薄的结缔组织层,含大量血管、淋巴管、神经和许多单个核细胞。

浓缩关节液通常采用细胞离心机制片,比常规离心技术能更好保留细胞形态。正常关节液中约 60%白细胞是单核细胞或巨噬细胞,约 30%是淋巴细胞,约 10%是中性粒细胞。分类计数的临床价值有限,因细胞比例在病程中及疾病各阶段中会发生变化。

1.中性粒细胞

炎症性关节病和关节内出血:化脓性关节炎中性粒细胞的比例>95%,细胞计数>30 000 个/μL 时,即使未见微生物,也有诊断性。无论细胞总数多少,中性粒细胞>80%与细菌性关节炎和痛风相关。类风湿关节炎早期可见淋巴细胞比例增加,后期以中性粒细胞为主。

2.淋巴细胞

可为典型小淋巴型,在炎症性关节炎约占 10%,在风湿病表明长期预后较好。如同时见到狼疮细胞,强烈提示系统性红斑狼疮。转化中的淋巴细胞体积可达 30 μm,核质比例约 1∶1。

3.单核(巨噬)细胞

可见于所有类型关节炎,在非炎症性关节炎最常见,出现结晶时,特别是一些骨关节炎病,或置换关节的分解,有核细胞计数很高,以巨噬细胞为主;其次,应疑为病毒性关节炎。巨噬细胞伴嗜酸性粒细胞,表明关节出血缓解。吞噬细胞的单个核细胞(cytophagocytic mononuclear cells,CPM)吞噬凋亡的中性粒细胞,是关节去除中性粒细胞的主要途径。然而,在血清阴性脊柱关节病时,可见有核细胞计数,中性粒细胞<50%。此组疾病包括周围关节炎相关疾病,如银屑病、炎症性肠病、白塞病和强直性脊柱炎;如中性粒细胞>50%,出现 CPM,为反应性关节炎,与关节外特别是胃肠道和泌尿生殖道感染相关的单关节病。此型也见于儿童全身性病毒性疾病后,如CPM>5%则可诊断血清阴性脊柱关节病,CPM 未见于类风湿疾病。

4.嗜酸性粒细胞

增加(>2%)与多种疾病相关,最常见于关节内出血、关节病及药物注射变态反应,如人工关节腔积液,以及风湿热、寄生虫感染、转移癌、莱姆病、关节摄片后和放疗后。

5.狼疮细胞(lupus erythematosus cell,LE)

此细胞吞噬胞质含核物质的包涵体,并不少见,但与血液中所见并无相同意义。然而,如关节腔积液淋巴细胞增多,强烈提示系统性红斑狼疮。

6.滑膜细胞

滑膜组织的组成,内层为滑膜细胞,为 1～3 个细胞的厚度,内层下为结缔组织、血管、淋巴管和神经,并混合有外部关节囊的纤维组织。滑膜液衬里细胞呈不连续分布,其间充满独特理化性质的底物。滑膜组织没有基底膜。滑膜上有两种滑膜细胞。最常见细胞有吞噬功能和合成降解酶功能(如胶原酶),另一种细胞合成透明质酸(含 2％蛋白质的黏多糖)。电镜下,A 型细胞具有丰富高尔基体、大量空泡、胞饮泡和丝状伪足,可产生具润滑作用的透明质酸;B 型细胞具有丰富内质网不常见。

不常见。A 型滑膜细胞功能为巨噬细胞,胞体＞20 μm,胞质常有空泡,核小,约为细胞的20％。B 型滑膜细胞为成纤维细胞,参与专门的基质物质如透明质酸的生成,约 20 μm,胞质嗜碱性点彩样,周边淡嗜酸性,胞核占 20％～50％。最常见于血清阴性的关节病。

7.肥大细胞

可见于大多数关节病,最常见于血清阴性脊柱关节病和创伤相关的非炎症性关节病。

8.肿瘤细胞

原发性关节肿瘤特别罕见,但有关节腔积液细胞形态改变。关节腔积液偶见白血病细胞。肿瘤浸润关节甚少见,有时可见细胞有丝分裂,但无论有丝分裂形态如何怪异,通常无诊断或预后意义。

9.类风湿细胞

可用薄湿片检查类风湿细胞。此细胞为胞质内含折射球形物,可随显微镜聚焦不同呈黑色到绿色变化。原认为是类风湿疾病的一个标志物,随着治疗改善,现不常见到此类细胞。类风湿细胞计数,按湿片法有核细胞计数百分率报告;如＞90％,则强烈疑似化脓性关节炎。

关节腔积液检查还可见溶血引起的细胞内含铁血黄素颗粒、骨关节炎时的多核软骨细胞等。

(三)结晶检查

关节液镜检的一项重要工作是查找结晶。识别关节病出现特征性结晶有助于快速诊断。关节液标本应放置于室温,采集后应尽快送检,因温度和 pH 改变会影响结晶形成和溶解。镜检前延误时间太长会导致白细胞数减少(细胞溶解),并降低白细胞对结晶吞噬作用。偏振光显微镜可区分结晶类型,针状尿酸钠结晶见于痛风、焦磷酸钙结晶与假痛风有关。

1.涂片制备

关节液可通过细胞离心机制片或湿片进行镜检。细胞离心机制片有许多优点。首先,细胞离心可使体液成分聚集在玻片上很小一块区域,可提高含结晶量少的标本检出率,并增加仪器回收细胞灵敏性。其次,制片可长久保存,用于镜检、示教及能力评估。最后,对经染色或未染色的细胞离心涂片采用偏光镜镜检,其结晶外观和双折射比湿片中观察到的更典型。唯一缺点是成本较高。

手工制作涂片时将 1 滴关节液滴在无酒精玻片上,加 1 块盖玻片,标本应充满盖玻片覆盖区域,标本量过多会引起盖玻片浮动。盖玻片边缘可用指甲油或石蜡封住,防止液体蒸发,为充分镜检做好时间上的准备,并增强生物安全性,因关节腔积液有潜在感染性。

有观察背景的对照对识别形态帮助很大。如在黑色下,易发现软骨碎片。很重要的是,见到纤维蛋白凝块多次出现,而非游离关节腔积液中。第二次制片应更薄一些,避免颗粒干扰,并仅数微升关节腔积液。如使用盖玻片,则可见类风湿细胞胞质内的包涵体。筛检结晶时,玻片中应包括纤维蛋白和其他颗粒,因这些微小凝块常含有结晶,即使周围可能无液体和细胞。

对关节液涂片镜检依赖于检验人员专业技术,以保证关节液结晶正确鉴别。这项检查很有必要,理由:①不同疾病结晶数量差距很大(如有的疾病只有少量结晶);②不同结晶形态可能很相似,区分有难度;③游离结晶可能被纤维蛋白或细胞碎片包裹,易被忽视;④许多人为污染物也有双折光性,须正确识别。此外,感染性关节炎和晶体性关节炎检查结果很相似,所以镜检结晶是鉴别疾病的重要方法。

可直接用偏光镜和补偿偏光镜对涂片镜检。偏光镜下有双折光物质在黑色背景下呈现光亮。不同物质双折光强度也不同。如单钠尿酸盐结晶和胆固醇结晶的双折光很亮,比焦磷酸钙结晶更易识别。使用偏光镜可根据结晶与偏光方向平行还是垂直,以及所呈颜色不同,来鉴别和区分负性双折射和正性双折射。

2.特征性结晶

(1)单钠尿酸盐结晶:关节液中单钠尿酸盐结晶(monosodium urate,MSU)提示痛风性关节炎。急性期位于白细胞内,可使胞质肿胀,呈细针样、细杆状结晶,或丛集的结晶呈中心放射状,沙滩球样。也有游离的结晶被纤维蛋白包裹。偏光镜下,发出强烈的双折射,在黑色背景下呈现光亮。加红光补偿或全波后,尿酸盐结晶方向与偏光方向平行时呈黄色,与偏光方向垂直时呈蓝色。据此特性与其他形状相似的结晶(如 EDTA 结晶、醋酸倍他米松结晶)相鉴别。结晶常常被细胞吞噬,成为细胞内含物。如 WBC>1 500 个/μL,诊断为急性痛风,如 WBC<1 000 个/μL,则诊断为间歇性痛风。

(2)焦磷酸钙结晶:许多关节病与焦磷酸钙结晶(calcium pyrophosphate dehydrate,CPPD)相关。此病(常称假痛风或软骨钙化症)与关节软骨钙化相关,包括退行性关节炎、关节炎联合代谢性疾病(如甲状腺功能减退、甲状旁腺功能亢进、糖尿病)。CPPD 结晶与 MSU 结晶有许多不同,焦磷酸钙结晶体积更小,棒状不尖细,常呈斜长方形或立方形。用补偿偏光镜观察,CPPD 结晶呈弱正性双折射,颜色与 MSU 结晶相反。CPPD 结晶方向与偏光方向平行时呈蓝色,与偏光方向垂直时呈黄色。如 WBC>1 500 个/μL 时,可见于假痛风,而 WBC<1 000 个/μL 时,则见于骨关节炎。如在<50 岁患者中确定为假痛风,则应排除系统性代谢性疾病如甲状腺功能减低症、血色素病或低镁血症。MSU 和 CPPD 两种结晶如同时存在见于混合型关节病。

(3)胆固醇结晶:胆固醇结晶最好鉴别方式是对湿片或未经染色涂片镜检,因瑞氏染色会使胆固醇结晶溶解。胆固醇结晶扁平状、形状为有缺角矩形。但关节液中也曾观察到类似于 MSU 和 CPPD 结晶类似的针状和偏菱形胆固醇结晶。偏光镜下其双折射会随晶体厚度而变。胆固醇结晶与慢性感染(如类风湿性关节炎)相关,没有特异性诊断价值,慢性病时也存在于其他体腔体液中。

(4)羟基磷灰石结晶:罕见于关节腔积液。羟基磷灰石结晶位于白细胞内,体积非常小、细针状、无双折射性,须使用电镜观察。羟基磷灰石结晶与钙沉积类疾病相关统称为磷灰石关节病。磷灰石是骨的主要成分,软骨中也有。羟基磷灰石结晶可诱导急性炎症反应,与 MSU 结晶和 CPPD 结晶相似。

(5)类固醇结晶:关节内注射类固醇后,可连续数月在关节液内找到类固醇结晶。类固醇结晶形态上与 MSU 或 CPPD 结晶类似,但双折射相反。可使用醋酸倍他米松结晶作为镜检质控品,与 MSU 结晶形态上最相近,呈负性双折射。类固醇结晶没有临床意义,只是显示过去关节处注射过药物。

(6)人为污染物:关节液中许多人为污染物在偏光镜下有双折光性,须区分人为污染物和结晶。双折光性污染物包括抗凝剂形成结晶、手套中淀粉颗粒、软骨和假肢碎片、胶原纤维、纤维蛋白和灰尘。有经验检验人员可凭借不规则或模糊的形态来辨别人为污染物。注意抗凝剂(如草酸钙、粉末状 EDTA)形成结晶在采样和储存后会被白细胞吞噬。只有肝素钠或液体 EDTA 不会形成结晶,可作为关节液抗凝剂。

抽吸关节腔积液时,滑膜绒毛可进入关节。在骨关节炎,滑膜绒毛形成蕨状或叶状。镜检分析可识别个体假体失效。假体磨损典型特征是出现塑料成分碎片或缠结,通常是由超高分子量聚乙烯塑料成分组成。粒子可见折射、有时双折射,通常在纤维蛋白凝块内。

三、病原体检查

关节腔积液病原体检查主要包括革兰氏染色和微生物培养。

(一)微生物检验

1.革兰氏染色

为帮助诊断关节病,常规检测方法包括革兰氏染色和微生物培养。革兰氏染色显微镜下可直接观察细菌或真菌。革兰氏染色结果阳性,可快速为临床诊断提供信息。大多数关节液感染微生物是细菌,且源于血液。其他微生物还包括真菌、病毒和分枝杆菌。革兰氏染色结果敏感性取决于感染微生物。感染率:葡萄球菌约 75%,革兰氏阴性菌约 50%,淋球菌约 40%,是通过革兰氏染色鉴别。

2.微生物培养和药敏试验

无论革兰氏染色结果如何,关节液标本均应行微生物培养。大多数细菌性关节炎培养结果是阳性的。采样须谨慎并使用新鲜采集关节液标本,使微生物复苏繁殖。如疑为真菌、分枝杆菌和厌氧菌感染,应使用特殊培养基。临床医师与检验人员的沟通很关键,微生物培养可指导抗菌治疗。如未见微生物,也不排除感染,可能因之前使用抗生素治疗而抑制细菌之故。现不常使用抗酸杆菌涂片及培养诊断结核病,而用分子生物学方法检测结核分枝杆菌,比传统培养更灵敏、特异性更强。

关节化脓可危及生命,细菌可从术后感染关节播散进入血循环,或可导致潜在致命性败血症。关节腔积液经细胞离心机离心后,用显微镜仔细检查,可识别 87% 临床感染性关节炎的微生物。研究表明,只有 2% 炎性关节病为化脓性,故只有败血症临床指证较强,实验室关节腔积液检查才可能有所发现。应注意,炎性关节腔积液合并类胆红素结晶表明关节内长期化脓。

(二)分子生物学方法

使用聚合酶链式反应(polymerase chain reaction,PCR)分子生物学方法,目前用于鉴别难以用常规方法检测的微生物,如引起莱姆关节炎的伯氏疏螺旋体,引起结核性关节炎的结核分枝杆菌。

四、化学与免疫学检查

关节液中可检测的化学成分很多,但对临床诊断有价值的并不多。无论关节是何种病变,有些物质(如尿酸)血浆和关节液中浓度相同,常对血浆进行检测。而有些关节病部分分析物(如葡萄糖)血浆和关节液中浓度不同。对此类疾病,检测血液和关节液浓度差值对诊断和鉴别诊断有帮助。目前,对关节液中脂类(胆固醇、甘油三酯)和酶类检测临床意义不大,因此很少开展。

在关节液检验中,葡萄糖、尿酸、乳酸、脂类(胆固醇和甘油三酯)、蛋白质和各种酶成分的化学分析可能有助于对特定病例的诊治。除非炎症性关节积液外,总蛋白质水平均超过 30 g/L,所以总蛋白质诊断和预后临床价值不大。所以,不推荐对关节积液中总蛋白质水平进行检测。

(一)葡萄糖

与脑脊液一样,将关节积液的葡萄糖水平与同期血清/血浆水平作对比对疾病的诊断有较大的帮助。餐后血浆与关节液间重新恢复动态平衡需几小时。在动态平衡状态下,关节液葡萄糖水平在 100 mg/L 或略低于血浆水平。正常关节腔液葡萄糖略低于血葡萄糖,而炎症和感染明显降低。通常,非炎症性和出血性关节病变(如骨关节炎、色素沉着绒毛结节性滑膜炎、外伤、血管瘤等)关节液葡萄糖水平在 100～200 mg/L,或相应略低于同时检测血浆水平。炎症性关节病中关节液葡萄糖水平为 0～400 mg/L,低于血浆水平,感染或由结晶引发的关节病的关节液葡萄糖水平在 200～1 000 mg/L 和 0～800 mg/L,相应低于同期血浆水平。

关节液和血浆葡萄糖检测并非常规检测,当怀疑感染性或结晶引发关节病时,革兰氏染色检测呈阴性或未检出结晶,检测其葡萄糖水平可能有助于鉴别诊断。需引起重视的是,因白细胞分解反应会引起检测值略低现象,关节液葡萄糖水平检测应在 1 小时内完成。如血清和关节液中葡萄糖水平差距在 200～250 mg/L 甚至更大,表明可能出现了上述病变中某种情况。在细菌培养结果出来前,应考虑针对细菌性感染的治疗手段。

要评估关节液葡萄糖浓度,必须在采样时,同时采集血液。正常情况下,空腹血糖和关节液葡萄糖浓度应相同。也就是说,血糖和关节液葡萄糖差值应<100 mg/L(<5.5 mmol/L)。因体内达到动态平衡需时间,所以不空腹情况下,血糖和关节液葡萄糖差值可>100 mg/L(>5.5 mmol/L)。

发生关节病时,关节液葡萄糖浓度降低,血糖和关节液葡萄糖差值加大。非炎性和出血性关节病,血糖和关节液葡萄糖差值 < 200 mg/L(< 11.1 mmol/L)。当差值 > 200 mg/L(>11.1 mmol/L)时,提示炎性关节炎或化脓性关节炎。非空腹时检测,如关节液葡萄糖浓度低于血糖浓度一半时,认为关节液葡萄糖浓度过低。

关节液葡萄糖浓度检测须在采样后 1 小时内完成,如在规定时间内不能完成检测,应将标本放置在氟化钠抗凝管,以免白细胞对糖分解引起检测值假性减低。

(二)尿酸

通过镜下对针状尿酸盐结晶进行确认,对痛风诊断相当可靠。对关节炎检验不仅在小型实验室不常见,在没有合适显微镜设备(有红光补偿偏振光显微镜)的实验室也同样少见。此外,检验人员缺少结晶识别技术和经验。即使由结晶引发关节炎,镜检也可能为阴性。关节液结晶检测需在室温中操作。某些报道建议,冷藏能提高检测率,但也有些研究反对,认为此手段针对痛风确诊并不可靠。有关节液结晶检测质量调查发现,约 21％标本未检出尿酸盐,定量尿酸分析可能有助于某些痛风诊断验证。

血清中尿酸水平常会反映关节液尿酸水平,早期研究发现,在痛风患者的关节积液中尿酸盐浓度基本与血清尿酸盐浓度一致。但也有其他研究发现,痛风患者关节液中尿酸水平通常会超过血清尿酸水平,因此,尿酸水平是一个更佳标志物。Beutle 等认为,关节液中尿酸盐水平相比血清高,很大程度上反映晶体在关节中溶解情况。

关节液和血浆尿酸浓度基本相同,因此血浆尿酸水平增高,结合患者症状,医师就能确诊痛风。痛风时关节液常含单钠尿酸盐结晶,镜下未检出结晶,血浆或关节液尿酸检测很重要。须注意许多痛风患者血浆尿酸不增高。

(三)乳酸

早期研究发现,单关节化脓性关节炎相比非化脓性关节炎,关节液中乳酸水平常会增高。Brook 等在一项 27 例非淋球菌性化脓性关节炎研究中发现,平均乳酸浓度为 11.7 g/L(约为参考区间 40 倍),在 45 例炎症性关节炎和关节退变病中平均乳酸浓度仅为 0.34 g/L。在 12 例淋球菌性化脓性关节炎中均值(0.27 g/L)是正常的,这一结果也被其他研究证实。同样,Borenstein 等研究发现,除淋病奈瑟菌病变外,其他所有化脓性关节炎的关节液乳酸水平超过 2.5 g/L(参考区间 9~10 倍)。当关节液乳酸水平超过 1.1 g/L(参考区间 4 倍)时,大部分病变都能被确诊。

近期研究证实了早期研究,关节液乳酸水平检测是一种针对细菌性关节炎快速、可靠的诊断检测。如 65 例关节液细菌培养阳性病例进行乳酸分析,发现其均值为 13.5 mmol/L,而细菌培养阴性病例中均值为 5.5 mmol/L。因此,一旦均值超过 9 mmol/L,细菌性关节炎概率非常高,并建议尽快予以治疗。

关节液乳酸浓度增高被认为是滑膜糖无氧酵解引起的。炎症时对能量需求增加,会发生组织缺氧。关节液乳酸浓度检测操作简单,临床用途不明。目前认为,有些关节病,特别是化脓性关节炎的关节液乳酸水平明显增高。淋球菌性关节炎乳酸水平正常或偏低。虽研究很多,但关节液中乳酸定量检测的临床价值不明。

(四)总蛋白

正常关节液总蛋白浓度约为血浆总蛋白浓度 1/3。关节液蛋白量增高是因滑膜渗透性改变或关节内蛋白合成增加。许多关节病(如类风湿性关节炎、结晶性关节炎、化脓性关节炎)蛋白浓度常会增高。关节液蛋白检测对关节病鉴别或对其预后意义不大。关节液总蛋白浓度增加仅提示关节有炎症。所以,关节液蛋白测定不必作为常规检测。

(五)脂类(胆固醇和甘油三酯)

关节液中普遍存在各种脂类物质,其浓度明显低于血浆中脂类物质。实际上,脂蛋白测定均值约为血浆中 40%。在出现炎症和晶体性关节炎(如类风湿性关节炎、系统性红斑狼疮、痛风)时,脂类水平明显高于非炎症性关节炎(如骨关节炎)。脂类溢出大致分为 3 种情况:①高胆固醇;②高脂类微粒;③乳糜型。

Viilari 等对 30 例类风湿性关节炎患者胆固醇和甘油三酯水平进行检测,发现胆固醇均值为 (1.063±0.313) g/L(为血清均值的 51%),甘油三酯均值为 (0.283±0.115) g/L(为血清均值的 35%)。实际上,关节液中胆固醇水平从血清胆固醇水平增高到 26 g/L 水平(血清 10~15 倍)。

乳糜型关节积液很少伴类风湿性关节炎、系统性红斑狼疮、外伤、丝虫病和胰腺炎(胰腺炎关节炎综合征)。但这些积液渗出可能会出现化脓,白细胞计数仅轻微增高。此时,甘油三酯定量可确定积液渗出类型,因水平可达血清 2~3 倍。在类风湿性关节炎患者中,化脓性关节积液同样可能伴高胆固醇积液溢出。

(六)酶

在不同关节炎中对乳酸脱氢酶(lactate dehydrogenase,LD)、天冬氨酸氨基转移酶、酸性磷酸酶(acid phosphatase,ACP)、碱性磷脂酶、γ-谷氨酰基转移酶、腺苷脱氨酶(adenosine deaminase,ADA)、溶菌酶和胞核嘧啶核苷脱氨酶已有长期研究。目前,对关节液中酶的检测常认为不具临床价值,部分研究发现,部分酶的检测有助于预测关节炎程度和判断预后。

Pejovic 等对类风湿性关节炎患者血清和关节液中 LD 及同工酶进行检测,发现 LD 在400～700 U/L 水平相当于中度病变,超过 750 U/L 表明出现重度炎症。因中性粒细胞富含 LD4 和 LD5 两种同工酶,重度炎症与轻度炎症相比,这些同工酶含量显著增高。

Messieh 曾对关节液中 LD 活性有助于无菌性关节置换术聚乙烯磨损术前评估的可能性进行研究,发现关节液 LD 水平可用于关节炎标志。在使用 LD 作为关节炎标志物研究发现,在膝关节造型术失败病例中,相比于封闭膝盖骨关节炎,其 LD 水平有明显增高,LD 可作为正在进行关节造型术患者有用的预后指标。

研究发现,类风湿性关节炎患者 ACP 水平增高。Luukkainen 等人研究了 30 例膝关节水肿类风湿性关节炎患者,对 15 例关节液检测,发现总蛋白和 ACP 水平增高预示预后较差。对 29 例腐蚀性类风湿性关节炎患者长达 7 年半跟踪研究发现,ACP 水平增高在受类风湿影响的关节中预后较差。在一项独立研究,对 82 例关节炎患者关节液中 ACP 进行检测,其中 39 位腐蚀性类风湿性关节炎呈血清阳性,其他 43 位呈阴性。阳性患者组平均关节液水平为 11.6 U/L,而阴性患者组平均关节液水平为 6.5 U/L。研究证明,ACP 是类风湿性关节炎严重程度和预后判断非常有效标志物。

ADA 也常在不同关节病变中测出,如关节液 ADA 活性在类风湿性关节炎、反应性关节炎和骨关节炎患者中进行检测,其中 ADA 活性最高值出现在类风湿性关节炎,在反应性关节炎患者 ADA 活性也会增加,比类风湿性关节炎患者偏低。与正常对照相比,骨关节炎患者 ADA 活性未明显增高。Pettersson 等对 98 位不同原因关节渗出患者进行 ADA 活性检测,同骨关节炎相比,在类风湿性关节炎、慢性血清阴性多关节炎、幼年型关节炎和反应性关节炎患者中,ADA 活性显著增高。有学者认为,关节液 ADA 活性结合一般病症,可提供判断关节病中炎症程度的一个补充手段。但 ADA 在临床实验室内很少检测,因为 LD 和 ACP 两者普遍存在,所以某些病例作为关节炎程度和预后评价标志更为有用。

（七）pH

通常,关节液 pH 和动脉血相同。炎症性关节积液中,由于葡萄糖利用增加,乳酸浓度增高,氢离子浓度增加。pH 下降与白细胞计数呈负相关。临床上,pH 检测不能为患者诊断和治疗增加更多信息,近期研究不推荐检测 pH。

五、关节腔积液检验与疾病诊断

关节腔积液首选检验为理学检查、显微镜检查和微生物学检查。其中,理学检查包括观察积液量、外观和黏稠度,病理情况下通常液体量会增多、黏稠度会减低、外观呈黄色、白色、红色浑浊;显微镜检查可发现与疾病相关特征性细胞,如类风湿细胞、Reiter 细胞和 LE 细胞等,最重要的检查是偏光镜下观察各类病理性结晶,若出现尿酸单钠、二水合焦磷酸钙结晶等常用于痛风和假痛风诊断;微生物涂片和培养常见致病菌包括链球菌、葡萄球菌、大肠埃希菌和厌氧菌等。

次选检验为化学检查和免疫学检查等。其中,化学检查血浆与关节液葡萄糖差值增大常提示炎症性病变,乳酸增高可用于细菌性关节炎诊断,尿酸增高常有助于痛风诊断,LD 增高是关节炎标志物,是评价关节成形术预后指标,ACP 增高能反映类风湿性关节炎严重程度和预后差,ADA 增高与关节病活动性和严重程度相关。免疫学检查包括流式细胞术对调节性 T 细胞免疫表型分析和抗原特异性细胞特征分析,比浊法或化学法测定 C3、C4 和 CH50,补体活性减低与类风湿性关节炎和系统性红斑狼疮等疾病有关。

关节腔积液(滑膜积液)检验主要用于诊断关节因疼痛和/或肿胀等症状所致的各种炎症性、非炎症性关节炎等。关节腔积液分析包括一组基本试验,根据其结果可进一步选择有关试验。基本试验主要是理学检查,主要用于评价关节腔积液外观;化学检查,检测关节腔积液部分化学成分的变化;显微镜检查,对可能存在的细胞和结晶进行计数或识别;微生物检查,主要是检测感染性疾病可能存在的微生物。关节腔积液性疾病可主要分为以下 4 大类。①感染性疾病:由细菌、真菌或病毒引起,可能源于关节或由人体其他部位播散至关节,包括急、慢性化脓性关节炎。②出血性疾病:出血性疾病和/或关节损伤可导致关节腔积液出血,如血友病或血管性血友病。③炎症性疾病:如导致结晶形成和积聚的痛风结晶(有针状尿酸结晶和假痛风);引起关节炎症如滑膜炎;其他免疫应答性关节炎,如对自身免疫性疾病的反应,包括类风湿性关节炎、系统性红斑狼疮。④退行性疾病:如骨关节炎。

(一)常见关节炎和关节病分类

关节炎和其他关节病很常见,实验室对关节液检测有助于临床对这类疾病的诊断与分类。常见关节炎和关节病分为 4 类:非炎性、炎症性、化脓性和出血性,分类有助于鉴别诊断。须注意几点:①不同类型部分内容有重叠;②可同时患几种关节病;③检测结果会随疾病不同阶段而变。此分类原则只是为临床评估和诊断关节病提供大致方向。关节液中发现微生物(化脓性关节炎)或结晶(结晶性关节炎)时,则可明确诊断。

在各种病因引起急性关节炎的鉴别诊断中,关节腔积液检查结果的变化情况见表 7-1。

表 7-1 急性关节炎关节腔积液检查结果

疾病	WBC	补体活性	类风湿因子	结晶和其他
急性痛风	增高	增高	阴性	单钠尿酸盐结晶
急性软骨钙质沉着症	增高	增高	阴性	焦磷酸钙结晶
Reiter 综合征	明显增高	明显增高	阴性	出现巨噬细胞
类风湿性关节炎	增高	减低	阳性	—
青年型类风湿性关节炎	增高	减低	阴性	出现大量淋巴细胞、反应性淋巴细胞
系统性红斑狼疮	明显减低	明显减低	不定	出现 LE 细胞
与银屑病、强直性关节炎、溃疡性关节炎	增高	增高	—	—

(二)炎症性和非炎症性关节腔积液诊断

炎症性和非炎症性关节腔积液诊断流程见图 7-1 和图 7-2。

```
                    关节腔积液有核
                    细胞 < 500/μL
```

查见单钠尿酸盐结晶：静止期痛风	查见假体碎片：假体磨损 查见磷灰石：假体磨损和松动
查见软骨、磷灰石、焦磷酸钙结晶： 骨关节炎	查见明显出血，伴或不伴脂肪、半月板、 韧带：关节内创伤
未查见特异性改变：非炎症性关节病	

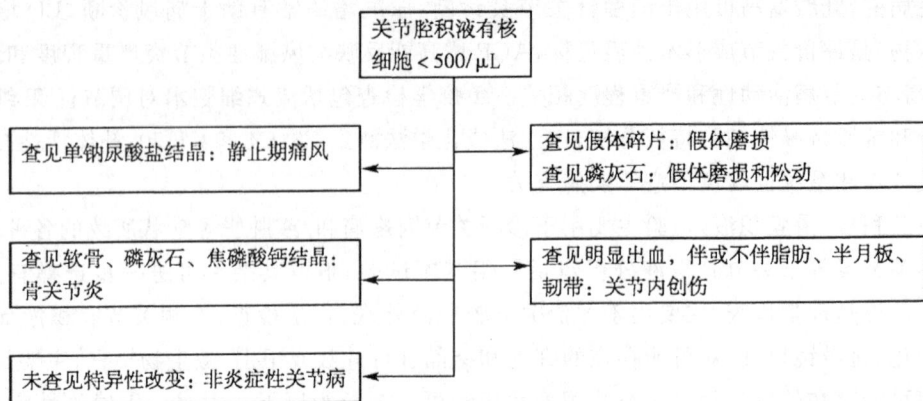

图 7-1　非炎症性关节腔积液诊断流程

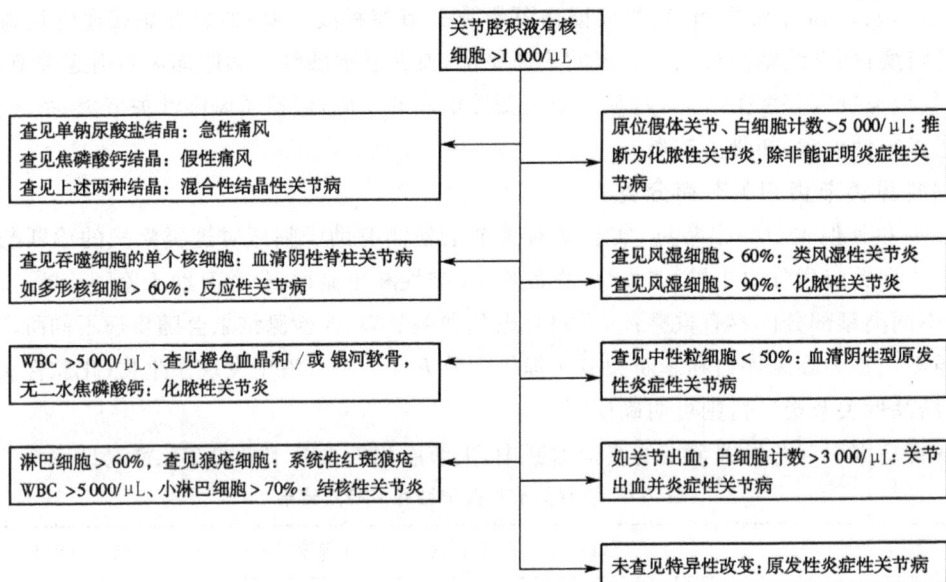

```
                    关节腔积液有核
                    细胞 >1 000/μL
```

查见单钠尿酸盐结晶：急性痛风 查见焦磷酸钙结晶：假性痛风 查见上述两种结晶：混合性结晶性关节病	原位假体关节、白细胞计数 >5 000/μL：推断为化脓性关节炎，除非能证明炎症性关节病
查见吞噬细胞的单个核细胞：血清阴性脊柱关节病 如多形核细胞 > 60%：反应性关节病	查见风湿细胞 > 60%：类风湿性关节炎 查见风湿细胞 > 90%：化脓性关节炎
WBC >5 000/μL、查见橙色晶体和 / 或 银河软骨， 无二水焦磷酸钙：化脓性关节炎	查见中性粒细胞 < 50%：血清阴性型原发性炎症性关节病
淋巴细胞 > 60%，查见狼疮细胞：系统性红斑狼疮 WBC >5 000/μL、小淋巴细胞 > 70%：结核性关节炎	如关节出血，白细胞计数 >3 000/μL：关节出血并炎症性关节病
	未查见特异性改变：原发性炎症性关节病

图 7-2　炎症性关节腔积液诊断

（王光让）

第六节　痰　液　检　验

一、量测定

(一)适应证
用于呼吸系统疾病的辅助诊断和监测。

(二)参考区间
无痰或仅有少量泡沫痰。

（三）临床意义

当呼吸道有病变时痰量增多,见于慢性支气管炎、支气管扩张、肺脓肿、肺结核等。在疾病过程中如痰量逐渐减少,表示病情好转;反之,则表示病情有所发展。痰量突然增加并呈脓性,见于肺脓肿或脓胸破入支气管腔。

二、颜色检查

（一）适应证

用于呼吸系统疾病的辅助诊断和监测。

（二）参考区间

无色或灰白色。

（三）临床意义

病理情况下痰色改变如下。

1.红色或棕红色

为痰液中含有血液或血红蛋白。血性痰见于肺癌、肺结核、支气管扩张等;粉红色泡沫样痰见于急性肺水肿;铁锈色痰是由于血红蛋白变性所致,见于大叶性肺炎、肺梗死等。

2.黄色或黄绿色

黄痰见于呼吸道化脓性感染,如化脓性支气管炎、金黄色葡萄球菌肺炎、支气管扩张、肺脓肿及肺结核等,黄绿色痰见于铜绿假单胞菌感染或干酪性肺炎时。

3.棕褐色

见于阿米巴肺脓肿及慢性充血性心力衰竭肺淤血时。

4.灰色、黑色

见于矿工及长期吸烟者。

三、黏稠度检查

（一）适应证

用于呼吸系统疾病的辅助诊断和监测。

（二）参考区间

无色或灰白色黏液痰。

（三）临床意义

1.黏液性痰

黏稠外观呈灰白色,见于支气管炎、支气管哮喘和早期肺炎等。

2.浆液性痰

稀薄而有泡沫,是肺水肿的特征,或因血浆由毛细血管渗入肺泡内致痰液略带淡红色,见于肺淤血。

3.脓性痰

将痰液静置,分为三层,上层为泡沫和黏液,中层为浆液,下层为脓细胞及坏死组织。见于呼吸系统化脓性感染,如支气管扩张、肺脓肿及脓胸向肺组织溃破等。

4.血性痰

痰中混有血丝或血块。如咳出纯粹的血液或血块称为咯血,外观多为鲜红色泡沫状,陈旧性痰呈暗红色凝块。血性痰常提示肺组织有破坏或肺内血管高度充血,见于肺结核、支气管扩张、肺癌、肺吸虫病等。

四、气味检查

(一)适应证
用于呼吸系统疾病的辅助诊断和监测。

(二)参考区间
无特殊气味。

(三)临床意义
血性痰可带有血腥气味,见于各种原因所致的呼吸道出血。肺脓肿、支气管扩张合并厌氧菌感染时痰液有恶臭,晚期肺癌的痰液有特殊臭味。

五、异物检查

(一)适应证
用于呼吸系统疾病的辅助诊断和监测。

(二)参考区间
异物检查无参考区间。

(三)临床意义
痰中可见的异物主要如下所示。
(1)支气管管型:见于支气管炎、纤维蛋白性支气管炎、大叶性肺炎等。
(2)干酪样小块:见于肺结核、肺坏疽等。
(3)硫磺样颗粒:见于放线菌感染。
(4)虫卵或滋养体:可见相应的寄生虫感染。

六、结石检查

(一)适应证
用于呼吸系统疾病的辅助诊断和监测。

(二)参考区间
结石检查正常人为阴性。

(三)临床意义
阳性:见于肺石。肺石为淡黄色或白色的碳酸钙或磷酸钙结石小块,表面不规则,呈丘状突起。可能为肺结核干酪样物质的钙化产生,亦可由侵入肺内的异物钙化而成。

七、白细胞检查

(一)适应证
用于呼吸系统疾病的辅助诊断和监测。

(二)参考区间
白细胞检查正常值为 $0 \sim 5 / HP$。

（三）临床意义

（1）中性粒细胞增多：见于呼吸系统有细菌感染时，常成堆存在。

（2）淋巴细胞增多：见于肺结核时。

（3）嗜酸粒细胞增多：见于支气管哮喘、过敏性支气管炎、肺吸虫病时。

八、红细胞检查

（一）适应证

用于呼吸系统疾病的辅助诊断和监测。

（二）参考区间

红细胞检查无参考区间。

（三）临床意义

红细胞增多：见于支气管扩张、肺癌及肺结核时。

九、上皮细胞检查

（一）适应证

用于呼吸系统疾病的辅助诊断和监测。

（二）参考区间

偶见。

（三）临床意义

急性喉炎、咽炎和支气管黏膜发炎时可有大量上皮细胞混入痰液；当肺组织遭到严重破坏时还可出现肺泡上皮细胞。

十、肿瘤细胞检查

（一）适应证

用于呼吸系统恶性肿瘤的诊断、鉴别诊断和监测。

（二）参考区间

肿瘤细胞检查无参考区间。

（三）临床意义

肺癌及其他肺部转移性肿瘤时可检出肿瘤细胞。

十一、吞噬细胞检查

（一）适应证

用于呼吸系统疾病的辅助诊断和监测。

（二）参考区间

吞噬细胞检查无参考区间。

（三）临床意义

吞噬细胞增多可见于肺炎、肺梗死及肺出血等。

十二、结晶检查

(一)适应证
用于呼吸系统疾病的辅助诊断和监测。

(二)参考区间
结晶检查无参考区间。

(三)临床意义
1.夏科-雷登结晶

见于支气管哮喘、肺吸虫病时。

2.胆固醇结晶

见于肺结核、肺脓肿、肺部肿瘤时。

十三、病原体检查

(一)适应证
用于呼吸系统感染性疾病的辅助诊断和监测。

(二)参考区间
病原体检查无参考区间。

(三)临床意义
相应病原体感染时,可在显微镜下观察到相应病原体,如金黄色葡萄球菌、链球菌、放线菌、结核分枝杆菌、寄生虫等。

(王光让)

第七节 胃 液 检 验

一、量测定

(一)适应证
用于胃、十二指肠等疾病的辅助诊断、鉴别诊断和监测。

(二)参考区间
正常空腹 12 小时后胃液残余量约为 50 mL。

(三)临床意义
1.增多

胃液>100 mL,多见于十二指肠溃疡、卓-艾综合征、胃蠕动功能减退及幽门梗阻。

2.减少

胃液量<10 mL,主要见于胃蠕动功能亢进、萎缩性胃炎等。

二、颜色检查

（一）适应证

用于胃、十二指肠等疾病的辅助诊断、鉴别诊断和监测。

（二）参考区间

无色透明液体。

（三）临床意义

胃液如有大量黏液，则呈浑浊灰白色。如有鲜红血丝，多为抽胃液时伤及胃黏液所致。病理性出血时，血液与胃液均匀混合，且多因胃酸作用及出血量多少而呈深浅不同的棕褐色，可见于胃炎、溃疡、胃癌等。咖啡残渣样外观提示胃内有大量陈旧性出血，常见于胃癌，可用隐血试验证实。插管时引起恶心呕吐、幽门闭锁不全、十二指肠狭窄等均可引起胆汁逆流，胃液混有新鲜胆汁呈现黄色，放置后则变为绿色。

三、黏液检查

（一）适应证

用于胃、十二指肠等疾病的辅助诊断、鉴别诊断和监测。

（二）参考区间

正常胃液含有少量分布均匀的黏液。

（三）临床意义

黏液增多提示胃可能有炎症。

四、食物残渣检查

（一）适应证

用于胃、十二指肠等疾病的辅助诊断、鉴别诊断和监测。

（二）参考区间

无食物残渣及微粒。

（三）临床意义

空腹胃液中出现食物残渣及微粒，提示胃蠕动功能不足，如胃下垂、幽门梗阻、胃扩张等。

五、酸碱度测定

（一）适应证

用于胃、十二指肠等疾病的辅助诊断、鉴别诊断和监测。

（二）参考区间

pH 为 0.9～1.8。

（三）临床意义

胃液 pH 为 3.5～7.0 时，见于萎缩性胃炎、胃癌、继发性缺铁性贫血、胃扩张、甲状腺功能亢进等。pH＞7 时，见于十二指肠壶腹部溃疡、胃泌素瘤、幽门梗阻、慢性胆囊炎、十二指肠液反流等。

六、组织碎片检查

(一)适应证
用于胃、十二指肠等疾病的辅助诊断、鉴别诊断和监测。

(二)参考区间
组织碎片检查正常人为阴性。

(三)临床意义
胃癌、胃溃疡患者胃液中可见多少不等的组织碎片。

七、胃酸分泌量测定

(一)适应证
用于胃、十二指肠等疾病的辅助诊断、鉴别诊断和监测。

(二)参考区间
(1)基础胃酸排泌量(BAO):(3.9 ± 2.0)mmol/h,很少超过 5 mmol/h。

(2)最大胃酸分泌量(MAO):$3\sim23$ mmol/L,女性略低。

(3)高峰胃酸分泌量(PAO):(20.6 ± 8.4)mmol/h。

(4)BAO/MAO 比值:0.2。

(三)临床意义

1.胃酸分泌增加

见于十二指肠溃疡。高酸是十二指肠溃疡的临床特征,其 BAO 与 MAO 多明显增高。BAO 超过 40 mmol/h 时对十二指肠溃疡有诊断意义。胃泌素瘤或称卓-艾综合征以 BAO 升高为特征,可以高达 $10\sim100$ mmol/h 或更高,MAO 一般比 BAO 高出 $40\%\sim60\%$。胃已经接近于最大的被刺激状态。BAO/MAO 比值>0.6 是胃泌素瘤病理表现之一。此外在诊断胃泌素瘤时还应测定血中胃泌素浓度。

2.胃酸分泌减少

与胃黏膜受损害的程度及范围有关。胃炎时 MAO 轻度降低,萎缩性胃炎时可明显下降,严重者可无酸,部分胃溃疡患者胃酸分泌也可降低。胃癌时胃酸分泌减少或缺如,但胃酸测定对鉴别良性溃疡或胃癌意义不大。胃酸减少还可见于恶性贫血。

八、乳酸测定

(一)适应证
用于胃、十二指肠等疾病的辅助诊断、鉴别诊断和监测。

(二)参考区间
乳酸测定参考区间为<5 g/L。

(三)临床意义
增高见于胃癌、幽门梗阻、萎缩性胃炎、慢性胃炎、慢性胃扩张等。

九、隐血试验

(一)适应证
用于胃、十二指肠等疾病的辅助诊断、鉴别诊断和监测。

(二)参考区间
隐血试验参考区间为阴性。

(三)临床意义
胃炎、胃溃疡、胃癌时可因不同程度的出血而使隐血试验呈阳性。

十、胆汁检查

(一)适应证
用于胃、十二指肠等疾病的辅助诊断、鉴别诊断和监测。

(二)参考区间
胆汁检查参考区间为阴性。

(三)临床意义
阳性:见于幽门闭锁不全、十二指肠乳头以下梗阻等。

十一、尿素检查

(一)适应证
用于胃幽门螺杆菌感染的辅助诊断、鉴别诊断和监测。

(二)参考区间
尿素检查参考区间为>1 mmol/L。

(三)临床意义
幽门螺杆菌是人胃内唯一产生大量尿素酶的细菌。利用尿素酶可以分解尿素的原理,测定胃液中尿素浓度可以判断是否感染幽门螺杆菌。感染幽门螺杆菌的患者胃液中尿素浓度明显降低,如胃液中尿素浓度<1 mmol/L提示有感染,尿素浓度为"0"时可以确诊。

十二、红细胞检查

(一)适应证
用于胃、十二指肠等疾病的辅助诊断、鉴别诊断和监测。

(二)参考区间
红细胞检查参考区间为阴性。

(三)临床意义
出现大量红细胞时,提示胃部可能有溃疡、恶性肿瘤等。

十三、白细胞检查

(一)适应证
用于胃、十二指肠等疾病的辅助诊断、鉴别诊断和监测。

（二）参考区间

少量（100～1 000 个/μL），多属中性粒细胞。

（三）临床意义

胃液白细胞增加＞1 000 个/μL 时多属病理现象，见于胃黏膜各种炎症时。鼻咽部分泌物和痰液混入时可见成堆白细胞，同时还可见柱状上皮细胞，无临床意义。胃酸高时细胞质被消化只剩裸核，低酸或无酸时其白细胞形态完整。

十四、上皮细胞检查

（一）适应证

用于胃、十二指肠等疾病的辅助诊断、鉴别诊断和监测。

（二）参考区间

可见少量鳞状上皮细胞，不见或偶见柱状上皮细胞。

（三）临床意义

胃中鳞状上皮细胞来自口腔、咽喉、食管黏膜，无临床意义。柱状上皮细胞来自胃黏膜，胃炎时增多。胃酸高时上皮细胞仅见裸核。

十五、肿瘤细胞检查

（一）适应证

用于胃恶性肿瘤的诊断、鉴别诊断和监测。

（二）参考区间

肿瘤细胞检查参考区间为阴性。

（三）临床意义

镜检时如发现有成堆的大小不均、形态不规则、核大、多核的细胞时，应该高度怀疑是癌细胞，需做染色等进一步检查。

十六、细菌检查

（一）适应证

用于胃、十二指肠等疾病的辅助诊断、鉴别诊断和监测。

（二）参考区间

细菌检查参考区间为阴性。

（三）临床意义

胃液有高酸性不利于细菌生长，正常胃液中检不出确定的菌群。胃液中能培养出的细菌，通常反映是吞咽的唾液或鼻咽分泌物中的细菌，无临床意义。在低酸、有食物滞留时可出现一些有意义的细菌，如八叠球菌可见于消化性溃疡及幽门梗阻时；博－奥杆菌可见于胃酸缺乏合并幽门梗阻时，对胃癌的诊断的一定的参考价值；抗酸杆菌多见于肺结核患者；化脓性球菌培养阳性，若同时伴有胃黏膜柱状上皮细胞增多时提示胃黏膜有化脓性感染，若伴有胆道上皮细胞则可能有胆道炎症。

（王光让）

第八节 精液检验

一、量测定

（一）适应证
用于男性不育症、生殖系统疾病的诊断、鉴别诊断和监测。

（二）参考区间
一次射精量为 2～5 mL。

（三）临床意义

1.减少

（1）精液减少：数天未射精而精液量＜1.5 mL。精液减少可致配偶不孕，但不能肯定为男性不育症的原因。

（2）无精液症：精液量减少至 1～2 滴，甚至排不出。精液量减少常见于睾丸功能不全、睾丸炎、精囊炎、淋病、前列腺切除等。

2.增多

一次射精的精液量＞8 mL，称为精液过多。精液过多可导致精子数量相对减少，影响生育。常由于垂体促性腺激素分泌功能亢进，雄激素水平增高所致，也可见于长时间禁欲者。

二、外观检查

（一）适应证
用于男性不育症、生殖系统疾病的诊断、鉴别诊断和监测。

（二）参考区间
灰白色或乳白色黏稠状，久未射精者可呈淡黄色。

（三）临床意义

（1）血性：见于前列腺和精囊的非特异性炎症、生殖系统结核、肿瘤、结石，也可见于生殖系统损伤等。

（2）脓性：呈黄色或棕色，常见于精囊炎、前列腺炎等。

三、液化时间检查

（一）适应证
（1）用于男性不育症、生殖系统疾病的诊断、鉴别诊断和监测。
（2）用于计划生育、科研、精子库筛选优质精子。

（二）参考区间
室温下＜60 分钟。

（三）临床意义
精液不液化见于前列腺炎。

四、黏稠度检查

(一)适应证

(1)用于男性不育症、生殖系统疾病的诊断、鉴别诊断和监测。

(2)用于计划生育、科研、精子库筛选优质精子。

(二)参考区间

精液拉丝长度≤2 cm 或在移液管口形成连续的小滴。

(三)临床意义

(1)增高:与附属性腺功能异常有关。见于前列腺炎、附睾炎。

(2)降低:刚射出的精液黏稠度低,似米汤,可能为先天性精囊缺如、精囊液流出受阻所致,也可见于生殖系统炎症所致的精子数量减少或无精子症。

五、酸碱度检查

(1)适应证:①用于男性不育症、生殖系统疾病的诊断、鉴别诊断和监测。②用于计划生育、科研、精子库筛选优质精子。

(2)参考区间:7.2～8.0。

(3)临床意义:弱碱性的精液射入阴道后可中和阴道分泌物中的有机酸,利于精子游动。当 pH<7 并伴少精子症,可能是由于输精管、精囊或附睾发育不全所致。当 pH>8 时,可能为急性附属性腺炎或附睾炎所致。

六、精子活动率检查

(一)适应证

(1)用于男性不育症、生殖系统疾病的诊断、鉴别诊断和监测。

(2)用于计划生育、科研、精子库筛选优质精子。

(二)参考区间

射精 30～60 分钟内应>60%。

(三)临床意义

精子活动率和精子活动力与受精关系密切。当精子活动率<40%,可致不育。

下降:常见于精索静脉曲张、生殖系统感染(如淋病、梅毒等)、物理因素(如高温环境、放射线因素等)、化学因素(如应用某些抗代谢药物、抗疟药、雌激素、氧化氮芥、乙醇等)、免疫因素(如存在抗精子抗体)等。

七、精子存活率检查

(一)适应证

(1)用于男性不育症、生殖系统疾病的诊断、鉴别诊断和监测。

(2)用于计划生育、科研、精子库筛选优质精子。

(二)参考区间

射精 30～60 分钟内应>50%。

（三）临床意义

下降：见于精索静脉曲张，生殖道非特异性感染，以及使用某些抗代谢药、抗疟药、雌激素、氧化氮芥时。

八、精子活动力检查

（一）适应证

（1）用于男性不育症、生殖系统疾病的诊断、鉴别诊断和监测。

（2）用于计划生育、科研、精子库筛选优质精子。

（二）参考区间

射精后 60 分钟内，精子总活动力（前向运动和非前向运动）≥40％，前向运动≥32％。

（三）临床意义

精子活动力减弱或死精子过多是导致不育的主要原因。精子活动力下降，主要见于以下几种情况。

（1）睾丸生精上皮不完全成熟或受损，产生的精子质量差，活动能力弱。

（2）精液量少。

（3）精浆变异，如附睾、精囊、前列腺等有炎症时，酸碱度、供氧、营养、代谢等均不利于精子的活动和存活；若存在抗精子抗体，可以使精子凝集，从而失去了活动能力。

九、精子数量检查

（一）适应证

（1）用于男性不育症、生殖系统疾病的诊断、鉴别诊断和监测。

（2）用于计划生育、科研、精子库筛选优质精子。

（二）参考区间

精子浓度≥15×10^9/L；精子总数≥39×10^6/次。

（三）临床意义

正常人的精子数量存在着明显的个体差异。精子浓度持续＜15×10^9/L 时为少精子症，连续 3 次检查（离心沉淀物）无精子时为无精子症。少精子症、无精子症常见于精索静脉曲张，先天性或后天性睾丸疾病（如睾丸畸形、萎缩、结核、炎症、肿瘤等），理化因素损伤（如抗癌药、重金属、乙醇、放射线等损伤），输精管、精囊缺陷，长期食用棉酚等，内分泌疾病（如垂体、甲状腺、性腺功能亢进或减退、肾上腺病变等）。

十、精子形态检查

（一）适应证

（1）用于男性不育症、生殖系统疾病的诊断、鉴别诊断和监测。

（2）用于计划生育、科研、精子库筛选优质精子。

（二）参考区间

精子形态检查参考区间为＞4％。

（三）临床意义

正常精子由头部、体部和尾部组成。凡是精子头部、体部和尾部任何部位出现变化，均为异常精子。正常形态精子低于 15％时,体外受精率降低。

异常形态精子增多:常见于精索静脉曲张,睾丸、附睾功能异常,生殖系统感染,应用某些化学药物(如卤素、乙二醇、重金属、雌激素等),放射线损伤等。

十一、非精子成分检查

(一)适应证
用于男性不育症、生殖系统疾病的诊断、鉴别诊断和监测。

(二)参考区间
未成熟生殖细胞<1％;红细胞偶见;白细胞少量(<5/HP);上皮细胞少量。

(三)临床意义
1.未成熟生殖细胞

即生精细胞。增多见于睾丸曲细精管受到某些药物或其他因素影响或损害时。

2.红细胞增多

常见于睾丸肿瘤、前列腺癌等,此时精液中还可出现肿瘤细胞。

3.白细胞

当精液中白细胞>5/HP 时为异常,常见于前列腺炎、精囊炎和附睾炎等。当精液中白细胞>1×10^9/L,称为脓精症或白细胞精液症。白细胞通过直接吞噬作用或释放和分泌细胞因子、蛋白酶及自由基等破坏精子,引起精子的活动率和活动力降低,导致男性不育。

十二、精子凝集检查

(一)适应证
用于男性不育症、生殖系统疾病的诊断、鉴别诊断和监测。

(二)参考区间
阴性。

(三)临床意义
凝集的精子数>10 个为阳性。阳性提示可能存在免疫性不育。

十三、精子低渗肿胀试验

(一)适应证
用于男性不育症、生殖系统疾病的诊断、鉴别诊断和监测。

(二)参考区间
精子低渗肿胀率>60％。

(三)临床意义
精子低渗肿胀试验(HOS)可作为体外精子膜功能及完整性的评估指标,预测精子潜在的受精能力。精子尾部肿胀现象是精子膜功能的正常表现,不育症男性的精子肿胀试验肿胀率明显降低。

十四、病原微生物检查

(1)适应证:用于男性生殖系统感染性疾病的诊断、鉴别诊断和监测。

(2)参考区间:阴性。

(3)临床意义:阳性:提示存在生殖系统感染。

十五、精浆果糖测定

(1)适应证:用于精囊腺炎、无精子症的辅助诊断、鉴别诊断和监测。

(2)参考区间:9.11～17.67 mmol/L。

(3)临床意义:精液中的果糖由精囊产生,为精子的代谢提供营养,供给精子能量,维持精子的活动力。同时,它与雄性激素相平行,可间接反映睾酮水平。果糖阴性可见于先天性双输精管完全阻塞及精囊缺如时;精浆果糖含量降低,见于精囊腺炎时。

在无精子症和射精量<1 mL者,若精浆中无果糖为精囊阻塞;有果糖,则为射精管阻塞。

十六、精浆 α-葡糖苷酶测定

(1)适应证:用于无精子症、远端输精管阻塞的辅助诊断、鉴别诊断和监测。

(2)参考区间:35.1～87.7 U/mL。

(3)临床意义:α-葡糖苷酶主要由附睾上皮细胞分泌,该酶对鉴别输精管阻塞和睾丸生精障碍所致的无精子症有一定意义。当输精管结扎后,该酶活力显著降低;阻塞性无精子症时,该酶活性下降。

十七、精浆游离左旋肉毒碱测定

(1)适应证:用于附睾功能评价和监测。

(2)参考区间:(461.56±191.63)nmol/L。

(3)临床意义:精浆肉毒碱是评价附睾功能的指标,精浆肉毒碱含量正常,表明附睾功能正常。精浆中肉毒碱含量下降,表示附睾功能发生障碍。若将精浆肉毒碱与果糖联合检测,对附睾和精囊腺功能判断更有价值。

十八、精浆乳酸脱氢酶同工酶 X 测定

(一)适应证

用于男性不育症、生殖系统疾病的诊断、鉴别诊断和监测。

(二)参考区间

LDH-X1:248～1 376 U/L;LDH-X2:10.96～32.36 mU/10^6精子。精浆/全精子 LDH-X 比值:0.21～0.56。

(三)临床意义

LDH-X 活性与精子浓度特别是活精子浓度呈良好的正相关,活性降低可致生育力下降,是评价睾丸生精功能的良好指标。

LDH-X 活性下降:见于睾丸萎缩、精子生成缺陷及少精或无精子症患者。精子发生障碍时,则无 LDH-X 形成。

十九、精浆酸性磷酸酶测定

(1)适应证:用于前列腺疾病的辅助诊断和监测。

(2)参考区间:48.8～208.6 U/mL。

(3)临床意义:①酸性磷酸酶(ACP)活性降低见于前列腺炎。另外,ACP 有促进精子活动的作用。精浆中 ACP 降低,精子活动力减弱,可使受孕率下降。②ACP 活性增高见于前列腺癌和前列腺肥大。

二十、精子顶体酶活性测定

(1)适应证:用于男性不育症的辅助诊断和监测。

(2)参考区间:48.2～218.7 μU/10^6 精子。

(3)临床意义:顶体酶对于精子的运动和受精过程都是不可缺少的,顶体酶活力不足可导致男性不育。因此精子顶体酶活性测定可作为精子受精能力和诊断男性不育症的参考指标。

二十一、精浆锌测定

(一)适应证

用于男性不育症、睾丸萎缩等疾病的辅助诊断和监测。

(二)参考区间

一次射精≥2.4 μmol。

(三)临床意义

1.缺乏

可影响性腺的发育,使性功能减退,睾丸萎缩,精子数目减少、弱精、死精等。

2.严重缺乏

可使精子发生处于停顿状态,造成不育。

3.青春期缺锌

影响男性生殖器官和第二性征的发育。

此外,锌含量与前列腺液杀菌能力和抗菌机制有关,前列腺能合成具有抗菌作用的含锌多肽。

二十二、精浆抗精子抗体检查

(1)适应证:用于男性免疫性不育的辅助诊断和监测。

(2)参考区间:阴性。

(3)临床意义:抗精子抗体的出现及滴度升高无论在男性或女性,均可导致不育。因此,抗精子抗体的检测可以作为不育症患者临床治疗及预后判断的重要指标。阳性:提示存在免疫性不育。

二十三、精浆免疫抑制物测定

(1)适应证:用于男性免疫性不育的辅助诊断和监测。

(2)参考区间:(430±62)U/mL。

(3)临床意义:精浆免疫抑制物活性降低与不育、习惯性流产、女性对配偶精液过敏的发生有密切关系。

二十四、精浆免疫球蛋白测定

(1)适应证:用于男性免疫性不育的辅助诊断和监测。

(2)参考区间:IgA(90.3±57.7)mg/L;IgG(28.6±16.7)mg/L;IgM(90.3±57.7)mg/L;IgA(2.3±1.9)mg/L;补体 C3、C4 无。

(3)临床意义:抗精子抗体浓度增高者,其精浆免疫球蛋白也升高,生殖系统感染者精浆免疫球蛋白升高。

(王光让)

第九节 前列腺液检验

一、量测定

(1)适应证:用于前列腺疾病的辅助诊断。

(2)参考区间:数滴至 1 mL。

(3)临床意义:减少见于前列腺炎。多次按摩无前列腺液排出,提示前列腺分泌功能严重不足,见于前列腺的炎性纤维化和某些功能低下。

二、外观检查

(1)适应证:用于前列腺疾病的辅助诊断。

(2)参考区间:稀薄、不透明、乳白色液体。

(3)临床意义:①黄色浑浊,呈脓性或脓血性,见于严重的化脓性前列腺炎。②血性,见于精囊炎、前列腺炎、前列腺结核、结石和肿瘤等,也可为按摩前列腺用力过重所致。

三、酸碱度测定

(1)适应证:用于前列腺疾病的辅助诊断。

(2)参考区间:弱酸性,pH 为 6.3~6.5。

(3)临床意义:增高见于 50 岁以上者或混入较多精囊液时。

四、红细胞检查

(1)适应证:用于前列腺疾病的辅助诊断。

(2)参考区间:偶见(<5/HP)。

(3)临床意义:增多见于前列腺结核、结石和恶性肿瘤等,也可为按摩前列腺用力过重所致。

五、白细胞检查

(1)适应证:用于前列腺疾病的辅助诊断。

(2)参考区间:<10/HP,散在。

（3）临床意义：增多见于前列腺炎。若 WBC＞10/HP，成簇分布，即可诊断为前列腺炎。

六、磷脂酰胆碱小体检查

（1）适应证：用于前列腺疾病的辅助诊断。

（2）参考区间：数量较多，分布均匀。

（3）临床意义：前列腺炎时磷脂酰胆碱小体减少，分布不均，有成簇分布现象；严重者磷脂酰胆碱小体可消失。

七、前列腺颗粒细胞检查

（1）适应证：用于前列腺疾病的辅助诊断。

（2）参考区间：＜1/HP。

（3）临床意义：增多见于老年人或前列腺炎。

八、淀粉样小体检查

（1）适应证：用于前列腺疾病的辅助诊断。

（2）参考区间：少量。

（3）临床意义：前列腺液中的淀粉样小体随年龄增长递增，一般无临床意义。

（王光让）

第十节　阴道分泌物检验

一、外观检查

（一）适应证

用于女性生殖系统疾病的辅助诊断、鉴别诊断。

（二）参考区间

白色、糊状，无气味；近排卵期时清澈透明，稀薄似蛋清，量多；排卵期 2～3 天后浑浊黏稠，量减少；经前量增加；妊娠期量较多。

（三）临床意义

阴道分泌物是女性生殖系统分泌的液体，又称为白带。

1.黄色脓性

见于滴虫性阴道炎、化脓性细菌感染、慢性子宫颈炎、老年性阴道炎、子宫内膜炎和阴道内有异物等。

2.红色血性

见于肿瘤、息肉、子宫黏膜下肌瘤、老年性阴道炎、严重的慢性子宫颈炎和子宫内节育器产生的不良反应等。

3.豆腐渣样

见于真菌性阴道炎。

4.黄色水样

见于子宫黏膜下肌瘤、子宫颈癌、子宫癌和输卵管癌等。

5.大量、无色透明

见于卵巢颗粒细胞瘤或女性激素分泌功能异常。

6.脓血样白带

为阿米巴性阴道炎的特征。

二、pH 测定

(1)适应证:用于女性生殖系统疾病的辅助诊断、鉴别诊断。

(2)参考区间:3.8~4.5。

(3)临床意义:增高见于以下情况。①阴道炎:由于病原生物消耗糖原,阴道杆菌酵解糖原减少所致。②幼女和绝经期女性:由于缺乏雌激素,阴道上皮变薄,且上皮细胞不含糖原,以及阴道内无阴道杆菌所致。

三、清洁度检查

(1)适应证:①用于女性生殖系统疾病的辅助诊断、鉴别诊断。②用于雌激素水平的判断。

(2)参考区间:Ⅰ~Ⅱ度。

(3)临床意义:阴道清洁度是阴道炎症和生育期女性卵巢性激素分泌功能的判断指标。当卵巢功能低下,雌激素水平降低时,阴道上皮细胞增生较差,阴道分泌物中的阴道杆菌减少,易感染杂菌,使阴道清洁度分度增高。当阴道分泌物清洁度为Ⅳ、Ⅲ度,且有大量病原生物,如细菌、真菌或寄生虫时,见于各种原因的阴道炎。

四、阴道毛滴虫检查

(1)适应证:①用于女性生殖系统疾病的辅助诊断、鉴别诊断。②用于性传播疾病的诊断和监测。

(2)参考区间:阴性。

(3)临床意义:阳性见于滴虫性阴道炎。

五、真菌检查

(1)适应证:①用于女性生殖系统疾病的辅助诊断、鉴别诊断。②用于性传播疾病的诊断和监测。

(2)参考区间:阴性。

(3)临床意义:阳性见于真菌性阴道炎。真菌性阴道炎的阴道分泌物呈凝乳状或"豆腐渣"样。

六、加德纳氏菌检查

(1)适应证:①用于女性生殖系统疾病的辅助诊断、鉴别诊断。②用于性传播疾病的诊断和监测。

(2)参考区间:阴性。

(3)临床意义:阳性见于由阴道加德纳氏菌(GV)和某些厌氧菌共同引起的细菌性阴道病。除引起阴道病外,尚可引起早产、产褥热、新生儿败血症、绒毛膜羊膜炎、产后败血症和脓毒血症等。寻找阴道分泌物中的线索细胞,是诊断加德纳氏菌性阴道病的重要指标。

七、淋病奈瑟菌检查

(1)适应证:①用于女性生殖系统疾病的辅助诊断、鉴别诊断。②用于性传播疾病的诊断和监测。

(2)参考区间:阴性。

(3)临床意义:阳性:见于淋病患者。

八、衣原体检查

(1)适应证:①用于女性生殖系统疾病的辅助诊断、鉴别诊断。②用于性传播疾病的诊断和监测。

(2)参考区间:阴性。

(3)临床意义:阳性见于沙眼衣原体感染引起的急性阴道炎和子宫颈炎。

九、病毒检查

(1)适应证:①用于女性生殖系统疾病的辅助诊断、鉴别诊断。②用于性传播疾病的诊断和监测。

(2)参考区间:阴性。

(3)临床意义:阳性见于由单纯疱疹病毒(HSV)、人巨细胞病毒(HCMV)、人乳头状病毒(HPV)引起的生殖道感染。

十、梅毒螺旋体检查

(1)适应证:①用于女性生殖系统疾病的辅助诊断、鉴别诊断。②用于性传播疾病的诊断和监测。

(2)参考区间:阴性。

(3)临床意义:阳性见于梅毒螺旋体感染所致的梅毒。可引起胎儿死亡或流产。

十一、阴道分泌物五联试验

(一)适应证

用于阴道炎性疾病的辅助诊断、鉴别诊断。

(二)参考区间

干化学酶法 pH 为 3.8～4.5。过氧化氢:阴性。白细胞酯酶:阴性。唾液酸苷酶:阴性。脯氨酸氨基肽酶:阴性。乙酰氨基葡糖糖苷酶:阴性。

（三）临床意义

1.pH

pH＞4.5,提示细菌性阴道炎;pH＞5,提示滴虫性阴道炎;pH 为 4.0～4.6,提示真菌性阴道炎。

2.过氧化氢

阴性:表示乳酸杆菌多;阳性:提示阴道环境处于病理或亚健康状态。

3.白细胞酯酶

阳性:表示白细胞多于 15/HP,提示有阴道炎。

4.唾液酸苷酶

阳性:提示为细菌性阴道炎。

5.脯氨酸氨基肽酶

阳性:提示为细菌性阴道炎。

6.乙酰氨基葡糖糖苷酶

阳性:若同时 pH≥4.8,提示滴虫感染;若同时 pH≤4.6,提示真菌感染。

（王光让）

第八章

糖类及其代谢产物检验

第一节 血糖测定

一、概念

血糖是指血清/血浆中的葡萄糖含量,通常以 mmol/L(mg/dL)计。血糖检测是诊断糖尿病(diabetes mellitus,DM)的主要方法和依据,空腹血糖浓度反映胰岛 β 细胞分泌胰岛素的能力。部分患者尤其是疑有 T_2DM 患者,如果空腹血糖不高,应测定餐后 2 小时血糖或行口服葡萄糖耐量试验(OGTT)。

二、方法

血糖测定分为空腹血糖与餐后血糖,空腹血糖测定要求隔夜空腹(至少 8 小时未进食任何糖类,饮水除外),餐后血糖指从第一口进餐开始计算时间到 2 小时准时抽血测定血糖值。

三、正常参考值

(一)空腹血糖
葡萄糖氧化酶法 3.9～6.1 mmol/L,邻甲苯胺法 3.9～6.4 mmol/L。

(二)餐后血糖
餐后血糖＜7.8 mmol/L。

四、注意事项

(一)取样时间及取样部位
测静脉血糖一般从肘静脉取血,止血带压迫时间不宜过长,应在几秒内抽出血液,以免血糖数值不准。若用血浆或全血,将血样品放入含有枸橼酸钠及氟化钠混合物的试管中,以防止血液凝固及红细胞内葡萄糖的分解。血标本最好立即测定,若要过夜,需将血浆样品冰冻。毛细血管血糖测定一般从耳垂、手指或足趾由针刺取血。毛细血管血的成分与动脉血相近,其血糖含量在清晨空腹时与静脉血基本相符;而在进食碳水化合物后 2 小时内比静脉血高,因此时组织正在利用餐后升高的血糖。正常人口服葡萄糖 100 g 后,毛细血管血和静脉血葡萄糖含量的差值为 8～61 mg/dL,平均 24 mg/dL。在服糖 3 小时后一般两者差别很小,但也有报道空腹时两者的差别也很大(范围 0～20 mg/dL)。

(二)全血与血浆血糖、血清糖

因葡萄糖只能溶于水,红细胞含水量比血浆少,因此红细胞内的葡萄糖含量比血浆要低。而且红细胞又占据一定的容积,故全血糖含量受血细胞比容的影响。血细胞比容下降 10%,血糖值增加 3～4 mg/dL;相反,如比积增高,测得的结果相反。若采用血浆则没有这种影响。用全血糖折算成血浆糖时,可将全血血糖数值增加 15%(注意不是 15 mg/dL)。血浆与血清糖数值相等,但血浆比血清稳定。如用枸橼酸钠及氟化钠抗凝,则离心后血浆含有除血细胞以外的全部物质。当血浆通过自动分析仪时,纤维蛋白容易沉淀使管道阻塞。若用血清不会出现此种现象。在收集血清时,全血的凝固和血凝块收缩需 2～3 小时,在此期间有 30～40 mg/L 的血糖降解而损失。为避免这种损失,取血后应迅速冰冻。最好在 30 分钟内(最多不超过 1 小时)离心取出血清。若用肝素或 EDTA 抗凝,血浆也要迅速离心,以减少糖的自然降解所产生的误差。

(三)引起血糖变化的药物

引起血糖升高的药物主要有 TRH、ACTH、GH、甲状腺激素、糖皮质激素、儿茶酚胺、可乐定、可的松、咖啡因、氯噻酮、二氯甲嗪、呋塞米、依他尼酸、噻嗪类利尿药、吲哚美辛(消炎痛)、胰高血糖素、生长抑素、异烟肼、口服避孕药、酚妥拉明、三环内酯抗抑郁药、苯妥英钠等。引起血糖下降的药物主要有胰岛素、IGF-1、amylin、双胍类、促泌剂、格列酮类、α-糖苷酶抑制剂、乙醇、单胺氧化酶抑制剂、甲巯咪唑(他巴唑)、保泰松、对氨水杨酸类、丙磺舒、普萘洛尔、磺胺类等。

五、临床评估

空腹血糖高于 6.1 mmol/L,称为高血糖,餐后 2 小时血糖高于 7.8 mmol/L,也可以称为高血糖。高血糖不是一种疾病的诊断,只是一种血糖监测结果的判定,血糖监测是一时性的结果,高血糖不完全等于糖尿病。

(一)血糖升高的原因

(1)肝炎、肝硬化等各种肝脏疾病引起肝糖原储备减少时,可出现餐后血糖一过性升高。如积极治疗肝脏疾病,血糖便可恢复正常。

(2)应激状态下的急性感染、创伤、脑血管意外、烧伤、心肌梗死、剧烈疼痛等,使血糖升高。当应激状态消除后血糖会降至正常。

(3)饥饿时和慢性疾病患者体力下降时,可引起糖耐量减低,使血糖升高。积极治疗慢性疾病,改善体质可使血糖恢复正常。

(4)一些内分泌性疾病如肢端肥大症、皮质醇增多症、甲状腺功能亢进症等,可引起继发性血糖升高。原发病得到有效控制后,血糖可逐渐降至正常。

(5)服用某些药物,如泼尼松、地塞米松等会引起高血糖的药物。

(6)当空腹血糖≥7.0 mmol/L 和/或餐后 2 小时血糖≥11.1 mmol/L,并排除上述原因导致的血糖升高,即可考虑糖尿病的诊断。

(二)血糖降低

1.生理性或暂时性低血糖

运动后和饥饿时、妊娠、哺乳期、注射胰岛素后和服降糖药后,血糖会降低。

2.病理性低血糖

(1)胰岛素分泌过多,如胰岛 β 细胞瘤。

(2)升高血糖激素分泌减少,如垂体功能减退、肾上腺功能减退和甲状腺功能减退。

(3)血糖来源减少,肝糖原贮存不足,如长期营养不良、肝炎、肝坏死、肝癌、糖原累积病等。

(杨丽琼)

第二节　口服糖耐量试验

口服葡萄糖耐量试验(oral glucose tolerance test,OGTT)是在口服一定量葡萄糖后 2 小时内做系列血糖测定,可用于评价个体的血糖调节能力,判断有无糖代谢异常,是诊断糖尿病的指标之一,有助于早期发现空腹血糖轻度增高但未达到糖尿病诊断标准的糖耐量异常患者。

一、原理

正常人在服用一定量葡萄糖后,血液葡萄糖浓度升高(一般不超过 8.9 mmol/L 或 160 mg/dL),刺激胰岛素分泌增多,使血液葡萄糖浓度短时间内恢复至空腹水平,此现象称为耐糖现象。若因内分泌失调等因素引起糖代谢异常时,口服一定量葡萄糖后,血液葡萄糖浓度可急剧升高或升高不明显,而且短时间内不能恢复至空腹血葡萄糖浓度水平,称为糖耐量异常。

二、操作

WHO 推荐的标准化 OGTT 如下。

(1)试验前 3 天,受试者每天食物中含糖量不低于 150 g,且维持正常活动,停用影响试验的药物(如胰岛素)。

(2)空腹 10～16 小时后,坐位抽取静脉血,测定血葡萄糖浓度(称空腹血浆葡萄糖,FPG)。

(3)将 75 g 无水葡萄糖(或 82.5 g 含 1 分子水的葡萄糖)溶于 250～300 mL 水中,5 分钟之内饮完。妊娠妇女用量为 100 g;儿童按 1.75 g/kg 体重计算口服葡萄糖用量,总量不超过 75 g。

(4)服糖后,每隔 30 分钟取血 1 次,测定血浆葡萄糖浓度共 4 次,历时 2 小时(必要时可延长血标本的收集时间,可长达服糖后 6 小时)。其中,2 小时血浆葡萄糖浓度(2 小时 PG)是临床诊断的关键。

(5)根据各次测得的血葡萄糖浓度与对应时间作图,绘制糖耐量曲线。

三、参考区间

成人(酶法):FPG＜6.1 mmol/L;服糖后 0.5～1.0 小时血糖升高达峰值,但＜11.1 mmol/L;2 小时 PG＜7.8 mmol/L。

四、结果计算

(一)正常糖耐量

FPG<6.1 mmol/L,且 2 小时 PG<7.8 mmol/L。

(二)空腹血糖受损(IFG)

FPG≥6.1 mmol/L,但<7.0 mmol/L,2 小时 PG<7.8 mmol/L。

(三)糖耐量减低(IGT)

FPG<7.0 mmol/L,同时 2 小时 PG≥7.8 mmol/L,但<11.1 mmol/L。

(四)糖尿病(DM)

FPG≥7.0 mmol/L,且 2 小时 PG≥11.1 mmol/L。

五、注意事项

(一)试验前准备

整个试验过程中不可吸烟、喝咖啡、喝茶或进食。

(二)影响因素

对于糖尿病的诊断,OGTT 比空腹血糖测定更灵敏,但易受样本采集时间、身高、体重、年龄、妊娠和精神紧张等多因素影响,重复性较差,除第一次 OGTT 结果明显异常外,一般需多次测定。

(三)临床应用

临床上大多数糖尿病患者会出现空腹血糖增高,且血糖测定步骤简单,准确性较高,因此首先推荐空腹血糖测定用于糖尿病的诊断。但我国流行病学研究结果提示仅查空腹血糖,糖尿病的漏诊率较高(40%),所以建议只要是已达到糖调节受损(IGR)的人群,即空腹血糖受损(IFG)或糖耐量受损(IGT)的患者均应行 OGTT 检查,以降低糖尿病的漏诊率。但 OGTT 检查不能用于监测血糖控制的效果。

(四)静脉葡萄糖耐量试验

对于不能承受大剂量口服葡萄糖、胃切除后及其他可致口服葡萄糖吸收不良的患者,为排除葡萄糖吸收因素的影响,可按 WHO 的方法进行静脉葡萄糖耐量试验。

六、临床意义

(1)OGTT 是诊断糖尿病的指标之一,其中 FPG 和 2 小时 PG 是诊断的主要依据。糖尿病患者 FPG 往往超过正常,服糖后血糖更高,恢复至空腹血糖水平的时间延长。

(2)有无法解释的肾病、神经病变或视网膜病变,其随机血糖<7.8 mmol/L,可用 OGTT 了解糖代谢状况。

(3)其他内分泌疾病如垂体功能亢进症、甲状腺功能亢进、肾上腺皮质功能亢进等均可导致糖耐量异常,且各有不同的特征性 OGTT 试验曲线。

(4)急性肝炎患者服用葡萄糖后在 0.5～1.5 小时之间血糖会急剧增高,可超过正常。

(杨丽琼)

第三节 血浆丙酮酸测定

丙酮酸（pyruvate）是糖类和大多数氨基酸分解代谢过程中的重要中间产物，丙酮酸可通过乙酰 CoA 和三羧酸循环实现体内糖、脂肪和氨基酸间的互相转化，因此在三大营养物质的代谢联系中起着重要的枢纽作用。

丙酮酸的测定方法包括乳酸脱氢酶法、酶电极感应器法和高效液相色谱法等。其中乳酸脱氢酶法是目前测定丙酮酸的首选方法。

一、原理

乳酸脱氢酶催化丙酮酸还原成乳酸，反应式如下：

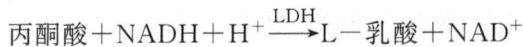

$$\text{丙酮酸} + \text{NADH} + \text{H}^+ \xrightarrow{\text{LDH}} \text{L} - \text{乳酸} + \text{NAD}^+$$

在紫外可见分光光度计波长 340 nm 处监测 NADH 吸光度的下降速率，计算样本中丙酮酸的浓度。

二、试剂

（一）100 mmol/L Na_2HPO_4

溶解 1.42 g Na_2HPO_4 于 80 mL 蒸馏水中，再加蒸馏水至 100 mL。置 4 ℃冰箱保存，稳定 1 年。

（二）100 mmol/L KH_2PO_4

溶解 1.36 g KH_2PO_4 于 80 mL 蒸馏水中，再加蒸馏水至 100 mL。置 4 ℃冰箱保存，稳定 1 年。

（三）100 mmol/L 磷酸盐缓冲液

将 20 mL 100 mmol/L KH_2PO_4 溶液和 80 mL 100 mmol/L Na_2HPO_4 溶液混合。在 pH 计下，用0.1 mol/L盐酸或氢氧化钠，调节至 pH 7.4±0.05。4 ℃冰箱保存，稳定 2 个月。

（四）NADH 溶液

称取纯 NADH 20 mg，溶于 1 mL 蒸馏水中，新鲜配制，1 小时内使用。

（五）乳酸脱氢酶溶液

乳酸脱氢酶硫酸铵悬液用蒸馏水稀释至 550 U/mL（37 ℃）。

（六）工作试剂

乳酸脱氢酶溶液 40 μL 与 NADH 溶液 400 μL 混匀，用 100 mmol/L 磷酸盐缓冲液（pH 7.4）稀释至 10 mL。4 ℃冰箱保存，可稳定 24 小时。

（七）25 mmol/L 丙酮酸标准液

称取 2.75 g 丙酮酸钠（MW110）置于 1 L 容量瓶中，用 0.1 mol/L 盐酸溶解，再用 0.1 mol/L 盐酸稀释至 1 L。置 4 ℃冰箱，稳定 3 个月。

（八）0.5 mmol/L 丙酮酸标准液

1 mL 25 mmol/L 丙酮酸标准液用蒸馏水稀释至 50 mL，每天新鲜配制。

三、操作

根据实验室的自动分析仪性能,设定参数。下列参数供参考。①温度:37 ℃。②pH:7.4。③波长:340 nm。

分别监测样品管吸光度的下降速率(△Au/min)和标准管吸光度的下降速率(△As/min)。不同实验室延迟时间、监测时间、样品体积和试剂体积等具体反应条件会因所使用的仪器和试剂而异,在保证方法可靠的前提下,应按仪器和试剂说明书设定测定条件,进行定标品和样品分析。

四、结果计算

$$丙酮酸浓度(mmol/L) = \frac{△Au/min}{△As/min} \times 丙酮酸标准液浓度$$

五、参考区间

成人空腹静脉血和动脉血丙酮酸浓度均小于 0.1 mmol/L。安静状态下,空腹静脉血浆丙酮酸含量为 0.03~0.10 mmol/L(0.3~0.9 mg/dL),动脉全血丙酮酸浓度为 0.02~0.08 mmol/L(0.2~0.7 mg/dL)。

六、注意事项

(一)方法学特点
本法适用于各种自动化分析仪,具有较高的特异性、精密度和回收率。可根据所使用的自动分析仪性能,建立合适的测定参数和操作规程,但要严格控制各反应条件。

(二)采血要求
患者须空腹采血,用止血带不要超过 2 分钟。

(三)标本稳定性
丙酮酸在血液中很不稳定,采血后 1~2 分钟就可出现明显下降,须在 4 ℃条件下尽快分离出血浆并尽快检测。不能及时测定时,需用偏磷酸等制备成无蛋白滤液保存。在偏磷酸滤液中,丙酮酸室温下可稳定 6 天,4 ℃可稳定 8 天。

(四)干扰因素
乳酸<40 mmol/L,胆红素<342 μmol/L,Hb<2 g/L 和脂血对本法测定无干扰。乳酸脱氢酶试剂中若含有丙酮酸激酶时,将造成测定结果偏低。

七、临床意义

进食或运动后可使丙酮酸出现生理性升高。病理性升高可见于维生素 B_1 缺乏症的患者,缺乏维生素 B_1 时,丙酮酸氧化障碍,导致血丙酮酸含量增加;糖尿病、充血性心力衰竭、严重腹泻等消化性障碍、严重感染和肝病时也可出现丙酮酸增高,并伴有高乳酸血症。

此外,血浆丙酮酸浓度检测也可用于评价有先天代谢紊乱而使血乳酸浓度增加的患者。与乳酸/丙酮酸比例增加有关的先天代谢紊乱包括丙酮酸羧化酶缺陷和氧化磷酸化酶缺陷。

（杨丽琼）

第四节　糖化血红蛋白测定

一、概念

糖化血红蛋白(glycosylated hemoglobin,GHb)是血红蛋白 A 组分的某些特殊分子部位和葡萄糖经过缓慢而不可逆的非酶促反应结合而形成的。被糖化的血红蛋白部分称为 HbA_1，HbA_1 由 HbA_{1a}、HbA_{1b} 和 HbA_{1c} 组成。前两部分代表其他己糖和 Hb 互相作用的产物，HbA_{1c} 是结合葡萄糖的 HbA_1。它与血糖浓度成正比，由于红细胞在血循环中的寿命约为 120 天，如果血糖的水平波动不大，则约 3 个月内的平均血糖和 HbA_{1c} 的水平有很好的相关性，其代表了测定前 2~3 个月内的血糖平均水平。

二、方法

EDTA 试管，静脉取血送检。

三、正常参考值

HbA_{1c}：4%~6%。

四、注意事项

(1)如果糖尿病患者经常监测血糖都显示控制较好，而糖化血红蛋白偏高，则需考虑是否平时监测血糖不够全面(如只测空腹血糖而忽略了餐后血糖)，或者可能血糖仪测出的数值不够准确(如机器老化，试纸受潮、过期等)。

(2)由于糖化血红蛋白反映的是血糖的平均值，如果糖尿病患者血糖波动较大，经常发生低血糖，继而又发生高血糖，其糖化血红蛋白完全有可能维持在正常范围。在这种情况下，它的数值就不能反映真正的血糖变化了。同时，糖化血红蛋白还受红细胞的影响，在合并影响红细胞质和量的疾病(如肾脏疾病、溶血性贫血等)时，所测得的糖化血红蛋白也不能反映真正的血糖水平。

(3)当空腹血糖超过患者糖化血红蛋白对应的预测值时，则显示近期血糖控制不好，可能与采血时紧张、劳累、晚餐进食过多、治疗不当、急性并发症等有关，需要调整治疗方案。

(4)同时还应该注意各种贫血、出血性疾病或用普萘洛尔、吗啡、双氢克脲塞等药物可使糖化血红蛋白下降，而用大量阿司匹林、维生素 D，以及肾功能不全、甲亢者可使其增高。

(5)检测的方法是影响 HbA_{1c} 的重要因素之一，目前使用最多的是 NGSP 标化方法。另外，HbA_{1c} 存在种族差异。

(6)在我国糖化血红蛋白不推荐作为诊断糖尿病的依据，也不能取代糖耐量试验，可作为糖尿病的普查和健康检查的项目。

(7)血糖控制未达到目标或治疗方案调整后，应每 3 个月检查一次糖化血红蛋白。血糖控制达到目标后也应每年至少检查两次糖化血红蛋白。

(8)进餐不影响糖化血红蛋白测定，故可以在任意时间抽血。血中浓度在取血后保持相对稳定,在室温下放置3～14天也不会明显影响测定结果(静脉血糖浓度随血样留置时间延长而逐渐下降)。

五、临床评估

HbA$_{1c}$代表近2～3个月内的血糖平均水平,与血糖值相平行,血糖越高,HbA$_{1c}$就越高。HbA$_{1c}$在糖尿病监测中的意义如下。

(一)HbA$_{1c}$是DM患者血糖总体控制情况的指标

HbA$_{1c}$的测定目的在于消除血糖波动对病情控制观察的影响,因而对血糖波动较大的T1DM患者,测定HbA$_{1c}$是一个有价值的血糖控制指标。HbA$_{1c}$是目前评价血糖控制的金指标。4%～6%:血糖控制正常;6%～7%:血糖控制比较理想;7%～8%:血糖控制一般;8%～9%:控制不理想,需加强血糖控制,多注意饮食结构及运动,并在医生指导下调整治疗方案;>9%:血糖控制很差,是慢性并发症发生发展的危险因素,可能引发糖尿病性肾病、动脉硬化、白内障等并发症,并有可能出现酮症酸中毒等急性并发症。

由于糖尿病患者HbA$_{1c}$水平与平均血糖的控制相关,国际糖尿病联合会(IDF)建议大多数糖尿病患者将HbA$_{1c}$控制在6.5%以下,而美国糖尿病协会(ADA)的推荐标准则是7.0%以下。医疗人员在制定HbA$_{1c}$控制目标时,必须考虑患者个人的健康状况、低血糖风险、特殊健康风险等具体情况。例如,对于青少年和儿童1型糖尿病患者,HbA$_{1c}$的控制目标和成人有所不同,因为这部分人群血糖多变不易控制,而且在发育中的大脑比成年人的大脑更容易受到低血糖的损害,所以血糖控制不宜过分严格,美国糖尿病协会(ADA)给出的建议可参考表8-1。

表8-1　不同年龄段青少年儿童控制目标

年龄	糖化血红蛋白(HbA$_{1c}$)控制目标
<6岁	7.5%～8.5%
6～12岁	<8.0%
13～19岁	<7.5%

(二)有助于糖尿病慢性并发症的认识

HbA$_{1c}$升高,是心肌梗死、脑卒中死亡的一个高危因素。在男性患者中,糖化血红蛋白每增加1%,病死率的相对危险性增加24%,女性患者增加28%。一旦HbA$_{1c}$超过7%,发生心脑血管疾病的危险性就增加50%以上。反之,随着HbA$_{1c}$水平的降低,越接近正常值,糖尿病的并发症降低越明显。英国前瞻性糖尿病研究(United Kingdom Prospective Diabetes Study,UKPDS)证实:HbA$_{1c}$每下降1%,糖尿病相关的病死率降低21%;心肌梗死发生率下降14%;脑卒中发生率下降12%;微血管病变发生率下降37%;白内障摘除术下降19%;周围血管疾病导致的截肢或病死率下降43%;心力衰竭发生率下降16%。因此,HbA$_{1c}$对糖尿病患者来说是一项非常重要的监测指标,它的高低直接决定将来各种严重影响糖尿病患者生活质量的慢性并发症的发生和发展。

(三)指导对血糖的治疗方案的调整

根据HbA$_{1c}$可推算出平均血糖的水平,可预测出近期血糖控制的好坏。

HbA$_{1c}$与估计的平均血糖水平的对应关系可由以下的近似公式得出。

估计的平均血糖(mg/dL)=28.7×糖化血红蛋白-46.7;估计的平均血糖(mmol/L)=1.59×

糖化血红蛋白－2.59。HbA_{1c}<7.3%时,餐后血糖对 HbA_{1c} 的水平影响较大;当在 7.3%~8.4% 时,空腹和餐后血糖对 HbA_{1c} 的功效差不多;当>8.5%时,空腹血糖所扮演的角色更重要。因此,HbA_{1c}在 7%~8%者要更多干预餐后血糖,减少低血糖反应;>8%者要兼顾空腹和餐后血糖。因此,测定 HbA_{1c} 可以更好地全面判断病情,指导治疗。

(四)区别应激性血糖增高和糖尿病

在心、脑血管急症时,由于应激反应可使血糖增高,HbA_{1c}检测正常。若 HbA_{1c} 增高预示患者存在糖尿病。

(五)在妊娠糖尿病中的检测意义

妊娠糖尿病(gestational diabetesm ellitus,GDM)仅测定血糖是不够的,一定要监测糖化血红蛋白,并使其保持在 8%以下。如此可避免巨大胎儿、死胎和畸形胎儿的发生。

(六)用于 DM 的诊断

2009 年美国糖尿病协会(ADA)、欧洲糖尿病研究协会(EASD)和国际糖尿病联盟(IDF)共同组成的国际专家委员会一致同意推荐使用 HbA_{1c}检测用于非妊娠期人群糖尿病的诊断,建议采用 HbA_{1c}≥6.5%作为诊断 2 型糖尿病的切点,将在≥6.0%和≤6.5%范围内个体定义为"高危的亚糖尿病状态",并推荐:当 HbA_{1c}≥6.5%时可诊断糖尿病,需重复检测以证实诊断;症状典型的个体血糖水平>11.1 mmol/L 时无须进行确证试验。国内有学者研究指出 HbA_{1c}的诊断切点选择在 6.3%可能更符合中国人的体质,这有待于我们进一步研究确认。

(七)HbA_{1c}是筛查糖尿病的重要指标

HbA_{1c}除了可以用来诊断糖尿病外,还可以用来筛查糖尿病。Saudek 等把筛查糖尿病的 HbA_{1c}的切点定为 6.0%,敏感性达到 63%~67%,特异性达到 97%~98%。Buell 等制订的切点分别是正常≤6.0%,糖尿病≥7.0%,糖尿病前期为 6.1%~6.9%,启动其他检查为≥5.8%。

(王光让)

第九章

血清蛋白检验

第一节　血清总蛋白检验

一、双缩脲常规法

(一)原理

凡分子中含有两个氨基甲酰基(-CONH$_2$)的化合物都能与碱性铜溶液作用,形成紫色复合物,这种反应称双缩脲反应。蛋白质分子中有许多肽键都能起此反应,而且各种血浆蛋白显色程度基本相同,因此,在严格控制条件下,双缩脲反应可作为血浆蛋白总量测定的理想方法,从测定的吸光度值计算出蛋白含量。

(二)试剂

1.6 mol/L 氢氧化钠

溶解 240 g 优质纯氢氧化钠于新鲜制备的蒸馏水或刚煮沸冷却的去离子水中,稀释至 1 L,置聚乙烯瓶内盖紧保存。

2.双缩脲试剂

称取未风化没有丢失结晶水的硫酸铜(CuSO$_4$·5H$_2$O)3 g,溶于 500 mL 新鲜制备的蒸馏水或刚煮沸冷却的去离子水中,加酒石酸钾钠 9 g,碘化钾 5 g,待完全溶解后,加入 6 mol/L 氢氧化钠 100 mL,并用蒸馏水稀释至 1 L。置聚乙烯瓶内盖紧保存。

3.双缩脲空白试剂

溶解酒石酸钾钠 9 g、碘化钾 5 g 于新鲜制备的蒸馏水中。加 6 mol/L 氢氧化钠 100 mL,再加蒸馏水稀释至 1 L。

4.蛋白标准液

收集混合血清,用凯氏定氮法测定蛋白含量,亦可用定值参考血清或清蛋白标准血清。

(三)操作

见表 9-1。

混匀,置 25 ℃水浴中 30 分钟(或 37 ℃10 分钟),在波长 540 nm 处,以空白调零,读取各管的吸光度。

高脂血症、高胆红素血症及溶血标本，应做"标本空白管"，即血清 0.1 mL 加双缩脲空白试剂 5 mL，以测定管吸光度减去标本空白管吸光度为测定管的标准吸光度。

表 9-1　血清总蛋白测定　　　　　　　　　　　　　　　　　　　　单位:mL

加入物	测定管	标准管	空白管
待测血清	0.1	—	—
蛋白标准	—	0.1	—
蒸馏水	—	—	0.1
双缩脲试剂	5.0	5.0	5.0

$$血清总蛋白(g/L) = \frac{测定管(或校正)吸光度}{标准管吸光度} \times 标准蛋白液浓度(g/L)$$

(四)参考值

健康成人走动后血清总蛋白浓度为 64～83 g/L，静卧时血清总蛋白浓度为 60～78 g/L。

(五)附注

(1)血清蛋白质的含量一般用 g/L 表示，因为各种蛋白质的分子量不同，不能用 mol/L 表示。

(2)酚酞、溴磺肽钠在碱性溶液中呈色，影响双缩脲测定的结果，右旋糖酐可使测定管浑浊影响结果，理论上这些干扰均可用相应的标本空白管来消除，但如标本空白管吸光度太高，可影响结果准确度。

(3)含脂类极多的血清，呈色后浑浊不清，可用乙醚 3 mL 抽提后再进行比色。

二、双缩脲比吸光度法

(一)原理

按照 Doumas 方法所规定的配方配制双缩脲试剂，在控制反应条件和校准分光光度计的情况下，双缩脲反应的呈色强度是稳定的，可以根据蛋白质双缩脲复合物的比吸光度，直接计算血清总蛋白质浓度。

(二)试剂

同双缩脲法。

(三)操作

(1)取试管 2 支，标明"测定管"及"试剂空白管"，各管准确加入双缩脲试剂 5.0 mL。

(2)于"测定管"中准确加 100 μL 血清，于"试剂空白管"中加入蒸馏水 100 μL。

(3)另取第 3 支试管做"标本空白"管，加入双缩脲空白试剂 5.0 mL 及血清 100 μL。

(4)各管立即充分混匀后，置(25±1) ℃水浴中保温 30 分钟。

(5)用经过校准的高级分光光度计，在波长 540 nm、比色杯光径 1.0 cm 处读取各管吸光度。读"测定管"及"试剂空白管"吸光度时，用蒸馏水调零点。读"标本空白管"吸光度时，用双缩脲空白试剂调零点。

(四)计算

校正吸光度(Ac)＝A_t－(A_r＋A_s)式中，A_t 为测定管吸光度；A_r 为试剂空白管吸光度；A_s

为标本空白管吸光度。

如测定所用的分光光度计波长准确,带宽≤2 nm、比色杯光径准确为 1.0 cm 时,血清总蛋白含量可以根据比吸光度直接计算:

$$血清总蛋白(g/L) = \frac{Ac}{0.298} \times \frac{5.1}{0.1} = \frac{Ac}{0.298} \times 51$$

式中 0.298 为蛋白质双缩脲复合物的比吸光系数,是指按 Doumas 双缩脲试剂的标准配方,在上述规定的测定条件下,双缩脲反应溶液中蛋白质浓度为 1.0 g/L 时的吸光度。

检查比色杯的实际光径可按下述方法进行。

(1)每升含$(NH_4)_2Co(SO_4)_2 \cdot 6H_2O$ 43 g 的水溶液,在比色杯光径 1.0 cm、波长 510 nm 处,吸光度应为 0.556。

(2)每升含量重铬酸钾 0.050 g 的水溶液(溶液中含数滴浓硫酸),在比色杯光径 1.0 cm、波长 350 nm 处,吸光度应为 0.535。

(3)如测出的吸光度与上述不符,表示比色杯光径并非 1.0 cm,计算结果时需进行校正。校正系数 $F = A_s/A_m$,A_s 为钴盐的吸光度(0.556)或重铬酸钾的吸光度(0.535),A_m 为实测的吸光度。F 可取两个校正系数的均值,用下式计算蛋白的含量:

$$血清总蛋白(g/L) = \frac{Ac}{0.298} \times 51 \times F$$

三、临床意义

(一)血清总蛋白浓度增高

(1)血清中水分减少,而使总蛋白浓度相对增高。凡体内水分排出大于水分的摄入时,均可引起血液浓缩,尤其是急性失水时(如呕吐、腹泻、高热等)变化更为显著,血清总蛋白浓度有时可达 100~150 g/L。又如休克时,由于毛细血管通透性的变化,血液也可发生浓缩。慢性肾上腺皮质功能减退患者,由于钠的丢失而致继发性水分丢失,血浆也可出现浓缩现象。

(2)血清蛋白合成增加,大多数发生在多发性骨髓瘤患者,此时主要是球蛋白增加,其量可超过 50 g/L,总蛋白可超过 100 g/L。

(二)血清总蛋白浓度降低

(1)合成障碍,主要为肝功能障碍。肝脏是合成蛋白质的唯一场所,肝功能严重损害时,蛋白质的合成减少,以清蛋白的下降最为显著。

(2)蛋白质丢失。如严重灼伤时,大量血浆渗出;或大出血时,大量血液的丢失;肾病综合征时,尿液中长期丢失蛋白质;溃疡性结肠炎可从粪便中长期丢失一定量的蛋白质,这些可使血清总蛋白浓度降低。

(徐明秀)

第二节 血清铁蛋白检验

铁蛋白(Ft)是一种分子量较大的含铁蛋白质。分子量 19 kD。其主要作用是贮存铁和在需要合成含铁物质时供应。其测定的主要用途是作为衡量体内有无严重铁代谢失调和体内铁贮存水平的一项重要指标,当铁代谢失衡时,即可引起 Ft 发生相应的变化。

一、原理

吸附于聚苯乙烯上的铁蛋白抗体与样品中的铁蛋白结合,形成铁蛋白-抗铁蛋白抗体复合物,再与酶标记铁蛋白抗体结合形成铁蛋白抗体-铁蛋白-酶标铁蛋白抗体复合物,其复合物中的辣根过氧化物酶作用于邻苯二胺-H_2O_2 底物产生有色物质,与标准铁蛋白比较求得血清中铁蛋白含量。

二、试剂

(1)9 g/L NaCl 溶液。

(2)洗涤液:0.05 mol/L PB(pH 7.2),内含 0.05% Tween 20。

(3)稀释液:上洗涤液中含 5 g/L 牛血清蛋白。

(4)系列铁蛋白标准液:铁蛋白标准品(可购买)用稀释液配成 5,15,25,35,45 ng/mL。

(5)抗铁蛋白血清:用铁蛋白标准物免疫动物制成,有商品供应。

(6)酶标记抗体:辣根过氧化物酶(HRP)与抗铁蛋白抗体的结合物,有商品供应。

(7)底物溶液:取 0.1 mol/L Na_2HPO_4 5.14 mL,加 0.05 mol/L 枸橼酸 4.86 mL 和邻苯二胺(OPD)4 mg 混匀溶解,临用前加 3% H_2O_2 0.05 mL。

三、操作

取清洁干燥过的聚苯乙烯微孔反应板,按以下步骤进行操作。

(1)测定、标准、空白各孔均加 10 μL 抗铁蛋白血清,放置 4 ℃ 过夜,各孔用洗涤液洗 3 次,每次放室温 3 分钟。

(2)标准和测定孔内分别加 100 μL 系列铁蛋白标准液和样品(用稀释液稀释 10 倍),置 37 ℃ 50 分钟,各孔用 9 g/L NaCl 洗 3 次,洗法同上。

(3)各孔均加 100 μL 酶标记抗体,置 37 ℃ 50 分钟,再用 9 g/L NaCl 洗 3 次。

(4)每孔加 100 μL 底物溶液,置 37 ℃ 30 分钟显色。

(5)最后每孔加 50 μL 2 mol/L H_2SO_4,以终止反应,492 nm 比色,读取各孔吸光度。

四、计算

用每块板上的系列标准孔吸光度和相应浓度制备校正曲线,测定孔吸光度在标本曲线上求得相应铁蛋白含量,再乘以样品稀释倍数即得样品中铁蛋白含量。

五、附注

(1)洗涤过程中避免用力过猛,以防将吸附于聚苯乙烯上的结合物冲洗掉。

(2)可改用聚乙烯试管法,此时试剂的用量要适当加大,最后用分光光度计比色。

六、参考值

(1)成年男性:12~245 μg/L。

（2）成年女性：5～130 $\mu g/L$。

（3）男性高于女性，成人高于儿童，个体、群体差异较大。

七、临床意义

（1）血清铁蛋白是体内含铁量最丰富的一种蛋白质。肝、脾、红骨髓及肠黏膜是铁储备的主要场所，约占全身的66％，测定血清铁蛋白是判断体内铁贮存量的重要指标：①在诊断缺铁性贫血时，铁蛋白值减少。②铁负荷过重、溶血性贫血、铁粒幼细胞性贫血、原发性血色病等，铁蛋白值升高。

（2）铁蛋白作为一种肿瘤标志物，对临床某些恶性肿瘤的诊断具有一定参考价值：①血清铁蛋白含量升高的程度与肿瘤的活动度及临床分期有关，肿瘤越到晚期，病情越重，Ft值越高，见于鼻咽癌、卵巢癌、肝癌、肾细胞癌等。②尿液铁蛋白测定对鉴别泌尿系统恶性肿瘤有一定价值。③胸腔积液、腹水铁蛋白测定有助于良恶性积液的鉴别。铁蛋白＞500 $\mu g/L$ 时考虑恶性，若＞1 000 $\mu g/L$ 则高度怀疑恶性积液。

（徐明秀）

第三节　血清转铁蛋白检验

血清转铁蛋白（Tf）是一种重要的 β_1-球蛋白，分子量为77 000，含6％糖类的化合物，具有运输铁的功能，每个分子的转铁蛋白可运载2个铁原子，每毫克转铁蛋白能结合 1.25 μg 的铁。

一、免疫散射比浊法

（一）原理

以聚乙烯二醇（PEG）与兔抗人 Tf 血清结合后，再与待测血清中的 Tf 发生特异性抗原抗体反应。所形成极细的乳白色抗原抗体复合物颗粒，悬浮于溶液中，利用散射比浊原理，与标准浓度管相比较，求得未知血清中 Tf 含量。

（二）试剂

（1）4％PEG 盐水溶液：称取 PEG（6000）40 g，NaCl 9 g，溶于去离子水 1 000 mL 中，调 pH 至 4.5。

（2）工作抗血清溶液：用 4％PEG 盐水溶液稀释商品化抗血清。一般以 1∶60 稀释，可根据抗血清效价而定。配制后静置 30 分钟，经直径 450 nm 微孔膜过滤。

（3）Tf 标准液（52.5 mg/L）：取商品标化 Tf（42 g/L）液 1 μL，用生理盐水稀释至 800 μL（可根据商品化 Tf 的浓度酌情稀释）。

（三）操作

待测血清用生理盐水稀释 100 倍，按表 9-2 操作。

表 9-2　Tf 比浊法操作步骤　　　　　　　　　　　　　　　单位:mL

加入物	稀释空白管	抗体空白管	标准管	测定管
工作抗血清	—	2.0	2.0	2.0
4%PEG 盐水溶液	2.0	—	—	—
Tf 标准液	—	—	0.04	—
1:100 待测血清	—	—	—	0.04
生理盐水	0.04	0.04	—	—

混匀,置室温 30 分钟,激发光和散射光均为 450 nm,以稀释空白校正荧光度为零,分别读取各管荧光读数。

(四)计算

公式如下:

$$血清转铁蛋白(mg/L) = \frac{测定管读数 - 抗体空白管读数}{标准管读数 - 抗体空白管读数} \times 52.5 \times 100$$

(五)参考值

2~4 g/L。

(六)附注

(1)本法用血量少,可用末梢血测定,标本溶血、黄疸、脂血无干扰。

(2)形成浊度后 0.5~1.0 小时内读取荧光读数,否则会影响结果。

(3)在 20 g/L 内线性良好,回收率为 92%~102%。

二、血清总铁结合量计算

(一)原理

先测血清总铁结合量,再根据 Tf 分子量和 Tf 中铁原子量(56×2)求得 Tf 含量。

(二)试剂

见总铁结合量测定。

(三)操作

按血清总铁结合量测定操作,最后换算成 Tf 含量。

(四)计算

公式如下:

$$血清总铁结合量(mg/L) = 血清总结合量(mg/L) \times 687.5$$

(五)临床意义

蛋白丢失性疾病如肾病综合征,随血清清蛋白的下降血清转铁蛋白也下降(可降至 0.4 g/L),严重肝病(如肝硬化)可显著下降。严重缺铁性贫血时血清转铁蛋白明显升高,提示血清铁缺乏。

(徐明秀)

第四节　血清肌红蛋白检验

血清肌红蛋白(Mb)存在于心肌与其他肌肉组织中,其分子量为 17 500,血清肌红蛋白是急性心肌梗死(AMI)患者升高的最早标志物之一。血清肌红蛋白测定方法有很多,由于分光光度法、电泳法及层析法不能测定低于微克水平的 Mb,现已不使用。免疫化学法较灵敏,但抗血清必须是对 Mb 特异的。放射免疫试验灵敏度高,对流免疫电泳是一种定性方法,且灵敏度较低,不适宜检测心肌梗死。乳胶凝集试验是个半定量试验,是用肉眼判断终点,具有一定的主观性,而且一些含有高浓度类风湿因子的血清会产生干扰。放射免疫试验灵敏度高,特异性强,但使用放射性核素,现已少用。胶乳增强透射比浊法灵敏度高,特异性好,测定速度快,适用于各型生化自动分析仪,现已在临床上普遍采用。

一、原理

Mb 致敏胶乳颗粒是大小均一的聚苯丙烯乳胶颗粒悬液,颗粒表面包被有兔抗人 Mb 抗体。样本中的 Mb 与胶乳颗粒表面的抗体结合后,使相邻的胶乳颗粒彼此交联,发生凝集反应产生浊度。该浊度与样本中的 Mb 浓度呈正比,在 570 nm 处测定吸光度,可计算样本中 Mb 的浓度。

二、试剂

(1)试剂Ⅰ:甘氨酸缓冲液(pH 9.0),NaN_3 1.0 g/L。

(2)试剂Ⅱ:致敏胶乳悬液,兔抗人 Mb IgG 致敏胶乳颗粒,NaN_3 1.0 g/L。

(3)Mb 校准品。

三、操作

(一)测定条件

温度:37 ℃。

波长:570 nm。

比色杯光径:1.0 cm。

反应时间:5分钟。

(二)进行操作

按表 9-3 进行操作。

表 9-3　血清 Mb 测定　　　　　　　　　　　　　　　　　　单位:μL

加入物	测定管	标准管	空白管
试剂Ⅰ	200	200	200
待检血清	20	—	—
Mb 校准品	—	20	—
蒸馏水	—	—	20

加入物	测定管	标准管	空白管
	混匀,保温 5 分钟,以空白管调零,测得各管吸光度为 A_1		
试剂 II	150	150	150
	混匀,保温 5 分钟,以空白管调零,测得各管吸光度为 A_2		

四、计算

$\Delta A = A_2 - A_1$ 采用非线性多点定标模式,以不同浓度标准品的 ΔA,绘制校正曲线,测定管 ΔA 从校正曲线上查出测定结果。

五、参考值

(1)健康成年人肌红蛋白<70 $\mu L/L$。

(2)建议各实验室根据自己的条件,建立本地的参考值。

六、附注

(1)本法适用于各种类型的半自动、全自动生化分析仪,严格按照仪器说明书设定参数进行操作。

(2)本法试剂应避光,于 2~8 ℃可保存 12 个月,−20 ℃可保存更长时间,但不宜反复冻融。

七、临床意义

(1)血清肌红蛋白是早期诊断 AMI 的敏感指标,在 AMI 发作后 1~2 小时,在患者血清中的浓度即迅速增加。6~9 小时几乎所有的 AMI 患者 Mb 都升高。Mb 在血液中清除的速度很快,在发病 24 小时内可恢复到正常,所以连续检测血清中的 Mb 对评价患者在治疗期间是否有心肌梗死再次发生具有很重要的意义。患者在发作后第 1 天内血清肌红蛋白即可返回到基线浓度,当有再梗死时,则又迅速上升,形成“多峰”现象,可以反映局部缺血心肌周期性自发的冠脉再梗死和再灌注。

(2)心脏外科手术患者血清肌红蛋白升高,可以作为判断心肌损伤程度及愈合情况的一个重要客观指标。

(3)在临床肌病研究中发现,假性肥大型肌营养不良患者血清肌红蛋白也升高。

（徐明秀）

第五节　血清肌钙蛋白检验

肌钙蛋白是肌肉收缩的调节蛋白,由三个结构不同的亚基组成,即肌钙蛋白 T(TnT)、肌钙蛋白I(TnI)和肌钙蛋白 C(TnC),它附在收缩的横纹肌细微组织上,TnI 是一种结构蛋白,它与肌动蛋白及原肌球蛋白互相作用。TnI 与肌动球蛋白在静止状态时相结合,抑制肌动球蛋白的 ATP 酶(ATPase)活性。TnC 有四个能结合钙离子的结合点,当它与细胞内的钙离子结合时,能导致整个肌钙蛋白构造上的变化。肌钙蛋白放松了肌动球蛋白,让肌动球蛋白与肌浆球蛋白互起作用,而造成肌肉收缩。肌钙蛋白具有三种同分异构体,其中两种同分异构体是骨骼肌所特有的,一种同分异构体是心肌所特有的,这三种肌钙蛋白的同分异构体存在着结构上的差异。心肌中的 T 和 I 亚基结构不同于其他肌肉组织,心肌钙蛋白 T、I(cTnT、cTnI)由于分子量小,分别为37 000 和 24 000,所以发病后血中浓度迅速升高。

应用免疫层析与酶免技术可进行快速检测与定量测定,具有快速、灵敏、特异的特点。但对于单个标本检查有不便之处。胶乳增强透射比浊法,目前已有试剂盒供应,可在各型自动生化分析仪上使用,通用性强,已在临床上使用,不同型号的生化分析仪应严格按照说明书设定参数进行操作。

一、心肌钙蛋白 T、I 的快速检测

(一)原理

应用免疫层析方法测定样品中的特异抗原(cTnT、cTnI)。测试时滴加血清样品于样品槽,样品通过毛细管效应沿试纸膜运动,如果样品中含有特异抗原,试验部位就出现色带,在对照区域内应该有另一颜色条带作为实验对照。

(二)试剂

(1)cTnT 免疫层析试纸条。

(2)cTnI 免疫层析试纸条。

(三)操作

(1)将包装纸打开,标记上样品编号。

(2)加 5~6 滴血清样品到样品槽中。

(3)在 10~15 分钟内观察色带出现情况。

(四)结果判断

(1)阳性:在试验区和对照区均有色带出现。

(2)阴性:仅在对照区有色带出现。

(3)无效:试验区和对照区都没有色带出现。

(五)附注

(1)试纸条只能用 1 次,重复使用无效。

(2)试纸条试验区和对照区均不出现色带,取另一试纸条重复检测仍无结果,则表示试纸条失效。

(3)免疫层析技术测定 cTnT、cTnI 适合床边快速试验,但只是定性或半定量,要真正了解病情严重程度及治疗措施的选择还需定量测定。

二、心肌钙蛋白 T 的 ELISA 法测定

(一)原理

生物素与亲和素作用下的双抗体夹心 ELISA,用链霉亲和素-生物素化的抗 TnT 单克隆抗体作包被物,依次与样品中 TnT 抗原和酶标 TnT 单克隆的抗体反应,然后加入底物色原。酶催化底物显色,由系列 TnT 标准制定的校正曲线,定量测定 cTnT 含量。

(二)试剂

(1)生物素-亲和素 cTnT 单克隆抗体包被板。

(2)孵育缓冲液。

(3)浓缩洗涤液。

(4)酶标结合物。

(5)cTnT 标准品。

(6)底物色原:ABTS(二氨 2.2 叠氮)。

(三)操作

(1)在包被板中分别加入标准血清、对照血清和患者标本于相应的孔内各 50 μL。

(2)每孔各加孵育缓冲液 50 μL,并轻轻混匀。

(3)室温下孵育 60 分钟后洗涤 3 次,10 分钟内完成。在吸水纸上用力拍打微孔,以除去残留水滴。

(4)每孔各加入酶结合物 100 μL,轻轻混匀。

(5)倒空微孔板中的孵育液,用洗涤液将微孔洗 3 次,在吸光纸上用力拍打微孔,以除去残留水滴。

(6)将 200 μL 色原底物溶液加入相应的孔中,避光直射,轻轻混匀,静置 30 分钟。

(7)用酶标仪在 10 分钟内,于 405 nm 和 630 nm 双波长下测定吸光度值(OD 值)。

(四)计算

(1)计算每一标准品、对照血清和患者标本的平均 OD 值。

(2)以标准品 OD 值对 cTnT 浓度绘制校正曲线。

(3)根据校正曲线计算未知样品中 cTnT 浓度。

(五)附注

(1)cTnT 待测标本最好用血清,不要用抗凝血浆,因为抗凝剂如肝素、EDTA 等对 cTnT 有影响。

(2)由于 cTnT 是心肌细胞损伤释放出来的指标,所以尽量避免标本溶血,如果标本溶血很可能造成检测结果增高。

(3)配制好孵育液不要冷冻保存,应放在 2~8 ℃冷藏。

(4)实验前应注意试剂有无失效,比如底物色原液如变质,其颜色加深。

(5)为了提高 cTnT 检测的可靠性,应注意加样及其他操作过程,比色最好选用双波长。

(六)参考值

$<0.1\ \mu g/L$。

三、心肌钙蛋白 I 的 ELISA 法测定

(一)原理

双抗体夹心 ELISA 法。先将抗 cTnI 单抗包被于微孔板上,加入标准品,患者血清和孵育缓冲液,如果血清中有 cTnI,则将与孔中的抗体结合,然后将孔中剩余的样品洗去,加入辣根过氧化物酶标记的 cTnI 抗体,让酶联抗体与孔中的 cTnI 结合。这样,cTnI 分子就被固相抗体和酶联抗体夹在中间。孵育和洗涤之后,酶反应显色,吸光度 OD 值与血清 cTnI 浓度成正比。

（二）试剂

（1）抗 cTnI 抗体包被板。

（2）孵育缓冲液。

（3）浓缩洗液。

（4）抗体和酶结合物。

（5）cTnI 标准品。

（6）显色剂 A、显色剂 B。

（7）2N HCl 终止剂。

（三）操作

（1）将 50 μL 标准品、对照血清和患者标本加入相应孔内。

（2）将 50 μL 孵育液加入相应的孔中,轻轻混合 30 秒,此步混匀是关键。

（3）将微孔板放在室温孵育 30 分钟。

（4）倒空微孔中的孵育混合液,用洗液将微孔洗 5 次,在吸水纸上用力拍打,以除去残留水滴。

（5）将 100 μL 酶结合物加入相应的孔中,轻摇混匀。

（6）将微孔板放在室温孵育 30 分钟。

（7）倒空微孔中的孵育液,用洗液将微孔洗 5 次,在吸水纸上用力拍打微孔,以除去残留水滴。

（8）将 20 μLTMB 底物溶液加入相应的孔中,轻轻混合 5 秒,在室温避光条件下静置 20 分钟。

（9）每孔加入 50 μL 2 mol/L HCl,终止反应,轻轻混合 5～30 秒以保证蓝色转变成黄色。

（10）用酶标仪在 10 分钟内,于 450 nm 波长下测定吸光度 OD 值。

（四）计算

（1）计算每一对标准品,对照血清和患者标本的平均 OD 值。

（2）在坐标纸上绘制吸光度（OD）与 cTnI 浓度的校正曲线（查看试剂盒内说明书注明的实际 cTnI 浓度）。

（3）根据校正曲线计算未知样品中 cTnI 浓度。

（五）附注

（1）一套试剂盒最多可做 4 次检测。

（2）本试剂盒可用于检测血清样品,但不能使用出现肉眼可见的溶血、脂血或浑浊的血清标本。

（3）利用血清标本,应在采集标本后 6 小时内进行检测,也可将血清冷冻保存于 -20 ℃ 或更低温度,这样至少可保存 3 个月,应注意切勿进行反复冻融。

（4）将浓缩的洗液稀释后备用,稀释的洗液可在 4 ℃ 下贮存两周。

（5）在孵育缓冲液中稀释具有预期浓度的心肌钙蛋白 I 的血清进行检测。

（6）用 10 个孔建立标准品的校准曲线。

（7）全部试剂包括启封的微孔都必须在使用前恢复至室温,未使用的试剂必须贮存于 4 ℃。

（六）参考值

1.5～3.1 μg/L。

（七）临床意义

（1）急性心肌梗死（AMI），发病后血中浓度很快增高，cTnT 和 cTnI 3～6 小时超过参考值上限值，cTnT 10～24 小时达峰值，10～15 天恢复正常。cTnI 14～20 小时达峰值，5～7 天恢复正常。据报道 cTnT 在诊断 AMI 时比 CK-MB 更为灵敏，但有报道在肾脏疾病患者血样中发现 cTnT，所以特异性较差。而 cTnI 在诊断 AMI 中更为灵敏，且在肾病及其他疾病患者血液中未发现 cTnI，所以 cTnI 是心脏受损的特异性标志物，可用于评价不稳定心绞痛。另外，cTnI 水平升高可预示有较高的短期死亡危险性，连续监测 cTnI 有助于判断血栓溶解和心肌再灌注。由于 cTnT 和 cTnI 消失慢，所以，可作为心肌梗死后期标志物。

（2）cTnT 和 cTnI 可作为心脏手术中的心肌梗死症状出现的指示物，当患者接受动脉搭桥手术时，若 cTnT 和 cTnI 含量增加，表明出现心肌梗死，而此时 CK-MB 含量并无变化。

（徐明秀）

第六节　血清黏蛋白检验

血清黏蛋白占血清总蛋白量的 1%～2%，是体内一种黏多糖与蛋白质分子结合成的耐热复合蛋白质，属于体内糖蛋白的一种，电泳时与 α 球蛋白一起泳动，主要存在于 α_1 和 α_2 球蛋白部分。其黏多糖往往是由氨基葡萄糖、氨基半乳糖、甘露糖、岩藻糖及涎酸等组成。黏蛋白成分复杂，分类和命名尚未一致。Meyer 将糖与蛋白质的复合物以氨基己糖的含量进行分类，氨基己糖含量＞4%的称黏蛋白，＜4%的称糖蛋白。

黏蛋白不易发生热变性，也不易被通常的蛋白沉淀剂（如高氯酸、磺基水杨酸等）沉淀，但可被磷钨酸沉淀。临床检验中利用此特性将它与其他蛋白质分离后，再用蛋白试剂或糖试剂进行测定。目前测定黏蛋白的方法很多，其结果有以氨基己糖、己糖、酪氨酸及蛋白质四种类型的表示方法，无论以何种方式表示结果，均需说明所采用的方法及参考值。

一、原理

以 0.6 mmol/L 过氯酸沉淀血清中蛋白质时，黏蛋白不被沉淀，而存留在滤液中，再加磷钨酸使黏蛋白沉淀，然后以酚试剂沉淀其中蛋白质的含量。

二、试剂

（1）154 mmol/L 氯化钠溶液。

（2）1.8 mmol/L 过氯酸：取含量为 70%～72%过氯酸 28 mL，加蒸馏水稀释至 200 mL，并标定之。

（3）17.74 mmol/L 磷钨酸溶液：称取磷钨酸 5 g 溶于 2 mmol/L 盐酸中，并加至 100 mL。

（4）酚试剂：于 1 500 mL 球形烧瓶中加入钨酸钠（$Na_2MoO_4 \cdot 2H_2O$）25 g，水 700 mL，浓磷酸 50 mL，浓盐酸 100 mL，缓缓回流蒸馏 10 小时。取下冷凝管，加硫酸锂 75 g，蒸馏水 50 mL，并加溴水 2～3 滴，再煮沸 15 分钟，以除去多余的溴，冷却后稀释至 1 000 mL，制成的酚试剂应为鲜亮黄色，置棕色瓶保存，用前取出一部分，以等量蒸馏水稀释之。

(5)1.88 mmol/L 碳酸钠溶液。

(6)标准酪氨酸溶液(0.05 mg/mL):精确称取酪氨酸 5 mg,以 0.1 mol/L 盐酸溶解并稀释至 100 mL。

三、操作

血清 0.5 mL,加 154 mmol/L 氯化钠 4.5 mL,混匀,滴加 1.8 mol/L 过氯酸溶液 2.5 mL,静止 10 分钟,用定量滤纸过滤或离心。取滤液 2.5 mL,加 17.74 mmol/L 磷钨酸 0.5 mL 混匀,静止 10 分钟,以 3 000 r/min 离心 10 分钟。弃去上清液并沥干,再加磷钨酸溶液 2 mL 悬浮沉淀物,同法离心后弃去上清液,沥干,取沉淀物备用。按表 9-4 测定。

表 9-4　血清黏蛋白测定　　　　　　　　　单位:mL

加入物	测定管	标准管	空白管
蒸馏水	1.75*	1.5	1.75
酪氨酸标准液	—	0.25	—
碳酸钠溶液	0.5	0.5	0.5
酚试剂	0.25	0.25	0.25

注:* 为溶解蛋白沉淀物。

混匀,放置 37 ℃水浴 15 分钟,取出,用分光光度计 650 nm,比色杯光径 1.0 cm,以空白调零,读取各管吸光度。

四、计算

(一)血清黏蛋白[以蛋白计(g/L)]

公式如下:

$$血清黏蛋白(g/L)=\frac{测定管吸光度}{标准管吸光度}\times0.0125\times\frac{7.5}{2.5}\times\frac{1\,000}{0.5}\times\frac{23.8}{1\,000}=\frac{测定管吸光度}{标准管吸光度}\times1.785$$

式中 23.8 为酪氨酸转换成黏蛋白的系数。

(二)血清黏蛋白[以酪氨酸计(mg/L)]

公式如下:

$$血清黏蛋白(mg/L)=\frac{测定管吸光度}{标准管吸光度}\times0.0125\times\frac{7.5}{2.5}\times\frac{1\,000}{0.5}=\frac{测定管吸光度}{标准管吸光度}\times75$$

五、参考值

(1)以蛋白计为 0.75～0.87 g/L。

(2)以酪氨酸计为 31.5～56.7 mg/L。

六、附注

(1)黏蛋白是一种糖蛋白,其蛋白质分子中酪氨酸含量为 4.2%,因此两种报告方式可互相换算。

(2)加过氯酸沉淀蛋白后,需放置 10 分钟后进行过滤。加磷钨酸后,也需放置 10 分钟后再离心。弃去上清液时,须细心操作,不能使沉淀丢失,否则结果偏低。

七、临床意义

血清黏蛋白增高常见于肿瘤(尤其是女性生殖器肿瘤)、结核、肺炎、系统性红斑狼疮、风湿热、风湿性关节炎等。血清黏蛋白减少常见于广泛性肝实质性病变。血清黏蛋白的连续测定对于同一病例的病程转归(病变的扩大或缩小、肿瘤有无转移、肿瘤手术切除或其他治疗效果)的判断有一定的参考价值。

(徐明秀)

第七节　血清清蛋白检验

血清清蛋白检验常用溴甲酚绿法。

一、原理

在 pH 4.2 的缓冲液中,清蛋白分子带正电荷,与带负电荷的溴甲酚绿(BCG)生成蓝绿色复合物,在波长 628 nm,处有吸收峰。复合物的吸光度与清蛋白浓度成正比,与同样处理的清蛋白标准比较,可求得血清中清蛋白的浓度。

二、试剂

(1)BCG 试剂:向约 950 mL 蒸馏水中加入 0.105 g BCG(或 0.108 g BCG 钠盐),8.85 g 琥珀酸,0.100 g 叠氮钠和 4 mL Brij-35(聚氧化乙烯月桂醚,300 g/L)。待完全溶解后,用 6 mol/L 氢氧化钠溶液调节至 pH 4.15~4.25。最后,用蒸馏水加至 1 L。贮存于聚乙烯塑料瓶中,密塞。该试剂置室温中至少可稳定 6 个月。

BCG 试剂配成后,分光光度计波长 628 nm,蒸馏水调节零点,测定 BCG 试剂的吸光度,应在 0.150 A 左右。

(2)BCG 空白试剂:除不加入 BCG 外,其余成分和配制程序完全同 BCG 试剂的配制方法。

(3)40 g/L 清蛋白标准液,也可用定值参考血清作为清蛋白标准,均需置冰箱保存。以上试剂建议应用批准文号的优质商品试剂盒。

三、操作

按表 9-5 进行操作。

表 9-5　血清清蛋白测定操作步骤　　　　　　　　　　　　　　　　　　　　单位:mL

加入物	测定管	标准管	空白管
待测血清	0.02	—	—
清蛋白标准液	—	0.02	—
蒸馏水	—	—	0.02
BCG 试剂	5.0	5.0	5.0

分光光度计波长 628 nm,用空白管调零,然后逐管定量地加入 BCG 试剂,并立即混匀。每份血清标本或标准液与 BCG 试剂混合后(30±3)s,读取吸光度。

如遇脂血标本,可加做标本空白管:血清 0.02 mL,加入 BCG 空白试剂 5.0 mL,分光光度计波长 628 nm,用 BCG 空白试剂调节零点,读取标本空白管吸光度,用测定管吸光度减去标本空白管吸光度后的净吸光度,计算血清清蛋白浓度。

四、计算

公式如下:

$$血清清蛋白(g/L) = \frac{测定管吸光度}{标准管吸光度} \times 清蛋白标准液的浓度(g/L)$$

目前,生化自动分析仪同时测定血清总蛋白(双缩脲法)和清蛋白(BCG 法),并自动计算出球蛋白浓度和白/球蛋白比值。

五、参考值

4～14 岁儿童,血清清蛋白浓度为:38～54 g/L,健康成人血清清蛋白浓度为 34～48 g/L。
清蛋白/球蛋白(A/G)=(1.5～2.5):1

六、附注

(1)BCG 染料结合法测定血清清蛋白,用什么蛋白质作标准是一个复杂的问题。实验证明:BCG 不但与清蛋白呈色,而且与血清中多种蛋白成分呈色,其中以 α_1 球蛋白、转铁蛋白、触珠蛋白更为显著,但其反应速度较清蛋白稍慢。实际上,当血清与 BCG 混合时,"慢反应"已经发生,不过实验证明,"慢反应"持续 1 小时才完成。因此,有人主张用定值参考血清作标准比较理想。BCG 与血清混合后,在 30 秒读取吸光度,可明显减少非特异性结合反应。

(2)当 60 g/L 清蛋白标准液与 BCG 结合后,比色杯光径 1.0 cm,在 628 nm 测定的吸光度应为 0.811±0.035,如达不到比值,表示灵敏度较差。

(3)此法测定正常血清标本的批间变异系数为 6.3% 左右。

(4)试剂中的聚氧化乙烯月桂醚也可用其他表面活性剂代替,如吐温 20 等,用量为 2 mL/L。

七、临床意义

(1)血清清蛋白在肝脏合成。血清清蛋白浓度增高常见于严重失水,血浆浓缩,此时并非蛋白绝对量增多。临床上,尚未发现单纯清蛋白浓度增高的疾病,而以清蛋白浓度降低为多见。

(2)清蛋白浓度降低与总蛋白浓度降低的原因相同。但有时总蛋白浓度接近正常,而清蛋白浓度降低,同时又伴有球蛋白浓度增高。急性清蛋白浓度降低主要由于急性大量出血或严重灼伤时血浆大量丢失。慢性清蛋白浓度降低主要由于肝脏合成清蛋白功能障碍、腹水形成时清蛋白的丢失和肾病时尿液中的丢失,严重时清蛋白浓度可低于 10 g/L。清蛋白浓度低于 20 g/L 时,由于胶体渗透压的下降,常可见到水肿等现象。

(3)妊娠,尤其是妊娠晚期,由于体内对蛋白质需要量增加,又同时伴有血浆容量增高,血清清蛋白可明显下降,但分娩后可迅速恢复正常。

(4)球蛋白浓度增高。临床上常以 γ 球蛋白增高为主。球蛋白增高的原因,除水分丢失的间接原因外,主要有下列因素:①炎症反应:如结核病,疟疾,黑热病,血吸虫病,麻风病等。②自身免疫性疾病:如播散性红斑狼疮、硬皮病、风湿热、类风湿性关节炎、肝硬化等。③骨髓瘤和淋巴瘤:此时 γ 球蛋白可增至 $20\sim50$ g/L。

(5)球蛋白浓度降低主要是合成减少。正常婴儿出生后至 3 岁内,由于肝脏和免疫系统尚未发育完全,球蛋白浓度较低,此属于生理性低球蛋白血症。肾上腺皮质激素和其他免疫抑制剂有抑制免疫功能的作用,会导致球蛋白合成减少。

(徐明秀)

第八节　血清前清蛋白检验

前清蛋白(PA)分子量 54 000,由肝细胞合成,PA 除了作为组织修补的材料外,可视为一种运载蛋白,它可结合 T_4 与 T_3,而对 T_3 的亲和力更大。PA 还可与维生素 A 结合蛋白形成复合物,具有运载维生素 A 的作用。在电泳分离时,PA 常显示在清蛋白的前方,其半衰期很短,约 12 小时。因此,测定其在血浆中的浓度对于了解蛋白质的营养状况、肝脏功能,比清蛋白和转铁蛋白具有更高的灵敏度。

测定血清前清蛋白大都用免疫化学技术,常用的方法有免疫扩散法、散射比浊法和透射比浊法。其中免疫扩散法简单、方便,不需特殊设备,适合所有单位使用,但精密度和准确性均较差。散射比浊法灵敏度较高,但需要专用免疫分析仪(如特种蛋白分析仪)和配套的试剂盒。透射比浊法的灵敏度可满足常规工作的要求,且可在 340 nm 波长的任何生化分析仪上进行,适用性较广。

一、方法

透射比浊法。

二、原理

血清中的 PA 与抗 PA 抗体在液相中反应生成抗原抗体复合物,使反应液呈现浊度。当一定量抗体存在时,浊度与血清中 PA(抗原)的含量呈正比。利用散射比浊或透射比浊技术,与同样处理的 PA 标准比较,求得样品中的 PA 含量。

三、试剂

(1)抗 PA 抗体血清工作液。
(2)PA 标准血清(冻干品)根据说明书指定的量,加蒸馏水复溶。以上试剂均需置 $2\sim8$ ℃冰箱保存,在有效期内使用。

四、操作

(1)手工、半自动生化分析仪按表 9-6 进行操作。
混匀,置 37 ℃保温 10 分钟,波长 340 nm,以空白管调零,读取各管吸光度。
(2)如用全自动生化分析仪测定,必须按照仪器说明书设定参数和操作程序进行测定(表 9-6)。

表 9-6 血清 PA 测定操作程序

加入物	测定管	标准管	空白管
待检血清(μL)	20	—	—
PA 标准液(μL)	—	20	—
生理盐水(μL)	—	—	20
PA 抗体工作液(mL)	1.0	1.0	1.0

五、计算

公式如下:

$$血清\ PA(mg/L) = \frac{测定管吸光度}{标准管次光度} \times PA\ 标准液浓度(mg/L)$$

六、参考值

健康成人血清 PA 浓度为 250～400 mg/L,儿童水平约为成人水平的一半,青春期则急剧增加达成人水平。散射比浊法结果稍低,为 160～350 mg/L。也可根据本单位条件建立本实验室的参考值。

七、临床意义

(一)血清前清蛋白浓度降低

(1)血清前清蛋白是一种负急性时相反应蛋白,在炎症和恶性疾病时其血清水平下降。据报告,手术创伤后 24 小时即可见血清前清蛋白水平下降,2～3 天时达高峰,其下降可持续 1 周。

(2)前清蛋白在肝脏合成,各类肝炎、肝硬化致肝功能损害时,由于合成减少,血清前清蛋白水平降低,是肝功能障碍的一个敏感指标,对肝病的早期诊断有一定的价值。

(3)前清蛋白和维生素 A 结合蛋白可作为蛋白质营养状况的指征。由于它们的半衰期短,对蛋白摄入量的改变很敏感,一旦体内出现营养不良,血清前清蛋白即迅速下降,严重营养不良时可完全缺如。其他营养素的状况也影响血清前清蛋白浓度,如缺锌时前清蛋白可降低,短期补锌后,其值即升高。

(4)蛋白消耗性疾病或肾病时,血清前清蛋白浓度下降。

(5)妊娠或高雌激素血症时,血清前清蛋白浓度也下降。

(二)血清前清蛋白浓度增高

可见于 Hodgkin 病。肾病综合征患者在蛋白食物充足时血清前清蛋白可轻度升高。

(徐明秀)

第十章

血脂和脂蛋白检验

第一节　胆固醇检验

一、概述

（一）生化特性及病理生理

胆固醇（CHO）是人体的主要固醇，是非饱和固醇，基本结构为环戊烷多氢体（甾体）。正常人体含胆固醇量约为 2 g/kg 体重，外源性 CHO（约占 1/3）来自食物经小肠吸收，内源性 CHO（约占 2/3）由自体细胞合成。人体胆固醇除来自食物以外，90％的内源性胆固醇在肝内由乙酰辅酶 A 合成，且受食物中胆固醇多少的制约。CHO 是身体组织细胞的基本成分，除特殊情况外（如先天性 β 脂蛋白缺乏症等），人体不会缺乏 CHO。除脑组织外，所有组织都能合成 CHO。在正常情况下，机体的 CHO 几乎全部由肝脏和远端小肠合成，因此临床和预防医学较少重视研究低胆固醇血症。一般情况下，血清 CHO 降低临床表现常不明显，但长期低 CHO 也是不正常的，能影响生理功能，如记忆力和反应能力降低等。

胆固醇的生理功能：主要用于合成细胞浆膜、类固醇激素和胆汁酸。

血浆胆固醇主要存在于低密度脂蛋白（LDL）中，其次存在于高密度脂蛋白胆固醇（HDL）和极低密度脂蛋白（VLDL）中，而乳糜微粒（CM）中含量最少。胆固醇主要是以两种脂蛋白形式（LDL 和 HDL）进行转运的，它们在脂类疾病发病机制中作用相反。

个体内胆固醇平均变异系数（CV）为 8％。总胆固醇浓度提供一个基值，它提示是否应该进一步进行脂蛋白代谢的实验室检查。一般认为在胆固醇水平＜4.1 mmol/L（160 mg/dL）时冠心病不太常见；同时将 5.2 mmol/L（200 mg/dL）作为阈值，超过该值时冠心病发生的危险性首先适度地增加，当胆固醇水平高于 5.4 mmol/L（250 mg/dL）时其危险性将大大增加。Framingham 的研究结果表明，与冠心病危险性相关的总胆固醇浓度其个体预期值则较低。总胆固醇浓度只有在极值范围内才有预测意义，即＜4.1 mmol/L（160 mg/dL）和＞8.3 mmol/L（320 mg/dL）。临床对高胆固醇血症极为重视，将其视为发生动脉粥样硬化最重要的原因和危险因素之一。

(二)总胆固醇检测

1.测定方法

采用胆固醇氧化酶——过氧化物酶耦联的 CHOD-PAP 法。

(1)检测原理:胆固醇酯被胆固醇酯酶分解成游离胆固醇和脂肪酸。游离胆固醇在胆固醇氧化酶的辅助下消耗氧,然后被氧化,导致 H_2O_2 增加。应用 Trinder 反应,即由酚和 4-氨基安替比林形成的过氧化物酶的催化剂形式的红色染料,通过比色反应检验胆固醇浓度。

(2)稳定性:血浆或血清样本在 4 ℃时可保存 4 天。长期保存应置于－20 ℃。

2.参考范围

我国"血脂异常防治对策专题组"1997 年提出的《血脂异常防治建议》规定:

理想范围<5.2 mmol/L,边缘性增高 5.23～5.69 mmol/L,增高>5.72 mmol/L。

美国胆固醇教育计划(NCEP)成人治疗组(ATP)1994 年提出的医学决定水平:①理想范围<5.1 mmol/L。②边缘性增高:5.2～6.2 mmol/L。③增高:>6.21 mmol/L。

据欧洲动脉粥样硬化协会的建议,血浆 CHO>5.2 mmol/L 时与冠心病发生的危险性增高具有相关性。CHO 越高,这种危险增加的越大,它还可因其他危险因素如抽烟、高血压等而增强。

3.检查指征

以下疾病应检测血清胆固醇:①动脉粥样硬化危险性的早期确诊。②使用降脂药治疗后的监测反应。③高脂蛋白血症的分型和诊断。

二、血清胆固醇异常常见原因

见表 10-1。

表 10-1　胆固醇增高与减低的常见原因

增高	减低
原发性	原发性
家族性高胆固醇血症[低密度脂蛋	无 β 脂蛋白血症
白受体(LDL-R)缺陷]	低 β 脂蛋白血症
混合性高脂蛋白血症	α 脂蛋白缺乏症
	家族性卵磷脂-胆固醇酯酰基转移酶(LCAT)缺
家族性Ⅲ型高脂蛋白血症	乏病
继发性	继发性
内分泌疾病	严重肝脏疾病
甲状腺功能减退	暴发性肝衰竭
糖尿病(尤其昏迷时)	肝硬化
库欣综合征	内分泌疾病
肝脏疾病	甲状腺功能亢进
阻塞性黄疸	原发性慢性肾上腺皮质功能减退症
肝癌	严重营养不良
肾脏疾病	吸收不良综合征

续表

增高	减低
肾病综合征	严重贫血
慢性肾炎肾病期	白血病
类脂性肾病	癌症晚期
药物性	
应用固醇类制剂	

三、临床思路(图 10-1)

(一)除外非疾病因素

血清 CHO 水平受年龄、家族、民族、性别、遗传、饮食、工作性质、劳动方式、精神因素、饮酒、吸烟和职业的影响。

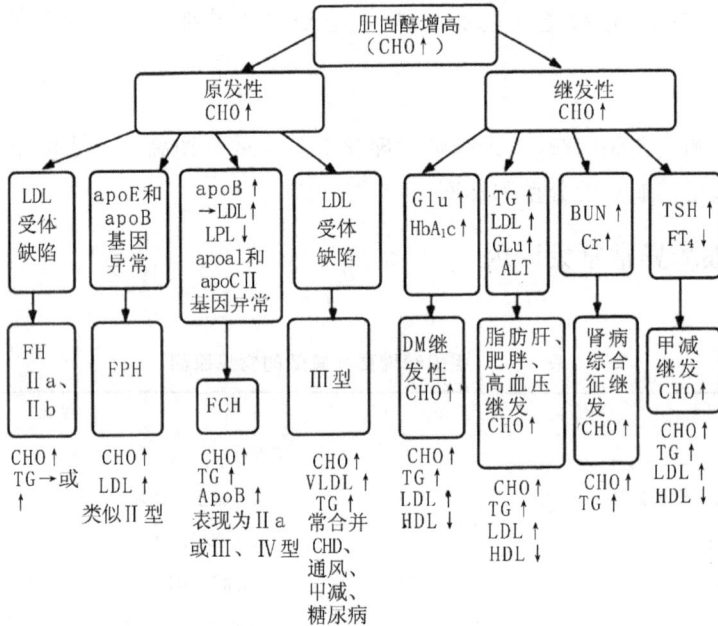

图 10-1　血清胆固醇分析临床思路图

1.性别和年龄

血浆胆固醇水平,男性较女性高,两性的 CHO 水平都随年龄增加而上升,但 70 岁后下降,中青年女性低于男性。女性在绝经后 CHO 可升高,这与妇女绝经后雌激素减少有关。美国妇女绝经后,血浆 CHO 可增高大约 0.52 mmol/L(20 mg/dL)。

2.妊娠

女性妊娠中、后期可见生理性升高,产后恢复原有水平。

3.体重

有研究提示:血浆 CHO 增高可因体重增加所致,并且证明肥胖是血浆 CHO 升高的一个重要因素。一般认为体重增加,可使人体血浆 CHO 升高 0.65 mmol/L(25 mg/dL)。

4.运动

体力劳动较脑力劳动为低。血浆 CHO 高的人可通过体力劳动使其下降。

5.种族

白种人较黄种人高。正常水平较高的人群往往有家族倾向。

6.饮食

临界 CHO 升高的一个主要原因是较高的饱和脂肪酸的饮食摄入,一般认为,饱和脂肪酸摄入量占总热量的 14%,可使血浆 CHO 增高大约 0.52 mmol/L(20 mg/dL),其中多数为 LDL-C。但是 CHO 含量不像 TG 易受短期食物中脂肪含量的影响而上升,一般讲,短期食用高胆固醇食物对血中 CHO 水平影响不大,但长期高 CHO、高饱和脂肪酸和高热量饮食习惯可使血浆 CHO 上升。素食者低于非素食者。

7.药物

应用某些药物可使血清胆固醇水平升高,如环孢霉素、糖皮质激素、苯妥英钠、阿司匹林、某些口服避孕药、β- 肾上腺素能阻滞剂等。

8.血液的采集

静脉压迫 3 分钟可以使胆固醇值升高 10%。在受试者站立体位测得的值相对于卧位也出现了相似的增加。在进行血浆检测时推荐使用肝素或 EDTA 作为抗凝剂。

9.干扰因素

血红素 > 2 g/L 和胆红素 70% mol/L(42 mg/dL)时,会干扰全酶终点法测定。抗坏血酸和 α-甲基多巴或 Metamizol 等类还原剂会引起胆固醇值假性降低,因为它们能和过氧化氢反应,阻断显色反应(即阻断 Trinder 反应过程)。

(二)血清胆固醇病理性增高

临界高胆固醇血症的原因:除了其基础值偏高外,主要是饮食因素即高胆固醇和高饱和脂肪酸摄入及热量过多引起的超重,其次包括年龄效应和女性的更年期影响。

轻度高胆固醇血症原因:轻度高胆固醇血症是指血浆胆固醇浓度为 6.21～7.49 mmol/L(240～289 mg/dL),大多数轻度高胆固醇血症的,可能是由于上述临界高胆固醇血症的原因所致,同时合并有基因的异常。已知有几种异常原因能引起轻度高胆固醇血症:①LDL-C 清除低下和 LDL-C 输出增高;②LDL-C 颗粒富含胆固醇酯,这种情况会伴有 LDL-C 与 apoB 比值(LDL-C/apoB)增高。

重度高胆固醇血症原因:重度高胆固醇血症原因是指 CHO > 7.51 mmol/L(290 mg/dL)。许多重度高胆固醇血症是由于基因异常所致,绝大多数情况下,重度高胆固醇血症是下列多种因素共同所致:①LDL-C 分解代谢减低,LDL-C 产生增加。②LDL-apoB 代谢缺陷,LDL-C 颗粒富含胆固醇酯。③上述引起临界高胆固醇血症的原因。大多数重度高胆固醇血症很可能是多基因缺陷与环境因素相互作用所致。

1.成人胆固醇增高与冠心病

血清胆固醇的水平和发生心血管疾病危险性间的关系,在年轻男性和老年女性有相关性,女性出现冠心病的临床表现和由冠心病导致死亡的年龄一般比男性晚 15 年。因此,区分未绝经和已绝经的妇女尤为重要。对成人高脂血症的筛选是针对心血管危险因素的常规检查程序的一部分。

2.儿童期胆固醇增高与冠心病

成人血清胆固醇水平升高和冠心病死亡率增加间的密切关系已经明确,儿童时期还不确定,因为儿童期胆固醇增高不会维持到成人期,相反,儿童期的低水平到成人期以后可能变为较高的水平。

儿童期的研究有助于识别和治疗那些很有可能发展成为高脂血症和冠心病高危因素的人群。欧洲动脉粥样硬化协会提出了以下建议来识别儿童的脂质紊乱。

以下情况需测定血清胆固醇水平:①父母或近亲中有人60岁以前就患有心血管疾病的儿童和青少年。②父母中的一方有高胆固醇血症,胆固醇水平＞7.8 mmol/L(300 mg/dL)的家族史的儿童,胆固醇水平＞5.2 mmol/L(200 mg/dL),年龄在2和19岁之间的儿童和青少年则考虑为高水平且将来需要复查。

3.高胆固醇血症病理状态

高胆固醇血症有原发性与继发性两类。原发性见于家族性高胆固醇血症、多基因家族性高胆固醇血症、家族性apoB缺陷症、混合性高脂蛋白血症等基因遗传性疾病。继发性见于如动脉粥样硬化、冠心病、糖尿病、肾病综合征、甲状腺功能减退和阻塞性黄疸等疾病在病理改变过程中引发脂质代谢紊乱时所形成的异常脂蛋白血症。

(1)家族性高胆固醇血症:原发性高胆固醇血症主要见于家族性高胆固醇血症(FH)。家族性高胆固醇血症是单基因常染色体显性遗传性疾病,由于LDL-C受体先天缺陷造成体内LDL-C清除延缓而引起血浆胆固醇水平升高,患者常有肌腱黄色瘤。在心肌梗死存活的患者中占5%。家族性高胆固醇血症患者发生动脉粥样硬化的危险性与其血浆胆固醇水平升高的程度和时间有着密切关系。

家族性高胆固醇血症的临床特征可分为四方面:高胆固醇血症、黄色瘤及角膜环、早发的动脉粥样硬化和阳性家族史。①血浆胆固醇增高:高胆固醇血症是该病最突出的血液表现,即在婴幼儿时期即已明显。杂合子患者血浆胆固醇水平为正常人的2～3倍,多超过7.76 mmol/L(300 mg/dL);纯合子患者为正常人的4～6倍,多超过15.5 mmol/L(600 mg/dL)。血浆TG多正常,少数可有轻度升高。因此患者多属Ⅱa型高脂蛋白血症,少数可为Ⅱb型高脂蛋白血症。②黄色瘤和角膜环:黄色瘤是家族性高胆固醇血症常见而又重要的体征。依其好发部位、形态特征可分为腱黄瘤、扁平黄瘤和结节性黄瘤。其中以腱黄瘤对本病的诊断意义最大。杂合子型患者黄色瘤多在30岁以后出现,纯合子型患者常在出生后前4年出现,有的出生时就有黄色瘤。角膜环合并黄色瘤常明显提示本病的存在。③早发的动脉粥样硬化:由于血浆胆固醇异常升高,患者易早发动脉粥样硬化。杂合子型患者冠心病平均发病年龄提前10岁以上,纯合子型患者多在30岁前死于冠心病,文献报告曾有年仅18个月幼儿患心肌梗死的报告。④阳性家族史:家族性高胆固醇血症是单基因常染色体显性遗传性疾病。因此杂合子患者的父母至少有一个是该病的患者,而家族性高胆固醇血症仅占高胆固醇血症的大约1/20,并且不是所有的病例均有特征性的黄色瘤,故家系分析对该病的诊断是十分重要和必不可少的,对年轻的杂合子患者的诊断尤其是如此。

(2)多基因家族性高胆固醇血症:在临床上这类高胆固醇血症相对来说较为常见,其患病率可能是家族性高胆固醇血症的3倍。

该病是由多种基因异常所致,研究提示可能相关的异常基因包括apoE和apoB。更为重要的是这些异常基因与环境因素相互作用,引起血浆胆固醇(CHO)升高。环境因素中以饮食的影响最明显,经常进食高饱和脂肪酸、高 CHO 和高热量饮食者是血浆 CHO 升高的主要原因。由于是多基因缺陷所致,其遗传方式也较为复杂,有关的基因缺陷尚不清楚。这类患者的 apoE 基因型多为 E4 杂合子或 E4 纯合子。其主要的代谢缺陷是 LDL-C 过度产生或 LDL-C 降解障碍。多基因家族性高胆固醇血症的临床表现类似于 Ⅱ 型高脂蛋白血症,主要表现为:血浆胆固醇水平轻度升高,偶可中度升高。患者常无黄色瘤。

诊断:在家族调查中,发现有两名或两名以上的成员血浆胆固醇水平升高,而家庭成员中均无黄色瘤。

(3)家族性混合型高脂蛋白血症(FCH):为常染色体遗传,在 60 岁以下患有冠心病者中,这种类型的血脂异常最常见(占 11.3%),在一般人群中 FCH 的发生率为 1%~2%。另有研究表明,在 40 岁以上原因不明的缺血性脑卒中患者中,FCH 为最多见的血脂异常类型。

有关 FCH 的发病机制尚不十分清楚,目前认为可能与以下几方面有关:①apoB 产生过多,因而 VLDL 的合成是增加的,这可能是 FCH 的主要发病机制之一。②小而密颗粒的 LDL-C 增加,LDL-C 颗粒中含 apoB 相对较多,因而产生小颗粒致密的 LDL-C。这种 LDL-C 颗粒的大小是与空腹血浆 TG 浓度呈负相关,而与 HDL-C 水平呈正相关。③酯酶活性异常和脂质交换障碍,脂蛋白酯酶(LPL)是脂蛋白代谢过程中一个关键酶。LPL 活性下降引起血浆 VLDL 清除延迟,导致餐后高脂血症。④apoA Ⅰ 和 apoC Ⅲ 基因异常。⑤脂肪细胞脂解障碍。

临床表现与诊断:FCH 的血脂异常特点是血浆 CHO 和 TG 均有升高,其生化异常类似于 Ⅱb 型高脂蛋白血症,临床上 FCH 患者很少见到各种类型的黄色瘤,但合并有早发性冠心病者却相当常见。FCH 的临床和生化特征及提示诊断要点如下:①第一代亲属中有多种类型高脂蛋白血症的患者。②早发性冠心病的阳性家族史。③血浆 TG、CHO 和 apoB 水平升高。④第一代亲属中无黄色瘤检出。⑤家族成员中 20 岁以下者无高脂血症患者。⑥表现为 Ⅱa、Ⅱb、Ⅳ 或 Ⅴ 型高脂蛋白血症。⑦LDL-C/apoB 比例降低。一般认为,只要存在第①、②和③点就足以诊断 FCH。

4.继发性高胆固醇血症

(1)血浆胆固醇增高与动脉粥样硬化:CHO 高者发生动脉硬化、冠心病的频率高,但冠心病患者并非都有 CHO 增高。高血压与动脉粥样硬化是两种不同,又可互为因果、相互促进的疾病,高血压病时,血浆 CHO 不一定升高,升高可能伴有动脉粥样硬化。因此高胆固醇作为诊断指标来说,它不够特异,也不够敏感,只能作为一种危险因素。因此血浆 CHO 测定最常用做动脉粥样硬化的预防、发病估计、疗效观察的参考指标。

(2)血浆胆固醇增高与糖尿病:胰岛素的生理功能是多方面的,它可以促进脂蛋白酯酶(LPL)的活性,抑制激素敏感脂肪酶的活性,此外它还能促进肝脏极低密度脂蛋白胆固醇(VLDL)的合成与分泌,促进 LDL-C 受体介导的 LDL-C 降解等。由于胰岛素可通过多种方式和途径影响和调节脂质和脂蛋白代谢,据统计大约 40% 的糖尿病患者并发有异常脂蛋白血症,其中 80% 左右表现为高甘油三酯血症即 Ⅳ 型高脂蛋白血症。患者血脂的主要改变是 TG、CHO 和 LDL-C 的升高及 HDL-C 的降低,WHO 分型多为 Ⅳ 型,也可为 Ⅱb 型,少数还可表现为 Ⅰ 或 Ⅴ 型。流行病学调查研究发现,糖尿病伴有继发性异常脂蛋白血症的患者比不并发的患者冠心病的发病率高 3 倍,因此有效地防治糖尿病并发异常脂蛋白血症是降低糖尿病并发冠心病的关键之一。值得注意的是,并非发生于糖尿病患者的异常脂蛋白血症均是继发性的,其中一部分可能是糖尿病并发原发性异常脂蛋白血症。单纯的血脂化验很难完成对两者的鉴别,主要的鉴别还是观察对糖尿病治疗的反应。

（3）血浆胆固醇增高与甲状腺功能减退：甲状腺素对脂类代谢的影响是多方面的，它既能促进脂类的合成，又能促进脂质的降解，但综合效果是对分解的作用强于对合成的作用。该病患者的血脂改变主要表现为 TG、CHO 和 LDL-C 水平的提高。血脂变化的严重程度主要与甲状腺素的缺乏程度平行、而不依赖于这种缺乏的病理原因。甲状腺素能激活胆固醇合成的限速酶——HMG-CoA 还原酶，也可促进 LDL 受体介导的 LDL-C 的降解，还能促进肝脏胆固醇向胆汁酸的转化。这些作用的综合是降解和转化强于合成，故甲亢患者多表现为 CHO 和 LDL-C 降低，而甲状腺功能减退者表现为二者升高。

（4）血浆胆固醇增高与肾病综合征：肾病综合征血脂的主要改变为胆固醇和甘油三酯（TG）显著升高。血浆胆固醇与血浆清蛋白的浓度呈负相关。如果蛋白尿被纠正，肾病的高脂蛋白血症是可逆的。肾病综合征并发脂蛋白异常的机制尚不完全清楚，多数学者认为是由于肝脏在增加清蛋白合成的同时，也刺激了脂蛋白尤其是 VLDL 的合成。VLDL 是富含 TG 的脂蛋白，它又是 LDL-C 的前体，另一可能原因是 VLDL 和 LDL-C 降解减慢。由于 VLDL 和 LDL-C 合成增加，降解减慢，故表现为 CHO 和 TG 的明显升高。

（5）血浆胆固醇增高与肝脏疾病：肝脏是机体 LDL-C 受体最丰富的器官，也是机体合成胆固醇最主要的场所，它还能将胆固醇转化为胆汁酸。由于肝脏在脂质和脂蛋白的代谢中发挥有多方面的重要作用，因此许多肝病并发有异常脂蛋白血症。

（三）血浆胆固醇病理性降低

低胆固醇血症较高胆固醇血症为少，低胆固醇血症也有原发与继发，前者如：家族性 α 和 β 脂蛋白缺乏症，后者如：消耗性疾病、恶性肿瘤的晚期、甲状腺功能亢进、消化和吸收不良、严重肝损伤、巨幼红细胞性贫血等。低胆固醇血症易发生脑出血，可能易患癌症（未证实）。雌激素、甲状腺激素、钙离子通道拮抗剂等药物使血浆胆固醇降低。此外，女性月经期可降低。

（杨丽琼）

第二节　甘油三酯检验

一、概述

（一）生化特征及病理生理

和胆固醇一样，由于甘油三酯（TG）低溶解度，它们和载脂蛋白结合在血浆中运送。富含甘油三酯的脂蛋白是乳糜微粒（来源于饮食的外源性甘油三酯）和极低密度脂蛋白（内源性甘油三酯）。

血浆 TG 来源有二：一为外源性 TG，来自食物，二是内源性 TG，是在肝脏和脂肪等组织中合成。主要途径有：①摄入的高热量食物中的葡萄糖代谢提供多余的甘油和脂肪酸，身体将其以脂肪形式贮存。②外源性 TG 超过机体能量需要，过剩的甘油和脂肪酸在组织（主要是脂肪组织）中再酯化为甘油三酯。肝脏合成 TG 的能力最强，但不能贮存脂肪，合成的 TG 与 apoB-100、apoC 等，以及磷脂、胆固醇结合为 VLDL，由细胞分泌入血而至其他组织。如有营养不良、中毒、缺乏必需脂肪酸、胆碱与蛋白时，肝脏合成的 TG 不能组成 VLDL，而聚集在胞质，形成脂肪肝。

甘油三酯是一种冠心病危险因素,当 TG 升高时,应该给予饮食控制或药物治疗。另一方面,TG 具有促血栓形成作用和抑制纤维蛋白溶解系统,TG 的促凝作用使体内血液凝固性增加与冠心病(CHD)的发生有一定的关系,TG 可能通过影响血液凝固性而成为 CHD 的危险因素。

血浆 TG 升高一般没有 CHO 升高那么重要,对于 TG 是否是 CHD 的危险因子还有不同意见,TG 浓度和 HDL-C 浓度关系呈负相关。其显著增加(11.3 mmol/L)时易发生间歇性腹痛,皮肤脂质沉积和胰腺炎。大多数 TG 增高是由饮食引起。许多器官的疾病如肝病、肾脏病变、甲状腺功能减退、胰腺炎可并发继发性高甘油三酯血症。

(二)甘油三酯的检测

1.测定方法

TG 测定方法主要分化学法和酶法两大类,目前酶法测定为推荐方法。

TG 酶法的测定原理:TG 的测定首先用酯酶将 TG 水解为脂肪酸和甘油,再用甘油激酶催化甘油磷酸化为甘油-3-磷酸,后者可耦联甘油磷酸氧化酶-过氧化物酶的 GPOPAP 比色法或丙酮酸激酶-乳酸脱氢酶的动力学紫外测定法检测。

稳定性:血清置密闭瓶内 4～8 ℃可贮存一周,如加入抗生素和叠氮钠混合物保存,可存放 1～2 周,－20 ℃可稳定数月。脂血症血清浑浊时可用生理盐水稀释后测定。

2.参考范围

正常人 TG 水平受生活条件的影响,个体间 TG 水平差异比 CHO 大,呈明显正偏态分布。我国关于《血脂异常防治建议》中提出:理想范围≤1.7 mmol/L(150 mg/dL);边缘增高 1.7～2.25 mmol/L(150～200 mg/dL);增高 2.26～5.64 mmol/L(200～499 mg/dL);很高 ≥5.65 mmol/L(500 mg/dL)。

3.检查指征

(1)早期识别动脉粥样硬化的危险性和高脂蛋白血症的分类。

(2)对使用降脂药物治疗的监测。

二、引起 TG 病理性异常的常见疾病

(一)引起 TG 病理性增高的常见疾病

(1)饮食性:高脂肪高热量饮食、低脂肪高糖饮食、饮酒等。

(2)代谢异常:糖尿病、肥胖症、动脉粥样硬化、痛风等。

(3)家族性高甘油三酯血症。

(4)内分泌疾病:甲状腺功能减退症、Cushing 综合征、肢端肥大症等。

(5)肝胆道疾病:梗阻性黄疸、脂肪肝、Zieve 综合征。

(6)胰腺疾病:急性、慢性胰腺炎。

(7)肾疾病:肾病综合征。

(8)药物影响:ACTH、可的松、睾酮、利尿剂等。

(二)引起 TG 病理性降低的常见疾病

(1)内分泌疾病:甲状腺功能亢进症、Addison 病、垂体功能减退症。

(2)肝胆道疾病:重症肝实质性损害(肝硬化等)。

(3)肠疾病:吸收不良综合征。

(4)恶病质:晚期肿瘤、晚期肝硬化、慢性心功能不全终末期。

(5)先天性 β-脂蛋白缺乏症。

三、临床思路

见图 10-2。

(一)非疾病因素

健康人群 TG 水平受生活习惯、饮食条件、年龄等影响,TG 水平在个体内和个体间的波动均较大。

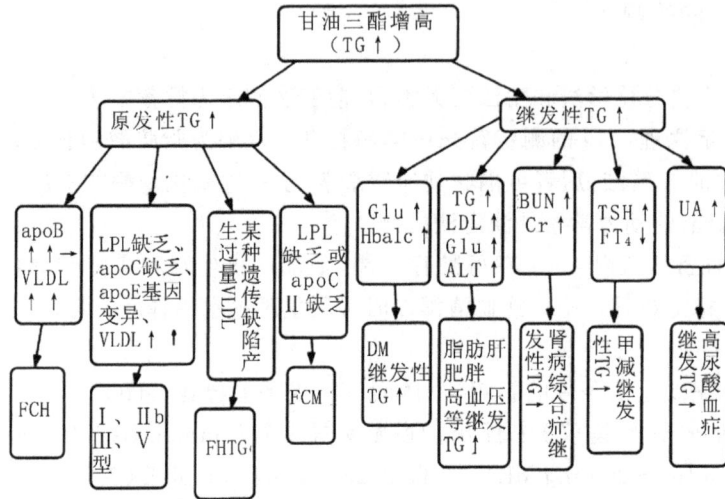

图 10-2 血清甘油三酯分析临床思路图

1.营养因素

许多营养因素均可引起血浆甘油三酯水平升高,大量摄入单糖亦可引起血浆甘油三酯水平升高,这可能与伴发的胰岛素抵抗有关;也可能是由于单糖可改变 VLDL 的结构,从而影响其清除速度。因我国人群的饮食脂肪量较西方国家为低,所以血清 TG 水平较欧美为低,与日本较接近。饭后血浆 TG 升高,并以 CM 的形式存在,可使血浆浑浊,甚至呈乳糜样,称为饮食性脂血。因此,TG 测定标本必须在空腹12～16 小时后静脉采集。进食高脂肪后,外源性 TG 可明显上升,一般在餐后 2～4 小时达高峰,8 小时后基本恢复至空腹水平,有的甚至在 2～3 天后仍有影响;进高糖和高热量饮食,因其可转化为 TG,也可使 TG 升高,故在检查时要排除饮食的干扰,一定要空腹采集标本。较久不进食者也可因体脂被动员而使内源性 TG 上升。

2.年龄与性别

儿童 TG 水平低于成人。30 岁以后,TG 可随年龄增长稍有上升。成年男性稍高于女性,60 岁以后可有下降,更年期后女性高于男性。

3.血液的采集

静脉压迫时间过长和将带有血凝块的血清保存时间太长都会造成 TG 升高。

4.干扰因素

血红蛋白>2 g/L 时会刺激甘油三酯增高。抗坏血酸>30 mg/L 和胆红素>342 μmol/L(20 mg/dL)时会引起甘油三酯假性降低,因为它们能和过氧化氢反应,阻断显色反应。

5.药物

某些药物会导致某些个体的异常脂蛋白血症。如果怀疑有这些影响,应考虑暂时停止使用相关药物并且要监测它对脂类的作用。常见有β肾上腺素能受体阻断剂、利尿药、糖皮质激素及口服避孕药等可对异常脂蛋白血症形成影响。

6.酒精

过度饮酒是造成高甘油三酯血症的最常见的原因之一,常伴酒精性脂肪肝,均呈现Ⅳ型和Ⅴ型高脂蛋白血症,有时还并发胰腺炎和暴发性黄色瘤。在少数病例发生高脂血症的同时还伴发黄疸和溶血性贫血(Zieve综合征)。即使是适度持续饮酒也会导致甘油三酯有明显升高,高甘油三酯血症的影响在Ⅳ型出现前最明显,且由于同时摄入了饮食中脂肪而进一步加重。肝脏中的乙醇代谢抑制了脂肪酸的氧化,还导致了甘油三酯合成中游离脂肪酸的有效利用。特异的病征是脂质和GGT同时升高。戒酒会造成甘油三酯快速下降。

7.生活方式

习惯于静坐的人血浆甘油三酯浓度比坚持体育锻炼者要高。无论是长期或短期体育锻炼均可降低血浆甘油三酯水平。锻炼尚可增高脂蛋白酯酶活性,升高HDL水平特别是HDL的水平,并降低肝酯酶活性。长期坚持锻炼,还可使外源性甘油三酯从血浆中清除增加。

8.吸烟

吸烟可增加血浆甘油三酯水平。流行病学研究证实,与正常平均值相比较,吸烟可使血浆甘油三酯水平升高9.1%。然而戒烟后多数人有暂时性体重增加,这可能与脂肪组织中脂蛋白酯酶活性短暂上升有关,此时应注意控制体重,以防体重增加而造成甘油三酯浓度的升高。

(二)血清 TG 病理性增高

血浆中乳糜微粒(CM)的甘油三酯含量达90%～95%,极低密度脂蛋白(VLDL)中甘油三酯含量也达60%～65%,因而这两类脂蛋白统称为富含甘油三酯的脂蛋白。血浆甘油三酯浓度升高实际上是反映了CM和/或VLDL浓度升高。凡引起血浆中CM和/或VLDL升高的原因均可导致高甘油三酯血症。病理性因素所致的TG升高称为病理性高脂血症。通常将血脂高于2.2 mmol/L(200 mg/dL)称为高脂血症,我国关于《血脂异常防治建议》中提出,TG升高是指TG大于1.65 mmol/L。研究证实:富含TG的脂蛋白系CHD独立的危险因素,TG增高表明患者存在代谢综合征,需进行治疗。

高甘油三酯血症有原发性和继发性两类,前者多有遗传因素,包括:家族性高甘油三酯血症与家族性混合型高脂蛋白血症等。继发性见于肾病综合征、甲状腺功能减退、失控的糖尿病。但往往不易分辨原发或继发。高血压、脑血管病、冠心病、糖尿病、肥胖与高脂蛋白血症等往往有家族性积聚现象。例如,糖尿病患者胰岛素抵抗和糖代谢异常,可继发TG(或同时有胆固醇)升高,但也可能同时有糖尿病和高TG两种遗传因素。

1.原发性高甘油三酯血症

通常将高脂蛋白血症分为Ⅰ、Ⅱa、Ⅱb、Ⅲ、Ⅳ、Ⅴ六型,除Ⅱa型外,都有高TG血症。原发性高脂蛋白血症Ⅰ和Ⅲ型,TG明显升高;原发性高脂蛋白血症Ⅳ和Ⅴ型,TG中度升高。这些患者多有遗传因素。

(1)Ⅰ型高脂蛋白血症:是极为罕见的高乳糜微粒(CM)血症,为常染色体隐性遗传。正常人禁食12小时后,血浆中已几乎检测不到CM。但是,当有脂蛋白酯酶和/或apoCⅡ缺陷时,将引起富含甘油三酯的脂蛋白分解代谢障碍,且主要以CM代谢为主,造成空腹血浆中出现CM。

病因：①脂蛋白酯酶（LPL）缺乏，影响了外源性 TG 的分解代谢，血浆 TG 水平通常在 11.3 mmol/L(1 000 mg/dL)以上。由于绝大多数的 TG 都存在于 CM 中，因而血浆 VLDL 水平可正常或稍有增高，但是 LDL-C 和 HDL-C 水平是低下的。CM 中所含 CHO 很少，所以血浆 CHO 并不升高或偏低。②apoCⅡ缺乏，apoCⅡ是 LPL 的激活剂，LPL 在 TG 的分解代谢中起重要作用，需要 apoCⅡ的同时存在。

临床特征：外源性脂蛋白代谢障碍，血浆中 CM 浓度显著升高。乳糜微粒(CM)血症患者常诉有腹痛发作，多在进食高脂或饱餐后发生。严重的高乳糜微粒(CM)血症时常伴有急性胰腺炎的反复发作。

（2）Ⅱb 型高脂蛋白血症：此型同时有 CHO 和 TG 增高，即混合型高脂蛋白血症。

（3）Ⅲ型高脂蛋白血症：亦称为家族性异常 B 脂蛋白血症，是由于 apoE 的基因变异，apoE 分型多为 E2/E2 纯合子，造成含 apoE 的脂蛋白如 CM、VLDL 和 LDL-C 与受体结合障碍，因而引起这些脂蛋白在血浆中聚积，使血浆 TG 和 CHO 水平明显升高，但无乳糜微粒血症。

（4）Ⅳ型高脂蛋白血症：此型只有 TG 增高，反映 VLDL 增高。但是 VLDL 很高时也会有 CHO 轻度升高，所以Ⅳ型与Ⅱb 型有时难以区分，主要是根据 LDL-C 水平做出判断。家族性高 TG 血症属于Ⅳ型。

（5）Ⅴ型高脂蛋白血症：与Ⅰ型高脂蛋白血症相比较，TG 和 CHO 均升高，但以 TG 增高为主，Ⅰ型高脂蛋白血症患者的空腹血浆中乳糜微粒升高的同时伴有 VLDL 浓度升高。鉴别Ⅰ型和Ⅴ型高脂蛋白血症很困难，最大的区别是Ⅴ型高脂蛋白血症发生年龄较晚，且伴有糖耐量异常。此型可发生在原有的家族性高 TG 血症或混合型高脂血症的基础上，继发因素有糖尿病、妊娠、肾病综合征、巨球蛋白血症等，易于引发胰腺炎。

（6）家族性高甘油三酯血症(FHTG)：该病是常染色体显性遗传。原发性高甘油三酯血症是因过量产生 VLDL 引起。

原因：由于某种独特遗传缺陷，干扰体内 TG 的代谢。

临床表现：①FHTG 易发生出血性胰腺炎，这与血浆中乳糜微粒浓度有直接的关系，推测是由于乳糜微粒栓子急性阻塞了胰腺的微血管的血流所致。②FHTG 患者常同时合并有肥胖、高尿酸血症和糖耐量异常。③高 TG，若血浆甘油三酯浓度达到 11.3 mmol/(1 000 mg/dL)或更高时，常可发现脾大，伴有巨噬细胞和肝细胞中脂肪堆积。④严重的高甘油三酯血症患者，空腹血浆中亦可存在乳糜微粒血症，而血浆 TG 浓度可高达 56 mmol/(5 000 mg/dL)；中度高甘油三酯血症患者合并糖尿病时，常引起血浆中 VLDL 明显增加，并会出现空腹乳糜微粒血症；轻到中度高甘油三酯血症患者常无特别的症状和体征。⑤在躯干和四肢近端的皮肤可出现疹状黄色瘤。

（7）家族性混合型高脂血症：这是一种最常见的高脂血症类型，主要表现为血浆胆固醇和甘油三酯浓度同时升高，其家族成员中常有多种不同的高脂蛋白血症表型存在。该症的主要生化特征是血浆 apoB 水平异常升高。

（8）HDL 缺乏综合征：见于一组疾病如：鱼眼病、apoAⅠ缺乏或 Tangier 病。大多数受累患者中，血浆甘油三酯仅轻度升高[2.26～4.52 mmol/L(200～400 mg/dL)]，而血浆 HDL-C 浓度则显著降低。患者都有不同程度的角膜浑浊，其他临床表现包括黄色瘤(apoAⅠ缺乏症)、肾功能不全、贫血、肝脾大，神经病变。

（9）家族性脂质异常性高血压：这是近年来提出的一个新的综合病症，主要表现为过早发生家族性高血压、高血压伴富含甘油三酯的脂蛋白代谢异常。

(10)家族性脂蛋白酯酶缺乏病：家族性 LPL 缺乏病是一种较罕见的常染色体隐性遗传性疾病。儿童期间发病，显著的特征为空腹血存在明显的乳糜微粒，TG 极度升高，表现为 I 型高脂蛋白血症。临床特点为经常的腹痛和反复的胰腺炎发作，皮疹性黄色瘤及肝脾大等。特异性检查显示肝素后血 LPL 活性极度降低，不足正常人的 10%，而 apo CII 正常。

2.基因异常所致血浆 TG 水平升高

(1)CM 和 VLDL 装配的基因异常：人类血浆 apoB 包括两种，即 apo B_{48} 和 apo B_{100}，这两种 apo B 异构蛋白是通过 apo B mRNA 的单一剪接机制合成。apo B_{100} 通过肝脏以 VLDL 形式分泌，而 apo B_{48} 则在肠道中合成，并以 CM 的形式分泌。由于 apo B 在剪接过程中有基因缺陷，造成 CM 和 VLDL 的装配异常，由此而引起这两种脂蛋白的代谢异常，引起高 TG 血症。

(2)脂蛋白酯酶和 apoCII 基因异常：血浆 CM 和 VLDL 中的甘油三酯有效地水解需要脂蛋白酯酶(LPL)和它的复合因子 apo CII 参与。脂蛋白酯酶和 apo CII 的基因缺陷将导致甘油三酯水解障碍，因而引起严重的高甘油三酯血症。部分 apo CII 缺陷的患者可通过分析肝素化后脂蛋白酯酶活性来证实。

(3)apo E 基因异常：apo E 基因异常，可使含有 apo E 的脂蛋白代谢障碍，这主要是指 CM 和 VLDL。CM 的残粒是通过 apo E 与 LDL 受体相关蛋白结合而进行分解代谢，而 VLDL 则是通过 apo E 与 LDL 受体结合而进行代谢。apo E 基因有三个常见的等位基因即 E2、E3 和 E4。apo E2 是一种少见的变异，由于 E2 与上述两种受体的结合力都差，因而造成 CM 和 VLDL 残粒的分解代谢障碍。所以 apo E2 等位基因携带者血浆中 CM 和 VLDL 残粒浓度增加，因而常有高甘油三酯血症。

3.继发性高甘油三酯血症

许多代谢性疾病，某些疾病状态、激素和药物等都可引起高甘油三酯血症，这种情况一般称为继发性高甘油三酯血症。继发性高 TG 血症见于肾病综合征、甲状腺功能减退、失控的糖尿病、饥饿等。

(1)高甘油三酯血症与糖尿病：糖尿病患者胰岛素抵抗和糖代谢异常，可继发 TG(或同时有胆固醇)升高，这主要决定于血糖控制情况。由于病程及胰岛素缺乏程度不同，有较多的研究观察到高 TG 血症与胰岛素抵抗(IR)综合征之间存在非常密切的关系。青少年的 1 型糖尿病、重度胰岛素缺乏常伴有显著的高 TG 血症，这是由于胰岛素不足和来自脂肪组织的脂肪酸增加引起脂蛋白酯酶(LPL)缺乏，使 CM 在血浆中聚积的结果。这促进了 TG 的合成。HDL-C 通常降低，LDL-C 升高。胰岛素治疗后很快回复到正常水平。在 II 型糖尿病患者(T_2DM)的高胰岛素血症常引起内源性胰岛素过度分泌以补偿原有的胰岛素抵抗，大多数胰岛素抵抗综合征患者合并 TG 水平升高。同样部分高 TG 血症患者同时有肥胖及血浆胰岛素水平升高，更重要的是，胰岛素抵抗综合征也可引起 LDL-C 结构异常，若与高 TG 血症同时存在时，具有很强的致动脉粥样硬化作用。2 型糖尿病时 TG 和 VLDL(50%～100%)会出现中度增高，特别在肥胖患者尤为明显，可能是由于 VLDL 和 $apoB_{100}$ 合成的多，血浆 LDL-C 水平通常正常，但 LDL-C 富含甘油三酯。HDL-C 通常会减少且富含甘油三酯。

(2)高甘油三酯血症与冠心病：冠心病患者血浆 TG 偏高者比一般人群多见，但这种患者 LDL-C 偏高与 HDL-C 偏低也多见，一般认为单独的高甘油三酯血症不是冠心病的独立危险因素，只有伴以高胆固醇、高 LDL-C、低 HDL-C 等情况时，才有意义。

(3)高甘油三酯血症与肥胖：在肥胖患者中，由于肝脏过量合成 apo B，因而使 VLDL 的产生明显增加。此外肥胖常与其他代谢性疾病共存,如肥胖常伴有高甘油三酯血症,葡萄糖耐量受损,胰岛素抵抗和血管疾病,这些和 2 型糖尿病类似。腹部肥胖者比臀部肥胖者 TG 升高更为明显。

(4)高甘油三酯血症与肾脏疾病:高脂血症是肾病综合征主要临床特征之一。肾脏疾病时的血脂异常发生机制,主要是因 VLDL 和 LDL-C 合成增加,但也有人认为可能与这些脂蛋白分解代谢减慢有关。低清蛋白血症的其他原因也会产生相同的结果。中度病例通常会出现低水平的高胆固醇血症(Ⅱa 型),严重病例会出现高甘油三酯血症(Ⅱb 型)。如果蛋白尿被纠正,肾病的高脂蛋白血症是可逆的。

高脂蛋白血症在慢性肾衰包括血液透析中常见,但和肾病综合征不同的是,它以高甘油三酯血症为主。其原因是脂肪分解障碍,推测可能是由于尿毒症患者血浆中的脂蛋白酯酶被一种仍然未知的因子所抑制,血液透析后患者会表现出 CM 浓度升高和 HDL-C 水平下降。接受过慢性流动腹膜透析(CAPD)治疗的患者也常出现高脂蛋白血症。肾移植以后接受血液透析更容易出现 LDL-C 和 VLDL 的升高。此时免疫抑制药物起主要作用。

(5)高甘油三酯血症与甲状腺功能减退症:此症常合并有血浆 TG 浓度升高,这主要是因为肝脏甘油三酯酶减少而使 VLDL 清除延缓所致。

(6)高甘油三酯血症与高尿酸血症:大约有 80% 的痛风患者有高 TG 血症,反之,高 TG 血症患者也有高尿酸血症。这种关系也受环境因素影响,如过量摄入单糖、大量饮酒和使用噻嗪类药物。

(7)异型蛋白血症:这种情况可见于系统性红斑狼疮或多发性骨髓瘤的患者,由于异型蛋白抑制血浆中 CM 和 VLDL 的清除,因而引起高甘油三酯血症。

4.TG 的病理性降低

低 TG 血症是指 TG 低于 0.55 mmol/L(50 mg/dL)。见于遗传性原发性无或低 β 脂蛋白血症;继发性 TG 降低常见于代谢异常、吸收不良综合征、慢性消耗、严重肝病、甲状腺功能亢进、恶性肿瘤晚期和肝素应用等。

(赵香莲)

第三节　高密度脂蛋白检验

一、概述

(一)生化特征和病理生理

高密度脂蛋白胆固醇(HDL-C)是血清中颗粒最小、密度最大的一组脂蛋白。HDL-C 的主要蛋白质是 apo AⅠ。血清总胆固醇中大约有 25% 是以 HDL-C 的形式运送的。

HDL-C 的合成有三条途径:①直接由肝和小肠合成,由小肠合成分泌的 HDL-C 颗粒中主要含 apoAⅠ,而肝脏合成分泌的 HDL-C 颗粒则主要含 apoE。②由富含甘油三酯脂蛋白、乳糜微粒和 VLDL 发生脂溶分解时衍生而来。③周围淋巴中亦存在磷脂双层结构,可能是细胞膜分解衍生而来。

HDL-C 生理功能：HDL-C 是把外周组织过剩的胆固醇重新运回肝脏,或者将其转移到其他脂蛋白,如乳糜微粒、VLDL 残粒上,然后这些物质又被肝摄取,进行代谢,因此称为胆固醇的逆向转运。在肝内,胆固醇或者是直接分泌入胆汁,变成胆汁酸,或者在合成脂蛋白时又被利用。HDL-C 可以促进和加速胆固醇从细胞和血管壁的清除,以及将它们运送到肝脏。因此,它们的功能在很多方面和 LDL-C 相反。一般认为 HDL-C 有抗动脉粥样硬化(AS)形成作用。除上述功能外,HDL-C 的重要功能还包括作为 apoC 和 apoE 的储存库。它们的 apoC 和 apoE 不断地穿梭于 CM、VLDL 和 HDL-C 之间。如前所述,这不仅对 CM 和 VLDL 的甘油三酯水解,而且对这些脂蛋白的代谢,特别是为肝细胞结合和摄取都发挥重要作用。

(二)HDL-C 的检测

近年来关于 HDL-C 测定的方法进展很快,从各种沉淀法已发展到化学修饰、酶修饰、抗体封闭、化学清除等多种方法,目前主要测定方法为:匀相测定法。使测定胆固醇的酶只和 HDL-C 反应。使 HDL-C 测定更加方便准确。

1.测定方法——匀相测定法

(1)HDL-C 测定反应原理:①PEG 修饰酶法(PEG 法)。②选择性抑制法(SPD 法)。③抗体法(AB 法)。④过氧化氢酶法(CAT 法)。

基本原理如下:首先向标本中加入表面活性剂将非 HDL-C 的脂蛋白结构破坏,使其中所含 CHO 与相应的酶反应而消耗,其后加入第二试剂,试剂中的表面活性剂破坏留下的 HDL-C 结构,使其中 CHO 得以和酶及显色剂反应而测得 HDL-C。

(2)稳定性:在存储过程中,由于脂蛋白间的相互作用,血清和血浆中的 HDL-C 会发生改变。因此,血清标本在 2~8 ℃可稳定 3 天,－20 ℃可稳定数周,长期保存样本应放在－70 ℃贮存。

2.参考范围

我国《血脂异常防治建议》提出的判断标准:理想范围＞1.04 mmol/L(＞40 mg/dL);减低≤0.91 mmol/L(≤35 mg/dL)。

美国胆固醇教育计划(NCEP),成人治疗组(ATP),1994 年提出的医学决定水平:HDL-C＜1.03 mmol/L(40 mg/dL)为降低,CHD 危险增高;HDL-C≥1.55 mmol/L(≥60 mg/dL)为负危险因素。

NCEP、ATPⅢ将 HDL-C 从原来的≤0.91 mmol/L(≤35 mg/dL),提高到＜1.03 mmol/L(40 mg/dL),是为了让更多的人得到预防性治疗。

3.检查指征

(1)早期识别动脉粥样硬化的危险性(非致动脉粥样硬化胆固醇成分的检测)。

(2)使用降脂药治疗反应的监测(在使用降脂药治疗的过程中应避免 HDL-C 的下降)。

二、HDL-C 异常常见原因

见表 10-2。

三、临床思路(图 10-3)

总胆固醇浓度超过 5.2 mmol/L(200 mg/dL)的边缘性增高值时,就必须同时进行 HDL-C 的浓度测定。冠心病的发病和 HDL-C 之间存在负相关。HDL-C≤0.91 mmol/L(≤35 mg/dL)

是 CHD 的危险因素,HDL-C≥1.55 mmol/L(≥60 mg/dL)被认为是负危险因素。HDL-C 降低多见于心、脑血管病、肝炎和肝硬化等患者。因此低 HDL-C 值便构成了一个独立的危险因素。

表 10-2　HDL-C 减低和增高常见原因

HDL-C 减低	HDL-C 增高
遗传性	原发性
Tanger 病	CETP 缺乏症
LCAT 缺陷症	HTGL 活性低下(角膜浑浊)
apoA I 异常	apoA I 合成亢进
家族性高胆固醇血症	HDL-C-R 异常
家族性混合型高脂血症	继发性
急性疾病	长期大量饮酒
急性心肌梗死	慢性肝炎
手术	原发性胆汁性肝硬化
烧伤	CETP 活性增加
急性炎症	HTGL 活性降低
低脂肪高糖饮食	药物
吸烟	肾上腺皮质激素
雌激素减少	胰岛素
药物	烟酸及其诱导剂
β 受体阻断剂	雌激素
肥胖	还原酶阻断剂
运动不足	β 羟 β 甲戊二酰辅酶 A(HMG-CoA)

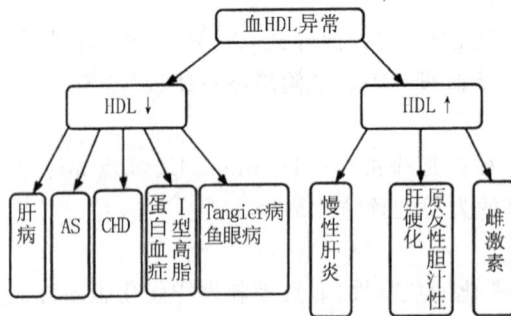

图 10-3　血清 HDL 分析临床思路

(一)非疾病因素

影响 HDL-C 水平的因素很多,主要有以下几个。

1.年龄

儿童时期,男、女 HDL-C 水平相同,青春期男性开始下降,至 18～20 岁达最低点。

2.性别

冠心病发病率有性别差异,妇女在绝经期前冠心病的发病率明显低于同年龄组男性,绝经期后这种差别趋于消失。这是由于在雌激素的作用下,妇女比同年龄组男性有较高 HDL-C 的结果。随着雌激素水平的不断降低,男女 HDL-C 水平趋向一致,冠心病发病率的差异也就不复存在。

3.种族

黑种人比白种人高,中国人比美国人高。

4.饮食

高脂饮食可刺激肠道 apoA I 的合成,引起血浆 HDL-C 水平升高,尤其是饱和脂肪酸的摄入增加,可使 HDL-C 和 LDL-C 水平均升高,多不饱和脂肪酸(如油酸)并不降低 HDL-C 水平,却能使血浆 LDL-C 水平降低,故有益于减少 CHD 的危险。

5.肥胖

肥胖者,常有 HDL-C 降低,同时伴 TG 升高。体重每增加 $1 \ kg/m^2$,血浆 HDL-C 水平即可减少0.02 mmol/L(0.8 mg/dL)。

6.饮酒与吸烟

多数资料表明:吸烟者比不吸烟者的血浆 HDL-C 浓度低 0.08 ~ 0.13 mmol/L(3~5 mg/dL),即吸烟使 HDL-C 减低。适度饮酒使 HDL-C 和 apoA I 升高,与血浆 HDL-C 水平呈正相关,但取决于正常肝脏合成功能,长期饮酒损害肝脏功能,反而引起 HDL-C 水平下降。而少量长期饮酒因其血浆 HDL-C 和 apoA I 水平相对较高,所以患 CHD 的危险性低于不饮酒者。

7.运动

长期足够量的运动使 HDL-C 升高。

8.药物

降脂药中的普罗布考、β受体阻断剂(普萘洛尔)、噻嗪类利尿药等,使 HDL-C 降低。

9.外源性雌激素

文献报道:接受雌激素替代疗法的妇女患 CHD 的危险性明显降低,这部分与雌激素能改善血脂代谢紊乱有关。雌激素可刺激体内 apoA I 合成,使其合成增加 25%,分解代谢无变化。孕激素可部分抵消雌激素升高血浆 HDL-C 水平的作用。然而,长期单用雌激素却有可能增加子宫内膜癌和乳腺癌的危险性,因此绝经后雌/孕激素干预试验需权衡到最佳的雌/孕激素配方,以发挥最大保护作用。

(二)血清 HDL-C 病理性降低

1.HDL-C 与动脉粥样硬化

血浆 HDL-C 浓度每降低 1%,可使冠心病(CHD)发生的危险升高 2%~3%,血浆 HDL-C 水平每升高 0.03 mmol/L(1 mg/dL),患 CHD 的危险性即降低 2%~3%,这种关系尤以女性为明显。绝经前女性 HDL-C 水平较高,与男性及绝经后女性相比 CHD 患病率低。

2.HDL-C 与高脂蛋白血症

高脂蛋白血症时,HDL-C 有病理性降低。I 型高脂蛋白血症,血脂测定 LDL-C、HDL-C 均降低,CHO 多正常,TG 极度升高,可达 11.3~45.2 mmol/L(1 000~4 000 mg/dL)。

3.家族遗传性低 HDL-C

即家族性低 α-脂蛋白血症,临床很常见,系常染色体显性遗传,其主要特征为血浆 HDL-C 水平低下,通常还合并血浆 TG 升高。

4.肝脏疾病

近年来特别值得注意的是肝脏疾病中 HDL-C 的改变。连续监测急性肝炎患者血浆中 HDL-C 胆固醇的水平,发现 HDL-C 水平与病程有关:在发病的第一周末,HDL-C 水平极度降低,脂蛋白电泳几乎检不出 α 脂蛋白带,此后随着病程的发展 HDL-C 逐渐升高直至正常。在病毒性肝炎和肝硬化患者,HDL-C 的降低主要表现为 HDL₃ 的降低,HDL-C 的变化较少,而且 HDL₃ 越低,预后越差,因此 HDL₃ 水平可作为一个评估某些肝脏疾病患者功能状态及转归预后的一项参考指标。

5.其他

HDL-C 降低还可见于急性感染、糖尿病、慢性肾衰竭、肾病综合征等。β 受体阻滞剂、孕酮等药物也可导致 HDL-C 降低。

(三)血清 HDL-C 病理性增高

HDL-C 增加可见于慢性肝炎、原发性胆汁性肝硬化。有些药物如雌性激素、苯妥英钠、HMG-CoA 还原酶抑制剂、烟酸等可以使 HDL-C 升高。绝经的妇女常用雌激素做替代疗法有升高 HDL-C,降低 CHD 危险性的作用。

（赵香莲）

第四节 低密度脂蛋白检验

一、概述

(一)生化特性和病理生理

低密度脂蛋白(LDL)是富含胆固醇(CHO)的脂蛋白,其组成中 45% 为 CHO,其蛋白成分为 apoB-100。血浆中 LDL 来源有两个途径:一是由 VLDL 异化代谢转变;二是由肝脏合成、直接分泌入血。LDL 是在血液中由 VLDL 经过中间密度胆固醇(IDL)转化而来的。

LDL 的主要生理功能:将内源性 CHO 从肝脏运向周围组织细胞。在动脉内膜下沉积脂质,促进动脉粥样硬化形成。由于血浆中胆固醇大约 75% 以 LDL 的形式存在,所以可代表血浆胆固醇水平。

LDL 组成发生变化,形成小而密的 LDL(SLDL),易发生氧化修饰,形成氧化型 LDL(ox LDLc)或称变性 LDL。清道夫受体对 ox LDL 的摄取和降解速度比 LDL 快 3～10 倍,与 ox LDL的结合不受细胞内 CHO 浓度的影响,只有使胆固醇浓度升高的单向调节,而没有下调作用,且随着 ox LDL 氧化修饰程度的升高,动脉内膜和内皮细胞对 LDL 的摄取和降解也升高,从而形成了大量的泡沫细胞,促进了动脉粥样硬化的发生。LDL 经化学修饰(氧化或乙酰化)后,其中 apo B-100 变性,通过清道夫受体被巨噬细胞摄取,形成泡沫细胞停留在血管壁内,导致大量的胆固醇沉积,促使动脉壁形成粥样硬化斑块。

(二)LDL-C 的检测

1.测定方法

匀相测定法:①增溶法(SOL)。②表面活性剂法(SUR 法)。③保护法(PRO)。④过氧化氢酶法(CAT 法)。⑤紫外法(CAL 法)。

基本原理如下:首先向标本中加入表面活性剂将非 LDL-C 的脂蛋白结构破坏,使其中所含 CHO 与相应的酶反应而消耗,其后加入第二试剂,试剂中的表面活性剂破坏留下 LDL-C 结构,使其中 CHO 得以和酶及显色剂反应而测得 LDL-C。

过去常通过 Friedewald 公式计算法间接推算 LDL-C 的量。

$$LDL\text{-}C(mg/dL)=CHO-(HDL\text{-}C+TG/5)$$
$$LDL\text{-}C(mmol/L)=CHO-(HDL\text{-}C+TG/2.2)$$

按此公式计算求得 LDL-C 含量时,要求 CHO、HDL-C 和 TG 测定值必须准确,方法必须标准化,才能得到 LDL-C 的近似值;也有人在应用上述公式后再减去 Lp(a)中胆固醇值予以校正。Friedewald 公式只适用于 TG 小于 4.52 mmol/L 时。

稳定性:血清样本必须放在密闭容器中,在 2～4 ℃条件下可稳定 7 天。—70 ℃可稳定 30 天。

2.参考范围

LDL-C 水平随年龄增高而上升,青年与中年男性高于女性,更年期女性高于男性。中老年为 2.73～3.25 mmol/L(105～125 mg/dL)。

我国《血脂异常防治建议》提出的判断标准:理想范围<3.12 mmol/L(120 mg/dL);边缘升高3.15～3.61 mmol/L(121～139 mg/dL);升高>3.64 mmol/L(140 mg/dL)。

美国胆固醇教育计划(NCEP),成人治疗组第三次报告(ATPⅢ)提出的医学决定水平:理想水平<2.58 mmol/L(100 mg/dL);接近理想 2.58～3.33 mmol/L(100～129 mg/dL);边缘增高 3.64～4.11 mmol/L(130～159 mg/dL);增高 4.13～4.88 mmol/L(160～189 mg/dL);很高 ≥4.91 mmol/L(≥190 mg/dL)。

3.检查指征

早期识别动脉粥样硬化的危险性,使用降脂药治疗过程中的监测反应。

二、LDL-C 升高常见原因

见表 10-3。

表 10-3　LDL-C 增高与降低常见原因

LDL-C 增高	LDL-C 降低
动脉粥样硬化	急性病(可下降 40%)
冠心病	无 β 脂蛋白血症
高脂蛋白血症	甲状腺功能亢进
甲状腺功能低下	消化吸收不良
肾病综合征	营养不良
梗阻性黄疸	肝硬化
慢性肾衰竭	急性肿瘤

三、临床思路

见图 10-4。

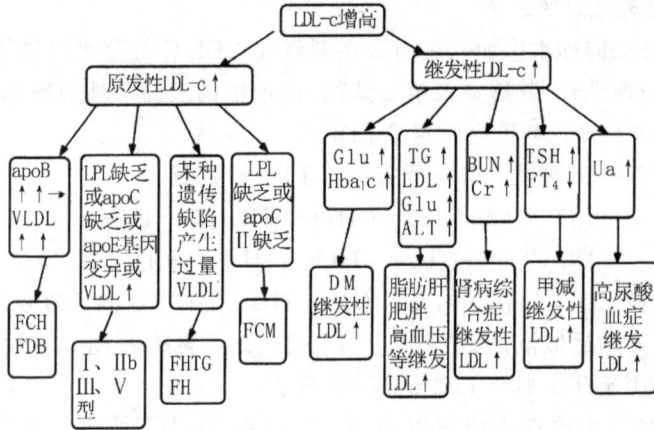

图 10-4　血清 LDL-C 测定临床思路图

(一)非疾病因素

1.饮食

高脂肪饮食会使血浆 LDL-C 增高,低脂肪饮食和运动可使其降低。

2.肥胖

肥胖者 LDL-C 常增高。

3.妊娠

妊娠早期开始缓慢升高,至妊娠后 3 个月时可高于基线的 50%,产后可恢复至原水平。

4.年龄与性别

成年人 LDL-C 逐渐升高,女性更年期后高于男性。

5.药物

如雄激素、β 受体阻滞剂、环孢霉素、糖皮质激素都可使 LDL-C 升高,而使用雌激素和甲状腺素可使 LDL-C 下降。

(二)血浆 LDL-C 病理性增高

LDL-C 是所有血浆脂蛋白中首要的致动脉粥样硬化(AS)脂蛋白。已经证明,粥样硬化斑块中的 CHO 来自血液循环中的 LDL-C。LDL-C 致 AS 作用与其本身的一些特点有关,即 LDL-C 相对较小,能很快穿过动脉内膜层,经过氧化或其他化学修饰后的 LDL-C,具有更强的致 AS 作用。由于小颗粒 LDL-C 易被氧化,所以比大颗粒 LDL-C 更具致 AS 作用。

血浆 LDL-C 升高的原因是来源增多或分解减少,血中 LDb-C 是 CHO 的主要携带者,升高主要反映 CHO 增加,血中 LDL-C 上升已成为动脉粥样硬化重要的危险因素,故称为致动脉粥样硬化因子。

(三)血浆 LDL-C 病理性降低

Ⅲ型高脂蛋白血症特征性血浆脂蛋白谱改变如下:①VLDL 水平显著升高,包括大颗粒的 VLDL1 和小颗粒 VLDL2 均升高。②IDL 也明显升高。③LDL 水平降低,但 LDL 的结构却有某种异常,主要表现为 LDL 中 TG 含量相对较多,其颗粒较小。LDL 这种结构改变与高甘油三酯血症时 LDL 结构变化类似,所以有人认为Ⅲ型高脂蛋白血症的 LDL 结构改变,可能与其同时存在的高甘油三酯血症有关,而 HDL 水平降低或无明显变化。

（赵香莲）

第五节 载脂蛋白 A 检验

一、概述

(一)生化特性和病理生理

组成脂蛋白中的蛋白部分称为载脂蛋白(apo)。apo 是决定脂蛋白性质的主要蛋白成分。各种 apo 主要是在肝合成,小肠也可合成少量;近年发现除肝外,脑、肾、肾上腺、脾、巨噬细胞也能合成 apo。在不同的脂蛋白中,apo 的种类、含量和功能也不同。

apo 的主要生理功能有:①构成脂蛋白,使血浆脂质成为可溶性。②激活或抑制脂蛋白代谢有关的酶。③识别脂蛋白受体,与特异性脂蛋白受体结合。④结合和转运脂质,稳定脂蛋白结构等。在与临床联系上,apo B 和 apo A I 是最重要的。许多研究指出作为主要的蛋白成分,它们与 LDL-C 和 HDL-C 相比,有相同或更好地预测冠心病发生危险性的价值。因为 LDL-C 和 HDL-C 的主要蛋白成分就是 apo B 和 apo A I。

(二)apoA 检测

1.检测方法

主要采用速率散射免疫浊度法和免疫透射比浊法。

检测原理:血清 apo A I 与试剂中的特异性抗人 apo A I 抗体相结合,形成不溶性免疫复合物,使反应液产生浊度,在波长 340 nm 测定吸光度,吸光度反映血清标本中 apo A I 的浓度。

稳定性:血清可以在 4 ℃条件下保存至少 3 天。在－20 ℃条件下,使用抗生素和抗氧化剂可以使 apo A I 保持稳定至少 6 个月内。最好在－80 ℃冷冻保存。

2.参考范围

apo A I:1.05~1.72 g/L(男);1.17~1.74 g/L(女)。

3.检查指征

(1)早期识别冠心病的危险性,对具有早期动脉粥样硬化发生家族史者进行发病危险性估计。

(2)使用调节血脂药治疗过程中的反应监测。

二、血清 apo A 异常常见原因

(1)apo A 升高:apo A 升高的疾病较为少见,见于肝脏疾病、肝外胆道阻塞、人工透析。

(2)apo A 减低:常见于动脉粥样硬化、冠心病、脑血管病、肝功能降低、糖尿病、酒精性肝炎等。家族性混合型高脂血症时,apo A 和 HDL-C 都会轻度下降,CHD 危险性高,apo A 缺乏症(Tangier 病)、家族性低 α-脂蛋白血症、鱼眼病等,血清中 apo A 与 HDL-C 水平极低。

三、临床思路

见图 10-5。

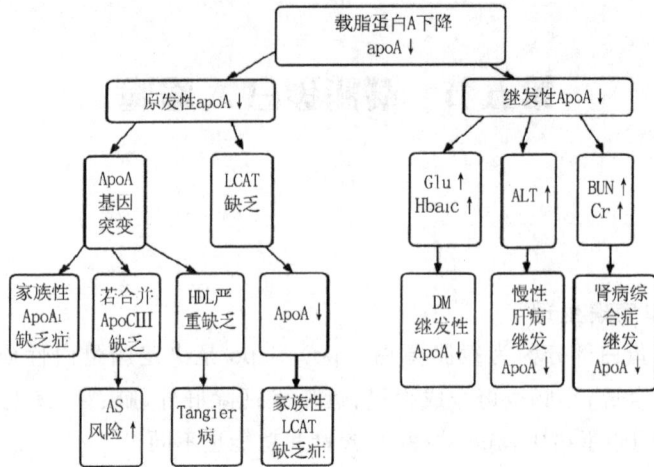

图 10-5　血清载脂蛋白 A 分析临床思路图

(一)非疾病因素

apo AⅠ随年龄波动较小,女性稍高于男性,但差异不明显,80 岁以后,男、女 apo AⅠ均下降。apo AⅠ是 HDL-C 中的主要载脂蛋白,影响其血浆水平的因素同 HDL-C。

中国人的 apo AⅠ水平与美国人接近,和黑人水平相似。

(二)apo A 病理性下降

在病理状态下,HDL-C 的脂类与组成往往发生变化。所以 apo AⅠ的升降不一定与 HDL-C 成比例。同时测定 apo AⅠ与 HDL-C 对病理生理状态的分析,更有帮助。比如冠心病(CHD)者,apo AⅠ偏低,脑血管患者 apo AⅠ也明显降低。家族性高甘油三酯血症患者,HDL-C 往往偏低,但 apo AⅠ不一定低,并不增加 CHD 危险,但家族性混合型高脂血症患者,apo AⅠ与 HDL-C 都有轻度下降,CHD 危险性高。apo AⅠ缺乏症,家族性低 α 脂蛋白血症、鱼眼病等患者,apo AⅠ与 HDL-C 极低。

1.apo AⅠ和 CHD

用 HDL-C 水平来预测 CHD 的危险性已经比较肯定。apo AⅠ和 apoAⅡ是构成 HDL-C 的主要结构蛋白,占 HDL-C 蛋白质的 90％,所以测定 apoA 应该和测定 HDL-C 有相同的作用。从理论上来说测定 apo AⅠ可能比 HDL-C 更为精确,更能反映脂蛋白状态。apo AⅠ可以用于预测 CHD 及用于评价 CHD 危险性,并与动脉粥样硬化呈负相关,而 apoAⅡ作为冠心病危险因子没有价值。

2.家族性 apo AⅠ缺乏症

这一类 apo AⅠ降低的患者都合并 HDL-C 降低,其 apo AⅠ降低的原因可能是因为 apo AⅠ基因突变所致。此症属常染色体显性遗传,但并不是所有这类患者都发展成 CHD。有些人在 apo AⅠ缺乏的同时合并有 apo CⅢ的缺乏时,会出现大面积的动脉粥样硬化损害。血脂水平随其表型而变化,一般患者都有轻度 TG 升高,但很少有 CHO 升高。

3.血浆高密度脂蛋白缺乏症(Tangier 病)

Tangier 病是一种少见的常染色体隐性遗传疾病,其特点为血浆 CHO 和 HDL-C 降低,而组织,特别是在单核-巨噬细胞系统胆固醇酯聚积。血浆 apo AⅠ在纯合子者只有正常的 1％~3％;而杂合子者则为正常的一半。其生化缺陷的机制还不明了,但根据胆固醇酯的聚积和

HDL-C 降低来推论,可能是细胞 CHO 的储存和处置发生了问题。

4.家族性卵磷脂-胆固醇酯酰基转移酶(LCAT)缺乏症

本病是由于 LCAT 缺乏引起。血浆 apo A I 可降到正常的 $5\%\sim30\%$;HDL-C 降到正常的 10%,病程长者可有蛋白尿和肾衰竭。

5.引起 apo A I 继发性下降的病因

未控制的糖尿病、慢性肝病、肾病综合征、慢性肾衰竭等都可以引起 apo A I 降低。

(三)apo A I 病理性增高

高 α 脂蛋白血症:发生于某些家族,其 HDL-C 持续明显升高,apo A I 升高的情况和 HDL-C 平行。本病的基因情况尚不清楚,重要的是应除外引起继发性 HDL-C 升高的因素。

(赵香莲)

第六节 载脂蛋白 B 检验

一、概述

(一)生化特性和病理生理

载脂蛋白 B(apo B)也是一种重要的载脂蛋白,apoB 是一类在相对分子质量、免疫性和代谢上具有多态性的蛋白质,依其相对分子质量及所占百分比可分为 B100、B48、B74、B26 及少量 B50,它们都是 B100 的降解物。正常情况下,以 apo B 100 和 apo B 48 较为重要,apo B 100 或称大 B,在肝脏合成,存在于由肝合成的脂蛋白中,主要转运内源性 CHO,结合于周围组织细胞表面的 LDL 受体,与 CHO 在细胞内沉积关系密切。另外一种为 apo B 48,或称小 B,其相对分子质量为 apoB 100 的 48%,来源于小肠,可能由小肠壁细胞合成,参与外源性 CHO 转运,不与 LDL 受体结合。

apo B 生理功能:①参与 VLDL 的合成、装配和分泌。②apo B100 是 VLDL、IDL、和 LDL 的结构蛋白,参与脂质转送。③$70\%$LDL 经受体途径清除,apo B 100 是介导 LDL-C 与相应受体结合必不可少的配体。④apo B 48 为 CM 合成和分泌所必需,参与外源性脂质的消化吸收和运输。

apo B 100 主要分布于血浆 VLDL、IDL、和 LDL 中,占这三类脂蛋白中蛋白含量的 25%、60%、95%,而 apo B 48 则分布于 CM 中,占其蛋白含量的 5%。正常人空腹所测 apo B 为 apo B 100。正常情况下,apo B 水平随 CHO 和 LDL-C 水平变动。每一个 LDL、IDL、VLDL 与 Lp(a) 颗粒中均含有一分子 apo B 100,因 LDL 颗粒居多,大约有 90% 的 apo B 分布在 LDL 中,故血清 apo B 主要代表 LDL 水平,它与 LDL 呈显著正相关,但当高甘油三酯血症时(VLDL 极高),apo B 也会相应地增高。

apo B 100 也有多态性的特点,apo B 100 基因突变所引起的疾病有:家族性低 β 脂蛋白血症与家族性 apo B 100 缺陷症,后者由于 apo B100 3500 位上的精氨酸被谷氨酸所置换,临床表现为高胆固醇血症。

（二）apo B 的检测

1.检测方法

主要采用速率散射免疫浊度法和免疫透射比浊法。

检测原理：血清 apo B 与试剂中的特异性抗人 apo B 抗体相结合，形成不溶性免疫复合物，使反应液产生浊度，在波长 340 nm 测定吸光度，吸光度反映血清标本中 apo B 的浓度。

稳定性：血清可以在 4 ℃条件下保存至少 3 天。在−20 ℃条件下，使用抗生素和抗氧化剂可以使 apo B 保持稳定至少 6 个月内。最好在−80 ℃冷冻保存。

2.参考范围

男性：apo B 合适范围为 0.59～1.43 g/L。

女性：apo B 合适范围为 0.61～1.56 g/L。

3.检查指征

（1）早期识别冠心病的危险性，对具有早期动脉粥样硬化发生家族史者进行发病危险性估计。

（2）使用调节血脂药治疗过程中的反应监测。

（3）高脂蛋白血症分型与诊断。

二、血清 apo B 异常常见原因

apo B 增高见于：动脉粥样硬化、肥胖、Ⅱ型高脂血症、胆汁淤滞、肾病、甲状腺功能低下等。

apo B 减低见于：肝脏疾病和甲状腺功能亢进等。

三、临床思路

见图 10-6。

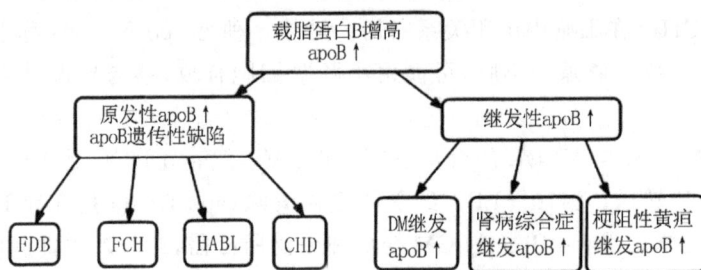

图 10-6　血清载脂蛋白 B 增高思路

（一）非疾病因素

血浆中 apo B 水平均随年龄增高而上升，至 70 岁以后，apo B 不再上升或开始下降，50 岁以前男性高于女性，50 岁以后女性高于男性。

中国人的 apo B 水平低于欧美人。

（二）apo B 病理性异常

1.apo B 病理性增高

（1）家族性载脂蛋白 B 100 缺陷症（FDB）：病因：①由于 2 号染色体上 apo B 基因突变造成 apo B 100 上 3500 位的氨基酸被置换，影响了 LDL-C 的分解代谢，导致家族性载脂蛋白 B 100

缺陷症,②受遗传和环境因素相互作用影响。

临床表现:主要是血浆 CHO 和 LDL-C 浓度中等或重度升高。这类患者的血浆胆固醇水平虽较家族性高胆固醇血症(FH)患者低,但两者在临床上很难区别。

FDB 和家族性高胆固醇血症(FH)都是由于 LDL-C 分解代谢障碍而引起的高胆固醇血症,然而两者所致高胆固醇血症的病理生理机制不同。FDB 是因 apo B 遗传缺陷即配体的缺陷所致,而 FH 则是LDL-C 受体的遗传缺陷所致。

FDB 患者合并冠心病的危险性与 FH 者相类似。60 岁以前发生冠心病者大约占 1/3。肌腱黄色瘤发现率 38%,脂质角膜弓 28%,颈动脉粥样硬化斑块 48%。大多数 FDB 者若伴周围血管疾病则常合并有高血压。

(2)apo B 增高和家族性混合型高脂血症:受累者可表现为 Fredrickson 分型的 Ⅱ a 型(以 LDL-C 升高为主)、Ⅱ b 型(LD-C 和 VLDL 同时升高)或 Ⅳ 型高脂血症(以 VLDL 升高为主或伴有 LDL-C 升高)。

(3)apo B 增高和高 β 载脂蛋白血症(HABL):此类患者 LDL-C 常在参考值范围内,但 apo B 浓度升高。患者多半有轻、中度高 TG 血症或饭后 TG 的清除延迟,发生 CHD 的危险性增加。HABL 的这些特点和那些总 CHO 和 LDL-C 都升高的家族高脂血症相似,所以要想鉴别这两种情况,测定 apo B 就至关重要了,但必须同时用同一样品测定 CHO、LDL-C、apo B 才能鉴别。有报道指出患 CHD 的患者中 HABL 占 18.9%,而无 CHD 的对照组中只有 8.4%。

(4)apo B 增高和 CHD:流行病学与临床研究中已确认,高 apo B 是 CHD 的危险因素,并且 apo B 是各项血脂指标中较好的动脉粥样硬化(AS)标志物。在高 apo B 的 CHD 患者的药物干预实验中表明,降低 apo B 可以减少 CHD 发病及促进粥样斑块的消退。

apo B 和 LDL-C 同样是 CHD 的危险因素,可用于估计 CHD 的危险性、降脂治疗效果等。有人认为 apo B 在评定 CHD 的危险性方面优于血脂和脂蛋白,因此建议用 apo B 浓度来评定 CHD 的危险性。测定 apo B 优于计算法求得的 LDL-C。

(5)apo B 增高和糖尿病:对于糖耐量降低和 2 型糖尿病患者,apo B 的测定也是有价值的,因为这两种患者 CHD 的发病率明显升高,患者有低 HDL-C,高 TG 血症,但血清 CHO 和非糖尿患者无大区别,所以 apo B 可以是一个有用的指标。

(6)其他:甲状腺功能低下、肾病综合征、肾衰竭、梗阻性黄疸、apo B 都可能升高。

2.apo B 病理性降低

(1)无 β 脂蛋白血症(ABL):是一种常染色体隐性遗传疾病,apo B 合成、分泌缺陷,使含 apo B 的脂蛋白,如:CM、VLDL、LDL 合成代谢障碍,伴随脂肪吸收和代谢紊乱。无 β 脂蛋白血症可能是 TG 微粒体脂转移蛋白缺陷引起,这种患者血浆 CHO 和 TG 明显降低,确诊则需要根据临床表现、肠黏膜的变化和无血浆 apo B 的判断。

临床特征:①胃肠道症状:在小肠和肝内没有 apo B,其结果就是引起食物中脂肪在肠管堆积而导致吸收不良。②血液异常。ABL 患者有轻至中度贫血,引起大多数循环红细胞为棘性红细胞。患者明显缺乏脂溶性维生素 A、E,导致神经系统和视网膜的病损,如色素性视网膜炎、共济失调等症状。②血脂异常。ABL 患者胆固醇水平很低,其范围为 0.5~1.3 mmol/L,TG 也很低,HDL 下降,血中检测不到apo B、CM、VLDL 和 LDL。

治疗:限制饮食中脂肪摄入,尤其是长链饱和脂肪酸,这可在很大程度上缓解吸收障碍症状。对 ABL 患者,目前推荐从饮食中另外补充多不饱和脂肪酸的来源,例如多进食玉米等。大量补充脂溶性维生素 E、A、K。

(2)低 β 脂蛋白血症。①病因:是一种常染色体显性遗传疾病。和无 β 脂蛋白血症一样,其血浆 apo B 分泌速度降低,较大的不完整的 apo B 分子可能促进了 LDL 受体清除血浆 LDL,造成了较低的 CHO 水平,但除非是纯合子患者,它不会像无 β 脂蛋白血症患者那么低。由于 apo B 基因缺陷,患此病时所产生的异常 apo B 不能和脂质结合。杂合子时血浆 apo B 浓度不会超过正常水平的 1/2～1/4,而纯合子的临床表现和无 β 脂蛋白血症不易区别。这两种情况都可以通过测定血清 apo B 来确定,但变性的 apo B 用常规方法可能检测不出来。②临床特征和治疗同 ABL 患者,但对于低 β 脂蛋白血症的诊断,其家族调查有助于诊断,因为和无 β 脂蛋白血症不同,本病患者通常较易发现患同样病的亲属。

(3)其他:恶性肿瘤、营养不良、甲状腺功能亢进都可能使血浆 apo B 水平降低。

(三)载脂蛋白 AⅠ(apoAⅠ)/蛋白 B(apoB)比值

测定 apo AⅠ和 apo B 能直接反映 HDL-C 和 LDL-C 水平。脂蛋白中的 CHO 含量在病理情况下可发生变化,因而 HDL-C 和 LDL-C 不能代替 apo AⅠ和 apo B 测定。一般认为,动脉粥样硬化和冠心病时,apo AⅠ下降,apo B 升高,特别是冠心病时,apo B 升高比 CHO、LDL-C 升高更有意义。脑血管病时,apo AⅠ和 HDL-C 下降更明显,而 apo B 往往正常,脑出血时,apo B 还可能偏低。有人主张用apo B/apoAⅠ比值代替 LDL-C/HDL-C 比值作为动脉粥样硬化的指标。

参考值:1.0～2.0。

临床意义:比值随年龄增长而降低,动脉粥样硬化、冠心病、糖尿病、高脂血症、肥胖等可明显降低。

(赵香莲)

第七节　载脂蛋白 E 检验

一、概述

(一)生化特性和病理生理

载脂蛋白 E(apo E)主要存在于 CM、VLDL、IDL 和部分 HDL 中。apo E 来源于多种组织,如:肝、小肠、肾、脑星状细胞、巨噬细胞等。

apoE 的生理功能:①组成脂蛋白,是 CM、VLDL、IDL 和部分 HDL 的结构蛋白。②作为配体与 LDL 受体和 apo E 受体结合。③具有某种免疫调节作用。④参与神经细胞的修复。

apoE 是一个多态蛋白,有三种异构体,即 E2、E3、E4,而且以六种等位基因形式存在,即 apo E2/2、E2/3、E2/4、E3/3、E3/4、E4/4。人群中以 E3/3 最多(60%),E3/4、E3/2 次之(两者之和为 25%),E2/4、E4/4 较少,E2/2 最少(<1%)。在血脂正常人群中,各 apo E 表型者的血浆胆固醇(CHO)水平高低依次是 E4/4>E4/3>E4/2>E3/3>E3/2>E2/2。这种 apo E 表型影响个体间血浆胆固醇水平的作用并不受环境和其他遗传背景的干扰,并且 apo E2 的"降 CHO 作用"是 apo E4"升 CHO 作用"的 2～3 倍。apo E 表型也可影响个体间血浆 TG 水平,即 apo E2/2、E2/3、E2/4、E3/4、者的血浆 TG 水平明显高于 E3/3,同时发现 E4/4 者,HDL-C 浓度明显低于 E3/3 者。apoE 和 LDL 受体的结合是从血循环中除去富含 apo E 的脂蛋白(乳糜微粒残核,VLDL,IDL)的必需机制,它决定了胆固醇和甘油三酯的自体调节。apo E2 不和 LDL 受体结合。含有 apo E2 的 VLDL 和残骸清除缓慢,引起肝脏 LDL 受体的激活,而 apo E4 颗粒则作用相反。因此,apo E4 有潜在的致动脉粥样硬化作用,而 apo E2 则具有保护作用。

临床可见 apo E4 伴以较高的血清 CHO 水平,apo E4 等位基因多见于家族性及迟发的 Alzheimer 病(老年性痴呆),E2/2 可见于Ⅲ型高脂蛋白血症。这些等位基因在胆固醇的自体调节中起主要作用,因此,apo E 基因变异在Ⅲ型高脂血症(Remnant 病)和在 Alzheimer 病中也有潜在的临床价值。

(二)apoE 的检测

1.检测方法

(1)apo E 的定量检测:免疫化学法,特别是免疫散射和免疫比浊检测法。

(2)apo E 的表现型:等电聚集后的免疫印迹法。

(3)apo E 的基因型:DNA 杂交(已有商品化的寡核苷酸)。

2.检查指征

apo E 及 apo E 的基因型检查指征:①Ⅲ型高脂蛋白血症(HLP)的诊断,特别是 apo E2 的纯合子和 apo E/apo B 的比值。②Alzheimer 病(老年性痴呆)。

3.参考值

apo E:0.03~0.06 g/L。

二、apo E 基因异常常见原因

(1)apo E2/2 表型是家族性异常 B 脂蛋白血症(FD)的发病条件和高甘油三酯血症的主要原因。

(2)apo E4/4 表型患 CHD 和缺血性脑血管疾病的危险性增加,与老年性痴呆(Alzheimer)显著相关。

三、临床思路

见图 10-7。

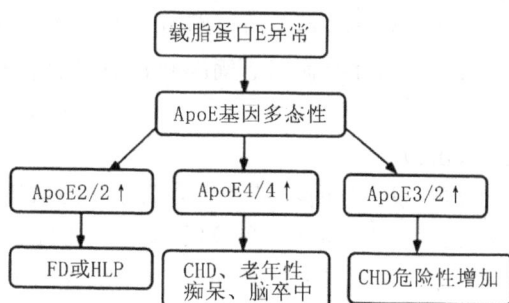

图 10-7 血清 apoE 分析临床思路图

apo E 基因多态性是决定血 CHO 及 LDL-C 的遗传因素,大量流行病学资料证明,apo E 基因多态性对正常人群血脂水平、高脂血症和 CHD 有十分明显的影响,如:与 apo E3/3 相比,发现 apo E4 携带者 LDL-C 升高,apo E2 与 apo E4 者 TG 升高,apo E4/3 表型者易患 CHD,与其他致脂蛋白代谢异常的基因相比,apo E4 者发现 CHD 的危险性更高。

(一)apo E 基因多态性与家族性异常 β 脂蛋白血症

家族性异常 β 脂蛋白血症(FD)又名Ⅲ型高脂蛋白血症,曾称之为结节性黄色瘤。是由于 apo E 基因的变异而影响了乳糜微粒和 VLDL 残粒的分解代谢,该症较为少见。此类患者极低密度脂蛋白(VLDL)电泳时常移至 β 位置,而不是正常的前置 β 位置,这种 VLDL 为 β-VLDL。由于 β-VLDL 是Ⅲ型高脂蛋白血症的最突出表现,且具有明显的家族聚集性,所以称之为家族性异常 β-脂蛋白血症。

1.病因

apo E 基因的多态性也可影响各类高脂蛋白血症患者的血脂和脂蛋白水平,尤其是 apo E2/2 表型与 FD 相伴随,绝大多数的 FD 患者为 apo E2/2 表型,故 apo E2/2 被认为是 FD 发病的必备条件。有研究表明,apo E2/2 者无论其血浆 CHO 浓度高低,都伴有 VLDL 结构异常(富含胆固醇酯)、血浆 IDL 浓度升高和 LDL-C 浓度降低。apo E 缺乏可能会和 Fredrickson 分类的Ⅲ型高脂蛋白血症(HLP)同时发生。apoE 基因变异是Ⅲ型高脂蛋白血症发病的必备条件之一。apoE4 携带者,小肠吸收 CHO 增加,所以 apo E4 携带者采用饮食疗法治疗高脂血症效果最明显。apo E2 携带者体内脂肪酸合成明显高于 apo E3 者,这种体内脂肪酸合成增加是 apo E2 者易伴发高甘油三酯血症的主要原因。

2.生化和临床特征

Ⅲ型高脂蛋白血症患者的血脂改变表现为血浆胆固醇和甘油三酯浓度同时升高。血浆胆固醇浓度通常高于 7.77 mmol/L(300 mg/dL),可高达 26.0 mmol/L。血浆甘油三酯浓度升高的程度(若以 mg/dL 为单位)与血浆胆固醇水平大体相当或更高。若血浆胆固醇和甘油三酯浓度同时升高,且两者相当时,应考虑到Ⅲ型高脂蛋白血症的可能。

Ⅲ型高脂蛋白血症的特征性血浆脂蛋白谱改变是 VLDL 水平显著升高,中间密度脂蛋白(IDL)也明显升高,低密度脂蛋白(LDL)水平降低,高密度脂蛋白(HDL)水平降低或无明显变化。其中 VLDL 水平升高包括大颗粒 VLDL(VLDL1)和小颗粒 VLDL(VLDL2)均升高。

多年来,一直认为富含胆固醇的 β-VLDL 是Ⅲ型高脂蛋白血症具有诊断意义的特征。1973 年 Havel 等首先发现这类患者血浆中有一种富含精氨酸的载脂蛋白(现称为载脂蛋白 E,apo E),且其浓度很高。近 20 年来有关 apo E 与Ⅲ型高脂蛋白血症关系的研究取得了深入的进展。

所以,apo E 基因分析对Ⅲ型高脂蛋白血症的诊断具有重要意义。凡有 apo E 基因异常并存在 β-VLDL 者,即可诊断 FD;若同时伴有血浆胆固醇和甘油三酯水平升高,则称之为Ⅲ型高脂蛋白血症。

(二)apoE 基因多态性与 CHD

各种 apo E 表型者患 CHD 的危险性不同,芬兰人心肌梗死的患病率居世界首位,其 apo E4 频率(0.227)分布较高,而 apo E2 频率(0.041)分布较低,亚洲人 CHD 患病率较低,而 apo E4 等位基因频率(0.064)也较低。有研究发现,CHD 组 apo E3/3 频率分布(0.462)显著低于对照组(0.67),提示:apo E3/3 表型者不易患 CHD,具有一定的保护作用。apo E3/2、apo E4/3、apo E4/4 表型者患 CHD 的危险性增加,国内外的研究结果亦支持 CHD 患者中 apo E4/4 的频率分布较高。无论性别,凡 apo E4 携带者 CHD 危险性均上升,且这种关系不受高血压、吸烟、肥胖与糖尿病等危险因素的影响。

（三）apo E 基因多态性与脑卒中

临床研究表明：缺血性脑卒中的患者其 apo E4 等位基因的频率明显高于对照组，故认为 apo E4 等位基因携带者很可能具有缺血性脑血管疾病的遗传易感性。

（四）apo E 基因多态性与老年性痴呆

在老年性痴呆患者中 apo E4/4 表型者频率异常高，提示：apo E 基因多态性也可能与神经系统疾病之间存在一定的关系。

总之，apo E4 是脂质代谢紊乱和心、脑血管疾病的重要遗传标志，与其他致脂蛋白代谢异常的基因相比，apo E4 者发现 CHD 的危险性更高。

（赵香莲）

第八节 载脂蛋白 apoC Ⅱ 和 apoC Ⅲ 检验

一、概述

（一）生化特性和病理生理

载脂蛋白 C(apo C) 是 VLDL 的主要载脂蛋白(apo)，也存在于 HDL 和 LDL 中，有 3 种不同的 apo C，即 apo C Ⅰ、apo C Ⅱ、apo C Ⅲ，它是 CM、VLDL 和 HDL 的少量结构蛋白。apo C Ⅱ 是 CM、VLDL 和 HDL 的结构蛋白之一，分别占其蛋白成分的 14％、7％～10％及 1％～3％。

apo C Ⅱ 的生理功能：①apo C Ⅱ 是脂蛋白酯酶(LPL)的辅助因子，是 LPL 不可缺少的激活剂，而 LPL 是 CM 和 VLDL 水解的关键酶，apo C Ⅱ 缺乏时，LPL 活性极低，apo C Ⅱ 存在时，LPL 活性可增加 10～50 倍，因此 apo C Ⅱ 具有促进 CM 和 VLDL 降解的作用。②apo C Ⅱ 还具有抑制肝脏对 CM 和 VLDL 摄取的作用。③apo C Ⅱ 也能激活 LCAT，但其作用远弱于 apo A Ⅰ 等。

apo C Ⅲ 是一种水溶性低分子蛋白，主要分布于血浆 HDL、VLDL、和 CM 中，分别占这三类脂蛋白中的蛋白含量的 2％、40％和 36％。

apo C Ⅲ 的生理功能为：①抑制 LPL 活性，因此 apo C Ⅲ 抑制 CM 和 VLDL 的脂解、转换及清除。②使 HDL 特别是 HDL_2 的部分分解代谢率降低，另一方面 apo C Ⅲ 能竞争性与肝细胞膜受体结合，抑制肝脏对 HDL 摄取。HDL 中 apo C Ⅲ 含量的减少，则可造成 HDL 的清除加快。

（二）apo C Ⅱ 和 apo C Ⅲ 的检测

1.检测方法

apo C Ⅱ、apo C Ⅲ 的定量检测：免疫化学法，特别是免疫散射和免疫比浊检测法。

2.检查指征

检查指征有：①乳糜微粒血症综合征的诊断。②高乳糜微粒血症综合征（表现为 Ⅰ 型高脂蛋白血症）的诊断。③高脂蛋白血症的分型。

3.参考值

apo C Ⅱ：0.03～0.05 g/L。

apo C Ⅲ：0.08～0.12 g/L。

二、apo CⅡ、apo CⅢ异常常见原因

见表 10-4。

表 10-4　apoAⅡ、apoCⅡ、apo CⅢ、apo E异常常见原因

病种	apo A Ⅱ	apo CⅡ	apo CⅢ	apo E
高脂蛋白血症Ⅰ型	降低	显著增高	显著增高	显著增高
高脂蛋白血症Ⅱa型	降低	正常	正常	正常或增高
高脂蛋白血症Ⅱb型	正常	增高	增高	正常或增高
高脂蛋白血症Ⅲ型	正常	显著增高	显著增高	显著增高
高脂蛋白血症Ⅳ型	正常	显著增高	显著增高	增高
高脂蛋白血症Ⅴ型	正常	显著增高	显著增高	显著增高
急性肝炎	降低	正常	降低	显著增高
肝硬化	降低	降低	降低	显著增高
阻塞性黄疸	明显降低	增高	增高	明显增高

三、临床思路

见图 10-8。

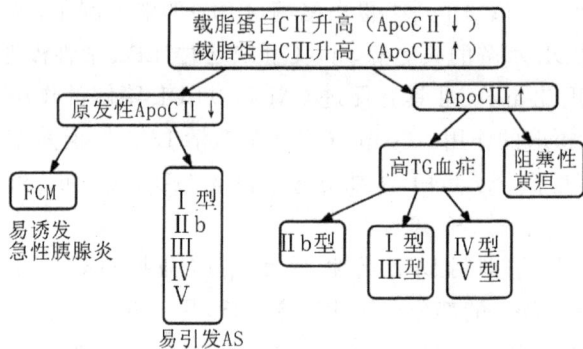

图 10-8　血清 apo CⅡ、apo CⅢ测定思路图

(一)apo CⅢ与动脉粥样硬化

apo CⅢ在各类脂蛋白中的分布可调节脂蛋白的代谢,继而影响动脉粥样硬化(AS)的发生。临床研究观察到:心梗患者血浆中含 apo B 的脂蛋白中,apo CⅢ比例明显高于对照组。由于 apo CⅢ增高,导致 HDL 中蛋白结构的异常及 HDL 代谢的紊乱,继而促进 AS 的发生。

(二)apo CⅢ与高脂血症

由于 apo CⅢ在体内可抑制肝脏摄取富含 TG 脂蛋白及其残粒,国内外资料均表明各型高脂血症,尤其是高 TG 血症患者其血浆中 apo CⅢ含量均高于正常人。在Ⅱb、Ⅳ型尤其是Ⅴ型高脂蛋白血症者,尽管血浆中的 apo CⅠ、apo CⅡ、apo E 也有不同程度升高,但 apo CⅢ含量的改

变非常显著,常高于正常血脂者 2~5 倍。高 TG 血症患者血浆中 apo CⅢ 含量与 TG 水平及与 LPL 活性的抑制程度呈正相关。所以一般认为血浆中及 VLDL 中 apo CⅢ 含量升高可使富含 TG 脂蛋白分解及清除减慢,因而引起部分患者发生高 TG 血症。

(三)apo CⅡ 缺乏

apo CⅡ 是脂蛋白酯酶(LPL)的激活因子,当 apo CⅡ 缺乏时脂蛋白酯酶不被激活。结果造成甘油三酯(乳糜微粒)的大量增加,因此 apo CⅡ 缺乏是高乳糜微粒血症综合征的病因之一。此为常染色体隐性遗传病。杂合子患者血浆 apo CⅡ 浓度仅为正常的一半,血浆 TG 浓度尚能维持正常,纯合子血浆 apo CⅡ 完全缺乏,引起高乳糜微粒血症,表现为Ⅰ型高脂蛋白血症,严重时可引起肝、脾大,诱发急性胰腺炎。

(赵香莲)

第十一章

酶 类 检 验

第一节 酶的测定方法

目前临床上酶活性的测定绝大多数仍为针对反应物的特征建立检测方法,并以其测定酶催化反应速度,由此推算酶含量。酶活性测定根据对反应物(底物或产物)特性监测的方法不同可分为:量气法、分光光度法、荧光法、放射性核素法、电极法等。而依测定酶反应速度方法的不同则分为:定时法、连续监测法和平衡法。由于该法根据酶促反应中底物的减少量或产物的生成量来计算酶活性浓度的高低,因此又称为"酶的催化活性浓度"或简称为"酶活性浓度"测定法。此外,临床亦常应用免疫学方法进行酶质量的测定。

一、酶反应物特性测定的方法

在酶促反应中,针对反应物(底物或产物)特性不同可建立相应的检测方法,以监测反应物浓度的变化,确定反应的速度。这些监测方法包括量气法、分光光度法、荧光法、放射性核素法、电极法和其他的方法。其中分光光度法为最常用的方法。

二、酶活性浓度测定法

测定酶的催化活性浓度,即通过测酶反应速度计量活性的方法,为临床最常用的方法,具有迅速、灵敏、成本低等特点。根据酶促反应进程,进行酶活性浓度测定的方法包括定时法、连续监测法和平衡法。

三、酶质量测定

酶浓度严格来说是指酶分子的质量浓度,常用酶蛋白浓度来表示。人体体液中大多数酶的含量在 $\mu g/L$ 水平,甚至更低,因此酶活性浓度的测定是目前主要测定方法。但 20 世纪 70 年代以后,随着免疫学技术的发展,酶的定量分析技术中出现了许多利用酶的抗原性,通过抗原抗体反应直接测定酶蛋白质量的新方法。与经典的测定酶活性方法比较,这些免疫化学测定法不仅灵敏度高,并可能测定一些以前不易测定的酶,为临床提供了更多新的信息和资料。

四、酶促反应的影响因素

测定酶活性浓度方法所选择的测定条件应是酶促反应的"最适条件",即指在所选择温度下能使酶促反应的催化活性达到最大。主要与下述一些因素有关。

(1)底物、辅因子、活化剂、缓冲液和变构剂种类和浓度。

(2)指示酶和辅助酶的种类和浓度。

(3)反应混合液的 pH 和离子强度。

(4)其他可变因素,如已知抑制剂的去除。

在某些情况下,为了使最终测定系统达到最大的测定重复性,可考虑对最适条件进行适当修改。

五、酶活性浓度测定的干扰因素

临床测定酶活性浓度标本多是体液,其中除被测定酶外,还存在着其他各种酶和其他物质,因此在实测反应中可能出现一些副反应或旁路反应,这些都会对测定反应产生干扰。干扰因素包括以下几项。

(一)其他酶和物质的干扰

反应体系各成分除可能引起被测定酶反应外,有可能引起其他酶的反应而干扰测定。

(二)酶的污染

因试剂用酶多从动物组织或细菌中提取,易污染其他酶,如不设法除去将引起测定误差。

(三)非酶反应

有些底物不稳定,没有酶的作用亦会自行反应。

(四)分析容器的污染

如分析容器或管道污染而混杂有其他一些物质,可能影响酶的活性。

(五)沉淀形成

使用分光光度法测定酶活性时,如有沉淀形成或组织匀浆中颗粒的下沉都会引起吸光度变化。

六、影响酶活性测定的分析前因素

(一)溶血

部分酶在红细胞膜或红细胞内的浓度远高于细胞外,如乳酸脱氢酶、苹果酸脱氢酶、己糖激酶等,少量血细胞的破坏就可能引起血清中酶明显升高。

(二)抗凝剂

草酸盐、柠檬酸盐和 EDTA 等抗凝剂为金属螯合剂,可抑制需 Ca^{2+} 的 AMY,也可抑制需 Mg^{2+} 的 CK 和 $5'$-NT;草酸盐既可与丙酮酸或乳酸发生竞争性抑制,又能与 LDH 及 NADH 或 NAD＋形成复合物,从而抑制催化的还原或氧化反应。柠檬酸盐、草酸盐对 CP、ChE 均有抑制作用;EDTA 还能抑制 ALP;氟化物也可抑制 ChE。故用上述抗凝剂分离之血浆一般不宜做酶活性测定。肝素是黏多糖,对 ALT、AST、CK、LDH 和 ACP 无影响,适于急诊时迅速分离血浆进行测定,但可使 γ-GT 升高,使 AMY 降低,需加注意。

(三)标本储存温度

血清清蛋白对酶蛋白有稳定作用,如无细菌污染,某些酶(如 AST、γ-GT 和 ALP 等)存在于清蛋白中可在室温保存 1～3 天,而活性受影响不大。有些酶极不稳定,如血清前列腺 ACP,在 37 ℃放置 1 小时,活性可下降 50%。大部分酶在低温中可稳定较长时间,标本如在离体后不能及时测定,应及时分离血清或血浆并置冰箱冷藏。

(王光让)

第二节　酶在临床诊断中的应用

通过检测血清或血浆酶可提示:是否存在组织器官的损伤;引起组织器官损伤的原因;组织器官损伤的程度;细胞损伤的严重性(可修复或不可修复);诊断潜在的疾病;器官疾病的鉴别诊断(器官内细胞损伤的定位)。从其中可得到的诊断信息包括:样本中酶活性的水平;酶形式(谱)的变化(同一时间内血清中所有的酶活性);评价酶之间酶活性的比值;监测酶活性;同工酶的检测。酶活性的水平与随时间变化的多种原因有关,为了解释酶活性升高的原因,有必要回答下列问题:酶的升高是否由于器官释放酶的增加,例如组织是否损伤? 血流中消除酶的清除机制有无损害,例如是否有肾衰或肝硬化? 是否存在酶与血清成分的结合,例如是否有巨酶的存在? 酶活性升高是否由于酶的合成增加,例如是否有酶的诱导。检测血清或血浆酶主要的临床应用如下。

一、确定病变的部位(器官定位)

组织或器官的损伤定位可通过下列酶的检测进行分析:组织特异性酶的检测;同工酶的分析;与症状相适应的酶形式的评价;组织特异性酶;这些酶仅在特定组织中出现,或在特定组织内有非常高的活性。这些酶释放入血增加,表明特定组织损害(表 11-1)。

表 11-1　酶与重要器官的特异性

特异性酶	器官	提示
AMY	胰腺,唾液腺	急性胰腺炎
ALT(GPT)	肝脏	肝实质疾病
AST(GOT)	肝脏	心肌梗死,肝实质病变,骨骼肌病
ALP	肝脏,骨骼,肠,胎盘	骨骼疾病,肝胆疾病
CK	骨骼肌,心脏,平滑肌	心肌梗死,肌肉疾病
ChE	肝脏	有机磷中毒,肝实质损伤
GLD	肝脏	严重的肝实质损伤
CCT	肝脏	肝胆疾病,酒精中毒
LD	肝,心,骨骼肌,红细胞,血小板,淋巴结	肝实质病变,心肌梗死,溶血,红细胞无效生成,淋巴结
酯酶	胰腺	急性胰腺炎

(一)同工酶

每一组织的同工酶是由基因决定的。通过同工酶的分析,可以明确酶增高来源的组织。

（二）酶型

酶活性的比率可以提供临床的诊断信息。在酶型中最基本的酶是 ALT 和 AST,有意义的判断标准是酶的比率,90％以上酶的增加都是在肝脏、心肌、骨骼肌和红细胞等重要组织中。通过分析CK/AST 和 LD/AST 的比率可了解酶来源于哪一个组织。

二、确定病理过程的阶段

酶释放到血液中和从血液中清除的机制具有典型时间曲线的动态变化规律。这种时间曲线与酶活性时间曲线特征相吻合。这些酶活性时间曲线为临床提供了诊断时间窗口,疾病存在时预期酶活性增高,也可用于评估临床疾病的阶段。如果病变器官是已知的,疾病急性期酶活性通常比慢性期高。在急性器质性病变时,用半衰期短和半衰期长的酶之间的比率可预测疾病的阶段。酶半衰期的不同改变了血清中器官特异性酶谱。因此,为评价疾病处于什么阶段提供了重要信息。如在急性肝炎,半衰期较长的 ALT 与相对半衰期较短的 AST 相比,假定 AST/ALT 之比是下降的,则为肝炎炎症消退的信号。

三、确定细胞损伤的严重性

以线粒体与细胞质的酶活性比率表示,细胞轻度损伤后,细胞质酶释放,如 ALT,细胞质中的 AST。严重损伤后细胞坏死导致线粒体酶释放入血液中,如线粒体中的 AST 和 GLD。肝脏病变时,AST/ALT 和（AST＋ALT）/GLD 的比率用于估量细胞损伤。严重的细胞损伤在血清中的酶型与在组织中的酶型是相同的。

四、确定细胞损伤程度

酶活性水平和活性时间曲线下面积与组织损害的范围相关。酶大量增加表明组织大量损伤,如肝脏、骨骼肌。

五、确定疾病的诊断

患者伴有急性临床症状,且酶的来源不明,可为疾病的诊断提供重要的信息。例如,伴有胸痛或腹痛的患者检测 CK、AST、ALT、酯酶等,疼痛 12 小时后 CK 正常就可在很大程度上排除心脏疾病,ALT 正常可除外肝病,酯酶正常可排除胰腺炎。

六、同一器官疾病的鉴别诊断

血清酶水平仅源于同一器官内某特殊结构或组织,该器官所有细胞内产生的酶活性大致相同,如在肝脏疾病中,GGT、ALT 或 GLD 的活性与氨基转移酶有关,这些酶比率可运用于下列急性肝脏病变。GGT/AST 鉴别急性酒精中毒肝炎（＞6）和急性病毒肝炎（＜1）。（AST＋ALT）/GLD 区分急性肝灌注紊乱（＜10）,急性右心衰和急性病毒肝炎（＞50）。AST/ALT 鉴别新近的梗阻性黄疸（＜1）和慢性活动性肝炎（＞1）。

七、外科手术

主要涉及与肌肉有关的酶,其次是与肝脏有关的酶。在无并发症的手术后,酶活性一般在24～36 小时后达到高峰,酶活性的水平和升高持续的时间与手术的性质和范围有关。在无并发症的情况下,一般手术后 1 周内酶恢复正常。

八、重点监护患者的酶水平

危急患者,如伴脓毒血症、其他严重感染、手术或外伤后、严重胃肠并发症、伴心脏收缩力衰竭的心脏病、持续休克状态或血液病,检测到血清中与肝相关的酶和/或与胰腺相关的酶的变化都可得出继发性肝功能紊乱的结论,尽管没有原发性肝或胰腺病变。

九、脑癫痫时的酶变化

癫痫大发作常伴有 CK 的升高,CK 可超过参考范围上限 50～100 倍。CK 在 1～3 天内达到高峰,4 天至 2 月后恢复正常。在自发性癫痫大发作时 CK 的升高最小,酒精戒除时癫痫大发作 CK 升高的水平较高,在癫痫持续发作时 CK 升高的水平最为显著。AST、LD 和 ALT 也有升高但没有 CK 这样的过程。

（王光让）

第三节　肌肉组织酶及同工酶检验

肌肉组织主要是由肌细胞构成的,可分为平滑肌、骨骼肌和心肌三种类型。肌细胞中富含各种酶类,参与并维持肌肉组织的物质代谢、能量传递、神经传导等各种功能。当肌肉组织病变时,多种酶释放入血,造成血清中酶活力的增高。临床上根据这些酶病理改变的特点、规律而对疾病进行诊断、鉴别诊断、疗效评估及预后判断。目前,临床上应用最多的是心肌酶,主要包括肌酸激酶及其同工酶、乳酸脱氢酶及其同工酶和谷草转氨酶等。当然,这几种酶也可以作为骨骼肌损伤的辅助诊断指标,因为骨骼肌也富含这几种酶。

一、肌酸激酶及其同工酶

肌酸激酶(creatine kinase,CK)广泛分布于组织细胞的胞浆和线粒体,催化肌酸和 ATP 或磷酸肌酸和 ADP 之间的磷酸转移的可逆反应,此反应在 pH 为中性的条件下,逆向反应约为正向反应的 6 倍,即以 ATP 的生成为主,所产生的磷酸肌酸含高能磷酸键,为肌肉收缩时能量的直接来源。CK 在三种肌组织和脑组织中含量最高,它是由两种不同亚基(M 和 B)组成的二聚体,正常人体组织细胞常含三种同工酶,按电泳速率快慢顺序分别为 CK-BB(CK_1)、CK-MB(CK_2)和 CK-MM(CK_3),这三种同工酶分别主要存在于脑、心肌和骨骼肌的细胞质中。另外,在细胞线粒体内还存在另一种同工酶,即线粒体 CK (CK-Mt),也称 CK_4。CK-MB 由于大量存在于心肌组织中,其他组织器官含量很少,所以其器官专一性比总 CK 好得多,是目前诊断 AMI 的一个极其可靠的生化指标,特异性可达 95% 以上。

同大多数激酶一样,Mg^{2+} 为 CK 的辅基,需二硫键维持酶的分子结构。测定酶活性时试剂中必须加入巯基化合物,N-乙酰半胱氨酸(NAC)是 CK 目前最常用的激活剂。

(一)测定方法

CK 的测定方法有比色法、紫外分光光度法和荧光法等。由于以磷酸肌酸为底物的逆向反应速率快,约为正向反应速率的 6 倍,所以采用逆向反应进行测定较为普及。如肌酸显色法和酶偶联法,其中以后者最为常用,有两种工具酶及指示酶参与反应。IFCC 推荐测定 CK 的参考方法为酶偶联法,也是目前临床实验室广泛使用的方法。

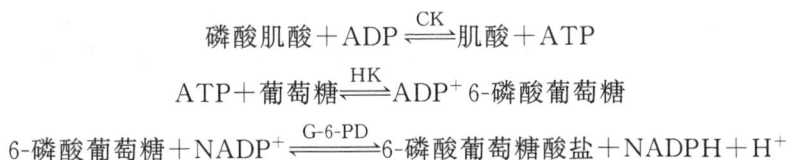

$$磷酸肌酸 + ADP \xrightarrow{CK} 肌酸 + ATP$$

$$ATP + 葡萄糖 \xrightarrow{HK} ADP^+ 6\text{-}磷酸葡萄糖$$

$$6\text{-}磷酸葡萄糖 + NADP^+ \xrightarrow{G\text{-}6\text{-}PD} 6\text{-}磷酸葡萄糖酸盐 + NADPH + H^+$$

利用酶偶联反应连续监测 $NADP^+$ 还原生成 NADPH,后者引起 340 nm 吸光度的增高。在 340 nm 波长下测定 NADPH 的生成速率,可计算出 CK 的活性浓度。

(二)参考区间

性别不同,参考区间有差别。37 ℃,健康成年男性,CK 为 38～174 U/L;健康成年女性,CK 为 26～140 U/L。

(三)临床意义

CK 主要分布于骨骼肌,其次是心肌、大脑。CK 主要用于早期诊断 AMI 和判断溶栓治疗的疗效及预后,特别是在心电图无 Q 波型 AMI 时,需借助心肌酶的异常来诊断和鉴别。另外,还可用于肌病、心脑血管病的诊断和疗效观察。

(1)AMI 后 3～8 小时增高,10～24 小时达峰值(4～16 倍为正常上限),3～4 天恢复正常(治疗有效后),否则提示再次心肌梗死或病情加重。

(2)肺梗死一般正常(据此可鉴别诊断心肌梗死)。

(3)假性肥大性肌营养不良一般高 5 倍,最高可达 60 倍,其他肌营养不良略高。多肌炎可高 20 倍;进行性肌萎缩 CK 显著增高,但萎缩后多正常。

(4)脑血管意外 2～3 天增高,1～2 周降至正常,否则预后不良。

(5)各种手术,剧烈运动,反复打针、输液,跌打损伤均可导致 CK 不同程度最高。

(四)评价

CK 及其同工酶作为心肌损伤标志物,既有其优点,也有其缺点。

优点:①CK 是快速、经济、有效、应用最广的心肌损伤标记物。②其浓度和 AMI 梗死面积有一定的相关,可大致判断梗死范围。③能检测心肌再梗死。④能用于判断心肌再灌注。

缺点:①特异性差,难以和骨骼肌损伤相鉴别。②在 AMI 发作 6 小时前和 36 小时后灵敏度较低。③对心肌微小损伤不敏感。

临床常规测定 CK 同工酶多用电泳和免疫抑制法,但二法均会受溶血和巨 CK 的干扰,免疫抑制法还会受到 CK-BB 的干扰。因此,现推荐用免疫化学方法直接测定 CK-MB 质量可不受溶血和巨 CK 的干扰。

近年来,国内实验室多采用免疫抑制法测定 CK-MB 质量,其原理为首先用抗 M 亚基的抗血清同 CK-MM 及 CK-MB 中的 M 亚基形成抗原—抗体复合物,从而抑制 M 亚基的活性,然后单独测定 B 亚基的活性,测定原理同 CK 的测定。由于血-脑屏障的存在,正常人血清中几乎无 CK-BB,故将 B 亚基的活性单位乘以 2 即可以大致代表 CK-MB 的活性。此法简单快速,缺点是特异性差,如患者血清中存在 CK-BB 或者 CK 异常时,就会出现假阳性结果,甚至出现 CK-MB 比总 CK 还高的结果,此时应该用电泳法进行核实。

CK 同工酶亚型(CK-MM 亚型和 CK-MB 亚型)测定多用琼脂糖凝胶高压电泳和等电聚焦

电泳等方法,可将 CK-MM 分离为 CK-MM$_1$、CK-MM$_2$ 和 CK-MM$_3$ 三种亚型。将 CK-MB 分离为 CK-MB$_1$ 和 CK-MB$_2$ 两种亚型。CK-MM 亚型测定对早期 AMI 的检出更为敏感,一般以 CK-MM$_3$/CK-MM$_1$>1.0 作为诊断 AMI 的标准,但必须排除急性骨骼肌损伤。AMI 发病 2～4 小时 CK-MM$_3$/CK-MM$_1$ 即开始升高,8～12 小时达峰值。CK-MB$_2$ 亚型在 AMI 早期诊断和判断有无再灌注上有很高的灵敏度和特异性。一般以 CK-MB$_2$>1.9 U/L 或 CK-MB$_2$/CK-MB$_1$>1.5 作为 AMI 的诊断标准。

二、乳酸脱氢酶及同工酶

乳酸脱氢酶(lactate dehydrogenase,LD)是一种含锌的糖酵解酶,催化的反应是无氧糖酵解的最终反应。除 L-乳酸外,LD 还能催化各种相关的 α-羟酸和 α-酮酸。它是由两种不同亚基(M 和 H)组成的四聚体,形成 5 种同工酶,根据其在电场中泳动的速率不同依次称为,LD$_1$(H$_4$)、LD$_2$(H$_3$M)、LD$_3$(H$_2$M$_2$)、LD$_4$(HM$_3$)、LD$_5$(M$_4$)。其中 LD$_1$ 和 LD$_2$ 在心肌、肾和红细胞中含量最多。LD$_5$ 和 LD$_4$ 主要存在于骨骼肌和肝脏中。脾、胰、肺富含 LD$_3$。血清中 LD 各同工酶含量的规律如下:正常成年人为 LD$_2$>LD$_1$>LD$_3$>LD$_4$>LD$_5$,AMI 患者为 LD$_1$>LD$_2$>LD$_3$>LD$_4$>LD$_5$,而肝病患者多以 LD5 增高为主。图 11-1 所示为乳酸脱氢酶同工酶在不同疾病时的变化规律。

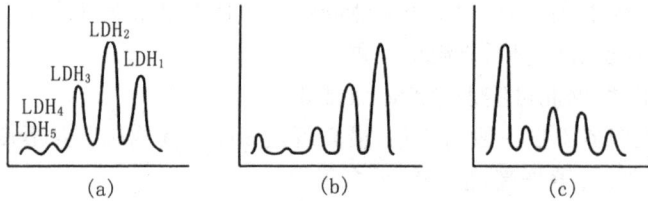

图 11-1 乳酸脱氢酶同工酶在不同疾病时的变化规律
(a)正常;(b)急性心梗;(c)急性肝炎

(一)测定方法

(1)比色测定法:LD 以 NAD$^+$ 作为氢的受体,催化乳酸脱氢生成丙酮酸,丙酮酸与 2,4-二硝基苯肼作用生成苯腙,在碱性条件下显红棕色。

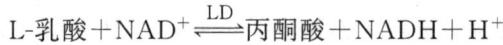

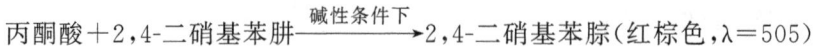

$$L\text{-乳酸}+NAD^+ \xrightleftharpoons{LD} 丙酮酸+NADH+H^+$$

$$丙酮酸+2,4\text{-二硝基苯肼} \xrightarrow{碱性条件下} 2,4\text{-二硝基苯腙}(红棕色,\lambda=505)$$

(2)连续监测法:目前国际临床化学和实验室医学联盟(IFCC)推荐的参考方法。

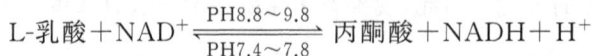

$$L\text{-乳酸}+NAD^+ \xrightleftharpoons[PH7.4～7.8]{PH8.8～9.8} 丙酮酸+NADH+H^+$$

因反应在不同 pH 条件下可逆,所以将 LD 的测定方法分为 LD(L→p)法(由乳酸生成丙酮酸)和 LD(p→L)法(由丙酮酸生成乳酸),两者底物不同,测定结果差异很大,正常参考范围也不同。目前国内用得较多的是 LD(p→L)法。测定的是产物 NADH 在 340 nm 处吸光度的增高速率,其变化速率同 LD 活力成正比。

(3)LD 同工酶测定:LD 同工酶分离和定量的方法有电泳法、层析法和免疫抑制法等。目前以琼脂精电泳法最为常用。电泳后可用比色法和荧光法测定每种同工酶的相对含量。

LD 各种同工酶的一级结构和等电点不同,在一定电泳条件下,它会在支持介质上分离。然后利用酶的催化反应进行显色。以乳酸钠为底物，LD 催化乳酸脱氢生成丙酮酸，同时使 NAD^+ 还原为 NADH。吩嗪二甲酯硫酸盐(PMS)将 NADH 的氢传递给氯化碘代硝基四唑蓝，使其还原为紫红色的甲䐶化合物。有 LD 活性的区带显紫红色，且颜色的深浅与酶活性成正比，利用光密度仪或扫描仪可求出各同工酶的相对含量。

(二)参考区间

(1)比色法：195～437 金氏单位(金氏单位定义：100 mL 血清，37 ℃作用 15 分钟产生 1 μmol 丙酮酸为一个金氏单位)。

(2)连续监测法：114～240 IU/L。

(三)临床意义

LD 广泛存在于各组织细胞的胞质中，主要用于心肌梗死、肝病、骨骼肌、恶性肿瘤的诊断和疗效观察。①AMI 时，8～18 小时后开始增高，2～6 天达峰值，7～12 天降至正常(治疗有效后)。②进行性肌营养不良显著增高。③心肌炎(病毒性、细菌性)、胸腹膜炎、胆道疾病均可见增高。④急性肝炎升高明显，慢性肝炎、肝硬化可正常。⑤各种白血病一般增高，卵巢癌增高显著，肝转移癌增高 10 倍左右。⑥缺铁性贫血一般是增高的，而其他贫血多正常。⑦肾病略高。⑧可用于鉴别胸腔积液和腹水的性质。胸腔积液 LD/血清LD＞0.6，腹水 LD/血清LD＞0.4 为渗出液，反之为漏出液。

(四)评价

(1)传统的心肌酶谱中还有 α-羟丁酸脱氢酶(HBDH)，其实它并不是人体组织中一种独立存在的酶。而是用 α-羟丁酸作底物测得的 LD 之 H 亚基的活性。因 H 亚基可催化 α-羟丁酸脱 H，故称 α-羟丁酸脱氢酶。因所采用的底物不同，HBDH 活力并不等于以乳酸为底物时 LD_1 加 LD_2 活力的和。目前此酶在国外已较少应用。

(2)LD 和 HBDH 一度曾作为心肌酶谱中的血清酶在我国临床实验室被广泛应用，由于大多数器官的病变和损伤均可引起血清 LD 升高，所以它对疾病诊断的特异性较差。有学者认为，LD 同工酶 LD_1 诊断特异性仅次于 CK-MB，只要测定这两种同工酶，不需做其他酶学检查就可诊断心肌梗死。

三、心肌酶谱测定的临床意义

肌酸激酶(CK)、肌酸激酶同工酶(CK-MB)、谷草转氨酶(AST)、乳酸脱氢酶(LDH)及 α-羟丁酸脱氢酶(HBDH)等酶共同构成了心肌酶谱，临床上主要用于急性心肌梗死(AMI)和其他心脏疾病的诊断与鉴别诊断，当出现急性心肌梗死时，在心脏缺血及坏死过程中，由于细胞肿胀，多种酶体蛋白质及其分解产物大量释放入血，血中有关酶的活力变化可反映心肌坏死的演变过程。基础医学研究提示，在心肌局部缺血 4～6 小时后，心肌细胞即开始坏死，从而明确了心肌梗死的治疗的有效时间，即在临床症状发生 4～6 小时内重建冠脉血运，可挽救部分缺血心肌。对早期心肌梗死的患者进行静脉溶栓已成为常规的治疗手段，但其前提是早期诊断。目前一般实验室开展的 CK、CK-MB 等检测项目，要在梗死发生 3～8 小时才能出现有诊断意义的改变，相对而言出现太晚，灵敏度不尽人意。为此，近年来人们对心肌梗死的早期诊断做了大量研究，一些较敏感的检测项目推出，如肌红蛋白(Mb)、肌钙蛋白 I、肌钙蛋白 T、肌球蛋白轻链、CK-MM 及 CK-MB 亚型的测定，可明显提高心肌梗死早期诊断的灵敏度，目前这些检验项目逐渐得到普及。

心肌梗死时，由于心肌缺血，离子泵功能障碍，首先从心肌中释放出的是 K^+ 和磷酸根等无机离子,在 1 小时左右达高峰,以后迅速下降,继而是一些小分子物质,如缺氧后的代谢产物乳酸,腺嘌呤核苷等,它们在 2～3 小时达高峰后也很快下降。肌红蛋白约在心肌梗死后 2 小时开始升高,6～9 小时即达高峰,而酶蛋白等大分子物质即在 3～8 小时后才进入血液,并逐渐增至高峰。因此,血清中酶活力的增高通常有一个延缓期,即从发生心肌梗死到可以测出酶的活力变化开始的时间。其长短取决于梗死区面积的大小,酶从受损心肌释出的速度及酶在血液中释放和破坏的程度等因素。CK-MB 的延缓期较短,为 3～8 小时,CK 为 4～8 小时,AST 为 4～10 小时,LD 及 HBDH 为 6～12 小时,各种酶均在一定时间后达峰值,上升较快的酶其维持增高的时间较短,上升较慢的酶维持增高的时间较长。

在上述心肌酶谱中,以 CK 及 CK-MB 的脏器特异性较高。但一些非心肌梗死疾病,如肌肉疾病、中毒性休克、脑血管意外、急性酒精或一氧化碳中毒等疾病也可有 CK 及 CK-MB 的升高,其中除肌肉疾病酶活力升幅较高外,其他多为轻度升高,特别是 CK-MB 占总 CK 的百分比多低于 10%,而心肌梗死时,CK 总活力及 CK-MB 为中度和高度升高,CK-MB 占 CK 总活力的百分比多大于 10%(CK-MB 占总 CK 的百分比因方法不同而差别很大)。肌红蛋白的红肌(如腓肠肌)含有相当量的 CK-MB,在骨骼肌疾病时,CK 的同工酶谱可能发生变化,趋向胚胎型,使 CK-BB 型和 CK-MB 型相对增多,所以多发性肌炎等多数患者可有血清 CK 及 CK-MB 的明显升高,CK-MB 占总 CK 的百分比可达 20%,但在临床上心肌梗死与骨骼肌疾病并不难鉴别,骨骼肌疾病时 CK 的升高幅度与心电图异常改变无关。只有在缺乏临床症状的亚临床型骨骼肌疾病患者有心肌梗死发作时,才会对诊断带来一定困难。同时测定 CK 和 AST 的比值有助于肌肉疾病和心肌梗死的鉴别诊断。骨骼肌中 CK 较心肌高 4 倍,而 AST 较心肌低约 1 倍,所以在骨骼肌疾病时,血清 CK/AST 较高,而心肌梗死时则较低。

心肌梗死以外的心脏疾病,如心肌炎、心包炎、心绞痛、持续性心律不齐和充血性心力衰竭等,有时也可有 CK、CK-MB 等血清酶的轻度升高,但其阳性率及升幅均较低。其升高机制可能是因为心肌细胞膜通透性增加,而不一定伴有心肌坏死。在上述非心肌梗死的心脏疾病中以急性病毒性或风湿性心肌炎较为多见,患者血清酶变化的特点是 CK、AST 和 LDH 几乎同时升降,其升幅较心肌梗死小,而心肌梗死时,首先是 CK-MB 和 CK 升高,AST 和 LDH 活力落后于 CK 且下降也迟。此点可资鉴别。

心肌梗死时,患者血清 AST 呈轻度和中度升高,而 ALT 可正常或轻度升高,AST/ALT 明显增大。同时测定 AST 的同工酶 ASTm 对推测心肌梗死的预后有一定的意义,其活力变化与心肌梗死并发心力衰竭的发生率和死亡率呈正比关系。

LD 同工酶中以 LDH_1 在心肌中含量最高,当心肌梗死时释放出大量 LDH_1,其量超过 LDH_2,从而使 LDH_1/LDH_2 升高。健康人 LDH_1/LDH_2 为 0.48～0.74,而心肌梗死时 95% 的病例 $LDH_1/LDH_2>1$,经心电图确诊的病例,$LDH_1/LDH_2>0.76$,阳性率为 100%,特异性为 90.5%。除恶性贫血和肾梗死外,其他疾病的 LDH 同工酶谱明显与心肌梗死不同,可用于鉴别诊断。如临床上肺梗死易与心肌梗死混淆,但肺梗死以 LDH_3 增高为主,其 LDH_1/LDH_2<0.76,且 CK-MB 一般不升高,如心肌梗死兼有 LDH_1 和 LDH_5 上升,多提示心源性休克或心力衰竭而引起继发性肝损害,是预后不良的指征。恶性贫血和肾梗死可通过临床症状和其他检查加以鉴别。

(王光让)

第四节 肝脏酶及同工酶检验

肝脏是人体内最大的实质性腺体,具有重要而复杂的功能。它具有肝动脉和门静脉双重血液供应,且由肝静脉和胆道系统出肝,加上丰富的血窦及精巧的肝小叶结构,尤其是肝细胞中富含线粒体、内质网、核蛋白体和大量酶类,因而能完成复杂多样的代谢功能。肝细胞的胞质中含有三羧酸循环、糖酵解、磷酸戊糖通路、氨基酸激活、脂肪酸和胆固醇合成的多种酶类,当肝脏发生病变时,必然会造成这些酶合成异常或从受损的肝细胞中释放增多,导致血清中酶活力的改变。目前临床应用较多的肝脏酶及其同工酶:①反映肝细胞损伤的 ALT、AST、GLDH 和 ChE 等。②反映胆道梗阻的 ALP、GGT 和 5'-核苷酸酶。③反映肝纤维化、肝硬化的 MAO、ADA 等。下面分别介绍这几种临床常用肝脏酶及其同工酶。

一、氨基转移酶及其同工酶

氨基转移酶是氨基酸代谢的重要催化剂,机体内存在着大约 60 种氨基转移酶,ALT 和 AST 是其中最重要的两种,也是临床上测定频率最多的酶。磷酸吡哆醛(维生素 B_6)为其辅基,不含磷酸吡哆醛的酶蛋白称为脱辅基酶蛋白,它丧失了催化活性。转氨酶从组织细胞释放到血液的过程中,一部分脱去辅基,所以测定时如果试剂成分中加入磷酸吡哆醛,所测结果明显高于无磷酸吡哆醛者。

(一)丙氨酸氨基转移酶

丙氨酸氨基转移酶(alanine aminotransferase,ALT)催化 L-丙氨酸与 α-酮戊二酸之间的氨基转移,生成丙酮酸和 L-谷氨酸,在人体内反应向右进行,丙酮酸进入三羧酸循环被利用,谷氨酸被脱氨为尿素循环提供氨源。ALT 在各组织的含量由高到低为肝脏>肾脏>心脏>骨骼肌>胰腺。健康情况下,血清中此酶活力很低。当这些组织病变、细胞坏死或通透性增强时,细胞内的酶即释放入血,使之不同程度地增高。

1.测定方法

ALT 的测定方法主要有手工分析的改良赖氏法,以及用于自动生化分析仪的连续监测法。改良赖氏法曾经作为经典方法在 1990 年之前得到了广泛应用,但该方法属于定时法,测定的并非酶促反应的"零级反应期",所测结果并非代表酶的真正活性,并且影响因素颇多,操作繁琐,自从自动生化分析仪在临床上普及以来,该方法逐渐被连续监测法取代了。但由于某些基层医院实验室还在应用,因此在此作一简单介绍。

(1)改良赖氏法:血清中的 ALT 催化基质中 L-丙氨酸和 α-酮戊二酸生成丙酮酸和 L-谷氨酸。丙酮酸与 2,4-二硝基苯肼作用生成苯腙,在碱性条件下显红棕色。

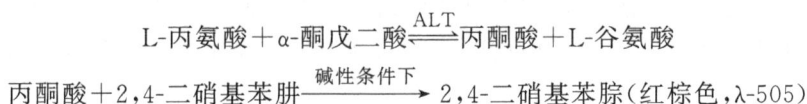

$$\text{L-丙氨酸} + \text{α-酮戊二酸} \xrightarrow{\text{ALT}} \text{丙酮酸} + \text{L-谷氨酸}$$

$$\text{丙酮酸} + \text{2,4-二硝基苯肼} \xrightarrow{\text{碱性条件下}} \text{2,4-二硝基苯腙(红棕色,λ-505)}$$

(2)连续监测法:为目前 IFCC 推荐的参考方法。

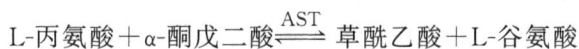

$$\text{L-丙氨酸} + \text{α-酮戊二酸} \xrightleftharpoons{\text{AST}} \text{草酰乙酸} + \text{L-谷氨酸}$$

$$草酰乙酸＋NADH＋H^+ \underset{}{\overset{MDH}{\rightleftharpoons}} L\text{-}苹果酸＋NAD^+$$

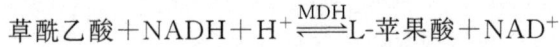

上述偶联反应中,NADH 的氧化速率与标本中 ALT 活性成正比,可在 340 nm 波长处监测吸光度下降速率,计算出 ALT 的活力单位。

2.参考区间

改良赖氏法:5～25 卡门单位(卡门单位定义:1 mL 血清,反应液总体积 3 mL,波长 340 nm,光径 1 cm,25 ℃,1 分钟内生成的丙酮酸,使 NADH 氧化成 NAD＋而引起吸光度每下降 0.001 为一个卡门单位)。

连续监测法:5～40 U/L(国际单位)。

3.临床意义

ALT 主要用于肝病的诊断。①急性肝炎增高明显,一般升高至正常浓度的 5～50 倍。80％患者 ALT 升高 3～4 天后可降至正常,如果持续不降,提示转化为迁延性肝炎。②黄疸性肝炎 ALT 升高比胆红素早 20～30 天。③活动性肝硬化、慢性肝炎、中毒性肝炎(乙醇)甲亢、吸毒均可见 ALT 不同程度地升高。梗阻性黄疸、充血性心力衰竭、心肌炎、心肌梗死、肌病、白血病等 ALT 增高 5 倍左右。④肝病早期 ALT 高于 AST,如果 AST＞ALT,提示预后不良。⑤重症肝炎时大面积肝细胞坏死,血中 ALT 逐渐下降,而胆红素却进行性升高,出现所谓"胆酶分离"现象,常为肝坏死的征兆。⑥异烟肼、利福平、氯丙嗪、地吧唑等药物会损害肝细胞,造成 ALT 增高。

4.评价

ALT 为肝细胞损伤最敏感的指标之一,且血清 ALT 的增高程度同临床病情轻重相平行。检测 ALT 对于隐性感染及潜伏期肝炎患者的发现有重要意义,故为健康查体、疾病筛查等必然检测项目。缺点是对肝病诊断的特异性还不够理想。

(二)门冬氨酸氨基转移酶

门冬氨酸氨基转移酶(aspartate aminotransferase,AST)催化 L-门冬氨酸和 α-酮戊二酸之间的氨基转移,生成草酰乙酸和 L-谷氨酸,谷氨酸经脱氨供尿素循环和 α-酮戊二酸的再生。AST 在各组织的含量由高到低为心脏＞肝脏＞骨骼肌＞肾脏＞胰腺。健康人血清中此酶活力很低。AST 有两种受不同基因控制的同工酶 ASTs 和 ASTm,它们分别存在于细胞质和线粒体中,并且 ASTm 占 70％左右。细胞轻度损伤时 AST,升高显著,而严重损伤时,则 ASTm 大量出现于血清中。正常血清所含 AST 的同工酶主要为 ASTs,但在病理状态下,如细胞坏死,则血清中以 ASTm 为主。血清 AST 活性升高,多来自心肌或肝脏损伤;肾脏或胰腺细胞损伤时,也可出现很高的 AST 活性。

1.测定方法

测定方法与 ALT 相同,AST 的测定方法主要有手工分析的改良赖氏法,以及用于自动生化分析仪的连续监测法。

(1)改良赖氏法:血清中的 AST 催化基质中的 L-天冬氨酸和 α-酮戊二酸,生成草酰乙酸和谷氨酸,草酰乙酸脱羧生成丙酮酸,丙酮酸与 2,4-二硝基苯肼作用生成苯腙,在碱性条件下显红棕色。

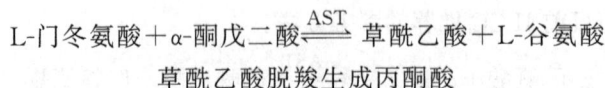

$$L\text{-}门冬氨酸＋α\text{-}酮戊二酸 \overset{AST}{\rightleftharpoons} 草酰乙酸＋L\text{-}谷氨酸$$
$$草酰乙酸脱羧生成丙酮酸$$

丙酮酸＋2,4-二硝基苯肼 $\xrightarrow{\text{碱性条件下}}$ 2,4-二硝基苯腙(红棕色,$\lambda=505$)

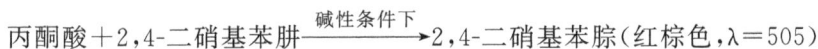

(2)连续监测法:为目前 IFCC 推荐的参考方法。

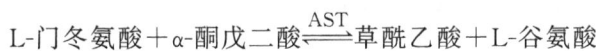

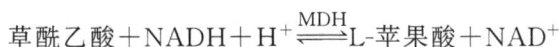

$$L\text{-门冬氨酸}＋\alpha\text{-酮戊二酸} \underset{}{\overset{\text{AST}}{\rightleftharpoons}} \text{草酰乙酸}＋L\text{-谷氨酸}$$

$$\text{草酰乙酸}＋NADH＋H^+ \underset{}{\overset{\text{MDH}}{\rightleftharpoons}} L\text{-苹果酸}＋NAD^+$$

上述偶联反应中,NADH 的氧化速率与标本中 AST 活性成正比,可在 340 nm 波长处监测吸光度下降速率,计算出 AST 的活力单位。

2.参考区间

改良赖氏法:8～28 卡门单位。

连续监测法:5～40 U/L。

3.临床意义

AST 主要用于心、肝受损的诊断和疗效观察。①心肌梗死发病 6 小时后开始升高,48～60 小时达到峰值,一般高 4～6 倍,4～5 天降至正常,如不降说明再次出现心肌梗死或病情恶化。②急性心肌炎患者 AST 中度增高,慢性心肌炎可正常。③心力衰竭伴有肝出血时,AST、ALT 均明显升高。④对于肝病来说,其意义基本与 ALT 相似,但一般 ALT＞AST,如 AST 显著高于 ALT,提示后果严重。⑤急性黄疸性肝炎、肝细胞性黄疸可高达正常 10 倍左右,梗阻性黄疸可高 5 倍左右。

4.评价

AST 组织特异性不如 ALT,对肝病的诊断特异性及灵敏度均不如 ALT,但对于疾病的预后判断、疗效观察等优于 ALT。AST/ALT 对急、慢性肝炎的诊断、鉴别诊断及判断转归较有价值。急性肝炎,AST/ALT＜1.0;肝硬化时,AST/ALT≥2.0;肝癌时,AST/ALT≥3.0。

由于 AST 在心肌梗死时升高比 CK 晚,恢复又比 LD 早,所以对心肌梗死的诊断价值不大,已有学者建议将 AST 从传统的心肌酶谱中去除。

二、γ-谷氨酰基转移酶及其同工酶

γ-谷氨酰基转移酶(gamma-glutamyltransferase,GGT)曾称为 γ-谷氨酰基转肽酶,是含巯基的线粒体酶,催化谷氨酰残基从谷胱甘肽(GSH)或其他肽链上转移至其他氨基酸或肽链上,γ-谷氨酰基的供体是 GSH,受体是 L-氨基酸。GGT 的主要生理功能是催化 GSH 的分解,调节 GSH 的含量,参与氨基酸的吸收、转移和利用。人体各组织均含有 GGT,组织分布以肾脏含量最多,其次为前列腺、胰、肝、脾、肠、脑等。红细胞中几乎没有 GGT,溶血对其测定影响不大。GGT 以分泌和吸收能力强的细胞膜最为丰富,如远端肾小管、胆管上皮细胞、肝毛细胆管、胰腺细胞和小肠刷状缘细胞等。胆汁、尿液及胸腔积液中均含有此酶。健康人血清 GGT 活力很低,主要为肝源性的,并由肝清除,经胆道排出。此酶底物特异性不高,可作用于多种含谷氨酰基的化合物。GGT 是一种诱导酶,乙醇及多种药物如巴比妥类药物、苯妥英钠、解热镇痛类的对乙酰氨基酚、含雌激素的避孕药等都可诱导肝细胞线粒体,导致血清 GGT 增高。

用醋酸纤维素薄膜电泳可分离出四种同工酶:GGT$_1$、GGT$_2$、GGT$_3$ 和 GGT$_4$。正常人往往只见 GGT$_2$ 和 GGT$_3$。重症肝胆疾病和肝癌时常有 GGT$_1$ 出现,乙醇性肝坏死、胆总管结石及胰腺炎时常见 GGT$_2$ 增加。GGT$_4$ 与胆红素增高关系密切。

（一）测定方法

GGT 测定方法有数种,主要在于所用底物、缓冲液和 pH 的不同,如重氮反应比色法、对硝基苯胺比色法等,目前国内多采用连续监测法。

1.对硝基苯胺比色法

基质中 γ-谷氨酰对硝基苯胺在 GGT 的催化作用下,将谷氨酰基转移到受体双甘肽分子上,形成 γ-谷氨酰基双甘肽,同时释放出的对硝基苯胺在 405～420 nm 处有强吸收,对硝基苯胺的生成量与 GGT 的活力成正比。

2.连续监测法

IFCC 推荐的参考方法是以 L-γ-谷氨酰-3-羧基对硝基苯胺为底物,甘氨酰甘氨酸（双甘肽）作为 γ-谷氨酰基的受体,在 pH 为 7.7 的条件下,GGT 催化底物生成 γ-谷氨酰双甘肽和黄色的 2-硝基-5-氨基苯甲酸,在 410 nm 波长处直接连续监测,吸光度的增高速率与 GGT 活性成正比关系。

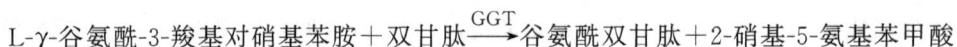

$$L\text{-}\gamma\text{-谷氨酰-3-羧基对硝基苯胺}+双甘肽 \xrightarrow{\text{GGT}} 谷氨酰双甘肽+2\text{-硝基-5-氨基苯甲酸}$$

（二）参考区间

对硝基苯胺比色法:10～40 U/L(国际单位)。

连续监测法:健康成年男性为 11～50 U/L;健康成年女性为 7～32 U/L(国际单位)。

（三）临床意义

血清 GGT 主要来源于肝胆系统,诊断肝胆疾病的敏感性很高。当肝胆肿瘤时,压迫胆管,胆汁排出受阻,肝细胞内 GGT 容量增多;癌细胞逆分化作用使 GGT 含量增多;癌细胞变性解体释放 GGT,而使血清 GGT 活力显著升高。胆汁中 GGT 含量是血清的 10 倍,当胆道梗阻时,胆汁逆流可使血 GGT 含量升高;逆流的胆汁成分及酒精和药物可诱导细胞微粒体 GGT 的合成增强;胆汁中的胆盐及酒精可溶解于与膜结合的 GGT 中;肝炎时坏死细胞邻近的肝细胞合成 GGT 增强;细菌感染后,在其生长繁殖中产生 GGT,同时使组织细胞肿胀、变性、解体、细胞内 GGT 释放。以上这些情况均可引起血清 GGT 活力不同程度的升高。

(1)急性肝炎时中度增高,持续时间比 ALT 长,GGT 如持续为高水平,说明转为迁延性肝炎或慢性肝炎。

(2)GGT 在反映慢性肝细胞损伤及病变活动时较 ALT 敏感,慢性肝炎 ALT 即使正常,如 GGT 持续不降,在排除胆道疾病情况下,提示病变仍在活动。

(3)各种梗阻性黄疸(肿瘤、胆石症、胆道炎症、肝外梗阻等)均显著增高,可达正常上限的 5～30 倍。

(4)原发性肝癌患者,血清 GGT 显著升高,阳性率为 75%～100%;继发性肝癌 GGT 增高的阳性率为 50%～77%。肝癌术后 GGT 如再次升高,说明复发。亦可协助判断恶性肿瘤有无肝转移。因此,GGT 活力的高低是肝癌疗效观察的敏感指标。

(5)如果 ALP 升高,而 GGT 正常,常可排除肝胆疾病。

(6)酗酒者 GGT 增高程度与饮酒量呈正相关。

（四）评价

GGT 是肝胆病中阳性率最高的酶之一,与 ALT、CHE 同时测定诊断肝病灵敏度高达 99%。但是,如果 GGT 作为肝癌标志物,其诊断的灵敏度虽高,但特异性较差。

三、碱性磷酸酶及其同工酶

碱性磷酸酶(alkaline phosphatase,ALP)是一种含锌的糖蛋白,底物特异性较低,在碱性环境中(最适 pH 为 10.0 左右)能水解多种磷酸单酯化合物,且其相对分子质量随不同组织来源而不同。Mg^{2+}、Mn^{2+} 为 ALP 的激活剂,EDTA、草酸盐、磷酸盐、硼酸盐和氰化物对 ALP 有抑制作用。脂肪餐后和溶血标本均会干扰 ALP 的检测,使结果偏高。标本久置,ALP 会逐渐增高,升高可达 5%～10%。人体各组织 ALP 及其同工酶可分三大类,即胎盘 ALP,肠 ALP,肝、骨、肾 ALP 及其同工酶。病理情况下还可出现肝 ALP 和胆汁 ALP 等"高分子 ALP",以及一些与肿瘤有关的变异 ALP 等。

(一)测定方法

1.金氏比色法

在碱性条件下 ALP 分解磷酸苯二钠,生成苯酚和磷酸氢钠。苯酚与 4-氨基安替比林作用,经铁氰化钾氧化生成红色醌的衍生物。红色的深浅与 ALP 活力成正比。

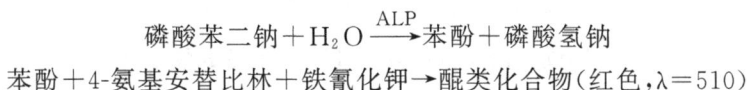

$$磷酸苯二钠＋H_2O \xrightarrow{ALP} 苯酚＋磷酸氢钠$$

$$苯酚＋4\text{-}氨基安替比林＋铁氰化钾 \rightarrow 醌类化合物(红色,\lambda＝510)$$

2.连续监测法

连续监测法为目前广泛应用的测定方法。ALP 在 pH 为 10.0 的条件下,以磷酸对硝基苯酚(4-NPP)为底物,2-氨基-2-甲基-1,3-丙醇(AMP)或二乙醇胺(DEA)为磷酸酰基的受体物质,增进酶促反应速率。4-NPP 在碱性溶液中为无色,在 ALP 催化下.4-NPP 分裂出磷酸酰基,生成游离的对硝基苯酚(4-NP)。4-NP在碱性溶液中变成醌式结构,呈现较深的黄色。在波长 405 nm 处监测吸光度增高速率,计算 ALP 活性单位。

(二)参考区间

(1)金氏比色法:成人 3～13 金氏单位;儿童 5～28 金氏单位。

(2)金氏单位定义:100 mL 血清,37 ℃,与底物作用 15 分钟,产生 1 mg 酚为 1 金氏单位。

连续监测法:所用单位为国际单位。

女性:1～12 岁,小于 500 U/L;15 岁以上,40～150 U/L。

男性:1～12 岁,小于 500 U/L;12～15 岁,小于 750 U/L;25 岁以上,40～150 U/L。

(三)临床意义

组织分布广泛,含量由高到低为肝＞肾＞胎盘＞小肠＞骨骼。因为血清中 ALP 主要来自肝脏和骨骼,故主要用于肝、胆、骨病的诊断。

(1)变形性骨病可增高 30～50 倍;佝偻病、软骨病 ALP 升高而血钙、血磷降低。

(2)甲状旁腺功能亢进时,ALP 往往增高,甲状旁腺功能减退则 ALP 降低多见。

(3)急性肝炎增高 2～5 倍,慢性肝炎正常或略高,肝硬化时 ALP 变化不一,肝癌时,ALP 多数升高。

(4)黄疸鉴别:梗阻性黄疸时,ALP、BIL 平行增高。溶血性黄疸时,ALP 多正常。肝细胞性黄疸时,以 BIL 升高为主,ALP 升高或正常。

(5)腹腔恶性肿瘤。伴随 ALP 升高时应高度怀疑骨或肝转移。

(6)妊娠、消化道溃疡、营养不良、重金属中毒、甲亢、维生素 D 缺乏症等,ALP 均有不同程度的升高。

(7)甲状腺功能减退症、低镁血症、恶性贫血、维生素 C 缺乏症等,ALP 多降低。

四、5′-核苷酸酶

5′-核苷酸酶(5′nucleotidase,5′-NT)是一种对底物特异性不高的水解酶,可作用于多种核苷酸。锰离子为其激活剂,镍离子为其抑制剂。此酶广泛存在于人体组织,如肝、胆、肠、脑、心、胰等,定位于细胞膜上。在肝内,此酶主要存在胆小管和窦状隙膜内。5′-NT 从胆道清除,与肝病患者肝脏的损害相关,因此在肝炎、胆道梗阻时可见血清 5′-NT 的增高,而肝癌时显著增高。

(一)测定方法

5′-NT 活性测定的常用底物为 AMP。AMP 是一种有机磷酸酯,同样会受到血清中 ALP 的水解,因此测定时必须采用一种方法校正 ALP 的干扰。反应式如下:

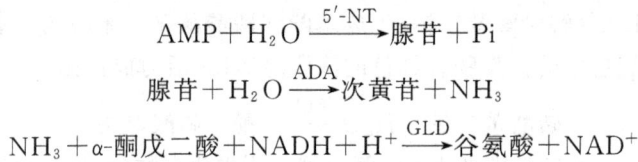

$$AMP + H_2O \xrightarrow{5'\text{-}NT} 腺苷 + Pi$$

$$腺苷 + H_2O \xrightarrow{ADA} 次黄苷 + NH_3$$

$$NH_3 + \alpha\text{-}酮戊二酸 + NADH + H^+ \xrightarrow{GLD} 谷氨酸 + NAD^+$$

在 340 nm 波长处监测 NADH 吸光度的下降速率,计算 5′-NT 活性。

(二)参考区间

健康成年人血清 5′-NT 活力为 0～11 U/L。

(三)临床意义

5′-NT 测定主要用于肝胆系统疾病的诊断和骨骼疾病的鉴别诊断。血清 5′-NT 活性升高主要见于肝胆系统疾病,如阻塞性黄疸、原发及继发性肝癌、肝炎等,其活性变化几乎与 ALP 相平行。但骨骼系统疾病,如肿瘤转移、畸形性骨炎、佝偻病、甲状旁腺功能亢进等,通常 ALP 活性升高,而 5′-NT 正常。因此 ALP 和 5′-NT 同时测定有助于肝胆和骨骼系统疾病的鉴别诊断。

(四)评价

5′-NT 可作为原发或继发性肝癌的一种肿瘤标志物。在肝肿瘤病变时,5′-NT 是一项比较灵敏的指标,常在病变早期即可明显升高,其变化往往早于肝功能、肝扫描或其他有关肝病变的阳性发现。

五、胆碱酯酶

胆碱酯酶(cholinesterase,ChE)是一组催化酰基胆碱水解的酶类,底物特异性不强,根据对乙酰胆碱和丁酰胆碱水解专一性不同,可分为两类。一类是乙酰胆碱酯酶(ACHE),又称真胆碱酯酶、红细胞胆碱酯酶、胆碱酯酶Ⅰ,主要分布于红细胞、交感神经节、骨骼肌运动终板、肺、脾和脑灰质中。细胞内定位于细胞膜及微粒体和线粒体上,主要生理功能是水解乙酰胆碱。另一类是酰基胆碱酰基水解酶(PChE),又称拟(假)胆碱酯酶、丁酰胆碱酯酶、血清胆碱酯酶(SChE)或胆碱酯酶Ⅱ,由肝脏合成,主要分布于肝、胰、心、脑白质及血浆中,其生理功能尚未明了。两类胆碱酯酶有相同的作用底物,但对底物的专一性和亲和力不同。AChE 对乙酰胆碱的催化活力高。PChE 对丁酰胆碱的催化活力高。过量的乙酰胆碱对 AChE 有强烈的抑制作用,而对 PChE 无影响。与胆碱结构类似的新斯的明、毒扁豆碱、吗啡、枸橼酸盐和氟化物是 PChE 的竞争性抑制剂。有机磷、有机氯毒剂是这两类胆碱酯酶的强烈抑制剂。

临床上测定 ChE 主要用于有机磷中毒的诊断和疗效观察,肝脏疾病的辅助诊断,检查先天性遗传变异体。羊水 ChE 测定可用于检查胎儿神经管缺陷等。

(一)测定方法

目前测定 ChE 活性的方法大都采用酰基(如丙酰基、丁酰基)硫代胆碱的碘盐作为底物,在酶水解反应中生成硫代胆碱,后者用色源性二硫化合物试剂,如 DTNB(Ellman 试剂)或 $4,4'$-二硫双吡啶显色,进行比色法或连续监测法测定。

1.连续监测法

PChE 催化丁酰硫代胆碱水解,产生丁酸和硫代胆碱;硫代胆碱与无色的 $5,5'$-二硫代 2-硝基苯甲酸反应,形成黄色的 5-巯基-2-硝基苯甲酸(5-MNBA)。在 410 nm 处测定吸光度,每分钟吸光度变化率与 PChE 活力成正比。

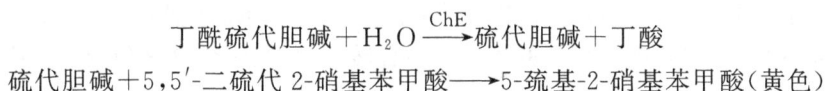

$$丁酰硫代胆碱 + H_2O \xrightarrow{ChE} 硫代胆碱 + 丁酸$$

$$硫代胆碱 + 5,5'-二硫代 2-硝基苯甲酸 \longrightarrow 5-巯基-2-硝基苯甲酸(黄色)$$

2.比色法

血清中胆碱酯酶催化乙酰胆碱水解生成胆碱和乙酸。未被水解的剩余乙酰胆碱与碱性羟胺作用,生成乙酰羟胺。乙酰羟胺在酸性溶液中与三氯化铁形成棕色复合物。用比色法测定,计算剩余乙酰胆碱含量,从而推算出胆碱酯酶活力。

(二)参考区间

1.连续监测法

5 000～12 000 U/L(此法采用国际单位)。

2.比色法

130～310 U(单位定义:1 mL 血清中 ChE 在 37 ℃水浴与底物作用 1 小时。每水解 1 μmol 的乙酰胆碱所需的酶量为 1 个酶活力单位)。

(三)临床意义

与其他酶活力增高反映病理改变的情况相反,血清胆碱酯酶测定的临床意义在于酶活力降低。

(1)全血 AChE 80％来自红细胞,20％来自血清。测定 ChE 主要用于农药(有机磷、有机氯)中度的诊断及疗效观察。急性有机磷中毒其活力降低 40％～90％,与中毒程度呈正相关,如果治疗有效,7 天内可恢复正常,但亦有"反跳现象"。

(2)血清 BChE 因主要来自肝脏,所以可用于肝功能的检查,反映肝实质细胞受损的情况,其临床意义基本同 Alb 类似,但比 Alb 变化得早、快、敏感。①急性肝炎、中毒性肝炎、活动性肝硬化一般降低50％～70％;而慢性持续性肝炎可降低或正常,慢性活动型肝炎 50％是降低的。肝病病情越差,ChE 活力越低,持续降低无回升迹象者多预后不良。②良性梗阻性黄疸多正常,恶性梗阻性黄疸多降低。③肝、胆疾病。④有机磷、有机氯中毒,各种严重的全身性疾病、严重的感染性疾病显著降低。⑤羊水中 ChE 为5～70 U/L,主要为 PChE,其中 AChE 活性甚微。神经管缺陷胎儿的羊水 AChE 明显增高,同时测定羊水 AFP,对神经管缺损诊断的准确率为 99.4％。⑥ChE 增高常见于脂肪肝、甲亢、糖尿病、肾病综合征等。

(四)评价

用连续监测法测定 ChE 时,虽然乙酰、丙酰、丁酰硫代胆碱的碘盐均可作为底物,但最好用丙酰,因为 PChE 对乙酰胆碱亲和力小;用丁酰作底物时空白比丙酰高而酶活力低。

六、谷氨酸脱氢酶

谷氨酸脱氢酶(glutamate dehydrogenase,GLD)是一种主要存在于细胞线粒体基质中的变构酶,由6个相同的亚基聚合而成,每个亚基的相对分子质量为 56 000。ATP 与 GTP 是此酶的变构抑制剂,而 ADP 和 GDP 是其变构激活剂。因此,当体内的能量不足时能加速氨基酸的氧化,对机体的能量代谢起重要的调节作用。它属于一种不需氧脱氢酶,在其作用下,L-谷氨酸氧化脱氨生成 α-酮戊二酸和氨。GLD 是唯一既能利用 NADP$^+$ 又能利用 NADP$^+$ 接受还原当量的酶。

GLD 广泛存在于肝、肾、脑组织中,心肌和骨骼肌中 GLD 的活性很弱。肝内 GLD 的特异活性是其他器官如肾、脑、肺的 10 倍左右,比骨骼肌内多 80 倍,因此血清 GLD 升高主要源于肝脏。GLD 作为线粒体酶,是实质细胞坏死的指标。结合转氨酶,其活性是一种测定实质细胞坏死的方法,可判断肝细胞坏死的程度。在肝病诊断中。其意义在于此酶在小叶中心部位的浓度是门静脉周部位的 1.8 倍。肝窦状隙供给路线的末端是缺氧的高危地带,如果血流受阻,也是细胞损伤最先发生的部位。由于胆酸可导致肝细胞损伤,梗阻性黄疸时患者血清 GLD 也会增高。

(一)测定方法

GLD 测定方法主要有比色法和分光光度法。比色法是以谷氨酸为底物,经 GLD 催化生成 α-酮戊二酸,该产物与重氮化磺酸或与 2,4-二硝基苯肼生成腙。分光光度法是利用其逆向反应,以 α-酮戊二酸为底物,在 340 nm 波长测定 NADH 的氧化速率,即单位时间内吸光度的下降值。后者灵敏度、特异性、准确性优于比色法。

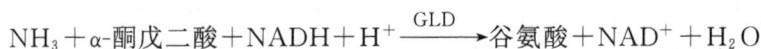

$$NH_3 + α\text{-}酮戊二酸 + NADH + H^+ \xrightarrow{GLD} 谷氨酸 + NAD^+ + H_2O$$

NADH 被氧化成 NAD$^+$ 的速率与 GLD 的活力成正比。

(二)参考区间

成年男子为 0~8 U/L;成年女子为 0~7 U/L。

(三)临床意义

虽然 GLD 是一个肝特异酶,但作为肝胆疾病的筛选实验并不合适,因为它的诊断灵敏度只有 47%。GLD 连同转氨酶一起测定对肝病的鉴别诊断价值较大,这是由于 GLD 单独位于线粒体内,不像 ALT 主要位于细胞质,而 AST 位于细胞质和线粒体内。GLD 不会在一般性的肝脏炎症性疾病例如慢性病毒性肝炎时释放。在一些主要是肝细胞坏死的肝病中,大量的 GLD 释放是值得注意的现象,例如缺氧性肝病或中毒性肝损伤。

相对 ALT 而言,GLD 的另一鉴别诊断价值在于,它主要位于肝小叶中心的肝细胞内,当 GLD 显著增高时,提示肝小叶中心部位发生病变。连同转氨酶,GLD 具有鉴别诊断的重要性,评价标准是(ALT+AST)/GLD 的值(表 11-2)。

表 11-2　(ALT+AST)/GLD 的值及其鉴别诊断意义

(ALT+AST)/GLD	评价
<20	阻塞性黄疸,胆汁性肝硬化,转移性肝病,急性肝缺氧性损伤
20~50	慢性肝病急性发作,胆汁淤积性肝病
>50	急性病毒性肝炎(也是胆汁淤积的一种形式),急性酒精性肝炎

GLD 显著增高通常是细胞严重受损的标志。根据一项研究表明,引起 GLD 活性超过正常上限 25 倍之多的最常见疾病有急性右心衰竭、长期的脓毒及中毒性循环衰竭、阻塞性黄疸、严重的呼吸衰竭和肺栓塞引起的肺源性心脏病等。

(四)评价

在肝病患者中,GLD 升高者几乎都伴有转氨酶的升高,而转氨酶升高者并不一定伴有 GLD 的升因此用 GLD 反映肝细胞损伤程度优于转氨酶,是一项比线粒体型 AST 更易检测的指标。

七、血清单胺氧化酶

单胺氧化酶(monoamine oxidase,MAO)是含 Cu^{2+}、Fe^{2+}。和磷脂的结合酶,主要作用于-CH_2-NH_2 基团,可催化多种单胺类化合物氧化脱氨生成相应的醛、氨和过氧化氢,后者继续分解为氧和水。人体内 MAO 分布广泛。按辅酶的不同可分成两类:一类以 FAD 为辅酶,主要存在于肝、肾和胃等组织细胞的线粒体上,对伯、仲、叔胺均能氧化;另一类以磷酸吡哆醛为辅酶,主要存在于结缔组织,属细胞外酶。血清中 MAO 与结缔组织中的 MAO 相似。结缔组织 MAO 参与胶原纤维最后成熟阶段的架桥过程,与组织的纤维化密切相关。而肝纤维化是肝硬化形成过程中的主要病理变化之一。因此 MAO 测定对肝硬化等疾病的诊断和预后判断具有重要价值。MAO 电泳可分成三条区带,从阴极到阳极分别为 MAO-Ⅰ、MAO-Ⅱ和 MAO-Ⅲ。

(一)测定方法

1.连续监测法

根据 MAO 催化反应的产物 NH_3 建立的谷氨酸脱氢酶偶联速率法。

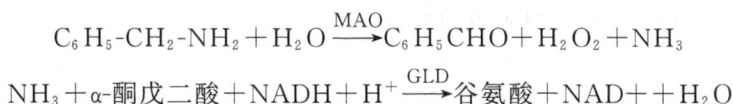

$$C_6H_5\text{-}CH_2\text{-}NH_2 + H_2O \xrightarrow{MAO} C_6H_5CHO + H_2O_2 + NH_3$$

$$NH_3 + \alpha\text{-}酮戊二酸 + NADH + H^+ \xrightarrow{GLD} 谷氨酸 + NAD^+ + H_2O$$

在 340 nm 波长处监测 NADH 吸光度的下降速率,计算 MAO 活性。

2.醛苯腙法

根据 MAO 催化反应的产物醛建立的醛苯腙显色法。

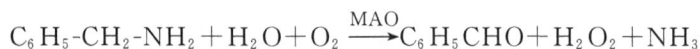

$$C_6H_5\text{-}CH_2\text{-}NH_2 + H_2O + O_2 \xrightarrow{MAO} C_6H_5CHO + H_2O_2 + NH_3$$

(二)参考区间

(1)连续监测法:健康人血清 MAO<10 U/L(国际单位)。

(2)醛苯腙法:健康人血清 MAO(36 U/mL(单位定义:在 37 ℃,1 mL 血清中 MAO 每小时催化底物产生 1 nmol 苯醛为 1 U)。

(三)临床意义

(1)肝硬化时,结缔组织释放 MAO 增多;暴发型重症肝炎、肝细胞坏死、线粒体上 MAO 释放入血而使血清中 MAO 明显升高。

(2)慢性肝炎、亚急性肝炎、糖尿病合并脂肪肝、甲状腺功能亢进症或肢端肥大症患者,纤维组织代谢增强,而使血清 MAO 不同程度地升高。多数肝癌、胆汁性肝硬化、血吸虫性肝硬化患者血清 MAO 活性正常。

(3)烧伤、尿酸血症,应用 MAO 抑制剂后可见血清 MAO 活性降低。

(四)评价

MAO 测定用于推测肝纤维化的程度并非特异性指标,因为肝外疾病如糖尿病合并脂肪肝、甲状腺功能亢进症、肢端肥大症、进行性硬皮病、老年性动脉硬化等,均可见血清 MAO 活力增高。

八、腺苷脱氨酶

腺苷脱氨酶(adenosine deaminase,ADA)的系统名为腺苷氨基水解酶。主要催化腺苷和脱氧腺苷生成肌苷和氨,是腺苷酸分解代谢的重要酶系之一。ADA 广泛分布于全身各组织,以小肠黏膜和脾中的酶活力最高,肝、肾、骨、骨骼肌次之。血中淋巴细胞中的 ADA 活力高于红细胞,ADA 在细胞内定位于细胞质,血清中 ADA 是由不同组织来源的同工酶共同组成的,其底物相对特异性及活化能亦不同于组织 ADA,血清 ADA 的最适 pH 为 5.5~6.5,组织 ADA 为 6.5~8.5。红细胞中 ADA 活力明显高于血浆,故溶血标本产生正干扰。

(一)测定方法

ADA 测定的方法较多,有定氨比色法、分光光度法、酶偶联速率法、氨电极法、荧光测定法和同位素计量法等。后三者因需特殊仪器和试剂而不易推广。酶偶联速率法为目前广泛使用的方法。

1.酶偶联速率法

根据 ADA 催化反应的产物 NH_3 建立的谷氨酸脱氢酶偶联速率法。

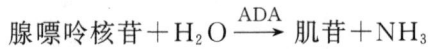

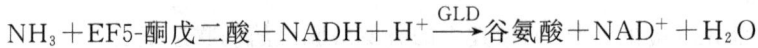

$$腺嘌呤核苷 + H_2O \xrightarrow{ADA} 肌苷 + NH_3$$

$$NH_3 + EF5\text{-}酮戊二酸 + NADH + H^+ \xrightarrow{GLD} 谷氨酸 + NAD^+ + H_2O$$

在 340 nm 波长处监测 NADH 吸光度的下降速率,计算 ADA 活力。

2.定氨比色法

根据 ADA 催化反应的产物 NH_3 建立的波氏显色法。此法干扰因素多,反应时间长,操作繁琐,不适合自动化分析,目前很少使用。

(二)参考区间

健康成年人 ADA 活力<19.6 U/L。

(三)临床意义

1.血清 ADA 活力升高

见于各种肝胆疾病,其中以肝硬化时 ADA 升高阳性率(70%~89%)最高,幅度(2~2.6 倍)大。原发性肝癌伴肝硬化时 ADA 升高的阳性率为 60%~100%,而不伴肝硬化者为 16%。急性肝炎时阳性率为 56%~85%,慢性活动性肝炎阳性率为 65%~79%,而慢性迁延性肝炎患者血清 ADA 活力基本正常。胆囊炎、胆结石、胰腺癌等疾病时,多数患者 ADA 正常。

有人报道在伤寒发病的一周内,ADA 即可升高,达参考上限的 4~6 倍,较肥达氏反应敏感,阳性率高,升高持续时间长。

其他疾病如传染性单核细胞增多症、粟粒性肺结核、风湿热、溶血性贫血、白血病及部分肿瘤患者血清 ADA 可不同程度地升高。

2.胸腔积液 ADA 活力升高

结核性胸膜炎患者胸腔积液中 ADA 活力明显高于癌性和非炎症性胸腔积液中的 ADA 酶活力,而且胸腔积液 ADA 与血清 ADA 的比值大于 1,同时测定血清和胸腔积液的 ADA 酶活力及其比值,是诊断和鉴别胸腔积液性质的有效方法。

3.脑脊液 ADA 活力升高

结核性脑膜炎时脑脊液中 ADA 活力明显高于病毒性脑炎、脑肿瘤和中枢神经系统白血病，其他一些中枢神经系统疾病时如化脓性脑膜炎、脑出血、脑梗死、脑外伤等 ADA 也可升高，但以结腑升高最为显著。

九、肝胆酶谱测定的临床意义综合分析

肝脏是机体最主要的生物合成和解毒器官，肝病包括原发性实质细胞损害、梗阻性疾病及二者的并发病。在肝实质性病变中，检测血清酶的活力变化是反映肝细胞损伤的敏感指标，也是最常用的试验，除 ALT 和 AST 外，反映肝细胞损伤的酶还有异柠檬酸脱氢酶（ICD）、谷氨酸脱氢酶（GLD）、醇脱氢酶（ADH）、山梨醇脱氢酶（SDH）和精氨酸代琥珀酸裂合酶（ASAL）等。这些酶主要存于肝的细胞液中。为组织专一酶，它在肝胆疾病诊断的特异性方面超过 ALT 和 AST，但在阳性率和灵敏度方面多数不如 ALT 和 AST。故目前临床广为使用的仍多为 ALT 和 AST。

ALT 等酶位于细胞液，易从细胞内释出，故有早期诊断价值；有些酶如 ASTm 等为线粒体酶和膜结合酶，酶的活力高低可反映细胞损伤的程度；有些酶或同工酶有组织特异性，酶活性的改变，提示相应脏器的病变存在。通过这些酶的测定和其他肝功能试验组合，可辅助临床对各种肝病及病程做出诊断和鉴别诊断。临床上对肝病的诊断有多种肝功能实验组合，常见的是 ALT、AST、ALP、GGT、总蛋白（TP）、清蛋白（ALB）和胆红素测定，在病变的早期可以观察到酶活力变化谱型的特征，随着病变的持续、肝细胞坏死增加。所有的酶谱逐渐趋向相似。观察疾病各个阶段酶活力的变化可以对疾病的发展变化及疗效预后做出正确的判断。

急性肝炎时，早期 AST 和 ALT 均明显升高，因肝 AST 含量大于 ALT 的 3 倍，但因 70%～80% 的 AST 位于线粒体上，故 ALT 高于 AST，AST/ALT<1。如 AST 特别是 AST_m、持续升高，提示肝损害严重，预后不良。ALP 和 GGT 呈轻度和中度升高，升幅高低与胆汁淤积相关。GGT 是肝炎病程中最后恢复的酶学指标，若 GGT 显著升高，且持续不降则提示向慢性肝炎发展。LD 总活力升高，主要是 LD_5 明显升高，LD_4 不升高，$LD_5/LD_4>1$，是急性肝炎的又一个特征。如 LD_5 持续不降或下降后又升高，则提示向慢性肝炎发展。

黄疸型急性病毒性肝炎 ALT 在发病早期即迅速升高，可达参考区间上限的 50 倍以上，阳性率 100%，且发生于临床症状和黄疸出现之前，其总胆红素和直接胆红素可轻度或中度升高，其中直接胆红素占总胆红素的比例随病情的变化而改变。胆汁淤积病时总胆红素呈中度和高度升高，其中多以直接胆红素升高为主。同时 ALT 和 AST 一般仅轻度升高。

酒精性肝炎 ALT 和 AST 活力可低于急性肝炎，但高于其他肝病。酒精对肝细胞线粒体有特殊的损害作用，追踪测定 AST 及 AST。可判断肝细胞线粒体损伤的范围和类型。酒精可引起胆汁淤积，对肝合成 GGT 有诱导作用，还可损害富含 GGT 的微粒体，致使大量 GGT 释放入血，使血中 GGT 显著升高，监测 GGT、的活力变化也是观察酒精性肝损害的良好指标。

慢性肝炎各项酶活力的变化与其活动程度有关，一般将 ALT、AST 小于参考区间上限 3 倍时定为轻度活动，在 3～10 倍为中度活动，大于 10 倍为重度活动。多数病例 AST/ALT≤1。慢性肝炎活动期 ADA 和 GGT 均可升高，随病情好转而下降。如 GGT 持续升高，提示病情恶化，若同时伴有 MAO 活力升高，则提示已肝硬化。如有 LDH 活力明显升高时，应考虑并发原发性肝癌的可能。

肝硬化时 AST 和 ALT 可正常或轻度升高，AST/ALT>1。AST 和 ALT 升高的幅度反映肝细胞坏死的情况，ALP 和 GGT 升高提示为肝硬化活动期或有胆汁淤积。MAO 升高，反映胶原纤维合成增加。如 GGT 和 ADA 显著升高，常提示有癌变的可能。

原发性肝癌时 AST 和 ALT 可正常或轻度升高，AST/ALT>1。原发性肝癌和肝内胆汁淤积时，ALP 总活力升高，其中以 ALP_2 为主，ALP1 甚微，而继发性肝癌和肝外阻塞性黄疸时，ALP_1 阳性率很高，常伴有 ALP_2 的增高。此点有助于鉴别诊断。原发性和继发性肝癌时 5′-NT 明显升高，而 GGT 常呈中度和高度升高，其活力的高低与病灶多少，范围大小，进展情况密切相关。有学者研究发现，同时测定 GGT、ALP 和 ALT 的活力，求出（GGT＋ALP）/ALT 的值，发现原发性和继发性肝癌的值均大于 2，而良性的肝、胆、胰疾病的值均小于 1。此点有确切的鉴别价值。但是无论是 5′-NT 还是 GGT，若把它作为独立的肝癌标志物的话，则其特异性并不高。如果联合检测甲胎蛋白（AFP）或 α-L-岩藻糖苷酶（AFU），则其诊断的特异性高达 99％以上。

（赵瑞春）

第五节　胰腺酶及同工酶检验

胰腺泡分泌多种消化酶，正常情况下这些酶经胰管分泌至十二指肠，而在病理情况下则逸入血中，造成血清中这些外分泌酶的活力升高。反映胰腺病变的酶有 α-淀粉酶及同工酶、脂肪酶、胰蛋白酶、胰凝乳蛋白酶及弹性蛋白酶-1 等。其中 α-淀粉酶及脂肪酶临床上应用最多。

一、淀粉酶及其同工酶

淀粉酶（amylase，AMY）全称 1,4-α-肛葡聚糖-4-葡聚糖水解酶，分 α、β 两类，β-淀粉酶存在于植物和微生物中，人体内只含有 α-淀粉酶。其作用主要催化食物中的多糖化合物如淀粉、糖原等的消化，它可随机作用于多糖化合物内部 α-1,4 葡萄糖苷键，产生一系列不同的产物：糊精、麦芽四糖、麦芽三糖、麦芽糖和葡萄糖。α-淀粉酶相对分子质量为 40 000～50 000，可透过肾小球滤过膜随尿液排出。胰腺含 AMY 最多，由胰泡细胞合成后通过胰管分泌入小肠，唾液腺也分泌大量 AMY 入口腔帮助消化多糖化合物，此外 AMY 还见于卵巢、肺、睾丸、横纹肌和脂肪组织中，而肝中很少或缺如。AMY 的最适 pH 为6.5～7.5,卤素和其他阴离子对其有激活作用（$Cl^->Br^->NO_3^->I^-$）。AMY 生物半衰期很短，约为 2 小时，所以病变时血清 AMY 增高持续时间较短，尿液 AMY 活性浓度常高于血清 AMY。

AMY 的测定不可用草酸盐、枸橼酸盐、EDTA 等抗凝血浆，因为 AMY 为需 Ca^{2+} 的金属酶，这些抗凝剂可络合 Ca^{2+} 而对其有抑制作用，但急诊测定用肝素抗凝尚可。

人体中 AMY 主要有两种同工酶：胰型 AMY（P-AMY）和唾液型 AMY（S-AMY）。两者用醋酸纤维素薄膜电泳进一步分成 P_1、P_2、P_3、S_1、S_2、S_3 等同工酶亚型；如果用聚丙烯酰胺凝胶电泳的方法又可将 AMY 分为 7 条区带，其中 1、2、4、6 四条区带属于 P-AMY，3、5、7 三条区带属于 S-AMY。第 1 与第 3 为两条主要区带，分别相当于 P2 和 S1。此外，血清中有时可出现巨淀粉酶，有学者认为该种形式的淀粉酶是由 S-AMY 与 IgG 或 IgA 等聚合而成的，电泳时位于 γ-球蛋白区带。由于巨淀粉酶不能通过肾小球滤过膜，导致巨淀粉酶血症患者的血淀粉酶升高，而尿淀粉酶正常。此种情况可见于健康人(发生率为0~1‰)、酒精中毒、糖尿病、恶性肿瘤和各种自身免疫性疾病。此时应与病理性 AMY 升高相区别。

(一)测定方法

测定 AMY 的方法已超过 200 多种,这些方法大致可分为六大类:黏度测定法、比浊法、碘量法、糖化法、染料释放法和荧光法。其中黏度测定法和比浊法因精密度差、底物不稳定已被弃用。碘量法中的一种半定量法(温氏法)也早已被淘汰。碘量法中的碘比色法因底物难以标准化、反应不呈零级反应等缺点而被认为非理想方法,但因其简单、快速、灵敏和价廉而在国内应用较广。糖化法易受内源性葡萄糖的干扰,荧光法需特殊仪器,染料释放法中的染料淀粉法需离心分离,这几种方法均被认为非理想方法。染料释放法中的另一类以染料与可溶性限定底物结合的方法,近年来得到不断的发展,主要表现为人工合成的底物分子结构明确,稳定性好,有望成为推荐方法。

1.碘比色法

样本中 AMY 催化淀粉水解,生成葡萄糖、麦芽糖和糊精,剩余的淀粉与碘结合成蓝色复合物,颜色的深浅与酶活力成反比。

2.对-硝基苯麦芽七糖法

对-硝基苯麦芽七糖在 AMY 的催化下水解生成对-硝基苯麦芽三糖、对-硝基苯麦芽四糖、麦芽三糖和麦芽四糖。前者在 α-葡萄糖苷酶的作用下,继续水解为对-硝基苯酚(4NP)和葡萄糖(G),对-硝基苯酚在 405 nm 处有最大吸收,吸光度的增高速率与样本中 AMY 活力成正比。

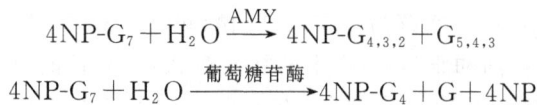

$$4NP\text{-}G_7 + H_2O \xrightarrow{\text{AMY}} 4NP\text{-}G_{4,3,2} + G_{5,4,3}$$

$$4NP\text{-}G_7 + H_2O \xrightarrow{\text{葡萄糖苷酶}} 4NP\text{-}G_4 + G + 4NP$$

(二)参考区间

(1)碘比色法:血清为 800~1 800 U/L;尿液为 1 000~12 000 U/L。单位定义:100 mL 样本中的 AMY 在 37 ℃,15 分钟水解 5 mg 淀粉所需的酶量,为 1 单位。

(2)对-硝基苯麦芽七糖法:血清 AMY≤220 U/L;尿液 AMY≤1 200 U/L。

(三)临床意义

长期以来,AMY 主要用于急性胰腺炎的诊断。

(1)急性胰腺炎发病后 2~3 小时开始升高,12~24 小时达峰值。如急腹症发病后 12 小时左右 AMY 仍正常,则急性胰腺炎的可能性不大。尿中 AMY 出现晚(12~24 小时开始升高)但持续时间长,如果急性胰腺炎发病超过 24 小时以上,应测定尿中 AMY,血、尿 AMY 可以表现出不同步的情况。

(2)慢性胰腺炎 AMY 一般正常,因此 AMY 正常不可排除慢性胰腺炎。

(3)腮腺炎、肾衰竭、尿毒症、胰腺癌、十二指肠溃疡、肠穿孔、急性月旦囊炎等疾病均可引起血清 AMY 不同程度的升高。

(4)术后患者行腹腔穿刺液、引流液的 AMY 检测,可判断是否有胰漏。

(四)评价

急性胰腺炎时,AMY 的升高程度与病情轻重不成正相关,病情轻者可能很高。病情重者如暴发性胰腺炎凶腺泡组织严重破坏,AMY 生成减少,其测定结果可能不高。对于就医较晚(发病 1~2 天后)的患者或急性胰腺炎的后期,只测定血清 AMY 可能造成漏诊,因此要求结合尿液

AMY 的测定来明确诊断。此外,当肾功能严重障碍时,血清 AMY 升高,而尿液 AMY 正常或降低。

二、脂肪酶

脂肪酶(lipase,LPS)是一组特异性较低的脂肪水解酶类,属于外分泌酶,主要来源于胰腺,其次为胃和小肠,能水解多种含长链脂肪酸的阡油脂。LPS 应和另一组特异性很低的酯酶相区别,酯酶作用于能溶于水的含短链脂肪酸的酯类;而 LPS 仅作用于酯和水界面的脂肪,只有当底物呈乳剂状态时 LPS 才发挥作用。疏基化合物、胆汁酸、Ca^{2+} 及附脂肪酶(等是 LPS 的激活剂,而重金属、丝氨酸为其抑制剂。

(一)测定方法

迄今测定 LPS 的方法可分为三类:①测定产物游离脂肪酸的有滴定法、比色法、分光光度法、荧光法和 pH 电极法等。②测定底物的有比浊法、扩散法等。③LPS 的质量测定,如双抗体夹心免疫分析法、乳胶凝集法等。目前我国临床实验室主要应用分光光度法、比浊法或滴定法。

1.比浊法

甘油三酯与水制成的乳胶,因其胶束对入射光的吸收及散射而具有乳浊性状。胶束中的甘油三酯在 LPS 的作用下水解,使胶束分裂,浊度或光散射因而降低。降低的速率与 LPS 活力成正比。

2.酶偶联法

1,2-甘油二酯在 LPS 作用下水解为 2-单酸甘油酯和脂肪酸;2-单酸甘油酯在单酸甘油酯脂肪酶作用下进一步水解为甘油和脂肪酸;产生的甘油在 ATP 和甘油激酶的参与下被磷酸化,生成 3-磷酸甘油和 ADP;3-磷酸甘油在磷酸甘油氧化酶作用下产生磷酸二羟丙酮和 H_2O_2;H_2O_2 在过氧化物酶作用下同4-氨基安替比林和 TOOS(N-乙酰-N-磺酸丙基苯胺)反应产生红色的醌类化合物。在 546 nm 波长处比色测定,计算出 LPS 的活性单位。

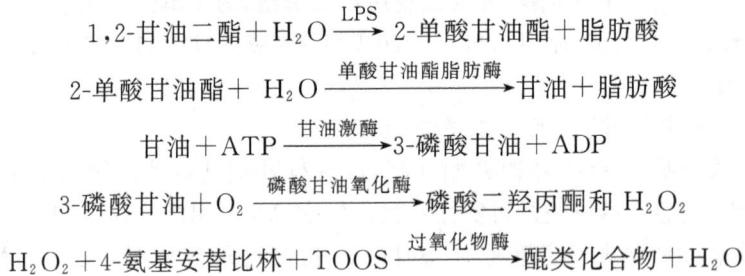

$$1,2\text{-甘油二酯}+H_2O \xrightarrow{\text{LPS}} 2\text{-单酸甘油酯}+\text{脂肪酸}$$

$$2\text{-单酸甘油酯}+H_2O \xrightarrow{\text{单酸甘油酯脂肪酶}} \text{甘油}+\text{脂肪酸}$$

$$\text{甘油}+ATP \xrightarrow{\text{甘油激酶}} 3\text{-磷酸甘油}+ADP$$

$$3\text{-磷酸甘油}+O_2 \xrightarrow{\text{磷酸甘油氧化酶}} \text{磷酸二羟丙酮和 } H_2O_2$$

$$H_2O_2+4\text{-氨基安替比林}+TOOS \xrightarrow{\text{过氧化物酶}} \text{醌类化合物}+H_2O$$

3.色原底物法

1,2-邻-二月桂基-消旋-甘油-3-戊二酸(6-甲基试卤灵)酯作底物,在碱性环境并有胆酸和附脂肪酶参与下,被 LPS 水解生成 1,2-邻-二月桂基-消旋-甘油和一个不稳定的中间体戊二酸(6-甲基试卤灵)酯;戊二酸酯在碱性条件下继续水解。产生戊二酸和甲基试卤灵。后者显示红色,颜色强度与 LPS 活力成正比。

(二)参考区间

比浊法:呈正偏态分布,最低为 0 U,单侧 95% 上限为 7.9 U。该单位定义:100 mL 血清,在 37 ℃水浴中,作用于底物 10 分钟,能水解 1 μmol 底物者为 1 个脂肪酶活力单位。

酶偶联法:健康成人参考区间为 1~54 U/L。

色原底物法:健康成人参考区间为 13～63 U/L。

（三）临床意义

胰腺是 LPS 最主要的来源。血清 LPS 增高常见于急性胰腺炎及胰腺癌,偶见于慢性胰腺炎。

正常人血清 LPS 含量极少,但在急性胰腺炎时,2～12 小时血清 LPS 显著升高,24 小时达峰值,可达正常上限的 10 倍,甚至 50～60 倍,至 48～72 小时可能恢复正常,但随后又可持续升高 8～15 天。由于 LPS 与 AMY 相比在急性胰腺炎时升高的时间早、上升幅度大,持续时间长,故其诊断价值大于 AMY。临床观察发现,凡 AMY 增高的急性胰腺炎病例,其 LPS 均增高;而 LPS 增高的病例,其 AMY 一部分是正常的。腮腺炎的病例,其血清 AMY 多升高,而 LPS 多正常。此外,慢性胰腺炎、乙醇性胰腺炎、胰腺癌、胆总管结石或癌、肠梗阻等亦可见 LPS 不同程度地增高。

（四）评价

血清 LPS 对急性胰腺炎的诊断有很大帮助。临床研究证实,其灵敏度为 80％～100％,特异性为 84％～96％。而 AMY 的灵敏度为 73％～79％,特异性为 82％～84％。其灵敏度和特异性均优于 AMY。

（赵瑞春）

第十二章

激素类检验

第一节　垂体激素检验

垂体在组织学上分为神经垂体和腺垂体,各自分泌的激素相应为神经垂体激素和腺垂体激素,这些激素大多为糖蛋白或肽。下丘脑一些特殊分化的神经细胞分泌的多种控制腺垂体激素释放的调节性激素(包括释放激素和抑制激素),通过垂体门静脉系统直接被输送至腺垂体快速发挥作用。本节主要介绍腺垂体激素,主要有促黄体素、卵泡刺激素、泌乳素、促甲状腺激素、生长激素等。

一、促黄体素测定

促黄体素(LH)由腺垂体的促性腺激素细胞分泌。对于女性,卵泡期 LH 与卵泡刺激素(FSH)共同作用,促使卵泡成熟和雌激素的合成,继而引起排卵。排卵后促使卵泡转变为黄体,促进间质生长及孕酮合成。对于男性,则能促使睾丸间质细胞增殖并合成雄激素、促进间质细胞分泌睾酮促进精子成熟。在正常情况下,下丘脑通过分泌的促性腺激素释放激素刺激 LH 和 FSH 脉冲式释放,不同时间段释放频率不一,如晚卵泡期 LH 的释放频率每 24 小时可达 17 次,而黄体中期每 24 小时仅 7 次。

LH 测定一般采用化学发光免疫测定(CLIA)法和电化学发光免疫测定(ECLIA)法。

(一)检测方法

1.CLIA 法

(1)原理:采用连续两步酶免法("夹心法")测定。将样本和包被有山羊抗小鼠-小鼠抗人 LH 复合物的顺磁性微粒和含蛋白质的 TRIS 缓冲液添加至反应管中。样本中 LH 首先与固相上固定的小鼠抗人 LH 抗体相结合。结合在固相上的复合物置于磁场内被吸附住,而未结合的物质被冲洗除去。随后,添加结合了碱性磷酸酶(ALP)的山羊抗人 LH 抗体,它与之前结合在微粒上的 LH 相结合。进行第二次分离与清洗,除去未结合的物质。将化学发光底物添加到反应管中,它在 ALP 的作用下迅速发光,所产生光的量与样本中 LH 的浓度成正比,通过多点校准曲线确定样本中 LH 的量。

（2）试剂：与分析仪配套的商品化 LH 测定成套试剂盒。

（3）操作：按仪器和试剂说明书设定测定条件，进行定标品、质控品和待测样品的测定。

（4）参考区间。①女性卵泡期：2.12～10.89 IU/L。②排卵期：19.18～103.03 IU/L。③黄体期：1.20～12.86 IU/L。④绝经后：10.87～58.64 IU/L。⑤男性成人：1.24～8.62 IU/L。

此参考区间引自商品化试剂说明书。

（5）注意事项。

标本类型及稳定性：血清或肝素抗凝血浆作为检测样本。样本在 2～8 ℃可保存 14 小时；在 −20 ℃可保存 6 个月，避免反复冻融。由于 LH 呈脉冲式分泌，故血液中浓度变化较大，应注意采血时间和采血频次。

结果报告：在介于检测下限和最高定标品值之间的分析范围内，可进行样本的定量测定。若样本含量低于测定下限，以小于该值报告结果；若样本含量高于最高定标品值，则以大于该值报告结果。也可将样本与"S0"定标品等体积稀释或用配套试剂中的样品稀释液稀释后重新测定。

干扰因素：应注意患者体内可能存在的嗜异性抗体、某些激素、药物等活性物质对测定结果的影响。

2.ECLIA 法

（1）原理：为双抗体夹心法。待测样本、生物素连接的 LH-特异性单克隆抗体和钌复合体标记的 LH-特异性单克隆抗体一起孵育，形成一"三明治"样抗原-抗体复合物。添加包被了链霉亲和素的磁珠微粒进行孵育，通过生物素和链霉亲和素的作用使复合物与磁珠结合。将反应液吸入测量池中，通过电磁作用将磁珠吸附在电极表面。未与磁珠结合的物质被去除。电极加压后使复合物产生光信号，通过光电倍增器测量发光强度。由分析仪的定标曲线得到 LH 的测定结果。

（2）试剂：与分析仪配套的商品化 LH 测定成套试剂盒。

（3）操作：按仪器和试剂说明书设定测定条件，进行定标品、质控品和待测样品的测定。

（4）参考区间。①女性卵泡期：2.4～12.6 IU/L。②排卵期：14.0～95.6 IU/L。③黄体期：1.0～11.4 IU/L。④绝经后：7.7～58.5 IU/L。⑤男性成人：1.7～8.6 IU/L。

此参考区间引自商品化试剂说明书。

（5）注意事项。

标本类型及稳定性：如果采用枸橼酸钠抗凝的血浆作为检测样本，所得结果必须通过＋10％予以校准。将冷藏的试剂和样本在室温中平衡至 20～25 ℃再上机测定，避免过度振荡产生泡沫影响测定。

定标：批号不同的试剂必须进行定标，每批试剂应分别制作标准曲线。同一批号试剂如超过定标稳定时间，应重新定标。

干扰因素：对于接受高剂量生物素治疗的患者（＞5 mg/d），必须在末次生物素治疗 8 小时后采集样本。少数病例中极高浓度的待测物特异性抗体、链霉亲和素或钌抗体会影响测定结果。

（二）临床意义

1.LH 与 FSH 的联合测定

LH 与 FSH 的联合测定是判断下丘脑-垂体-性腺轴功能的常规检查方法，有关临床意义参见 FSH 测定的相关部分。

2."LH 峰"

月经中期 LH 快速升高刺激排卵,此时快速增高的 LH 被称为"LH 峰"。绝大多数女性排卵发生在此后的 14～28 小时后,这个时间段的妇女最易受孕。因此可以通过测定"LH"峰以明确排卵功能是否正常以提高受孕率。

二、卵泡刺激素测定

卵泡刺激素(FSH)由腺垂体细胞分泌,和 LH 同为促性腺激素家族成员。与 LH 相同,FSH 在促性腺激素释放激素的调控下也呈脉冲式释放,二者协同促进性腺(卵巢和睾丸)的生长发育并对其功能进行调控。

女性月经周期中 FSH 和 LH 同步变化,促进卵泡细胞生长发育、成熟,使卵泡膜细胞生成的雄激素转化为雌激素,并诱发卵泡 LH 受体的生成,增加卵泡甾体激素合成的能力,为排卵做准备。FSH 在男性中可刺激睾丸支持细胞发育,并促进能结合雄性激素的性激素结合球蛋白的产生,使发育的生殖细胞获得稳定而高浓度的雄性激素促进精子的分化成熟。

FSH 测定一般采用化学发光免疫测定(CLIA)法和电化学发光免疫测定(ECLIA)法。

(一)检测方法

1.CLIA 法

(1)原理:采用连续两步酶免法("夹心法")测定。将样本和包被有山羊抗小鼠-小鼠抗人 FSH 复合物的顺磁性微粒和含蛋白质的 TRIS 缓冲液添加至反应管中。样本中 FSH 首先与固相上固定的小鼠抗人 FSH 抗体相结合。结合在固相上的复合物置于磁场内被吸附住,而未结合的物质被冲洗除去。随后,添加标记了碱性磷酸酶(ALP)的山羊抗人 FSH 抗体,它与之前结合在微粒上的 FSH 相结合。进行第二次分离与清洗,除去未结合的物质。将化学发光底物添加到反应管中,它在 ALP 的作用下迅速发光,所产生光的量与样本中 FSH 的浓度成正比,通过多点校准曲线确定样本中 FSH 的量。

(2)试剂:与分析仪配套的商品化 FSH 测定成套试剂盒。

(3)操作:按仪器和试剂说明书设定测定条件,进行定标品、质控品和待测样品的测定。

(4)参考区间。①女性卵泡期:3.85～8.78 IU/L。②排卵期:4.54～22.51 IU/L。③黄体期:1.79～5.12 IU/L。④绝经后:16.74～113.59 IU/L。⑤男性成人:1.27～19.26 IU/L。

此参考区间引自商品化试剂说明书。

(5)注意事项。

标本类型及稳定性:血清或肝素抗凝血浆作为检测样本。样本在 2～8 ℃可保存 14 小时;在 −20 ℃可保存 6 个月,避免反复冻融。

结果报告:在介于检测下限和最高定标品值之间的分析范围内,可进行样本的定量测定。若样本含量低于测定下限,以小于该值表示结果;若样本含量高于最高定标品值,则以大于该值表示结果。或者也可将样本与"S0"定标品等体积稀释或用配套试剂中的样品稀释液稀释后重新测定。

干扰因素:应注意患者体内可能存在的嗜异性抗体、进行雌激素治疗及某些化学药物、生物物质会影响 FSH 的测定结果;妊娠时血中升高的绒毛膜促性腺激素(HCG)水平也会影响测定的准确性。

2.ECLIA 法

(1)原理:为双抗体夹心法。待测样本、生物素连接的 FSH-特异性单克隆抗体和钌复合体标记的 FSH-特异性单克隆抗体一起孵育,形成一"三明治"样抗原-抗体复合物。添加包被了链霉亲和素的磁珠微粒进行孵育,通过生物素和链霉亲和素的作用使复合物与磁珠结合。将反应液吸入测量池中,通过电磁作用将磁珠吸附在电极表面。未与磁珠结合的物质被去除。电极加压后使复合物产生光信号,通过光电倍增器测量发光强度。由分析仪的定标曲线得到 FSH 的测定结果。

(2)试剂:与分析仪配套的商品化 FSH 测定成套试剂盒。

(3)操作:按仪器和试剂说明书设定测定条件,进行定标品、质控品和待测样品的测定。

(4)参考区间。①女性卵泡期:3.5～12.5 IU/L。②排卵期:4.7～21.5 IU/L。③黄体期:1.7～7.7 IU/L。④绝经后:25.8～134.8 IU/L。⑤男性成人:1.5～12.4 IU/L。

此参考区间引自商品化试剂说明书。

(5)注意事项。

标本稳定性:样本在 2～8 ℃可保存 14 小时;在－20 ℃可保存 6 个月,避免反复冻融。将冷藏的试剂和样本在室温中平衡至 20～25 ℃,避免过度振荡产生泡沫影响测定。

定标:批号不同的试剂必须进行定标,每批试剂应分别制作标准曲线。同一批号试剂如超过定标稳定时间,应重新定标。

干扰因素:对于接受高剂量生物素治疗的患者(＞5 mg/d),必须在末次生物素治疗 8 小时后采集样本。少数病例中极高浓度的待测物特异性抗体、链霉亲和素或钌抗体会影响测定结果。

(二)临床意义

(1)FSH 浓度的测定可以用来说明下丘脑-垂体-卵巢系统的功能障碍。

(2)一般通过测定人体 LH 和 FSH 的水平判断下丘脑-垂体-性腺轴功能,如对月经周期、生育及诸如早发性卵巢衰竭、绝经、排卵紊乱和垂体衰竭等青春期发育异常现象进行检查。血中二者均增高的疾病有:垂体促性腺激素细胞腺瘤、卵巢功能早衰、性腺发育不全、精细管发育不全、完全性性早熟等。血中二者水平均降低的疾病一般由下丘脑-垂体病变所致,包括垂体性闭经、下丘脑性闭经、不完全性性早熟等。

(3)男性患无精症时 FSH 水平会很低。

(4)通过注射促黄体素释放激素(LHRH)观察 LH 和 FSH 的浓度变化,能动态地测定垂体 LH 的储备功能。反应减弱或无反应的疾病有:垂体病变、原发性甲状腺功能减退伴继发性闭经等。反应正常或延迟的疾病有下丘脑功能紊乱等。反应增高的疾病有原发性性功能低下及性早熟征等。

三、泌乳素测定

泌乳素(PRL)由腺垂体细胞分泌,能促进其靶器官乳腺组织的生长发育和分化,是乳房正常发育和妇女哺乳期的必需条件。妊娠后 PRL 逐渐增加,至分娩前达高峰,此时具有调整羊水容量、羊水中离子浓度、胎儿细胞外液量的功能,起到保护胎儿的作用。

在雌激素、孕激素、糖皮质激素及胰岛素等的参与下,PRL 能促进乳腺小泡成熟和乳液的分泌,在哺乳期起到维持乳液分泌的作用。如果不用母乳哺养,PRL 水平在分娩后 3 个星期内恢复正常。在睾酮(T)的存在下,PRL 能促进男性前列腺及精囊的发育,并增强 LH 对 Leydig 细胞的作用,使睾酮合成增加。此外,PRL 还具有调节肾上腺生成雄激素、参与应激反应等作用。

PRL 测定一般采用化学发光免疫测定(CLIA)法和电化学发光免疫测定(ECLIA)法。

(一)检测方法

1.CLIA 法

(1)原理:采用连续两步酶免法("夹心法")测定。将样本和包被有山羊抗小鼠-小鼠抗人 PRL 复合物的顺磁性微粒和含蛋白质的 TRIS 缓冲液添加至反应管中。样本中 PRL 首先与固相上固定的小鼠抗人 PRL 抗体相结合。结合在固相上的复合物置于磁场内被吸附住,而未结合的物质被冲洗除去。随后,添加标记了碱性磷酸酶(ALP)的山羊抗人 PRL 抗体,它与之前结合在微粒上的 PRL 相结合。进行第二次分离与清洗,除去未结合的物质。将化学发光底物添加到反应管中,它在 ALP 的作用下迅速发光,所产生光的量与样本中 PRL 的浓度成正比,通过多点校准曲线确定样本中 PRL 的量。

(2)试剂:与分析仪配套的商品化 PRL 测定成套试剂盒。

(3)操作:按仪器和试剂说明书设定测定条件,进行定标品、质控品和待测样品的测定。

(4)参考区间。①女性绝经前(<50 岁):3.34~26.72 $\mu g/L$。②绝经后(>50 岁):2.74~19.64 $\mu g/L$。③男性成人:2.64~13.13 $\mu g/L$。

此参考区间引自商品化试剂说明书。

(5)注意事项。

标本类型及稳定性:血清或肝素抗凝血浆作为检测样本。样本在 2~8 ℃可保存 14 小时;在 −20 ℃可保存 6 个月,避免反复冻融。

结果报告:在介于检测下限和最高定标品值之间的分析范围内,可进行样本的定量测定。若样本含量低于测定下限,以小于该值报告结果;若样本含量高于最高定标品值,则以大于该值报告结果。也可将样本用"S0"定标品或用配套试剂中的样品稀释液以 1∶9 稀释后重新测定。

干扰因素:应注意患者体内可能存在的嗜异性抗体、某些激素、药物等活性物质对测定结果的影响。

2.ECLIA 法

(1)原理:采用双抗体夹心法原理测定。将待测样本、生物素抗 PRL 特异性单克隆抗体一起孵育,形成复合物。添加钌复合体标记的 PRL 特异性单克隆抗体和链霉亲和素包被的磁性微粒后,反应生成一"三明治"样抗原-抗体复合物,并在生物素和链霉亲和素的作用下形成固相。将反应液吸入测量池中,通过电磁作用将磁性微粒吸附在电极表面,将未与磁性微粒结合的游离物质除去。电极加压后使复合物产生光信号,通过光电倍增器测量发光强度。由分析仪的定标曲线得到 PRL 的测定结果。

(2)试剂:与分析仪配套的商品化 PRL 测定成套试剂盒。

(3)操作:按仪器和试剂说明书设定测定条件,进行定标品、质控品和待测样品的测定。

(4)参考区间。①女性(未怀孕):4.79~23.3 $\mu g/L$。②男性:4.04~15.2 $\mu g/L$。

此参考区间引自商品化试剂说明书。

(5)注意事项。

标本稳定性:样本在 2~8 ℃可保存 14 小时;在 −20 ℃可保存 6 个月,避免反复冻融。需注意样本采集时间,因为泌乳素经垂体分泌,不同时间段分泌的量不同。冷藏的试剂和样本在室温中平衡至 20~25 ℃再上机测定,避免过度振荡产生泡沫影响测定。

定标:批号不同的试剂必须进行定标,每批试剂应分别制作标准曲线。同一批号试剂如超过定标稳定时间,应重新定标。

高值标本稀释:若样本中泌乳素浓度超过测定范围,可用通用稀释剂稀释样本。推荐稀释比例是1:10,经稀释的样本浓度必须>2.4 μg/L。

干扰因素:对于接受高剂量生物素治疗的患者(>5 mg/d),必须在末次生物素治疗8小时后采集样本。少数病例中极高浓度的待测物特异性抗体、链霉亲和素或钌抗体会影响测定结果。

(二)临床意义

(1)产后和新生儿的PRL水平升高,但是异常的高水平在女性中常伴有闭经泌乳、性功能下降、月经不调等症状。患PRL瘤的男性绝大多数性功能低下。因此,对于无生育能力的妇女、闭经泌乳的妇女和男性性功能低下者都应测定PRL。高PRL血症还与卵巢类固醇激素分泌的抑制、卵泡成熟、促黄体激素和促卵泡激素的分泌有关。

(2)高PRL血症的病理因素下丘脑功能和器官疾病、甲状腺功能减退和肾衰竭等。促甲状腺激素释放激素(TRH)分泌增多刺激释放出PRL的同时,血清T_4水平降低,促甲状腺素浓度升高,导致原发性甲状腺功能减退、血清PRL水平升高。

(3)多种药物会对测定结果造成一定的影响,如口服避孕药、西咪替丁等;使用左旋多巴可抑制PRL分泌;使用精神药物(吩噻嗪)、抗高血压药物(利血平)等会使PRL分泌增多。

(4)正常个体出现泌乳素缺乏的现象很罕见。

四、促甲状腺激素测定

促甲状腺激素(TSH)是由腺垂体细胞分泌的一种糖蛋白,包括α和β两个亚基,其中β亚基是功能亚基。TSH的分泌受到下丘脑分泌的促甲状腺激素释放激素的调节,以及血液循环中甲状腺激素的反馈调节,具有生物节律性。TSH测定是评估甲状腺功能的初筛试验。游离甲状腺浓度的微小变化就会带来TSH浓度向反方向的显著调整。因此,TSH测定是评估甲状腺功能的非常敏感的特异性参数,特别适合于早期检测或排除下丘脑-垂体-甲状腺轴功能紊乱。

由于TSH不与血浆蛋白结合,并且在测定时受其他干扰因素比测定甲状腺激素少,因此国内外均推荐测定血清TSH作为甲状腺功能紊乱的首选检查项目。

TSH的测定一般采用化学发光免疫测定(CLIA)法和电化学发光免疫测定(ECLIA)法。

(一)检测方法

1.CLIA法

(1)原理:采用双位点酶免法("夹心法")测定。将样本添加到含有抗TSH-碱性磷酸酶结合物、蛋白缓冲液和包被着抗TSH单克隆抗体的顺磁性微粒的反应管中。样本中TSH与固定在固相上的抗TSH单克隆抗体结合,而抗TSH-碱性磷酸酶结合物和TSH上不同的抗原位点反应。结合在固相上的复合物置于磁场内被吸附住,而未结合的物质被冲洗除去。随后将化学发光底物添加到反应管中,它在ALP的作用下迅速发光,所产生光的量与样本中TSH的浓度成正比,通过多点校准曲线确定样本中TSH的量。

(2)试剂:与分析仪配套的商品化TSH测定成套试剂盒。

(3)操作:按仪器和试剂说明书设定测定条件,进行定标品、质控品和待测样品的测定。

(4)参考区间。成人TSH:0.34~5.60 mIU/L(此参考区间引自商品化试剂说明书)。

(5)注意事项。

标本类型及稳定性:血清或肝素抗凝血浆作为检测样本。样本在2~8 ℃可保存14小时;在

-20 ℃可保存 6 个月,避免反复冻融。

干扰因素:应注意患者体内可能存在的嗜异性抗体对测定结果的影响。

结果报告:在介于功能灵敏度和最高定标品值之间的可报告范围内,可进行样本的定量测定。若样本中含量低于检测的功能灵敏度,以小于该值报告结果;若高于最高定标品值,则以大于该值报告结果,也可用"S0"定标品或样本稀释液对样本进行稀释后再测定。

2.ECLIA 法

(1)原理:采用双抗体夹心法原理测定。将待测样本、生物素抗 TSH 特异性单克隆抗体和钌复合体标记的抗 TSH 单克隆抗体一起孵育,反应生成一"三明治"样抗原-抗体复合物。加入链霉亲和素包被的磁珠微粒后,上述复合物通过生物素与链霉亲和素的相互作用与固相结合。反应液被吸入至测量池中,通过电磁作用将磁珠吸附在电极表面,将未与磁性微粒结合的游离物质除去。电极加压后使复合物产生光信号,通过光电倍增器测量发光强度。由分析仪的定标曲线得到 TSH 的测定结果。

(2)试剂:与分析仪配套的商品化 TSH 测定成套试剂盒。

(3)操作:按仪器和试剂说明书设定测定条件,进行定标品、质控品和待测样品的测定。

(4)参考区间。成人 TSH:0.270~4.20 mIU/L。此参考区间引自商品化试剂说明书,实验室应评估参考值对相应患者人群(包括儿童、青春期和妊娠妇女)的适用性,必要时建立各自的参考区间。

(5)注意事项。

标本稳定性:样本在 2~8 ℃可保存 7 天;在-20 ℃可保存 1 个月,避免反复冻融。冷藏的试剂和样本应在室温中平衡至 20~25 ℃;避免过度振荡产生泡沫影响测定。

定标:批号不同的试剂必须进行定标,每批试剂应分别制作标准曲线。同一批号试剂如超过定标稳定时间,应重新定标。

稀释:若样本中 TSH 浓度超过测定范围,可用配套的稀释剂进行稀释。推荐稀释比是 1:10,经过稀释的样本浓度必须>10 mIU/L。

干扰因素:对于接受高剂量生物素治疗的患者(>5 mg/d),必须在末次生物素治疗 8 小时后采集样本。少数病例中极高浓度的待测物特异性抗体、链霉亲和素或钌抗体会影响测定结果。自身抗体的存在会产生高分子量复合物(巨大-TSH),可能会导致 TSH 意外升高。

(二)临床意义

(1)对原发性甲状腺功能减退患者 TSH 测定是最灵敏的指标。此时由于甲状腺激素分泌减少,对垂体的抑制减弱,TSH 分泌增多;甲状腺功能亢进接受[131]I 治疗后、某些严重缺碘或地方性甲状腺肿流行地区的居民中,也可伴有 TSH 升高。

(2)原发性甲状腺功能亢进,T_3、T_4 分泌增多,TSH 水平下降或检测不出。

(3)原发性甲状腺功能减退患者接受 T_4 替代疗法可测定 TSH 作为调节用量的参考。

(4)继发性甲状腺功能减退或亢进患者根据其原发病变部位的不同,TSH 水平亦有变化。

(5)超敏 TSH 测定越来越多地用于确定亚临床或潜在性甲状腺功能减退或甲状腺功能亢进。

五、生长激素测定

生长激素(GH)由腺垂体嗜酸细胞分泌,为单链多肽类激素,以游离形式输送到靶组织发挥作用。GH 最重要的生理作用是促进骨骺软骨细胞 DNA 和 RNA 的合成,使软骨细胞分裂、增殖,蛋白黏多糖合成活跃,骨骺板增厚,身材长高。GH 广泛参与机体代谢,包括:①与促生长相适应的蛋白质同化作用;②促进脂肪水解,血游离脂肪酸升高并向肝脏转移;③与血糖变化有关;④还参与性发育调节。

GH 的分泌主要受下丘脑释放的生长素释放激素(GHRH)和生长素释放抑制激素(GHIH)调控,呈脉冲式分泌,并有明显的昼夜节律。生长激素与生长激素结合蛋白(GHBP)相结合,能够减弱因腺垂体脉冲式分泌引起的 GH 波动。GH 的基础水平在幼儿时期最高,随着年龄的增长逐步下降,在 60 岁时达到最低点。

GH 的测定一般采用化学发光免疫测定(CLIA)法和电化学发光免疫测定(ECLIA)法。

(一)检测方法

1.CLIA 法

(1)原理:采用一步酶免法("夹心法")测定。将样本添加到含有抗 GH-碱性磷酸酶结合物、蛋白缓冲液和包被着抗 GH 单克隆抗体的顺磁性微粒的反应管中。样本中 GH 与固定在固相上的抗 GH 单克隆抗体结合,而抗 GH-碱性磷酸酶结合物和 GH 上不同的抗原位点反应。结合在固相上的复合物置于磁场内被吸附住,而未结合的物质被冲洗除去。随后将化学发光底物添加到反应管中,它在 ALP 的作用下迅速发光,所产生光的量与样本中 GH 的浓度成正比,通过多点校准曲线确定样本中 GH 的量。

(2)试剂:与分析仪配套的商品化 GH 测定成套试剂盒。

(3)操作:按仪器和试剂说明书设定测定条件,进行定标品、质控品和待测样品的测定。

(4)参考区间。①成年男性:0.003~0.971 $\mu g/L$。②成年女性:0.010~3.607 $\mu g/L$。

此参考区间引自商品化试剂说明书。

(5)注意事项。

标本类型及稳定性:以血清或肝素抗凝血浆作为检测样本。样本在 2~8 ℃可保存 14 小时;在 −20 ℃可保存 6 个月,避免反复冻融。

影响因素:由于 GH 主要以脉冲式分泌 q 及半寿期仅 20 分钟,在不能确定患者是否处于脉冲式分泌期或间隔期采血的情况下,不能仅根据 GH 的测定结果作出相关诊断。环境和诸多因素包括(不仅限于)营养摄入、运动、生理压力、消沉、外伤和年龄等都会影响 GH 的分泌和清除进而影响它在血液中的浓度。

干扰因素:应注意患者体内可能存在的嗜异性抗体对测定结果的影响。

结果报告:在介于检测的下限和最高定标品值之间的可分析范围内,可进行样本的定量测定。若样本含量低于检测的下限,以低于该值报告结果,若样本含量高于最高定标品值,则以大于该值报告结果。也可将样本与"S0"定标品或用配套试剂中的样品稀释液等体积稀释后重新测定。

2.ECLIA 法

(1)原理:采用双抗体夹心法原理测定。将待测样本、生物素抗 GH 特异性单克隆抗体和钌复合体标记的抗 GH 单克隆抗体一起孵育,反应生成一"三明治"样抗原-抗体复合物。加入链霉亲和素包被的磁珠微粒后,上述复合物通过生物素与链霉亲和素的相互作用与固相结合。反应液被吸入至测量池中,通过电磁作用将磁珠吸附在电极表面,将未与磁性微粒结合的游离物质除去。电极加压后使复合物产生光信号,通过光电倍增器测量发光强度。由分析仪的定标曲线得到 GH 测定结果。

(2)试剂:与分析仪配套的商品化 GH 测定成套试剂盒。

(3)操作:按仪器和试剂说明书设定测定条件,进行定标品、质控品和待测样品的测定。

(4)参考区间。①男孩(0～10 岁):0.094～6.29 $\mu g/L$。②女孩(0～10 岁):0.12～7.79 $\mu g/L$。③男孩(11～17 岁):0.077～10.8 $\mu g/L$。④女孩(11～17 岁):0.123～8.05 $\mu g/L$。⑤男性(成年):0.03～2.47 $\mu g/L$。⑥女性(成年):0.126～9.88 $\mu g/L$。

此参考区间引自商品化试剂说明书。

(5)注意事项。

标本类型及稳定性:血清或肝素锂/EDTA-K2/EDTA-K3 抗凝的血浆作为检测样本,不可使用有肉眼可见的溶血现象的标本。冷藏的试剂和样本应在室温中平衡至 20～25 ℃再上机测定;避免过度振荡产生泡沫影响测定。

定标:批号不同的试剂必须进行定标,每批试剂应分别制作标准曲线。同一批号试剂如超过定标稳定时间,应重新定标。

稀释:GH 浓度高于检测范围的样本可用试剂盒中配套的通用稀释液按 1:2 稀释,经稀释样本的浓度必须>25 $\mu g/L$。

干扰因素:对于接受高剂量生物素治疗的患者(>5 mg/d),必须在末次生物素治疗 8 小时后采集样本。少数病例中极高浓度的分析物特异性抗体、链霉亲和素或钌抗体会影响检测结果。本测定与 TSH、FSH、LH、HCG、PRL 等有不同程度的交叉反应性。本测定不适用于检测怀孕妇女样本中的 GH,因其与胎盘中的 GH 会发生交叉反应性。胎盘中 GH 是脑垂体 GH36 的变异体,在怀孕过程中其血清水平会升高。

(二)临床意义

(1)儿童和青少年 GH 缺乏(包括原发性和继发性)会使纵向生长相比骨龄较为迟缓,导致躯体生长受阻,骨骼发育不全,性器官及第二性征发育受阻。若未伴有甲状腺功能减退,智力大多正常,有别于呆小症。

(2)成人若有严重的 GH 缺乏会出现肌力减退、骨量减少、胰岛素灵敏度下降、腹部肥胖和心血管危险因素升高。

(3)GH 的过度分泌会导致巨人症和肢端肥大症,但是二者的起病年龄不一样:在生长发育期 GH 过度分泌可致巨人症,而成年后 GH 过度分泌则可形成肢端肥大症。如果 GH 持续过度分泌,巨人症亦可发展为肢端肥大症。病因多为垂体腺瘤、腺癌或垂体嗜酸细胞异常增生。

(4)由于随机采取的血样测定 GH 水平基本无临床参考价值,故常用标准化的药理或运动激发试验对生长激素缺乏症进行诊断;GH 升高的个体应通过抑制试验确定生长激素是否过多。

(卢龙涛)

第二节　甲状旁腺激素检验

甲状旁腺激素(PTH)和降钙素(CT)分别由甲状旁腺的主细胞及嗜酸性粒细胞和甲状腺滤泡旁细胞(C 细胞)合成和分泌,都属多肽类激素。PTH 和 CT 均通过调节机体血液中钙离子浓度而发挥作用,前者提高钙离子水平,而后者则降低。人体内 PTH、CT 和维生素 D 一起构成了对血液中钙离子浓度的调节系统,并借助骨骼、肾脏和肠道等组织实现这种调节,使血液中的钙离子浓度维持在一个非常狭窄的范围之内,从而保证机体内环境的相对稳定。另外,此调节系统还在机体的磷代谢、细胞凋亡、骨骼代谢等方面发挥重要作用。

一、甲状旁腺激素测定

甲状旁腺激素(PTH)主要由甲状旁腺的主细胞和嗜酸性粒细胞合成和分泌,分泌入血后的 PTH 具有显著的不均一性,只有整分子的 PTH 和 N 端片段具有生物活性。PTH 的合成和分泌受血液钙离子的直接调节,其他激素如降钙素、皮质醇、泌乳素、生长激素等也能影响其合成和分泌。PTH 主要功能是通过提高血液钙离子水平提高尿液磷的水平,并降低血液中磷的水平;增加破骨细胞及其活性,促进骨重建;通过增强维生素 D 的合成增加肠道对钙的吸收;加快肾脏 25-(OH)D$_3$ 转换为 1,25-(OH)$_2$D$_3$ 的生成,促进小肠对钙和磷的吸收。

PTH 的测定主要用 CLIA 法,以下介绍 CLIA 法测定 PTH。

(一)原理

其采用双位点酶免疫法(夹心法)测定。将样本、抗人 PTH 单克隆抗体-ALP 结合物、含蛋白的 Tris 缓冲液及包被有抗人 PTH 多克隆抗体的磁性微球一起添加到反应管中。在反应管内温育完成后,结合在固相上的物质在磁场内被吸住,而未结合的物质被冲洗除去。然后,将化学发光底物添加到反应管内,它在 ALP 的作用下迅速发光,所产生的光量与样本中 PTH 的浓度成正比,通过多点校准曲线确定样本中 PTH 的量。

(二)试剂

试剂采用与分析仪配套的商品化 PTH 测定成套试剂盒。

(三)操作

按仪器和试剂说明书设定测定条件,进行定标品、质控品和待测样品的测定。

(四)参考区间

成人 PTH:12~88 ng/L(1.3~9.3 pmol/L)(此参考区间引自商品化试剂说明书)。

(五)注意事项

1.标本类型及稳定性

血清和肝素、EDTA 抗凝血浆样本均可用于检测,避免使用溶血和脂血样本。血浆样本在 2~8 ℃下可放置 48 小时;在≤−20 ℃下 6 个月内稳定。血清样本在 2~8 ℃下 8 小时内稳定;在≤−20 ℃下可保存 6 个月,避免反复冻融。

2.结果报告

在介于检测下限和最高定标品值之间的分析范围内,可进行样本的定量测定。若样本含量低于测定下限,以小于该值报告结果;若样本含量高于最高定标品值,则以大于该值报告结果。也可将样本用样本稀释液作 10 倍稀释后重新测定。

3.干扰因素

应注意某些患者体内可能存在的异嗜性抗体对测定结果的影响。

(六)临床意义

(1)PTH 对于保持钙离子内环境稳定具有关键作用,定量测定钙代谢紊乱患者的血液 PTH 浓度可有助于高钙血症和低钙血症的鉴别诊断。

（2）甲状旁腺功能亢进的诊断和鉴别诊断高钙血症由原发性甲状旁腺功能亢进或异位 PTH 分泌（假性甲状旁腺功能亢进）引起时，多数患者 PTH 水平升高。相反，如果是恶性肿瘤或其他病因，PTH 水平可能下降或在正常范围之内。

（3）甲状旁腺功能减退的诊断和鉴别诊断原发性甲状旁腺功能减退表现为低 PTH 水平伴随低血钙水平，而继发性甲状旁腺功能减退患者中，血清 PTH 水平较低，血清钙离子水平上升。

（4）美国临床实践指南推荐对慢性肾病（CKD）患者定期检测血清钙、磷和 PTH 以用于 CKD 患者骨代谢的监测及疗效评估。

（5）PTH 测定还可评估肾病患者骨营养不良的危险程度和甲状旁腺功能亢进患者的维生素 D 缺乏或吸收障碍情况。肾衰期血中 $1,25\text{-}(OH)_2D_3$ 浓度降低，使肠道钙吸收障碍，导致 PTH 分泌增加。

（6）Ⅱ型骨质疏松症患者血清 $1,25\text{-}(OH)_2D_3$ 和 $25\text{-}(OH)D_3$ 明显下降，而血清 PTH 有升高趋势。

二、降钙素测定

降钙素（CT）主要由甲状腺滤泡旁细胞（C 细胞）合成和分泌，由 32 个氨基酸组成。CT 在人体内的半衰期约为 10 分钟，主要在肾脏降解，血浆中的某些因子也可促进它的降解。CT 的合成和分泌主要受体内钙离子水平的调控，钙离子水平升高，刺激 CT 的合成和分泌；反之，CT 的合成和分泌受到抑制。另外，胃肠肽、雌激素和维生素 D 等也可影响 CT 的合成和分泌，餐后胃肠肽对 CT 分泌的刺激在维持餐后钙平衡中具有重要作用。CT 的主要功能是调节血液中钙离子浓度，与 PTH 及维生素 D 等因子一起维持机体内环境中钙离子的平衡。与 PTH 不同，CT 可明显抑制破骨细胞的活性，导致骨钙利用下降，该作用在骨再造中尤为突出。

CT 的测定主要用 CLIA 法，以下介绍 CLIA 法测定 CT。

（一）原理

其采用双抗体夹心法测定。一株抗人 CT 单克隆抗体标记 ABEI，另一株抗人 CT 单克隆抗体标记 FITC。样本与 ABEI 和 FITC 标记的抗人 CT 单克隆抗体和包被着抗 FITC 抗体的磁性微球混匀，形成双抗体夹心的免疫复合物。结合于固相上的免疫复合物在外加磁场的作用下，通过洗涤与未结合的物质分离。将上述反应物吸入测量室，加入发光底物，检测荧光强度。荧光强度与样本中 CT 浓度成正比，通过多点校准曲线确定样本中 CT 的量。

（二）试剂

试剂采用与分析仪配套的商品化降钙素测定成套试剂盒。

（三）操作

按仪器和试剂说明书设定测定条件，进行定标品、质控品和待测样品的测定。

（四）参考区间

成人 CT：10.1～120 ng/L（此参考区间引自商品化试剂说明书）。

（五）注意事项

1. 标本类型及稳定性

推荐使用血清样本；样本在 2～8 ℃下稳定 6 小时，−20 ℃下可保存 30 天。避免反复冻融。

2. 试剂要求

实验前各种试剂需在室温中平衡并混匀；不同批号试剂盒中各组分不能混用。当磁性微球溶液中磁性颗粒发生凝集,或定标品、发光标记物和荧光素标记物呈明显浑浊状,甚至出现沉淀时,说明试剂已变质。发光标记物和荧光素标记物均应避免阳光直射。

(六)临床意义

(1)CT 可作为诊断甲状腺髓样癌(MTC)的肿瘤标志物。MTC 是由 C 细胞发展而来,能大量分泌 CT。MTC 经手术治疗后 CT 水平可恢复正常,若手术不彻底或术后复发或已转移,则 CT 水平不降或不能降低至正常水平。

(2)CT 升高还可见于肺癌、乳腺癌等引起的异位内分泌综合征,且 CT 水平与病变活动程度呈明显相关。

(3)在白血病、骨髓增生性疾病、妊娠期、恶性贫血、肾衰竭、慢性炎症等疾病中也可见到 CT 水平升高。

(卢龙涛)

第三节 肾上腺激素检验

肾上腺由其中心部的髓质和周边部的皮质两个独立的内分泌器官组成。肾上腺皮质和髓质所分泌的激素在化学结构、性质及生理作用等方面完全不同。

肾上腺髓质主要合成和分泌肾上腺素、去甲肾上腺素和多巴胺,这三种具有生物学活性的物质在化学结构上均含有儿茶酚及乙胺侧链,生理功能有许多共同点,故统称为儿茶酚胺类激素。肾上腺素和去甲肾上腺素的主要终产物是 4-羟基-3-甲氧基扁桃酸(香草扁桃酸),多巴胺的主要终产物是高香草酸。这两种物质与葡萄糖醛酸或硫酸结合后,随尿液排出体外。测定尿液中 VMA 含量,能反映体内肾上腺髓质激素的含量,是临床用于嗜铬细胞瘤诊断的指标。

肾上腺皮质由球状带、束状带和网状带构成。球状带分泌盐皮质激素,主要是醛固酮和去氧皮质酮;束状带分泌糖皮质激素,主要是皮质醇和少量的皮质酮;网状带分泌性激素,主要是脱氢异雄酮、雄烯二酮及少量雌激素。这 3 类激素都是胆固醇的衍生物,故称之为类固醇激素。肾上腺皮质疾病的临床表现和体征具有非特异性和不典型的特征,常需要依赖相关激素及其代谢产物的测定和各种动态试验才能做出正确的诊断。

肾上腺激素的测定主要采用免疫学方法和化学方法。本节主要介绍用这些方法诊断肾上腺功能紊乱的主要特殊检测项目。

一、皮质醇测定

皮质醇是肾上腺皮质分泌的主要激素之一,也是最主要的糖皮质激素。皮质醇在体内影响机体的糖、脂和蛋白质的代谢,具有抗炎、抗毒和抗过敏的作用,还对维持血管紧张度和反应性、增强中枢神经系统的兴奋作用具重要意义。

皮质醇分泌入血后,绝大部分与血液循环中的皮质激素结合球蛋白结合,具有生物活性的只占总皮质醇的 1%~3%。皮质醇的分泌具有昼夜节律变化,一般在上午 8 时左右分泌最多,随后逐渐下降,午夜 0 时分泌最少。

皮质醇的测定通常采用荧光光度法、高效液相色谱法(HPLC)和免疫学技术(如放射免疫测定、化学发光免疫测定和电化学发光免疫测定等)。皮质醇的测定一般用化学发光免疫测定(CLIA)法和电化学发光免疫测定(ECLIA)法。

(一)检测方法

1.CLIA 法

(1)原理:采用竞争结合酶免法测定。将样本加到含有抗皮质醇抗体(一抗)、皮质醇-ALP结合物、包被着捕获抗体(二抗)的顺磁性微粒的反应管中。样本中的皮质醇和皮质醇-ALP结合物竞争性地与抗皮质醇抗体结合。产生的抗原-抗体复合物被磁性微粒上的捕获抗体结合。温育完成后,结合在磁性微粒上的物质于磁场内被吸附住,而未结合的物质被冲洗除去。将化学发光底物添加到反应管内,其在 ALP 的作用下迅速发光,并对反应所产生的光进行测量。反应系统所产生光的量与样本内皮质醇的浓度成反比,样本中皮质醇的量由多点校准曲线来确定。

(2)试剂:与分析仪配套的商品化皮质醇测定成套试剂盒。

(3)操作:按仪器和试剂说明书设定测定条件,进行定标品、质控品和待测样品的测定。以尿液作为样本时,需收集 24 小时总尿量至含有 10 g 硼酸作为防腐剂的容器中,并记录总尿量。若样本浑浊或有沉淀时,应离心取上清液,直接进行样本测定或经提取后再上机测定。尿液样本的提取按说明书操作。

(4)参考区间。①血液样本。上午:6.7～22.6 $\mu g/dL$;下午:<10 $\mu g/dL$。②尿液样本。经提取:21～111 $\mu g/24\ h$;未经提取:58～403 $\mu g/24\ h$。

此参考区间引自商品化试剂说明书。

(5)注意事项。

标本类型及稳定性:血清、血浆(肝素或 EDTA 抗凝)和尿液作为检测样本。样本在 2～8 ℃可保存14 小时;在－20 ℃可保存 6 个月,避免反复冻融。

结果报告:在介于检测下限和最高定标品值之间的分析范围内,可进行样本的定量测定。若样本含量低于测定下限,以小于该值报告结果;若样本含量高于最高定标品值,则以大于该值报告结果。也可将样本与"S0"定标品等体积稀释后重新测定。

干扰因素:应注意患者体内可能存在的嗜异性抗体、某些激素、药物等活性物质对测定结果的影响。

2.ECLIA 法

(1)原理:采用"竞争法"测定。将样本、生物素化抗皮质醇特异性抗体和钌复合物标记的皮质醇衍生物一起孵育。被标记的抗体结合位点部分与样品中的待测物结合,部分与钌标记的半抗原结合,此反应取决于样品中待测物的浓度和各自免疫复合物的形成。随后在上述反应体系中加入包被链霉亲和素的磁性微粒进行温育,通过电磁作用将磁性微粒吸附在电极表面,未与磁性微粒结合的物质被去除。电极加压后使复合物产生光信号,通过光电倍增器测量发光强度。发光强度与样本中皮质醇浓度成反比。由分析仪的定标曲线得到皮质醇的测定结果。

(2)试剂:与分析仪配套的商品化皮质醇测定成套试剂盒。

(3)操作:按仪器和试剂说明书设定测定条件,进行定标品、质控品和待测样品的测定。

以唾液作为检测样本时,将采集拭子于口腔内轻轻咀嚼 2 分钟,待采集拭子浸满唾液后取出,将拭子悬空插入采集管并加盖。经离心(1 000 g×2 分钟)后分离唾液至另一干净试管。取上清液进行测定,操作步骤与血清或血浆样本一致。

(4)参考区间。①血液样本。上午:6.2～19.4 $\mu g/dL$;下午:2.3～11.9 $\mu g/dL$。②尿液样本:

36～137 μg/24 h。③唾液样本。上午：<0.69 μg/dL；下午：<0.43 μg/dL。

此参考区间引自商品化试剂说明书。

（5）注意事项。

标本类型及稳定性：血清、血浆（肝素或 EDTA 抗凝）、尿液和唾液作为检测样本。用枸橼酸钠抗凝血浆作为检测样本时，所得结果必须通过＋10％予以校准；氟化钠/草酸钾抗凝血浆样本的测定结果比血清样本低 27％。将冷藏的试剂和样本在室温中平衡至 20～25 ℃再上机测定，避免过度振荡产生泡沫影响测定。

由于皮质醇分泌的生物节律性，必须注明样本的采集时间。

稀释：高于检测范围的样本可用通用稀释液以 1∶10 稀释，经稀释的样本皮质醇浓度必须＞1.8 μg/dL。

定标：批号不同的试剂必须进行定标，每批试剂应分别制作标准曲线。同一批号试剂如超过定标稳定时间，应重新定标。

干扰因素：对于接受高剂量生物素治疗的患者（>5 mg/d），必须在末次生物素治疗 8 小时后采集样本。少数病例中极高浓度的待测物特异性抗体、链霉亲和素或钌抗体会影响测定结果。妊娠、避孕药物和雌激素治疗会增高皮质醇的浓度；由于反应体系中使用皮质醇衍生物，本测定与皮质酮、去氧皮质酮、脱氧皮质醇、羟化皮质醇、孕酮等有不同程度的交叉反应性。

（二）临床意义

（1）血清皮质醇的浓度具有昼夜节律性变化，通常最高峰值出现在清晨，随后逐渐降低，夜间浓度可降至峰值浓度的一半左右。因此在解释结果时，明确采血时间非常重要。

（2）检测患者血液循环中皮质醇的含量可用于诊断肾上腺、垂体和下丘脑的功能是否正常，如库欣综合征患者皮质醇含量明显增高，而原发性慢性肾上腺皮质功能减退症患者皮质醇浓度明显降低。皮质醇测定也可用于库欣综合征使用地塞米松抑制治疗或原发性慢性肾上腺皮质功能减退症使用激素替代治疗的疗效监测。

（3）可以选择测定患者 24 小时尿液中的皮质醇浓度，因为尿液中排泄的皮质醇不受昼夜节律性分泌的影响。尿液中皮质醇均不与转运蛋白结合，因此被称为尿游离皮质醇（UFC）。

（4）有研究认为测定患者夜晚唾液中的皮质醇比测定尿液游离皮质醇更有价值，特别适于儿童、精神病患者，以及由于不同的压力因素影响肾上腺皮质过度分泌肾上腺类固醇激素的个体。

二、促肾上腺皮质激素测定

促肾上腺皮质激素（ACTH）是一种由 39 个氨基酸组成的多肽类激素，由前体蛋白阿黑皮素原（POMC）剪切而来，在下丘脑-垂体-肾上腺轴中至关重要。腺垂体的促肾上腺皮质激素细胞受到下丘脑释放的促肾上腺皮质释放激素（CRH）刺激后，分泌和释放 ACTH。ACTH 作用于肾上腺皮质，促进糖皮质激素（特别是皮质醇）的合成和分泌。血液中高浓度的糖皮质激素又可以通过负反馈机制抑制 CRH 和 ACTH 的分泌。外周血中 ACTH 仅以 ng/L 水平微量存在，临床常采用免疫分析法测定，所采用的双抗体夹心法具有较高的灵敏度和特异性。

ACTH 的测定主要采用 ECLIA 法，以下介绍 ECLIA 法测定 ACTH。

（一）原理

其采用"双抗体夹心法"。将待测样本、生物素连接的抗 ACTH 特异性单克隆抗体和钌复合物标记的 ACTH 特异性单克隆抗体反应，生成"三明治样"夹心复合物。添加包被了链霉亲和素的磁珠微粒进行孵育,通过生物素和链霉亲和素的作用使复合物与磁性微粒结合。将反应液吸入测量池中,通过电磁作用将磁性微粒吸附在电极表面。未与磁性微粒结合的物质被去除。电极加压后使复合物产生光信号,通过光电倍增器测量发光强度。通过分析仪的定标曲线得到ACTH的测定结果。

(二)试剂

试剂采用与分析仪配套的商品化 ACTH 测定成套试剂盒。

(三)操作

按仪器和试剂说明书设定测定条件,进行定标品、质控品和待测样品的测定。

(四)参考区间

成人 ACTH:7.2～63.3 ng/L(上午 7:00～10:00 时收集血浆样本)。此参考区间引自商品化试剂说明书。

(五)注意事项

(1)标本类型及稳定性仅用 EDTA-K2 和 EDTA-K3 抗凝血浆作为检测样本,仅使用经预冷处理的采血管。采血后,将样本直接放在冰上,并用带制冷功能的离心机分离血浆。样本在 2～8 ℃可保存 2 小时,在－20 ℃可保存 4 周,避免反复冻融。将冷藏的试剂和样本在室温中平衡至20～25 ℃再上机测定。

(2)ACTH 的释放呈现昼夜变化,表现为清晨时浓度高,夜间时浓度低。因此,了解血浆样本的收集时间对解释检测结果非常重要。

(3)干扰因素对于接受高剂量生物素治疗的患者(＞5 mg/d),必须在末次生物素治疗 8 小时后采集样本。少数病例中极高浓度的待测物特异性抗体、链霉亲和素或钌抗体会影响测定结果。

(六)临床意义

(1)血浆 ACTH 升高或降低、昼夜节律消失,提示存在肾上腺皮质功能紊乱。

(2)血浆 ACTH 测定一般不作为筛查首选项目,而是作为配合皮质醇测定用于诊断肾上腺功能紊乱的种类及病变部位。

(3)ACTH 和皮质醇均升高,提示下丘脑、垂体病变或异源性 ACTH 综合征所致的肾上腺皮质功能亢进。

(4)ACTH 兴奋试验适用于诊断原发性或继发性皮质功能减退。由于 ACTH 可迅速刺激肾上腺皮质合成释放皮质醇,因而可以通过静脉注射 ACTH 评价肾上腺皮质的可兴奋性。

三、尿液中 17-酮类固醇测定

17-酮类固醇(17-KS)是在 17 号碳原子上有一个酮基的所有类固醇物质的统称。尿液中这类化合物主要为雄酮、脱氢异雄酮、原胆烷醇酮等,是肾上腺皮质激素及雄性激素的代谢产物。17-酮类固醇在尿液中排泄,提示肾上腺和性腺皮质类固醇合成的速率。成年男性 2/3 的皮质类固醇来自肾上腺,而成年女性的皮质类固醇则全部来自肾上腺。酮类固醇的大部分是雄激素,刺激男性第二性征的发育。因此,17-酮类固醇试验主要用于测定雄激素的产生,尤其是由肾上腺分泌的部分。本试验的主要价值是筛查肾上腺和卵巢功能的紊乱。

17-酮类固醇测定应用最多的方法是 Zimmermann 呈色反应,虽然此反应的特异性不高,每种酮类固醇的生色反应不一,但是直至目前仍有许多实验室用这种方法检查肾上腺雄激素,仍然是临床用于评价雄激素状态的有效指标。

（一）原理

17-酮类固醇测定采用 Zimmermann 呈色反应。尿液中 17-酮类固醇是肾上腺皮质激素和雄性激素的代谢产物，大部分为水溶性的葡萄糖醛酸酯，必须经过酸的作用使水解成游离的类固醇，再用有机溶剂提取，经过洗涤去除酸类及酚类物质。17-酮类固醇分子结构中的酮-亚甲基（-CO-CH$_2$—）能与碱性溶液中的间二硝基苯作用，生成红色化合物，在 520 nm 处测定其吸光度进行定量。

（二）试剂

(1)浓盐酸。

(2)5 mol/L 氢氧化钾去醛乙醇溶液。

(3)1 mol/L 氢氧化钠溶液。

(4)乙酸乙酯。

(5)去醛乙醇溶液取无水乙醇 100 mL，加盐酸间苯二胺 4 g，充分混匀后静置暗处 1 周，每天振摇 2 次，到期进行蒸馏，弃去开始蒸出和最后剩余部分各约 50 mL，收集所得乙醇，置棕色瓶中保存。

(6)雄酮标准液(100 μg/mL)精确称取去氢异雄酮(MW 288.3)10 mg，置于 100 mL 容量瓶中，用经纯化的去醛乙醇溶解并稀释至刻度。将此溶液分装于洁净的试管中，每管 0.2 mL，置 37 ℃温箱中烘干，每次测定时取 1 管使用。

(7)75％去醛乙醇取无水去醛乙醇，用蒸馏水稀释成 75％浓度。

(8)20 g/L 间二硝基苯乙醇溶液取无色的纯间二硝基苯 0.2 g，溶于去醛无水乙醇中，使总量为 10 mL。置棕色瓶内，冰箱保存备用。若使用等级较低的间二硝基苯，则须先经提纯处理。

（三）操作

(1)取尿液样本 5 mL，置 20 mm×150 mm 试管中，加浓盐酸 1.5 mL，再加 4％甲醛溶液 0.2 mL 在沸水中煮沸 20 分钟，取出试管，置冷水中冷却。

(2)将冷却的尿样移入 30 mL 小分液漏斗，加乙醚 10 mL，振摇 2 分钟，静置。待分层后弃去下层尿液。

(3)再向分液小漏斗中加入 1 mol/L 氢氧化钠溶液 5 mL，轻摇 1 分钟以洗乙醚。放置澄清，弃去下层水相。

(4)再用蒸馏水 2.5 mL，轻摇 30 秒洗乙醚。放置待澄清，弃去下层水相。

(5)将乙醚移入 15 mL 试管中，于 40～50 ℃水浴中蒸干，此管即为测定管。

(6)按表 12-1 操作，设测定管、标准管(内含雄酮标准品 0.02 mg)、空白管。

表 12-1 17-酮测定显色反应步骤

加入物(mL)	测定管	标准管	空白管
去甲醛无水乙醇	0.2	0.2	0.2
20 g/L 间二硝基苯乙醇液	0.2	0.2	0.2
50 mol/L 氢氧化钾溶液	0.3	0.3	0.3
（振摇混匀，放入 37 ℃水浴中 20 分钟）			
75％去醛乙醇	3.0	3.0	3.0
乙酸乙酯	3.0	3.0	3.0

将表 12-1 中各管混匀振摇 30 秒,1 000 r/min 离心 2 分钟,上层溶液移入 10 mm 光径比色杯中。分光光度计波长为 520 nm,以空白管调零,读取各管的吸光度。

(四)参考区间

成年男性:28.5~61.8 μmol/24 h(8.2~17.8 mg/24 h)。

成年女性:20.8~52.1 μmol/24 h(6.0~15.0 mg/24 h)。

(五)注意事项

(1)标本类型及稳定性在收集尿液的容器中加浓盐酸 5 mL 防腐。按常规方法收集 24 小时尿液,记录总尿量。如不能及时进行测定,应将尿液样本置于 4~8 ℃冰箱中,以免 17-酮类固醇被破坏而导致测定结果降低。

(2)由于本反应所显色泽不够稳定,比色操作应在 10 分钟内完成,大批量样本测定时应分批显色。

(3)试剂要求商品化的无水乙醇和间二硝基苯应纯化后使用。5 mol/L 氢氧化钾去醛乙醇溶液不够稳定,不宜多配。水解过程中加入甲醛可抑制非特异性色素的生成,但不改变类固醇化合物的结构和性质。

(4)采血前准备在测定前,患者应停服带色素的药物和干扰测定反应的药物。

(六)临床意义

(1)尿液中 17-酮类固醇降低见于克兰费尔特综合征,是一种男性原发性性腺功能减退症,临床表现为睾丸曲细精管玻璃样变性、睾丸萎缩、智力低下。

(2)继发性性腺功能减退、妇女垂体性肾上腺功能减退,患者尿液中 17-酮类固醇降低;某些慢性病如结核、肝脏疾病、糖尿病等患者亦可见 17-酮类固醇降低。给予某些药物如皮质类固醇、雌激素、口服避孕药等也可导致其降低。

(3)尿液中 17-酮类固醇升高见于睾丸肿瘤、肾上腺增生、肾上腺癌、库欣综合征,以及多毛征患者。给予 ACTH、促性腺激素等也可使 17-酮类固醇升高。

四、尿液中 17-羟皮质类固醇测定

17-羟皮质类固醇(17-OH-CS)为肾上腺皮质所分泌的激素,主要为可的松和氢化可的松。17-羟皮质类固醇的特征是在第 17 碳原子上有一个羟基,它是皮质醇的一些主要代谢物。测定尿液中 17-羟皮质类固醇的量可以间接反映皮质醇的分泌情况,提示从肾上腺皮质释放至血液中皮质醇的量。

(一)原理

尿液中 17-羟皮质类固醇测定采用 Porter-Silber 反应。在酸性条件下,用正丁醇-氯仿提取尿液中结合型或游离型 17-羟皮质类固醇,在抽提液中加入盐酸苯肼和硫酸,17-羟与苯肼反应,生成能产生黄色腙的复合物。此反应即为 Porter-Silber 呈色反应。用亦有呈色反应的氢化可的松作为标准液。用分光光度计在波长 410 nm 处测定其吸光度进行定量。

(二)试剂

10 mol/L 硫酸取浓硫酸(AR)280 mL,缓慢加入到 220 mL 蒸馏水中,边加边用冷水冷却。

(1)硫酸铵(AR)。

(2)氢化可的松标准液(0.1 mg/mL)精确称取氢化可的松 10 mg,溶于 100 mL 无水乙醇中,充分混匀。每管 0.2 mL(含 0.02 mg)分装,置 37 ℃温箱中烘干备用(标准管)。

（3）正丁醇商品化正丁醇必须精制后方可使用。精制方法如下：取正丁醇 1 000 mL，倾入 2 000 mL 圆底烧瓶中，加入盐酸苯肼 65 mg 和 10 mol/L 硫酸溶液 100 mL，置室温或冰箱中一周。加入 500 mL 蒸馏水于烧瓶中，振摇 1 分钟，静置分层，弃去下层水相。

在处理过的正丁醇中再加入无水硫酸钠 30 g，搅动片刻，放入冰箱过夜，次日进行重蒸馏。将蒸馏瓶置于沙浴上，瓶上的橡皮塞外面预先包有锡箔纸，其中一孔插入可显示 200 ℃ 的水银温度计，蒸馏瓶与冷凝管接头处亦包有锡箔纸，以免正丁醇的蒸气将橡皮塞溶解。收集 116～117 ℃ 时的蒸馏液，将未达到该温度时的蒸馏液和瓶中剩下的 20～30 mL 溶液弃去。

（4）盐酸苯肼溶液称取精制的盐酸苯肼 65 mg，氯化钠 1 g，溶于 100 mL 10 mol/L 硫酸溶液中（临用前新配）。称取盐酸苯肼 10 g，置 400 mL 无水乙醇中，隔水加热溶解，在室温下冷却。再放 4 ℃ 冰箱 24 小时，用布氏漏斗过滤，收集结晶部分。如此重复 2～3 次，直至无水乙醇为无色，收集结晶，于干燥处保存备用。

（5）氯仿（AR）质量较好的氯仿可以直接使用。若空白管测定时颜色较深时应精制。方法：于 2 000 mL 分液漏斗加入氯仿 1 000 mL，加浓硫酸 50 mL，充分混匀后静置分层。弃去硫酸液，再用蒸馏水洗氯仿 2 次，即可应用。

（三）操作

取尿液 3 mL，放入 50 mL 容量瓶内，加 10 mol/L 硫酸 2 滴，此时尿液 pH 约为 1，加无水硫酸铵 3 g，振摇 3 分钟，使饱和。

（1）向容量瓶内加入氯仿-正丁醇混合液（10∶1）33 mL，振摇 5 分钟。1 500 r/min 离心 10 分钟。用玻璃吸管吸净上层尿液并弃去。

（2）吸取 10 mL 氯仿-正丁醇提取液 2 份，分别放入 2 个 15 mL 带塞试管中，1 管标为尿样 A，另 1 管标为尿样 B。将尿样抽提液加入试管中。

（3）取标准管和空白管各 2 支，分别加入氯仿-正丁醇混合液（10∶1）10 mL，分别标为标准 A、标准 B；试剂 A、试剂 B。

（4）向各 A 管加入 10 mol/L 硫酸 4 mL；向各 B 管加入盐酸苯肼溶液 4 mL。所有试管均加塞盖紧，剧烈振摇 5 分钟，1 500 r/min 离心 15 分钟。

（5）离心后管内液体分为两层，17-羟皮质类固醇在上层硫酸层中，有机溶液在下层。立即用玻璃吸管吸取 3 mL 上层硫酸放入干燥清洁的 10 mm×150 mm 玻璃试管中（注意勿带入下层有机溶液）。

（6）将各 A 管和各 B 管同时放入 60 ℃ 恒温水浴中，准确地反应 42 分钟，然后迅速移入冷水浴中冷却。

（7）以试剂 A 管调零，将经显色反应后的各管中的溶液倒入 10 mm 比色杯内。用分光光度计在波长 410 nm 处读取吸光度。颜色稳定时间约为 2 小时。

（四）参考区间

成年男性：21.28～34.48 μmol/24 h；7.7～12.50 mg/24 h。

成年女性：19.27～28.21 μmol/24 h；6.98～10.22 mg/24 h。

（五）注意事项

（1）标本类型及稳定性收集尿液的容器内应预先加入浓盐酸 5～10 mL 作为防腐剂。留尿前两天应停服中药、维生素 B_2 等会使尿液颜色加深的药物，收集 24 小时尿液，记录尿量（mL）。

（2）可的松（皮质素）和氢化可的松（氢皮质素）显色强度不同，前者呈色强度高于后者，而尿液中排泄出的以氢化可的松为主。因此以氢化可的松作为标准更好,否则测定结果会偏低。

(3)操作要求每批操作分析结果时需要注意比较试剂 B 管吸光度的波动情况,若空白呈色较深,应分析原因应,包括器皿的洁净度及各种试剂的纯度等。本试验对所用试剂的纯度要求很高,许多试剂须经过精制,精制过程中应注意安全。

(六)临床意义

(1)尿液 17-羟质类固醇升高主要见于肾上腺皮质功能亢进,如库欣综合征、肾上腺皮质瘤及双侧肾上腺增生疾病等,其中肾上腺皮质肿瘤增生升高最为显著。另外,肥胖症和甲状腺功能亢进患者中亦可见升高。

(2)尿液 17-羟皮质类固醇降低见于肾上腺皮质功能不全,如原发性慢性肾上腺皮质功能减退症。某些慢性病,如肝病、结核病等也见减低。

(3)患者使用 ACTH 治疗时,健康个体、皮质腺癌、双侧肾上腺增生患者体内尿液 17-羟皮质类固醇可显著升高;而肾上腺皮质功能减退症和肾上腺癌患者,则变化不明显。

五、甲氧基肾上腺素和甲氧基去甲肾上腺素测定

儿茶酚胺是由儿茶酚(邻二羟基苯)和乙胺衍生物相结合的一类化合物。肾上腺素、去甲肾上腺素和多巴胺是体内最重要的内源性儿茶酚胺。甲氧基肾上腺素(MN)和甲氧基去甲肾上腺素(NMN)是内源性儿茶酚胺去甲肾上腺素和肾上腺素的甲氧基衍生物。正常情况下是在儿茶酚胺代谢过程中产生,但是嗜铬细胞瘤的嗜铬细胞会大量分泌该物质。故测定血液中 MN 和 NMN 浓度可用于嗜铬细胞瘤诊断。近年来,应用高效液相色谱技术(HPLC)和液相串联质谱技术(LC-MS)测定血液中 MN 和 NMN 由于其高灵敏度和高特异性,干扰少等特点已受到越来越多的关注。下述介绍液相串联质谱法测定血液中 MN 和 NMN。

(一)原理

标本经过前处理后,进入液相串联质谱仪的液相部分,被分离的标本成分通过梯度洗脱相继离开(洗脱或清洗出)色谱柱,进入质谱(MS)检测器,经过电喷雾电离和三重四级杆作用分离出目标离子。这些离子随后被输送到光电倍增管进行定量测定。

(二)试剂

流动相。A1:甲酸铵缓冲液(100 m mol/L,pH 3.0);②B1:100%乙腈。

1.色谱柱

亲水作用色谱柱(HILIC)(2.1×100 mm,1.7 μm)。

2.标准品和内标

MN:DL-metanephrine hydrochloride。

NMN:DL-normetanephrine hydrochloride。

MN 内标:DL-metanephrine-d$_3$(alphad$_1$,beta-d$_2$) · HCl。

NMN 内标:DL-normetanephrine · HCl(a-D$_1$,β-D$_2$)。

(三)操作

(1)标本制备380 μL 样本中加入 20 μL 内标(需加入一定量的 NaOH,调节 pH 至中性),振荡混匀,12 000×g 离心 1 分钟,等待检测。

(2)SPE 柱纯化样本。

(3)洗脱梯度和流速使用 SPE 柱纯化后样本,进样体积为 20 μL,第 1 分钟:A1 比例由 5%

升至 30％,保持 30％比例直至 2 分钟,之后 A1 比例升至 40％,然后立刻回到起始梯度,并且平衡 2 分钟。流速为 0.45 mL/min。

(注:上述条件和参数可根据实际情况做适当调整)

(4)质谱条件。

离子源:电喷雾离子源(ESI)。

扫描方式:正离子扫描。

还需设定参数有电喷雾电压(IS)、雾化气压力(GS1)、辅助气压力(GS2)、气帘气压力(CUR)、碰撞气压力(CAD)、雾化温度(TEM)。(注:以上离子源和扫描方式两项不随质谱仪型号变化而变化,其他参数需根据实际情况做调整)

(四)参考区间

(1)MN:≤96.6 pg/mL;

(2)NMN:≤163.0 pg/mL

此参考区间引用自复旦大学附属中山医院检验科建立的参考区间,实验室应评估参考值对相应患者人群的适用性,必要时建立自己的参考区间。

(五)注意事项

1.标本类型及稳定性

推荐使用 EDTA 抗凝样本。采集完样本后应尽快离心分离并放置 2～8 ℃,最长不超过12 小时,如需长期存放,需放置在－80 ℃。样本检测前避免反复冻融,复溶后的样本应平衡至室温。

2.试剂要求

标准品和内标需用 0.1 当量的盐酸配制,并长期存放在－80 ℃。试剂应平衡至室温(18～25 ℃),混匀后再使用。每次检测前需更换流动相 A1,并注意调节 pH。

(六)临床意义

(1)嗜铬组织的肿瘤以分泌去甲肾上腺素为主,在肾上腺部位有很高的皮质醇浓度,可以提高甲基转移酶的活性,将去甲肾上腺素转变为肾上腺素。因此,肾上腺嗜铬细胞瘤患者 NMN 和MN 水平均升高。

(2)由于副神经节瘤患者的外周血 MN 和 NMN 测定以 NMN 为主,肾上腺外的副神经节瘤NMN 水平升高明显。

(3)监测 MN 和 NMN 对术后评估手术效果,以及早期发现转移或复发可能有较好的预测价值。

六、尿液中香草扁桃酸测定

儿茶酚胺是由儿茶酚(邻二羟基苯)和乙胺衍生物相结合的一类化合物。肾上腺素、去甲肾上腺素和多巴胺是体内最重要的内源性儿茶酚胺,后者既是肾上腺髓质分泌的激素,又是肾上腺素能神经元释放的神经递质,所以儿茶酚胺具有特殊的生理功能和药理作用。香草扁桃酸(VMA)是儿茶酚胺的主要代谢产物,VMA 占体内肾上腺素和去甲肾上腺素代谢产物的 60％。测定尿液中 VMA 含量能够反映体内肾上腺髓质激素的水平,可用于嗜铬细胞瘤的临床诊断。

目前 VMA 测定方法主要分为两类,一类是分光光度法,另一类是层析法。尿液中所含有的大量化合物均可对比色法和层析法产生干扰,因此几乎所有的定量分析尿液 VMA 的方法,在分析前都需对尿液样本进行提取纯化,以提高检测方法的特异性和灵敏度。由于比色法的特异性较差,人们转而采用层析法,从干扰物中分离提取 VMA,再用重氮化的对硝基苯胺显色进行测定。近年来,应用高效液相色谱技术(HPLC)测定尿液 VMA 的方法,由于其特异性高,极少受到干扰等特点已受到广泛的关注。

目前实验室仍采用分光光度法和重氮化对硝基苯胺显色法测定 VMA,在少数有条件的实验室也采用 HPLC 的方法测定。

(一)检测方法

1.分光光度法

(1)原理:用醋酸乙酯从酸化尿液中提取 VMA 和其他酚酸,然后反提取到碳酸钾水层。水层加入高碘酸钠($NaIO_4$),使 VMA 氧化成香草醛。用甲苯从含有酚酸杂质的溶液中选择性提取香草醛,再用碳酸盐溶液反抽提到水层,用分光光度计在波长 360 nm 处测读取吸光度,测定水层中香草醛的浓度。

(2)试剂:①HCl(6 mol/L、0.01 mol/L)。②NaCl。③醋酸乙酯。④碳酸钾溶液(1 mol/L):138 g 碳酸钾溶于蒸馏水中,并加水至 1 L。室温保存,保存期超过 1 个月后需重配。⑤高碘酸钠(20 g/L):2 g 高碘酸钠($NaIO_4$,MW 213.89)溶于蒸馏水中并加水至 100 mL。需当天新鲜配制。⑥偏重亚硫酸钠(100 g/L):10 g 偏重亚硫酸钠($Na_2S_2O_5$,MW 190.10)溶于蒸馏水中,并加水至 100 mL。需当天新鲜配制。⑦醋酸(5 mol/L):286 mL 冰醋酸加蒸馏水至 1 L。⑧磷酸盐缓冲液(1 mol/L,pH 7.5)。A 液:268 g 磷酸氢二钠($Na_2HPO_4 \cdot 7H_2O$),加蒸馏水至 1 L 溶解,置冰箱保存。B 液:27.22 g 磷酸二氢钾(KH_2PO_4),加蒸馏水至 200 mL 溶解,置冰箱保存。取 A 液 168.2 mL 与 B 液 31.8 mL 混合,用 pH 计调节 pH 至 7.5,置冰箱保存。⑨标准液。VMA 标准贮存液(1 mg/mL,5.05 mmol/L):准确称取 VMA(MW 198.17)100 mg 置于 100 mL 容量瓶中,加入 0.01 mol/L HCl 至刻度,混匀。置冰箱保存,可稳定约 3 个月。VMA 标准应用液(10 μg/mL,50.0 μmol/L):取 1.0 mL 标准贮存液,加入 0.01 mol/L HCl 至 100 mL,用前新鲜配制。

(3)操作:①取 3 支具塞 50 mL 试管,标记"测定管"、"内标准管"和"未氧化空白管",分别加入 1 份尿液(相当于 24 小时尿总量的 0.2%体积)。②向"内标准管"中加入 VMA 标准应用液 1.0 mL。③用蒸馏水将各管体积补足至 5.5 mL,再加入 6 mol/L HCl 0.5 mL,使尿液进一步酸化。④向各管加入固体氯化钠(约 3 g),充分混匀使过饱和,再加入醋酸乙酯 30 mL,用力振摇 30 分钟,离心 5 分钟,提取 VMA。⑤取第二批具塞大试管 3 支,同样标记"测定管"、"内标准管"和"未氧化空白管",各加 1 mol/L 碳酸钾溶液 1.5 mL。然后,分别依次加入相应的醋酸乙酯提取液(上层)25 mL,用力振摇 3 分钟,离心 5 分钟,吸弃上层有机相(醋酸乙酯层)。⑥取第三批具塞大试管 3 支,同样标记"测定管"、"内标准管"和"未氧化空白管",分别依次加入相应的碳酸钾提取液(下层)1.0 mL。⑦向"测定管"和"内标准管"各加入 20 g/L 高碘酸钠 0.1 mL,混匀,"未氧化空白管"不加高碘酸钠。所有试管均置 50 ℃ 水浴 30 分钟,然后取出各管冷却至室温。向"未氧化空白管"补加 20 g/L 高碘酸钠 0.1 mL,混匀。⑧立即向各管加入 100 g/L 偏重亚硫酸钠 0.1 mL,还原反应液中残留的高碘酸钠。⑨向各管加入 5 mol/L 醋酸 0.3 mL,以中和反应液,混匀后放置 10 分钟。⑩向各管加磷酸盐缓冲液(1 mol/L,pH 7.5)0.6 mL(可加入 0.4 g/L 甲酚红 1 滴检查 pH。此时,溶液必须呈黄色,表示 pH<8.8)。⑪向各管加入甲苯 20 mL,用力振摇 3 分钟,离心 5 分钟,提取 VMA 的氧化产物香草醛。⑫取第四批具塞大试管 3 支,标记"测

定管"、"内标准管"和"未氧化空白管",各加 1 mol/L 碳酸钾 4 mL,再分别依次加入相应的甲苯提取液 15 mL,用力振摇 3 分钟,离心 5 分钟。⑬分别将碳酸钾提取液(下层,含香草醛)吸到比色杯中,用蒸馏水调零。在分光光度计波长 360 nm 处,读取各管吸光度(A 测定、A 内标和 A 空白)。

(4)参考区间

参考区间参照表 12-2。

表 12-2 尿液中 VMA 参考区间(分光光度法)

年龄	mg/d	μmol/d
0～10 天	<1.0	<5.0
10 天～24 个月	<2.0	<10
24 个月～18 岁	<5.0	<25
成人	2.0～7.0	10～35
(或 1.5～7.0 μg/mg 肌酐)		

(5)注意事项。

标本类型及稳定性:体内 VMA 的分泌有昼夜波动,推荐收集 24 小时尿液进行测定。如果收集短时期尿液,VMA 的测定结果须用每毫克肌酐表示;尿液容器内加入 10 mL 6 mol/L HCl 作为防腐剂,收集 24 小时尿液于瓶内,混匀,记录尿液总体积。在整个留尿过程中,留尿容器需置冰箱内保存。

影响因素:进食巧克力、咖啡、香蕉、柠檬,以及阿司匹林和一些降压药物,由于含有酚氧酸类可使结果呈假性升高,因此测定 VMA 时应告知患者避免对上述食物和药物的摄入。

操作要求:反应温度(50 ℃)和 pH(7.5)对 VMA 的氧化过程影响较大,实验过程中应严格控制。"内标准管"是为了补偿由于操作过程中的丢失、香草醛分解和尿液中可能存在的某些抑制物的影响;"未氧化空白管"用于校正尿液中可能存在的香草醛对检测结果的影响。

检测波长:虽然香草醛的最大吸光度是在 348 nm,但为了避免尿液中的正常成分对羟扁桃酸的氧化产物对羟苯甲醛对测定结果的干扰,测定波长选用 360 nm。在 350 nm 和 380 nm 处香草醛吸光度显著下降,故测定波长需精确地固定在 360 nm 处。

2.重氮化对硝基苯胺显色法

(1)原理:用醋酸乙酯从酸化尿液中提取 VMA,再用碳酸钾溶液提取有机相中 VMA,并与重氮化对硝基苯胺反应,生成偶氮复合物,再用氯仿抽提,然后用氢氧化钠溶液提取红色重氮化合物进行比色测定。

(2)试剂:①醋酸乙酯。②氯仿。③氯化钠。④HCl(5 mol/L、0.2 mol/L)。⑤NaOH (0.1 mol/L)。⑥碳酸钾溶液(1 mol/L)。⑦对硝基苯胺溶液(1 g/L):0.1 g 对硝基苯胺溶于 0.2 mol/L HCl 中,再加入 0.2 mol/L HCl 至 100 mL,置棕色瓶中,放冰箱保存。⑧亚硝酸钠溶液(5 g/L):0.5 g 亚硝酸钠加蒸馏水至 100 mL,置棕色瓶中,放冰箱保存。⑨重氮化对硝基苯胺溶液:将 1 g/L 对硝基苯胺溶液和 5 g/L 亚硝酸钠溶液等体积混合,使用前新鲜配制。⑩VMA 标准贮存液(1 g/L):配制同分光光度法。⑪VMA 标准应用液(20 μg/mL):取 2.0 mL 标准贮存液,加入 0.01 mol/L HCl 至 100 mL,用前新鲜配制。

(3)操作:①取具塞试管 2 支,分别标记"测定管"和"标准管",各加 5 mol/L HCl 0.1 mL。向"测定管"中加尿液 2.0 mL,向"标准管"中加 VMA 标准应用液 2.0 mL。②向各管中加入固体

NaCl 约 1.5 g,振摇使之达到饱和,再加入醋酸乙酯 5 mL,振摇 5 分钟,离心 5 分钟。③取第二批具塞试管 2 支,标记"测定管"和"标准管",分别依次加入相应的醋酸乙酯提取液(上层)4.0 mL,再各加 1 mol/L 碳酸钾溶液 3.0 mL,振摇 5 分钟,离心 5 分钟。④取第三批具塞试管 2 支,标记"测定管"和"标准管",分别依次加入相应的碳酸钾提取液(下层)2.0 mL,各加重氮对硝基苯胺溶液 1.0 mL,混匀,放置 5 分钟,再各加氯仿 4.0 mL,振摇 1 分钟,放置待分层。⑤取第四批具塞试管 2 支,标记"测定管"和"标准管",分别依次加入相应的氯仿提取液(下层)3.0 mL,各加 0.1 mol/L NaOH 溶液 4.0 mL,振摇 1 分钟,离心 5 分钟。此时 NaOH 溶液(上层)呈粉红色。⑥分别吸出各管上层 NaOH 溶液加入比色杯中,用 0.1 mol/L NaOH 溶液调零,在分光光度计波长 500 nm 处读取各管吸光度(A 测定和 A 标准)

(4)参考区间:成人尿 VMA:17.7～65.6 μmol/d(3.5～13 mg/d)。

(5)注意事项。

标本类型及稳定性:样本收集及保存同分光光度法。

方法学特点:本法特异性不高,只能用于过筛试验。在氢氧化钠溶液层中的色泽稳定,5 小时内无显著变化,线性良好。

操作要求:用氯仿提取重氮化 VMA 复合物时,因反应对光敏感,因此动作要迅速,并应注意避光。

(二)临床意义

(1)尿液 VMA 水平升高主要见于嗜铬细胞瘤患者,但在疾病的非发作期 VMA 亦可正常或仅略高于正常。另外,神经母细胞瘤、交感神经节细胞瘤、呼吸功能不全、休克或恶性肿瘤患者也会导致尿液 VMA 水平升高。

(2)患者使用某些药物时,如 L-多巴也会使尿液 VMA 水平升高。

(3)尿液 VMA 水平降低见于家族性自主神经功能障碍,这种障碍被认为是儿茶酚胺代谢异常所致。

七、肾素测定

肾素又称为血管紧张肽原酶,在血容量或血清 NaCl 浓度降低时,会诱导前列腺素的快速释放,继而刺激肾小球旁细胞分泌肾素。虽然它具有激素样作用,但它主要生物学功能是剪切循环中的蛋白质前体而非作用于靶细胞。肾素在血液循环中以两种方式存在:肾素原和活性肾素。肾素原是非活性的酶原,在肾素的生物合成中充当前体物质。在肾小球旁细胞分泌颗粒中,肾素原经硫蛋白酶作用下剪切掉氨基端前肽(42 个氨基酸)暴露出肾素的活性位点,转变为活性肾素。肾素可激活血液循环中肾素-血管紧张素系统(RAS),将血管紧张肽原酶转换为无活性的血管紧张素 Ⅰ,在血管紧张素转换酶作用下进一步转化为血管紧张素 Ⅱ 发挥生物学功能。

肾素测定主要采用 CLIA 法,以下介绍 CLIA 法测定肾素。

(一)原理

肾素测定采用双抗体夹心法测定。将抗人肾素抗体吸附到固相载体上,加入待测样本、质控品和标准品,待测样本、质控品和标准品中的肾素与吸附于固相载体上的抗体反应。再加入抗人肾素抗体和酶标抗体混合液进行反应,形成双抗体夹心复合物。然后,加入化学发光底物,它在酶的作用下迅速发光,用化学发光仪测定发光强度,发光强度与样本中肾素的浓度成正比。通过定标品绘制的标准曲线,定量检测样本中肾素的浓度。

（二）试剂

（1）微孔板（包被有抗人 Renin 抗体）。

（2）浓缩洗涤液（Tris-HCl 缓冲液，20 m mol/L，pH 7.4，含 0.1％的 Tween-20）1 瓶。

（3）抗人 Renin 抗体 1 瓶。

（4）辣根过氧化物酶标抗体（抗 IgG-HRP）1 瓶。

（5）底物 A 液（10 m mol/L 鲁米诺和发光增强剂）1 瓶。

（6）底物 B 液（0.1％H_2O_2）1 瓶。

（7）标准品（人 Renin 抗原）0.3 mL/支×5 支［浓度分别为：0.0 pg/mL（S0）、5.0～6.0 pg/mL（S1）、15.0～20.0 pg/mL（S2）、45.0～60.0 pg/mL（S3）、120.0～135.0 pg/mL（S4）］

（8）洗涤液配制浓缩洗涤液用蒸馏水按 25 倍稀释并混匀，备用。

（三）操作

（1）吸取 50 μL 的标准品或待测样本，按顺序加入微孔反应板的孔中；振荡混匀，37 ℃温育 30 分钟，每孔加入洗涤液约 300 μL 洗板 5 次。

（2）每孔加入 50 μL 抗人 Renin 抗体，振荡混匀，37 ℃温育 30 分钟，每孔加入洗涤液约 300 μL 洗板 5 次。

（3）每孔加入 50 μL 酶标抗体，振荡混匀，37 ℃温育 30 分钟，每孔加入洗涤液约 300 μL 洗板 5 次。

（4）每孔加入 30 μL 底物 A 液，再加入 30 μL 底物 B 液。

（5）充分振荡混匀并避免产生气泡，室温避光放置 5 分钟。微孔反应板置化学发光免疫分析仪上检测。

（6）结果显示以试剂盒内 5 个标准品中 Renin 的浓度为横坐标，其各自对应的发光强度为纵坐标，绘制标准曲线。根据待测样本反应后的发光强度，在标准曲线上换算出样本中 Renin 的浓度。

（四）参考区间

站位：7～40 ng/L；卧位：7～19 ng/L。此参考区间引自商品化试剂说明书。

（五）注意事项

1.标本类型及稳定性

推荐使用血清样本，避免使用乳糜血、高蛋白血或溶血样本。样本测定前应离心去除微型颗粒。样本 2～8 ℃放置可保存一周；－20 ℃放置可保存 6 个月，避免反复冻融，复溶后的样本应平衡至室温。

2.操作要求

试剂应平衡至室温（18～25 ℃）并轻轻混匀后再使用。严格控制每步反应的时间和温度，避免将不同批号的试剂混合使用。在加发光底物液的过程中应避免加样吸头与反应孔或手指接触，以防底物受到污染而导致本底升高。如用洗板机洗板时，每孔注液量不应少于 300 μL，洗板次数不少于 4 次，浸泡时间不短于 10 秒，并注意检查加液头是否堵塞。洗板后在干净的吸水纸上拍干。

（六）临床意义

1.原发性和继发性醛固酮增多症或减少症的诊断和鉴别

醛固酮和血肾素活性的测定对于醛固酮生成紊乱的鉴别具有指导意义。

2.肾动脉狭窄及其导致的高血压或肾血管性高血压的诊断和治疗

双肾静脉样本中肾素测定可协助诊断肾动脉狭窄。肾静脉中肾素分布的不均匀程度可判断外科手术治疗肾动脉狭窄所致高血压的成功率。

3.肾素分泌肿瘤的诊断和定位

非慢性肾病和肾动脉狭窄的高血压患者如果血液循环中肾素水平较高,则可能存在肾素分泌肿瘤。这些肿瘤一般较小,动脉造影术无法观察到,可通过损伤部位肾静脉中的肾素水平升高进行定位。

4.盐皮质激素替代治疗的监测

原发性盐皮质激素缺乏的患者需要进行替代治疗,如果肾素调控系统完整,那么肾素测定就可以用来评估治疗的充分性。

(卢龙涛)

第四节　胰腺激素检验

胰腺是体内与消化道相连的最大腺体,根据其功能可分为胰外分泌腺和胰内分泌腺。胰外分泌腺主要分泌消化酶,是人体的主要消化腺。胰内分泌腺则是胰岛素、胰高血糖素、生长抑素和胰多肽等的主要来源。本节主要介绍胰内分泌腺分泌的激素(胰岛素、C肽)和胰岛素样生长因子的测定。胰岛素是体内促进合成代谢、调节血糖稳定的主要激素。体内胰岛素水平的变化可反映机体的胰腺功能及糖代谢情况,主要用于糖尿病的辅助诊断和治疗监测。C肽是胰岛素原在酶的作用下与胰岛素等分子产生的多肽物质,无生物活性。但由于其半衰期较胰岛素长,故C肽水平的变化更能反映机体胰腺细胞的功能,对于低血糖患者病因的鉴别和糖尿病患者胰岛素治疗的评估具有重要意义。胰岛素样生长因子因具有类胰岛素样结构和类胰岛素活性而命名,其在个体的生长发育及糖代谢等方面可发挥重要的调节功能。胰岛素样生长因子联合生长激素及胰岛素和C肽等检测,可分别对生长类疾病、糖代谢紊乱及营养不良等疾病的诊断、鉴别诊断和疗效监测具有重要意义。

一、胰岛素

胰岛素(Ins)是胰腺β细胞分泌的多肽激素,由51个氨基酸组成。Ins分泌入血后在体内的半衰期为3～5分钟,主要由肝脏摄取并降解,少量在近曲小管内重吸收和降解。葡萄糖是促进胰岛素分泌的最强刺激因子,在葡萄糖作用下健康人体中胰岛素呈双相脉冲式分泌。许多其他因素,如代谢性、内分泌性、神经性因素,以及药物都可影响胰岛素的合成和分泌。胰岛素在体内的合成代谢中具有重要作用,对体内几乎所有的组织都有直接或间接的影响。在代谢中,胰岛素与胰岛素受体结合产生胰岛素样作用,促进机体对糖、脂肪及蛋白质的合成和储存。

胰岛素的测定常用化学发光免疫测定(CLIA)、电化学发光免疫测定(ECLIA)和时间分辨荧光免疫测定(TrFIA)。

（一）检测方法

1.CLIA 法

（1）原理:采用同时一步酶免法("夹心法")测定。将样本、标记有碱性磷酸酶（ALP）的小鼠抗人胰岛素单克隆抗体和包被有小鼠抗人胰岛素单克隆抗体的顺磁性微粒添加到反应管中。样本中胰岛素与顺磁性微粒上的抗体结合,同时标记有 ALP 的小鼠抗人胰岛素单克隆抗体和胰岛素分子上一个不同的抗原位点发生反应,形成抗原-抗体夹心复合物。在反应管内完成温育后,结合在顺磁性微粒上的物质将置于一个磁场内被吸住,而未结合的物质被冲洗除去。然后,将化学发光底物添加到反应管内,它在 ALP 的作用下迅速发光,所产生的光量与样本中胰岛素浓度成正比,通过多点校准曲线确定样本中胰岛素的量。

（2）试剂:与分析仪配套的商品化胰岛素测定成套试剂盒。

（3）操作:按仪器和试剂说明书设定测定条件,进行定标品、质控品和待测样品的测定。

（4）参考区间。空腹时:1.9～23 mIU/L(13.0～161 pmol/L)。此参考区间引自商品化试剂说明书。

（5）注意事项。

标本类型及稳定性:推荐使用血清或血浆（EDTA）样本进行检测,同一实验室不可交互使用两种类型的样本。避免使用溶血样本,因为溶血会导致胰岛素降解酶从红细胞内释放干扰检测。样本在 2～8 ℃下可放置 1 天;若当天不能完成检测,应在－20 ℃或低于－20 ℃下冷冻保存,避免反复冻融。

结果报告:在介于检测下限和最高定标品值之间的分析范围内,可进行样本的定量测定。若样本含量低于测定下限,以小于该值报告结果;若样本含量高于最高定标品值,则以大于该值报告结果。也可将样本用"S0"定标品或配套试剂中的样品稀释液 10 倍稀释后重新测定。

干扰因素:应注意进行胰岛素治疗后的患者有可能产生抗胰岛素抗体对测定结果的影响。

2.ECLIA 法

（1）原理:采用双抗体夹心法测定。将样本、生物素化的抗人胰岛素单克隆抗体和钌复合体标记的抗人胰岛素单克隆抗体一起孵育,形成抗原-抗体夹心复合物。加入链霉亲和素包被的磁性微粒,该复合物通过生物素与链霉亲和素的相互作用与磁性微粒结合。将反应液吸入测量池中,通过电磁作用将磁珠吸附在电极表面,未与磁珠结合的物质被去除。给电极加以一定的电压,使复合体化学发光,发光强度与样本中 Ins 的含量成正比,通过分析仪的定标曲线得到胰岛素的测定结果。

（2）试剂:与分析仪配套的商品化胰岛素测定成套试剂盒。

（3）操作:按仪器和试剂说明书设定测定条件,进行定标品、质控品和待测样品的测定。

（4）参考区间。空腹时:2.6～24.9 mIU/L(17.8～173 pmol/L)(此参考区间引自商品化试剂说明书)。

（5）注意事项。

标本类型及稳定性:血清和 Li-肝素、EDTA-K3 及枸橼酸钠抗凝血浆均可用于检测;溶血会导致胰岛素降解酶从红细胞内释放干扰检测,避免使用溶血样本。检测前离心去除样品中的沉淀;将冷藏的试剂和样本在室温中平衡至 20～25 ℃再上机测定。

干扰因素:对于接受高剂量生物素治疗的患者（>5 mg/d）,必须在末次生物素治疗 8 小时后采集样本。少数病例中极高浓度的抗胰岛素抗体、链霉亲和素或钌抗体会影响检测结果。

3.TrFIA 法

(1)原理:采用双抗体夹心一步法测定。将抗人胰岛素单克隆抗体包被于微孔板,将样本和铕离子(Eu^{3+})标记的抗人胰岛素单克隆抗体加入微孔板进行反应,三者形成一夹心免疫复合物。通过洗涤将微孔板表面的复合物和游离的标记单克隆抗体分离。再加入荧光增强液,免疫复合物中的 Eu^{3+} 被解离成稳定的荧光配合物,荧光强度与样本中的胰岛素含量成正比,通过校准曲线确定样本中胰岛素的量。

(2)试剂:商品化胰岛素测定成套试剂盒,主要成分如下。①96 微孔反应板:已包被第二抗体。②胰岛素标准品:1.0 mL/瓶(冻干品),浓度见说明书。③铕标记抗胰岛素抗体:1 mL/瓶(冻干品)。④分析缓冲液:1 瓶(20 mL)。⑤浓缩洗液(25×):1 瓶(40 mL)。⑥增强液:1 瓶(30 mL)。

(3)操作。

试剂准备。①洗涤液:40 mL 浓缩洗液加 960 mL 蒸馏水混合使用;②标准品:在各浓度胰岛素标准品中加入 1.0 mL 蒸馏水,静置 10 分钟后混匀使用;③铕标记抗胰岛素抗体工作液:铕标记抗胰岛素抗体冻干品中加入 1.0 mL 蒸馏水,静置 10 分钟,使用前 1 小时内用分析缓冲液按 1:25 稀释。

样本测定:吸取 50 μL 的标准品或待测样本,按顺序加入微孔反应板的孔中;每孔加入 100 μL 已稀释的铕标记胰岛素抗体工作液,室温下慢速振荡 30 分钟;洗板 6 次,拍干;每孔加入 200 μL 增强液,慢速振荡 5 分钟;微孔反应板置于时间分辨荧光测定仪上检测。

结果显示:以试剂盒内 6 个标准品中胰岛素的浓度为横坐标,其各自对应的荧光强度为纵坐标,绘制标准曲线。根据待测样本反应后的荧光强度,在标准曲线上即可换算出样本中胰岛素的浓度。

(4)参考区间。空腹时:1.8~17.5 mIU/L(此参考区间引自商品化试剂说明书)。实验室应评估参考值对相应患者人群的适用性,必要时建立各自的参考区间。

(5)注意事项。

标本类型及稳定性:血清和肝素抗凝血浆均可用于检测,避免使用 EDTA 或枸橼酸钠抗凝血浆及溶血样本。样本于 2~8 ℃可保存 5 天,-20 ℃1 个月内稳定,避免反复冻融。

干扰因素:某些使用外源性胰岛素治疗的患者或体内有抗胰岛素抗体的患者,会对检测结果产生影响;还应注意某些患者体内可能存在的异嗜性抗体对测定结果的影响。

环境要求:实验室环境干净无尘,对于实验成功有决定性意义。试剂和待检样本使用前应恢复至室温(20~25 ℃)。使用干净一次性容器配制铕标记物,不同实验的铕标记物不可混用。避免铕标记稀释液进入铕标记物原液中。

操作要求:洗板机应定期进行检查,保证管道通畅。洗涤时应确认微孔注满洗液;洗涤完成后保证微孔残留液不超过 5 μL;并将微孔板倒扣于无尘吸水纸上拍干。每次检测时最好用复孔做参考曲线。添加增强液及铕标记物时,使用专用吸头,避免污染。吸头应悬空,避免接触小孔边缘及其中的试剂。

(二)临床意义

(1)对空腹低血糖患者进行评估主要用来确定葡萄糖/胰岛素的比值以说明关于胰岛素分泌的问题,如甲苯磺丁脲试验、胰高血糖素试验或评价口服糖耐量试验和饥饿激发试验。

(2)糖尿病的早期检测和诊断糖尿病临床症状出现之前,胰岛素对服用葡萄糖的反应较迟钝。基础条件下或葡萄糖处理后的胰岛素水平可评估胰腺分泌胰岛素的能力,1 型糖尿病患者的胰岛素水平较低,而 2 型糖尿病患者胰岛素的水平是正常或升高的。

(3)确认需要胰岛素治疗的糖尿病患者,并将他们与靠饮食控制的糖尿病患者区分开来。并评估各种胰岛素制剂在此类患者中的作用持续时间。

(4)预测 2 型糖尿病的发展并评估患者状况,预测糖尿病易感性。胰岛素持续升高是冠心病发展的一个危险因素。

(5)通过测定胰岛素浓度和抗胰岛素抗体来评估糖尿病患者中胰岛素抵抗机制。

二、C 肽

人 C 肽(C-P)是胰岛素原在胰腺 β 细胞中经酶裂解作用与胰岛素同时产生,无生物活性,但对保证胰岛素的正常结构却是必需的。虽然 C 肽和胰岛素是等分子产生,但由于 C-P 的半衰期更长(约 35 分钟),因此在禁食后 C-P 浓度比胰岛素高 5～10 倍。C-P 主要在肾脏中降解,部分以原形从尿液排出。由于 C-P 在肝脏中的代谢不超过 10%,所以与外周血胰岛素浓度相比,C-P 浓度能更好地反映胰腺 β 细胞的功能。由于 C-P 主要在肾脏降解,肾病时血中 C-P 浓度升高,此时 C-P 浓度不能准确反映机体胰腺 β 细胞分泌胰岛素的功能。

C-P 测定主要采用 CLIA 法、ECLIA 法和 TrFIA 法。

(一)检测方法

1.CLIA 法

(1)原理:采用固相酶免疫法(夹心法)测定。将样本、抗人 C-P 单克隆抗体-ALP 结合物和包被有抗人 C-P 单克隆抗体的磁性微球添加到反应管中,一起孵育反应。样本中的 C-P 与固相抗体结合,同时抗人 C-P 单克隆抗体-ALP 结合物和 C-P 分子上一个不同的抗原位点结合,形成抗原-抗体夹心复合物。在反应管内完成温育后,通过洗涤将结合于固相上的免疫复合物和游离物质分离。然后,将化学发光底物添加到反应管内,它在 ALP 的作用下迅速发光,所产生的光量与样本中 C-P 的浓度成正比,通过多点校准曲线确定样本中 C-P 的量。

(2)试剂:与分析仪配套的商品化 C-P 测定成套试剂盒。

(3)操作:按仪器和试剂说明书设定测定条件,进行定标品、质控品和待测样品的测定。

(4)参考区间。空腹时:0.9～7.1 μg/L(298～2350 pmol/L)(此参考区间引自商品化试剂说明书)。

(5)注意事项。

标本类型及稳定性:空腹血清或肝素血浆进行测定,不宜使用 EDTA 和氟化钠抗凝血浆。血清样本完全凝集之后再离心,避免因纤维蛋白存在而影响检测结果。样本采集后 2～3 小时内完成检测,样本在 −20 ℃可保存 1 周。

干扰因素:应注意某些患者体内存在的嗜异性抗体对检测结果的影响。

2.ECLIA 法

(1)原理:采用双抗体夹心法测定。将样本、生物素化的抗人 C-P 单克隆抗体和钌复合体标记的抗人 C-P 单克隆抗体一起孵育,形成抗原-抗体夹心复合物。加入链霉亲和素包被的磁性微粒,该复合物通过生物素与链霉亲和素的相互作用与磁性微粒结合。将反应液吸入测量池中,通过电磁作用将磁珠吸附在电极表面。未与磁珠结合的物质被去除。给电极加以一定的电压,使复合体化学发光,发光强度与样本中 C-P 的含量成正比,通过分析仪的定标曲线得到 C-P 的测定结果。

（2）试剂：与分析仪配套的商品化 C-P 测定成套试剂盒。

（3）操作：按仪器和试剂说明书设定测定条件，进行定标品、质控品和待测样品的测定。

（4）参考区间。

空腹时血清或血浆：$1.1 \sim 4.4$ μg/L（$0.37 \sim 1.47$ nmol/L）。

24 小时尿液：$17.2 \sim 181$ μg/24 h（$5.74 \sim 60.3$ nmol/24 h）。

此参考区间引自商品化试剂说明书。

（5）注意事项。标本类型及稳定性：血清、Li-肝素或 EDTA-K3 抗凝血浆及 24 小时尿液均可用于检测。24 小时尿液样本需用特定稀释液作 1：10 预稀释。血清和尿液样本在 $15 \sim 25$ ℃下可保存 4 小时；$2 \sim 8$ ℃下 24 小时内稳定；-20 ℃可保存 30 天，避免反复冻融。检测前离心去除样品中的沉淀。将冷藏的试剂和样本在室温中平衡至 $20 \sim 25$ ℃再上机测定。

3.TrFIA 法

（1）原理：采用双抗体夹心一步法测定。抗人 C-P 单克隆抗体包被于微孔板，将样本和铕离子（Eu^{3+}）标记的抗人 C-P 单克隆抗体加入微孔板进行反应，三者形成夹心免疫复合物。通过洗涤将微孔板表面的复合物和游离的标记单克隆抗体分离。再加入荧光增强液，免疫复合物中的 Eu^{3+} 被解离成稳定的荧光配合物，荧光强度与样本中的 C-P 含量成正比，通过多点校准曲线确定样本中 C-P 的量。

（2）试剂：商品化 C-P 测定成套试剂盒，主要成分如下。①96 微孔反应板：已包被第二抗体。②C-P 标准品（冻干品）：1.0 mL/瓶，浓度见说明书。③铕标记抗 C-P 抗体：1 mL/瓶。④分析缓冲液：1 瓶（20 mL）。⑤浓缩洗液（25×）：1 瓶（40 mL）。⑥增强液：1 瓶（30 mL）。

（3）操作。

试剂准备。①洗涤液：40 mL 浓缩洗液加 960 mL 蒸馏水混合使用；②标准品：在各浓度 C-P 标准品中加入 1.0 mL 蒸馏水，静置 10 分钟后混匀使用；③铕标记抗 C-P 抗体工作液：使用前 1 小时内用分析缓冲液按 1：25 稀释使用。

样本测定：吸取 50 μL 的标准品或待测样本，按顺序加入微孔反应板的孔中；每孔加入 100 μL 已稀释的铕标记 C-P 抗体工作液，室温下慢速振荡 30 分钟；洗板 6 次，拍干；每孔加入 200 μL 增强液，慢速振荡 5 分钟；微孔反应板置于时间分辨荧光测定仪上检测。

结果显示以试剂盒内 6 个标准品中 C-P 的浓度为横坐标，其各自对应的荧光强度为纵坐标，绘制标准曲线。根据待测样本反应后的荧光强度，在标准曲线上即可换算出样本中 C-P 的浓度。

（4）参考区间。空腹时：$0.33 \sim 3.76$ μg/L（此参考区间引自商品化试剂说明书）。

（5）注意事项。

标本类型及稳定性：血清和肝素抗凝血浆可用于检测，避免使用 EDTA 或枸橼酸钠抗凝血浆及溶血样本。样本室温下可放置 48 小时，在 $2 \sim 8$ ℃下 5 天内稳定，-20 ℃下可保存 1 个月，避免反复冻融。

环境要求实验室环境干净无尘，对于实验成功有决定性意义。试剂和待检样本使用前应恢复至室温（$20 \sim 25$ ℃）。使用干净一次性容器配制铕标记物，不同试验的铕标记物不可混用。避免铕标记稀释液进入铕标记物原液中。

操作要求：洗板机应定期进行检查，保证管道通畅。洗涤时确认微孔注满洗液；洗涤完成后保证微孔残留液不超过 5 μL;并将微孔板倒扣于无尘吸水纸上拍干。添加增强液及铕标记物时,使用专用吸头,避免污染。吸头应悬空,避免接触小孔边缘及其中的试剂。每次检测时最好用复孔做参考曲线。

(二)临床意义

(1)评估空腹低血糖用于鉴别诊断是胰岛素瘤的过度分泌导致的低血糖和患者注射使用胰岛素而导致的低血糖,以保证合理治疗患者。

(2)评估胰岛素的分泌情况通过空腹、刺激和抑制实验并定量检测 C-P 可用于评价患者的胰岛素分泌能力和分泌速度,并以此来鉴别糖尿病的类型。例如糖尿病患者在用胰高血糖素刺激后C-P>1.8 ng/mL,可能是 2 型糖尿病;若<0.5 ng/mL 则可能是 1 型糖尿病。但 C-P 测定对糖尿病患者的常规监测作用不大。

(3)用于胰腺移植和胰腺切除术的疗效评估和监测。

(4)胰腺细胞活性增高引起的高胰岛素血症、肾功能不全和肥胖均可导致 C-P 水平的升高。高 C-P 水平与高脂蛋白血症和高血压密切相关。C-P 水平降低见于饥饿、假性低血糖、胰岛素分泌不足、Addison 病和胰腺切除术后。

三、胰岛素样生长因子-Ⅰ测定

胰岛素样生长因子(IGF)是一类具有类胰岛素样结构和类胰岛素样活性的多肽类激素,主要由肝脏合成,体内其他多种组织也能合成分泌。

人 IGF 分为两类:IGF-Ⅰ和 IGF-Ⅱ。IGF-Ⅱ在出生后很快减少,在其后的个体发育过程中,主要由 IGF-Ⅰ与 GH 相互作用,共同促进个体的生长发育。IGF-Ⅰ能调节糖代谢,主要是通过刺激外周组织对葡萄糖的摄取和利用来降低血糖,而不是抑制肝糖原的分解。在蛋白质代谢方面,IGF-Ⅰ可刺激组织对氨基酸的摄取,抑制蛋白质的分解从而促进氮的正平衡。IGF-Ⅰ对脂肪代谢的作用较弱,可能与脂肪组织中的 IGF-Ⅰ受体很少有关。分泌入血后 IGF-Ⅰ主要与 IGF结合蛋白(IGFBP)结合,只有 5%以下的 IGF-Ⅰ以游离的活性状态存在。

IGF-Ⅰ的测定主要采用 CLIA 法,以下介绍 CLIA 法测定 IGF-Ⅰ。

(一)原理

IGF-Ⅰ的测定采用双抗体夹心法测定。一株抗人 IGF-Ⅰ单克隆抗体标记 ABEI,另一株抗人 IGF-Ⅰ单克隆抗体标记 FITC。样本与置换剂、ABEI 和 FITC 标记的抗人 IGF-Ⅰ单克隆抗体及包被着抗 FITC 抗体的磁性微球混匀,形成双抗体夹心的免疫复合物。结合于固相上的免疫复合物在外加磁场的作用下,通过洗涤与未结合的物质分离。然后吸入测量室,加入发光底物,检测荧光强度,荧光强度与样本中IGF-Ⅰ的浓度成正比,通过多点校准曲线确定样本中 IGF-Ⅰ的量。

(二)试剂

试剂采用与分析仪配套的商品化 IGF-Ⅰ测定成套试剂盒。

(三)操作

按仪器和试剂说明书设定测定条件,进行定标品、质控品和待测样品的测定。

(四)参考区间

成人 IGF-Ⅰ:60~350 μg/L(此参考区间引自商品化试剂说明书)。

(五)注意事项

1.标本类型及稳定性

推荐使用血清样本;样本在 2～8 ℃下能稳定 2 小时,－20 ℃下可保存 30 天,避免反复冻融。

2.试剂要求

各种试剂需恢复至室温后方可使用;不同批号试剂盒中各组分不能混用。当磁性微球溶液中磁性颗粒发生凝集,定标品、发光标记物和荧光素标记物呈明显浑浊状或出现沉淀时,说明试剂已变质。发光标记物和荧光素标记物均应避免阳光直射。

(六)临床意义

(1)IGF-Ⅰ的合成主要受 GH 和营养摄入的调控,其血中浓度由年龄和性别决定。出生后随年龄增长 IGF-Ⅰ水平逐渐升高,青春期 IGF-Ⅰ急剧升高而后下降,在成年时保持相对稳定,老年后逐渐降低。

(2)GH 相关疾病的诊断与治疗评估 IGF-Ⅰ能够反映 GH 分泌状态,肢端肥大症(GH 过量)患者血中 IGF-Ⅰ水平升高;GH 缺乏、GH 受体缺乏时 IGF-Ⅰ的水平较低。GH 缺乏症患者使用 GH 替代治疗时,检测 IGF-Ⅰ有助于治疗效果的评估和监测。

(3)IGF-Ⅰ在个体的生长发育中发挥重要作用,检测不同生长期儿童体内 IGF-Ⅰ有助于评估儿童的生长发育状况,监测儿童生长。IGF-Ⅰ联合 GH 检测可帮助确定身材矮小儿童的病因。

(4)自发性低血糖症的鉴别诊断胰岛素、C 肽、酮和 GH 浓度降低与重度低血糖症相关,IGF-Ⅰ和 IGF-Ⅱ的检测可作为提示。IGF-Ⅱ/IGF-Ⅰ的摩尔比升高可诊断非胰岛细胞肿瘤。

(5)IGF-Ⅰ与营养状况密切相关可评估蛋白质营养不良或营养不良的不同程度。

(卢龙涛)

第五节　性腺激素检验

性腺激素包括雄性激素、雌激素和孕激素 3 类,实验室性腺激素的检测结果对于性腺疾病的诊断、随访和疗效监测等各方面都有十分重要的意义。性腺激素的检测方法很多,包括放射免疫法、酶联免疫吸附法、化学发光免疫法和高效液相色谱法等。临床上仍以放射免疫法和化学发光免疫法较为常用。

一、睾酮

睾酮(testosterone,T)是男性体内主要的和唯一有临床意义的雄性激素。血液循环中游离 T 不到血总 T 的 2%,测定男性体内游离 T 水平可代表生物活性 T 水平的高低。目前 T 的测定方法主要有时间分辨荧光免疫分析法、放射免疫测定法和磁分离酶联免疫测定法。尽管 T 的测定已广泛应用于临床诊断,但美国内分泌学会与疾病控制和预防中心认为各种 T 测定方法普遍不准确,误差很大,特别是 T 浓度很低时,如妇女、儿童和性腺功能减退的男性中。并于 2010 年发布了"关于改进 T 测定方法的共识声明",强调了测定结果准确性的重要作用。

(一)时间分辨荧光免疫分析法测定睾酮

1.原理

本法采用铕(Eu)标记的 T 和血清中 T 竞争性与抗 T 抗体结合。96 孔反应板上包被第二抗体,可以和抗 T 抗体-T 抗原复合物结合;最后加入解离增强液将铕标记 T 上的铕离子释放到溶液中,形成高效的荧光复合物,样本中 T 的浓度和荧光复合物的荧光强度成反比。整个反应只需一步温育。

2.试剂与仪器

(1)购买成套的商品试剂盒,主要组成如下。①96 孔微孔反应板:已包被第二抗体。②T 标准品:6 瓶分别含有 0、0.5、1.5、5.0、15.0 及 50.0 mol/L T。③铕标记 T 1 瓶(干粉)。④抗 T 抗体 1 瓶(干粉)。⑤浓缩洗液(25×):1 瓶(40.0 mL)。⑥缓冲溶液 1 瓶(30.0 mL)。⑦增强液 1 瓶(50.0 mL)。

(2)时间分辨荧光免疫分析仪。

3.操作

(1)试剂准备。①洗涤液:40.0 mL 浓缩洗液加 960.0 mL 蒸馏水混合。②标准品:在各浓度 T 标准品中加入 1.0 mL 去离子水,用前 30 分钟内配制。③铕标记 T 工作液:在铕标记 T 瓶中加 0.3 mL 去离子水,在用前 30 分钟内配制。每条反应板约需 30.0 μL 的铕标记 T 溶液加 1.5 mL 缓冲液混合。④抗 T 抗体工作液:在抗 T 抗体瓶中加 0.3 mL 去离子水,用前 30 分钟内配制。每条反应板需约 30.0 μL 抗 T 抗体溶液与 1.5 mL 缓冲液混合,需在用前 30 分钟内制备。

(2)洗板 1 次,拍干。

(3)分别吸取 25.0 μL T 标准品或待测血清,按顺序加入微孔反应板的孔中。每孔加 100.0 μL 已稀释的铕标记 T 工作液、100.0 μL 抗 T 抗体工作液。慢速振荡 60 分钟,洗板 4 次,拍干。

(4)每孔加 200.0 μL 增强液,加样过程中,避免碰到小孔的边缘和其中的试剂,尽量避免污染。慢速振荡 5 分钟,用时间分辨荧光检测仪检测。

4.计算

以 T 标准品的浓度为横坐标(对数坐标),荧光强度为纵坐标(普通坐标),在半对数坐标纸上绘制标准曲线,根据检样的荧光强度即可查出相应的 T 浓度。此步骤通常以时间分辨荧光测定仪按设定模式直接打印,报告结果。

5.参考区间

成人血清:男性 8.7～33.0 nmol/L;女性 0～3.0 nmol/L。

6.方法学评价

(1)实验室环境干净无尘,对于试验成功有决定性意义。

(2)试剂和标本使用前应恢复至室温(18～25 ℃)。做标准曲线时最好用复孔。

(3)加增强液及中和抗原时,吸头应悬空,避免接触小孔边缘及其中的试剂。

(4)避免铕标记稀释液进入铕标记原液中。若对试验结果有疑问,应重复试验。

(二)化学发光法测定睾酮

1.原理

采用抗 T 单克隆抗体标记乙基异鲁米诺(ABEI),T 抗原标记异硫氰酸荧光素(FITC)。标本、定标液、质控液与 ABEI 标记的单抗、T 抗原标记 FITC、置换剂、包被有羊抗人 FITC 的纳米免疫磁性微珠混匀孵育,形成免疫复合物,反应后置入仪器样品测量室,仪器自动加入发光底物,监测 3 秒钟内发出的相对光强度。T 浓度与相对光强度成一定比例关系,仪器自动拟合计算 T 浓度。

2.试剂与仪器

购买与仪器配套的商品成套试剂盒。

3.操作

按仪器操作说明书进行,只需分离血清上机,包括加样、分离、搅拌、温育、打印结果在内的各项操作均由仪器自动进行。

4.参考区间

成人血清:男性 2.2～10.5 ng/mL;女性 0.026～1.5 ng/mL。由于各厂商产品不同,以及各实验室差异,各实验室应建立自己的参考区间。

5.方法学评价

(1)在胆红素＜20 mg/dL,血红蛋白＜500 mg/dL,甘油三酯＜1 000 mg/dL,胆固醇＜500 mg/dL的浓度下,测试结果未受到干扰。

(2)本法灵敏度为 0.09 ng/mL。

二、雌二醇

雌二醇(estradiol,E_2)是雌激素中生物活性最强的一种。一般认为 E_2 主要在卵巢卵泡生长发育过程中由颗粒细胞层及卵泡内膜层分泌,胎盘和肾上腺也有少量分泌。定量检测 E_2 的含量,可评价卵巢和睾丸功能。时间分辨荧光免疫分析法和放射免疫法具有良好的精密度、敏感性高、可检测线性范围宽的特点,在检测临床低值方面有重要作用。

(一)时间分辨荧光免疫分析法测定雌二醇

1.原理

本法是用铕(Eu)标记的非平衡竞争性的时间分辨荧光免疫分析法测定 E_2。用抗-E_2 二抗包被微孔反应板,依次加入标准品及待测样本后,加入抗-E_2 一抗,再加入标记物(E_2-Eu^{3+})。在孵育过程中,抗-E_2 一抗和包被在微孔板上的抗-E_2 二抗结合的同时,样本中的 E_2 和标记物(E_2-Eu^{3+})竞争结合抗-E_2 一抗上的结合位点,同时形成两种复合物,一种含有 Eu^{3+},一种不含 Eu^{3+}。复合物上的 Eu^{3+} 被增强液解离到溶液中,并与增强液中的有效成分形成高荧光强度的螯合物。荧光强度与标准品、待测样本中的 E_2 浓度成反比。

2.试剂与仪器

购买与仪器配套的商品成套试剂盒,主要试剂:E_2 标准品、E_2 标记物、抗-E_2 一抗浓缩液、微孔反应板、缓冲液及浓缩洗涤液。时间分辨荧光免疫分析仪。

3.操作

(1)试剂准备:①将试剂及微孔反应板平衡至室温。②将标准品及标记物用蒸馏水复溶,静置约 30 分钟后使用。③配制工作洗涤液:将 40 mL 浓缩洗液和 960 mL 蒸馏水混匀备用。④标记物工作液:使用前配制,将 E_2 标记物与试验缓冲液按体积比 1∶50 加入洁净的一次性容器中并混匀,当次试验用完。⑤抗-E_2 一抗工作液,同上。

(2)试验操作:①吸取 25 μL E_2 标准品和待测样本按顺序加入微孔反应板中,每孔加入抗-E_2 一抗工作液 10 μ,室温下缓慢振荡 30 分钟。②向每孔加入标记物工作液 100 μL,室温下缓慢振荡孵育 120 分钟,洗板 6 次,拍干。③向每孔加入增强液 200 μL,室温下缓慢振荡 5 分钟,用时间分辨荧光免疫分析仪检测。

4.计算

以 E_2 标准品的浓度为横坐标(对数坐标),荧光强度为纵坐标(普通坐标),在半对数坐标纸上绘制标准曲线,根据检样的荧光强度即可查出相应的 E_2 浓度。此步骤通常以时间分辨荧光测定仪按设定模式直接打印,报告结果。

5.参考区间

女性:卵泡期 0.08~2.1 nmol/L;排卵期 0.7~2.1nmol/L;黄体期 0.08~0.85nmol/L;绝经期 0~0.09 nmol/L。

男性:0~0.13 nmol/L。

6.方法学评价

(1)含有 EDTA、枸橼酸盐的血液样本会影响 Eu^{3+} 的螯合效果,不能使用。

(2)试剂和样本必须平衡至室温(20~25 ℃)后才能使用。

(二)放射免疫法测定雌二醇

1.原理

含 E_2 的样品、^{125}I 标记的 E_2 衍生物和 E_2 抗体反应形成免疫复合物。反应后加入二抗及 PEG,使免疫复合物沉淀。离心,测沉淀放射性计数。通过标准曲线得样本中 E_2 的浓度。

2.试剂与仪器

(1)购买成套的商品试剂盒,主要组成如下。E_2 标准品;质控血清:两瓶,1.0 mL/瓶,浓度低为 28.3±10.4 pg/mL,高为 358.5±97.5 pg/mL;抗 E_2 抗体:一瓶,绿色溶液,2~8 ℃冷存;^{125}I-E_2:一瓶,88.23 kBq,红色溶液,2~8 ℃冷存;分离剂:两瓶,含二抗的蓝色溶液,充分摇匀后使用,2~8 ℃冷存。

(2)γ-计数器。

3.操作

(1)将试验所需试剂及样本放置室温,平衡至少 30 分钟以上才可进行操作。

(2)取 60×12 mm 聚苯乙烯管进行编号,所有试验均做双管。

(3)取每个浓度的标准品、质控血清和样本 200 μL 加入相应编号的试管中。

(4)每管均加入 200 μL 标记物工作液。

(5)除总 T、NSB 管以外的每管加入 200 μL 抗体工作液,充分混匀。

(6)37 ℃温育 1.5 小时。

(7)每管均加入 1 000 μL 分离剂后,充分混匀。

(8)室温放置 5~10 分钟后,离心 3 500 r/min,20 分钟后,吸去上清液。

(9)用 γ-计数器测定各管计数 CPM。推荐检测时间:1 分钟。

(10)从标准曲线上读取样本及质控血清的浓度。

4.计算

(1)计算标准品、质控品和样品与标准品 A 的比值(B/B_0)。

(2)剂量-反应曲线按"对数剂量-结合率对数"数学模型或四参数数学模型拟合,通过每个标准品的 B/B_0 和其浓度建立标准曲线。

(3)从标准曲线上查出样本的浓度值,样本的浓度应在标准曲线之内。

5.参考区间

女性:绝经期<25 pg/mL;排卵期、滤泡早期:20~100 pg/mL;卵泡晚期:80~400 pg/mL;黄体期:50~300 pg/mL;正常妊娠>3 500 pg/mL。

男性:<70 pg/mL。

6.方法学评价

(1)实验室环境干净无尘,对于试验成功有决定性意义。

(2)试剂和标本使用前应恢复至室温(18~25 ℃)。做标准曲线时最好用复孔。

(3)γ-免疫计数器本底计数应≤100 CPM/min,效率应≥75%。

(4)灵敏度:1.4 pg/mL。

三、孕酮

孕酮(progesterone,P)是孕激素的一种,在体内对雌激素激发过的子宫内膜有显著形态学影响,为维持妊娠所必需。孕期血清 P 水平是先兆流产、异位妊娠的有力诊断依据。化学发光法自动化程度高,检测速度快,可以满足大批量工作的要求,近年来在临床实验室的使用有逐年上升的趋势。化学发光法测定孕酮如下:

1.原理

将 P 单克隆抗体包被 96 孔微孔板,再将血清或血浆加入微孔板中,再加入 P 二抗体和标记的 P。标记的 P 与结合在微孔壁的样本中的 P 竞争与 P 二抗体结合。反应后去除多余未反应的结合物。再由仪器自动加注发光底物 1 与结合物反应 5 分钟,仪器自动加注发光底物 2 的增敏触酶后,于 1 秒内即时发出光讯号(闪烁发光)。借由机器自动控制每加注一孔后立即测定发光强度,并由相对应的标准曲线计算出血清或血浆中 P 的浓度。

2.试剂与仪器

(1)购买与仪器配套的商品成套试剂盒,主要试剂有:P 单克隆抗体包被板;P 标准品;P 二抗体;P 标记浓缩耦合液和耦合稀释液;P 低质控品和高质控品;浓缩洗涤液(20×);发光底物 1(含 H_2O_2 的缓冲液)和发光底物 2(含有发光触酶的缓冲液)。

(2)液体闪烁计数器。

3.操作

(1)样品、标准品或质控对照品各取 25 μL 放入 P 单克隆抗体包被微孔板中,每孔加入 P 工作浓度标记耦合液 100 μL。

(2)每孔加入 P 二抗体 50 μL 混合均匀,室温放置 15 分钟。洗板 5 次。

(3)将清洗完毕的微孔板放置于仪器中,仪器按程序进行检测操作,结束后自动打印标准曲线、回归值和样品浓度的报告。

4.参考区间

女性:滤泡期:0.15~7.0 ng/mL;黄体激素期:2.0~25.0 ng/mL;更年期后:0.06~1.6 ng/mL;怀孕第 3 个月:10.3~44.0 ng/mL;怀孕第 6 个月:19.5~82.5 ng/mL;怀孕第 9 个月:65~229 ng/mL。

男性:0.13~0.97 nmol/L。

5.方法学评价

(1)样品和试剂必须平衡至室温后使用。

（2）加入底物液 1 和 2 时，避免因产生气泡而导致加入量不足。

（3）线性范围：$R^2 \geqslant 0.90$。

四、人绒毛膜促性腺激素

人绒毛膜促性腺激素（human chorionic gonadotropin，HCG）由人胎盘绒毛滋养叶细胞合成与分泌，临床上 HCG 的测定不仅能诊断早孕、异位妊娠、先兆流产、葡萄胎及滋养细胞肿瘤，而且也是治疗后随访及预后观察的重要指标。目前，HCG 的检测主要是用免疫学方法，临床常用的方法有酶联免疫吸附法、胶体金免疫层析法和化学发光法。

（一）酶联免疫吸附法测定人绒毛膜促性腺激素

1.原理

HCG 由 α 和 β 亚基构成，人绒毛膜促性腺激素 β 亚基（β-HCG）来源特异，是 HCG 的活性单位，临床通过测定 β-HCG 来反映 HCG 的水平。ELISA 法的原理是先将抗 β-HCG 亚基单克隆抗体（McAb）包被反应板微孔，再加入样本与酶标记的抗 β-HCG 亚基 McAb，如样本中有 HCG 存在，则可形成夹心复合物，加入底物显色后 450 nm 波长比色，吸光度与 HCG 浓度成正比关系。

2.试剂与仪器

（1）购买成套的商品试剂盒，主要组成如下：聚苯乙烯反应板；包被固相载体用的抗 β-HCG 亚基 McAb；辣根过氧化物酶标记的 β-HCG 亚基的 McAb；显色底物四甲基联苯胺（蓝色）或邻苯二胺（黄色）；配套标准品。

（2）酶标仪。

3.操作

（1）标本处理。①血清：未加任何抗凝剂的全血离心分离血清。②尿液：晨尿中 HCG 水平最高，接近于血清水平，收集晨尿以 1 500～2 000 r/min 离心 10 分钟，取上清进行检测。

（2）在已包被抗 β-HCG 亚基 McAb 的聚苯乙烯反应板微孔中加入最适浓度酶标记抗 β-HCG 亚基 McAb 0.1 mL，立即加入血清或尿液 0.1 mL。

（3）将反应板置混匀器上混匀 30 秒，再置 37 ℃ 20 分钟。

（4）甩去孔内反应物，用蒸馏水冲洗 6 次，晾干。

（5）加底物溶液 0.1 mL，室温放置 5 分钟，比色。

4.计算

以吸光度为纵坐标，不同 HCG 标准液浓度为横坐标绘制标准曲线。根据待测样本的吸光度即可查出 HCG 含量。

5.参考区间

正常情况下，血清 HCG 浓度 $<1.0\ \mu g/L$。

6.方法学评价

（1）本法特异性较高，因采用的包被抗体为对 HCG 特异的抗-β 亚基 McAb。

（2）每次检测都应该做标准曲线，最好做复孔。如样品浓度过高时，用样品稀释液进行稀释，以使样品符合试剂盒的检测范围。

(二)化学发光法测定人绒毛膜促性腺激素

1.原理

采用针对 HCG 的一株单克隆抗体标记 ABEI,另外一株单克隆抗体标记 FITC。标本、定标液、质控液与 FITC 标记的单抗、包被有羊抗 FITC 抗体的纳米免疫磁性微珠混匀,置 37 ℃孵育形成免疫复合物后,置入仪器样品测量室,仪器自动加入发光底物,监测 3 秒钟内发出的相对光强度。HCG 浓度与相对光强度成比例关系,仪器自动拟合计算 HCG 浓度。

2.试剂与仪器

购买与仪器配套的商品成套试剂盒。

3.操作

按仪器操作说明书进行,只需分离血清上机,包括加样、分离、搅拌、温育、打印结果在内的各项操作均由仪器自动进行。

4.参考区间

正常情况下,血清 HCG 浓度为 0.455～10 mIU/mL。由于各厂商的产品不同,以及各地区的实验室差异,各实验室应建立自己的参考值。

5.方法学评价

(1)HCG 和 LH、FSH、促甲状腺激素均为 α 和 β 亚基正常的二聚体,其中 α 亚基高度同源,β 亚基各自特异。因此,应选用抗 HCGβ 亚基抗体制备的试剂盒,以保证检测特异性。

(2)在胆红素<0.125 mg/mL,血红蛋白<16 mg/mL,甘油三酯<12.5 mg/mL 的浓度下,测试结果未受到干扰。

(3)本法浓度值在 60 000 mIU/mL 以内没有发现高剂量钩状效应。

(卢龙涛)

第十三章

微生物检验

第一节　化脓性球菌

　　球菌是细菌中的一大类。对人类有致病性的病原性球菌主要引起化脓性炎症,故又称化脓性球菌。革兰氏阳性球菌有葡萄球菌属、链球菌属、肠球菌属、肺炎链球菌等;革兰氏阴性球菌有脑膜炎奈瑟菌、淋病奈瑟菌和卡他莫拉菌等。

一、葡萄球菌属

　　葡萄球菌属细菌是一群革兰氏阳性球菌,通常排列成不规则的葡萄串状,故名。其广泛分布于自然界、人的体表及与外界相通的腔道中,多为非致病菌,正常人体皮肤和鼻咽部也可携带致病菌株,其中医务人员带菌率可高达 70% 以上,是医院内交叉感染的重要来源。葡萄球菌属分为 32 个种、15 个亚种。

(一)生物学特性

　　本菌呈球形或略椭圆形,直径 0.5~1.5 μm,革兰氏阳性,葡萄串状排列。无鞭毛、无芽孢,除少数菌株外,一般不形成荚膜。

　　需氧或兼性厌氧,营养要求不高,最适生长温度 35 ℃,最适 pH 7.4,多数菌株耐盐性强。在普通平板上培养 18~24 小时,形成直径 2 mm 左右,呈金黄色、白色或柠檬色等不同色素,凸起、表面光滑、湿润、边缘整齐的菌落。血平板上,金黄色葡萄球菌菌落周围有明显的透明溶血环(β溶血),在肉汤培养基中呈均匀浑浊生长。

　　葡萄球菌属的表面抗原主要有葡萄球菌 A 蛋白(staphylococcal protein A,SPA)和多糖抗原两种。SPA 是细胞壁上的表面蛋白,具有种、属特异性。SPA 具有抗吞噬作用,可与人类 IgG的 Fc 段非特异性结合而不影响 Fab 段,故常用含 SPA 的葡萄球菌作为载体,结合特异性抗体后,开展简易、快速的协同凝集试验,用于多种微生物抗原的检测。多糖抗原存在于细胞壁上,是具有型特异性的半抗原。金黄色葡萄球菌所含的多糖抗原为核糖醇磷壁酸,检测机体磷壁酸抗体有助于对金黄色葡萄球菌感染的诊断。

　　葡萄球菌是抵抗力最强的无芽孢菌,耐干燥、耐盐,在 100~150 g/L 的 NaCl 培养基中能生长,对碱性染料敏感,1：(10万～20万)龙胆紫能抑制其生长。近年来由于抗生素的广泛应用,耐药菌株迅速增多,尤其是耐甲氧西林金黄色葡萄球菌已成为医院感染最常见的致病菌。

(二)致病物质与所致疾病

本菌属以金黄色葡萄球菌毒力最强,可产生多种侵袭性酶及毒素,如血浆凝固酶、耐热核酸酶、溶血毒素、杀白细胞素、表皮剥脱毒素、毒性休克综合征毒素-1(toxic shock syndrome toxinl, TSST-1)等,30%～50%的金黄色葡萄球菌可产生肠毒素,耐热,100 ℃、30 分钟不被破坏。可引起疖、痈、骨髓炎等侵袭性疾病和食物中毒、烫伤样皮肤综合征(staphylococcal scalded skin syndrome,SSSS)、毒性休克综合征等毒素性疾病。

凝固酶阴性葡萄球菌(coagulase-negative staphylococci,CNS)近年来已成为医院感染的主要病原菌,以表皮葡萄球菌为代表,可引起人工瓣膜性心内膜炎、尿道、中枢神经系统感染和菌血症等。

(三)微生物学检验

1.标本采集

根据感染部位不同,可采集脓液、创伤分泌物、穿刺液、血液、尿液、痰液、脑脊液、粪便等,采集时应避免病灶周围正常菌群污染。

2.直接显微镜检查

无菌取脓液、痰、渗出物及脑脊液(离心后取沉渣)涂片,革兰氏染色镜检,本菌属为革兰氏阳性球菌,葡萄状排列,无芽孢,无荚膜,应及时向临床初步报告"查见革兰氏阳性葡萄状排列球菌,疑为葡萄球菌",并进一步分离培养和证实。

3.分离培养

血标本应先增菌培养,脓液、尿道分泌物、脑脊液沉淀物直接接种血平板,金黄色葡萄球菌在菌落周围有透明(β)溶血环。尿标本必要时做细菌菌落计数,粪便、呕吐物应接种高盐甘露醇平板,可形成淡黄色菌落。

4.鉴定

葡萄球菌的主要特征是：革兰氏阳性球菌,不规则葡萄串状排列;菌落圆形、凸起、不透明,产生金黄色、白色或柠檬色等脂溶性色素,在含 10%～15%的 NaCl 平板中生长;触酶阳性,金黄色葡萄球菌凝固酶阳性,耐热核酸酶阳性,发酵甘露醇。

(1)血浆凝固酶试验：是鉴定致病性葡萄球菌的重要指标,有玻片法和试管法,前者检测结合型凝固酶,后者检测游离型凝固酶,以 EDTA 抗凝兔血浆为最好。玻片法即刻血浆凝固为阳性;试管法以 37 ℃水浴 3～4 小时后凝固为阳性,24 小时不凝固为阴性。

(2)耐热核酸酶试验：用于检测金黄色葡萄球菌产生的耐热核酸酶,是测定葡萄球菌有无致病性的重要指标之一。

(3)磷酸酶试验：将被检菌点种在含有硝基酚磷酸盐的 pH 5.6～6.8 M-H 琼脂上,35 ℃过夜培养,菌落周围出现黄色为阳性。

(4)吡咯烷酮芳基酰胺酶试验：将被检菌 24 小时斜面培养物接种于含吡咯烷酮 β-萘基酰胺(PYR)肉汤中,35 ℃孵育 2 小时,加入 N,N-二甲氧基肉桂醛试剂后 2 分钟内产生桃红色为阳性。

临床上常用商品化鉴定系统如 Vitek2、Vitek AMS-3、API staph 等进行鉴定。

5.肠毒素测定

经典方法是幼猫腹腔注射食物中毒患者的高盐肉汤培养物,4 小时内动物发生呕吐、腹泻、体温升高或死亡者,提示有肠毒素存在的可能。现常用 ELISA 法或分子生物学方法检测肠毒素。

(四)药物敏感性试验

葡萄球菌属细菌药敏试验常规首选抗生素为苯唑西林和青霉素;临床常用药物是阿齐霉素、克林霉素、甲氧苄啶、万古霉素等。通过药敏试验可筛选出耐甲氧西林葡萄球菌(methicillin resistant Staphylococcus,MRS),该菌携带 mecA 基因,编码低亲和力青霉素结合蛋白,导致对甲氧西林、所有头孢菌素、碳青霉烯类、青霉素类＋青霉素酶抑制剂等抗生素耐药,是医院感染的重要病原菌,多发生于免疫缺陷患者、老弱患者及手术、烧伤后的患者,极易导致感染暴发流行,治疗困难,病死率高。

葡萄球菌是临床上常见的细菌,经涂片染色镜检观察到革兰氏阳性球菌,菌落形态典型,若触酶试验阳性,应先用凝固酶试验检查,将其分成凝固酶阳性和凝固酶阴性细菌。前者大多为金黄色葡萄球菌,应及时快速鉴定和进行药敏试验,尽快报告临床。后者如果是从输液导管、人工植入组织中分离出的细菌,应视为病原菌,须鉴定到种。若药物敏感性试验为甲氧西林耐药的菌株,则报告该菌株对所有青霉素、头孢菌素、碳青霉烯类、β-内酰胺类和 β-内酰胺酶抑制剂类抗生素均耐药,同时对氨基糖苷类,大环内酯类和四环素类抗生素也耐药。

二、链球菌属

链球菌属细菌是化脓性球菌中的常见菌,种类繁多,广泛分布于自然界、人及动物肠道和健康人鼻咽部,大多数不致病。

(一)生物学特性

链球菌革兰氏染色阳性,球形或椭圆形,直径 0.5～1.0 μm,链状排列,链的长短与细菌的种类和生长环境有关,在液体培养基中形成的链较固体培养基上的链长。无芽孢,无鞭毛。多数菌株在培养早期(2～4 小时)形成透明质酸的荚膜。肺炎链球菌为革兰氏阳性球菌,直径 0.5～1.25 μm,菌体呈矛头状,成双排列,宽端相对,尖端向外,在脓液、痰液及肺组织病变中亦可呈单个或短链状。无鞭毛、无芽孢,在机体内或含血清的培养基中可形成荚膜。

链球菌营养要求较高,培养基中需加入血液或血清、葡萄糖、氨基酸、维生素等物质。多数菌株兼性厌氧,少数为专性厌氧。最适生长温度 35 ℃,最适 pH 7.4～7.6。在液体培养基中为絮状或颗粒状沉淀生长,易形成长链。在血平板上,经培养 18～24 小时后可形成圆形、凸起、灰白色、表面光滑、边缘整齐的细小菌落,菌落周围可出现 3 种不同类型的溶血环。①甲型(α 或草绿色)溶血:菌落周围有 1～2 mm 宽的草绿色溶血环,该类菌又称草绿色链球菌;②乙型(β 或透明)溶血:菌落周围有 2～4 mm 宽的透明溶血环,该类菌又称溶血性链球菌;③丙型(γ)溶血:菌落周围无溶血环,该类菌又称不溶血性链球菌。

肺炎链球在血平板上形成灰白色、圆形、扁平的细小菌落,若培养时间过长,可因产生自溶酶而形成脐状凹陷,菌落周围有草绿色溶血环。在液体培养基中呈浑浊生长。但培养时间过长,因产生自溶酶而使培养液变澄清,管底沉淀。

链球菌主要有多糖抗原、蛋白质抗原和核蛋白抗原三种。多糖抗原又称 C 抗原,有群特异性,位于细胞壁上。根据 C 抗原的不同,将链球菌分为 A、B、C、D……20 个群,对人致病的 90%

属 A 群。蛋白质抗原又称表面抗原,位于 C 抗原外层,具有型特异性,有 M、T、R、S 4 种。如 A 群链球菌根据 M 抗原不同,可分成约 100 个型;B 群分 4 个型;C 群 13 个型。M 抗原与致病性有关。核蛋白抗原又称 P 抗原,无特异性,为各种链球菌所共有,并与葡萄球菌有交叉抗原性。

肺炎链球菌根据荚膜多糖抗原的不同,分为 85 个血清型。引起疾病的有 20 多个型。其中菌体多糖抗原可被血清中的 C 反应蛋白(C reactive protein,CRP)沉淀。正常人血清中只含微量 CRP,急性炎症者含量增高,故常以测定 CRP 作为急性炎症诊断的依据。

有荚膜的肺炎链球菌经人工培养后可发生菌落由光滑型向粗糙型(S-R)的变异,同时随着荚膜的消失,毒力亦随之减弱。将 R 型菌落的菌株接种动物或在血清肉汤中培养,则又可恢复 S 型。

(二)致病物质与所致疾病

链球菌可产生多种外毒素和胞外酶,如透明质酸酶、链激酶、链道酶、链球菌溶血素 O 和溶血素 S、M 蛋白、脂磷壁酸等。而荚膜、溶血素、神经氨酸酶是肺炎链球菌重要的致病物质。

A 群链球菌也称化脓性链球菌,致病力强,引起急性呼吸道感染、丹毒、软组织感染、猩红热等,还可致急性肾小球肾炎、风湿热等变态反应性疾病。B 群链球菌又称无乳链球菌(S.agalactiae),主要引起新生儿败血症和脑膜炎。肺炎链球菌(S.pneumoniae)又称肺炎球菌(pneumococcus),主要引起大叶性肺炎、支气管炎、中耳炎、菌血症等。草绿色链球菌亦称甲型溶血性链球菌,是人体口腔、消化道、女性生殖道的正常菌群,常不致病,偶可引起亚急性细菌性心内膜炎。

(三)微生物学检验

1.标本采集

采集脓液、鼻咽拭、痰、脑脊液、血液等标本。风湿热患者取血清做抗链球菌溶血素 O 抗体测定。

2.直接显微镜检查

(1)革兰氏染色镜检:痰、脓液、脑脊液等直接涂片,染色镜检。见链状排列革兰氏阳性球菌的形态特征可初报。如发现革兰氏阳性矛头状双球菌,周围有较宽的透明区,经荚膜染色确认后可初报"找到肺炎链球菌"。

(2)荚膜肿胀试验:用于检查肺炎链球菌。将接种待检菌的小鼠腹腔液,置于玻片上,混入不稀释抗荚膜抗原免疫血清,加少量碱性亚甲蓝染液,覆盖玻片,油镜检查。肺炎链球菌如遇同型免疫血清,则荚膜出现肿胀,为阳性。

3.分离培养

血液、脑脊液标本需肉汤培养基增菌培养,痰液、脓液、咽拭标本可接种于血平板。怀疑肺炎链球菌者,需置 5%～10%CO_2 环境培养。阴道分泌物应置于含多黏菌素(10 μg/mL)和萘啶酸(15 μ/mL)选择性培养肉汤中孵育 18～24 小时,再作分离培养,观察菌落性状和溶血特性。β 溶血的 A、C、G 群菌落较大,直径大于 0.5 mm,而米勒链球菌则小于 0.5 mm。β 群链球菌溶血环较 A、C、G 群模糊,某些 B 群链球菌无溶血环。

4.鉴定

链球菌的主要特征是:革兰氏阳性球菌,链状排列,肺炎链球菌呈矛头状,常成双排列,有荚膜;血平板上形成灰白色、圆形凸起的细小菌落,菌株不同可呈现不同的溶血现象;触酶阴性,能分解多种糖类、蛋白质和氨基酸。肺炎链球菌培养 48 小时后菌落呈"脐状"凹陷,有草绿色溶血环,多数菌株分解菊糖,胆盐溶解试验和 optochin 敏感试验阳性,借此可区别肺炎链球菌与草绿色链球菌。

(1)β溶血性链球菌。①Lancefield群特异性抗原鉴定:B群为无乳链球菌,F群为米勒链球菌,A、C、G群抗原不是种特异性抗原,还需根据菌落大小和生化反应进一步鉴定(表13-1)。②PYR试验:化脓性链球菌产生吡咯烷酮芳基酰胺酶,可水解吡咯烷酮β-萘基酰胺,加入试剂后产生桃红色。③杆菌肽敏感试验:将0.04 U杆菌肽药敏纸片贴在涂布有待测菌的血平板上,35 ℃孵育过夜后,观察抑菌环以判断是否为敏感。化脓性链球菌为阳性,有别于其他PYR阳性的8溶血性细菌(猪链球菌、海豚链球菌)和A群小菌落β溶血性链球菌(米勒链球菌)。此法可作为筛选试验。④V-P试验:可鉴别A、C、G群β溶血的大、小两种不同菌落。⑤CAMP试验:无乳链球菌能产生CAMP因子,它可促进金黄色葡萄球菌溶血能力,使其产生显著的协同溶血作用。试验时先将金黄色葡萄球菌(ATCC25923),沿直径划线接种,再沿该线垂直方向接种无乳链球菌,两线不得相接,间隔3~4 mm。35 ℃孵育过夜,两种划线交界处出现箭头状溶血,即为阳性反应。本法可作为无乳链球菌的初步鉴定试验。

表13-1　β溶血链球菌鉴别

Lancefield抗原群	菌落大小	菌种	PYR	VP	CAMP	BGUR
A	大	化脓性链球菌	+	−	−	
A	小	米勒链球菌	−	+	−	
B		无乳链球菌	−	−	+	
C	大	马链球菌	−	−	−	+
C	小	米勒链球菌	−	+	−	
F	小	米勒链球菌	−	+	−	
G	大	似马链球菌	−	−	−	+
G	小	米勒链球菌	−	+	−	−
未分群	小	米勒链球菌	−	+	−	

(2)非β溶血链球菌:包括不溶血和α溶血C、G群链球菌,其生化特征见表13-2。

(3)草绿色链球菌:目前借助常规方法鉴定到种有一定困难,通常将其鉴定到群。根据16 SrRNA可分为温和链球菌群(S.mitis group)、米勒链球菌群(S.miller group)、变异链球菌群(S.mutans group)和唾液链球菌群(S.sahvdus group),各群鉴别特征见表13-3。

表13-2　非β溶血链球菌鉴别

菌种	Optochin敏感试验	胆汁溶菌试验	胆汁七叶苷试验
肺炎链球菌	S	+	−
草绿色链球菌	R	−	−
牛链球菌	R	−	+

表13-3　草绿色链球菌鉴别

菌群	V-P	脲酶	精氨酸	七叶苷	甘露醇
温和链球菌群	−	−	−	−	−
变异链球菌群	+	−	−	+	+

续表

菌群	V-P	脲酶	精氨酸	七叶苷	甘露醇
唾液链球菌群	+/-	+/-	-	+	-
米勒链球菌群	+	-	+	+/-	+/-

5.血清学诊断

抗链球菌溶素 O 试验常用于风湿热的辅助诊断,活动性风湿热患者的抗体效价一般超过 400 U。

(四)药物敏感性试验

链球菌属细菌药敏试验选择抗生素:A 组为红霉素、青霉素或氨苄西林等;B 组为头孢吡肟、头孢噻肟或头孢曲松等;C 组为氧氟沙星、左氧氟沙星等。

青霉素是抗链球菌的首选药物,值得注意的是耐青霉素的肺炎链球菌(penicillin resistant Streptococous pneomonia,PRSP)和草绿色链球菌,若来源于血和脑脊液,则应检测该菌株对头孢曲松、头孢噻肟和美洛培南的 MIC,以判断敏感、中介或耐药。

无论从何种临床标本中分离出 β 溶血性链球菌及肺炎链球菌,均应及时报告临床。咽部标本中分离出化脓性链球菌应迅速报告临床并及时使用抗生素以减少并发症的发生。C、G 群大菌落的 β 溶血性链球菌是咽喉炎病原体,而米勒链球菌群尽管是正常菌群之一,但只要是在脓肿或伤口中分离出的都应视为致病菌而非污染菌。

三、肠球菌属

肠球菌属(Enterococcus)是 1984 年新命名的菌属,属于链球菌科,有 19 个种,分成 5 群。临床分离的肠球菌多属于群 2,如粪肠球菌(E.faecalis)、屎肠球菌(E.faecium)。

(一)生物学特性

本菌为革兰氏阳性球菌,直径为 $(0.6\sim2.0)\mu m \times (0.6\sim2.5)\mu m$,单个、成对或短链状排列,琼脂平板上生长的细菌呈球杆状,液体培养基中呈卵圆形、链状排列。无芽孢,无荚膜,个别菌种有稀疏鞭毛。兼性厌氧,最适生长温度 35 ℃,大多数菌株在 10 ℃和 45 ℃均能生长。所有菌株在含 6.5%NaCl 肉汤中能生长,在 40%胆汁培养基中能分解七叶苷。当粪肠球菌培养于含血的培养基中,可合成细胞色素或触酶或两者皆有。含 D 群链球菌 D 抗原。

(二)致病物质与所致疾病

肠球菌属是人类肠道中的正常菌群,多见于尿路感染,与尿路器械操作、留置导尿、尿路生理结构异常有关,是重要的医院感染病原菌。也可见于腹腔和盆腔的创伤感染。近年来不断上升的肠球菌感染率和广泛使用抗生素出现的耐药性有关。肠球菌引起的菌血症常发生于有严重基础疾病的老年人、长期住院接受抗生素治疗的免疫功能低下患者。

(三)微生物学检验

1.标本采集

采集尿液、血液及脓性分泌物等。

2.直接显微镜检查

尿液及脓液等直接涂片革兰氏染色镜检,血液标本经增菌培养后涂片革兰氏染色镜检,本菌为单个、成双、或短链状排列的卵圆形革兰氏阳性球菌。

3.分离培养

血液标本先增菌培养，脓汁、尿标本直接接种于血平板。肠球菌在血平板上形成圆形、表面光滑的菌落，α溶血或不溶血，粪肠球菌的某些株在马血、兔血平板上出现β溶血。含杂菌标本接种选择性培养基如叠氮胆汁七叶苷琼脂，肠球菌形成黑色菌落。

4.鉴定

肠球菌的主要特征是：革兰氏阳性球菌，成对或短链状排列；菌落灰白色、圆形凸起，表面光滑，菌株不同可呈现不同的溶血现象；触酶阴性，多数菌种能水解吡咯烷酮-β-萘基酰胺（PYR），胆汁七叶苷阳性，在含6.5%NaCl培养基中生长。临床常见肠球菌的主要鉴定特征见表13-4。

表 13-4　临床常见肠球菌的主要鉴定特征

菌种	甘露醇	山梨醇	山梨糖	精氨酸	阿拉伯糖	棉籽糖	蔗糖	核糖	动力	色素
鸟肠球菌	＋	＋	＋	－	＋	－	＋	＋	－	－
假鸟肠球菌	＋	＋	＋	＋	＋	＋	＋	＋	－	＋
棉籽糖肠球菌	＋	＋	＋	－	－	＋	＋	＋	－	－
恶臭肠球菌	＋	＋	＋	－	－	－	－	＋	－	－
屎肠球菌	＋	－	－	＋	＋	－	＋	＋	－	－
卡氏黄色肠球菌	＋	－	－	＋	＋	＋	＋	＋	－	＋
孟氏肠球菌	＋	－	－	＋	＋	＋	＋	＋	－	＋
微黄肠球菌	＋	－	－	＋	＋	＋	＋	＋	－	＋
鸡肠球菌	＋	－	－	＋	＋	－	＋	＋	＋	－
坚韧肠球菌	－	－	－	＋	－	－	－	/	－	－
海瑞肠球菌	＋	＋	＋	＋	＋	＋	＋	/	＋	＋
不称肠球菌	－	－	－	＋	－	－	－	/	－	－
粪肠球菌（变异味）	－	－	－	＋	－	－	－	/	－	－
硫黄色肠球菌	－	－	－	－	－	＋	－	－	－	＋

注：＋＞90％阳性；－＞90％阴性

（1）PYR试验：是一种快速筛选鉴定试验，用于鉴定能产生吡咯烷酮芳基酰胺酶的细菌，如肠球菌、化脓性链球菌、草绿色气球菌和某些凝固酶阴性葡萄球菌等。

（2）胆汁-七叶苷试验：肠球菌能在含有胆盐的培养基中水解七叶苷，生成6,7-二羟基香豆素，并与培养基中的铁离子反应生成黑色的化合物，但本试验不能区别肠球菌与非肠球菌，需做盐耐受试验进一步鉴定。

（3）盐耐受试验：肠球菌能在含6.5%NaCl的心浸液肉汤中生长，本法结合胆汁-七叶苷试验可对肠球菌作出鉴定。

（四）药物敏感性试验

肠球菌药物敏感试验选择药物A组为青霉素或氨苄西林，B组为万古霉素，U组为环丙沙星、诺氟沙星等。

肠球菌的耐药分为天然耐药和获得性耐药，对一般剂量或中剂量氨基糖苷类耐药和对万古霉素低度耐药常是先天性耐药，耐药基因存在于染色体上。近年来获得性耐药菌株不断增多，表现为对氨基糖苷类高水平耐药和对万古霉素、替考拉宁高度耐药，临床实验室应对肠球菌进行耐药监测试验。临床应特别重视耐万古霉素的肠球菌,联合使用青霉素 G、氨苄西林与氨基糖苷类抗生素是治疗的首选方法。

目前医院内感染肠球菌呈上升趋势,从重症患者分离出的肠球菌应鉴定到种。

四、奈瑟菌属和卡他莫拉菌

《伯杰鉴定细菌学手册》第 9 版中,奈瑟菌属和莫拉菌属均归于奈瑟菌科。奈瑟菌属中的淋病奈瑟菌(N.gonorrhoeae)、脑膜炎奈瑟菌(N.meningitidis),以及莫拉菌属中的卡他莫拉菌(M.catarrhalis)是主要的致病菌。干燥奈瑟菌(N.sicca)、浅黄奈瑟菌(N.subflava)、金黄奈瑟菌(N.flavescens)、黏膜奈瑟菌(N.mucosa)等为腐生菌。

(一)生物学特性

奈瑟菌为革兰氏阴性双球菌,直径 $0.6\sim0.8\ \mu m$,呈肾形或咖啡豆形,凹面相对。人工培养后可呈卵圆形或球形,排列不规则,单个、成双或四个相联等。在患者脑脊液、脓液标本中常位于中性粒细胞内。但在慢性淋病患者多分布于细胞外。无芽孢,无鞭毛,新分离株多有荚膜和菌毛。卡他莫拉菌为革兰氏阴性双球菌,直径 $0.5\sim1.5\ \mu m$,形态似奈瑟菌,有时革兰氏染色不易脱色。

奈瑟菌为需氧菌,营养要求高,需在含有血液、血清等培养基中才能生长。最适生长温度 35 ℃,最适 pH $7.4\sim7.6$,$5\%CO_2$ 可促进生长。脑膜炎奈瑟菌在巧克力平板上 35 ℃培养 $18\sim24$ 小时,形成直径 $1\sim2$ mm,圆形凸起、光滑湿润、半透明、边缘整齐的菌落,血平板上不溶血,卵黄双抗培养基上为光滑、湿润、扁平、边缘整齐的较大菌落。淋病奈瑟菌对营养的要求比脑膜炎奈瑟菌更高,只能在巧克力平板和专用选择培养基中生长。初次分离须供给 $5\%CO_2$,35 ℃培养 $24\sim48$ 小时,形成圆形、凸起、灰白色、直径 $0.5\sim1.0$ mm 的光滑型菌落。根据菌落大小、色泽等可将淋病奈瑟菌的菌落分为 T1~T5 五种类型,新分离菌株属 T1、T2 型,菌落小,有菌毛。人工传代培养后,菌落可增大或呈扁平菌落,即 T3、T4 和 T5 型。菌落具有自溶性,不易保存。卡他莫拉菌能在普通培养基上生长,在血平板或巧克力平板上生长良好,35 ℃培养 24 小时,形成直径 $1\sim3$ mm、灰白色、光滑、较干燥、不透明的菌落,菌落可特征性地被接种环像曲棍球盘(hockey puck)推球似的在培养基表面整体推移。

根据荚膜多糖抗原的不同,可将脑膜炎奈瑟菌分为 A、B、C、D、X、Y、Z、29 E、W135、H、I、K和 L 等13 个血清群,我国流行的菌株以 A 群为主。根据外膜蛋白抗原的不同,将淋病奈瑟菌分成 A、B、C、D、E、F、G、H、N、R、S、T、U、V、W 和 X 等 16 个血清型。

奈瑟菌属细菌抵抗力低,对冷、热、干燥及消毒剂敏感,淋病奈瑟菌在患者分泌物污染的衣裤、被褥、毛巾及厕所坐垫上,能存活 $18\sim24$ 小时。

(二)致病物质与所致疾病

脑膜炎奈瑟菌寄居于鼻咽部,人群携带率为 $5\%\sim10\%$,流行期间可高达 $20\%\sim90\%$。感染者以 5 岁以下儿童为主,6 个月~2 岁的婴儿发病率最高。主要致病物质是荚膜、菌毛和内毒素。引起化脓性脑脊髓膜炎。

淋病奈瑟菌的致病物质有外膜蛋白、菌毛、IgAI、蛋白水解酶、内毒素等。成人通过性交或污染的毛巾、衣裤、被褥等传染,引起性传播疾病淋病,男性可发展为前列腺炎、附睾炎等;女性可致前庭大腺炎、盆腔炎或不育。新生儿通过产道感染可引起淋菌性结膜炎。

卡他莫拉菌是最常见的与人类感染有关的莫拉菌,作为内源性的条件致病菌主要引起与呼吸道有关的感染,如中耳炎、鼻窦炎、肺炎和患有慢性阻塞性肺病的老年患者的下呼吸道感染。

(三)微生物学检验

1.标本采集

(1)脑膜炎奈瑟菌:菌血症期取血液,有出血点或瘀斑者取瘀斑渗出液,出现脑膜刺激症状时取脑脊液。上呼吸道感染、带菌者取鼻咽分泌物等。标本采集后应立即送检,或用预温平板进行床边接种后立即置 35 ℃培养。

(2)淋病奈瑟菌:男性尿道炎急性期患者用无菌棉拭沾取脓性分泌物,非急性期患者用无菌细小棉拭深入尿道 2~4 cm,转动拭子后取出。女性患者先用无菌棉拭擦去宫颈口分泌物,再用另一棉拭深入宫颈内 1 cm 处旋转取出分泌物。患结膜炎的新生儿取结膜分泌物。因本菌对体外环境抵抗力极低且易自溶,故采集标本后应立即送至检验室。

(3)卡他莫拉菌:呼吸道感染患者采集合格痰标本或支气管灌洗液。

2.直接显微镜检查

(1)脑膜炎奈瑟菌:脑脊液离心,取沉淀物涂片,或取瘀斑渗出液涂片做革兰氏染色或亚甲蓝染色镜检。如在中性粒细胞内、外有革兰氏阴性双球菌,可作出初步诊断。阳性率达 80% 左右。

(2)淋病奈瑟菌:脓性分泌物涂片,革兰氏染色镜检。如在中性粒细胞内发现有革兰氏阴性双球菌时,结合临床症状可初步诊断。男性尿道分泌物阳性检出率可达 98%,女性较低,仅50%~70%。

(3)卡他莫拉菌:痰标本涂片革兰氏染色镜检,见多个中性粒细胞、柱状上皮细胞及大量的革兰氏阴性双球菌,平端相对,可怀疑本菌感染。

3.分离培养

(1)脑膜炎奈瑟菌血液或脑脊液标本先经血清肉汤培养基增菌后,再接种巧克力平板,5%CO_2 培养。

(2)淋病奈瑟菌:细菌培养仍是目前世界卫生组织推荐的筛选淋病患者唯一可靠的方法。标本应接种于预温的巧克力平板,5%~10% CO_2 培养。为提高阳性率,常采用含有万古霉素、多黏菌素、制霉菌素等多种抗菌药物的选择性培养基(MTM、ML)。

(3)卡他莫拉菌:痰标本接种普通培养基或巧克力平板,35 ℃培养。

4.鉴定

奈瑟菌的主要特征是:革兰氏阴性球菌,肾形或咖啡豆状,成双排列,凹面相对,常位于中性粒细胞内外。初次分离需要 5%~10% CO_2。脑膜炎奈瑟菌在巧克力平板上形成圆形凸起的露珠状菌落,淋病奈瑟菌在巧克力平板上形成圆形凸起、灰白色的菌落。氧化酶和触酶阳性,脑膜炎奈瑟菌分解葡萄糖、麦芽糖,产酸不产气;淋病奈瑟菌只分解葡萄糖,产酸不产气。

卡他莫拉菌为革兰氏阴性双球菌,在巧克力平板上形成不透明、干燥的菌落。氧化酶和触酶阳性,不分解糖类,还原硝酸盐,DNA 酶阳性。临床常见奈瑟菌及卡他莫拉菌的主要鉴别特征见表 13-5。

革兰氏阴性双球菌和氧化酶阳性是奈瑟菌属的两个推测性鉴定指标。区分革兰氏阴性双球菌和革兰氏阴性球杆菌的方法是将待检菌接种于巧克力平板上,贴 10 U 的青霉素纸片,35 ℃孵育 18~24 小时,挑取纸片边缘生长的菌落,涂片、染色观察,若菌体延长为长索状则为革兰氏阴性球杆菌,而革兰氏阴性双球菌则仍保持双球菌形态,某些菌体出现肿胀。

表 13-5　临床常见奈瑟菌及卡他莫拉菌的主要鉴别特征

菌种	在巧克力平板上的菌落形态	生长试验			氧化分解产物					硝酸盐还原试验	多糖合成	NDA酶
		MTM ML NYC 培养基	血平板或巧克力平板(22℃)	营养琼脂	葡萄糖	麦芽糖	乳糖	蔗糖	果糖			
卡他布兰汉菌	浅红棕色,不透明,干燥,1～3 mm	V	+	+	−	−	−	−	−	+	−	+
脑膜炎奈瑟菌	灰褐色,半透明,光滑,1～2 mm	+	−	V	+	+	−	−	−	−	−	−
淋病奈瑟菌	同上,0.5～1.0 mm	+	−	−	+	−	−	−	−	−	−	−
解乳糖奈瑟菌	灰褐→黄,半透明,光滑,1～2 mm	+	V	+	+	+	+	+	−	−	−	−
灰色奈瑟菌	同上	V	−	+	−	−	−	−	−	−	−	−
多糖奈瑟菌	同上	V	−	+	+	+	−	−	−	−	+	−
微黄奈瑟菌	绿黄色→不透明光滑或粗糙1～3 mm	V	+	+	+	+	−	V	V	−	V	−
干燥奈瑟菌	白色,不透明,干燥,1～3 mm	−	+	+	+	+	−	+	+	−	+	−
黏液奈瑟菌	绿黄色,光滑,1～3 mm	−	+	+	+	+	−	+	+	+	+	−
浅黄奈瑟菌	黄色,不透明,光滑,1～2 mm	−	+	+	+	+	−	−	−	−	+	−
延长奈瑟菌	灰褐色,半透明,光滑反光,1～2 mm	−	+	+	+	+	−	−	−	−	−	−

　　临床上常用商品化鉴定系统如 Vitek2、Vitek AMS-3、Rapid NH 等进行鉴定。检测淋病奈瑟菌目前常采用核酸杂交技术或核酸扩增技术,作为快速诊断和流行病学调查,也可做协同凝集试验、直接免疫荧光试验。

　　(四)药物敏感性试验

　　奈瑟菌药敏试验选择药物为青霉素、头孢菌素及环丙沙星等。治疗首选药物为青霉素。近年来,由于淋病奈瑟菌耐药质粒转移,由其介导的耐青霉素酶的淋病奈瑟菌临床上多见,应根据药敏试验结果指导临床合理用药。引起下呼吸道感染的卡他莫拉菌,既往对青霉素敏感,近年来报告耐药菌株日渐增多,尽管卡他莫拉菌常产生 β-内酰胺酶,但临床使用的 β-内酰胺类抗生素如含 β-内酰胺酶抑制剂的 β-内酰胺类抗生素、头孢菌素、大环内酯类抗生素、喹诺酮类抗生素和甲氧苄氨嘧啶—磺胺甲噁唑治疗其感染仍然是有效的。

淋病的早期正确诊断具有重要的医学和社会学意义,诊断报告必须慎重,对各种实验室诊断试验需掌握其敏感性和特异性的程度,必须综合分析各种试验的结果,最后确证还依赖于分离培养和鉴定。脑膜炎奈瑟菌的快速诊断能为治疗提供时机,故瘀点及脑脊液的涂片染色镜检是快速简便方法。

（薛彩霞）

第二节　分枝杆菌属

分枝杆菌属是一类细长或略带弯曲、为数众多(包括 54 个种)呈分枝状生长的需氧杆菌。因其繁殖时呈分枝状生长故称分枝杆菌。本属细菌的主要特点是细胞壁含有大量脂类,可占其干重的 60%,这与其染色性、抵抗力、致病性等密切相关。耐受酸和抗乙醇,一般不易着色,若经加温或延长染色时间而着色后,能抵抗 3%盐酸乙醇的脱色作用,故又称抗酸杆菌。需氧生长,无鞭毛,无芽孢和荚膜。引起的疾病均为慢性,有肉芽肿病变的炎症特点。

分枝杆菌的种类较多,包括结核分枝杆菌、非结核分枝杆菌和麻风分枝杆菌。非结核分枝杆菌是一大群分枝杆菌的总称,与人类有关的非结核分枝杆菌主要有堪萨斯分枝杆菌、海分枝杆菌、瘰疬分枝杆菌、戈分枝杆菌、鸟分枝杆菌、蟾分枝杆菌、龟分枝杆菌、偶发分枝杆菌和耻垢分枝杆菌等。本属细菌无内外毒素,其致病性与菌体某些成分如索状因子、蜡质 D 及分枝菌酸有关。

一、结核分枝杆菌

结核分枝杆菌简称结核杆菌,是引起人和动物结核病的病原菌。目前已知在我国引起人类结核病的主要有人型和牛型结核分枝杆菌。

(一)临床意义

1.致病性

结核分枝杆菌主要通过呼吸道、消化道和受损伤的皮肤侵入易感机体,引起多种组织器官的结核病,其中以通过呼吸道引起的肺结核最多见。肺外感染可发生在脑、肾、肠及腹膜等处。该菌不产生内毒素和外毒素,也无荚膜和侵袭性酶。

2.Koch 现象

结核的特异性免疫是通过结核分枝杆菌感染后所产生,试验证明,将有毒结核分枝杆菌纯培养物初次接种于健康豚鼠,不产生速发型变态反应,而经 10～14 天,局部逐渐形成肿块,继而坏死,溃疡,直至动物死亡。若在 8～12 周之前给动物接种减毒或小量结核分枝杆菌,第二次接种时则局部反应提前,于 2～3 天内发生红肿硬结,后有溃疡但很快趋于痊愈。此现象为 Koch 在 1891 年观察到的,故称为 Koch 现象。

3.结核菌素试验

利用Ⅳ型变态反应的原理,检测机体是否感染过结核分枝杆菌。

(二)微生物学检验

1.标本采集

根据感染部位的不同,可采集不同标本。结核患者各感染部位的标本中大多都混有其他细菌,为此应采取能抑制污染菌的方法。若做分离培养,必须使用灭菌容器,患者应停药1～2天后再采集标本。可采集痰、尿、粪便、胃液、胸腔积液、腹水、脑脊液、关节液、脓液等。

2.检验方法

(1)涂片检查。

1)直接涂片:①薄涂片,挑取痰或其他处理过的标本约0.01 mL,涂抹于载玻片上,用姜-尼(热染法)或Kinyoun(冷染法)抗酸染色,镜检,报告方法:一,全视野(或100个视野)未找到抗酸菌;十,全视野发现3～9个;十十,全视野发现10～99个;十十十,每视野发现1～9个;十十十十,每视野发现10个以上(全视野发现1～2个时报告抗酸菌的个数)。②厚涂片,取标本0.1 mL,涂片,抗酸染色、镜检,报告方法同上。

2)集菌涂片:主要方法有沉淀集菌法和漂浮集菌法。

3)荧光显微镜检查法:制片同前。用金铵"O"染色,在荧光显微镜下分枝杆菌可发出荧光。

(2)分离培养:结核分枝杆菌的分离培养对于结核病的诊断、疗效观察及抗结核药物的研究均具有重要意义。培养前针对标本应做适当的前处理,如痰可做4%H_2SO_4或4%NaOH处理20～30分钟,除去支杂菌再接种于罗氏培养基,37 ℃培养,定时观察,至4～8周。此方法可准确诊断结核分枝杆菌。

(3)基因快速诊断:简便快速、灵敏度高、特异性强。但需注意实验器材的污染问题,以免出现假阳性。

(三)治疗原则

利福平、异烟肼、乙胺丁醇、链霉素为第一线药物。利福平与异烟肼合用可以减少耐药的产生。对于严重感染,可用吡嗪酰胺与利福平及异烟肼联合使用。

二、非结核分枝杆菌

分枝杆菌属中除结核分枝杆菌和麻风杆菌以外,均称为非结核分枝杆菌或非典分枝杆菌。因其染色性同样具有抗酸性亦称非结核抗酸菌,其中有14～17个非典菌种能使人致病,可侵犯全身脏器和组织,以肺最常见,其临床症状、X线所见很难与肺结核病区别,而大多数非典菌对主要抗结核药耐药,故该菌的感染和发病已成为流行病学和临床上的主要课题,与发达国家一样,我国近年来发现率也有增高趋势。以第Ⅲ群鸟一胞内分枝杆菌和第Ⅳ群偶发分枝杆菌及龟分枝杆菌为多。

三、麻风分枝杆菌

麻风分枝杆菌(M.leprae)简称麻风杆菌,是麻风病的病原菌。首先由Hansen1937年从麻风患者组织中发现。麻风分枝杆菌亦为抗酸杆菌,但较结核分枝杆菌短而粗。抗酸染色着色均匀,呈束状或团状排列。为典型的胞内寄生菌,该菌所在的细胞胞质呈泡沫状称麻风细胞。用药后细菌可断裂为颗粒状,链状等,着色不均匀,叫不完整染色菌。革兰氏阳性无动力、无荚膜和芽孢。

麻风分枝杆菌是麻风的病原菌,麻风是一种慢性传染病,早期主要损害皮肤、黏膜和神经末梢,晚期可侵犯深部组织和器官,此菌尚未人工培养成功,已用犰狳建立良好的动物模型。人类是麻风分枝杆菌的唯一宿主,也是唯一传染源。本病在世界各地均有流行,尤以第三世界较为广泛。

麻风病根据机体的免疫、病理变化和临床表现可将多数患者分为瘤型和结核型两型,另外还有界限类和未定类两类。治疗原则:早发现,早治疗。治疗药物主要有砜类、利福平、氯法齐明及丙硫异烟胺。一般采用二或三种药物联合治疗。

(薛彩霞)

第三节　弯曲菌属和螺旋菌属

利用分子生物学技术(DNA-rRNA 杂交、16 SrRNA 序列分析)和免疫分型技术,将弯曲菌及其他相关细菌归入一个共同的 rRNA 超家族,包括弯曲菌属(Campylobacter)、螺杆菌属(Helicobacter)、弓形虫属(Arcobacter)、沃林菌属(Wolinella)和"Flexispira"5 个菌属。

一、弯曲菌属

弯曲菌属(Campylobacter)是一类呈逗点状或 S 形的革兰氏阴性杆菌,广泛分布于动物界,其中有些可引起动物和人类的腹泻、胃肠炎和肠道外感染。目前弯曲菌共有 18 个种和亚种,对人致病主要有空肠弯曲菌(C.jejuni)、大肠弯曲菌(C.coli)及胎儿弯曲菌(C.fetus)。

(一)生物学特性

本属细菌为革兰氏阴性无芽孢的弯曲短杆菌,大小为$(0.2\sim0.8)\mu m \times (0.5\sim5)\mu m$,不易染色,菌体弯曲呈 S 状或海鸥展翅状等,一端或两端各有一根鞭毛,运动活泼,暗视野显微镜下呈"投标样"运动。

本属细菌为微需氧菌,多氧或无氧环境下均不生长,最适生长环境是含 5% O_2、10% CO_2、85% N_2的微氧环境;培养温度通常取决于所需要分离的菌株,在不同温度下培养基的选择性也不同,通常绝大多数实验室用 42 ℃作为初始分离温度,这一温度对空肠弯曲菌、大肠弯曲菌的生长有利,相反其他菌株在37 ℃生长良好。营养要求高,普通培养基不生长,选择性培养基大多含有抗生素(主要为头孢哌酮),以抑制肠道正常菌群。常用培养基有含血的 Skirrow 培养基、头孢哌酮-万古霉素-两性霉素琼脂培养基(CVA)和不含血的碳-头孢哌酮-去氧胆酸盐(CCDA)、碳基选择性培养基(CSM)和半固体动力培养基等。弯曲菌在同一培养基上可出现两种菌落,一种为灰白、湿润、扁平边缘不整齐的蔓延生长的菌落;另一种为半透明、圆形、凸起、有光泽的小菌落,陈旧菌落可因产生色素而变红。

本菌有菌体(O)抗原、热不稳定抗原和鞭毛(H)抗原,前两种抗原是弯曲菌分型的依据。

(二)致病物质与所致疾病

弯曲菌属具有黏附定居和入侵上皮细胞的能力,通过产生的肠毒素、细胞毒素和内毒素等多种毒力因子致病,病变部位通常在空肠、回肠,也可蔓延至结肠。

弯曲菌广泛分布于动物界,常定居于人和动物的肠道内,通过粪便污染环境。传播途径主要为食物和水,传播方式多为经口传播,食用未煮熟的鸡、饮用未经处理的水和未经消毒的牛奶均可引起弯曲菌肠炎的发生。

空肠弯曲菌空肠亚种是弯曲菌属中最重要也是最常见的致病菌(占弯曲菌腹泻的80%～90%),腹泻是空肠弯曲菌感染最常见的临床表现,先为水样便,每天3～20次,以后转为黏液脓血样便,甚至黑便或肉眼血便。除腹泻外,大多数患者有发热、腹痛、恶心和不适等症状。临床症状可在1周内消退,但多达20%的患者,其症状可持续1～3周,恢复期的患者粪便中还可带菌2周到1月。除肠炎外,近年来也出现了空肠弯曲菌继发关节炎、败血症、脑膜炎和格林巴利综合征(Guillain-barre syndrome,GBS)。格林巴利综合征是外周神经的急性脱髓鞘性疾病,血清学和培养资料表明,20%～40%的格林巴利综合征患者在其神经症状出现前1～3周都曾有过空肠弯曲菌感染。GBS患者分离到的空肠弯曲菌大都具有特殊的血清型O^{19},可与人体的神经组织发生交叉免疫反应而致病。

胎儿弯曲菌主要引起肠外感染,其中胎儿亚种为主要的人类致病菌,可致人类菌血症、心内膜炎、血栓性静脉炎、活动性关节炎、脑膜炎、心包炎、肺部感染、胸膜炎、腹膜炎、胆囊炎等。

(三)微生物学检验

1.标本采集

采集粪便、肛拭子及剩余食物等标本并立即送检,或将标本接种于卡-布运送培养基中送检;对于高热和脑膜炎患者,可于用药前抽取静脉血或脑脊液,注入布氏肉汤中送检。

2.直接显微镜检查

(1)悬滴法动力检查:显微镜下观察有无螺旋状或投标样运动,脑脊液标本经离心沉淀后再制成悬滴标本检查。

(2)染色标本检查:取新鲜粪便或脑脊液离心沉淀物涂片,革兰氏染色,查找革兰氏阴性、弯曲呈S状或螺旋状杆菌。鞭毛染色见一端或两端单根鞭毛。

3.分离培养

可将标本直接接种于选择性培养基上,也可将标本过滤后培养。将一层孔径0.45～0.65 μm的滤膜放于不含抗生素的CCDA或CSM培养基上,滴加10～15滴标本悬液于滤膜上,由于弯曲菌有动力可穿过滤膜,将平板置于37 ℃孵育1小时,除去滤膜,平板置于37 ℃微需氧环境中继续培养,必要时给予一定浓度的氢气。弯曲菌形成的菌落为灰色、扁平、表面湿润、圆形凸起、边缘不规则、常沿穿刺线蔓延生长的菌落,在血平板上不溶血。本属细菌在布氏肉汤中呈均匀浑浊生长。培养时需注意气体环境和适合的温度,空肠弯曲菌最适的温度为42～43 ℃,胎儿弯曲菌在42 ℃不生长。

4.鉴定

弯曲菌属的主要特征是:革兰氏阴性小杆菌,呈弧形、S形、"海鸥形"或螺旋形,微需氧,氧化酶和触酶阳性,还原硝酸盐为亚硝酸盐,不分解和不发酵各种糖类,不分解尿素。

(四)药物敏感性试验

弯曲菌感染大多呈轻症和自限性,一般不需特异性治疗。体外试验显示,绝大多数弯曲菌对头孢菌素和青霉素耐药,环丙沙星治疗弯曲菌感染非常有效,但近年来也出现了不少耐药菌株。空肠弯曲菌和大肠弯曲菌能产生β-内酰胺酶,对阿莫西林、氨苄西林和替卡西林等β-内酰胺类抗生素耐药;对大环内酯类、喹诺酮类、氨基糖苷类、氯霉素、呋喃妥因和四环素等药物敏感,但近年来耐喹诺酮类药物的耐药菌株在不断增加。空肠弯曲菌通常对红霉素敏感,其耐药率小于5%,用红霉素治疗空肠弯曲菌肠炎的效果较好;而80%以上的大肠弯曲菌对红霉素耐药。胎儿弯曲菌引起的全身感染可用红霉素、氨苄西林、氨基糖苷类和氯霉素治疗。

二、螺杆菌属

螺杆菌属(Helicobacter)也是一类微需氧的革兰氏阴性螺形杆菌。最早根据其形态染色、培养条件、生长特征、生活环境等归于弯曲菌,但近年来根据其超微结构(螺旋与胞周纤维)、酶活性、脂肪酸序列、生长特性等的不同,尤其是该菌属 16 SrRNA 与弯曲菌属存在的巨大区别,将其从弯曲菌属中划分出来而成立一个新的螺杆菌属。其中与人关系最密切的是幽门螺杆菌。1983 年澳大利亚学者 Marshall 和 Warren 首次从胃病患者的胃黏膜中分离出该菌,并随后提出该菌是人类胃炎、十二指肠溃疡和胃溃疡的重要病原菌。在发现这种细菌之前,医学界认为正常胃里细菌是不能存活的,并且认为消化性疾病是非感染性疾病,此发现使得原本慢性的、经常无药可救的胃炎、胃溃疡等可用抗生素和一些其他药物进行治疗。Marshall 和 Warren 因该发现获得 2005 年度诺贝尔医学生理学奖。

(一)生物学特性

幽门螺杆菌为革兰氏阴性,呈海鸥状、S 或弧形的螺杆状细菌。大小为 $(2.5\sim4.0)\mu m\times(0.5\sim1.0)\mu m$。运动活泼,菌体一端或两端可伸出 $2\sim6$ 条带鞘的鞭毛,长为菌体的 $1.0\sim1.5$ 倍,鞭毛在运动中起推进器作用,在定居过程中起锚住作用。延长培养时间,细菌会发生圆球体样的形态变化,包括两种类型,一种较大,在透射镜下可见稀疏的细胞质,细胞体积膨大,这种类型可能是一种退化型,在传代中不能再生;另一种小圆球体,透射电镜下可见电子密度较高的细胞质,且有完整的细胞膜,在合适的培养条件下能重新生长成繁殖体。

本菌为微需氧菌,在含 $5\%\sim8\%$ O_2、10% CO_2 和 85% N_2 的环境中稳定生长,在空气中和绝对无氧条件下均不能生长。从临床标本中分离的野生株在培养时均需要补充适当的 CO_2,同时培养环境中必须保持 95% 以上的相对湿度。幽门螺杆菌生长的最适 pH 为中性或弱碱性,最适生长温度为 37 ℃,25 ℃不生长,42 ℃少数生长,此与弯曲菌属明显不同。本菌营养要求较高,精氨酸、组氨酸、异亮氨酸、亮氨酸、甲硫氨酸、苯丙氨酸、缬氨酸是其必需氨基酸,某些菌株还需要丙氨酸或丝氨酸。缺乏葡萄糖时,幽门螺杆菌不能生长,但有适量葡萄糖和丙氨酸时能大大促进其生长,这说明葡萄糖可能仍然是幽门螺杆菌能量和碳源的重要来源之一。许多固体培养基都能用于幽门螺杆菌的分离培养,例如,哥伦比亚平板、心脑浸液平板、布氏平板和 M-H 平板等,但必须加入适量的全血(马、羊或人)或胎牛血清作为补充物。生长较为缓慢,通常需要 $3\sim5$ 天甚至更长时间,其菌落呈两种形态,一为圆形孤立的小菌落,无色半透明呈露滴状,直径为 $0.5\sim1$ mm,血平板上有轻度溶血;另一种沿接种线扩散生长,融合成片,扁平,无色半透明。为了避免兼性厌氧菌和霉菌等的过度生长,常需加入万古霉素、TMP、两性霉素、多黏菌素等组合抑菌剂。

(二)致病物质与所致疾病

幽门螺杆菌的致病因素包括毒力因子、感染后引发机体的免疫反应、宿主胃环境等因素。前者包括细菌动力(鞭毛)、尿素酶(脲酶)和黏附素、细胞空泡毒素(VacA)以及细胞毒素相关基因 A 蛋白(CagA)等因子。幽门螺杆菌确切的致病机制尚不清楚,可能与下列机制有关:特殊的螺旋状和端鞭毛运动方式有助于幽门螺杆菌穿过胃黏膜表面的黏液层与胃黏膜上皮细胞接触;幽门螺杆菌具有高活性的胞外脲酶分解尿素,形成"氨云"和 CO_2,改变局部 pH,利于该菌定植于胃黏膜下层;氨的产生使黏液层离子发生变化,最后导致黏膜中的氢离子反向扩散,刺激胃泌素产生,损伤胃黏膜。

幽门螺杆菌的传播途径迄今仍不十分清楚,推测是经口感染。自然人群中幽门螺杆菌感染率是如此之高,因此人类应是幽门螺杆菌感染的主要传染源。某些猴类、鼬鼠、猫、狗等动物的胃中,亦曾分离到幽门螺杆菌,因此有人认为幽门螺杆菌感染也是动物源性传染病。

幽门螺杆菌为一高度适应于胃黏膜酸性环境的微需氧菌,定植于胃黏膜表面和黏膜层之间。自Marshall和Warren分离出该菌以来,大量研究表明它是胃炎、消化溃疡的主要致病因素,并且与胃黏膜相关性淋巴组织(MALT)淋巴瘤、胃癌的发生密切相关,世界卫生组织国际癌症研究机构已将其纳入一类致癌因子。幽门螺杆菌感染非常普遍,在人群中的感染率为 $50\% \sim 80\%$,感染可持续数十年甚至终生,但其中只有大约15%的感染者发生疾病,其原因尚不十分清楚,估计与幽门螺杆菌不同亚型的毒力以及宿主的遗传因素差异有关。

(三)微生物学检验

1.标本采集

多部位采集胃、十二指肠黏膜标本,标本要新鲜,保持湿润,置 2 mL 无菌等渗盐水中保存,在运送途中不超过 3 小时,在 4 ℃下最多保存 5 小时。流行病学调查和检测治疗效果时可取血清检查。

2.直接显微镜检查

(1)直接镜检:取胃、十二指肠黏膜活检标本作革兰氏染色或 Giemsa 染色,在油镜下查找细长弯曲或呈海鸥展翅状排列的菌体。由于涂片是在幽门螺杆菌定植部位的黏膜进行观察,阳性率很高,且对治疗后残留少量的幽门螺杆菌也可作出诊断,因此是简便、实用、准确和较快速的诊断方法。

(2)组织学检查:在对活检标本进行病理组织学观察时,可同时进行特殊染色作细菌学检查。常规组织学检查的 HE 染色因幽门螺杆菌与黏膜或胞质对比较差,阳性率低。可行 Warthin-Starry 银染色、Giemsa 染色、甲苯胺蓝染色、石炭酸复红染色等。

3.分离培养

本菌的细菌学培养通常不如组织学检查的敏感率高,但若要进行药敏试验和流行病学调查,培养还是必不可少的。用选择性和非选择性培养基同时分离该菌可提高敏感性。用含 5% 绵羊血的布氏平板或加入 7% 马血的心脑浸液作为非选择性培养基,用改良的 Skirrow 平板(加入万古霉素 10 mg/L、两性霉素 B 10 mg/L、甲氧苄啶 5 mg/L)作为选择性培养基,在含 $5\% \sim 8\%$ O_2、10% CO_2、85% N_2 的微需氧环境中37 ℃孵育3~5 天,长出细小、灰白色、半透明、不溶血的菌落。

4.鉴定

幽门螺杆菌的主要特征是:革兰氏阴性,呈海鸥状、S 形或弧形;微需氧,35 ℃生长,43 ℃、25 ℃不生长;脲酶强阳性、氧化酶、过氧化氢酶和碱性磷酸酶阳性;对萘啶酸耐药、头孢噻吩敏感;在 1% 甘油和 1% 胆盐中不生长。对大多数常用于鉴定肠杆菌科细菌的经典试验不起反应。

5.血清学诊断

用 ELISA 法直接检测幽门螺杆菌的菌体抗原或血清中抗体,具有快速、简便、取材方便、无侵入性及成本低的优点,但敏感性和特异性尚有待提高。菌体抗原检测用酶抗体法将粪便中幽门螺杆菌蛋白作为抗原,对有否幽门螺杆菌感染进行检测。抗体检查主要是检测幽门螺杆菌感染后血清中存在的 IgG。常用的方法主要有酶联免疫吸附法、免疫印迹技术、胶乳凝集试验等。

6.其他诊断方法

(1)活检组织快速尿素酶试验(RUT):取一小块新鲜活检标本置于含尿素的培养基中或试剂条内,由于幽门螺杆菌产生大量的细胞外尿素酶(相当于普通变形杆菌的20～70倍),可分解尿素产大量的氨,使培养基pH升高,指示剂变色,能在5～30分钟内检测出幽门螺杆菌。这是一种简便实用、快速灵敏且较为准确的检测幽门螺杆菌方法,适合胃镜检查的患者。

(2)^{13}C或^{14}C标记尿素呼气试验(UBT):利用幽门螺杆菌产生的脲酶可分解尿素释放CO_2的特点,受检者服用^{13}C或^{14}C标记的尿素,经脲酶作用产生带同位素的CO_2,然后随血流到达肺部,并呼出。测定患者服用尿素前后呼气中带有的含同位素的CO_2量,就可判断是否有幽门螺杆菌感染。该方法敏感性与特异性均很好,只是^{13}C检测需要特殊的质谱仪,价格昂贵,而检测^{14}C相对幽门螺杆菌脲酶试验简单,但其又具有放射性的危害。

对幽门螺杆菌感染的诊断较为复杂,目前国内共识以下方法检查结果阳性者可诊断幽门螺杆菌现症感染:①胃黏膜组织RUT、组织切片染色、Hp培养三项中任一项阳性;②^{13}C或^{14}C-UBT阳性;③粪便幽门螺杆菌抗原(HpSA)检测(单克隆法)阳性;④血清幽门螺杆菌抗体检测阳性提示曾经感染,从未治疗可视为现症感染。

(四)药物敏感性试验

目前还没有法定的参照方法用于检测幽门螺杆菌的药物敏感性,但多数学者采用琼脂稀释法作为参考标准。幽门螺杆菌对多黏菌素、三甲氧苄啶、磺胺、万古霉素和萘啶酸天然耐药。在体外药敏试验中,幽门螺杆菌对许多抗生素都很敏感,但体内用药效果并不满意,主要因为幽门螺杆菌寄生在黏液层下的胃上皮细胞表面,抗生素不能渗入胃黏膜深层。由于单用一种药物对幽门螺杆菌的疗效差,一般建议2种或3种药物合用,以提高疗效。临床上治疗幽门螺杆菌的药物有阿莫西林、甲硝唑、克拉霉素、四环素、呋喃唑酮等,具体治疗方案采用铋剂加两种抗生素,对于溃疡患者可应用质子泵抑制剂加一种抗生素或H_2受体拮抗剂加两种抗生素,连续治疗2周。由于幽门螺杆菌抗生素治疗方案的广泛应用,其耐药性问题也日益严重,因而药物的替换治疗及预防问题都值得重视和研究。

(薛彩霞)

第四节　弧菌属和气单胞菌属

一、弧菌属

弧菌科(Vibrionaceae)包括弧菌属和发光杆菌属。弧菌科细菌是一群菌体短小、弯曲成弧形或直杆状的革兰氏阴性细菌;兼性厌氧,利用葡萄糖,大多数菌株氧化酶阳性,具有一端单鞭毛;大多菌株生长需要2%～3%氯化钠;广泛分布于自然界,以水中最为多见;有一些种对人类致病。

弧菌属(Vibrio)隶属于弧菌科,迄今所知有36个种,与人类感染有关的弧菌有O1群霍乱弧菌(V.cholerae O1)、O139群霍乱弧菌(V.cholerae O139)、非O1群霍乱弧菌(V.cholerae non-O1)、拟态弧菌(V.minicus)、副溶血弧菌(V.parahaemolyticus)、创伤弧菌(V.vulnificus)、河弧菌

（V.fluvialis）、弗尼斯弧菌（V.furnissii）、霍利斯弧菌（V.hollisae）、少女弧菌（V.damsela）、溶藻弧菌（V.alginolyticus）、麦氏弧菌（V.metschnikovii）、辛辛那提弧菌（V.cincinnatiensis）和鲨鱼弧菌（V.carchariae）等。其中以霍乱弧菌和副溶血弧菌最为重要。霍乱弧菌引起霍乱，副溶血弧菌常引起食物中毒，偶尔引起浅部创伤感染。其他弧菌可引起人类腹泻和肠道外感染如伤口感染及菌血症等。

本属细菌能利用葡萄糖，对弧菌抑制剂 O/129（2,4-二氨基-6,7-二异丙基喋啶）敏感，其中有些菌株为嗜盐菌（在无盐时不能生长），除麦氏弧菌外氧化酶均阳性。弧菌属与其他相关细菌的鉴别见表13-6。

表 13-6　临床常见弧菌及其所致疾病

鉴别特征	弧菌属	发光杆菌属	气单胞菌属	邻单胞菌属	肠杆菌属
氧化酶	＋	＋	＋	＋	－
生长或刺激生长需 Na⁺		＋			
对弧菌抑制剂 O/129 敏感	＋	＋	－	＋	－
酯酶产物	＋	V	＋		V
右旋甘露醇发酵	＋	－	＋		＋
DNA 中的 G＋C 含量（mol%）	38～51	40～44	57～63	51	38～60
有外鞘的端生鞭毛	＋	－	－	－	－
在固体培养基中生长出周鞭毛	V	－	－	－	V

注：＋:＞90％阳性；V:11％～89％阳性；－:＜10％阳性

（一）霍乱弧菌

1.生物学特性

霍乱弧菌（V.cholerae）系革兰氏阴性杆菌，大小为（0.5～0.8）μm×（1.5～3）μm。从患者体内新分离的细菌形态典型，呈弧形或逗点状；经人工培养后，细菌呈杆状，与肠杆菌科细菌不易区别。有菌毛，无芽孢，有些菌株有荚膜。菌体一端有单鞭毛。采患者"米泔水"样粪便或培养物做悬滴观察，细菌运动非常活泼，呈穿梭样或流星状。涂片行革兰氏染色镜检，可见大量革兰氏阴性弧菌，呈鱼群样排列。

霍乱弧菌有不耐热的 H 抗原和耐热的 O 抗原。H 抗原为共同抗原，特异性低；O 抗原具有群特异性和型特异性，是霍乱弧菌分群和分型的基础。根据 O 抗原的不同，霍乱弧菌现分为155 个血清群，其中仅 O1 群霍乱弧菌和 O139 群霍乱弧菌引起霍乱。O139 群与 O1 群抗血清无交叉反应，但遗传学特征和毒力基因与 O1 群相似。除 O1 群和 O139 群以外的霍乱弧菌可引起人类的胃肠炎，无明显的季节分布，不引起霍乱流行，不被 O1 群霍乱弧菌多价血清所凝集，称为非 O1 群霍乱弧菌，以往也称不凝集弧菌或非霍乱弧菌。O1 群霍乱弧菌的 O 抗原由 A、B、C 三种抗原成分组成，其中 A 抗原是 O1 群的群特异性抗原。通过三种抗原成分的不同组合可分成三个血清型：AB 构成小川型（Ogawa），AC 构成稻叶型（Inaba），ABC 构成彦岛型（Hikojima）。常见的流行型别为小川型和稻叶型。依据生物学特性，O1 群霍乱弧菌又可分为古典生物型和E1 Tor 生物型。

霍乱弧菌为兼性厌氧菌，营养要求不高，在普通琼脂上生长良好。16～44 ℃均可生长，37 ℃最为适宜。具耐碱性，在 pH 6.8～10.2 范围均可生长，在 pH 8.2～9.0 的碱性蛋白胨水或碱性平板上生长迅速。初次分离常选用 pH 8.5 的碱性蛋白胨水进行选择性增菌,35 ℃培养 4～6 小时可在液体表面大量繁殖形成菌膜。在 TCBS(硫代硫酸盐-枸橼酸盐-胆盐-蔗糖,thiosufale-citrate-bile salts-sucrose,TCBS)选择性培养基上,发酵蔗糖产酸,菌落呈黄色。在含亚碲酸钾的选择性培养基上如 4 号琼脂和庆大霉素琼脂平板,可将碲离子还原成元素碲,形成灰褐色菌落中心。在血平板上菌落较大,El Tor 生物型还可形成 β 溶血环。也可在无盐培养基上生长。O139 群霍乱弧菌在含明胶的培养基上可形成不透明的浅灰色菌落,周围有一圈不透明带,此菌落涂片观察可发现荚膜。

2.致病物质与所致疾病

霍乱弧菌是烈性传染病霍乱的病原菌。自 1817 年以来,曾在世界上引起七次大流行,死亡率很高,均由霍乱弧菌 O1 群引起,前六次为霍乱弧菌的古典生物型,第七次为 E1 Tor 生物型。1992 年 10 月,在印度、孟加拉等一些国家和地区出现了霍乱样腹泻的暴发和流行,分离的病原菌与 O1 群～O138 群霍乱弧菌诊断血清均不凝集,但从患者血清中分离到霍乱样肠毒素,经核苷酸序列同源性分析属于霍乱弧菌,故命名为霍乱弧菌 O139 血清群。O139 可能是今后主要流行的血清群。

霍乱弧菌活泼的鞭毛运动有助于细菌穿过肠黏膜表面黏液层而接近肠壁上皮细胞。细菌依靠普通菌毛定植于小肠黏膜上,只有黏附定植的霍乱弧菌方可致病。霍乱毒素(choleratoxin,CT)是一种肠毒素,是霍乱弧菌的主要致病物质,由一个 A 亚单位和五个 B 亚单位构成,A 亚单位为毒力亚单位(包括 A1 和 A2 两个组分),B 亚单位为结合亚单位,两者以非共价键形式结合。霍乱弧菌在小肠黏膜大量繁殖产生 CT 后,CT 的 B 亚单位与小肠黏膜细胞神经节苷脂受体结合,使毒素分子变构,A 亚单位脱离 B 亚单位进入细胞内,作用于腺苷酸环化酶,使细胞内 cAMP 浓度明显增加,肠黏膜细胞分泌功能亢进,肠液大量分泌,引起严重的腹泻和呕吐。另外,霍乱弧菌还可产生小带联结毒素、副霍乱毒素和溶血素,与其致病性相关。

3.微生物学检验

(1)标本采集:霍乱是烈性传染病,尽量在发病早期,使用抗生素之前采集标本。可取患者"米泔水"样便,亦可采取呕吐物或肛门拭子。标本应避免接触消毒液。采取的标本最好床边接种,不能及时接种者可用棉签挑取标本或将肛门拭子直接插入卡-布运送培养基中送检。应避免使用甘油盐水缓冲运送培养基。送检标本应装在密封且不易破碎的容器中,由专人运送。

(2)直接显微镜检查。①涂片染色镜检:取标本直接涂片 2 张。干后用甲醇或乙醇固定,革兰氏染色。镜检有无"鱼群"样排列的革兰氏阴性弧菌。②动力和制动试验:直接取"米泔水"样便制成悬滴(或压滴)标本,用暗视野或相差显微镜直接观察呈穿梭样运动的细菌。同法制备另一悬滴(或压滴)标本,在悬液中加入 1 滴不含防腐剂的霍乱多价诊断血清(效价≥1∶64),可见最初呈穿梭状运动的细菌停止运动并发生凝集,则为制动试验阳性。可初步推断有霍乱弧菌存在。

(3)分离培养:将标本直接接种于碱性胨水,或将运送培养基的表层接种于碱性胨水 35 ℃、6～8 小时后,接种至 TCBS 平板或 4 号琼脂平板或庆大霉素琼脂平板,35 ℃、12～18 小时观察菌落形态。在 TCBS 平板上形成黄色,4 号琼脂或庆大霉素琼脂平板上呈灰褐色中心的菌落,均为可疑菌落。应使用 O1 群和 O139 群霍乱弧菌的多价和单价抗血清进行凝集,结合菌落特征和菌体形态,作出初步报告。

(4)鉴定:霍乱弧菌的主要特征是:革兰氏染色阴性,动力阳性,TCBS 平板上形成黄色、4 号琼脂或庆大霉素琼脂平板上呈灰褐色中心的菌落,氧化酶阳性,发酵葡萄糖和蔗糖,赖氨酸、鸟氨酸脱羧酶阳性,精氨酸双水解酶阴性,在无盐培养基上生长,在含有高于 6％氯化钠的培养基上不能生长。依据血清学分群及分型进行最后鉴定。符合霍乱弧菌 O1 群的菌株尚需区分古典生物型和 El Tor 生物型(表 13-7)。

表 13-7　古典生物型和 El Tor 生物型的不同生物学特征

特征	古典生物型	El Tor 生物型
羊红细胞溶血	−	D
鸡红细胞凝集	−	+
V-P 试验	−	+
多黏菌素 B 敏感试验	+	−
Ⅳ组噬菌体裂解	+	−
Ⅴ组噬菌体裂解	−	+

霍乱弧菌的主要鉴别试验如下。①霍乱红试验:霍乱弧菌在含硝酸盐的蛋白胨水中培养时,能分解培养基中的色氨酸产生吲哚。同时,将硝酸盐还原成为亚硝酸盐。两种产物结合生成亚硝酸吲哚,滴加浓硫酸后呈现蔷薇色,为霍乱红试验阳性。但该试验并非霍乱弧菌所特有,其他能分解色氨酸和还原硝酸盐的细菌均能发生阳性反应。②黏丝试验:将 0.5％去氧胆酸钠水溶液与霍乱弧菌混匀成浓悬液,1 分钟内悬液由混变清,并变得黏稠,以接种环挑取时有黏丝形成。弧菌属细菌除副溶血弧菌部分菌株外,均有此反应。③O/129 敏感试验:将 10 μg 及 150 μg 的 O/129 纸片贴在接种有待测菌的琼脂平板上,35 ℃、18～24 小时后,纸片周围出现任何大小的抑菌圈均为敏感。O1 群和非 O1 群霍乱弧菌均敏感。但已有对 O/129 耐药的菌株出现,用此试验作鉴定时需谨慎。④耐盐试验:霍乱弧菌能在含 0％～6％氯化钠培养基中生长。氯化钠浓度高于 6％则不生长。⑤鸡红细胞凝集试验:在洁净的玻片上滴加生理盐水一滴,取 18～24 小时的细菌斜面培养物与生理盐水混匀成浓厚菌悬液。加入用生理盐水洗涤三次的 2.5％新鲜鸡红细胞盐水悬液一滴,充分混匀,1 分钟内出现凝集为阳性。古典生物型阴性,El Tor 生物型阳性。⑥多黏菌素 B 敏感试验:在融化并已冷却至 50 ℃的普通琼脂中加入 50 U/mL 多黏菌素 B,混匀后倾注平板,凝固备用。取被测试菌株 2～3 小时的肉汤培养物,接种于平板表面,35 ℃(2、18～24 小时后观察有无细菌生长。古典生物型不生长(敏感),El Tor 生物型生长(不敏感)。⑦第Ⅳ、Ⅴ组噬菌体裂解试验第Ⅳ组噬菌体可裂解古典生物型,不能裂解 El Tor 生物型;第Ⅴ组噬菌体可裂解 El Tor 生物型,不能裂解古典生物型。⑧V-P 试验:霍乱弧菌古典生物型阴性,El Tor 生物型阳性,但有个别菌株为阴性。

直接荧光抗体染色和抗 O1 群抗原的单克隆抗体凝集试验,可快速诊断霍乱弧菌感染。

4.药物敏感性试验

霍乱弧菌在 MH 培养基上生长良好,可用 CLSI 规定的纸片扩散法进行体外抗生素药敏试验,常规测定四环素、氯霉素、SMC-TMP、呋喃唑酮。对于具有自限性的腹泻而言,体外药敏试验并非必须,但对监控弧菌的耐药性发展趋势有意义。

(二)副溶血弧菌

1.生物学特性

副溶血弧菌(V.parahaemolyticus)系革兰氏阴性菌,呈弧状、杆状、丝状等形态。菌体一端有单鞭毛,运动活泼,无荚膜,无芽孢。

副溶血弧菌兼性厌氧。营养要求不高,但具有嗜盐性,在含 3.5% NaCl、pH 7.7~8.0 培养基中生长最好,最适生长温度为 30~37 ℃。当 NaCl 浓度高于 8.0% 时则不生长。在无盐蛋白胨水中生长不良或不生长。在 TCBS 平板上形成绿色或蓝绿色菌落。从腹泻患者标本中分离到的95% 以上的菌株在含人 O 型红细胞或兔红细胞的我妻(Wagatsuma)培养基上可产生 β-溶血现象,称为神奈川现象(Kanagawa phenomenon,KP)。神奈川现象是鉴定副溶血弧菌致病菌株的一项重要指标。在 SS 平板上形成扁平、无色半透明、蜡滴状、有辛辣味的菌落。在麦康凯平板上部分菌株不生长,能生长者,菌落圆整、扁平、半透明或浑浊,略带红色。

副溶血弧菌有 13 种耐热的菌体(O)抗原,具有群特征性。有鞭毛(H)抗原,不耐热,无型特异性。此外,在菌体表面存在不耐热的表面(K)抗原。

2.致病物质与所致疾病

副溶血弧菌是一种嗜盐性细菌,主要存在于近海的海水和海产品中。该菌是我国沿海地区最常见的食物中毒病原菌。因摄入污染食物,主要是海产品如鱼类、贝类等,其次为盐腌渍品等引起食物中毒、急性肠炎。

副溶血弧菌通过菌毛的黏附,产生耐热直接溶血素(thermostable direct hemolysin,TDH)和耐热相关溶血素(thermostable related hemolysin,TRH)两种致病因子,TDH 有 2 个亚单位组成,能耐受 100%、10 分钟不被破坏。动物实验表明有细胞毒性、心脏毒性和肠毒性,可致人和兔红细胞溶血,其致病性与溶血能力呈平行关系。TRH 生物学特性与 TDH 相似。

3.微生物学检验

(1)标本采集:可采集患者粪便,肛门拭子和可疑食物。标本采集后,应及时接种,或置碱性胨水或卡-布运送培养基中送检。

(2)直接显微镜检查:一般不做直接显微镜检查,必要时用分离培养的可疑菌落涂片行革兰氏染色观察形态,同时做悬滴法(或压滴法)检测动力。

(3)分离培养:将标本接种于含 1% NaCl 的碱性胨水或 4% NaCl 的蛋白胨水中进行选择性增菌后,接种至 TCBS 平板或嗜盐菌选择平板;也可将标本直接接种至 TCBS 平板或嗜盐菌选择平板。35 ℃、12~18 小时观察菌落形态。在 TCBS 平板上形成绿色或蓝绿色、不透明、直径为1~2 mm 的微突起的菌落,在嗜盐菌选择性平板上形成较大、中心隆起、稍浑浊、半透明或不透明的无黏性的菌落,均为可疑菌落。

(4)鉴定:副溶血弧菌的主要特征是革兰氏染色阴性,动力阳性,TCBS 平板上形成绿色或蓝绿色菌落,神奈川现象阳性,氧化酶阳性,对 O/129 敏感,发酵葡萄糖、麦芽糖、甘露醇产酸,吲哚试验阳性,大部分菌株脲酶阴性,V-P 试验阴性,在不含 NaCl 和含 10% NaCl 的蛋白胨水中不生长,在含 1%~8% NaCl 的蛋白胨水中生长,赖氨酸脱羧酶、鸟氨酸脱羧酶阳性,精氨酸双水解酶阴性。

(三)其他弧菌

从临床标本中分离到的弧菌都应认为具有临床意义,特别是从粪便标本中分离到霍乱弧菌O1 群、O139 群和副溶血弧菌,或从任何临床标本分离到创伤弧菌均应及时通知临床医师,并应根据我国《传染病防治法》的有关规定及时处理。

1.拟态弧菌

过去认为该菌是不发酵蔗糖的霍乱弧菌。1981 年 Davis 首次报道了拟态弧菌,它大部分是从腹泻患者分离得到。这些腹泻患者通常进食过未煮熟的海产品,尤其是生食牡蛎。拟态弧菌引起胃肠炎的临床表现、流行病学和生态学特征和非 O1 群霍乱弧菌相似。

2.创伤弧菌

1976 年首次被认识。在致病性弧菌中,该菌引起的疾病最为严重,引起的菌血症和伤口感染的病程进展非常快而致命。感染通常发生在气温较高的季节,通过生食牡蛎等海产品,侵入肠黏膜淋巴结和门静脉侵入血流导致菌血症,死亡率约为 50%。好发于年轻人,特别是酒精性肝功能损伤或有免疫缺陷的人。另外可引起创口感染,导致蜂窝织炎,偶尔可侵入血流导致菌血症而死亡。少见引起腹泻。致病机制尚不明确,但产生的溶细胞素、蛋白酶和胶原酶可造成组织的严重损害。

3.溶藻弧菌

在海洋环境非常常见,从感染的伤口、耳朵,有时在眼睛中可以分离得到。本菌是弧菌属细菌中的最耐盐的致病菌。

4.河弧菌

该菌 1981 年首次被命名,最早从腹泻患者中分离到,全世界有引起腹泻的报道。

5.弗尼斯弧菌

该菌在 1983 年作为一个种被描述,它的致病性不确定,很少从粪便中分离到。最近,有报告从腹泻患者中分离到,提示有一定的临床意义。

6.霍利斯弧菌

该菌 1982 年首次被命名,可引起腹泻、创口感染及菌血症,通过食用海产品和接触海水而获得感染。

7.少女弧菌

该菌在 1981 年首次被 Love 描述,并从加利福尼亚海岸的小热带鱼及人类的感染伤口中分离得到。从海洋鱼类、污水、牡蛎及熊的伤口中可以分离得到此菌。

8.麦氏弧菌

通常可从河水、海水和海产品中分离得到。1981 年 Jeanjacques 报道此弧菌能导致胆囊炎、腹膜炎及菌血症,是氧化酶阴性的弧菌。

9.辛辛那提弧菌

该菌首次被 Brayton 报道,从菌血症患者及脑膜炎患者中分离得到,随后从人肠道、耳朵、腿部伤口,以及动物、水中均可分离得到。

10.鲨鱼弧菌

该菌在 1984 年被 Grimes 描述,从一条死鲨鱼中分离得到。1989 年 Pavia 从鲨鱼咬伤的感染伤口中分离得到鲨鱼弧菌。

二、气单胞菌属

气单胞菌属(Aeromonas)隶属于气单胞菌科,根据 DNA 杂交的结果,分为 14 个基因种(genomospecies)或 DNA 杂交群(DNA hybridization groups,HGs),气单胞菌为水中常居菌,可存在于水处理工厂、供水系统、蓄水池中的地面水和饮用水中,也存在于清洁或污染的湖水和海水中,在牛肉、猪肉、家禽肉及奶制品中也有发现。目前认为,与人类疾病相关的气单胞菌有豚鼠气单胞菌(A.caviae)、嗜水气单胞菌(A.hydrophila)、简达气单胞菌(A.jandaei)、舒伯特气单胞菌

（A.schubertii）、易损气单胞菌（A.trota）和维隆气单胞菌（A.veronii）。维隆气单胞菌包括维隆气单胞菌温和生物型（A.veronii bv.sobria）和维隆气单胞菌维隆生物型（A.veronii by.Veronii）。

（一）生物学特性

气单胞菌系革兰氏阴性短杆菌，有时呈球杆状，大小（0.3～1.0）μm×（1.0～3.5）μm；除杀鲑气单胞菌外，均有动力。

气单胞菌兼性厌氧。营养要求不高，在普通平板上可以生长，形成灰白色、光滑、湿润、凸起，2 mm 大小的菌落，血平板上可有溶血现象。在无盐培养基上生长，在 TCBS 平板上不生长，部分菌株在 MacConky 平板上能生长。在 0～45 ℃范围内均可以生长，根据生长温度的不同，可分为嗜冷菌（37 ℃以上不生长）和嗜温菌（10～42 ℃生长）两大类。

气单胞菌抗原结构复杂，基因种的血清分型显示出血清学上的异质性。许多抗原能在多。O11、O34 和 O16 似乎在人类感染中特别重要。易损气单胞菌和霍乱弧菌 O139 群有交叉反应。

（二）致病物质与所致疾病

气单胞菌可引起哺乳动物（如人、鸟类等）和冷廊动物（如鲑、鱼、蛇等）的感染。可引起人类的肠道内感染和肠道外感染。

气单胞菌常引起 5 岁以下儿童和成人的肠道内感染，是夏季腹泻的常见病原菌之一，与摄入被细菌污染的食物和水有关。临床症状从较温和的腹泻到严重的痢疾样腹泻（血样便），成年人表现为慢性化。其主要的致病物质为溶血毒素和细胞毒素等。

肠道外感染主要为皮肤和软组织感染，与外伤后伤口接触污染的水有关。主要由嗜水气单胞菌和维隆气单胞菌引起。气单胞菌可引起眼部感染、脑膜炎、肺炎、胸膜炎、骨髓炎、关节炎、腹膜炎、胆囊炎、下腔性静脉炎、尿道感染和败血症。

（三）微生物学检验

1.标本采集

根据不同的疾病采取粪便或肛门拭子、血液、脓液、脑脊液、尿液标本。

2.直接显微镜检查

一般不做直接显微镜检查，必要时可对脓液、脑脊液涂片，行革兰氏染色观察形态。

3.分离培养

粪便及脓液标本等可直接接种，初次分离常用血平板，MacConky 平板和加有 20 μg/mL 氨苄西林的血琼脂平板。豚鼠气单胞菌在 MacConky 平板上发酵乳糖，嗜水气单胞菌和维隆气单胞菌在血平板中有溶血现象，形成灰白色、光滑、湿润、凸起、2 mm 大小的菌落。含菌量较少的标本可用碱性胨水进行增菌培养。

4.鉴定

气单胞菌属的主要特征是：革兰氏染色阴性，TCBS 平板上不生长，在无盐培养基上生长，氧化酶和触酶阳性，还原硝酸盐，发酵葡萄糖和其他碳水化合物产酸或产酸产气，对 O/129 耐药。许多菌株在 22 ℃时的生化反应比 37 ℃活跃。

（四）药物敏感性试验

绝大多数气单胞菌产生 β-内酰胺酶，对青霉素、氨苄西林、羧苄西林、替卡西林耐药，但对广谱的头孢菌素、氨基糖甙类抗生素、氯霉素、四环素、甲氧苄啶-磺胺甲噁唑和喹诺酮类药物敏感。绝大多数维隆气单胞菌温和生物型对头孢噻吩敏感，而嗜水气单胞菌和豚鼠气单胞菌对头孢噻吩耐药。

（薛彩霞）

第五节 需氧革兰氏阳性菌属

需氧革兰氏阳性杆菌种类繁多,广泛分布于自然界的水和土壤中,多数为人和动物的正常菌群,少数细菌具有高度致病性。本章主要叙述与临床有关的较常见的芽孢杆菌属(Bacillus)、李斯特菌属(Listeria)、丹毒丝菌属(Erysipelothrix)、加特纳菌属(Gardnerella)、棒状杆菌属(Corynebacterium)和需氧放线菌(Actinomycete)。

一、芽孢杆菌属

芽孢杆菌属隶属于芽孢杆菌科(Bacillaceae),为一群革兰氏阳性杆菌,有氧条件下形成芽孢为其主要特征。包括 70 多个菌种,比较常见的有炭疽芽孢杆菌(B.anthracis)、蜡样芽孢杆菌(B.cereus)、巨大芽孢杆菌(B.megaterium)、苏云金芽孢杆菌(B.thuringiensis)、蕈状芽孢杆菌(B.mycoides)、枯草芽孢杆菌(B.subtilis)、嗜热芽孢杆菌(B.alcalophilus)等。其中大部分细菌为腐生菌,广泛分布于自然环境中,一般不致病,炭疽芽孢杆菌和蜡样芽孢杆菌对人和动物具有致病性,本节主要叙述这两个菌种。

(一)炭疽芽孢杆菌

炭疽芽孢杆菌简称炭疽杆菌,是最早发现的病原菌,也是芽孢杆菌属中致病力最强的一种,引起人、兽共患的烈性传染病——炭疽。2001 年美国 9.11 事件后恐怖分子利用含有炭疽芽孢杆菌的干燥菌粉,通过邮件传播,制造生物恐怖,造成 11 人死亡。

1.生物学特性

本菌为目前发现的致病菌中最大的革兰氏阳性杆菌,为$(5\sim10)\mu m\times(1\sim3)\mu m$,菌体两端平齐,无鞭毛。新鲜标本直接涂片常见单个或短链状排列,经培养后形成长链,类似竹节状。芽孢多在有氧条件下形成,位于中央,小于菌体。有毒菌株具有明显的荚膜。

本菌需氧或兼性厌氧,生长条件要求不严格。普通平板上形成灰白色、扁平、干燥、粗糙型菌落,边缘不整呈卷发状,在低倍镜下观察更为明显。在血平板上 15 小时内无明显溶血,24 小时后轻度溶血,而其他需氧芽孢杆菌多数溶血明显而快速。有毒株在 $NaHCO_3$ 血平板上,经 5% CO_2 条件下培养 18~24 小时可产生荚膜,变为黏液型(M)菌落,用接种针挑取菌落可见拉丝现象,无毒株为粗糙型(R)菌落。在肉汤培养基中由于形成长链而呈絮状沉淀生长,在明胶培养基中可使表面液化成漏斗状,细菌沿穿刺线扩散生长,形成倒伞状生长区。

炭疽芽孢杆菌的抗原包括细菌性抗原和炭疽毒素两部分。细菌性抗原主要有:①菌体多糖抗原,与毒力无关,由 D-葡萄糖胺、D-半乳糖及乙酸组成。耐热耐腐败,在患病动物腐败脏器或毛皮中,长时间煮沸而不被破坏,仍能与相应抗血清发生环状沉淀反应,即 Ascoli 热沉淀试验,但该抗原特异性不高,与其他需氧芽孢杆菌、人 A 型血型抗原及 14 型肺炎链球菌的多糖抗原有交叉,故应用 Ascoli 试验时,应结合其他鉴定试验综合分析;②荚膜多肽抗原,由质粒 pXO2 编码,为 D-谷氨酸 γ 多肽,是该菌毒力因子和特异性抗原,以抗荚膜多肽血清作荚膜肿胀试验,对本菌有鉴定意义;③芽孢抗原,为特异抗原,具有免疫原性和血清学诊断价值。炭疽毒素由质粒 pXO1 编码,为外毒素复合物,由保护性抗原(protectiveantigen,PA)、致死因子(lethal factor,

LF)和水肿因子(edema factor,EF)三种蛋白质组成,其中 PA 为结合片段,能与靶组织结合固定,LF 和 EF 为毒素效应部分,只有三种成分结合成复合物才能发挥毒素作用,引起典型的中毒症状。

本菌芽孢的抵抗力很强,干热 140 ℃ 3 小时或高压蒸汽 121.3 ℃ 15 分钟才能杀灭。芽孢在干燥土壤或动物皮毛中可存活 60 年以上,一旦污染,可维持长时间的传染性。芽孢对化学消毒剂中的碘和氧化剂较敏感。

2.致病物质与所致疾病

炭疽是一种人畜共患病,四季均可发病,以羊、牛等食草动物发病多见。人感染主要是接触感染动物的皮毛、组织器官、排泄物等,也可以通过吸入气溶胶或食病畜肉而被感染,引起皮肤炭疽、肺炭疽和肠炭疽,以皮肤炭疽多见(约占 90%),肺炭疽较少见(5%),但致死率高达 85% 以上,这三型炭疽均可引起败血症,并发脑膜炎。由于该菌感染方式多样,芽孢抵抗力强,致死率高,常被恐怖分子用作生物武器威胁人类。我国卫健委于 2005 年颁布了"全国炭疽监测方案",对生物恐怖制定了预防和应对措施。

炭疽芽孢杆菌的主要致病物质是荚膜和炭疽毒素。炭疽毒素中的 EF 使毛细血管通透性增加引起水肿,LF 引起巨噬细胞释放 TNF-α、IL-1β 等炎症性细胞因子。炭疽毒素引起的肺部弥散性血管内凝血,纵隔肿胀,气道阻塞,是造成感染者死亡的主要原因。炭疽病愈后可获得持久免疫力。

3.微生物学检验

检验时必须严格按烈性传染病检验守则操作,检验材料应无害化处理。对检验人员加强预防措施,如戴防毒面具、防疫口罩,穿防生化衣,或给从业人员接种疫苗,谨防实验室感染。

(1)标本采集:皮肤炭疽患者采取病灶深部组织或分泌物;肺炭疽患者采取痰或血液;肠炭疽患者取呕吐物或粪便;炭疽性脑膜炎取脑脊液或血液。死畜严禁宰杀、解剖,可切割耳、舌尖采集少量血液,局限病灶可采取病变组织或附近淋巴结。可疑污染物如皮革、兽毛、谷物等,同体标本取 10~20 g,液体取 50~100 mL。

(2)直接显微镜检查:直接涂片或组织压片进行革兰氏染色,可同时做荚膜染色、荚膜肿胀试验。镜下见到革兰氏阳性大杆菌,菌体两端平截,类似竹节状,结合临床可作初步报告。

(3)分离培养:临床标本一般接种血平板,污染标本接种于含有戊烷脒多黏菌素 B 的选择性平板。标本用 2% 兔血清肉汤增菌后再进行分离培养可提高检出率。

(4)鉴定:炭疽芽孢杆菌的主要特征是,革兰氏阳性大杆菌,菌体两端平齐,常链状排列;芽孢位于中央,小于菌体;菌落灰白色、干燥、粗糙,边缘不整齐;分解葡萄糖、麦芽糖、蔗糖、蕈糖,不发酵乳糖等其他糖类;能分解淀粉和乳蛋白,在牛乳中生长 2~4 天后使牛乳凝固,然后缓慢融化;触酶阳性。临床常见芽孢杆菌的主要鉴定特征见表 13-8。①串珠试验:将待检菌接种于含 0.05~0.5 U/mL 青霉素的培养基中 35 ℃ 培养 6 小时后,炭疽杆菌形态发生变化,菌体成为大而均匀的圆球状成串排列,为炭疽芽孢杆菌特有的现象。②青霉素抑制试验:炭疽杆菌在 5 U/mL 的青霉素平板上可生长,在含 ≥10 U/mL 的青霉素平板上受到抑制不生长。③重碳酸盐毒力试验:将待检菌接种于含 0.5% NaHCO₃ 和 10% 马血清的平板上,置 10% CO₂ 环境中 35 ℃ 培养 24 小时,有毒株产生荚膜,形成 M 型菌落,无毒株形成 R 型菌落。④植物凝集素试验:根据炭疽杆菌菌体多糖是某些植物凝集素受体的原理,可用凝集素试验检测炭疽杆菌。常用方法有荧光标记试验、酶联免疫吸附试验。⑤噬菌体裂解试验:取待检菌新鲜肉汤培养物涂布于普通营养平板,将 AP631 噬菌体液滴加于平板,培养 12～18 小时后,出现噬菌斑为试验阳性。炭疽芽孢杆菌为阳性结果,其他芽孢杆菌为阴性。该试验已作为国家进出口商品检验局发布的"出口畜产品中炭疽杆菌检测方法"的行业标准。⑥核酸检测:从质粒 pXO1 中提取编码 PA 的 DNA 片段,经 PCR 扩增,制备 ^{32}P 标记的核酸探针,用原位杂交技术检测标本中相应基因片段,该技术特异性强,重复性好。

表 13-8 临床常见芽孢杆菌的主要鉴定特征

特性	炭疽芽孢杆菌	蜡样芽孢杆菌	枯草芽孢杆菌	苏云金芽孢杆菌	蕈状芽孢杆菌	巨大芽孢杆菌
荚膜	+	−	−	−	−	−
动力	−	+	+	+	−	+
厌氧生长	+	+	−	+	+	−
卵磷脂酶	+	+	−	+	+	−
V-P	+	+	+	+	−	−
甘露醇	−	−	+	−	−	+
青霉素抑制剂	+	−	−	−	−	−
噬菌体裂解	+	−	−	−	−	−
串珠试验	+	−	−	−	−	−

4.药物敏感性试验

本菌对青霉素类、磺胺类、氨基糖苷类、四环素类、环丙沙星类抗生素均敏感,大多能抑制繁殖体和芽孢。

如果菌落、细菌形态符合炭疽芽孢杆菌特点;牛乳凝固试验、青霉素抑制、噬菌体裂解试验、串珠试验均为阳性,可报告"经检验发现炭疽芽孢杆菌"。有条件时可应用 DNA 探针,其敏感性、特异性强,其他鉴定试验作为参考指标。

(二)蜡样芽孢杆菌

蜡状芽孢杆菌广泛分布于自然界的土壤、水和尘埃中,易污染米饭、淀粉、乳及乳制品、果汁等,引起食物中毒,并可导致败血症。

1.生物学特性

本菌为革兰氏阳性大杆菌,为 $(1～1.2)\mu m \times (3～5)\mu m$,菌体两端钝园,多数呈短链状排列。生长 6 小时后即可形成芽孢,位于菌体中心,不膨出。无荚膜。引起食物中毒的菌株多数有周鞭毛,根据鞭毛抗原可进行细菌分型。

本菌需氧或兼性厌氧,营养要求不高,在普通平板上形成的菌落较大、灰白色、不透明、表面粗糙似融蜡状,故名蜡状芽孢杆菌。在肉汤培养基中呈均匀浑浊生长,形成菌膜。在血平板上形成 β 溶血。

2.致病物质与所致疾病

蜡状芽孢杆菌主要的致病物质是肠毒素,引起的食物中毒有两种类型。①呕吐型:由耐热的肠毒素(分子量小于 5 kD,110 ℃、10 分钟灭活)引起,进食 1～6 小时后出现恶心、呕吐,腹泻少见,病程 10 小时左右;②腹泻型:由不耐热肠毒素(分子量 55～60 kD,55 ℃、5 分钟灭活)引起,进食 8～16 小时后发生急性胃肠炎症状,以腹痛腹泻为主,病程为 24 小时左右。本菌引起的食物中毒以夏秋季多见,被污染食品大多无腐败变质现象。此菌在米饭中极易繁殖,国内由此引起的食物中毒报道较多。

3.微生物学检验

(1)标本采集:可疑食物、患者粪便及呕吐物。

(2)直接显微镜检查:将采集的标本用无菌盐水制成悬液直接涂片染色镜检,观察细菌形态特征。

(3)分离培养:可用血平板、普通平板进行分离培养,根据菌落特征作进一步鉴定。

(4)鉴定:蜡状芽孢杆菌的主要特征是革兰氏阳性大杆菌,芽孢位于菌体中心,不膨出。菌落较大、灰白色、不透明、表面粗糙似融蜡状;分解葡萄糖、麦芽糖、蔗糖、果糖、水杨苷,产酸不产气,V-P 试验和卵磷脂酶阳性,液化明胶,缓慢液化牛乳,多数菌株能利用枸橼酸盐。如动力阳性可排除炭疽芽孢杆菌和蕈状芽孢杆菌,卵磷脂酶阳性可与巨大芽孢杆菌鉴别。

利用 H 抗原分型血清进行分型,我国、欧美及日本等国各自研制出分型血清,尚无统一的分型标准。我国的分型血清包括 11 个型,检出的食物中毒蜡状芽孢杆菌主要为 5、3 和 1 型。

4.药物敏感性试验

本菌对氯霉素、红霉素、庆大霉素敏感,对青霉素、磺胺类、呋喃类耐药。

暴露于空气中的食品一定程度上都受本菌污染,而且必须有大量细菌繁殖产生足够的毒素才能引起食物中毒,因此不能分离出蜡样芽孢杆菌就认为是食物中毒的病原菌。采集的标本除分离培养外还需要作活菌计数,一般认为活菌计数 $>10^5$ CFU/g 或 $>10^5$ CFU/mL 时有引起食物中毒的可能。

二、李斯特菌属

李斯特菌属(Listeria)主要包括产单核细胞李斯特菌(L.monocytogenes)、伊氏李斯特菌(L.ivanovii)、格氏李斯特菌(L. grayi)、斯氏李斯特菌(L. seeligery)、威氏李斯特菌(L.welshimeri)等,广泛分布于水、土壤,以及人和动物粪便中。对人和动物有致病性的主要是产单核细胞李斯特菌,为本节重点叙述菌种。

(一)生物学特性

产单核细胞李斯特菌为革兰氏阳性短小,常呈 V 字形排列,很少有长链状,但 42.8 ℃培养下多形成长链;有鞭毛,在 25 ℃运动活泼,35 ℃动力缓慢;无芽孢;一般不形成荚膜,在血清葡萄糖蛋白胨水中可形成多糖荚膜。

兼性厌氧,营养要求不高,普通培基上即可生长。在血平板上形成圆形、光滑的灰白色菌落,有狭窄β溶血环。在肉汤培养基中浑浊生长,表面形成菌膜。在半固体培养基中沿穿刺线向四周蔓延生长,形成倒伞状。能在 4 ℃条件下生长,可进行冷增菌。

根据菌体和鞭毛抗原不同,分为 4 个血清型和多个亚型,抗原结构与毒力无关。1 型以感染噬齿动物为主,4 型以感染反刍动物为主,各型均可感染人类,以 1a、2b、4b 亚型最为多见,4b 亚型致病力最强。本菌与葡萄球菌、链球菌和大肠埃希菌等均有共同抗原,血清学诊断缺乏特异性。

本菌耐盐(200 g/L NaCl 溶液中长期存活)、耐碱(25 g/L NaOH 溶液存活 20 分钟),对酸、热及常用消毒剂敏感,60~70 ℃加热 5~20 分钟或 70%的乙醇 5 分钟都可杀灭本菌。

(二)致病物质与所致疾病

产单核细胞李斯特菌为细胞内寄生菌,常伴随 EB 病毒感染引起传染性单核细胞增多症,也可引起脑膜炎、败血症及流产,易感者为新生儿、孕妇及免疫缺陷和免疫力低下者。传染源为健康带菌者,有报道健康人粪便中该菌携带率为 0.6%～16%,主要以粪-口途径传播,也可经胎盘、产道垂直感染,对胎儿和新生儿有一定致死率或者神经生理上造成永久性缺陷。若污染奶、肉类等食品可引起食物中毒。与病畜接触可致眼、皮肤局部感染。本菌还可引起鱼类、鸟类、哺乳动物疾病,如牛、绵羊的脑膜炎、家畜流产。致病物质主要为溶血素 O(listeriolysin O,LLO)和菌体表面成分如表面蛋白 P104、胞外蛋白 P60 等。细菌借助 P104、P60 黏附于宿主细胞上,LLO与细菌进入单核巨噬细胞内繁殖有关。

(三)微生物学检验

1.标本采集

全身感染及脑膜炎患者采取血液、脑脊液标本,局部病灶取脓性分泌物或咽拭子,新生儿可取脐带残端、羊水、外耳道分泌物、粪便、尿液等。

2.直接显微镜检查

本菌在陈旧培养物可由革兰氏阳性转为革兰氏阴性,且两端着色深容易误认为双球菌。

3.分离培养

本菌在血平板上形成狭窄 β 溶血环;在半固体培养基中 25 ℃运动活泼,形成倒立伞状生长区,35 ℃;利用其在 4 ℃下可生长的特性,将标本先置 4 ℃冷增菌后再分离培养可提高阳性率。

4.鉴定

本菌 35 ℃培养 24 小时内可发酵多种糖类如葡萄糖、麦芽糖、果糖、蕈糖、水杨苷,产酸不产气,3～10 天分解乳糖产酸;MR、V-P、触酶、七叶苷试验阳性;硝酸盐还原、吲哚、明胶液化、脲酶阴性。产单核细胞李斯特菌主要鉴定特性见表 13-9。

表 13-9　产单核细胞李斯特菌与其他相似细菌鉴别特性

菌种	触酶	动力	胆汁七叶苷	葡萄糖	TSI 琼脂产 H2S	溶血	硝酸盐	脲酶
产单核细胞李斯特菌	+	+	+	+	-	β	-	-
棒状杆菌属	+	-	V	V	-	V	V	V
红斑丹毒丝菌	-	-	-	-	无/α	+	-	-

注:"V"为 11%～89%的菌株阳性

(四)药物敏感性试验

本菌对青霉素、链霉素、四环素、氯霉素和红霉素等多种抗生素敏感;对磺胺类、杆菌肽、羧苄西林、多黏菌素 B 耐药,首选药物为氨苄西林。

三、丹毒丝菌属

丹毒丝菌属(Erysipelothrix)包括红斑丹毒丝菌(E.erysipeloides)、产单核细胞丹毒丝菌(E.monocytogenes)和扁桃体丹毒丝菌(E.tonsillarum),可从土壤、水和食物中分离到。代表菌种为红斑丹毒丝菌,也是本属目前发现的可感染人的致病菌。

(一)生物学特性

红斑丹毒丝菌为革兰氏阳性杆菌,单个或短链状排列,R 型菌落涂片染色镜下可见菌体呈长丝状或分枝状及出现断裂,与放线菌形态相似,无芽孢、无鞭毛也无荚膜。

本菌初次分离在含血清或葡萄糖的培养基上及 5% CO_2 环境中生长旺盛。在血琼脂平板上因菌株毒力不同可形成S、R两种菌落,S菌落小、突起有光泽,R菌落大、表面呈颗粒状。在亚碲酸钾血平板可形成黑色菌落。在液体培养基可呈微浑浊生长,底层有少量沉淀。

对湿热和常用消毒剂敏感。但对石炭酸抵抗力较强,在5 g/L的石炭酸中可存活90多天,分离本菌时可利用石炭酸处理污染标本。

(二)致病物质与所致疾病

本菌引起的疾病为一种急性传染病,主要发生于多种家畜、家禽和鱼类中,猪感染后称猪丹毒。人类多因接触患病动物及其皮革制品经皮肤伤口而被感染,发生局部红肿、疼痛,称为类丹毒,可发展为急性淋巴管炎,也可引起败血症、关节炎及心内膜炎,多发于屠宰及鱼、肉加工人员。本菌若污染奶及奶制品也可引起食物中毒。

主要致病物质为内毒素和一些酶类,如透明质酸酶使血管通透性增高,神经氨酸酶可促使弥散性血管内凝血形成,导致微循环障碍,发生酸中毒、出血和休克。

(三)微生物学检验

1.标本采集

可以采取患者血液、皮疹渗出液或脓液标本进行检验。动物标本可取心血、内脏、局部组织或渗出液等。

2.直接显微镜检查

革兰氏染色时易被脱色而呈革兰氏阴性。血液或渗出液标本涂片染色镜检可见细菌多散在于血细胞之间,也有的被白细胞吞噬。

3.分离培养

用血平板进行分离培养,初次分离最好在5% CO_2环境中培养。血液标本采用含有葡萄糖或血清的肉汤进行增菌。

4.鉴定

红斑丹毒丝菌触酶、氧化酶、MR、V-P反应均为阴性。48小时内发酵葡萄糖、乳糖,6~7天发酵麦芽糖,可液化明胶,多数菌株硫化氢阳性。主要鉴定特性及与相似细菌产单核细胞李斯特菌的鉴别。

(四)药物敏感性试验

本菌对青霉素、头孢菌素、红霉素、四环素等均敏感。

四、加特纳菌属

加特纳菌属(Gardnerella)目前只包括一个菌种,即阴道加特纳菌(G.vaginalis),为阴道正常菌群,可由于菌群失调引起细菌性阴道病。

(一)生物学特性

阴道加特纳菌为小杆菌但具多形态性,约为$0.5~\mu m \times (1\sim2.5)\mu m$,单个或成双排列,无特殊结构。革兰氏染色与菌株和培养条件有关,临床新鲜标本分离株或高浓度血清中生长的菌株呈革兰氏阳性,实验室保存菌株为革兰氏阴性。

多数菌株为兼性厌氧,营养要求较高,普通培养基上不生长。常用血平板在5% CO_2环境中培养,形成针尖状、圆形、光滑、不透明的菌落,在人和兔血平板上出现β溶血环,羊血平板上不溶血。

(二)致病物质与所致疾病

阴道乳酸杆菌大量减少,阴道加特纳菌和厌氧菌过度增殖,造成阴道正常菌群微生态平衡失调,引起非特异细菌性阴道病(bacterial vaginosis,BV),为性传播疾病之一。BV 还可导致妇产科多种严重并发症如子宫术后感染、产后子宫内膜炎等,还可引起新生儿败血症。健康妇女雌激素对阴道上皮细胞糖原含量及由糖原产生的乳酸的影响是控制阴道微生态的主要因素。

(三)微生物学检验

1.标本采集

根据临床及感染部位不同采集不同标本。疑为 BV 患者主要采集阴道分泌物,疑为子宫内膜感染者刮宫取内膜细胞培养,胎内感染无菌采集羊水。

2.直接显微镜检查

阴道分泌物直接涂片,革兰氏染色可见上皮细胞(细胞质呈红色,细胞核为蓝紫色)被大量革兰氏阳性或染色不定小杆菌覆盖,导致细胞边缘不清,称为线索细胞。若涂片中以革兰氏阳性大杆菌(乳酸杆菌)为主,只有少量短小杆菌则提示可能为非 BV 患者。

3.分离培养

用含 5% 人血的平板置 5% CO_2 环境中培养 48 小时后进一步鉴定,如不能及时鉴定,可将分离菌株混悬于兔血清中低温冻存。

4.鉴定

主要生化反应为水解马尿酸、淀粉,发酵葡萄糖、麦芽糖、蔗糖等,其他生化反应不活泼。

以革兰氏染色找到线索细胞、阴道分泌物 pH 测定及胺试验为主要鉴定依据,一般情况下不做 GV 的分离培养和生化反应。

(1)pH 测定:测定阴道分泌物 pH,大于 4.5 为可疑 BV。

(2)胺试验:阴道分泌物滴加 10% KOH,若发出腐败鱼腥样胺臭味即为阳性。

5.药物敏感性试验

所有菌株对青霉素类、万古霉素和甲硝唑敏感;对磺胺类、萘啶酸、新霉素、多黏菌素耐药。

BV 为细菌混合感染,因阴道加特纳菌为正常菌群,因此定性检出不一定就证明感染。必要时做细菌定量计数,若每毫升阴道分泌物该菌计数呈 100~1 000 倍增加,则提示可能为感染的病原菌。

五、棒状杆菌属

棒状杆菌属归属放线菌科,是一群菌体呈棒状的革兰氏阳性杆菌,包括的细菌种类繁多,主要有白喉棒状杆菌(C.diphtheriae)、假白喉棒状杆菌(C.pseudodiphtheriticum)、干燥棒状杆菌(C.xerosis)、假结核棒状杆菌(C.pseudotuberculosis)、溶血棒状杆菌(C.haemolyticum)、化脓棒状杆菌(C.pyogenes)等。引起人类疾病的主要是白喉棒状杆菌,其他的多数为条件致病菌,形态与白喉棒状杆菌相似,统称类白喉棒状杆菌。

(一)生物学特性

白喉棒状杆菌简称白喉杆菌,为革兰氏阳性细长微弯的杆菌,一端或两端膨大呈棒状,无特殊结构。细菌排列不规则,多呈 X、L、V 等形,是由于繁殖时菌体分裂方式不同所致。用亚甲蓝、Albert 法、Neisser 法等染色可显示菌体内有浓染的异染颗粒,排列成念珠状或位于菌体两端,也称为极体,为本菌的形态鉴别特征。

需氧或兼性厌氧,营养要求高,在含有血液、血清、鸡蛋的培养基上生长。在血平板上 35 ℃ 培养 24 小时后形成灰白色、不透明的 S 型菌落,有狭窄的 β 溶血环。在吕氏血清斜面上生长较 快,10～12 小时即形成灰白色、有光泽的菌苔,镜下形态典型,异染颗粒明显。亚碲酸钾能抑制 杂菌生长,因此亚碲酸钾血平板通常用于白喉棒状杆菌的初次分离培养,亚碲酸盐离子能透过细 胞膜进入白喉棒状杆菌细胞质中,还原为金属碲而沉淀,使菌落呈黑色。白喉棒状杆菌根据在亚 碲酸钾血平板上生长的菌落特点分为三型:重型、轻型、中间型。该型别分类与疾病轻重无明显 关系,也无特殊意义。

细菌表面具有 K 抗原,为不耐热、不耐碱的蛋白质,可激发宿主产生抗菌免疫和超敏反应。 细胞壁具有耐热抗原,为阿拉伯半乳糖,是寄生于人和动物的棒状杆菌的共同抗原,与分枝杆菌 和诺卡菌属有交叉。

本菌对干燥、寒冷、日光等因素较其他无芽孢菌强,对湿热和常用消毒剂敏感。

(二)致病物质与所致疾病

白喉棒状杆菌所致的疾病白喉为急性呼吸道传染病,传染源为患者和带菌者,通过飞沫或污 染的物品传播。在患者咽喉部及鼻腔黏膜该菌几乎呈纯培养状态。细菌在黏膜局部定殖并产生 外毒素,引起局部炎症和毒血症,黏膜上皮细胞渗出的纤维蛋白和局部细菌、炎症细胞、坏死组织 凝结在一起形成灰白色膜,称为假膜,不易拭去。若假膜延伸并脱落于气管,可致患者窒息,成为 早期致死的主要原因。此外在阴道、眼结膜、表浅创伤部位也可见到假膜。

主要致病物质是由白喉棒状杆菌产生的外毒素——白喉毒素,但是并非所有的菌株都能产 生,只有携带有产毒素基因(tox＋)β-棒状噬菌体(Corynephage β)的溶源性菌株才能产生该毒 素。白喉毒素是由二硫键连接的单条多肽链,为无活性的酶原,经酶蛋白降解为 A、B 两个多肽 片段后发挥生物活性,A 片段不能单独侵入细胞但有酶活性,B 片段可与易感细胞膜受体结合, 携带 A 片段转运入胞质内。白喉毒素常见的易感细胞有心肌、外周神经、肝、肾、肾上腺等组织, 使细胞蛋白质合成障碍,因此临床常有心肌炎和软腭麻痹症状及肝、肾等严重病变。

类白喉杆菌通常分布于人和动物鼻腔、咽喉、外耳道、外阴和皮肤,一般无致病性或与其他细 菌一起引起混合感染。近年来,由于大量使用免疫抑制剂和不适当使用抗生素,尤其介入性诊疗 手段的广泛应用,这些条件致病菌导致的医院内感染病例增多,如菌血症、心内膜炎、骨髓炎等。

(三)微生物学检验

1.标本采集

从疑似假膜的边缘采集分泌物,未见假膜者采集鼻咽部或扁桃体黏膜分泌物。

2.直接显微镜检查

将标本直接涂片,分别做革兰氏染色和异染颗料染色,镜检发现革兰氏阳性棒状杆菌,形态 典型且有明显异染颗粒,可作初步报告,为临床早期诊断提供依据。

3.分离培养

标本分离可用亚碲酸钾血平板、血平板,纯培养用吕氏血清斜面。

4.鉴定

白喉棒状杆菌触酶阳性;分解葡萄糖、麦芽糖、半乳糖、糊精,不分解乳糖、甘露醇,重型迟缓 分解蔗糖,还原硝酸盐,不液化明胶,吲哚和脲酶试验阴性。已有商品化的试剂盒用于棒状杆菌 属的鉴定如 API 快速棒状杆菌试剂条、Minitek 系统等。

白喉棒状杆菌包括无毒株和有毒株,需要通过毒力试验鉴定白喉杆菌的致病菌株,应用白喉抗毒素检测白喉杆菌毒素,确定产毒株,常用方法有 ELISA 法和 Elek 平板毒力试验。

(四)药物敏感性试验

本菌对青霉素、红霉素、氯霉素等广谱抗生素敏感,但对磺胺类耐药。

经革兰氏染色和异染颗粒染色,形态典型有明显异染颗粒者可作"检出形似白喉棒状杆菌"的初步报告。经亚碲酸钾血平板分离到黑色菌落,毒力试验阳性者,可报告"检出白喉棒状杆菌产毒菌株"。

六、需氧放线菌

放线菌(Actinomycete)是一类原核细胞型微生物,以分裂方式繁殖,常形成分枝状无隔营养菌丝。与医学有关的放线菌可按照细胞壁中是否含有分枝菌酸分为两类:不含分枝菌酸的主要包括放线菌属、链霉菌属和红球菌属;含有分枝菌酸的主要包括诺卡菌属、分枝杆菌属、棒状杆菌属。链霉菌属和红球菌属较少引起人类感染,放线菌属为厌氧菌,分枝杆菌属、棒状杆菌属见相关章节,本节主要介绍需氧性放线菌——诺卡菌属(Nocardia)。

诺卡菌属目前包括 11 个种,广泛分布于土壤中,多数为腐生微生物,分解有机植物,有些可产生利福霉素、蚁霉素等,与人和动物致病性有关的主要是星状诺卡菌(N.asteroides)和巴西诺卡菌(N.brasiliensis)。

(一)生物学特性

诺卡菌为革兰氏阳性杆菌,有细长的分枝菌丝。形态基本与放线菌属相似,但菌丝末端不膨大。抗酸染色弱阳性,若延长脱色时间则失去抗酸性,可与结核分枝杆菌相区别。在培养早期分枝状菌丝较少,多为球状或杆状菌体;如培养时间较长可见有丰富的菌丝形成,丝体呈粗细不等的串珠状。在患者痰、脓汁、脑脊液等直接涂片中多见纤细的分枝状菌丝。

为专性需氧菌,营养要求不高但繁殖速度较慢,在普通平板或 L-J、沙氏平板上 35 ℃下培养 5～7 天才可见到菌落,菌落表面干燥、有皱褶或呈颗粒状,可产生橙红、黄色、绿色等不同色素。在液体培养基中,由于需氧可在表面生成菌膜,下部液体澄清。

(二)致病物质与所致疾病

诺卡菌属的细菌多引起外源性感染,有毒株为兼性胞内寄生菌,可抑制吞噬体和溶酶体融合,抗吞噬细胞的有氧杀菌机制。星状诺卡菌主要通过呼吸道引起人的原发性、化脓性肺部感染,症状类似肺结核,也可经肺部转移到皮下组织,产生脓肿及多发性瘘管,或扩散到其他脏器,如引起脑脓肿、腹膜炎等。在感染的组织及脓汁内有淡黄色、红色或黑色的色素颗粒。巴西诺卡菌可因外伤侵入皮下组织,引起慢性化脓性肉芽肿,表现为脓肿及多发性瘘管,好发于足、腿部,称为足分枝菌病,本病也可以由某些真菌及马杜拉放线菌引起。

(三)微生物学检验

1.标本采集

采集组织渗出液、痰、脓液等,注意观察有无色素颗粒。

2.直接显微镜检查

如标本中有色素颗粒,取其置玻片上压碎进行革兰氏染色和抗酸染色,镜检可见革兰氏阳性(有时染色性不定)纤细的菌丝体和长杆菌,抗酸染色弱抗酸性,可初步确定为诺卡菌。但在脑脊液或痰中发现抗酸性的长杆菌,注意与结核分枝杆菌相鉴别。

3.分离培养

标本可接种于沙氏平板和血平板,35 ℃培养 2～4 天后可见有黄、橙或红色的菌落。星状诺卡菌最高生长温度可达 45 ℃,可用于鉴别本菌。

4.鉴定

除菌落、菌体形态鉴定外,星状诺卡菌和巴西诺卡菌主要鉴别特性见表 13-10。

表 13-10 两种诺卡菌主要鉴别特性

菌种	液化明胶	分解酪氨酸	脓化牛乳	45 ℃生长
星状诺卡菌	－	－	－	＋
巴西诺卡菌	＋	＋	＋	－

(四)药物敏感性试验

本菌属细菌对磺胺类药物敏感,对青霉素耐药。

（薛彩霞）

第六节 非发酵革兰氏阴性杆菌

非发酵革兰氏阴性杆菌是一群不发酵葡萄糖或仅以氧化形式利用葡萄糖的需氧或兼性厌氧、无芽孢的革兰氏阴性杆菌;在分类学上分别属于不同的科、属和种,但具有类似的表型特征,如,多为需氧菌,菌体直而细长,大小为(1～5)μm×(0.5～1)μm,绝大多数动力阳性,最适生长温度一般为30～37 ℃,多为条件致病菌。近年来由该类细菌引起感染的报告日益增多,尤其在院内感染中铜绿假单胞菌、不动杆菌等占有重要地位,同时由于非发酵菌对抗生素的耐药率日渐增高,已引起临床医学及检验医学的重视。

非发酵革兰氏阴性杆菌包括的菌种较多,主要有下列菌属:假单胞菌属(Pseudomonas)、不动杆菌属(Acinetobacter)、窄食单胞菌属(Stenotrophomonas)、伯克霍尔德菌属(Burkholderia)、产碱杆菌属(Alcaligenes)、无色杆菌属(Achromobacter)、莫拉菌属(Moraxella)、金氏杆菌属(Kingella)、金色杆菌属(Chryseobacterium)、艾肯菌属(Eikenella)、土壤杆菌属(Agrobacterium)、黄单胞菌属(Xanthomonas)、丛毛单胞菌属(Comamonas)、食酸菌属(Acidocorax)等。

一、假单胞菌属

(一)概述

假单胞菌属(Pseudomonas)属于假单胞菌目的假单胞菌科,本菌属分布很广,水、土壤和植物中均有存在,多数为腐生菌,少数为动物寄生菌,对人类都为条件致病菌。本菌属目前共有 153 种细菌,临床最常见的是铜绿假单胞菌(P.aeruginosa),其他尚有荧光假单胞菌(P.fluorescence)、恶臭假单胞菌(P.putica)、斯氏假单胞菌(P.stutzeri)等,但较少见。

1.生物学特性

假单胞菌属是一类无芽孢、散在排列的革兰氏阴性杆菌,菌体直或微弯、有单鞭毛或丛鞭毛,运动活泼。

本属细菌专性需氧,生长温度范围广,最适生长温度 35 ℃,少数细菌可在 4 ℃或 42 ℃生长,如铜绿假单胞菌和许多非荧光假单胞菌在 42 ℃生长,而恶臭假单胞菌和几乎所有的荧光假单胞菌在 42 ℃不生长。假单胞菌属中,铜绿假单胞菌、荧光假单胞菌、恶臭假单胞菌、P.veronii 和 P.monteilii组成已知的荧光组假单胞菌,这些细菌经培养可产生水溶性黄绿色或黄褐色的青脓素,这种色素在短波长的紫外光下可发出荧光;而斯氏假单胞菌、曼多辛假单胞菌(P.mendocina)、产碱假单胞菌(P.alcaligenes)、假产碱假单胞菌(P.pseudoalcaligenes)、浅黄假单胞菌(P.luteola)和稻皮假单胞菌(P.oryzihabitans)组成非荧光组假单胞菌。本属细菌可以生存的 pH 范围是 5.0～9.0,最适 pH 为 7.0;营养要求不高,在实验室常用培养基(如普通琼脂平板、血平板、巧克力平板、麦康凯平板等)上均可生长。

2.致病物质与所致疾病

本菌属有多种毒力因子,包括菌毛、内毒素、外毒素和侵袭性酶。

本菌属一般不是人类的正常菌群,来源于环境,通常是水、潮湿的土壤,污染的医疗器械、输液或注射等,可引起医院感染。人类非发酵菌感染中,假单胞菌占 70%～80%,主要为铜绿假单胞菌。临床常见假单胞菌的致病物质及所致疾病谱见表 13-11。

表 13-11 临床常见假单胞菌的致病物质及所致疾病

菌种	毒力因子	所致病菌
铜绿假单胞菌	外毒素 A、内毒素、蛋白水解酶、藻朊酸盐(alginate)、菌毛、对很多抗生素固有耐药	条件致病可引起社区或医院获得性感染、肺囊性纤维化患者的呼吸系统感染
荧光假单胞菌 恶臭假单胞菌 斯氏假单胞菌	未知,发生感染的患者常处在疾病状态且暴露于污染的医疗器械或溶液	较少引起感染,可引起菌血症、尿路感染、伤口感染和呼吸道感染
曼多辛假单胞菌 产碱假单胞菌 假产碱假单胞菌	未知	尚未发现引起人类疾病

3.微生物学检验

(1)标本采集:假单胞菌属感染的常见标本有血液、脑脊液、胸腔积液、腹水、脓液、分泌液、痰液、尿液等。因该属细菌生长条件要求不高,其标本的采集与运送无特别的要求。

(2)直接显微镜检查:标本直接涂片做革兰氏染色检查。本菌属为革兰氏阴性杆菌,中等大小,菌体直或微弯,散在排列,无芽孢。

(3)分离培养:血液、脑脊液等无杂菌污染的标本,可经增菌后或直接接种于血平板及麦康凯平板,粪便等杂菌多的标本接种于强选择性培养基进行分离培养。

(4)鉴定假单胞菌属的主要特征是:革兰氏阴性杆菌,动力阳性;专性需氧,营养要求不高,普通培养基、麦康凯培养基上生长良好,某些菌株具有明显的菌落形态或色素。氧化酶阳性,葡萄糖氧化发酵试验(O/F 试验)通常为氧化型;可将硝酸盐转化为亚硝酸盐或氮气。但浅黄假单胞菌和稻皮假单胞菌氧化酶阴性,常不能在麦康凯培养基上生长。

在临床实际工作中,假单胞菌属细菌的鉴定常采用商品化的试剂盒或全自动或半自动的细菌鉴定系统,临床常见的假单胞菌一般都能获得满意的鉴定结果。本属细菌的诊断一般不需要采用血清学诊断技术。

4.药物敏感性试验

由于假单胞菌属的一些细菌对很多抗生素天然耐药,本属细菌抗感染药物的选择一般由临床微生物技术人员、感染科医师和药剂师等共同协商作出决定。临床治疗假单胞菌感染的抗菌药物主要有三类:β-内酰胺类、氨基糖苷类和喹诺酮类。按美国临床实验室标准化研究所(Clinical and Laboratory Standards Institute,CLSI)推荐,非发酵革兰氏阴性细菌除铜绿假单胞菌、不动杆菌属细菌、洋葱伯克霍尔德菌和嗜麦芽窄食单胞菌外,药敏试验不选用 Kirby-Bauer 法,应选用肉汤或琼脂稀释法或 E-test 法。

(二)铜绿假单胞菌

铜绿假单胞菌(P.aeruginosa)是假单胞菌属的代表菌种,广泛分布于自然界、家庭和医院中,其在外界存活的重要条件是潮湿环境,在人类的皮肤和黏膜表面罕见。在临床,该菌是肠杆菌科以外的革兰氏阴性杆菌中最常见的细菌。

1.生物学特性

铜绿假单胞菌为革兰氏阴性杆菌,菌体呈细杆状,长短不一,散在排列;无芽孢,一端有单鞭毛,运动活泼,临床分离株常有菌毛。

本菌为专性需氧菌,部分菌株能在兼性厌氧环境中生长,营养要求不高,在普通培养基上生长良好,培养温度常选择 35 ℃,4 ℃不生长而 42 ℃生长是该菌的鉴别点之一。

在血平板、麦康凯平板上形成的菌落表现为扁平湿润,锯齿状边缘,常呈融合性生长,表面常可见金属光泽;产蓝绿色、红色或褐色色素,可溶于水,有类似葡萄或煎玉米卷气味;在血平板上常呈β-溶血,来自肺囊性纤维化患者的菌株常表现为黏液型菌落。从临床标本分离的铜绿假单胞菌有 80%～90% 产生色素。

铜绿假单胞菌有菌体(O)抗原、鞭毛(H)抗原、黏液(S)抗原和菌毛抗原。O 抗原有两种成分:一种是外膜蛋白,为保护性抗原,免疫性强,具有属特异性;另一种为脂多糖(LPS),具有型特异性,可用于细菌分型。

铜绿假单胞菌对外界因素的抵抗力比其他无芽孢菌强,在潮湿的环境中能长期生存。对干燥、紫外线有抵抗力。但对热抵抗力不强,56 ℃、30 分钟可被杀死。对某些消毒剂敏感,1% 石碳酸处理 5 分钟即被杀死。临床分离菌株对多种抗生素不敏感。

2.致病物质与所致疾病

铜绿假单胞菌的致病作用与多种毒力因子有关,主要有:外毒素 A,通过抑制蛋白质合成杀死宿主细胞;数种蛋白溶解酶,能溶解弹性蛋白、明胶及纤维蛋白等,与铜绿假单胞菌引起的角膜溃疡、小肠和结肠的炎性病变有关;溶血素,可破坏红细胞,导致出血病变,还能破坏覆盖于肺泡表面的卵磷脂,进而减低肺泡表面张力,导致肺不张,使肺炎病变加重;铜绿假单胞菌的菌毛可使细菌黏附到宿主细胞上。某些菌株产生藻朊酸盐(alginate)和脂多糖聚合体,可抑制吞噬细胞的吞噬作用而导致肺囊性纤维化患者的潜在感染。

完整的皮肤黏膜是天然的屏障,故铜绿假单胞菌很少成为健康人的原发病原菌,但改变或损伤宿主正常的防御机制,如烧伤导致皮肤黏膜破坏、留置导尿管、气管切开插管,或免疫机制缺损如粒细胞缺乏、低蛋白血症、各种肿瘤患者,应用激素和广谱抗生素的患者,常可导致皮肤、尿路、呼吸道等感染。烧伤焦痂、婴儿或儿童的皮肤、脐带和肠道、老年人的尿道则是较常见的原发病灶或入侵门户。如果人体抵抗力降低或细菌毒力强，数量多，就可在血中生长繁殖，发生败血症。如因污染的镜片导致眼外伤，也可引起眼部感染。

铜绿假单胞菌对外界因素的较强抵抗力及对多种抗生素固有耐药，有助于该菌在医院环境中存活而引起医院感染。铜绿假单胞菌是呼吸道、尿道、伤口、血液甚至中枢神经系统医院感染的常见病原菌，肺囊性纤维化患者的呼吸道感染、皮肤坏死出血性丘疹与糖尿病患者恶性外耳炎多由感染铜绿假单胞菌所致。

3.微生物学检验

(1)标本采集：按疾病和检查目的分别采取不同的临床标本，如痰、伤口分泌物、尿液、脓及穿刺液、血液、脑脊液、胸腔积液、腹水、关节液等。

(2)直接显微镜检查：脑脊液、胸腔积液、腹水离心后取沉淀物涂片，脓汁、分泌物直接涂片革兰氏染色镜检。为革兰氏阴性杆菌，菌体长短不一，有些菌体周围可见有荚膜。

(3)分离培养：血液和无菌体液标本可先增菌后再转种血平板和麦康凯平板，痰、脓液、分泌物、中段尿等可直接接种上述培养基。

(4)鉴定：根据培养物的菌落特征、产生水溶性蓝绿色、红色或褐色色素、特殊的气味、氧化酶试验阳性、氧化发酵试验为氧化分解葡萄糖等即可作出初步鉴定。但对色素产生不典型的铜绿假单胞菌还需要做其他生化反应(如明胶液化、精氨酸双水解试验、42 ℃生长试验等，乙酰胺酶检测试验也有一定的价值)与其他假单胞菌鉴别。铜绿假单胞菌主要生化反应结果如下：氧化酶阳性，在氧化发酵培养基上，能氧化利用葡萄糖、木糖产酸，不能发酵乳糖。精氨酸双水解酶阳性，乙酰胺酶多阳性，利用枸橼酸盐，还原硝酸盐并产生氮气。吲哚阴性，赖氨酸脱羧酶阴性(表 13-12)。

表 13-12　临床常见假单胞菌的鉴定特征

菌种	42 生长℃	硝酸盐还原	还原硝酸盐产气	明胶液化	精氨酸二水解硝酸盐酶	赖氨酸脱羟酶	尿素水解	氧化葡萄糖	氧化乳糖	氧化甘露醇	氧化木糖
铜绿假单胞菌	+	+	+	V	+	−	V	+	−	V	+
荧光假单胞菌	−	−	+	+	+	−	V	+	V	V	+
曼多辛假单胞菌	+	+	+	+	+	−	V	+	−	−	−
恶臭假单胞菌	−	−	−	−	+	−	V	+	V	V	+
斯氏假单胞菌	V	+	+	−	+	−	V	+	−	+	+
P.monteilii	−	−	−	−	+	−	V	+	−	+	+
P.veronii	−	+	+	V	+	ND	V	+	ND	+	+

注：ND：无数据；V：不定的；+：>90％菌株阳性；−：>90％菌株阴性

4.药物敏感性试验

铜绿假单胞菌呈现明显的固有耐药性，对多数抗生素不敏感，对原为敏感的抗生素也可以产生耐药，因此，初代敏感的菌株在治疗3～4天后，测试重复分离株的抗生素敏感性是必要的。目前，对假单胞菌感染多采用联合治疗，如选用一种β-内酰胺类抗生素与一种氨基糖苷类或一种喹诺酮类抗菌药物联合治疗。严重的铜绿假单胞菌感染，如败血症、骨髓炎及囊性纤维化患者应延长疗程。

标本经涂片革兰氏染色和分离培养后,如为革兰氏阴性小杆菌,菌落产生典型色素,具有特殊的气味、氧化酶阳性,即可初步报告"检出铜绿假单胞菌"。色素产生不典型者,经生化鉴定,如符合鉴定依据中的各条标准,才可提出报告。

对于临床标本中分离出铜绿假单胞菌的意义,必须结合患者的临床表现与标本来源进行分析。一般来说,以纯培养方式从正常无菌标本中分离出铜绿假单胞菌,要进行细菌鉴定和抗生素敏感试验,而从非无菌标本如无临床体征或无肺炎症状的患者气管内标本分离到铜绿假单胞菌,即使是优势生长,也没有必要进一步鉴定,因为使用多种抗生素治疗的患者常出现铜绿假单胞菌定植。

（三）荧光假单胞菌

1.生物学特性

荧光假单胞菌为革兰氏阴性杆菌,散在排列,一端丛毛菌,运动活泼,偶见无鞭毛无动力的菌株。专性需氧,营养要求不高,在普通培养基上可生长,在麦康凯平板上亦可生长,培养温度常选择 35 ℃,大多数菌株在 4 ℃生长,42 ℃不生长。约 94％的菌株产生水溶性荧光素,在紫外线（360 nm）照射下呈黄绿色荧光,有些菌株产生蓝色色素,不扩散。

2.致病物质与所致疾病

荧光假单胞菌（P.fluorescens）存在于土壤和水等环境中,常与食物（鸡蛋、血、牛乳等）腐败有关,是人类少见的条件致病菌,可引起医院感染。由于具有嗜冷性,可在冰箱储存血液中繁殖,若输入含有此菌的血库血液,可导致患者不可逆性的休克而死亡。所以,血库血液的采集和保存,应防止荧光假单胞菌的污染。

3.微生物学检验

尿、分泌物等临床标本可直接接种在血平板上,血液标本可先增菌后再接种于血平板分离。本菌鞭毛 3 根以上,42 ℃不能生长,可与铜绿假单胞菌相区别。本菌的最低鉴定特征有:单端鞭毛 3 根以上,动力阳性;氧化分解葡萄糖,不分解麦芽糖,氧化酶阳性,精氨酸水解阳性,明胶液化阳性;可产生荧光素,4 ℃生长,42 ℃不生长。本菌对卡那霉素敏感。

（四）恶臭假单胞菌

1.生物学特性

恶臭假单胞菌为革兰氏阴性杆菌,有些菌株为卵圆形,单端丛毛菌,运动活泼。专性需氧,培养温度常选择 35 ℃,42 ℃不生长,4 ℃生长不定,菌落与铜绿假单胞菌相似,但只产生荧光素（青脓素）,不产生绿脓素,借此可与铜绿假单胞菌相区别,其陈旧培养物有腥臭味。

2.致病物质与所致疾病

恶臭假单胞菌（P.putica）为鱼的一种致病菌,常从腐败的鱼中检出,是人类少见的条件致病菌,常引起医院感染。偶从人类尿道感染、皮肤感染和骨髓炎标本中分离出,分泌物有腥臭味。

3.微生物学检验

鉴定中注意与其他假单胞菌相区别,只产生荧光素不产生绿脓素,42 ℃不生长可与铜绿假单胞菌区别;不液化明胶,不产生卵磷脂酶,陈旧培养物上有腥臭味,有别于荧光假单胞菌。

（五）斯氏假单胞菌

1.生物学特性

斯氏假单胞菌为革兰氏阴性杆菌,一端单鞭毛,运动活泼;常选择 35 ℃进行培养,4 ℃不生长,大部分菌株在 42 ℃生长;营养要求不高,普通平板可生长,新分离菌株在培养基上可形成特征性干燥、皱缩样菌落,黏附于琼脂表面难以移动,可产生黄色色素,不产生荧光素。

2.致病物质与所致疾病

斯氏假单胞菌(P.stutizeri)存在于土壤和水中,在医院设备及各种临床标本中亦有发现,本菌引起的感染并不多见,偶可引起抵抗力低下患者伤口、泌尿道、肺部感染等。

3.微生物学检验

注意与曼多辛假单胞菌相鉴别,其特征性菌落、精氨酸双水解试验阴性、氧化分解甘露醇,有别于曼多辛假单胞菌。

二、不动杆菌属

不动杆菌属(Acinetobacter)归于假单胞菌目的莫拉菌科,根据 DNA-DNA 杂交将不动杆菌属分成25 个DNA 同源组(DNA homology groups),或称基因种(genomospecies),至少有 19 种不动杆菌的生化反应和生长试验已被公布,但只有 16 种不动杆菌被命名。由于大部分不动杆菌不能依靠表型实验将其同其他不动杆菌区分开来,目前将不动杆菌分成两组,分解糖(氧化分解葡萄糖)的不动杆菌和不分解糖(不氧化分解葡萄糖)的不动杆菌。

(一)生物学特性

不动杆菌属为一群不发酵糖类、氧化酶阴性、硝酸盐还原阴性、不能运动的革兰氏阴性杆菌。菌体多为球杆状,常成双排列,看似双球菌,有时不易脱色,可单个存在,无芽孢、无鞭毛。细菌培养温度常选择 35 ℃,该属细菌接种在血平板和巧克力平板后,在二氧化碳或空气环境中孵育,生长良好,培养 24 小时后,血平板上表现为光滑、不透明、有些菌种呈 β-溶血菌落;可在麦康凯培养基上生长(但需在空气环境中孵育),细菌生长较血平板慢,不发酵乳糖,菌落呈无色或淡紫红色。

(二)致病物质与所致疾病

不动杆菌广泛分布于自然界和医院环境中,是长期住院患者呼吸道和皮肤菌群的一部分。在临床标本中,最常见的是鲍曼不动杆菌,它是仅次于铜绿假单胞菌而居临床分离阳性率第二位的非发酵革兰氏阴性杆菌,为条件致病菌。其致病物质目前尚不清楚,主要引起呼吸道、泌尿生殖道和血液的医院感染。该属微生物常感染较衰弱的患者,如应用医疗设备或接受多种抗生素治疗的烧伤或 ICU 患者,所致的疾病包括呼吸道感染、泌尿生殖道感染、伤口感染、软组织感染和菌血症等。

(三)微生物学检验

1.标本采集

根据临床疾病的不同采集不同的标本,常见为痰液、尿液、血液和分泌物。

2.直接显微镜检查

采集分泌物、痰液、脓液、脑脊液、尿液等标本后先做涂片,革兰氏染色后镜检,为革兰氏阴性球杆菌,有抵抗酒精脱色的倾向,细菌较粗壮,常成双排列,在吞噬细胞内也有存在,易误认为奈瑟菌属细菌。

3.分离培养

在血平板和麦康凯平板上经 35 ℃培养 24 小时后,可形成光滑、不透明、奶油色、凸起的菌落,菌落大小较肠杆菌科细菌小;洛菲不动杆菌菌落较小,直径为 1～1.5 mm;溶血不动杆菌在血平板上可产生 β 溶血;有些菌株苛养,在血平板上呈针尖样菌落,在营养肉汤中不生长;某些氧化葡萄糖的不动杆菌可使血平板呈独特的棕色。在麦康凯平板上形成乳糖不发酵菌落,但因菌落略带紫色而常被误认为乳糖发酵菌落,需注意。

4.鉴定

商品化的鉴定系统(如法国生物梅里埃 API 20 NE)可很好的鉴定不动杆菌。一些培养物经涂片、染色,如为革兰氏阴性成双排列的球杆菌,形态似奈瑟菌;KIA 底层及斜面均不变色、无动力;氧化酶阴性,硝酸盐还原试验阴性,可初步确定为不动杆菌属的细菌。氧化酶阴性、硝酸盐还原试验阴性、无动力的革兰氏阴性杆菌极为罕见。本菌属内种的鉴定参见表 13-13。

表 13-13　不动杆菌和嗜麦芽窄食单胞菌的主要鉴定特征

菌种	麦康凯生长	动力	氧化葡萄糖	氧化麦芽糖	七叶苷水解	赖氨酸脱羟酶	硝酸盐还原
分解糖不动杆菌	+	−	+	−	−	−	−
不分解糖不动杆菌	+	−	−	V	−	−	−
嗜麦芽窄食单胞菌	+	+	+	+	V	+	V

注:V:不定的;+:>90%菌株阳性;−:>90%菌株阴性

(四)药物敏感性试验

不动杆菌均对青霉素、氨苄西林和头孢拉定耐药,大多数菌株对氯霉素耐药,对氨基糖苷类抗生素耐药的菌株也逐渐增多,不同菌株对二代和三代头孢菌素的耐药性不同,所以每个分离菌株均应进行药敏试验。不动杆菌可采用纸片扩散法、肉汤和琼脂稀释法进行药敏试验,抗生素敏感试验结果对指导临床用药非常重要,药物的选择:A 组药物包括头孢他啶、亚胺培南和美洛培南;B 组药物包括美洛西林、替卡西林、哌拉西林、氨苄西彬舒巴坦、哌拉西林/他唑巴坦、替卡西林/克拉维酸、头孢吡肟、头孢噻肟、头孢曲松、庆大霉素、阿米卡星、妥布霉素、四环素、多西环素、米诺环素、环丙沙星、加替沙星和左氧氟沙星;C 组药物主要是甲氧苄啶/磺胺甲噁唑。

不动杆菌对很多抗生素显示耐药,因此在临床上选择最佳的抗生素进行抗感染治疗较困难。不动杆菌引起的单纯尿路感染,选择单个药物进行治疗往往是有效的,但对于严重的感染如肺炎或菌血症,就需要采用β-内酰胺类联合氨基糖苷类抗生素进行治疗。

三、窄食单胞菌属

窄食单胞菌属(Stenotrophomonas)属于黄单胞菌目的黄单胞菌科,目前共有 5 个种,分别是嗜麦芽窄食单孢菌(S. maltophilia)、非洲窄食单胞菌(S. afiricana,1997 年命名)、S.acidaminiphila、S.nitritireducens 和 S.rhizophila,后三种菌均是在 2002 年命名。在 1997 年以前,本属仅有一种细菌,即嗜麦芽窄食单胞菌,该菌在 1961 年根据其鞭毛特征命名为嗜麦芽假单胞菌,1983 年根据核酸同源性和细胞脂肪酸组成等归入黄单胞菌属,命名为嗜麦芽黄单胞菌。但由于其无黄单胞菌素,无植物病原性,能在 37 ℃生长等,与其他黄单胞不同,1993 年有学者提议将此菌命名为嗜麦芽窄食单胞菌,该菌也是本属中临床最常见的条件致病菌。

(一)生物学特性

窄食单胞菌属菌为革兰氏阴性杆菌,菌体直、较短或中等大小,单个或成对排列,一端丛毛菌,有动力。常选择的培养温度为 35 ℃,4 ℃不生长,近半数菌株 42 ℃生长。在空气环境中生长良好,营养要求不高,在血平板上生长良好,麦康凯平板可生长,形成乳糖不发酵菌落。在血平板上培养 24 小时后,菌落较大,表面光滑、有光泽,边缘不规则,有色素产生,使菌落呈淡紫绿色到亮紫色,菌落下部常呈绿色变色,有氨水气味。

(二)致病物质与所致疾病

本菌为条件致病菌,其致病的毒力因子尚不清楚。该菌广泛存在于自然界,包括潮湿的医院环境中,能变成长期住院患者呼吸道菌群的一部分,可因患者使用医疗器械,如静脉导管和导尿管等,导致该菌进入机体无菌部位引起感染。最常见的是医院感染,包括导管相关性感染、菌血症、伤口感染、肺炎、尿路感染和机体其他部位的各种感染等。在非发酵菌引起的感染中,仅次于铜绿假单胞菌和不动杆菌而居临床分离阳性率的第三位。

(三)微生物学检验

1.标本采集

根据临床疾病的不同采集不同的标本,血液标本先肉汤增菌,其他标本直接接种于血平板和麦康凯平板。

2.直接显微镜检查

标本涂片,革兰氏染色后镜检,为革兰氏阴性杆菌,菌体直、较短或中等大小,单个或成对排列。

3.分离培养

标本接种于血平板和麦康凯平板,35 ℃、空气环境中孵育 24 小时后在血平板和麦康凯平板上的菌落特征见上述生物学特性。

4.鉴定

嗜麦芽窄食单胞菌在一些商业化的鉴定系统(如法围生物梅里埃 API 20 E)中可得到很好的鉴定。嗜麦芽窄食单胞菌的主要生化反应特有:氧化酶阴性,DNA 酶(这是将本菌与其他氧化分解葡萄糖革兰氏阴性杆菌相区别的关键因素)和赖氨酸脱羧酶阳性,葡萄糖氧化分解缓慢,可快速氧化分解麦芽糖,明胶水解试验阳性,部分菌株(约占 39%)硝酸盐还原试验阳性;分解硝酸盐产氮气阴性,精氨酸双水解酶阴性,鸟氨酸脱羧酶阴性,吲哚生成阴性,一般不分解尿素。

下列特征可用来推测性地鉴定嗜麦芽窄食单胞菌:在血平板或麦康凯平板上生长良好;动力阳性(一般鞭毛数大于 2 个);氧化酶阴性;氧化麦芽糖产酸,但氧化葡萄糖较缓慢可产弱酸性反应;赖氨酸脱羧酶阳性、DNA 酶阳性;一些菌株产生黄色色素;对碳青霉烯类抗生素天然耐药。

(四)药物敏感性试验

本菌对大多数临床常用的抗生素如氨基糖苷类和很多 β-内酰胺类(包括对铜绿假单胞菌很有效的抗生素,如碳青霉烯类)天然耐药,主要与该菌存在一种锌离子依赖金属 β-内酰胺酶有关,但对甲氧苄啶-磺胺甲噁唑一般均敏感。可采用纸片扩散法、肉汤或琼脂稀释法及 E-test 法检测其抗生素敏感性,抗生素敏感试验可选择的药物非常有限,主要有 A 组的甲氧苄啶-磺胺甲噁唑,B 组的米诺环素和左氧氟沙星。

四、产碱杆菌属

产碱杆菌属(Alcaligenes)属于伯克霍尔德菌目的产碱杆菌科,在伯杰系统细菌手册原核生物分类概要(2004)中被分为 16 个种,临床常见的产碱杆菌主要有:粪产碱杆菌(A.faecalis)、木糖氧化产碱杆菌(A.xylosoxidans)、脱硝产碱杆菌(A.denitrifiCalls),现又命名为脱硝无色杆菌(Achromobacter denitrificans)和皮氏产碱杆菌(A.piechaudii)。

(一)生物学特性

本菌为革兰氏阴性短杆菌,常成单、双或成链状排列,具有周鞭毛,无芽孢,多数菌株无荚膜。专性需氧,培养温度常选择 35%,在血平板、巧克力和麦康凯平板上生长良好,在血培养系统肉汤、普通营养肉汤(如脑-心浸液)中也生长良好。在麦康凯平板上均形成不发酵乳糖菌落,粪产碱杆菌在血平板的菌落多呈羽毛状边缘,周围有绿色变色区域环绕,菌落产生特征性的、类似苹果或草莓水果样气味;皮氏产碱杆菌在血平板上不产生色素,凸起、有光泽的菌落周围由绿褐色变色区域环绕。

(二)致病物质与所致疾病

本属中临床分离最常见的是粪产碱杆菌,主要存在于土壤和水中,包括潮湿的医院环境,在很多哺乳类动物上呼吸道中也可分离出此菌。大部分感染是条件致病,主要引起医院感染,细菌主要来自污染的医疗设备或溶液,如雾化器、呼吸机和灌洗液等。其致病物质尚不清楚,血、痰、尿、脑脊液等是常见的发现该菌部位。

(三)微生物学检验

1.标本采集

根据临床疾病不同采集不同标本,如血、尿、痰、脓汁、脑脊液等。

2.直接显微镜检查

脑脊液、尿液离心取沉淀涂片,脓液和痰液可直接涂片革兰氏染色镜检,本菌为革兰氏阴性短杆菌。

3.分离培养

血液、脑脊液标本需肉汤增菌后再转种同体培养基,脓液、分泌物、尿液可直接接种于血平板和麦康凯平板。经 35 ℃空气环境培养 24 小时后,在血平板上可形成大小不等、灰白色、扁平、边缘稍薄的的湿润菌落,粪产碱杆菌有水果香味;在麦康凯上形成不发酵乳糖菌落;在液体培养基中呈均匀浑浊生长,表面形成菌膜,管底有黏性沉淀。

4.鉴定

产碱杆菌属细菌的主要生化特征是:氧化酶阳性,不分解任何糖类,葡萄糖氧化发酵培养基中产碱;本属细菌除能利用柠檬酸盐和部分菌株能还原硝酸盐外,多数生化反应为阴性。

商品化鉴定系统对本属细菌的鉴定能力有限或不确定。本属细菌与产碱假单胞菌极为相似,二者主要区别在于前者为周毛菌而后者为极端单鞭毛菌。木糖氧化产碱杆菌通过氧化葡萄糖和氧化木糖产酸而很容易和其他产碱杆菌区别。粪产碱杆菌在含碳水化合物培养基上呈强烈的产碱反应,大部分菌株形成细小、边缘不规则的菌落,同时产生特征性的水果味并使血平板呈绿色,本菌的一个重要生化特征是能还原亚硝酸盐产气而不能还原硝酸盐。依据能还原硝酸盐和能在 6.5% NaCl 中生长可将皮氏产碱杆菌与其他产碱杆菌区别;脱硝产碱杆菌较少从临床分离到,仅该菌能还原硝酸盐为亚硝酸盐并产气。临床常见产碱杆菌的主要鉴定特征见表 13-14。

表 13-14　有医学意义的 4 种产碱杆菌的主要鉴定特征

特征	脱硝产碱杆菌 n=4	皮氏产碱杆菌 n=5	粪产碱杆菌 n=49	木糖氧化产碱杆菌 n=135
动力和周鞭毛	+	+	+	+
氧化葡萄糖产酸	-	-	-	V
氧化木糖产酸	-	-	-	+

特征	脱硝产碱杆菌 n=4	皮氏产碱杆菌 n=5	粪产碱杆菌 n=49	木糖氧化产碱杆菌 n=135
触酶	+	+	+	+
生长:				
麦康凯琼脂	+	+	+	+
SS 琼脂	+	+	+	+
西蒙枸橼酸盐	+	+	+	+
尿素	—	—	—	—
硝酸盐还原	+	+		
硝酸盐产气	+	—		V
亚硝酸盐还原	ND	—	+	ND
明胶水解 *	—	—	V	
色素:				
不溶性	—	—	—	—
可溶性	V,黄色	—	V,黄色	—,棕色
生长:				
25 ℃	+	+	+	+
35 ℃	+	+	+	+
42 ℃				
精氨酸双水解	—	—	—	V
0% NaCl 营养肉汤	+	+	+	+
6% NaCl 营养肉汤	V	+++	+	V

注:n,为菌株数;表中结果为孵育 2 天的结果;+:>90%菌株阳性;—:>90%菌株阴性;V:11%~89%的菌株阳性;*:明胶水解试验指的是孵育 14 天后的结果;ND 不确定或无数据获得。＊＊:孵育 48 小时轻微生长,7 天明显生长

(四)药物敏感性试验

目前尚无有效的药物敏感性试验用于本属细菌抗生素敏感性检测,临床治疗这类细菌感染也无限定性的指导。

五、其他非发酵革兰氏阴性杆菌

(一)金色杆菌属

金色杆菌属(Chryseobacterium)属于黄杆菌目中的黄杆菌科(Flavobacteriaceae)主要包括 9 种细菌,分别是大比目鱼金色杆菌(C.balustinum)、黏金色杆菌(C.gleum)、产吲哚金色杆菌(C. indologenes)、脑膜败血金色杆菌(C. meningosepticum)、大菱鲆金色杆菌(C.scophthalmum)、吲哚金色杆菌(C.indoltheticum)、C.defluvii、C.joostei 和 C.miricola,后三种菌均是 2003 年以后命名的。

1.生物学特性

本属细菌是一群中等大小、稍长的革兰氏阴性直杆菌,无鞭毛,动力阴性。营养要求不高,在血平板和巧克力平板上生长良好,可在麦康凯培养基上生长,在血培养系统肉汤、普通营养肉汤(如脑-心浸液)中也生长良好。在二氧化碳或空气环境中,经 35 ℃培养 24 小时,在麦康凯培养基上形成乳糖不发酵菌落,在血平板上形成圆形、光滑、有光泽、边缘整齐的菌落(孵育 24 小时后菌落直径 1～2 mm),产亮黄色或橙色色素。

2.致病物质与所致疾病

金色杆菌属在自然状态下存在于土壤、植物、食物和水中,在医院内主要存在于各种水环境中,不是人体的正常菌群。作为环境微生物,尚未发现特别的毒力因子与其致病有关,但它们可在含氯的自来水中生存,这种能力使其很容易在医院水环境中存活。脑膜败血金色杆菌是其中最常见的与人类感染有关的种,可产生蛋白酶和明胶酶,引起宿主细胞与组织的损伤,对早产儿具有高度致病性,可致新生儿脑炎,在婴儿室引起流行,且死亡率较高。也可引起免疫力低下成人肺炎、脑膜炎、败血症和尿路感染。产吲哚金色杆菌在临床标本中经常能分离到,多无临床意义,仅偶可引起有严重基础疾病住院患者的菌血症和与住院期间使用留置设施有关的医院感染。

3.微生物学检验

(1)标本采集:根据临床疾病不同采集不同标本,如血、尿、痰、脓液、脑脊液等。

(2)直接显微镜检查:脑脊液、尿液离心取沉淀涂片,脓液和痰液可直接涂片革兰氏染色镜检,本菌为革兰氏阴性中等稍大的直杆菌,常呈现中间较细,两端较粗的"I形"。

(3)分离培养:血液、脑脊液标本需肉汤增菌后再转种固体培养基,脓液、分泌物、尿液可直接接种血平板和麦康凯平板。经 35 ℃空气环境培养 24 小时后,观察菌落特征。本属细菌均产黄色色素、氧化酶阳性、氧化分解葡萄糖。

(4)鉴定:目前商品化鉴定系统对本属细菌的鉴定能力有限且不确定。本属细菌的主要鉴定特征是:氧化酶阳性、吲哚阳性、无动力、产黄色色素的非发酵革兰氏阴性杆菌,但通常吲哚反应较弱难以显示,应用更敏感的 Ehrlich 方法进行检测。本属细菌触酶阳性、鸟氨酸脱羧酶阴性、SS 琼脂不生长,在三糖铁培养基上 H$_2$S 生成阴性。产吲哚金色杆菌和黏金色杆菌的表型鉴定比较困难,但黏金色杆菌氧化木糖产酸,42 ℃可生长有助于鉴别。应该强调,试验的结果(如DNA 酶、吲哚、尿素和淀粉水解)取决于培养基、试剂和培养时间。临床常见金色杆菌属细菌的主要特征见表 13-15。

表 13-15 临床常见金色杆菌主要鉴定特征

特征	脑膜败血金色杆菌(n=149)	粘金色杆菌(模式菌株)	产吲哚金色杆菌(模式菌株)
动力,鞭毛	—	—	—
产酸			
葡萄糖	+	(+)	(+)
木糖	—	(+)	—
甘露醇	+	—	—
乳糖	V	—	—
蔗糖	—	—	—
麦芽糖	+	+	+

特征	脑膜败血金色杆菌(n＝149)	粘金色杆菌(模式菌株)	产吲哚金色杆菌(模式菌株)
淀粉	－	－	（＋）
海藻糖	＋	（＋）	（＋）
ONPG	＋	ND	－
触酶	＋	＋	＋
氧化酶	＋	＋	＋
麦康凯上生长	＋	＋	（＋）
枸橼酸盐	－	＋	＋
尿素	－	（＋）	－
硝酸盐还原	－	＋	－
亚硝酸盐还原	V	＋	＋
三糖铁斜面产酸	－	－	－
三糖铁深层产酸	－	－	－
H_2S(醋酸铅纸)	＋	＋	＋
明胶水解*	＋	＋	＋
黄色不溶性色素	－	＋	＋
生长在:			
25 ℃	＋	＋	＋
35 ℃	＋	＋	＋
42 ℃	V	＋	＋
七叶苷水解	＋	＋	＋
赖氨酸脱羟酶	－	ND	ND
精赖氨酸双水解酶	V	ND	ND
0% NaCl 营养肉汤	＋	＋	＋
6% NaCl 营养肉汤	－	－	－

注:n 为菌株数量;表中结果为孵育 2 天的结果,括号中的结果为 3 到 7 天的相应结果;＋:＞90%菌株阳性;－:＞90%菌株阴性;V:11%～89%的菌株阳性;＊:明胶水解试验指的是孵育 14 天后的结果;ND:不确定或无数据

4.药物敏感性试验

目前实验室中尚无有效的金色杆菌属细菌的抗生素敏感试验,因此如果依据体外纸片扩散法的药敏结果指导临床用药会造成严重的误导。本属细菌一般对青霉素类(包括碳青霉烯类)、头孢菌素和氨基糖苷类(这类抗生素常用于其他革兰氏阴性菌感染的抗感染治疗)抗生素耐药,但对用于治疗革兰氏阳性菌感染的药物如克林霉素、利福平和万古霉素有一定的敏感性,环丙沙星等对这类细菌也有一定的效果。

(二)莫拉菌属

《伯杰系统细菌学手册》原核生物分类概要(2004)将莫拉菌属(Moraxella)归于假单胞菌目的莫拉菌科,该属含有 18 种细菌,医学上重要的莫拉菌有腔隙莫拉菌(M.lacunate)、卡他莫拉菌(M.cartarrhalis)、非液化莫拉菌(M.nonliquefaciens)、奥斯陆莫拉菌(M.osloensis)、苯丙酮酸莫

拉菌(M.phenylpyruvica)、亚特兰大莫拉菌(M.atlantae)、狗莫拉菌(M.canis)和林肯莫拉菌(M.lincolnii)等;牛莫拉菌(M.bovis)和山羊莫拉菌(M.caprae)只从健康的动物身上分离过,未有人类致病的报道。

1.生物学特性

本菌为革兰氏阴性球杆菌或短粗的杆菌,革兰氏染色不易脱色,常成双或短链状排列,类似奈瑟菌。在血平板和巧克力平板上生长良好,绝大多数菌株在麦康凯琼脂上生长缓慢形成类似肠杆菌科细菌样的乳糖不发酵菌落。在二氧化碳或空气环境中经 35 ℃ 孵育至少 48 小时。

临床最常见分离的菌种非液化莫拉菌在血平板上可形成光滑、透明或半透明的菌落,菌落直径 0.1~0.5 mm(培养 24 小时后)或 1 mm(培养 48 小时后),偶尔这些菌落可扩散并向琼脂中凹陷;腔隙莫拉菌在巧克力平板上形成周围有黑色晕轮的小菌落,菌落常向琼脂中凹陷;亚特兰大莫拉菌菌落也较小(菌落直径通常 0.5 mm 左右)常呈扩散状并向琼脂中凹陷;林肯莫托菌和奥斯陆莫拉菌的菌落类似,但很少向琼脂中凹陷;绝大多数狗莫拉菌菌落类似肠杆菌科细菌(菌落大而光滑),在含有淀粉的 MH 琼脂上生长时会产生褐色色素,但有些菌株也可产生类似肺炎克雷白菌的黏液性菌落。

2.致病物质与所致疾病

莫拉菌是定植于人类鼻、喉和上呼吸道其他部位黏膜表面的正常菌群,较少位于泌尿生殖道(奥斯陆莫拉菌可为泌尿生殖道的正常菌群),也可定植于皮肤,是一类低毒力的条件致病菌,很少引起感染,致病因子暂不清楚。腔隙莫拉菌可引起眼部感染,如结膜炎、角膜炎等;莫拉菌引起的其他感染包括菌血症、心内膜炎、化脓性关节炎和呼吸道感染;狗莫拉菌是一个新种,主要定植于狗和猫的上呼吸道,在人类血液和狗咬伤口处曾分离过本菌。

3.微生物学检验

(1)标本采集:根据临床疾病的不同采集不同的标本,标本在采集、运送和处理过程中无特别要求。

(2)直接显微镜检查:标本涂片革兰氏染色后镜检,为革兰氏阴性的球杆菌或短粗杆菌,多呈双或短链状排列。

(3)分离培养:细菌在血平板经 35 ℃ 培养 24~48 小时后出现针尖大小(通常菌落直径小于 0.5 mm)到直径 2 mm 之间的圆形、凸起、光滑湿润、无色不溶血的菌落。

(4)鉴定:本属细菌生化反应特征为氧化酶、触酶阳性,不能分解任何糖类,不产生吲哚和 H_2S。

商品化鉴定系统对本属细菌的鉴定能力有限或不确定。临床鉴定本属细菌主要依据其生化反应的不同而进行,根据本菌氧化酶、触酶阳性(可排除不动杆菌)、不分解任何糖类(可同大多数奈瑟菌相区别),首先确定其属,然后依靠生化反应进一步鉴定其种,确定本菌属各种之间的生化反应见表 13-16。

表 13-16 莫拉菌主要鉴别特征

特征	腔隙莫拉菌	非液化莫拉菌	狗莫拉菌	林肯莫拉菌	奥斯陆莫拉菌	苯丙酮酸莫拉菌	亚特兰大莫拉菌
氧化酶	+	+	+	+	+	+	+
触酶	+	+	+	+	+	+	+

特征	腔隙莫拉菌	非液化莫拉菌	狗莫拉菌	林肯莫拉菌	奥斯陆莫拉菌	苯丙酮酸莫拉菌	亚特兰大莫拉菌
麦康凯生长	−		+	−		+	+
动力	−		−	−	−	−	−
OF 葡萄糖	−		−	−	−	−	−
尿素酶	−	−	−	−	−	+	−
苯丙氨酸脱氨酶	−	−	−	ND	−	+	−
七叶苷水解	+	ND	−	−	−	−	−
硝酸盐还原	+	+	+	−	V	+	ND
亚硝酸盐还原	−	−	V	V	−	−	V
DNA 酶	−	−	+	−	−	−	−
溶血(羊血)	−	−	−	−	−	−	−
明胶水解	+	−	−	−	−	−	−

注:+:90%以上的菌株阳性;−:90%以上菌株阴性;V:11%~89%的菌株阳性;ND,没有资料

4.药物敏感性试验

由于在临床上很少遇到由本属细菌引起的感染,同时也缺乏有效的体外药物敏感性试验方法,因此对于本属细菌感染的治疗临床也缺乏限定性的治疗指导。总的来说,尽管在莫拉菌中已出现产 β-内酰胺酶的菌株,但某些 β-内酰胺类抗生素对本属大部分细菌仍然是有效的。

由于本属细菌是低毒力、很少引起临床感染的微生物,因此对于从临床标本中检出本属细菌首先要考虑标本污染问题,尤其对来自与黏膜表面有接触的临床标本更需注意。但对来自鼻窦吸出物和经鼓膜穿刺术获得的中耳标本中的莫拉菌、来自机体无菌部位的莫拉菌,以及标本中几乎是纯培养的莫拉菌均应进行鉴定和报告。

(侯敬侠)

第七节　流行性感冒病毒

一、病原学

流感病毒(Influenza virus,IFV)属正黏病毒科流感病毒属,单股负链 RNA 病毒。根据其核蛋白(nucleoprotein,N)及基质蛋白(matrix protein,M1)的不同分为甲、乙、丙型。甲乙丙三型流感病毒均可使人致病,但甲型流感的致病力最强且容易引起大流行。甲型流感病毒呈多形性,其中球形直径 80~120 nm,丝状可长达 400 nm,被分为 8 个不同分子量的节段。禽流感病毒(avian influenza virus,AIV)属于甲型。根据甲型病毒表面的血凝素(haemagglutinin,HA,16 个亚型)和神经氨酸酶(neuraminidase,NA,9 个亚型)蛋白的不同可将甲型流感病毒分为 144 种亚型。所有的甲型流感病毒均对禽致病,如高致病禽流感 H5N1、H7N7 及 H7N9 等。感染人的甲

型流感病毒主要亚型的有 H1N1、H3N2、H1N2、人感染禽流感 H5N1、人感染禽流感 H7N9 等。

流感病毒在加热 56 ℃ 30 分钟或煮沸数分钟后即可灭活。病毒对脂溶剂敏感,并可被紫外线、甲醛、氧化剂(如过氧乙酸)、卤素化合物(如漂白粉及碘剂)等灭活。

流感病毒基因组共编码至少 10 种蛋白(PA、PB1、PB2、H、N、M1、M2、NS1 和 NS2 等)。RNA1～3 分别编码 PB2、PB1 和 PA3 种 RNA 聚合酶,3 个 P 基因都与表型变异有关。与 DNA 聚合酶相比,RNA 聚合酶缺乏校正和修复功能,每个核苷酸在每个复制周期中的突变率较高。另外,流感病毒宿主种类繁多,而且分段的基因组复制周期短,感染频率高,因此在感染和复制过程中极易发生变异,产生新毒株或新亚型(变种),这在甲型流感病毒中表现得最为突出。这种快速而持续的变异,使得机体免疫系统不能对流感病毒产生长期的免疫力,从而导致流感的反复流行。

关于流感病毒感染生物,原则上不同物种之间因病毒受体不同而不交叉感染。有些物种如猪,其体内存在禽和人两种流感病毒受体,AIV 与人流感病毒均可感染猪,而猪可作为 AIV 感染人的中间宿主。低致病力毒株有可能重排成高致病力毒株。研究显示,1957 年(H2N2)和 1968 年(H3N2)引起人类流行的流感病毒均是通过人和禽流感病毒重排而形成的新亚型。而引起人 H5N1 的禽流感 AIV 与引起 1918 年流感的高致病性病毒相似,是一种完全适应人类的禽流感病毒,并未发现其在中间宿主与感染人类的过程中发生流感病毒的基因重排,由此说明 AIV 不经重排可以直接感染人类。

二、致病性

1933 年 Smith 等首次从人分离到甲型流感病毒,乙型和丙型流感病毒分别于 1940 年和 1947 年被发现。甲型流感病毒的宿主范围广泛,除可感染人引发世界性流感大流行外,还可感染其他种属的动物,如禽类、马、猪和海豹等,在动物中广泛存在而导致动物流感流行并可造成大量动物死亡,危害程度最大。其中猪的感染在流行病学传播中最有价值。乙型和丙型则主要感染人,一般呈小型流行或散发,危害程度较小。

流行性感冒病毒引起的流行性感冒(简称流感)为急性呼吸道传染病,具有突然暴发、迅速蔓延、波及面广的特点。传染源为流感患者和隐性感染者。人类流感的传播方式包括吸入传染性飞沫、直接接触或有可能通过(污染物)间接接触,将病毒自我接种到上呼吸道或结膜的黏膜上。由于流感病毒抗原性变异较快,所以人类无法获得持久的免疫力,人群普遍易感,多发于青少年。病毒侵入呼吸道上皮细胞,几小时内开始复制,产生大量病毒。病毒复制通常局限于呼吸道上皮细胞,一般不发生病毒血症。成人从症状出现前 24 小时到 7 天具有传染性。儿童携带病毒时间更长,传染期＞10 天,严重免疫缺陷者可携带病毒几周甚至几个月。发病 2 周后血中出现 H 和 N 抗体,包括 IgM、IgA 和 IgG,4～7 周滴度达到高峰后缓慢下降,几年后仍可检测到。流感一般预后良好,常于短期内自愈。个别患者可并发副鼻窦炎、中耳炎、喉炎、支气管炎、肺炎等。死者大多为婴幼儿、老年人和合并有慢性基础疾病者。

本病除散发外,易发生暴发、流行、大流行甚至世界性大流行。流感流行具有一定季节性。我国北方每年流感活动高峰一般均发生在当年 11 月底至次年的 2 月底,而南方除冬季活动高峰外,还有一个活动高峰(5～8 月份)。然而,流感大流行可发生在任何季节,传播迅速,流行范围大,患病率高,病死率高,无显著年龄差别。

流感在人类历史上已存在很长时间,早在 1580 年就有了全球性流感流行的记录。流感在

20 世纪共有 4 次流感暴发，即 1918—1920 年的西班牙流感（H_1N_1）、1957 年的亚洲流感（H_2N_2）、1968 年的我国香港地区流感（H_3N_2）和 1977 年的俄罗斯流感（H_1N_1 再次暴发）。

三、实验室检查

流行病学资料是诊断流感的主要依据之一，并结合典型临床表现可做出临床诊断。但在流行初期、散发或轻型的病例诊断比较困难，确诊需依据实验室检查。

（一）标本采集

标本的采集时间非常重要，发病 4 天内采集的呼吸道标本阳性率最高。对儿童发病 5 天采集的标本进行检测仍然有效。可采集各种类型呼吸道标本，包括鼻拭子、鼻咽拭子、鼻咽抽提物、鼻洗液和口腔含漱液等。鼻洗液和鼻咽抽提物比鼻、咽拭子更敏感。气管插入患者可采集气管吸出物和支气管灌洗液。标本放入无菌容器内，即刻密闭送检，要防止干燥和降解。同时采集间隔 2～3 周的急性期和恢复期双份血液标本用于血清学检测。

（二）病毒分离及鉴定

病毒培养不仅可用于病毒鉴定，还可进一步用于抗原和基因特性、药物敏感性试验和疫苗制备。MDCK 细胞是流感病毒培养常用细胞。为了避免病毒失活，需要将标本快速送至实验室。病毒感染导致的细胞病变效应是非特异性的。IFV 的确认试验可以在细胞培养 12～24 小时后，利用免疫荧光（immunofluorescence，IF）进行特异性单克隆抗体检测。血凝素（HA）试验和细胞培养上清液血凝素抑制（HI）试验或 RT-PCR 进行抗原分析确认 IFV 亚型。传统的培养方法费时，一般需要 2～10 天，常规流感诊断一般不使用此方法。

病毒分离是人流感确诊的金标准。但是病毒分离的实验条件要求较高，加之其有高致病性的危险，对毒株的检测及管理上要严格考虑生物安全措施。IFV 分离最好在生物安全 3 级或 3 级以上的国家指定实验室进行。

（三）病毒特异性抗原检测

采用 IF 或酶免疫法（EIA）直接检测 IFV 特异性抗原，这些试验可检测 IFVA 和 B 或可区分类型（流感 A 或 B），而不能区分人甲型 IFV 亚型或禽流感亚型。IF 通过直接结合荧光染料的特异性抗体（直接免疫荧光法）或通过连接荧光染料的抗抗体（间接免疫荧光法）进行检测，可观察到特异性细胞内荧光。直接 IF 检测速度快，但不如间接 IF 敏感。实验中确保足够的呼吸道上皮细胞量非常重要，最好在发病早期采集标本。

（四）流感快速诊断试验

大多数为抗原检测，可在 30 分钟内获得结果，操作简便，不需专业人员，可在床旁进行，但成本昂贵。其敏感性低于直接 IF、病毒分离和 RT-PCR。实验特异性高，有假阴性可能，只能作为辅助检测，不能作为确诊或排除的依据。

（五）病毒核酸检测

RT-PCR 不仅具有很高敏感性，而且可用于区分亚型。根据已知甲型 IFV 亚型 H 和 N 序列设计引物，特异性扩增某一种亚型 RNA。如需要了解基因突变情况，可对 DNA 产物进行序列分析。分子生物学检测在人员、设施、试剂等技术上要求较高，一般认为同一患者采取不同部位标本（例如呼吸道及粪便）、同一患者不同时间的两份标本或同一份标本在两个不同实验室检测（最好其中之一为参考实验室）结果一致，临床结果才更为可靠。阳性结果可认为有确诊价值。为防止标本中 RNA 降解，采集标本后应尽快送检。RT-PCR 只能在有专业设备和专业人员的实验室进行,检测速度快,可同时检测大量标本。

(六)抗体检测

检测血清(或其他体液)中 IFV 特异性抗体,既可检测总抗体,也可检测特异性 IgG、IgA 或 IgM 抗体。HI 和 CF 耗时费力,难以标准化,但试剂价廉,可广泛应用。HI 比 CF 敏感,而且对于区分 HA 亚型更特异。EIA 比 HI 或 CF 敏感,其中 IgG 和 IgA 检测比 IgM 敏感,但不能显示近期感染。

四、结果解释及应用

病毒性疾病实验室的主要检测技术可分为以下两个方面:一方面直接检测病毒,如病毒分离及鉴定、病毒特异性抗原和病毒核酸检测;另一方面间接检测病毒诱导的机体免疫应答,目前主要是特异性抗体检测,尚无特异的细胞免疫反应检测方法。直接检测病毒是活动性感染的直接依据,定量检测参数有助于评价感染和疾病过程及疗效。而抗体检测不太适合于急性感染早期及病程和疗效的随访。

如果考虑早期采取抗病毒药物的治疗措施,可采用快速诊断实验。在医院感染控制中,流感早期诊断也可减少患者之间或健康工作人员与高危患者之间的感染传播等。

血清学检查对急性感染诊断价值较小,一般只能在发病 2~3 周后甚至更长时间才会有抗体出现,可用于近期感染患者诊断或者检测流感疫苗反应,抗体检测对于未曾患过流感的儿科患者价值更大。疾病急性期(发病后 7 天内采集)和恢复期(间隔 2~3 周采集)双份血清标本,后者抗体滴度与前者相比有 4 倍或以上升高,有助于确诊和回顾性诊断。仅有单次血清结果、从无到有的转变或 2 次同一水平抗体出现,只能证明感染,不能证明发病过程的存在。

要综合考虑敏感性、特异性、周转时间、重复性、易于操作和成本等方面的因素,从而决定选择何种试验进行检测。一般来说,直接检测技术如 RT-PCR 或免疫荧光法(IF)能够快速进行检测,比血清学和病毒分离敏感。血清学比 RT-PCR 成本低,但需要急性期和恢复期血清标本。感染的早期特异性诊断最好通过直接检测病毒获得,特别是呼吸道疾病。直接取患者呼吸道标本或肺标本,或者是将采集的标本接种到 MDCK 细胞培养过夜增殖后进行检测。和直接检测标本相比,病毒培养放大了病毒量,提高了敏感性。IFV 检测可以多种方法联合使用,提高了敏感性和特异性。

(侯敬侠)

第八节 肝炎病毒

一、病原学

(一)甲型肝炎病毒(Hepatitis A virus,HAV)

HAV 属小 RNA 病毒科中的肝 RNA 病毒属,病毒衣壳由 60 个亚单位组成,每个病毒衣壳亚单位含的 4 种多肽,即 VP1、VP2、VP3 和 VP4 是病毒特异表面抗原,但只有一个血清型。

(二)乙型肝炎病毒(Hepatitis B virus,HBV)

HBV属于嗜肝DNA病毒科。HBV感染者血液中有三种形态的颗粒,即完整的病毒颗粒(Dane颗粒)、球形颗粒及管形颗粒。其中以球形颗粒含量最高。Dane颗粒有双层脂蛋白外膜与由核壳蛋白包裹双链DNA分子的核心。球形和管形颗粒则只含病毒外壳蛋白即乙肝表面抗原(Hepatitis B surface antigen,HBsAg),Dane颗粒还有核心抗原(Hepatitis B core antigen,HBcAg)。

(三)丙型肝炎病毒(Hepatitis C virus,HCV)

HCV病毒体呈球形,直径小于80 nm(在肝细胞中为36～40 nm,在血液中为36～62 nm),为单股正链RNA病毒,在核衣壳外包绕含脂质的囊膜,囊膜上有刺突。HCV-RNA由9 500～10 000 bp组成,5′和3′非编码区(NCR)分别有319～341 bp和27～55 bp,含有几个顺向和反向重复序列,可能与基因复制有关。

(四)丁型肝炎病毒(Hepatitis D virus,HDV)

HDV体形细小,直径35～37 nm,核心含单股负链共价闭合的环状RNA和HDV抗原(HDAg),其外包以HBV的HBsAg。HDV-RNA的分子小量很小,只有5.5×10^5,这决定了HDV的缺陷性,不能独立复制增殖。需依赖HBV存在复制。

(五)戊型肝炎病毒(Hepatitis E virus,HEV)

HEV属肝炎病毒科肝炎病毒属,目前,该属仅有戊型肝炎病毒一个种。

二、致病性

(一)HAV

HAV多侵犯儿童及青年,发病率随年龄增长而递减。HAV经粪-口途径侵入人体后,先在肠黏膜和局部淋巴结增殖,继而进入血流,形成病毒血症,最终侵入靶器官肝脏,在肝细胞内增殖。由于在组织培养细胞中增殖缓慢并不直接引起细胞损害,故推测其致病机制,除病毒的直接作用外,机体的免疫应答可能在引起肝组织损害方面起到一定的作用。现可应用狨猴作为实验感染模型以研究HAV的致病机制。动物经大剂量病毒感染后1周,肝组织呈轻度炎症反应和有小量的局灶性坏死现象。此时感染动物虽然肝功能异常,但病情稳定。可是在动物血清中出现特异性抗体的同时,动物病情反而转剧,肝组织出现明显的炎症和门脉周围细胞坏死。由此推论早期的临床表现是HAV本身的致病作用,而随后发生的病理改变是一种免疫病理损害。

(二)HBV

在青少年和成人期感染HBV者中,仅5%～10%发展成慢性,一般无免疫耐受期。慢性乙型肝炎发生肝硬化的高危因素包括病毒载量高、HBeAg持续阳性、ALT水平高或反复波动、嗜酒、合并HCV、HDV或HIV感染等。HBV前C及C基因发生变异,可导致HBeAg和抗-HBc均阴性;前S及S基因发生变异,可导致HBsAg为阴性,而HBVDNA的复制仍然活跃。HBV感染是肝细胞癌(hepatic cellular cancer,HCC)的重要相关因素,HBsAg和HBeAg均阳性者的HCC发生率显著高于单纯HBsAg阳性者。

(三)HCV

丙型肝炎发病机制仍未十分清楚。当HCV在肝细胞内复制引起肝细胞结构和功能改变或干扰肝细胞蛋白合成,可造成肝细胞变性坏死,表明HCV直接损害肝脏在导致发病方面起到一定作用。但多数学者认为细胞免疫病理反应可能起重要作用。学者经研究发现丙型肝炎与乙型肝炎一样,其组织浸润细胞以 CD3+ 为主,细胞毒 T 细胞(TC)特异攻击 HCV 感染的靶细胞,可引起肝细胞损伤。临床观察资料表明,人感染 HCV 后所产生的保护性免疫力很差,能发生再感染,甚至部分患者会导致肝硬化及肝细胞癌。其余约半数患者为自限性,可自动康复。

(四)HDV

流行病学调查表明,HDV 感染呈世界性分布,我国以四川等西南地区较多见。全国各地报道的乙肝患者中,HDV 的感染率为 0~10%。在 HDV 感染早期,HDAg 主要存在于肝细胞核内,随后出现 HDAg 抗原血症。HDAg 刺激机体产生特异性 HD 抗体,初为 IgM 型,随后是 IgG 型抗体。HDV 感染常可导致 HBV 感染者的症状加重与恶化,故在发生重症肝炎时,应注意有无 HBV 伴 HDV 的共同感染。HDV 与 HBV 有相同的传播途径,预防乙肝的措施同样适用于丁肝。由于 HDV 是缺陷病毒,如能抑制 HBV,则 HDV 亦不能复制。

(五)HEV

HEV 主要经粪-口途径传播,潜伏期为 10~60 天,平均为 40 天。经胃肠道进入血液,在肝内复制,经肝细胞释放到血液和胆汁中,然后经粪便排出体外。人感染后可表现为临床型和亚临床型(成人中多见临床型),病毒随粪便排出,污染水源、食物和周围环境而发生传播。潜伏期末和急性期初的患者粪便排毒量最大,传染性最强,是本病的主要传染源。HEV 通过对肝细胞的直接损伤和免疫病理作用,引起肝细胞的炎症或坏死。临床上表现为急性戊型肝炎(包括急性黄疸型和无黄疸型)、重症肝炎及胆汁淤滞性肝炎。多数患者于发病后 6 周即好转并痊愈,不发展为慢性肝炎。孕妇感染 HEV 后病情常较重,尤以怀孕 6~9 个月最为严重,常发生流产或死胎,病死率达 10%~20%。免疫低下患者罹患此病可慢性化。

三、实验室检测

(一)HAV

1.抗-HAV IgM 检测

抗-HAV IgM 的检测方法包括基于捕获法原理的 ELISA 和 CLIA 等。ELISA 捕获法采用抗人 IgM μ 链包被微孔板形成固相抗体,加入待测样本后,其中的 IgM 抗体(包括特异的抗-HAV 和非特异的 IgM)与固相上的抗 μ 链抗体结合而吸附于固相载体上;再加入 HAV 抗原与固相上特异的 IgM 结合,加入酶标记的抗-HAV 抗体,形成相应的抗原抗体复合物,洗涤后,加入酶底物比色测定。

2.抗-HAV IgG 检测

抗-HAV IgG 检测常采用 ELISA 和化学发光免疫测定法(chemiluminescent immunoassay, CLIA)检测抗-HAV IgG。ELISA 主要包括间接法、竞争法和捕获法。化学发光免疫测定是将免疫反应与化学发光检测相结合的一项技术。根据标记物的不同可分为三类,即发光物直接标记的 CLIA(常用的标记物质是吖啶酯类化合物)、元素化合物标记的电化学发光免疫试验(electrochemiluminescent immunoassay,ECLIA)[常用标记物是三联吡啶钌(Ru(bpy)₃²⁺)]和时间分辨荧光免疫试验(time-resolved fluoroimmunoassay TRFIA)(常用的标记物是镧系元素化合物)。化学发光酶免疫分析法(chemiluminescent enzyme immunoassay,CLEIA)属于酶免疫分析,酶的反应底物是发光剂,常用的标记酶为 HRP 和碱性磷酸酶(alkaline phosphatase,ALP),其中 HRP 的发光反应底物为鲁米诺,碱性磷酸酶的底物为环 1,22 二氧乙烷衍生物(AMPPD)。

（二）HBV

1.HBsAg 检测

HBsAg 检测方法主要有 ELISA、CLIA、免疫渗滤层析（胶体金试纸条）和 HBsAg 中和试验（neutralization test，NT）。采用 HBsAg 中和试验进行检测时，每份待测样本应分别设对照孔和检测孔，在对照孔中加入对照试剂，在检测孔中加入特异性 HBsAb。检测孔中的特异性 HBsAb 与预包被的 HBsAb 及酶标记的 HBsAb 竞争结合样本中的 HBsAg，从而使结合到预包被板孔上，并与酶标记 HBsAb 结合形成夹心复合物的 HBsAg 的量减少；而对照孔中不存在这样的竞争，HBsAg 可以正常结合到预包被板孔上，并与酶标记的 HBsAb 结合形成夹心复合物。

2.HBsAb 检测

双抗原夹心法原理，方法主要有 ELISA、CLIA 和免疫渗滤层析试验，其中 CLIA 多为定量检测。

3.HBeAb 检测

竞争法原理，检测方法主要有 ELISA 法和 CLIA 法。

4.HBcAb 检测

竞争法或双抗原夹心法原理，方法主要有 ELISA 和 CLIA。

5.抗 HBc-IgM 检测

捕获法原理，方法主要有 ELISA 和 CLIA。

6.HBV 外膜蛋白前 S1 抗原（Pre-S1）和前 S2 抗原（Pre-S2）检测

采用双抗体夹心 ELISA 法。试剂、操作、结果判定及注意事项参考前述双抗体夹心 ELISA。健康人 Pre-S1 阴性。

7.HBV-DNA PCR 检测

临床也常用 real-time PCR 做定量检测。

8.耐药基因检测

可用 PCR-RELP、测序等检测耐药突变位点。

（三）HCV

1.HCV IgG 检测

HCV IgG 抗体的检测是基于间接法或双抗原夹心法原理。方法主要有 ELISA、CLIA、免疫渗滤层析试验和确认试验。HCV 抗体确认试验采用重组免疫印迹实验进行检测，在硝酸纤维素膜条上预包被 HCV 合成多肽抗原和重组抗原（Core、NS3、NS4、NS5）及对照线蛋白。将硝酸纤维素膜条浸泡在稀释的血清或血浆样本中反应后洗涤，加入酶标记的抗人 IgG 抗体温育，如样本中含有 HCV 特异性抗体，则会形成"包被抗原-抗体-酶标二抗"复合物，加入底物液显色，终止后，根据出现的不同条带情况判断结果。

2.HCV 核心抗原检测

HCV 核心抗原检测采用双抗体夹心模式检测，主要有 ELISA 和 CLIA 两类方法。HCV 核心抗原理论上在病毒感染两天就可以在血液中检测到，而抗-HCV 平均"窗口期"为近两个月。因此如果患者抗 HCV 阴性而 HCV 核心抗原阳性时，可通过进行核酸检测进一步确认检测结果。其他同抗-HCV。

3.HCV 抗原抗体联合检测

HCV 抗原抗体联合检测采用双抗原抗体夹心 ELISA 方法。HCV 核心抗原抗体联合检测可有效缩短检测的窗口期。当结果为弱阳性反应需要进一步确认时,因有可能为早期感染,可采用核酸检测的方法进行结果确认。

4.HCV-RNA

可使用 RT-PCR 法。也可使用 NASBA 技术检测。

(四)HDV

抗-HDV IgM 和抗-HDV IgG 检测常用 ELISA 方法进行检测。抗-HDV IgM 检测原理为捕获法,抗-HDV IgG 检测原理为竞争法。

(五)HEV

抗-HDV IgM 和抗-HDV IgG 检测常用 ELISA 方法进行检测。抗-HEV IgM 检测原理为捕获法,抗-HEV IgG 检测原理为间接法。

四、检验结果的解释和应用

(一)抗-HAV 检测

抗-HAV 检测可用于诊断既往或现症的 HAV 感染,以及观察接种 HAV 疫苗之后的免疫效果。采用免疫学方法测定抗-HAV IgM、IgG 或总抗体,检测的阳性反应有可能不是真正的阳性,尤其是较弱的阳性反应,可能是因为被检者血液中的一些干扰因素如类风湿因子、补体、异嗜性抗体、较高浓度血红蛋白和胆红素等所致的假阳性。因此,临床上可根据患者特异 IgM 到特异 IgG 抗体的转换,和/或特异 IgG 浓度或滴度的 4 倍升高变化,结合患者的临床表现及其他生化检测来综合判断患者是否是甲型肝炎。

(二)HBV 检测

1.HBV 的免疫检测

HBV 标志物的联合检测可诊断 HBsAg 携带者、急性乙型肝炎潜伏期、急性和慢性肝炎患者。HBsAg 阴性不能完全排除 HBV 感染。

2.HBV-DNA 检测

HBV 感染的确证标志。定量检测用于治疗监测、血筛及母婴传播研究等。

(三)HCV 检测

1.抗 HCV 检测

目前检测抗-HCV 的 ELISA 和化学发光方法的试剂属于第 2 或第 3 代试剂,包被抗原内含有 HCV core、NS3、NS4 和 NS5 抗原(第 3 代),敏感性和特异性与前两代试剂相比显著提高。该方法目前被广泛用于献血员中的 HCV 感染筛查和临床实验室检测,抗-HCV 检测阳性提示感染过病毒;对大部分病例而言,抗-HCV 阳性常伴有(70%～80%)病毒核酸 HCV RNA 的存在。因此,抗-HCV 是判断 HCV 感染的一个重要标志。抗-HCV 阳性而血清中没有 HCV RNA 提示既往感染,在血清中检测不到 HCV RNA 并不意味着肝脏没有病毒复制。对于极少数病例,特别是经过免疫抑制剂治疗的患者,免疫功能低下,抗-HCV 阴性仍可检测到 HCV RNA,此类患者适宜采用 HCV 核心抗原或抗原抗体联合检测试剂进行检测。

2.HCV-RNA 检测

HCV 感染的确证标志。定量用于治疗监测。

(四)抗-HDV 检测

抗-HDV IgM 在临床发病的早期即可检测到,于恢复期消失,是 HDV 感染中最先检测出的抗体,特别是在重叠感染时,抗-HDV IgM 往往是唯一可以检测出的血清学标志物。抗-HDV

IgG 出现在 HDV IgM 下降时。慢性 HDV 感染,抗-HDV IgG 保持高滴度,并可存在数年。

(五)抗 HEV 检测

戊型肝炎的临床症状和流行病学都与甲肝相似。一般认为,戊肝急性期第一份血清抗-HEV 滴度>40,以后逐渐下降,或抗-HEV 先阴性后转为阳性,或抗-HEV 滴度逐步增高,均可诊断为急性 HEV 感染。抗-HEV IgG 阳性可以作为机体既往感染 HEV 或机体注射戊肝疫苗有效的标志物。注射疫苗后,抗-HEV IgG 阳性即说明机体对 HEV 具有免疫力。

(侯敬侠)

第九节 腺 病 毒

一、病原学

腺病毒(adenoviruses,ADV)是 1953 年由 Rowe 等人最先发现的,随后 Hilleman 和 Werner 等从患者呼吸道分泌液中分离到同样的病毒。1956 年,国际病毒命名委员会根据 Enders 等人的建议将这类病毒命名为 ADV。

腺病毒呈无囊膜的球形结构,其病毒粒子在感染的细胞核内常呈晶格状排列,每个病毒颗粒包含一个 36kb 的线性双链 DNA,两端各有一个 $100\sim600$ bp 的反向末端重复序列(inverted terminal repeat,ITR)。ITR 的内侧为病毒包装信号,是病毒包装所需要的顺式作用元件。基因组包含早期表达的与 ADV 复制相关的 $E1\sim E4$ 基因和晚期表达的与 ADV 颗粒组装相关的 $L1\sim L5$ 基因。

线状双股 DNA 与核心蛋白形成直径为 $60\sim65$ nm 的髓芯,被包裹于衣壳内。衣壳呈二十面体对称,由 252 个直径 $8\sim10$ nm 的壳粒组成,壳粒排列在三角形的面上,每边 6 个,其中 240 个为六邻体(非顶点壳粒),另 12 个为五邻体基底(顶点壳粒)。六邻体上的表位是诊断不同血清型的标准,它包括哺乳动物 ADV 属的抗原成分,是病毒体对免疫选择压力最敏感的部位。

ADV 是无包膜病毒,在低 pH 环境下可稳定存在,有很强的耐物理和化学试剂的能力。ADV 可耐受胃肠分泌物及胆汁,因此 ADV 可在胃肠内复制,并导致相应的临床症状。

二、致病性

ADV 可通过人、水、媒介物和器械传播。室温条件下,ADV 在污物中存在周期可达 3 周。ADV 在儿童和军营人员中易发生感染和大规模流行,大多数婴幼儿在出生后的 5 年内至少感染过 1 种 ADV 毒株。在过去的几年中,ADV 作为主要的病原体在免疫功能低下的宿主如艾滋患者、免疫遗传缺陷的患者、实体器官和造血干细胞移植受者中,引起高发病率和病死率,其感染的主要流行株为 ADV-7 型。ADV 感染无明显的季节性,但冬春季相对较多。在这些患者体内常会出现细菌、真菌等微生物共感染的情况。艾滋患者感染 ADV 会产生肺炎、肝炎、脑膜软化、肾炎、胃肠炎等并发症。

5%～10%的儿童和 1%～7%成人呼吸道感染是 ADV 感染,主要症状有发热、咽喉炎、扁桃体炎、咳嗽、咽痛,大多病例还会伴随胃肠道症状。免疫功能正常的患者,ADV 感染为自限性,

2 周内症状缓解或消失,且会诱导机体产生特异性免疫。

ADV 感染可致胃肠道症状(尤其是婴幼儿),在病毒性胃肠炎中 ADV 检出率为 0.8%~14%。70%ADV 性胃肠炎由 ADV-40 和 41 型引起,其他血清型如 ADV-1、2、3 型等亦可引起腹泻。ADV 胃肠炎广泛分布于世界各地,小儿发病情况仅次于轮状病毒,发病年龄以 0~2 岁为多,全年散发,夏季及冬末略多,潜伏期为 10 天左右。

ADV 感染也可引起尿路感染,尤其是接受造血干细胞移植和实质器官移植的患者。典型症状包括排尿困难、血尿、出血性膀胱炎和肾移植后功能不全。

在 ADV 持续感染过程中,其通过感染树突状细胞(dendritic cells,DC)产生早期和晚期抗原来改变细胞表面标志,同时可通过感染单核细胞来抑制其分化为 DC,从而逃避 T 细胞的识别。在急性 ADV 感染恢复过程中,T 细胞介导的细胞免疫是很重要的,T 细胞功能低下的患者感染 ADV 的概率非常高。研究显示,TNF-α、IL-6、IFN-γ 在致命的 ADV 感染的儿童血清中含量高,而在轻度 ADV 感染者体内存在水平很低。体液免疫在 ADV 感染的免疫应答中亦起重要作用,有 ADV 血症的 HSCT(造血干细胞移植)接受者在免疫应答清除病毒的过程中会产生高水平的血清特异性抗体。

ADV 主要通过破坏细胞骨架中的中间丝结构释放其子代病毒颗粒,在病毒感染的末期,病毒水解细胞骨架蛋白 K18,使之不能聚合并形成中间丝结构,由此导致被感染细胞裂解,释放病毒。

由于 ADV 的变异,2006 年和 2007 年分别在北京和美国的 14 个州暴发了小范围的 ADV 流行,其中北京分离株 3、7 和 11 型 ADV 与 GenBank 中其他序列比较虽然有着较高的同源性,但是都有一定的核苷酸和氨基酸的变异,变异多发生在抗原决定簇密集的 HVR_1 区和 HVR_7 区。

三、实验室检查

(一)标本采集与处理

在患者发病 1~2 天内的急性期采集标本,根据症状可采集鼻咽洗液、鼻咽拭子、眼结膜拭子、粪便、肛拭子、尿道或宫颈拭子、脱落细胞刮片、脑积液和血清等标本。由于病毒对热不稳定,收集的标本通常应放在低温环境以防病毒失活。盛放标本的容器及保护剂应当是灭菌且无核酸的,以防止污染。标本在 4 ℃条件下进行运送,实验室收到标本后应立即处理,暂时无法处理的标本,应将初步处理后放 −20 ℃或 −70 ℃冰箱贮藏。

(二)病毒分离与培养

常用 A549、Hep-2 和 Hela 细胞来培养临床标本中的 ADV。除血清型 40 和 41 外,其他 ADV 血清型在人上皮细胞系上生长良好,细胞感染后会出现细胞圆缩和核内包涵体聚集成串等病变现象,其病变在 2~7 天可见,并可持续到 28 天。尽管细胞培养仍然是金标准,但对临床标本仍是不敏感,且比较慢,易受细菌和真菌的污染。

(三)电子显微镜

电子显微镜鉴别主要在科研机构使用,可依据粪便中存在的病毒颗粒(10^6~10^8/mL)诊断急性胃肠炎。

(四)组织病理学

依据肺的组织病理学特征可对 ADV 引起的肺炎加以鉴别。肺的组织病理学特征包括弥散性肺炎、支气管上皮细胞的坏死、单核细胞浸润的毛细支气管炎和透明膜的形成等,通过原位杂交、免疫组化和 PCR 可进一步进行病原学鉴定。

(五)抗原检测

抗原检测常用来直接检测 ADV 在呼吸道和胃肠道的感染,较快速且灵敏度较高。常用免疫荧光和酶免疫分析,与细胞培养相比,免疫荧光所测 ADV 的灵敏性能提高 40%~60%。其他直接测定抗原的方法包括免疫层析法和乳胶凝集法。研究证实,与细胞培养检测方法相比,使用免疫层析试剂盒所测定的灵敏度可达 90%。

(六)分子生物学

分子生物学技术用来检测 ADV 基因组,方法敏感,当患者体内病毒载量较低或需要快速的检验结果时更为适用。最近几年分子生物学的方法在临床运用越来越多,常选择与六邻体基因、纤突基因或病毒相关的 RNAⅠ和Ⅱ作为 PCR 引物,PCR 方法包括常规的 PCR、real time-PCR。常规的 PCR 是一种定性分析的方法,需要 1~2 天的时间,而 real time-PCR 可以在数小时内定量分析出结果。扩增后也可以进行序列测定。德国的 Madischiw 等结合了普通 PCR 或者定量 PCR 与测序技术,发明了一种两步诊断法。测序是对核酸序列最全面、直观的反映。

四、结果解释及应用

细胞培养和电子显微镜分析由于费时费力,实验条件要求高,故较少在临床应用,而病理分析由于敏感性较低和对患者损伤较大临床也较少采用。抗原检测和病毒核酸检测一般用于急性期的感染诊断,这时病毒暴发式增长,检测抗原有助于临床确诊。

分子检测多用于疾病早期或 ADV 的分型诊断,在疾病早期由于病毒载量较低,尚未引起免疫系统产生特异性抗体,血清学诊断意义不大,而分子检测可以针对非血标本,有效检出早期感染并对病毒进行明确分型,为临床治疗提供明确依据。

(侯敬侠)

第十节 轮 状 病 毒

一、病原学

人类轮状病毒(Human Rotavirus,HRV)属于呼肠孤病毒科轮状病毒属,呈球形,双链 RNA 病毒,约 18kb,由 11 个节段组成,外有双层衣壳,每层衣壳呈二十面体对称。内层壳粒呈放射状排列,与薄而光滑的外层衣壳形成轮状,故名轮状病毒。完整病毒大小为 70~75 nm,无外衣壳的粗糙型颗粒为 50~60 nm。具双层衣壳的病毒有传染性。每个节段含有一个开放读码框(ORF),分别编码 6 个结构蛋白(VP1~VP4、VP6、VP7)和 5 个非结构蛋白(NSP1~NSP5)。根据 VP6 组特异性,将 RV 分为 A~G 共 7 个组,根据 VP6 亚组特异性,又将 A 组分为Ⅰ、Ⅱ、(Ⅰ+Ⅱ)、(非Ⅰ非Ⅱ)等 4 个亚组。A 组最常见,是引起婴幼儿腹泻的最主要原因,轮状病毒疫苗也是根据 A 组设计。以 VP4 的抗原性将 A 组 RV 分为 21 个 P 血清型(P1~P21,常见的有 P1A、P1B、P2、P3、P4 等)。VP7 为糖蛋白,是中和抗原,具特异性,以其抗原性将 A 组分为 14 个 G 血清型(G1~G14)。

目前把具有共同群抗原的轮状病毒归为 A 组轮状病毒,而其他不具有这种群抗原的轮状病毒称为非 A 组轮状病毒。我国发现的成人腹泻轮状病毒属 B 组,但是 1988—1989 年从腹泻患者中又发现 C 组轮状病毒,该组病毒仅在少数国家发生过几例。目前引起世界流行的轮状病毒主要是 A 组轮状病毒,B 组仅在我国有报道。

轮状病毒对理化因子的作用有较强的抵抗力。病毒经乙醚、氯仿、反复冻融、超声、37 ℃ 1 小时或室温(25 ℃)24 小时等处理,仍具有感染性。该病毒耐酸、碱,在 pH 为 3.5~10.0 的环境中都具有感染性。95% 的乙醇是最有效的病毒灭活剂,56 ℃ 加热 30 分钟也可灭活病毒。

二、致病性

轮状病毒胃肠炎是一种全球性疾病,发病具有季节性。几乎每个儿童在 5 岁前都感染过 HRV。在发展中国家和发达国家,轮状病毒感染都是一个重要的健康和公共卫生问题。

轮状病毒属是婴幼儿腹泻的主要病原,全世界因急性胃肠炎而住院的儿童中,有 40%~50% 为轮状病毒感染所引起。全球每年因轮状病毒感染而死亡的儿童超过 50 万,约占所有 5 岁以下儿童死亡数的 5%。1973 年 Bishop 等通过电镜检查描述 HRV 病毒,1983 年我国病毒专家洪涛等发现了成人腹泻轮状病毒(adult diarrhea rotavirus,ADRV)。

轮状病毒胃肠炎患者是重要的传染源,主要经粪-口途径传播。潜伏期为 1~7 天,一般在 48 小时以内。人轮状病毒侵入人体后在小肠(特别是十二指肠和上段空肠)绒毛上皮细胞中复制,并随粪便大量排出。一般于发病后 8 小时内可从粪便中查出 HRV,但以发病后第 3 天或第 4 天排出 HRV 量最大,患儿排出 HRV 可持续 12 天以上。

人对 HRV 普遍易感。6 个月以内婴儿由于母传抗体的保护作用,发病较少。以后通过隐性感染或发病,抗体维持在一定水平。HRV 感染后引起肠道局部和血清抗体反应,轮状病毒两个亚组间无交叉保护作用。

三、实验室检查

(一)标本采集处理

采集发病早期 5 天内的腹泻粪便,水样便可用吸管吸至塑料或玻璃容器内,密封后送实验室。称取粪便加 9 倍量 PBS 制成 10% 的悬液,3 000 r/min 离心 10 分钟后取上清冻存。

(二)电镜或免疫电镜检查

取便提取液超速离心,取沉渣经磷钨酸染色电镜观察,或进行免疫电镜观察,由于病毒颗粒聚集而易被检出。电镜下常见病毒颗粒,大小为 60~80 nm,有双层壳,核心呈放射状,类似车轮排列,此为完整病毒颗粒,也可见空心的或不完整病毒颗粒。呼肠孤病毒和轮状病毒的形态相似,电镜下需加以区别:①轮状病毒内衣壳的壳粒为棍棒状,向外呈辐射状排列,构成内衣壳,外周为一层由光滑薄膜构成的外衣壳,故而病毒表面光滑;相反,呼肠孤病毒内衣壳的壳粒接近球形或呈短棱柱状,外衣壳的壳粒清楚可见,故整个病毒的表面呈粗糙颗粒状;②轮状病毒的核心较小,直径为 37~40 nm,而呼肠孤病毒的核心较大,直径为 40~45 nm。

(三)病毒分离培养

用原代猴肾细胞和传代非洲绿猴肾(MA104)分离病毒的粪便标本,用胰酶预处理(10 μg/mL)并在培养液中也加入胰酶(0.5~1.0 μg/mL),有利于病毒生长。37 ℃ 旋转培养。一般无 CPE,当经过几代培养后也可出现 CPE。

(四)抗原检测

抗原检测常用 ELISA 双抗夹心法,用组特异性单抗和亚组血清型特异性单抗配合使用,可检出 A 组轮状病毒,并判定亚组和血清型。ELISA 法有大约 5% 的假阳性,系粪便中类风湿因子所致,此假阳性可用阻断试验加以克服。也可选用乳胶凝集试验,以组特异性抗体吸附乳胶颗粒,加粪便抽取液进行反应。具有较好特异性,但不及 ELISA 法敏感,必须在粪便中含有大量病毒颗粒($10^7/g$ 以上)时,乳胶凝集试验才出现阳性结果。

(五)抗体检测

在急性期可从十二指肠分泌液中查出 IgM 和 IgG,6~12 个月消失。感染后第 4 天至 6 个月,可从感染的人粪便中查出 IgA 抗体。在原发感染的急性期早期出现血清 IgM 抗体,5 周内消失。血清 IgA 抗体在感染后第 1 周出现,2 周达高峰,持续 4 个月。血清 IgG 抗体在感染后 1~4 周缓慢上升,以 30~45 天滴度最高,维持 12~15 个月。血清中和抗体在感染后 2 周内出现,有型的特异性。感染后 2 周血清补体结合抗体达高峰,一年内下降。

(六)病毒 RNA 检测

将标本或感染的培养物冻融处理后,经差速离心、蔗糖密度梯度离心制备病毒样品后,从轮状病毒中提取 RNA 进行聚丙烯酰胺凝胶电泳(polyacryamide gel electropHoresis,PAGE)后银染,根据病毒 RNA 节段的数目及电泳图式即可作出判断。可用于直接检测 HRV 感染,并同时能鉴定出病毒基因组,是研究 HRV 分类学和流行病学的最常见方法。

(七)核酸杂交及 PCR 技术

核酸杂交一般用地高辛等标记组特异性探针(VP6 基因)或型特异性探针(VP4 或 VP 基因型特异性序列)检测 HRV-RNA。PCR 技术既可以用于诊断,又可用于分型。由于扩增 RV 的 RNA 基因片段首先需将特异片段反转录成 cDNA,但由于粪便中存在某些抑制反转录的物质,使该法的灵敏度受到一定影响。

(八)快速检测

HRV 诊断试剂盒(胶体金法)、HRV 快速一步检测卡用于体外快速检测人粪便中 HRV 抗原定性检测方法,以电子显微镜检测为参考,HRV 检测卡准确度为 94.4%、特异性达 95.8%。

四、结果解释及应用

对于 HRV 感染的诊断,除临床表现和季节分布特点外,实验室诊断是主要的。由于人和动物的 HRV 感染极为普遍,而动物的临床发病及其血清中的抗体效价又无明显的线性平行关系,因此,抗体测定在 HRV 感染的现症诊断上的价值不大,只能说明感染率。即使应用双份血清亦然。因为血清中 IgM 的含量与感染的关系比较密切,IgM 测定可能具有较大的现症诊断意义。

HRV 的人工培养是相当困难的,至今没有一株 HRV 能有效地在任何细胞或器官培养系统中繁殖,仅少数毒株已培养出,如人 HRV-Wa(血清型 I 代表株),Ⅱ亚组病毒能在猴肾原代细胞上生长。RV 敏感细胞是小肠黏膜上皮细胞,但此类高度分化细胞的培养十分困难。故临床实验室很少应用。

电镜法可根据其特殊形态快速作出诊断,然而此法受设备和操作人员所限,不适于大规模样品检测。PAGE 法特异性强,根据 HRV-RNA 基因组 11 个片段的电泳图型,可以肯定阳性结果。此法实验设备和方法较简单,可检测大量标本,但应尽量避免标本中的 RNA 酶和材料的污染以及标本反复冻化和保存不当可导致标本中 RNA 降解,造成阴性结果。ELISA 法敏感性高,实验设备和方法简单,甚至肉眼也可判定结果,适用于大规模样品调查。此法易受实验条件误差和凹孔板质量的影响而不稳定。上述三法的敏感性近似,均可作为检测 HRV 的常规方法。三种方法各有特点,实验室可根据条件和实验目的选择使用。酶免疫试验最近已用于检测 B 组 HRV 感染。HRV 感染的血清学证据可用补体结合试验、ELISA 或免疫荧光试验、免疫黏附血凝试验、血凝抑制试验等进行检测。此外核酸电泳和核酸杂交已逐渐成为常规技术,在诊断、鉴别诊断及分子流行病学研究中发挥重要作用。 （侯敬侠）

第十一节　人类免疫缺陷病毒

一、病原学

人类免疫缺陷病毒(human immunodeficiency virus,HIV)为反转录病毒科的 RNA 病毒。病毒颗粒呈球形,直径为 $100\sim120$ nm;病毒体外层为脂蛋白包膜,其中嵌有 gp120 和 gp41 两种特异的糖蛋白,前者为包膜表面刺突,后者为跨膜蛋白。病毒内部为 20 面体对称的核衣壳,病毒核心含有 RNA、反转录酶和核衣壳蛋白。核心为由两条相同的单股正链 RNA 在 5′端通过氢键结合而形成的二聚体 RNA、反转录酶组成,呈棒状或截头圆锥状。HIV 显著特点是具有高度变异性。HIV 感染的宿主范围和细胞范围较窄,在体外仅感染表面有 CD4 受体的 T 细胞、巨噬细胞,感染后细胞出现不同程度的病变,培养液中可检测到反转录酶活性,培养细胞中可检测到病毒抗原。

二、致病性

HIV 感染后的数年至 10 余年可无任何临床表现。发病以青壮年较多,发病年龄 80％为 $18\sim45$ 岁,即性生活较活跃的年龄段。发展为艾滋病后可以出现各种临床表现。一般初期的症状就像普通感冒、流感样,可出现全身疲劳无力、食欲减退、发热等症状,随着病情的加重,症状日见增多,如皮肤、黏膜出现白念珠菌感染,出现单纯疱疹、带状疱疹、紫斑、血疱、淤血斑等;以后渐渐侵犯内脏器官,出现原因不明的持续性发热,可长达 $3\sim4$ 个月;还可出现咳嗽、气促、呼吸困难、持续性腹泻、便血、肝脾肿大、并发恶性肿瘤等。临床症状复杂多变,但每个患者并非上述所有症状全都出现。侵犯肺部时常出现呼吸困难、胸痛、咳嗽等;侵犯胃肠可引起持续性腹泻、腹痛、消瘦无力等;还可侵犯神经系统和心血管系统。

三、实验室检查

（一）病毒分离

HIV 感染者外周血细胞、血浆、全血等均存在病毒。可通过与正常人外周血细胞共培养的方法进行病毒分离,用于 HIV 感染的辅助诊断及 HIV 抗体阳性母亲所生婴儿的早期辅助鉴别诊断。HIV 病毒分离培养阳性表明人体内存在 HIV,阴性仅表示未能分离培养出病毒,不能作为 HIV 未感染的诊断依据。

（二）抗体检查

人体感染 HIV 后，2～6 周产生抗 HIV 特异性抗体。HIV 抗体检测分为筛查试验和确证试验。

1.筛查试验

筛查试验主要用于 HIV 感染筛查，因此要求操作简便、成本低廉，而且灵敏、特异。目前主要的筛检方法是 ELISA 方法检测 HIV 抗体，还有少数的颗粒凝集试剂和快速 ELISA 试剂。

2.确证试验

筛检实验阳性血清的确证最常用的是 western blot（WB），由于该法相对窗口期较长，灵敏度稍差，而且成本高昂，因此只适合作为确证实验。随着第三代和第四代 HIV 诊断试剂灵敏度的提高，WB 已越来越满足不了对其作为确证实验的要求。FDA 批准的另一类筛检确证试剂是免疫荧光试验（IFA）。IFA 比 WB 的成本低，而且操作也相对简单，整个过程在 1～1.5 小时内即可结束。此法的主要缺点是需要昂贵的荧光检测仪和有经验的专业人员来观察评判结果，而且实验结果无法长期保存。现在 FDA 推荐向 WB 不能确定的供血员发布最终结果时以 IFA 的阴性或阳性为准，但不作为血液合格的标准。

（三）HIV p24 抗原检测

HIV P24 抗原出现早于 HIV 抗体，有助于进行辅助诊断以缩短窗口期，目前多采用 ELISA 夹心法进行检测。HIV P24 抗原阳性，表示检测样品中含有 P24 抗原，但不能作为诊断依据，可用于 HIV 抗体不确定或窗口期的辅助诊断及 HIV 抗体阳性母亲所生婴儿的早期辅助鉴别诊断等。HIV P24 抗原阴性结果只表示在本试验中无反应，不能排除 HIV 感染。

（四）HIV 病毒载量检测

HIV 病毒载量指感染者体内游离的 HIV 病毒含量，即每毫升血液中含有的 HIV RNA 拷贝数。常用的 HIV 病毒载量检测方法包括反转录 PCR、核酸序列扩增、分支 DNA 杂交和荧光定量 PCR 实验等。HIV 病毒载量检测结果高于检测限，可作为 HIV 感染窗口期的辅助诊断、HIV 抗体不确定及 HIV 抗体阳性母亲所生婴儿的早期辅助鉴别诊断，不能单独用于 HIV 感染的诊断。病毒载量检测还可用于判断 HIV 感染疾病预后、是否需要抗病毒治疗及疗效等。HIV 病毒载量检测结果低于检测限，见于没有感染 HIV 的个体、抗病毒治疗效果好或极少数自身可有效抑制病毒复制的 HIV 感染者。

（五）HIV 耐药检测

在对 HIV 感染者抗病毒治疗时，病毒载量下降不理想或抗病毒治疗失败时，需进行 HIV 耐药性检测。目前耐药性检测有两种方法，即基因型检测及表型检测。基因型检测通过分子生物学方法检测与耐药性相关的病毒基因突变。表型检测通过病毒培养直接检测体内感染 HIV 毒株对不同药物的敏感度，揭示是否存在耐药及交叉耐药。如果检测结果提示耐药，需要密切结合临床、患者服药依从性、药物的代谢和药物水平等因素综合判定。

（六）CD4$^+$T 淋巴细胞检测

用于 CD4$^+$T 淋巴细胞检测的方法分为自动检测方法和手工操作法。自动检测方法包括流式细胞仪（单平台一步法、多平台三级程序法）、专门的细胞计数仪，手工操作方法则需要显微镜或酶联免疫实验设备。目前检测 CD4$^+$T 淋巴细胞数的标准方法为应用流式细胞仪技术检测，可得出 CD4$^+$T 淋巴细胞的绝对值及占淋巴细胞的百分率。

四、检验结果的解释和应用

(一)病毒分离

病毒分离可用于 HIV-1 感染的辅助诊断及 HIV-1 抗体阳性母亲所生婴儿早期辅助鉴别诊断。病毒分离培养必须在生物安全三级实验室进行,技术要求高,目前多用于 HIV 相关的科学研究,临床不作为常规诊断项目。

(二)HIV 抗体检测

HIV 抗体检测是 HIV 感染诊断的金标准,筛查试验阳性不能判定是否感染,必须经有资质的确证实验室进行确证试验,确证试验阳性才可报告"HIV 抗体阳性(＋)",判断为 HIV 感染。

(三)HIV P24 抗原检测

HIV P24 抗原检测结果阳性仅作为 HIV 感染的辅助诊断依据,不能据此确诊,阳性结果还需经中和试验确认,操作复杂,临床不将其作为常规检测项目。

(四)HIV 病毒载量检测

HIV 病毒载量检测灵敏非常高,在 HIV 感染辅助诊断、患者预后评估及评价抗病毒治疗效果等方面发挥重要作用,但由于有假阳性的可能,阳性结果仅为 HIV 感染的辅助诊断指标,不可据此诊断。

(五)耐药性检测

耐药性检测常用的方法包括基因型和表型检测。表型检测可指导 HIV 感染者的有效用药,但必须在生物安全三级实验室进行,技术要求高,临床不将其作为常规诊断项目。基因型检测费用较低,技术相对容易,但结果分析较复杂,需要掌握大量相关知识,且无法指出药物耐药的程度。目前国际上广泛应用是基因型耐药检测。

(六)CD4⁺ T 淋巴细胞

CD4⁺ 绝对值的变化可用于艾滋病的免疫状态分析、疗效观察及预后判断。艾滋病患者 CD4/CD8 比值显著降低,多在 0.5 以下。

（王 聪）

第十二节 皮肤癣菌

一、分类

皮肤癣菌是一类嗜角质的丝状真菌,具有无性期和有性期两种形态。大多数从环境和人体分离到的菌株处于无性期。按菌落特征及大分生孢子的形态将皮肤癣菌分为 3 个属,即毛癣菌属、小孢子菌属及表皮癣菌属。有性期属于裸囊菌科、节皮菌属。

(一)毛癣菌属

毛癣菌属约有 20 余种,其中约 8 个种存在有性期,约 14 个种能感染人和动物。常侵犯皮肤、毛发和甲板。该属大分生孢子狭长,呈棍棒状或腊肠状,壁光滑,分隔多,头较钝。

(二)小孢子菌属

小孢子菌属约有 18 个种,其中 9 个种存在有性期,约 13 个种可感染人或动物。可侵犯皮肤和毛发,一般不侵犯甲板,侵犯毛发主要引起发外感染,在发外产生大量孢子,呈镶嵌状或链状排列。该属大分生孢子较多,呈纺锤形或梭形,壁粗糙,壁厚,分隔多。

(三)表皮癣菌属

絮状表皮癣菌是主要的致病种。主要侵犯人的皮肤和甲板,不侵犯毛发。大分生孢子呈杵状或梨形,芭蕉样群生、末端钝圆、分隔少、有厚壁孢子,无小分生孢子。

二、致病性

从生态学角度根据其来源及寄生宿主的不同,皮肤癣菌可分为亲人性、亲动物性和亲土性三类。引起人类皮肤癣菌病主要由亲人性皮肤癣菌引起,后两类偶可感染人类。

亲土性和亲动物性皮肤癣菌感染可以产生炎症性皮损,进展迅速,伴有疼痛和瘙痒。人群之间也可以相互传播。在临床上一般根据感染部位来命名皮肤癣菌病,如头癣、甲癣、手足癣等。通常,小孢子菌不侵犯甲板,表皮癣菌不侵犯毛发。

皮肤癣菌通常引起毛发、皮肤和甲板的感染,临床称为皮肤癣菌病或癣。临床疾病一般按照皮肤癣菌侵犯身体的不同部位而命名,如皮肤癣菌感染头皮及毛发称头癣;感染面部胡须区皮肤、须毛或儿童的眉毛称须癣;感染平滑皮肤称体癣;股癣是发生于腹股沟、会阴部和肛门周围的皮肤癣菌感染,是体癣的特殊类型;发生在手掌和指间的感染称手癣;发生在足跖部及趾间的感染称足癣;由皮肤癣菌引起的甲板和甲床感染称甲癣。

三、标本采集

(一)甲标本

采集标本前常规消毒病甲,以减少培养时的细菌污染,提高阳性率。采用钝刀从甲的变色、萎缩或变脆部位、健甲与病甲的交界处取材,取材标本量要足且有一定深度。建议取材后立刻进行真菌镜检及培养,应尽量剪碎后接种。对于甲沟炎患者,应用 75% 乙醇清洁局部后采用棉拭子蘸取损害分泌物,每位患者至少应取两个拭子,放入无菌试管中以备镜检和培养。

(二)皮屑标本

采集标本前常规消毒取材区域。钝刀从损害边缘向外刮取或用剪刀剪去疱顶。如果鳞屑量较少或婴幼儿患者,可采用粘着透明胶带或粘着皮肤采样送检,将透明胶带粘着面紧压于损害之上,然后剥下,将粘着面向下贴在透明载玻片上送检。皮屑标本建议取材后立刻进行真菌镜检及培养。

(三)毛发标本

选择适当的毛发,应检测那些无光泽毛发或断发,以及在毛囊口附近折断的毛发。用灭菌镊子将毛发从头皮拔除。不应去掉毛根部。如果怀疑头皮隐性感染,可用塑料梳子刷头皮后将其压在琼脂表面进行培养。毛发标本建议取材后立刻进行真菌镜检及培养。

四、实验室检查

(一)染色镜检

皮屑标本用 10%KOH 液、甲屑用 20%KOH 液处理后制成涂片;病发置载玻片上,加 10%

KOH 微加温使角质溶解。直接镜检或棉蓝染色后镜检。检查时应遮去强光,先在低倍镜下检查有无菌丝和孢子,然后用高倍镜观察孢子和菌丝的形态、特征、位置、大小和排列等。

皮肤癣菌感染在皮屑、甲屑镜检时可见有隔菌丝或成串孢子,病发可见发内孢子或发外孢子。

(二)分离培养

皮肤癣菌呈丝状型菌落,呈绒毛状、棉毛状、粉末状等,表明光滑、折叠、沟回状;颜色为白、淡黄、棕黄、红色或紫色。在光镜下可见有隔、分支、无色的菌丝,菌丝旁有小分生孢子侧生,多散在,呈半球形、梨形或棒状;不同属大分生孢子有特征,是鉴定的重要依据。菌落观察在 25 ℃ SDA 培养基上描述其生长速度,即在 25 ℃ 培养 7 天测量菌落直径。①非常快速生长:直径 ≥9 cm;②快速生长:直径 3～9 cm;③中等速度:直径 1～3 cm;④缓慢速度:直径 0.5～1 cm;⑤非常慢速度:直径 ≤0.5 cm。

毛癣菌属生长速度属于慢到中等,质地光滑到毛状,表面呈白色、黄色、米黄色或红紫色,背面呈苍白色、黄色、褐色或红褐色。镜下见菌丝分隔、透明,分生孢子梗与营养菌丝无区别,小分生孢子呈单细胞、圆形、梨形或棒形,孤立或像葡萄状群生。大分生孢子呈多细胞、圆柱状、棒状或香烟形,壁光滑,常缺乏。有时存在关节型孢子和厚膜孢子。

小孢子菌属生长速度属于慢到快,质地光滑、毛状或羊毛状。表面颜色呈白色、米黄色、黄棕色、黄色或锈色,背面呈苍白色、黄色、红色、褐色或红褐色。镜下可见分隔菌丝,分生孢子梗几乎没有或与营养菌丝无法区别。小分生孢子单细胞,卵圆形到棒形,孤立。大分生孢子梭形,壁薄或厚,有棘状突起,孤立,含 2～25 个细胞。

表皮癣菌生长缓慢,质地膜状变成毡状到粉状,表面呈黄色到土黄色,背面呈羚羊皮色到褐色,中心有不规则皱襞或脑回状沟。转种后容易发生绒毛状变异。镜下见大分生孢子丰富,呈棒形、顶端钝圆、壁薄、光滑、孤立或成群,形成在菌丝侧壁或顶端,2～3 个一组。无小分生孢子。在成熟菌落中形成大量厚壁孢子。

(三)微生物鉴定

将病变处标本接种于沙氏琼脂培养基上,25～30 ℃ 培养,选取生长 7～14 天的菌落,按照流程进行鉴定。

皮肤癣菌的鉴定主要根据菌落的形态及镜下结构,尤其是大分生孢子的特征,必要时辅以相应的鉴定试验。但皮肤癣菌在接种传代和保藏过程中极易发生变异,甚至有些初代培养的菌株就已发生了变异。另外,有时虽然为同一个种,但不同菌落的形态相差较大。这样给临床菌株的鉴定带来很大影响。

传统的皮肤癣菌鉴定方法:①DTM 选择性培养基,用于皮肤癣菌筛选,绝大多数皮肤癣菌能使 DTM 培养基 1 周内由黄变红,与其他真菌相反。②根据大分生孢子的特征将皮肤癣菌的三个属分开。③根据菌落的大体特征及镜下特征进一步区分到种。另外还有一些补充试验,如米饭培养基试验、毛发穿孔试验、尿素酶试验、玉米吐温琼脂培养基试验、毛癣菌琼脂 1～7 号、BCP-MSG 培养基生长情况及有性型检测的交配试验等。Wood 灯(ultraviolet light,UV 光)对于皮肤癣菌病的鉴别诊断是有益的。皮肤癣菌感染的毛发在 UV 光下可产生荧光,其可用来选择病发镜检或培养。对于临床可疑皮肤癣菌感染的标本,可以接种在含有或不含有放线菌酮 (0.5 g/L)的培养基上。在确认阴性结果之前,培养应连续进行 3 周。

(四)药敏试验

CLSI 的 M38-A3 丝状菌药物敏感性检测方案中专门规定了对皮肤癣菌的药物敏感性检测要求,可以作为临床药敏试验的检测方法。但其折点仍未确定。由于皮肤癣菌发生获得性耐药的报道还十分有限,因此临床实验室并不常规推荐对其进行药物敏感性检测,只是当疗效欠佳时才考虑实施。

五、检验结果的解释和应用

临床标本分离到皮肤癣菌一般认为是致病性的,但极少数情况下也存在定植情况,如头癣患者的密切接触者中可以出现头皮及毛发皮肤癣菌分离阳性,但不出现任何临床症状,这种情况应考虑存在潜伏感染,予以治疗。

皮肤癣菌一般不引起血源性感染,但在免疫受损患者可以侵犯真皮和皮下组织,引起肉芽肿性损害,此时深部组织中可以分离出皮肤癣菌。

皮肤癣菌对外用抗真菌药物均敏感,包括咪唑类药物如克霉唑、咪康唑、酮康唑、益康唑、联苯苄唑、异康唑、舍他康唑、卢力康唑;丙烯胺类药物如萘替芬、特比萘芬和布替萘芬;硫代氨基甲酸酯类药物如利拉萘酯;吗啉类药物如阿莫罗芬;其他如环吡酮胺。皮肤癣菌对系统抗真菌药物如氟康唑、伊曲康唑、特比萘芬均敏感。

(王 聪)

第十三节 接 合 菌

一、分类

接合菌种类复杂,其分类及命名也在不断变化。接合菌属于接合菌门、接合菌纲,其下分为毛霉目和虫霉目。近年来,接合菌的命名和分类有了新的进展。在毛霉目已知的 16 科中,有 8 科的 12 属中的 24 种具有致病性。虫霉目分为 2 科 2 属,其中新月霉科耳霉属包括 C. coronatus 和 C.incongruus。蛙粪霉科蛙粪霉属包括 Basidiobolus ranarum。

二、致病性

(一)分布与定植

大部分接合菌为世界性分布,可以利用多种物质作为营养源。致病性接合菌均可以在 37 ℃ 生长,有些接合菌的最高生长温度可以达到 50 ℃。在自然界中可从腐败的水果蔬菜、食物、土壤和动物的粪便中分离到毛霉目的许多菌种。其中最常见的是根霉属真菌,其孢子囊在空气中广泛分布,可以释放大量孢子,是临床上最常见的病原性接合菌。人类感染主要是通过吸入接合菌孢子所致,鼻窦和肺部是最常受累的部位。空气中大量的孢子也很容易造成环境的污染。空调系统的污染可以造成鼻窦和肺部接合菌病的发生。此外,静脉输液受到污染可以导致播散性感染,纱布和静脉插管的污染可以导致皮肤感染。接合菌不会在人-人之间传播。毛霉目真菌大多数为腐生菌,广泛分布于土壤、动物粪便及其他腐败的有机物上,少数寄生于其他真菌上,极少数寄生于高等植物上,引起植物病害,也能引起人类的接合菌病。虫霉目致病菌在热带及亚热带分布较广,因而其感染在非洲、中南美、印度、东南亚等地的发病率相对较高。

(二)致病性

毛霉病通常由吸入孢子而发病。可导致变态反应,或引起肺部或鼻窦的感染。如果因创伤而接种真菌,可导致角膜、耳、皮肤或皮下组织的感染。若食用被真菌污染的食物,可导致胃肠道的感染。当真菌进入血管,可致管腔闭塞。原发感染可经血行或神经干播散至其他器官,尤其中枢神经系统。免疫功能低下者易感染毛霉病,如糖尿病、HIV 感染、应用大剂量糖皮质激素、血白细胞减少、白血病、营养不良的患者。此外静脉药物滥用、医用外科材料受污染等也可引起。蛙粪霉病主要好发于儿童和青春期,据报告,半数以上的病例发生于 10 岁以下的儿童,成人病例少见。耳霉病主要见于成年男性,女性及儿童少见。推测虫霉病的传播途径可能是通过微小外伤和昆虫叮咬。

三、实验室检查

(一)标本采集

毛霉目真菌病通常进展快、诊断困难,及时获得临床标本并检测,对于毛霉目真菌病的检测至关重要。从可能感染部位取材,分泌物或者支气管冲洗物离心后沉渣直接采用 10%KOH 溶液涂片并进行真菌培养。组织病理标本或无菌部位获得的标本更有意义。获取标本后及时送真菌实验室,标本不能冷冻。毛霉病患者一般不会出现血培养阳性,血培养阳性无明确临床意义。

(二)染色镜检

显微镜下可以见到菌丝粗大(7～15 μm)、透明,无分隔或者分隔少,壁薄易折叠,分支呈直角。有时看到菌丝的横断面,表现为圆形肿胀细胞样。镜检阳性有诊断意义,镜检阴性,不能除外诊断。

(三)分离培养

1.毛霉目

可在许多真菌培养基上快速生长,PDA 及改良的 SDA 培养基是适合的培养基(放线菌酮可抑制其生长,故其培养基不加放线菌酮),25～30 ℃培养 2～4 天后可见典型的絮状而致密的菌落,迅速铺满整个培养皿或试管,形成丰富的气生菌丝体。根据菌种、生长时间不同菌落颜色可呈白色、黄色、灰色外观。显微镜下可有假根、囊托及匍匐菌丝,菌丝粗大、无隔,孢子梗发自菌丝或假根结节,孢子梗顶端可有孢子囊(直径为 50～300 μm)。

2.虫霉目

菌落通常呈波浪状或粉末状,呈放射状条纹,菌落颜色由奶油色变成灰色。其特征是存在初生孢子和次生孢子,在成熟期喷射状释放。

耳霉的菌落透明,呈放射状条纹,最初为波浪样外观,后逐渐变成粉末状,培养皿盖上常覆盖有由无性孢子释放的次级分生孢子,老的培养基可见到绒毛状分生孢子。初生孢子为圆形(40 μm),有明显的乳突。

蛙粪霉在 25～37 ℃生长迅速,培养 2～3 天开始生长,初为白色蜡样菌落,呈放射状条纹,颜色逐渐加深,2～3 周后可形成灰黄色甚至灰黑色,表面可有一层绒毛样菌丝。培养 7～10 天显微镜下可见宽大的无隔菌丝可裂解形成多个独立的单核菌丝体。有性型通过配囊结合形成接合孢子。接合孢子呈厚壁状,遗留鸟嘴样附属物(来自配囊配子)。初生孢子呈圆形,由原始分生孢子肿胀顶端处释放。次生孢子呈梨形,由孢子梗直接释放产生。

(四)微生物鉴定

KOH 制片直接镜检可见直角分支的宽大(6～25 μm)、透明、无分隔或极少分隔的菌丝。

对毛霉目真菌进行鉴定需要根据:①菌落形态;②最高生长温度;③显微镜下观察有无囊托、假根、匍匐菌丝;④孢子囊、孢囊孢子的形态等。常需要分子生物学进一步鉴定至种的水平。

1.毛霉目

(1)毛霉属:菌落生长迅速,颜色由白色变黄色,最终可发灰色。最高生长温度为 32～42 ℃。显微镜下孢子梗发自气生菌丝,分支较少,呈透明状;无假根及匍匐菌丝;孢子囊呈球形,黄色至棕色;囊轴呈圆形,扁平或椭圆形,无囊托;孢囊孢子呈扁球形稍长,壁光滑。

(2)根霉属:50～55 ℃可生长;30 ℃可迅速生长,初为白色,后渐变成棕色或灰色。背面呈白色,菌落黏性。显微镜下孢子梗发自假根,单个或成簇,未分支,呈深棕色;有假根及匍匐菌丝;孢子囊球形,呈灰黑色;囊轴扁球形稍长,呈棕色;有囊托但短;孢囊孢子呈扁球形,伴棱角。

(3)根毛霉属:耐热,50～55 ℃可生长。显微镜下孢子梗壁光滑发自匍匐菌丝,散在或成群分支,呈棕色;有假根及匍匐菌丝,假根壁薄;孢子囊圆形,呈灰棕色至棕黑色;囊轴圆形至梨形,呈灰棕色;无囊托;孢囊孢子呈球形,透明。

(4)囊托霉属:菌落生长迅速,由白色变成灰色外观,42 ℃生长良好。显微镜下孢子梗不分枝,孢子囊呈梨形,囊托花瓶状或钟状,囊轴半圆形,孢囊孢子光滑呈圆柱形。

(5)横梗霉属:菌落呈白色、羊毛状,逐渐变成灰色,最高生长温度为 46～52 ℃。显微镜下孢子梗发自匍匐菌丝,散在或成群,分支,呈苍白色、灰色;有假根及匍匐枝但不明显;孢子囊圆形至梨形,呈苍白色、灰色;囊轴半圆形或圆顶型伴尖端突起;有囊托,呈明显圆锥形;孢囊孢子圆形至椭圆形,壁光滑。

(6)克银汉霉属:菌落由白色变成深灰色,最适生长温度为 45 ℃。显微镜下孢子梗顶端发出分枝,末端膨大成顶囊,其上有许多小梗,单孢子的小型孢子囊即形成在小梗上。

2.虫霉目

虫霉目主要有以下两个致病菌种。

(1)冠状耳霉:在 PDA 培养基上培养,菌落呈扩散性生长,很快可以见到放射性射出的次级菌落。显微镜下观察可见菌丝直径为 6～15 μm。分生孢子梗高 60～90 μm,顶端轻微变细。初级孢子直径大约为 40 μm,有明显乳头状基底,培养时间延长会出现茸毛样附属物(绒毛孢子)。孢子可以喷射释放,在初级菌落周围形成次级菌落。

(2)蛙粪霉:在 PDA 培养基上培养,菌落呈蜡样,无气生菌丝。菌落中心呈脑回样,周边有放射性深在裂隙。

显微镜下观察可见初级分生孢子梗短,末端肿胀。初级孢子球形,喷射释放形成乳头状结构。次级孢子梨形。孢子可见球形的突出物。

(五)药敏试验

可采用 CLSI 的 M38-A3 丝状菌药物敏感性检测方案,检测产孢接合菌的体外药物敏感性。绝大多数毛霉菌对抗真菌药物不够敏感,而且其折点也未确定。大多数抗真菌药物对毛霉目真菌的敏感性较一致,但是存在一定的种属差异性。

四、检验结果的解释和应用

(一)真菌培养结果解释和应用

接合菌为条件致病菌,自然界分布广泛,某些菌可以是实验室污染菌。因此对接合菌分离结果需要慎重解释。一般认为从血液、穿刺液、脓液和肺组织中分离出的接合菌是感染菌,而从痰液中分离出的接合菌则应结合直接镜检进行考虑,涂片细胞学检查为合格的痰标本,且在初始分离培养基上呈优势生长,可认为是有意义的感染菌。

(二)药敏试验结果解释和应用

两性霉素 B 是治疗毛霉目真菌最有效的抗真菌药物,但体外药敏试验及动物实验提示小克银汉霉对两性霉素 B 的敏感性较差。

同一类药物对接合菌的 MIC 也存在多样性。新一代唑类药物中,伏立康唑对毛霉目真菌活性差。毛霉病暴发感染可能与其应用伏立康唑有关。泊沙康唑对毛霉目真菌有抗菌活性。多项体外药敏研究和动物模型均显示泊沙康唑对大多数毛霉目真菌有较低的 MIC 值。

棘白菌素类药物体外药敏显示对毛霉目真菌的抗菌能力差,且体内试验亦表明当其单独用药时抗菌活性不明显。但最近有研究证明与两性霉素 B 联合时有潜在的临床应用价值。

目前关于虫霉目真菌体外药敏的资料比较匮乏。虽然碘化钾体外药敏对这些真菌显示无活性,但体内却显示有一定的作用。两性霉素 B 对虫霉目真菌 MIC 值较高。伊曲康唑和酮康唑具有较好的体外抗菌活性。除此之外,蛙粪霉较之耳霉对各种抗真菌药更为敏感。

(王　聪)

第十四节　曲　霉　菌

一、分类

曲霉是一类丝状真菌,自然界中广泛存在。常可以在泥土、植物腐物、空气中等处分离到。曲霉属的有性阶段属于子囊菌门、不整子囊菌纲、散囊菌目、散囊菌科、散囊菌属、裸孢壳属和萨托菌属;其有性期仅发现于部分曲霉。无性阶段属丝孢纲、丝孢目、丛梗孢科。目前已知的曲霉属包括 185 个种。约有 20 余种可引起人类机会性感染。其中烟曲霉是最常见的致病曲霉,其次是黄曲霉和黑曲霉。棒曲霉、灰绿曲霉、构巢曲霉、米曲霉、土曲霉、焦曲霉、杂色曲霉虽然也有报道引起人类致病,但发生率低。

国际曲霉分类专家在对烟曲霉及相关菌种的种系发生研究中更新了其分类和鉴定,并增加了一些新的菌种。为了应对临床实验室鉴定的局限性,提出了"烟曲霉复合体""黄曲霉复合体"和"土曲霉复合体"的概念。

二、致病性

曲霉在自然环境中分布广泛,呈世界范围的分布。在土壤中、水、食物和其他自然环境中均能分离到曲霉,而且干燥的曲霉孢子很容易通过空气、昆虫或者鸟类播散。部分曲霉能够产生真菌毒素,人和动物食入后对身体有害。

曲霉引起的人类疾病可分为机会性感染、变态反应性曲霉病及曲霉毒素中毒。免疫受损是曲霉机会性感染的最常见原因。感染可以表现为局限性的曲霉球到严重的侵袭性感染。后者的发生主要与曲霉和宿主之间存在的免疫反应状态相关,与侵袭性曲霉病发病相关的主要危险因素有:中性粒细胞及巨噬细胞数量减少(>3 周)或功能异常(慢性肉芽肿病);骨髓造血干细胞及实体器官移植、肿瘤放化疗、慢性阻塞性肺病、ICU 机械通气,以及长期使用糖皮质激素、细胞毒药物等免疫功能受损的患者。随着对烟曲霉等致病性曲霉基因组学和蛋白质组学研究的进展,对曲霉致病和耐药相关的一些基因有了进一步了解。同时从宿主角度对于曲霉感染免疫的研究也使其发病机制更加明了。

三、实验室检查

(一)标本采集

采取痰液、支气管灌洗液和其他下呼吸道标本进行真菌镜检和培养,单纯培养阳性也有可能属于定植微生物或者污染。无菌组织中培养阳性是最可靠的曲霉病确诊证据,如手术或活检获得的肺组织。鼻窦组织、其他组织活检标本、皮肤活检标本、心脏瓣膜及合适的眼部标本都能培养出曲霉菌。尽管有些患者会罹患曲霉心内膜炎,但是曲霉感染的血培养通常是阴性的。

(二)染色镜检

KOH 制片能够快速地观察到菌丝成分及曲霉菌丝形态学特征。还可通过荧光染色进行观察。典型的曲霉菌丝是透明 45°分支分隔的菌丝,直径为 $3\sim6~\mu m$,有平行光滑的细胞壁,有时能见到分隔。侵袭性曲霉病中菌丝在组织中增殖明显,通常呈放射性或平行生长。在肺部空洞定植的曲霉菌丝呈紊乱团块状排列。在慢性感染中,菌丝呈非典型样,明显增粗,直径约为 $12~\mu m$,有时见不到清晰的隔膜。在肺部或者耳道中镜检看到分生孢子头或子囊对于诊断很有意义。

(三)分离培养

在沙氏培养基中,曲霉主要产生无性形态。在标准的察氏培养基、高糖察氏培养基(含 20%～30%葡萄糖)或 2%麦芽浸膏培养基上都能够进行菌落和显微特征的观察。一般标准的观察时间为培养 7 天后,如果是观察有性期,则需要更长的时间。有的菌株是嗜高渗的,因此在低浓度的含糖培养基中不易生长。在 25 ℃和 37 ℃培养 7 天后,观察菌落的直径、培养基背面的颜色、质地、光泽度、液滴的渗出和色素的扩散。

(四)微生物鉴定

曲霉生长速度、菌落形态和温度耐受实验等在鉴定菌种方面有重要意义。常用的培养基为察氏琼脂或麦芽浸汁琼脂;耐高渗透压的菌种可用含 20%或 40%蔗糖的培养基。一般培养温度为 27±1 ℃,耐高温的菌种可 37 ℃或 45 ℃。培养时间为 7～14 天,部分可延长,肉眼及在低倍镜下观察菌落。曲霉的鉴定主要是依靠形态学特征,通常以菌落形态和分生孢子头的颜色进行群的划分,然后以分生孢子的形态和颜色、产孢结构的数目、顶囊形态及有性孢子的形态进行种的鉴定。

1.曲霉的菌落形态

(1)除构巢曲霉和灰绿曲霉外,曲霉属其他种生长速度较快。在察氏琼脂培养基上 25 ℃培养 7 天后,构巢曲霉和灰绿曲霉的直径为 0.5～1 cm;而其他曲霉直径能达到 1～9 cm。

(2)曲霉菌落呈绒毛状或粉状。不同菌种表面颜色不同。大多数曲霉的培养基背面无色或淡黄色。但构巢曲霉培养基背面可以呈紫红色、橄榄色,杂色曲霉背面则可呈橘黄色、紫红色。

(3)烟曲霉耐高温,40 ℃的温度中生长良好。曲霉属中只有烟曲霉有此特性。烟曲霉在20~50 ℃均可生长。鉴于目前烟曲霉分子分类正在变化中,临床实验室对于分离到的形态学特征与烟曲霉相近似的菌株建议统一报告为"烟曲霉复合体",具体菌种应通过温度试验、药物敏感性试验及 β-tublin、calmoderin 等基因测序结果来进一步鉴定。

2.曲霉的显微镜下特征

曲霉属的每个种有共同的形态特征,每个菌种又有其特殊形态特征。①曲霉的基本形态特征:菌丝透明有分隔。曲霉无性期的产孢结构由分生孢子梗、顶囊、瓶梗等组成。分生孢子梗从足细胞产生,分生孢子梗的顶端是顶囊。顶囊是曲霉属特征性的结构。分生孢子梗的形态和颜色因菌种不同而不同。顶囊的上面呈放射状覆盖着一层花瓶样的柱形细胞,称瓶梗。瓶梗上面产生分生孢子链。有些曲霉的顶囊上覆盖有两层瓶梗细胞,其中直接覆盖在顶囊上的瓶梗细胞称梗基,梗基上面的瓶梗细胞产生分生孢子。②曲霉的特殊结构:主要包括闭囊壳、壳细胞、粉孢子、菌核。这些特征对于鉴定某些曲霉的很有意义。发闭囊壳破裂后,子囊释放出来。闭囊壳在某些曲霉的有性期产生。壳细胞是一种大的无增殖能力的细胞,与某些曲霉有性期有关。粉孢子是通过裂解其支持细胞产生的一类孢子,其基底常缩短并带有残余的溶解细胞,这些残余物在基底形成环形结构。

(五)药敏试验

曲霉属于产孢丝状真菌,其体外药敏试验方法比较成熟,可采用 CLSI 的 M38-A3 丝状菌药物敏感性检测方案或 E 试验。与所有丝状真菌相似,曲霉菌对抗真菌药物的折点尚未确定。但至少不同种的曲霉菌对不同抗真菌药物敏感性存在差异。

四、检验结果的解释和应用

(一)真菌培养结果解释和应用

曲霉菌为条件致病菌,自然界分布广泛,某些菌可以是实验室污染菌。因此曲霉菌分离结果需要慎重解释。结合镜检结果判断培养得到的曲霉是否具有临床意义,一般来说以下几种形式认为具有临床意义:①无菌部位或下呼吸道临床标本中发现菌丝;②单一标本中为优势菌或者多次标本分离得到同一菌株;③组织中发现菌丝。当怀疑肺部真菌感染的时候,最好连续培养三次痰标本。对于从血液中分离出的曲霉菌,一般认为是污染菌,而从痰液中分离出的曲霉菌则应结合直接镜检结果进行考虑,涂片细胞学检查为合格的痰标本,且在初始分离培养基上呈优势生长,可以作为临床诊断的依据。

(二)药敏试验结果解释和应用

曲霉对两性霉素 B、伊曲康唑、伏立康唑、泊沙康唑、特比萘芬、棘白菌素类药物(包括卡泊芬净、米卡芬净及阿尼芬净)敏感。美国感染病学会制定的曲霉病治疗指南中,伏立康唑为首选药物,棘白菌素类药物也可以用于侵袭性曲霉病的治疗。两性霉素 B 和卡泊芬净或伏立康唑和卡泊芬净有联合抗曲霉及其生物膜的作用。近年来有烟曲霉对唑类药物耐药乃至交叉耐药的报道,如耐伊曲康唑的烟曲霉报道增多,而且出现多药物耐药的烟曲霉临床分离株。提示有必要对长期用药者进行药物敏感性的监测。对两性霉素 B 耐药的黄曲霉临床分离株也有报道。土曲霉对两性霉素 B 天然耐药。构巢曲霉对两性霉素 B 也常常耐药。

(赵香莲)

第十五节 酵母样真菌

一、念珠菌属

(一)分类

念珠菌属于半知菌亚门、芽孢菌纲、隐球酵母目、隐球酵母科。本属菌有 81 个种,其中 11 种对人致病,如白念珠菌、热带念珠菌、克柔念珠菌、光滑念珠菌、近平滑念珠菌、葡萄牙念珠菌、都柏林念珠菌等。

(二)生物学特性

白念珠菌呈圆形或卵圆形,直径 $3\sim6~\mu m$,革兰氏染色阳性,但着色不均匀。以出芽方式繁殖,形成的芽生孢子可伸长成芽管,不与母细胞脱离而发育成假菌丝。在病灶中常见长短不一、不分枝的假菌丝。白念珠菌在普通琼脂、血琼脂和沙保弱(sabouraud agar,SDA)培养基生长均良好。需氧,29 ℃或 35 ℃培养 $2\sim3$ 天即可形成表面光滑、灰白色或奶油色的典型酵母样菌落。在玉米-吐温 80 培养基上可形成假菌丝和厚膜孢子。白念珠菌在含有 0.05% 氯化三苯基四氮唑(triphenyltetra zolium chloride,TZC)的培养基上,29 ℃培养 48 小时,培养基不变色,而其他念珠菌可使培养基变为红色,热带念珠菌最为明显,呈深红色或紫色。将白念珠菌置于动物或人血清中,37 ℃孵育 $1\sim3$ 小时,白念珠菌可由孢子长出短小的芽管。因其他念珠菌一般不形成芽管,故常以此试验与之鉴别。热带念珠菌菌体卵圆形,可见芽生孢子及假菌丝,菌丝上芽生孢子可产生分支或呈短链状。在 SDA 培养基上形成米色或灰色的酵母样菌落,有时表面有皱褶。克柔念珠菌在 SDA 培养基上生长 $48\sim72$ 小时后呈柔软、灰黄色,在 CHROMagar 显色培养基上菌落呈粉红色或淡紫色。光滑念珠菌在 SDA 培养基上培养 $48\sim72$ 小时形成奶油色乳酪样菌落,在 CHROMagar 显色培养基上形成较大、紫红色菌落形态。

(三)致病性

念珠菌几乎可以引起人体任何器官或系统感染,分为浅部和深部感染。白念珠菌是临床常见的致病念珠菌,但是近几年非白念珠菌如近平滑念珠菌、热带念珠菌、光滑念珠菌等引起的感染逐渐增多。

白念珠菌最重要的毒力因素就是对机体上皮细胞的黏附和随后形成的假菌丝,以及产生的胞外蛋白酶。可侵犯人体许多部位如皮肤、黏膜、肠道、肺、肾、脑等,严重时可引起全身感染。常见白念珠菌感染有:①皮肤念珠菌病,好发于皮肤潮湿、皱褶处;②黏膜念珠菌病,以鹅口疮、口角炎、外阴及阴道炎最多见;③内脏念珠菌病,热带念珠菌可引起皮肤、黏膜和内脏念珠菌病。近平滑念珠菌容易在静脉插管、肠外营养液等中定植,引起导管相关性感染、全身性感染等。

(四)实验室检查

1.标本采集

采集分泌物、尿液、血液或脑脊液等标本。

2.显微镜检查

取标本直接涂片、革兰氏染色,镜下可见革兰氏染色阳性、着色不均匀的圆形或卵圆形体以及芽生孢子和假菌丝,是念珠菌感染诊断的重要证据。

3.分离培养

将标本接种在 SDA 上,29 ℃或 35 ℃培养 1～4 天后,培养基表面可出现酵母样菌落。

4.鉴定

念珠菌的共同特征是:芽生孢子、假菌丝和酵母样菌落。鉴定白念珠菌除必须具备以上特征外还应有:体外血清中形成芽管,玉米培养中产生厚膜孢子,在含 TZC 的培养基中生长不使培养基变色。另外,根据念珠菌对糖类的发酵和同化能力的不同可以进行种间鉴别。目前临床用商品化的显色培养基如科玛嘉念珠菌显色培养基可快速鉴定白念珠菌和其他念珠菌。将念珠菌接种于显色培养基上,30 ℃培养 48～72 小时后根据菌落颜色即可鉴别。

5.血清学检测

用特异性抗体血清或单克隆抗体进行玻片凝集试验可以鉴别念珠菌。目前已有成品试剂盒如白念珠菌 IgM、IgG 抗体检测试剂盒(ELISA 法)。

6.核酸检测

通过 PCR 扩增念珠菌特异性 DNA 片段后以分子探针检测,具有良好的敏感性和特异性。

7.生化反应鉴定

目前有试剂盒如 API 20C 可以通过生化反应进行酵母菌的鉴定,能够鉴定常见的酵母菌。另外,目前有自动化鉴定卡 Vitek YST 可以鉴定临床常见致病菌。

8.药敏试验

目前在临床上常选择的药敏试验方法包括 ATB Fungus 3 等。

(五)检验结果解释和应用

念珠菌几乎可以引起人体任何器官或系统感染,念珠菌病可发生于表皮和局部,也可以发生于深层和具有播散性。白念珠菌是临床常见的致病性念珠菌,广泛分布于自然界,是正常体表、上呼吸道、胃肠道及阴道的定植菌之一,机体免疫力下降时可引起皮肤、黏膜、内脏及中枢感染等。无菌部位分离的念珠菌有较明确的意义。留置静脉插管是引起念珠菌血流感染的常见原因,若累及多个器官则引起播散性感染。痰液中分离的念珠菌多数为定植菌,不能单凭痰念珠菌培养阳性作为抗真菌治疗的指征,因此对于痰培养阳性的患者,应评估危险因素,结合有无临床表现,决定是否抗真菌治疗。念珠菌肺炎的诊断需依据组织学的检查。念珠菌尿与患严重基础疾病、患泌尿系统疾病、使用尿道插管、女性、入住 ICU 病房等相关,以白念珠菌为主,临床上发现念珠菌菌尿后是否治疗、何时治疗及疗程仍不明确,经典诊断依赖于脓尿和尿中念珠菌的高计数,若无症状常不需治疗。白念珠菌是引起免疫低下患者鹅口疮的病原体,有肉眼可见的白膜即可诊断。念珠菌是引起女性阴道炎最常见的病原体之一,若排除其他病原体感染,分泌物增多伴典型的豆腐渣样白色小块,即可诊断念珠菌性阴道炎。粪便中培养出念珠菌一般认为是定植菌。

1.耐药性

不同的念珠菌对不同药物的敏感性存在较大差异。白念珠菌、近平滑念珠菌和热带念珠菌对伏立康唑和氟康唑较敏感,而光滑念珠菌对氟康唑耐药率较高。克柔念珠菌对氟康唑天然耐药,对两性霉素 B 敏感度降低。皱褶念珠菌普遍对多烯类耐药,但对新的三唑类抗真菌药物和卡泊芬净敏感。伏立康唑和棘白菌素类对侵袭性念珠菌分离株的体外抗菌活性仍然很好。白念珠菌、热带念珠菌、光滑念珠菌、克柔念珠菌和乳酒念珠菌对所有棘白菌素类药物敏感性高,而近平滑念珠菌、季也蒙念珠菌、葡萄牙念珠菌和无名念珠菌对棘白菌素类药物敏感性减低。热带念珠菌对唑类的交叉耐药性较其他几种念珠菌要高。葡萄牙念珠菌通常对两性霉素 B 耐药。

2.常用药物

常用药物如：①治疗轻至中度念珠菌血流感染时，首选氟康唑或卡泊芬净或米卡芬净，次选两性霉素 B 或伏立康唑。②治疗中度至重度血流感染时，首选卡泊芬净或米卡芬净，次选两性霉素 B、脂质体两性霉素 B、两性霉素 B 脂质复合物或伏立康唑。③治疗念珠菌食管炎时，首选卡泊芬净或米卡芬净，次选伊曲康唑或伏立康唑。④治疗外阴阴道炎时，首选制霉菌素(局部用药)或氟康唑(全身用药)，次选伊曲康唑或酮康唑。⑤治疗尿路感染时，有症状者首选氟康唑，次选两性霉素 B±氟胞嘧啶。⑥治疗眼内炎时，首选两性霉素 B±氟胞嘧啶或氟康唑，次选两性霉素 B 脂质体、两性霉素 B 脂质复合物或伏立康唑。⑦治疗感染性内膜炎时，首选卡泊芬净、两性霉素 B±氟胞嘧啶，次选米卡芬净。⑧治疗腹膜炎时，首选氟康唑、卡泊芬净或米卡芬净，次选两性霉素 B。⑨治疗脑膜炎时，首选两性霉素 B 脂质体+氟胞嘧啶，次选氟康唑。

二、隐球菌属

(一)分类

隐球菌属致病菌属包括 17 个种和 8 个变种，其中对人致病的主要是新型隐球菌。根据新型隐球菌多糖成分和生化方面的差异，将新型隐球菌分为 3 个变种，新型隐球菌新生变种，格特变种和格鲁比变种。已报道可引起人类疾病的还有浅黄隐球菌、浅白隐球菌和罗伦隐球菌等。

(二)生物学特性

新型隐球菌在组织中呈圆形或卵圆形，直径一般为 4～6 μm，菌体外有宽厚荚膜，荚膜比菌体大 1～3 倍，折光性强，一般染色法不易着色而难以发现而得名。新型隐球菌在室温或 37 ℃时易在各种培养基上生长，在 SDA 上数天内即可长出菌落，呈乳白色，日久呈黏液状。新型隐球菌按血清学分类可分为 A、B、C、D 及 AD，共五型，此外尚有少量为未确定型。

(三)致病性

新型隐球菌广泛分布于世界各地，且几乎所有的艾滋病患者并发的隐球菌感染都是由该变种引起。格特变种主要分布于热带、亚热带地区，尽管该地区艾滋病发病率非常高，但很少见艾滋病伴发的隐球菌病是由该变种引起。我国有 A、B、D 及 AD 型存在，以 A 型最多见。鸽粪被认为是最重要的传染源，还有马、奶牛、狗、猫、山羊、猪等也被报道曾分离出本菌。本菌属外源性感染，经呼吸道侵入人体，由肺经血行播散时可侵犯所有的脏器组织，主要侵犯肺、脑及脑膜，也可侵犯皮肤、骨和关节，但以侵犯中枢神经系统最常见，约占隐球菌感染的 80%。健康人对该菌具有有效的免疫能力。新型隐球菌病好发于细胞免疫功能低下者，如获得性免疫缺陷综合征、恶性肿瘤、糖尿病、器官移植及大剂量使用糖皮质激素者。因此，临床上隐球菌性脑膜炎常发生在系统性红斑狼疮、白血病、淋巴瘤等患者。近 20 年来，隐球菌的发病率不断升高。

(四)实验室检查

1.标本采集

临床常采集的标本为脑脊液、痰液、骨髓等。

2.显微镜检查

用患者脑脊液做墨汁负染色检查，可见透亮菌体，内有一个较大的反光颗粒和数个小的反光颗粒及出芽现象，菌体外有透亮的宽厚荚膜。若脑脊液直接制片未发现菌体，可离心沉淀后重复检查。该方法是诊断隐球菌脑膜炎最简单和快速的方法。常规染色可发现隐球菌，PAS 染色后新型隐球菌呈红色。用氢氧化钾涂片可看见发芽的菌体,不能看见荚膜,需与淋巴细胞、脓细胞等鉴别。支气管肺泡灌洗液墨汁染色偶能发现隐球菌。

3.分离培养

脑脊液标本、外周血等无菌体液标本建议接种添加10%羊血的脑心浸液;呼吸道标本、便标本等建议接种SDA。置25 ℃和37 ℃培养,病原性隐球菌均可生长,而非病原性隐球菌在37 ℃时不生长。培养2～5天后形成酵母型菌落。

4.鉴定

新型隐球菌主要特征为初代培养菌落墨汁负染色可见到荚膜,比标本直接镜检荚膜窄,经多次传代后荚膜可消失。37 ℃培养生长良好,呈酵母型菌落,脲酶试验阳性,能同化葡萄糖和麦芽糖但不能发酵,同化肌酐。

酚氧化酶试验:酚氧化酶是含铜的末端氧化酶,能催化单酚羟化为二酚,进一步将其氧化成醌,而醌在非酶促条件下自氧化生成黑色素。酚氧化酶是新型隐球菌所特有的酶。依据酚氧化酶试验可将新型隐球菌区别于其他隐球菌。

将新型隐球菌接种于L-多巴枸橼酸铁和咖啡酸培养基中,经培养2～5天后新型隐球菌形成棕黑色菌落,但目前实验室使用较少。

5.血清学检测

利用单克隆抗体,直接或通过乳胶凝集试验、ELISA等免疫学方法检测新型隐球菌荚膜多糖特异性抗原,已成为临床的常规诊断方法,其中以乳胶凝集试验最为常用。隐球菌抗原检测具有辅助诊断和判断预后的价值。该方法检测隐球菌感染的特异性和敏感性能够达到90%以上。巴西副球孢子菌的抗原浓度>0.1 mg/mL时存在交叉反应,会造成假阳性。也有文献报道毛孢子菌和结核分枝杆菌感染患者可出现假阳性。乳胶凝集法隐球菌抗原高浓度会出现前带效应,造成弱阳性或假阴性结果。根据临床症状高度怀疑隐球菌病,可以将标本稀释后进行检测。乳胶凝集法血清或脑脊液滴度为1:2或1:4的阳性反应结果,怀疑隐球菌感染;滴度≥1:8则认为患有隐球菌病。

6.核酸检测

核酸检测为诊断隐球菌提供了新的有效方法。临床标本可用痰液、支气管吸出物等,核酸检测方法有探针杂交法、PCR扩增法。

7.手工或自动化鉴定

如API 20C、Vitek YST卡、质谱技术等。

8.药敏试验

临床上多采用ATB Fungus 3、Etest条进行新型隐球菌药物敏感性的测定。

(五)检验结果解释和应用

新型隐球菌广泛分布于自然界,在鸽粪中大量存在,也可以存在于人体表、口腔或肠道中。对人类而言,通常是条件致病菌,对于临床上出现中枢感染的症状、体征、脑脊液压力明显升高及糖含量明显下降的患者,应高度怀疑隐球菌脑膜炎的可能,尤其对具有免疫功能低下者、有养鸽或鸽粪接触史者等。2/3以上的隐球菌病病例存在中枢神经系统感染,如隐球菌性脑膜炎、脑膜脑炎、脑脓肿或脑和脊髓的肉芽肿,以脑膜炎为多见,本病起病常隐匿,表现为慢性或亚急性过程,起病前可有上呼吸道感染或肺部感染史。实验室检查具有重要意义,包括涂片镜检、培养、隐球菌抗原和病理检测等。脑脊液新型隐球菌抗原阳性、墨汁镜检看到荚膜菌体或培养分离出菌体,均为中枢神经系统隐球菌感染的确诊证据。血清新型隐球菌抗原阳性要高度怀疑呼吸系统、中枢神经系统感染可能;肿瘤、系统性红斑狼疮、结节病、风湿因子阳性可导致假阳性,但需排除感染后方考虑假阳性可能。呼吸道分泌物培养阳性,要仔细对呼吸系统状态进行评估,只有充分证据显示没有感染,才能视作定植。

隐球菌对棘白菌素类药物天然耐药。目前,被临床公认的、可用于治疗隐球菌病的药物为两性霉素 B、5-氟胞嘧啶和氟康唑。

1.免疫健全宿主

(1)轻症局限性肺隐球菌:治疗药物首选氟康唑,疗程为 8 周～6 个月;次选伊曲康唑,疗程 6 个月。

(2)中枢神经系统或播散性隐球菌病:治疗药物首选两性霉素 B±氟胞嘧啶,2 周后改为氟康唑或伊曲康唑,疗程 10 周;次选两性霉素 B±氟胞嘧啶,疗程为 6～10 周。

2.免疫抑制宿主

(1)培养阳性、无/轻度症状肺隐球菌病:治疗药物选择氟康唑或伊曲康唑,疗程 6～12 个月,随后转为二级预防。

(2)中枢神经系统或播散性隐球菌病:治疗药物首选两性霉素 B±氟胞嘧啶,2 周后改为氟康唑或伊曲康唑,疗程为 8 周,随后维持;次选两性霉素 B±氟胞嘧啶,疗程为 6～8 周,随后维持;或两性霉素 B 脂质剂型,疗程为 6～10 周,随后维持。

(3)中枢神经系统或播散性隐球菌病维持治疗:治疗药物首选氟康唑;次选伊曲康唑。

三、毛孢子菌属

(一)分类

毛孢子菌属分为阿萨希毛孢子菌、白吉利毛孢子菌、皮肤毛孢子菌、倒卵状毛孢子菌、皮瘤毛孢子菌等。

(二)致病性

常见的是侵犯毛发和须部的毛结节菌病,由白吉利毛孢子菌引起。Watson 和 Kallicherum 是首例播散性毛孢子菌感染的报道者,该例患者患有支气管肿瘤且伴有脑转移。此后又有数十例报道,这些病例均系在原发病基础上的继发感染,且绝大多数被感染致死。近来发现大多是由阿萨希毛孢子菌感染引起。可有皮肤感染、肺部感染和播散性感染。

毛孢子菌属可引起毛发、指甲、皮肤及系统感染,统称毛孢子菌病。临床较常见的有白毛结节和系统性毛孢子菌病。近来发现阿萨希毛孢子菌是皮肤、呼吸道和胃肠道的免疫受损患者和新生儿的条件致病菌。播散性感染和系统性念珠菌病有着同样的传播途径,且病死率高。它可以被常规培养出来,但应与其他的酵母菌相鉴别。

1.毛结节菌病

毛结节菌病多发生于毛发,毛干上附有白色或灰白色针尖大小至小米粒大的结节,中等硬度,易于从毛干上刮下,镜下检查为真菌菌丝和孢子。此外,胡须、腋毛、阴毛等处也可发生结节。

2.系统性毛孢子菌病

系统性毛孢子菌病多发生于原有基础疾病,如恶性肿瘤尤其是血液病、各种原因导致的白细胞减少症等。有时虽无免疫缺陷,但手术后可发病,如心瓣膜置换术、静脉导管、内镜等。可有持续发热,侵犯最多的部位是血液循环和肾,其次是肺、胃肠道、皮肤、肝脾等,导致相关器官的损害。皮损好发于头面部、躯干部、前臂等,常对称分布,多为紫癜性丘疹、结节,中心发生坏死、溃疡、结痂。皮损真菌培养 90% 为阳性。在中性粒细胞减少的患者,可从皮肤和血液中分离到毛孢子菌。

(三)实验室检查

1.标本采集

临床常采集的标本为血液、脑脊液、骨髓、瓣膜组织、皮肤软组织等。

2.直接显微镜检查

镜下可见关节孢子、真假菌丝,芽生孢子。

3.分离培养

标本接种于 SDA,27 ℃培养后菌落呈奶油色,湿润或干燥,有时呈脑回状,表面附有粉末状物。

4.鉴定

糖发酵阴性,重氮蓝 B 阳性,水解尿素。毛孢子菌有芽孢,地霉没有芽生孢子;两者都有关节孢子及有隔菌丝,地霉从关节角部发芽;毛孢子菌属尿素阳性,而地霉菌属尿素阴性。属内鉴别需用 API 20C 进行。

(1)阿萨希毛孢子菌:此菌新近从白吉利毛孢子菌分出来,新版 API 20C 可鉴定出此菌。①菌落特征:中等速度扩展生长,干燥,有时脓液样,表面呈粉状,边缘有宽而深的裂隙。②显微镜检查:出芽细胞,无侧生分生孢子,关节孢子呈桶状。无附着孢。

(2)皮肤毛孢子菌:①菌落特征,SDA 上中等速度扩展生长,培养 10 天后菌落呈奶酪样、圆形、脑回状、闪光,表面无粉状物。老后边缘有裂隙。②显微镜检查,芽生细胞很多,反复接种菌丝增多。关节孢子柱状至椭圆形。

(3)倒卵状毛孢子菌:①菌落特征,菌落限制性生长,白色,有粉状物,中央有皱褶,边缘平坦。②显微镜检查,芽生细胞,无侧生分生孢子,玻片培养可见附着孢。

(4)皮瘤毛孢子菌:①菌落特征,SDA 上室温培养 10 天后菌落呈奶白色、圆形,脑回状较小。②显微镜检查,芽孢、关节孢子及真假菌丝。③核酸检测,rRNA 基因测序发现腐质隐球菌,在 CMA 上生长关节孢子,经过分子生物学鉴定是两个毛孢子菌菌种,一个是真皮毛孢子菌(T.dermatis),一个是 T.debeurmannianum。

(四)检验结果解释和应用

毛孢子菌广泛分布于世界各地,也是皮肤正常菌丛之一。毛孢子菌属可引起毛发、指甲、皮肤及系统感染,统称为毛孢子菌病。毛孢子菌感染多见于白血病患者;亦可见于免疫功能低下的多发性骨髓瘤、再生障碍性贫血、淋巴瘤、器官移植及获得性免疫缺陷综合征患者;它还可见于非免疫功能低下的白内障摘除术者、人工心脏瓣膜、静脉药瘾、长期腹膜透析及外用激素治疗的患者。

对于毛孢子菌临床实验室一般不需要进行药敏试验,确证为毛孢子菌感染可选择伏立康唑、多烯类抗真菌药物进行治疗,棘白菌素类对其无活性。

四、红酵母属

(一)分类

红酵母属属于撕裂孢子真菌,隐球酵母科,在生理学和形态学上与隐球菌属有许多相似点。

广泛存在于自然界中,常见的种为黏红酵母、小红酵母和深红酵母。

(二)致病性

该属细菌通常可从土壤、空气、水中分离到,是潮湿皮肤上的正常定植菌,因此可以从浴室的窗帘、浴缸、牙刷等潮湿的环境中分离到。有时能从阴道脓肿、皮肤及粪便中分离获得。

由红酵母属导致的人类感染非常罕见,虽然也有关于其他种导致人类感染的报道,但只有深红酵母被肯定地认为能感染人类。有报道显示能引起红酵母脓毒症、心内膜炎、脑膜炎和脑室炎、腹膜透析性腹膜炎、中心静脉插管引发的脓毒症、系统性感染。当医院的仪器,如用来清洗支气管镜的毛刷被污染时,可能在院内引起小的暴发流行。红酵母脓毒症是最常见的感染,它主要见于患有癌症、细菌性心内膜炎或其他消耗性疾病,且这些患者正在接受癌症化疗或通过导管留置控制感染症状,其最主要来源是导管污染或静脉高营养。最常见的临床症状是发热,但有些患者可表现为中毒性休克,这些患者的血培养往往呈阳性,一旦感染源(例如滞留的导管)去除,症状应会消失且血培养转阴。

(三)实验室检查

1.标本采集

根据患者临床表现、感染部位,采集标本。标本应于采集后 2 小时内送达实验室,若不能在 2 小时内送达,应于 4 ℃保存。

2.直接镜检

由于红酵母常为污染菌,偶见少数芽生孢子,不好判定,除非有大量酵母菌芽生孢子,结合培养,才能判定。黏红酵母细胞与胶红酵母的主要区别为前者硝酸盐阴性,后者阳性。

3.分离培养

在 SDA 培养基上中等速度生长,菌落呈红色或粉红色,黏红酵母菌落呈珊瑚红到粉红色或橙红色,表面亮而光滑,但有时表面呈网状,多皱褶或呈波波状,质地软,不发酵但能同化某些糖类,如葡萄糖、麦芽糖、蔗糖、木糖和棉籽糖等。

(四)检验结果解释和应用

红酵母属属于较湿润部位皮肤的正常定植菌,广泛分布于空气、土壤和海水中,能从人皮肤、肺、尿液和粪便等标本中分离出。较少引起人类感染,有引起脓毒症、脑膜炎、与腹膜透析相关的腹膜炎、与导管相关的脓毒症等。临床分离出该菌株需结合临床症状具体分析。

治疗方面的经验较少,有报道显示对于红酵母属真菌感染可用两性霉素 B±氟胞嘧啶或唑类治疗。

(赵香莲)

第十六节 暗 色 真 菌

一、分类

致病性暗色真菌是指一组菌丝和/或孢子的壁具有黑色素样颜色的真菌。这类真菌种类众多,形态学变化大,归属于子囊菌门,真子囊菌纲,分为 6 个目 6 个科 14 个属。暗色真菌常见的致病菌集中于刺盾炱目的蔓毛壳科,包括枝孢瓶霉属的卡氏枝孢瓶霉、着色霉属的裴氏着色霉和 F.monophora、瓶霉属的疣状瓶霉、外瓶霉属的皮炎外瓶霉、棘状外瓶霉等。另一类致病性暗色真菌属于格孢腔菌目,主要包括链格孢霉属、离蠕孢属、弯孢霉属、凸脐孢属等条件致病性暗色丝状真菌。,其中以离蠕孢属的穗状离蠕孢致病多见。目前临床已报道百余种致病性暗色真菌。

二、致病性

暗色真菌在自然界广泛分布,其致病菌多为土壤腐生菌,已从土壤、朽木、腐败植物等处分离出多种致病性着色真菌,病原菌多通过外伤接种进入皮肤引起感染。

暗色真菌在人类可致浅表型真菌感染及甲真菌病、足菌肿等,更常见的是引起着色芽生菌病和暗色丝孢霉病。有时甚至发生系统性感染而危及生命。暗色真菌感染的发生可能与外伤有关。最近的研究表明天然免疫缺陷、免疫功能异常患者对暗色真菌的易感性明显提高。

三、实验室检查

(一)标本采集
采取患者的脓液、分泌物、痂皮或活检组织等标本,对其进行显微镜检查和真菌培养等检查。

(二)镜检
取痂屑、渗出物、脓液或活检标本进行 KOH 涂片镜检可以发现单个或成对成簇的棕色厚垣多分隔的硬壳小体,直径为 $4\sim12\ \mu m$。硬壳小体对诊断着色芽生菌病有重要意义。暗色丝孢霉病在损害的分泌物或脓液及活检标本中可见暗色规则或串珠状菌丝、发芽或不发芽的酵母细胞。

(三)分离培养
将分泌物、脓液、活组织标本接种于沙氏琼脂斜面上在 $25\sim30\ ℃$ 温度下培养 4 周,大多数致病性暗色真菌在 $1\sim2$ 周内均可形成绒毛样菌落(个别菌种初代培养呈酵母样),呈灰色、暗绿色、暗棕色或黑色,在马铃薯琼脂或玉米琼脂培养基上生长良好,产孢丰富。根据其产孢结构特点可对其进行鉴定。

(四)微生物鉴定
暗色真菌的鉴定主要包括形态学鉴定(基于孢子发生方式)、生理生化鉴定(温度、碳源和氮源同化)、血清学鉴定(外抗原试验)、分子生物学鉴定(核酸杂交、ITS 测序、RAPD、RFLP)。在组织病理中,某些暗色真菌黑色素量较低,常规染色不易看到真菌成分,可以采用 Fontana-Masson 染色,它可以将黑色素染色,因而被推荐作为和曲霉等造成的透明丝孢霉病的常规鉴别方法。

形态学鉴定依然是暗色真菌鉴定的重要手段,应用马铃薯琼脂或玉米琼脂培养基进行小培养是观察分生孢子的发生方式的理想手段。近年来,分子鉴定发展迅速,18S rRNA 基因因其保守性而被广泛应用,大部分暗色真菌可以由 ITS 测序进行菌种鉴定,但应用此方法作为鉴定金标准仍然存在争议。如链格孢霉属等一些种属,不同种间形态学存在差异,然而 ITS 区域可能相同,因此对于这些种属而言,ITS 是否没有足够的多态性、亦或是否我们定义了过多的种等问题仍然存在争议。对于某些少见菌种与 GenBank 比对时应注意,因为大约 10% 的序列可能存在出入,菌种鉴定不能全部依赖于测序,应当结合形态学鉴定及命名法。常见病原性暗色真菌鉴定特征介绍如下。

1.卡氏枝孢瓶霉

在 SDA 上 27 ℃培养 14 天后，菌落直径可达 2 cm；菌落紧密，橄榄绿至黑色，有较清楚的暗色边界，表面可见棕绿色短的气生菌丝。显微镜下可见分生孢子呈单细胞性、褐色、表面光滑，椭圆形，底部有一暗色的脐，孢子大小为(1.5～3) μm×(3～10) μm，产孢方式主要为枝孢型，以向顶性方式排列为多分枝的分生孢子链。在某些菌株上可以观察到有清楚领状结构的瓶梗。本菌的最高生长温度 37 ℃，不能液化明胶。

2.裴氏着色霉

在 SDA 上，27 ℃培养 14 天后菌落直径可达 2.5 cm；表面平坦或高起有皱褶，表面绒毛状或絮状，橄榄绿至黑色，可见灰色短而密集的气生菌丝。显微镜下可见多形性产孢，主要可见喙枝孢型、枝孢型产生的分生孢子，偶可见瓶型产孢。分生孢子呈单细胞性，椭圆形、圆筒形或长椭圆形，菌落大小为(1.5～3)μm×(3～6) μm。

3.F.monophora

F.monophora 是 2004 年根据 ITS 区序列分析从裴氏着色霉中分出的一个新种，主要分布在南美及非洲，在中国则主要集中在南方，引起的疾病谱较 F.pedrosoi 广，感染不仅仅限于皮肤和皮下组织，还可以引起脑部系统性感染。

4.疣状瓶霉

在 SDA 上，27 ℃培养 14 天后菌落直径达 2 cm，褐色至黑色，表面密生灰色短的气生菌丝。显微镜下可见瓶梗呈安瓿瓶形或葫芦形，产孢方式为瓶型产孢，顶端可见清楚的领口状结构。分生孢子在瓶梗的开口处依次产生，半内生性，由黏液包绕后聚集在瓶口顶端，分生孢子为单细胞性，呈近球形，无色至褐色，菌落大小为(1～2) μm×(3～4) μm。

5.皮炎外瓶霉

皮炎外瓶霉又名皮炎王氏霉。初代培养菌落呈黑色糊状，继代培育可产生气中菌丝。糊状菌落显微镜下可见酵母样芽生孢子，产菌丝菌落中可见圆筒形或瓶形的分生孢子梗即环痕梗，在菌丝末端或侧枝产生，周围聚集多个分生孢子。分生孢子呈圆至卵圆形，大小为(1～3) μm×(1.5～4) μm。另有一种颗粒型菌落，显微镜下可见暗色的厚垣孢子样细胞团块或孢子链，有时这种细胞内部可纵横分隔。该菌可在 42 ℃生长，不能利用硝酸钾，可与其他的外瓶霉相区别。

6.棘状外瓶霉

菌落潮湿发亮，呈黑色酵母样，主要由酵母细胞组成。继代培养逐渐产生短的绒毛状菌丝。显微镜下可见菌丝分枝分隔，分生孢子梗即环痕梗从菌丝末端或侧面产生，颜色较深，直立、与菌丝呈直角分枝，其顶端有一较长的鼻状突起即环痕产孢处，该突起为外瓶霉中最长的，环痕数目在外瓶霉中最多，可达 30 段以上。环痕孢子为单细胞，呈透明或半透明，亚球形至椭圆形，光滑，大小为 2.5 μm×3.5 μm。本菌可在 38～39 ℃生长，可利用硝酸盐。

7.穗状离蠕孢

菌落平坦扩展，呈絮状至毛状，灰黄至橄榄色。菌丝棕色，分枝分隔。显微镜下可见分生孢子梗在菌丝末端或侧面产生，顶部产孢，呈膝状弯曲，孢子脱落后留下瘢痕。分生孢子以合轴方式产生，短柱状或卵圆形，两端钝圆，底部与分生孢子梗相连接部位有一痕。分生孢子两极均可发芽。

(五)药敏试验

可采用 CLSI 的 M38-A3 丝状菌药物敏感性检测方案，检测产孢暗色真菌的体外药物敏感性。暗色真菌的体外抗菌药物敏感性报道日渐增多,然而判读折点还没有确切的标准,临床相关性数据也不足。

四、检验结果的解释和应用

(一)真菌培养结果解释和应用

暗色真菌在自然界分布广泛,某些菌可以是实验室污染菌。因此对暗色真菌分离结果需要慎重解释。一般认为,从血液、穿刺液、脓液和肺组织中分离出的暗色真菌是感染菌,而从有菌开放部位中分离出的暗色菌则应结合直接镜检结果进行考虑。

(二)药敏试验结果解释和应用

总体而言,唑类药物抗暗色真菌药物敏感性数据较一致,其中以伊曲康唑有较好的活性,但是也有长期应用伊曲康唑治疗的裴氏着色霉感染患者对唑类药物耐药。新型三唑类药物泊沙康唑、伏立康唑对于暗色真菌也有广谱抗菌活性,而且泊沙康唑对于链格孢属、外瓶霉属的抗菌活性高于伏立康唑。

两性霉素 B 对于临床比较常见的暗色真菌如外瓶霉属、链格孢属体外抗菌活性较好,弯孢霉属、外瓶霉属、喙枝孢属偶尔会出现耐药。一些研究认为氟胞嘧啶对于不同暗色真菌导致的着色芽生菌病和暗色丝孢霉病有一定的抗菌活性,也有一些研究认为无抗菌活性。特比萘芬对于丝状真菌有着明确的抗菌活性,有报道认为特比萘芬对于链格孢属、弯孢霉属、离蠕孢属有着广谱的抗菌活性。棘白菌素类药物对于暗色真菌的药物敏感性不尽相同,有菌种特异性。

(赵香莲)

第十七节　双相真菌

一、分类

双相型真菌是指一类具有温度依赖性形态转换能力的病原真菌。它们在组织内和在特殊培养基上 37 ℃培养时呈酵母相,而在普通培养基上室温培养时则呈菌丝相。目前国际公认的致病性双相真菌有6种,包括马尔尼菲青霉、孢子丝菌属、组织胞浆菌属、球孢子菌属、副球孢子菌属和芽生菌属。双相真菌有性期大多属于子囊菌门,具体分类将在每个菌种中分别介绍。

二、致病性

孢子丝菌属为自然界腐物寄生菌,广泛存在于柴草、芦苇、粮秸、花卉、苔藓、草炭、朽木、土壤、沼泽泥水等。孢子丝菌属在世界广泛分布,尤其在热带和亚热带区域。

马尔尼菲青霉在竹鼠体内共生,已从东南亚的四种竹鼠中分离出该菌,但至今尚未确定其自然生活环境,土壤可能是它的主要存在地,本菌极易在甘蔗和竹笋中生长。

荚膜组织胞浆菌为世界性分布,但在北美中部、中美和南美更为多见,在我国南方地区有散在发病,其自然栖息地为富含鸟和蝙蝠粪的土壤中,美国报道多次组织胞浆菌病暴发流行在蝙蝠栖息的地方(如洞穴),尤其在热带地区。

粗球孢子菌在土壤中栖居,一般局限于美国加利福尼亚的 San Joaquin Valley 地区。雨季的气候有利于土壤中真菌菌丝的增殖,真菌产生大量的关节孢子,随空气中的灰尘传播。

巴西副球孢子菌在酸性土壤中可长期存活,从犰狳中可分离到此菌。多发生于中美洲和南美洲,尤其以巴西常见。

皮炎芽生菌最适于在含有机废物的潮湿土壤或在烂木中生长,但很少能成功地分离到该菌。从北美的中西部到东南部均有病例报道。

双相真菌大多数为自然界腐生菌,是原发性真菌病病原菌。除孢子丝菌病多为皮肤外伤后感染外,其他主要是呼吸道感染,但绝大多数感染无症状,为自限性疾病,少数患者可发展为严重的系统性损害,为原发真菌感染。

(一)孢子丝菌病

多在外伤后接触土壤等后,将申克孢子丝菌带入皮内而引起感染,在地方流行区,可因吸入真菌孢子而发生肺部感染。

(二)马尔尼菲青霉病

人和竹鼠可能从一共同环境来源而感染,一般认为通过吸入空气中马尔尼菲青霉孢子而致病,并经血行播散至全身内脏器官。

(三)组织胞浆菌病

许多正常人在吸入少量的荚膜组织胞浆菌孢子后不引起任何症状,仅胸片显示肺部有不活动小病灶或钙质沉积。当吸入大量孢子、免疫受损或患其他疾病时,则产生不同程度的肺部或播散性感染。特别在幼儿中常产生急性暴发性播散性感染,并常迅速导致死亡。

(四)球孢子菌病

粗球孢子菌的关节孢子经呼吸道进入人体后,多数人仅引起短暂而轻度的肺部感染。在免疫抑制或易感人群中,可引起慢性的肺部感染或播散性感染。少数因外伤后接触本菌污染物而发病。

(五)副球孢子菌病

一般是在吸入播散在空气中的孢子后发病,肺部最常受累,随后病原菌随淋巴管扩散到局部的淋巴结。

(六)皮炎芽生菌病

感染发生于吸入散布在空气中的孢子后,肺常为原发感染部位,一些患者感染不累及其他器官而消退,而另一些患者感染可侵及皮肤、骨、前列腺和其他器官。

三、实验室检查

(一)标本采集

采集痰、支气管肺泡灌洗液、气管抽吸物或肺活检材料,肺外感染采集体液(如血、尿、滑液)及组织标本(如皮肤、肝、骨)。组织标本应分成 2 份,分别行真菌学和组织学检查。

(二)染色镜检

用湿片或组织印片检查(KOH 或荧光如钙荧光白染色 calcofluor white)。瑞氏、吉姆萨或 PAS 染色检查在单核细胞或巨噬细胞内的马尔尼菲青霉、荚膜组织胞浆菌。骨髓液及组织切片用 HE、PAS、GMS、瑞氏、吉姆萨染色。间接荧光抗体染色为快速、敏感和特异的诊断法。

（三）分离培养

用血琼脂、BHI琼脂、抑制性真菌琼脂、沙保琼脂或肉汤等培养基,在30℃孵育4~8周或更久。对怀疑的菌落可转种后置37℃孵育7~14天,使菌丝相变为酵母相。

（四）微生物鉴定

1.孢子丝菌属

长期以来一直认为孢子丝菌病仅由申克孢子丝菌感染所致。近年来,随着分子生物学鉴定方法的发展,发现申克孢子丝菌其实是由一组不同种系构成的复合体,即申克孢子丝菌复合体,包括S.schenckii、S.brasiliensis、S.globosa和S.luriei等。目前国内临床分离的孢子丝菌经DNA测序证实均为球形孢子丝菌。

（1）直接镜检:常规方法不易发现真菌成分。可疑标本涂片后作革兰氏染色或PAS染色,油镜下可见在多核粒细胞内或大单核细胞内外有革兰氏阳性的长圆形雪茄烟样或梭形小体,大小为(1~2)μm×(3~7)μm,只有少数患者可查到菌体。

（2）菌落形态:在SDA上25℃培养3~5天后可见菌落生长。初为乳白色湿润、光滑、膜样菌落,逐渐变成深褐色至黑色,中央凹陷,周边隆起,有放射状皱褶的绒毛样菌落。多次转种后,菌落颜色可以变淡,甚至白色,但常有一小部分仍保持褐色,表面光滑,气生菌丝少见。在脑心浸液琼脂(BHI)上37℃培养,可见白色或灰白色酵母样菌落。

（3）镜下结构:菌丝相可见细长分枝、分隔菌丝,直径1~2μm。分生孢子梗由菌丝两侧呈锐角长出,纤细而长,顶端变尖。分生孢子为单细胞性,有两种类型:一种呈无色、球形或梨形,直径(2~3)μm×(3~5)μm,3~5个簇集排列在分生孢子梗顶端如花朵样;另一种呈黑色、球形或圆锥形,较大,合轴排列于菌丝四周,称为套袖状分生孢子。酵母相可见大小不等的球形或卵圆形酵母细胞,以出芽方式繁殖,细长厚壁的芽孢呈梭形或雪茄烟样,附着在较大的球形或卵圆形酵母细胞上。①S.brasiliensis在PDA上35℃培养21天后菌落直径≤30mm。有黑色素分生孢子,合轴分生孢子长2~6μm。②S.luriei在PDA上35℃培养21天后菌落直径超过30mm。缺乏黑色素分生孢子,合轴分生孢子长4~10μm。③S.globosa最高生长温度为35℃,着色分生孢子呈球形,不能同化棉籽糖。④申克孢子丝菌最高生长温度为37℃,能同化棉籽糖。

2.马尔尼菲青霉

（1）直接镜检:可疑标本涂片吉姆萨或瑞氏染色,于单核细胞内见到圆形、椭圆形细胞,可见有明显的横隔。

（2）菌落形态:在SDA上25℃培养3~4天开始生长。菌落有两种形态:一种菌落为淡灰色至红色膜样,周围基质出现红色环,2周后成熟菌落呈玫瑰红色蜡样,有脑回样皱纹及放射状沟纹,产生白色或灰褐色绒样气中菌丝,背面红色;另一种菌落为白色、淡黄色绒样菌落,产生红色色素渗入基质中,2周后成熟菌落呈黄间白或黄间红色,或黄绿色绒样,周围基质及背面红色。在BHI上37℃培养为酵母相,无色素产生。

（3）镜下结构:菌丝相可见无色透明、分隔菌丝,分生孢子梗光滑而无顶囊,帚状枝双轮生,散在,稍不对称,有2~7个散开、不平行的梗基,其上有2~6个瓶梗,顶端狭窄,可见单瓶梗,其顶端有单链分生孢子,散乱。分生孢子初为椭圆形,后呈圆形,光滑,可见孢间联体。酵母相可见表面光滑、圆形、椭圆形、长形酵母细胞,裂殖而非芽生,也可见多数短的菌丝成分。

3.荚膜组织胞浆菌

（1）直接镜检:可疑标本KOH涂片的结果常为阴性,皆应涂片染色后检查,常用瑞氏、吉姆萨或 PAS 染色后在油镜下检查,菌体常位于巨噬细胞内,直径为 2~4 μm,常呈卵圆形,在较小一端有出芽,细胞周围有一圈未被染色的空晕,提示是本菌的细胞壁。菌体内有一个大的空泡,在大的一端有一弯月形红染的原浆块,芽很细,染色时可以脱落。菌体有时在组织细胞外,多聚集成群。如果 KOH 涂片中见到直径为 12~15 μm 的厚壁、圆形、芽生孢子,细胞内可见脂肪小滴,少数可见宽基底出芽,应考虑杜波变种。

(2)菌落形态:在 SDA 上 25 ℃培养生长缓慢,2~3 周可见菌落生长。形成白色棉絮状菌落,然后变黄转至褐色,背面呈黄色或橙黄色。在 BHI 上 37 ℃培养呈酵母相。两个变种菌丝相不易区分。

(3)镜下结构:菌丝相可见透明、分支、分隔菌丝。分生孢子梗呈直角从菌丝长出,大分生孢子呈齿轮状,直径为 8~14 μm,圆形、壁厚、表面有指状突起,齿轮状大分生孢子是最具有诊断意义的特征性结构。可见少数直径为 2~3 μm 的圆形或梨形小分生孢子。酵母相可见卵圆形孢子,有荚膜及芽基较窄的芽生细胞。染色后很像洋葱的横切面,分层清楚。两个变种酵母相可以鉴别,荚膜变种的酵母细胞小,直径为 2~4 μm,杜波变种的酵母细胞较大,直径为 12~15 μm。

此外荚膜变种可分解尿素,但不能液化明胶;而杜波变种在 24~96 小时内即可液化明胶,但尿素试验阴性。

4.球孢子菌

(1)直接镜检:可疑标本 KOH 制片可见典型的圆形、厚壁(2 μm)的球形体,直径为 30~60 μm,不出芽,内含内孢子,直径为 2~5 μm。内孢子可以充满小球形体或内生孢子排列在小球形体内壁,中央为一空泡。球形体破裂,内孢子外释。每个内孢子可延长为关节菌丝,关节菌丝断裂为关节孢子,后者发展为小球形体。在肺空洞病例,痰液标本可见到菌丝及小球形体。

(2)菌落形态:在 SDA 上 25 ℃培养,生长快,2~7 天后可见菌落生长。很快由白色菌落转变为黄色棉絮状菌落,表面通常为白色,背面可呈黑褐色至灰色。在 35~37 ℃培养亦呈菌丝相,但生长缓慢稀疏。在采用特殊的液体转换养基上,37~40 ℃和 20%CO_2 条件下培养,可以产生球形体和内生孢子。

(3)镜下结构:菌落应用 1%甲醛处理,数小时后再作镜检,以防吸入。菌丝相可见关节菌丝,圆柱状;关节孢子呈柱状,厚壁,大小为(2~4) μm×(3~6) μm,呈互生状生长;在关节孢子之间有一空细胞,彼此分开,具有特征性。酵母相的结构同直接镜检。

粗球孢子菌和 C.posadasii 两个种形态学一致,只能通过基因分析和在高盐浓度存在时生长率不同(C.posadasii 生长更慢)来区别。

5.巴西副球孢子菌

(1)直接镜检:可疑标本 KOH 涂片,可见一个或多个芽生孢子以细颈与圆形母细胞相连,呈典型的驾驶轮形,大小不等,直径为 10~30 μm,有时可达 60 μm,从母细胞上脱落的芽细胞直径为 2~10 μm。

(2)菌落形态:在 SDA 上(培养基内不宜加氯霉素或放线菌酮)25 ℃培养,生长缓慢。菌落小,一般直径为 1 cm,为白色或带棕色绒毛样生长,边缘整齐,背面棕黑色菌落不下沉,但表面可以开裂。在 BHI 上 37 ℃培养,为生长缓慢的酵母菌落,表面光滑或有皱褶。

(3)镜下结构:菌丝相除细长分隔菌丝外,有 3~6 μm 小分生孢子,陈旧菌落可见厚壁孢子。酵母相的结构同直接镜检。

6.皮炎芽生菌

(1)直接镜检:可疑标本 KOH 涂片可见圆形、厚壁、直径 8～18 μm 的单芽孢子,芽颈较粗,孢子呈圆形。

(2)菌落形态:在 SDA 上 25 ℃培养,初为酵母样薄膜生长,后为乳白色菌丝覆盖,背面淡棕色。在 BHI 上 37 ℃培养,可长成奶油色或棕色酵母样菌落,表面有皱褶。

(3)镜下结构:菌丝相可见许多圆形和梨形直径为 4～5 μm 的小分生孢子,直接从菌丝或分生孢子柄上长出,陈旧培养可见间生厚壁孢子。酵母相与直接镜检相同,但可见短菌丝或芽管。

(五)药敏试验

可采用 CLSI 的 M38-A3 丝状菌药物敏感性检测方案,来检测双相真菌菌丝相的体外药物敏感性。绝大多数双相真菌的药敏试验折点尚未确定。

四、检验结果的解释和应用

(一)真菌培养结果解释和应用

由于双相真菌很少在人体定植,一般分离自人体标本的双相真菌均有临床意义。特别是从血液、骨髓、穿刺液、脓液和肺组织中分离出的双相真菌一般认为是感染菌,涂片细胞学检查为合格的痰标本,且在初始分离培养基上呈优势生长,可认为是有意义的感染菌。

(二)药敏试验结果解释和应用

1.孢子丝菌

伊曲康唑、泊沙康唑、特比萘芬和两性霉素 B 对孢子丝菌的菌丝相和酵母相均有抗菌活性。特比萘芬对孢子丝菌的菌丝相和酵母相药敏试验的结果一致。伊曲康唑、伏立康唑和两性霉素 B 对孢子丝菌的菌丝相 MIC 值明显高于酵母相,尤其伊曲康唑差别最大,提示对伊曲康唑、伏立康唑及两性霉素 B 最好选择酵母相来进行体外药敏试验,所得结果可能与临床疗效一致性较好。此外,伊曲康唑与米卡芬净、伊曲康唑与特比萘芬的体外联合药敏试验显示具有良好的协同作用。

2.马尔尼菲青霉

对两性霉素 B、伊曲康唑及伏立康唑高度敏感,对氟康唑敏感性较低。米卡芬净对马尔尼菲青霉的菌丝相抑菌活性强,但对孢子相则较弱。

3.组织胞浆菌

对两性霉素 B、伊曲康唑、氟康唑、伏立康唑、泊沙康唑敏感,米卡芬净对组织胞浆菌的菌丝相抑菌活性强,但对孢子相则较弱。

4.球孢子菌

对两性霉素 B、伊曲康唑、氟康唑、伏立康唑、泊沙康唑敏感,米卡芬净对粗球孢子菌的菌丝相抑菌活性强,但对孢子相则较弱。

5.副球孢子菌

对两性霉素 B、伊曲康唑、氟康唑、伏立康唑、泊沙康唑敏感。

6.皮炎芽生菌

对两性霉素 B、伊曲康唑、氟康唑、伏立康唑、泊沙康唑敏感,米卡芬净对皮炎芽生菌的菌丝相抑菌活性强,但对孢子相则较弱。

(赵香莲)

第十四章

免 疫 检 验

第一节 补 体 测 定

一、概述

补体是存在于人和脊椎动物体液中的一组具有酶原活性的糖蛋白。补体系统由 30 多种蛋白和细胞受体组成。世界卫生组织委员会于 1968 年和 1981 年先后对补体各成分的命名作出了统一的规定。即以 C 代表补体;Cn 代表某种单个成分,如 C1~C9;Cn 为活化的补体成分,有酶活性或其他生物学活性;Cn 后加小写的英文字母(a、b、c、d)表示补体活化过程中形成的新生片段,如 C3a、C3b 等;Cni 则表示未活化的补体成分。补体旁路活化途径除 C3 外的各成分,均用大写英文字母,如 B 因子、D 因子等表示。这些蛋白活化后形成的片段,则以小写字母表示。一般较小的片段用"a",较大的用"b",如 Ba,Bb。活性丧失,但其肽链结构未发生变化的成分,则在该成分后加"i",如 Bbi。某种成分因肽链被水解而丧失活性,但未产生新的片段,则在前冠以"i",如 iC3b。对于补体受体,则以其结合对象来命名,如 C1rR、C5aR 等,对 C3 片段的受体则用 CR 1~5 表示。

补体的大多数成分由肝脏实质细胞和单核、巨噬细胞合成,内皮细胞、肠道上皮细胞及肾小球细胞等也可少量合成。人血清中的补体总含量占血清总蛋白的 5%~6%,个体血清补体水平一般不因免疫而有较大波动,只是在某些疾病状态下才有变化。

不同成分的补体分子量差别较大,电泳迁移率亦不同,多数分布于 β 区,少部分位于 α 区和 γ 区。补体多种成分均不耐热,0~10 ℃中活性仅可保存 3~4 天,51 ℃持续 35 分钟,55 ℃持续 12 分钟,61 ℃持续 2 分钟可被灭活。强烈振荡、酸、碱、醇、醚、氯仿、胆盐、紫外线或 α 粒子照射等因素均可使补体失活。体外实验时常用动物血清作为补体的来源,豚鼠血清中补体各成分含量最为丰富,溶血能力最强,又易获得,因此,最常用于溶血性实验。

补体系统主要通过三类功能成分表达生物学活性和自我调控反应,即参与补体级联反应的各种固有成分、补体调控分子及补体受体等。生理情况下,循环中的补体成分均以非活化的酶前体形式存在,在遇相应激活物质刺激后,补体系统可通过传统途径、旁路途径和凝集素途径活化,在活化的级联反应中发挥各种生物学效应。补体的主要作用方式有:①溶解靶细胞,包括血细胞、肿瘤细胞、细菌和包膜病毒等;②介导调理吞噬,补体裂解片段被覆于细胞或外来颗粒性抗原上,与吞噬细胞表面的相应受体结合,促进吞噬作用;③调节炎症和免疫反应,如趋化炎性细胞、免疫黏附等作用;④有利于调节细胞的生物学活性,补体结合至细胞可引起细胞活化乃至分化,结合抗原则有利于其与细胞上的相应抗原受体结合,呈递抗原。补体的这些作用在体内具有两面性,既参与免疫防御、免疫调控等正常免疫反应,也参与对组织的免疫病理损伤。补体成分如C2、C4、C3、C6、Bf等存在着高度的遗传多态性,且几乎所有的补体蛋白都可能发生遗传缺陷。因此检测体内补体成分的活性及含量,了解补体系统的变化状况,有助于对临床多种疾病的诊断、鉴别、治疗及发病机制的研究。

二、检测方法

检测补体的方法主要包括对补体活性的测定和补体成分的测定。活性测定可反映补体功能,通常用50%溶血法测定血清中补体通过经典途径活化和旁路激活途径活化的程度。补体各成分的定量测定多用免疫化学法,如比浊法、琼脂单向扩散试验、火箭电泳法或交叉免疫电泳法等。亦可用化学发光法或间接免疫荧光法和流式细胞仪检测C1酯酶抑制物活性(C1-INH)或细胞膜补体受体等。

(一)补体经典活化途径

1.总补体溶血活性(CH_{50})测定

(1)原理:特异性抗体致敏绵羊红细胞(SRBC)形成的复合物,能激活血清中的补体C1,引起补体成分的级联反应,使SRBC发生溶血,根据溶血程度可判定补体总活性。当红细胞和溶血素量一定时,在限定的反应时间内,溶血程度与补体量及活性呈正相关,但非直线关系而是S形曲线关系,在接近50%溶血(CH_{50})时,二者之间近似直线关系,故以50%溶血作为最敏感的判定终点,称为50%溶血试验,即CH_{50}(50% complement hemolysis)。以引起50%溶血所需的最小补体量为一个CH_{50}U,可计算出待测血清中总的补体溶血活性。此法检测的溶血率与补体多个成分的含量和功能有关,C1~C8(此试验中,溶解绵羊红细胞不需要C9参与)任何一个成分缺陷均可使CH_{50}降低。但单个补体成分的含量波动可能对试验结果影响不明显。

(2)方法:将新鲜待测血清作系列不同浓度稀释后,各管定量加最适浓度溶血素致敏的绵羊红细胞悬液,温育后,用光电比色计测定各管的吸光度(A)值,以代表溶血时所释放的血红蛋白量($A_{541\,nm}$),取与50%溶血的标准管相近的二管读取A值,以最接近50%溶血标准管的一管,计算50%溶血的总补体活性值。

补体的CH_{50}正常参考值应根据各实验室应用的方法检测一定数量健康人后确定。一般正常人为(170 ± 70)U/mL。

2.微量CH_{50}测定

(1)原理:与上述试管法同,操作较简便快速。

(2)方法:在微量血凝反应板上操作,将待测血清连续双倍稀释后加入致敏SRBC,与对照孔红细胞沉积圆点比较,以引起致敏SRBC发生50%溶血孔(此时检测孔红细胞沉积圆点与对照孔大小相同)作为终点,依此判定待测血清中补体效价。

正常参考值:1∶4~1∶32。

3.临床意义

CH_{50}异常可见于临床多种疾病。通常以活性下降临床意义较大。CH_{50}降低且伴补体 C4 含量下降、C3 水平正常或下降时,多反映补体以传统途径活化异常为主的疾病,如 SLE、血清病、遗传性血管神经性水肿、弥散性血管内凝血、获得性 C1-INH 缺陷、急性病毒性肝炎早期、冷球蛋白血症、皮肤血管炎、疟疾、登革热、自身免疫性溶血性贫血等。若 CH_{50}降低,C3 亦降低,C4 正常,则该疾病的补体活化以旁路途径为主,如膜增殖性肾小球肾炎、急性肾小球肾炎、内毒素性休克等。CH_{50}增高常见于风湿热、Reiter 综合征、银屑病关节炎、皮肌炎、结节性动脉周围炎、全身性硬化症(PSS)、白塞病、结节病、盘状红斑狼疮,以及急、慢性感染等。

(二)补体旁路途径溶血活性的测定($AP-H_{50}$)

1.原理

利用未致敏的家兔红细胞(RE)具有激活 B 因子,引起补体旁路途径(AP)活化的特点。试验先用乙二醇双(α-氨基乙基)醚四乙酸(ethylene glycol bis-amino tetracetate,EGTA)螯合待检样本中的 Ca^{2+},封闭 C_1 的作用,避免补体经传统途径活化。RE 激活 B 因子引起 AP 活化,导致兔红细胞损伤而发生溶血。此试验是反映参与补体旁路途径活化的成分,即补体 C3、D 因子、B 因子、P 因子及 C5~C9 活性的一项较简便的方法。

2.方法

与 CH_{50}方法类似。结果以引起 50%溶血所需的最小补体量为一个 $AP-H_{50}U$,可计算出待测血清中补体旁路途径溶血活性。

正常参考值:$(22\pm3.0)U/mL$。

3.临床意义

$AP-H_{50}$测定对非特异性感染的免疫功能及自身免疫性病理损伤的观察与分析具有重要意义。某些类型的慢性肾炎、肾病综合征、肿瘤、感染、某些自身免疫病等时 $AP-H_{50}$活性可显著增高,而肝硬化、慢性活动性肝炎、急性肾炎则明显降低。

(三)单个补体成分测定

人类补体系统中补体蛋白的遗传缺陷或获得性缺陷,与临床多种疾病密切相关。根据检测方法和临床应用,世界卫生组织(WHO)和国际免疫学会报告,30 多种补体成分中通常需检测的主要是 C3、C4、C1q、B 因子和 C1 酯酶抑制物等成分。

1.补体 C3 测定

(1)概述 C3 是一种 β_1 球蛋白,沉降系数 9.5 S,相对分子质量为 180 000,含糖量约占 2.2%,是补体系统中血清含量最丰富的成分,在补体活化的传统途径、旁路途径和凝集素途径中均起关键作用。C3 主要由肝实质细胞合成并分泌,少量由巨噬细胞和单核细胞合成。完整的 C3 分子不具有生物学活性,由 α 和 β 两条多肽链构成。α 链含 998 个氨基酸残基,分子量 110 000;β 链含 669 个氨基酸残基,分子量 70 000。两条链由多个二硫键连接,呈平行排列。

C3 可被不同的补体活化途径形成的 C3 转化酶作用而活化。传统途径(CP)的 C3 转化酶是由抗原抗体复合物激活的,作用于 C4、C2 形成。旁路途径(AP)的 C3 转化酶有两种,起初由激活物结合 C3b(C3 生理性少量自发裂解或在传统途径中裂解产生的 C3b)开始,当 C3b 与 B 因子(Bf)结合并被活化的 D 因子(Df)分解 Bf 成 Bb、Ba 时,由此形成初期的 C3 转化酶 C3bBb。这种转化酶不稳定,当与 P 因子结合后,可形成较稳定的具有正反馈环扩大作用的 C3 转化酶,这种转化酶能裂解 C3 产生更多的 C3b。凝集素途径中(LP,参见甘露糖结合凝集素),甘露糖结合凝集素(MBL)活化 C3 与 MBL 相关丝氨酸蛋白酶(MASPs)1、2 和 3 组成的功能性复合物作用有关。MASP2 具有补体经典途径的 C1 酯酶活性,对裂解 C4 起作用。甘露糖配体-MBLMASP-2 构成的复合物(无须 MASP-1)能活化 C_4、C_2,形成 C3 转化酶;而有 MASP-1 连接的复合物,则可直接裂解 C3,产生 C3b 片段激活补体替代途径。C3 经活化后,多种功能即由各种裂解的片段表现出来。

(2)方法:测定 C3 含量的常用方法主要有单向免疫扩散法和免疫比浊法,亦可用 ELISA 法。免疫比浊法又分散射比浊法和透射比浊法两类,两类中又都分终点法、和速率法 2 种。人血清中 C3 正常参考值为(1.14 ± 0.54)g/L。

2.补体 C4 测定

(1)概述:C4 是参与补体传统途径活化的成分,相对分子质量为 200 000。C4 分子由三条肽链以二硫键相连,分子质量分别为 93 000(α 链),78 000(β 链)和 33 000(γ 链)。C4 合成于肝细胞和巨噬细胞中,先呈单链结构合成,后经两次细胞内蛋白酶解形成含三个亚基的分泌型 C4($C4^s$),分泌于细胞外,经再一次酶解后成为血浆型 C4($C4^P$)。$C4^s$ 和 $C4^P$ 溶血活性相等,易被调节酶 C4 结合蛋白(C4bp)和因子 I,即 C3b 灭活剂 C_3b(INA)降解。传统途径活化时,C4 被 C1s 在 α 链处裂解出一小片段 C4a 和较大片段 C4b(含 β 链、γ 链和大部分 α 链)。C4a 为一弱过敏毒素,对 pH、热、高浓度盐有较大耐受性。C4b 的大部分以无活性形式游离于液相中,小部分亚稳肽 C4b 则以共价键与靶细胞膜受体结合,并与活化的 C2a 结合形成 C3 转化酶,继续补体的级联反应。C_4 在激活补体,促进吞噬,防止免疫复合物沉淀和中和病毒等方面发挥作用。

(2)方法:测定 C4 含量的方法同 C3 含量的测定。人血清中 C4 正常参考值为(0.4 ± 0.2)g/L。

3.C1q 测定

(1)概述:C1q 是补体 C1 的组成成分,电泳位置在 γ 区带。循环中的 C1 为大分子蛋白复合体,由 5 个亚单位组成,即 1 个 C1q,2 个 C1r 和 2 个 C1s。其中 C1q 起识别作用,C1r 和 C1s 具备催化功能。

C1q 相对分子质量为 410 000,有 18 条多肽链通过二硫键相连接。每 3 条多肽链为一个亚单位,构成螺旋状,形成似 6 个球形体组成的花冠样结构。C1q 的头部能够直接结合 Ig 的 Fc 段,与 IgG 和 IgM 的结合分别在 CH2 和 CH3 区。C1q 启动补体系统活化时必须结合两个以上的 Fc,因此,不同类 Ig 抗体导致的补体活化程度有所差别。IgM 类抗体同时有 5 个 Fc 段可供 C1q 结合,一个与抗原结合的 IgM 分子即可启动补体的传统活化途径。而 IgG 类抗体浓度需达到 $10^2\sim10^3$,才能引起 C1q 作用。

(2)方法:测定 C1q 含量,可用单向免疫扩散法、免疫比浊法和 ELISA 法等。人血清中 C1q 含量 5 岁前随年龄递增,5 岁后达成人水平,约为 0.15 g/L。

4.B 因子测定

(1)概述:B 因子是参与补体旁路途径活化的主要成分,是一种不耐热的 β 球蛋白、50 ℃持续 30 分钟即可失活。在旁路活化途径中,B 因子被 D 因子裂解成 2 个相对分子质量为 60 000 和 33 000 的 Bb 和 Ba 片段,Bb 与 C3b 结合构成旁路途径的 C3 转化酶和 C5 转化酶。Ba 可抑制 B 细胞增殖。

(2)方法:检测 B 因子的含量可采用单向免疫扩散法、免疫比浊法、火箭免疫电泳法等方法。正常人血清中 B 因子含量参考值为 0.20 g/L。

5.补体成分测定的临床意义

补体成分异常分先天性和获得性两类。

(1)补体遗传缺陷:大多数补体成分均可能发生遗传缺陷。C1-INH缺陷可导致遗传性血管神经性水肿。C1~C9及其他成分的缺陷与自身免疫病及反复感染等疾病有关。

(2)获得性补体异常。

1)高补体血症:多数补体成分尤其是C3、C4、B因子和C_1-INH等在机体急性期反应时可增高。急性炎症、组织损伤如风湿热急性期、结节性动脉周围炎、皮肌炎、心肌梗死、伤寒、痛风、Reiter综合征和各种类型的多关节炎,非感染性慢性炎症状态如类风湿关节炎、妊娠时,补体成分含量可高于正常时的2~3倍。

2)低补体血症:①免疫复合物导致的补体消耗增多,系统性红斑狼疮(SLE)、药物性红斑狼疮(LE)、肾脏疾病如Ⅰ型、Ⅱ型膜增殖性肾小球肾炎(MPGN)、感染后肾小球肾炎(GN)、慢性活动性肾小球肾炎、荨麻疹性脉管炎综合征(HUVS)、类风湿关节炎、冷球蛋白血症、遗传性免疫球蛋白缺乏、Graves病(突眼性甲状腺肿)、甲状腺炎、肝脏疾病、回-空肠吻合、恶性肿瘤化疗、AIDS、多发性骨髓瘤等。应注意有些免疫复合物引起的肾病很少甚至没有补体下降,如Schönlein-Henoch紫癜中的肾小球病、IgA肾小球病、C1q肾小球病、膜性肾病(原发性、药物性或恶性肿瘤引起)以及Goodpasture综合征;②合成不足,急、慢性肝炎、肝硬化或肝癌、严重营养不良等;③大量丧失:大出血、大面积烧伤及肾病综合征等。

(侯敬侠)

第二节　自身抗体测定

一、概述

(一)定义

自身抗体是指抗自身细胞内、细胞表面和细胞外抗原的免疫球蛋白,血液中存在高效价的自身抗体是自身免疫病(autoi mmune disease,AID)的重要特征之一,某些AID伴有特征性的自身抗体(谱)。自1948年Hargraves发现狼疮细胞后,人们开始认识到自身抗体的存在。现已公认的AID不下百种,主要分为系统性自身免疫性疾病和器官特异性自身免疫性疾病,可累及全身各种组织、器官,包括消化系统、呼吸系统、泌尿系统、循环系统、神经系统、内分泌系统、肌肉组织、皮肤组织、生殖系统等。在患者中进行自身抗体检查可实现AID的预警、早期诊断与鉴别诊断、病情评估、治疗监测、病程转归与预后判断。同时,对自身抗体的深入研究还将促进对AID发病机制的了解。目前国外临床常规开展的自身抗体检测项目已达百种以上。

(二)种类

根据临床意义可将自身抗体分类如下。

1.疾病标志性自身抗体

此类自身抗体只出现于某种AID中,绝少出现于其他疾病中,对AID的诊断价值大,但种类较少且敏感性低,如系统性红斑狼疮(systemic lupus erythematosus,SLE)中的抗Sm抗体

（敏感性 20%～30%）、抗核糖体（ribosomal RNP，rRNP）抗体（敏感性 20%～30%）、抗增殖性细胞核抗原（proliferating cell nuclear antigen，PCNA）抗体（敏感性仅为 2%～7%）。

2.疾病特异性自身抗体

此类自身抗体在某种 AID 中敏感性高，在其他疾病也可出现，但阳性率低，如 SLE 中的抗双链 DNA（double stranded DNA，ds-DNA）抗体（活动期敏感性 70%～80%，特异性 90%～95%），也可见于 1 型自身免疫性肝炎（autoi mmune hepatitis，AIH）和混合性结缔组织病（mixed connective tissue disease，MCTD）等疾病（阳性率低于 10%）。

3.疾病相关性自身抗体

此类自身抗体与某种 AID 有密切相关性，但在其他疾病也可出现，且阳性率不低，如原发性干燥综合征中的抗 SSA 抗体和抗 SSB 抗体，阳性率分别为 70% 和 40%，对 pSS 诊断意义大，但也常出现于 SLE 中，阳性率分别为 50% 和 30%。

4.疾病非特异性自身抗体

此类自身抗体可在多种 AID 中出现，不具疾病诊断特异性，如抗核抗体（antinuclear antibody，ANA），可见于多种结缔组织病中，被作为结缔组织病（connective tissue disease，CTD）的筛选实验。

5.生理性自身抗体

在正常人中常存在针对自身抗原的自身抗体，此类自身抗体效价低，不足以引起自身组织的破坏，但可以协助清除衰老蜕变的自身成分，发挥免疫自稳效应，其出现的频率和效价随年龄的增长而增高，常见的自身抗体有 ANA、类风湿因子（rheumatoid factor，RF）、抗平滑肌抗体（anti-smooth muscle antibodies，SMA）等。

二、检测方法

临床应用的自身抗体检测方法种类很多，但其检测的核心原理却一致，即抗原与相应抗体之间的特异性结合反应。不同的检测方法之间的主要差异就在于反映该特异性结合反应的方式不一。目前常用的自身抗体检测方法有间接免疫荧光法（indirect immunofluorescence，IIF）、酶联免疫吸附试验（enzyme linked immunosorbent assay，ELISA）、免疫（双）扩散法（double immunodiffusion，DID）、线性免疫印迹法（line immunoassay，LIA）、免疫印迹法、放射免疫法、被动血凝法、颗粒凝集法、对流免疫电泳法、蛋白印迹法、免疫斑点法、免疫沉淀法、斑点酶免疫渗透试验、斑点金免疫结合试验、化学发光法、悬浮芯片技术、芯片酶联免疫技术和蛋白芯片法等。其中最常用的检测方法包括 IIF、ELISA、DID 和 LIA。

IIF 用抗原与标本中的抗体结合，再用荧光素标记的抗体进行检测。主要应用于 ANA、抗 ds-DNA 抗体、抗中性粒细胞胞质抗体（antineutrophil cytoplasmic antibody，ANCA）、抗角蛋白抗体（anti-keratin antibody，AKA）、抗核周因子（anti-perinuclear factor，APF）抗体、抗 SMA 抗体、抗肝/肾微粒体（liver/kidney mirosomal，LKM）抗体、抗线粒体抗体（anti-mitochrondrial antibodies，AMA）等抗体的检测。

ELISA 即将已知的抗原或抗体吸附在固相载体表面，使抗原抗体反应在固相载体表面进行，而后用酶标记抗体进行定位，用洗涤法将液相中的游离成分洗除，最后通过酶作用于底物后显色来判断结果。主要应用于抗 ds-DNA 抗体、抗心磷脂抗体（anticardiolipin antibodies，aCL）、抗 β_2 糖蛋白 I（β_2-glycoprotein I，β_2-GP I）抗体、RF、抗 CCP 抗体等抗体的检测。

LIA 则在检测膜条上(硝酸纤维膜)完成抗原抗体结合反应,而后亦通过酶作用于底物来判定结果,主要应用于抗 ds-DNA、nRNP/Sm、Sm、SSA、Ro-52、SSB、Scl-70、PM-Scl、Jo-1、着丝点蛋白 B(centromere protein B,CENP B)、PCNA、核小体、组蛋白、rRNP、AMA-M2 抗体等自身抗体的检测。

DID 主要应用于抗 Sm 抗体、抗 SS-A 抗体、抗 SS-B 抗体、抗核糖体抗体、抗 Scl-70 抗体、抗 Jo-1 抗体、抗 PCNA 抗体、抗 PM-Scl 抗体等抗体的检测。

三、临床意义

自身抗体检测对 AID 的诊断和治疗等方面具有广泛的临床意义。

(一)AID 诊断与鉴别诊断

疾病标志性抗体或特异性抗体或疾病相关性自身抗体对 AID 诊断与鉴别诊断意义重大,如抗 Sm 抗体对 SLE 的诊断具有较高特异性,是目前公认的 SLE 的血清标志抗体,对早期、不典型的 SLE 的诊断或经治疗缓解后的 SLE 回顾性诊断有很大帮助。

(二)AID 病情评估与治疗监测

某些自身抗体与疾病活动性密切相关,通过自身抗体效价的消长判断疾病的活动性,观察治疗反应,指导临床治疗。临床常见的疾病活动性相关自身抗体,如 SLE 中的抗 ds-DNA 抗体、系统性血管炎(systemic vasculitis,SV)中的抗蛋白酶 3(proteinase 3,PR3)抗体和抗髓过氧化物酶(myeloperoxidase,MPO)抗体。

(三)AID 病程转归与预后判断

某些自身抗体与疾病发展、转归相关,如局限型 SSc 中抗着丝点抗体(anti-centromere antibodies,ACA)阳性患者预后良好,而弥漫型 SSc 中抗 Scl-70 抗体阳性且年长发病患者预后较差。

(四)AID 预警

某些自身抗体可在 AID 发病前即出现,可对疾病进行早期预警,坚持随访以利于患者的早期诊断与治疗,如抗环瓜氨酸肽(cyclic citrulin peptide,CCP)抗体早在类风湿关节炎(rheumatoid arthritis,RA)发病前 4～5 年即可在患者体内出现,AMA 可以在 PBC 患者发病前 10 年出现。

(五)AID 致病机制的研究

通过自身抗体临床应用实践,可进一步研究和阐明 AID 发病机制,如 SLE 中的 ANA 与多器官或组织的细胞核结合,从而导致多器官的损伤。

(侯敬侠)

第三节 免疫细胞功能测定

免疫细胞是免疫系统的功能单位,免疫系统受到外源抗原或自身抗原刺激后,通过细胞免疫和体液免疫,以及相关系统相互协同,对抗原产生免疫应答反应。参与免疫反应的细胞主要包括淋巴细胞、单核-巨噬细胞、中性粒细胞、嗜酸性细胞、嗜碱性细胞等,淋巴细胞又可借表面特征和功能的不同再分为 T 细胞、B 细胞、K 细胞(杀伤细胞)和 NK 细胞(自然杀伤细胞)等。这些免疫细胞的功能状态一定程度上反映了机体的免疫状态,对免疫细胞的功能进行检测和研究可为疾病诊断和评估疾病的发生、发展及转归提供一定的指导和帮助,是临床免疫学研究的一个重要内容。本节将介绍上述免疫细胞功能研究的主要检测方法。

一、单核-巨噬细胞功能测定

吞噬细胞包括大吞噬细胞(即单核-巨噬细胞)和小吞噬细胞(即中性粒细胞)。单核-巨噬细胞包括游离于血液中的单核细胞及存在于体腔和各种组织中的巨噬细胞(macrophage,MΦ),均来源于骨髓干细胞,具有很强的吞噬能力,细胞核不分叶,故命名为单核吞噬细胞系统(mononuclear phagocyte system,MPS)。单核-巨噬细胞是一类重要的抗原提呈细胞,在特异性免疫应答的诱导与调节中起重要作用。单核-巨噬细胞具有多种免疫功能,包括吞噬和胞内杀菌;清除损伤、衰老、死亡和突变细胞及代谢废物;加工、提呈抗原给淋巴细胞。单核-巨噬细胞功能测定方法主要包括以下几种。

(一)单核-巨噬细胞表面标记测定

1.原理

单核-巨噬细胞表面有多种受体分子和抗原分子,对细胞的鉴定与功能有重要意义,它们与相应的配体结合后发挥功能,包括捕获病原体,促进调理、趋化、免疫粘连、吞噬,介导细胞毒作用等。成熟的单核细胞可表达高密度的 CD14,这是一种相对特异的单核细胞表面标志;单核-巨噬细胞表面 IgFc 受体(FcγR Ⅰ即 CD64、FcγR Ⅱ即 CD32、FcγR Ⅲ即 CD16)和补体受体(CR1 即 CD35、CR3 即 CD11b/18 或 Mac-1)可以分别与 IgG 的 Fc 段及补体 C3b 片段结合,从而促进单核-巨噬细胞的活化和调理吞噬功能。此外,单核-巨噬细胞还表达各种细胞因子、激素、神经肽、多糖、糖蛋白、脂蛋白及脂多糖的受体,可接受多种细胞外刺激信号,从而调控细胞功能。

单核-吞噬细胞表面具有多种抗原分子,如 MHC-Ⅰ、MHC-Ⅱ和黏附分子等。MHC-Ⅱ类抗原是巨噬细胞发挥抗原提呈作用的关键性效应分子;单核-巨噬细胞还表达多种黏附分子,如选择素 L(L-selectin)、细胞间黏附分子(intercellu-laradhesion molecule,ICAM)和血管细胞黏附分子(vascular cell adhesion molecule,VCAM)等,它们介导 MPS 细胞与其他细胞或外基质间的黏附作用,从而参与炎症与免疫应答过程。表 14-1 列举出主要的单核-吞噬细胞表面标志分子,检测和鉴定这些抗原分子可采用相应的抗表面分子的特异性单克隆抗体(MAb),将各种 MAb 直接标记上不同的荧光素(直接法),或将第二抗体标记荧光素(间接法),用流式细胞术进行检测。

表 14-1　膜表面标志的细胞分布情况

表面标志	细胞类型
CD11b	粒细胞,巨噬细胞
CD16	NK 细胞,粒细胞,巨噬细胞
CD32	粒细胞,B 细胞,单核细胞,血小板
CD64	单核细胞,巨噬细胞
CD13	单核细胞,巨噬细胞,粒细胞
HLA-DR	B 细胞,单核细胞,巨噬细胞,激活的 T 细胞,造血干细胞前体
CD14	单核细胞,巨噬细胞,粒细胞
CD45	白细胞共同抗原

2.材料

(1)PBMC：从肝素抗凝外周血或骨髓中提取。

(2)PBS/肝素：含 0.1%(v/v)肝素钠的 PBS。

(3)封闭剂 3 g/L 正常小鼠 IgG。

(4)荧光素标记的 MAb。

(5)一叠氮化乙锭(Ethidium monoazide,EMA)溶液 5 μg/mL EMA 溶于 PBS,每管 100 μL 分装,于 20 ℃避光保存,使用前立即溶解并置于冰上,注意避光。

(6)8.3 g/L 氯化铵溶解缓冲液(ACK)现用现配,置室温于 12 小时内使用。

(7)2%甲醛：用 PBS 将 10%超纯甲醛稀释至 2%,于 4 ℃避光可保存 1 月。

(8)12 mm×75 mm 试管。

(9)15 mL conical 管。

(10)流式细胞术所用试剂和 FACScan analysis 软件。

3.操作步骤

(1)按表 14-2 所示在 12 mm×75 mm 试管上标记号码 1～7。

表 14-2　三色流式细胞术分组

试管号					
1	2	3	4	5	6
αCD45F	αCD16F	αCD33F	αCD11BF	IgG1F	—
αCD14PE	αCD32PE	αCD13PE	αCD13PF	IgG2bPE	—
αHL$_A$－DRTCC	αCD64TC	αHL$_A$－DRTC	αCD33TC	IgG2aTC	—

α,anti－；F,fluorescein isothiocyanate；PE,phycoerythrin；TC,Tandem Conjugate(PE－Cy5)；EMA,ethidiu mmonoazide

(2)若标本为肝素抗凝全血或骨髓,将约 10 mL 全血或 1～3 mL 骨髓置于 15 mL conical 管中,4 ℃,3200 r/min 离心 3 分钟,每管加 10 mL PBS/肝素,颠倒混匀 2 次,离心 3 分钟,15 mL PBS 洗涤细胞,用适量 PBS 悬浮细胞,调整细胞浓度至 2×10^7/mL。若标本为 PBMC 或单核-巨噬细胞,用 PBS 调整细胞浓度至 2×10^7/mL。

(3)取 50 μL 细胞悬液加入步骤(1)中各管。

(4)每管加 3 g/L 正常小鼠 IgG 4 μL,冰浴 10 分钟。

(5)在 1～5 号试管内加入适当浓度的 MAbs,将 1 管～6 管置冰浴 15 分钟。5 号管为 Ig 对照管；6 号管为仅含细胞悬液无抗体的细胞自身荧光素对照；EMA 管仅含 EMA 和细胞,以判断细胞存活率。

(6)将 5 μL 的 EMA 溶液加入 7 号管,混匀,置于距离低强度白光灯源(40 W 台灯)18 cm 处,室温10 分钟。EMA 仅能进入死细胞,白光导致 EMA 非可逆性吸附于核酸,通过 650 nm 波长可以检测 EMA 发射光强度。

(7)若细胞悬液中含红细胞(RBC),每管中加 3 mL 的 ACK 溶解液,封口膜封闭试管口,颠倒混匀 1～2 次,室温静置 3 分钟。若细胞悬液中不含 RBC,每管中加 3 mL PBS。

(8)3 200 r/min,4 ℃,离心 3 分钟。

(9)快速弃上清液,轻弹管底以分散细胞。

(10)3 mL 的 PBS 洗细胞一次。

（11）分析活细胞时，用 200 μL 的 PBS 重悬细胞，于 4 ℃避光保存，在 4 小时内检测。分析固定样本时，加 100 μL 的 2%甲醛，混匀，于 4 ℃避光保存，在 1 小时内检测。

（12）样本上流式细胞仪检测。

（二）吞噬功能

1.原理

巨噬细胞具有较强的吞噬功能，常用细菌或细胞性抗原如鸡红细胞作为被吞噬颗粒。将单核-巨噬细胞与细菌混匀使两者充分接触。通过洗涤或洗涤加蔗糖密度梯度离心除去胞外细菌。吞噬细菌的细胞数可通过染色在显微镜下观察。

2.材料

（1）平衡盐溶液（BSS）。贮存液 I（10×）：葡萄糖 10 g 或 11 g 葡萄糖·H_2O，0.6 g 的 KH_2PO_4，3.58 g 的 Na_2HPO_4·$7H_2O$ 或 1.85 g 的 Na_2HPO_4，50 g/L 酚红 20 mL，补 H_2O 至 1 L；分装每瓶 500 mL，4 ℃储存（约 6 个月保持稳定）。贮存液 II（10×）：1.86 g 的 $CaCl_2$·$2H_2O$，4 g 的 KCl，80 g 的 NaCl，2 g 的 $MgCl_2$·$6H_2O$ 或 1.04 g 的无水 $MgCl_2$，2 g 的 $MgSO_4$·$7H_2O$，补 H_2O 至 1 L，分装每瓶 500 mL，4 ℃储存（约 6 个月保持稳定）。

应用液（1×BSS）：1 份贮存液 I ＋8 份双蒸水＋1 份贮存液 II（必须注意，先稀释 1 份贮存液后再加另 1 份贮存液，这样可以避免出现沉淀）。滤膜过滤除菌，只要溶液 pH（颜色）不发生改变和不发生污染，于 4 ℃可保存 1 个月。室温下溶液 pH 约为 7.0，电导率约为 16.0。

（2）单核-巨噬细胞：体外培养的巨噬细胞系，小鼠腹腔巨噬细胞或人 PBMC。

（3）培养过夜的产单核细胞李斯特菌（Listeriamonocyto-genes）菌液，活菌或热灭活菌。

（4）新鲜的或新鲜冻融的正常血清，置于冰上。正常血清获自富含补体 C3 的同种个体血液，血液采集后立即置于冰上，1 小时后血液凝固，1 500 r/min，4 ℃离心 25 分钟，收集血清，分装成每支 0.5 mL，于 80 ℃保存。每批次血清必须检测其辅助细胞吞噬和杀伤的能力。血清一旦解冻不能复冻和反复使用。

（5）300 g/L 蔗糖-PBS 溶液无菌过滤，于 4 ℃可保存数月。

（6）含 5% FCS 的 PBS。

（7）细胞染液。

（8）显微镜载玻片和盖玻片。

（9）10 mm×75 mm 试管。

（10）摇床。

（11）细胞甩片机。

3.操作步骤

（1）用 PBS 洗涤单核-巨噬细胞样本，4 ℃，1 000 r/min，离心 2 分钟，弃上清液，重复洗涤，细胞重悬于 BSS 至终浓度为 $2.5×10^7$/mL。

（2）取 0.1 mL 巨噬细胞悬液（$2.5×10^6$ 细胞）至 10 mm×75 mm 试管中。

（3）用 BSS 将产单核细胞李斯特菌培养物做 1:10 稀释。

（4）取 0.1 mL 菌液（$2.5×10^7$ 细菌）至 10 mm ×75 mm 试管中。

（5）加 50 μL 新鲜的正常血清，补 BSS 至 1 mL。

（6）将试管置于 37 ℃摇床以约 8 r/min 的速度颠倒振摇 20～30 分钟。振摇时间不要超过 30 分钟，以免过多细菌被吞噬杀灭，死菌被降解后吞噬细胞吞噬现象不易被检出。

(7)将试管于 1 000 r/min,4 ℃,离心 8 分钟,弃上清液,加 2 倍体积冰冷 BSS,轻轻悬浮细胞,洗细胞 2 次以彻底除去残留的胞外细菌。用冰冷 PBS/5％FCS 悬浮细胞至所需浓度。如需更严格地去除胞外细菌,可采取以下步骤:用 BSS 洗细胞 3 次,将细胞重悬于 1 mL 冰冷 BSS 中,叠加于 300 g/L 蔗糖溶液 1 mL 之上,1 000 r/min,4 ℃,离心 8 分钟,细胞沉于管底,小心弃去 BSS 和蔗糖溶液(含胞外细菌),用冰冷 PBS/5％FCS 重悬细胞至所需浓度(通常用 2 mL 溶液将细胞配成 10^6/mL 的浓度)。

(8)用细胞甩片机以 650 r/min 室温旋转 5 分钟将 0.1 mL 细胞($1×10^5$/mL)离心至载玻片上。

(9)用染液染片。

(10)在油镜下检测吞噬功能,计数≥200 个细胞,求出每个巨噬细胞吞噬细菌的细胞个数。用下列公式计算吞噬数量。

吞噬指数＝(吞噬 1 个以上细菌的巨噬细胞百分数)×(每个阳性细胞吞噬的细菌平均数)

(三)杀菌功能

1.原理

吞噬细胞在趋化因子作用下定向移至病原体周围后,借助调理素通过胞饮作用将病原体吞噬,形成噬粒体,噬粒体与吞噬细胞内溶酶体融合,溶酶体释放多种蛋白水解酶,通过胞内氧化作用将病原体杀灭。实验时将吞噬细胞和细菌混合,计算吞噬作用发生后在杀菌作用出现前巨噬细胞内的活细菌数,以及吞噬细菌一段时间(90～120 分钟)后,细胞内残留的活菌数。如果后者在 TSA 平板上生长的菌落数明显少于前者菌落数,则提示巨噬细胞有杀菌活性。

2.材料

(1)处于对数生长期的活的细菌培养物(Listeriamonocy-togenes,Ecoli 或 Staphylococcussp):将冷冻保存的菌株接种至适宜的液体培养基,培养过夜。

(2)平衡盐溶液(BSS)。

(3)单核-巨噬细胞:体外培养的巨噬细胞系,小鼠腹腔巨噬细胞或人 PBMC。

(4)新鲜的或新鲜冻融的正常血清,置于冰上。

(5)含 5％正常血清的 BSS。

(6)胰蛋白酶大豆琼脂(tryptic soy agar,TSA)平板:于 4 ℃保存,使用前预温至 37 ℃。

(7)带螺旋盖的 2.0 mL 聚苯乙烯管。

(8)带闭合盖(snap-top)的 10 mm×75 mm 聚苯乙烯管。

(9)摇床。

(10)带螺旋盖的 13 mm×100 mm 螺旋盖的派瑞克斯(Py-rex)玻璃管,灭菌。

3.操作步骤

(1)将过夜培养的 Listeria 菌震荡粉碎,用 BSS 做 1∶300 稀释,在 10 mm×75 mm 聚苯乙烯管或 2.0 mL 聚苯乙烯管中混合下列成分:$2.5×10^6$/mL 巨噬细胞,0.3 mL 震荡粉碎的过夜培养菌($2.5×10^6$ 个细菌),50 μL 冷正常血清,用 BSS 调至 1 mL。

(2)上述试管置于 37 ℃摇床中以 8 r/min 的速度颠倒振摇 15～20 分钟,用常规洗法或蔗糖离心法洗去胞外细菌,细胞重悬于 1 mL 含 5％血清的 BSS 中。

(3)准备 4 根 Pyrex 玻璃管,每管加 0.9 mL 灭菌水,第 1 管内加 0.1 mL 去胞外细菌的细胞悬液,依次做 1∶10 稀释至第 4 管,每管稀释时充分混匀。

（4）短暂震荡后取 0.1 mL 铺在预温至 37 ℃的 TSA 平板上,每管做复板。该组板为 0 点对照板,提示吞噬作用发生后在杀菌前巨噬细胞内的活细菌数。

（5）将未稀释的步骤 2 制备的细胞管盖紧盖子并封膜,置 37 ℃孵育(振摇或静置)90～120 分钟。

（6）将试管置于冰上以阻止细菌生长,按步骤 4 制备稀释管和平板。

（7）当平板上的样品被吸收入琼脂,将平板倒扣于 37 ℃培养 24～48 小时。计数平板上生长的菌落数目,并与 0 点对照板上菌落数目比较,如果 90～120 分钟孵育后的平板菌落数明显少于 0 点对照板上菌落数,则提示巨噬细胞有杀菌活性。

(四)MTT 比色法

1.原理

将巨噬细胞和细菌在微孔板中混合,洗涤除去细胞外细菌,用 MTT 比色法检测巨噬细胞和细菌作用前后的活菌数量。细菌脱氢酶可催化黄色的 3-(4,5-二甲基-2-噻唑)-2,5-二苯基溴化四唑[3-(4,5-dimethylthiazol-2-yl)2,5-dipheny-ltetrazolium bromide,MTT]生成紫色的不溶性产物甲臜,溶于有机溶剂(二甲基亚砜,异丙醇等)后可通过检测 570 nm 吸光度值并参照标准曲线求得生成产物的含量。

2.材料

（1）RPMI-5 含 5% 自体正常血清,不含酚红的 RPMI 1640。

（2）50 g/L 皂苷(saponin)滤膜过滤除菌,室温可保存 3～6 个月。

（3）29.5 g/L 胰蛋白胨磷酸盐肉汤高压灭菌,每支 5 mL 分装在带螺旋盖试管中,4 ℃可保存 1 年。

（4）5 mg/mL 的 MTT/PBS 溶液:滤膜过滤除菌,于 4 ℃避光可保存 3～6 个月。

（5）1 mol/L 的 HCl。

（6）产单核细胞李斯特菌悬液。

毒力 Listeria Monocytogenes 菌株来自 ATCC(菌株 15313),也可用来自患者的分离毒力株。将细菌接种于胰蛋白胨磷酸盐肉汤(tryptose phosphate broth),将菌液在 37 ℃水浴中振摇至对数生长期(4～6 小时),取 0.5 mL 菌液加至 10 mm×75 mm 聚苯乙烯管,密封后保存于 80 ℃。用前将冻存菌溶解,取 30 μL 接种于 5 mL 液体培养基,培养过夜至对数生长晚期(细菌量达每 1 mL 有 2×10^9 活菌)。若希望细菌达对数生长早期,则取 1 mL 培养物加至新鲜培养基,在 37 ℃水浴中振摇 4～6 小时至对数生长期。

热灭活菌的制备:将对数生长期中的细菌于 70 ℃水浴中加热 60 分钟,2 000 r/min,4 ℃离心 20 分钟,弃上清液,沉淀重悬于 10 mL PBS,洗涤后重悬于 PBS 至终浓度 10^{10}/mL。

（7）96 孔平底微孔反应板。

（8）CO_2 培养箱。

（9）酶联检测仪。

3.操作步骤

（1）1 000 r/min,4 ℃,离心 10 分钟收集巨噬细胞,RPMI-5 重悬细胞至 10^6/mL。

（2）取 100 μL 细胞悬液(10^5 个巨噬细胞)加至反应板微孔,每份标本做 4 孔,准备 2 块反应板做平行实验,一块为 T-0 板,每份标本做 2 孔;另一块为 T-90 板,每份标本做 2 孔。每孔加 10 μL 菌液(用 BSS 配成 10^7/mL),将反应板置 37 ℃,10% 的 CO_2 培养箱 20 分钟,促进吞噬。细菌与细胞之比大约为 1:1。

(3)反应板于 1 000 r/min,4 ℃离心 5 分钟,小心弃去上清液(除去细胞外细菌),保留细胞成分。

(4)标本孔及 4 个空白孔中加入 RPMI-5,100 μL/孔,反应板于 1 000 r/min,4 ℃离心10 分钟。

(5)T-0 板孔中加 20 μL 皂苷,室温反应 1 分钟,溶解细胞释放细菌,每孔加 100 μL 胰蛋白胨磷酸盐肉汤,于 4 ℃保存反应板。

(6)T-90 板置 37 ℃、10%的 CO_2 培养箱 90 分钟,进行杀菌反应或促进细菌生长,90 分钟后移出反应板,重复步骤5。

(7)将 T-0 和 T-90 板置 37 ℃、10%的 CO_2 培养箱孵育 4 小时,促使存活的细菌生长。

(8)加 5 mg/mL 的 MTT/PBS 溶液 15 μL,37 ℃、10%的 CO_2 培养箱孵育 20 分钟,每孔加1 mol/L 的 HCl 10 μL 终止反应,在酶联仪上测定 570 nm 吸光度值。

(9)建立标准曲线 用已知含量的细菌与 MTT 反应,在微孔板中测定相应孔的吸光度值。通过标准曲线将 T-0 板和 T-90 板孔中的吸光度值换算成细菌数量(cfu)。90 分钟板细菌数量比 0 点板有明显降低者(≥0.2 logs),说明产生了杀菌效果。

二、T 淋巴细胞功能测定

(一)接触性超敏反应

1.原理

接触性超敏反应试验是一种简单可靠的检测体内细胞免疫功能的方法。将小鼠腹部皮肤接触有机或无机半抗原分子,皮肤表面抗原提呈细胞:Langerhans(朗格汉斯)细胞受半抗原化学修饰后迁移至外周局部淋巴结。若小鼠第二次接触该半抗原,半抗原与 Langerhans 细胞的 MHCⅡ类分子结合,刺激组织中 T 淋巴细胞活化并分泌多种细胞因子,导致局部组织的炎症反应。

2.材料

(1)6~12 周无病原雌性小鼠。

(2)70 g/L2,4,6-三硝基氯苯(TNCB):溶于 4:1(V/V)丙酮/橄榄油。

(3)10 g/L 的 TNCB:溶于 9:1(V/V)丙酮/橄榄油。

(4)厚度刻度测量仪:可测范围 0.01~12.5 mm。

3.操作步骤

(1)小鼠腹部皮肤除毛。

(2)于小鼠腹部皮肤滴加 70 g/L 的 TNCB 溶液 100 μL 致敏。

(3)固定小鼠 3~5 秒,使表面溶剂挥发。

(4)6 天后测量小鼠右耳耳郭厚度基数。

(5)测量后,立即在右耳两侧表面滴加 10 g/L 的 TNCB 10 μL(共 20 μL)进行攻击。未致敏小鼠右耳在测定耳郭厚度基数后两侧表面也滴加 TNCB 作为对照,以排除化学刺激造成的耳郭非特异性水肿。

(6)24 小时后测量实验组和对照组小鼠右耳耳郭厚度。

(7)计算耳郭厚度变化(△T):△T=攻击后 24 小时耳郭厚度×耳郭厚度基数。

(二)移植物抗宿主反应

1.原理

移植物抗宿主反应(GVHD)是将具有免疫功能的供体细胞移植给不成熟、免疫抑制或免疫耐受的个体,因此,供体细胞识别宿主(受体)并对宿主(受体)抗原发生反应,而宿主不对供体细胞发生反应。在 GVHD 中,供体的淋巴细胞通过 T 细胞受体(TCR)与宿主的"异体"抗原相互作用而活化,释放淋巴因子,引起 T 细胞活化,脾大,甚至机体死亡等多种效应。

2.材料

(1)供体动物

遗传背景明确的纯系小鼠或大鼠。

(2)受体动物

同种异体新生鼠,同种异体照射鼠,或 F1 杂交鼠。

3.操作步骤

(1)在供体细胞移植前 2~6 小时照射受体动物。有必要做预实验确定合适的放射剂量。

(2)处死供体鼠,分离鼠脾、淋巴结和/或股骨和胫骨骨髓细胞。

(3)制备脾、淋巴结和骨髓细胞单个细胞悬液。调整细胞浓度至 $5 \times 10^5 \sim 1 \times 10^8$ 细胞/mL。选择合适的细胞浓度。

(4)往成年受体鼠尾静脉中注射 0.5~1.0 mL 供体细胞,新生鼠腹腔注射 0.05~0.1 mL 供体细胞。当细胞浓度较高时,为防止形成栓塞,在注射细胞前 10~20 分钟,在鼠腹腔注射 0.05 mL 50 USP 单位肝素。

(5)GVHD 检测:受体动物为非照射同种异体新生鼠时,以脾增大指标来判断新生鼠腹腔注射供体淋巴细胞后的 GVHD 反应。注射后 10~12 天处死小鼠,称体重,取出脾并称重。按下式计算脾指数。

$$脾指数 = (实验组脾重/体重的均值)/(对照组脾重/体重的均值)$$

脾指数≥1.3 说明存在 GVHD。

若受体动物为照射同种异体鼠或 F1 鼠,每天记录注射细胞后的动物死亡情况。以动物存活数对实验天数作图,比较实验组和对照组的平均存活时间。

(三)T 细胞增殖功能

1.有丝分裂原诱导的 PBMC 增殖

(1)原理:此法用于测定 PBMC 受到不同浓度的有丝分裂原植物血凝素(PHA)刺激后发生的增殖反应。PHA 主要刺激 T 细胞的增殖。也可使用其他可以和 T 细胞抗原受体和其他表面结构相结合的多克隆刺激物(表 14-3)。

表 14-3　淋巴细胞增殖的活化信号

细胞类型	活化靶物质	激活剂
T 细胞	TCR	特异性抗原
	TCR-α,TCR-β	Anti-TCR MAb
		Anti-CD3
		PHA
	CD2	Anti-CD2 化合物

续表

细胞类型	活化靶物质	激活剂
		PHA
	CD28	Anti-CD28 MAb
B 细胞	SmIg	Anti-IgM
		SAC
	CD20	CD20 MAb
	CR2 病毒受体	BBV
	BCGF 受体	BCGF
B 和 T 细胞	离子通道	A23187 离子载体
		离子霉素 ionomycin
	蛋白激酶 C	佛波醇酯
	CD25(IL-2Rβ 链)	IL-2
	IL-4 受体	IL-4

注:BCGF:B 细胞生长因子;EBV:EB 病毒;Ig:免疫球蛋白;IL:白细胞介素;MAb:单克隆抗体;PHA:植物血凝素;SAC:金黄色葡萄球菌 Cowan I;TCR:T 细胞抗原受体

(2)材料 PBMC 悬液。完全 RPMI-1640 培养液。含 100 $\mu g/mL$ 的 PHA 的完全 RPMI-1640 培养液(分装保存于 20 ℃)。带盖的 96 孔圆底细胞培养板。

(3)操作步骤具体如下。

1)用完全 RPMI-1640 培养液调 PBMC 数至 $1\times10^6/mL$。

2)将细胞悬液混匀后加入 96 孔板中,每孔 100 $\mu L(1\times10^5/$孔)。每实验组设 3 复孔,另设不加有丝分裂原的对照孔作为本底对照。

3)将 100 $\mu g/mL$ 的 PHA 溶液做 1:10、1:20、1:40 稀释,1~3 列加 100 μL 完全 RPMI-1640 培养液(本底对照);4~6 列加 1:40 的 PHA 100 μL(最终浓度 2.5 $\mu g/mL$);7~9 列加 1:20 的 PHA 100 μL(最终浓度 5 $\mu g/mL$),10~12 列加 1:10 的 PHA 100 μL(最终浓度 10 $\mu g/mL$)。

4)37 ℃,5% CO_2 温箱中孵育 3 天。结束培养前 6~18 小时每孔加入 0.5~1.0 μCi [^{3}H]胸腺嘧啶。

5)用自动细胞收集器收集细胞,溶解细胞,将 DNA 转移至滤纸上,冲洗除去未掺入的[^{3}H]胸腺嘧啶。用无水乙醇洗涤滤纸使其干燥。将滤纸移入闪烁管内。

6)在闪烁仪上计算每孔 cpm 值。

2.一步法混合淋巴细胞反应

(1)原理:反应性 T 细胞受到刺激细胞(同种异体淋巴细胞)表面主要组织相容性复合体(MHC)抗原的刺激发生增殖反应。刺激细胞本身的增殖反应可通过放射线照射或经丝裂霉素 C 处理而被抑制。本法常用于鉴定组织相容性。

(2)材料:含 10% 人 AB 型血清的完全 RPMI 培养液(RPMI-10AB),56 ℃加热灭活 1 小时。反应细胞:脾、淋巴结、胸腺的淋巴细胞或纯化的 T 细胞、T 细胞亚群。同种异体刺激细胞悬液(PMBC)。自体刺激细胞悬液(PMBC)。0.5 mg/mL 丝裂霉素 C,溶于完全 RPMI-10AB(避光保存)。

(3)操作步骤具体如下。

1)用完全 RPMI-10AB 调整 PBMC 浓度至 1×10^6/mL。

2)用丝裂霉素 C 或照射处理同种异体刺激细胞和自体刺激细胞(用于对照)以抑制其增殖反应。加入 0.5 mg/mL 丝裂霉素 C 使终浓度为 25 μg/mL,在 37 ℃,5%CO_2 温箱中避光孵育 30 分钟,用完全RPMI-10AB洗细胞 3 次以上,用于除去剩余的丝裂霉素 C。或者将细胞置于照射仪中用 2 000 拉德(rad)照射。调整细胞浓度至 1×10^6/mL。

3)每孔加入反应细胞 100 μL,设 3 复孔。

4)在相应孔内加入 100 μL 经照射或丝裂霉素 C 处理的同种异体或自体刺激细胞。空白对照孔加 100 μL 完全 RPMI-10AB。

5)在 37 ℃,5%CO_2 温箱中孵育 5~7 天。

6)加入[³H]胸腺嘧啶,继续培养 18 小时,收获细胞并计算每孔 cpm 值。

3.自体混合淋巴细胞反应

(1)原理:自体混合淋巴细胞反应的原理和操作步骤基本同上。但需将刺激细胞换成自体非 T 细胞,含 10% 人 AB 血清的完全 RPMI 培养液(RPMI-10AB)换成含 10% 同源血清的完全 RPMI 培养液。

(2)材料:反应细胞悬液(自体 T 细胞)。含 10% 自体血清的完全 RPMI 1640 培养液,56 ℃ 加热灭活 1 小时。刺激细胞悬液(自体非 T 细胞)。自体 PBMC 悬液。

(3)操作步骤具体如下。

1)用含 10% 自体血清的完全 RPMI 培养液将反应细胞调整浓度为 1×10^6/mL。

2)用 2 000 拉德照射非 T 刺激细胞和自体 PBMC(用于对照)或用丝裂霉素 C 处理(方法同一步法)。用含 10% 自体血清的完全 RPMI 1640 培养液清洗细胞。重新调整浓度为 1×10^6/mL。

3)每孔加入反应细胞 100 μL,设 3 复孔。

4)在相应孔内加入经照射或经丝裂霉素 C 处理的刺激细胞 100 μL。空白对照孔加 100 μL 含 10% 自体血清的完全 RPMI 1640 培养液。

5)在 37 ℃,5%CO_2 温箱中孵育 7 天。

6)加入[³H]胸腺嘧啶,继续培养 18 小时,收获细胞并计算每孔 cpm 值。

4.抗原诱导的 T 细胞增殖

(1)原理:本法用于测定 T 细胞对特异性抗原(如破伤风类毒素)刺激的增殖反应,也可用于测定 T 细胞对任何蛋白质或多糖抗原的增殖反应。

(2)材料:T 细胞悬液。自体抗原提呈细胞悬液(非 T 细胞)。破伤风类毒素溶液。

(3)操作步骤具体如下。

1)用完全 RPMI-10AB 调整 T 细胞浓度至 1×10^6/mL。

2)丝裂霉素 C 处理抗原提呈细胞(或用 2 500 拉德照射)(同一步法)。调整抗原提呈细胞浓度至 2×10^5/mL。

3)每孔加 T 细胞悬液 100 μL 和抗原提呈细胞悬液 50 μL;混匀。

4)加破伤风类毒素溶液 50 μL 使其终浓度分别为 0、1、5、10 和 20 μg/mL。每种浓度准备 3 复孔。

5)在 37 ℃,5% CO_2 温箱中孵育 6 天。

6)加入[³H]胸腺嘧啶,继续培养 18 小时,收获细胞并计算每孔 cpm 值。

(四)人 T 淋巴细胞细胞毒功能的检测

细胞毒性 T 细胞(CTL)通过识别细胞表面抗原杀伤靶细胞,主要由 $CD8^+$ 细胞组成,也包括少数具有 CTL 作用的 $CD4^+$ CTL。CTL 具有杀伤细胞内微生物(病毒、胞内寄生菌等)感染靶细胞、肿瘤细胞等的效应,在抗肿瘤、抗病毒及抗移植物等免疫反应中发挥重要作用。淋巴细胞介导的细胞毒性(lymphocyte mediated cytotoxicity,LMC)是细胞毒性 T 细胞(CTL)的特性,它是评价机体细胞免疫功能的一种常用指标,特别是测定肿瘤患者 CTL 杀伤肿瘤细胞的能力,常作为判断预后和观察疗效的指标之一。T 细胞前体在辅佐细胞和 Th 细胞产物(IL-2)的存在下,经特异性抗原刺激产生 CTL。选用适当的靶细胞,常用可传代的已建株的人肿瘤细胞如人肝癌、食管癌、胃癌等细胞株,经培养后制成单个细胞悬液,按一定比例与受检的淋巴细胞混合,共育一定时间,观察肿瘤细胞被杀伤情况,一般采用 ^{51}Cr 释放法。肿瘤细胞首先被 ^{51}Cr 短暂标记,洗后与效应 CTL 混合后共同培养,数分钟至数小时后,靶细胞开始裂解,胞浆内 ^{51}Cr 标记的蛋白释放出来,计算被杀伤靶细胞释放入培养上清液的 ^{51}Cr,通过与对照组 ^{51}Cr 的释放比较,来判断T 细胞的细胞毒活性。

1.抗 CD3 介导的细胞毒性实验(^{51}Cr 释放试验)

(1)原理:人类 T 淋巴细胞细胞毒功能的体外检测可以通过使用抗 CD3 抗体或特异性抗原刺激前 CTL 向效应 CTL 分化来完成。以下以抗 CD3 介导的细胞毒性实验为主,介绍人 T 淋巴细胞细胞毒功能的体外检测方法。前 CTL 在抗 CD3 抗体或分泌抗 CD3 抗体的杂交瘤细胞刺激诱导下产生 CTL 活性。抗 CD3 抗体与 T 效应细胞群和带有 Fc 受体的 ^{51}Cr 标记的靶细胞共育;或者 T 效应细胞群直接与 ^{51}Cr 标记的膜表面表达抗 CD3 抗体的杂交瘤细胞(OKT3)共育,抗 CD3 抗体与 T 效应细胞上 TCR 复合体结合,并通过 Fc 受体与靶细胞结合,从而导致 ^{51}Cr 标记的靶细胞溶解;^{51}Cr 标记的 OKT3 则直接通过膜表面表达抗 CD3 抗体与 TCR 复合体结合,充当靶细胞和刺激原的双重作用。CTL 的溶细胞活性可通过检测由靶细胞释放入培养上清液中的 ^{51}Cr 来获得。

(2)材料具体如下。

1)靶细胞:EB 病毒转化的 B 淋巴母细胞样细胞。

2)T 效应细胞群:T 效应细胞通常来自 PBMC、T 细胞或 T 细胞亚群。由于 PBMC 中含有NK 细胞,可能引起非抗 CD3 介导(非 T 细胞)的靶细胞溶解,所以通常采用 T 细胞或 T 细胞亚群作为 T 效应细胞。如果用 PBMC,则必须设立无抗 CD3 抗体刺激的对照组。

3)1 mCi/mL 的 $Na_2[^{51}Cr]O_4$(^{51}Cr≥300 mCi/mg)。

4)完全 RPMI-5 培养基。

5)抗 CD3 抗体或分泌抗 CD3 抗体的杂交瘤细胞(OKT3)。

6)2%(v/v)TritonX-100。

7)24 孔平底细胞培养板。

8)含有 H-1 000B 型转子的 Sorvall 离心机。

9)台盼蓝拒染法所需的试剂和仪器。

(3)操作步骤具体如下。

1)用 100 μCi,^{51}Cr 对 EB 病毒转化的 B 淋巴母细胞或 OKT3 杂交瘤细胞(当 OKT3 杂交瘤

细胞同时作为刺激原时)进行放射标记。方法如下:吸取 5×10^5 个 B 细胞到含 1.9 mL 完全 RP-MI-5 培养基的 24 孔板孔中,每孔加入 0.1 mL ^{51}Cr,37 ℃,5％CO_2 温箱中孵育 18～24 小时。

2)收集放射标记的 B 细胞,用 10 mL 完全 PRMI-5 于室温下洗涤。

3)用台盼蓝拒染法计数活细胞。用完全 RPMI-5 调节细胞浓度至每 50 μL 含 5×10^3 个细胞(1×10^5/mL)。

4)用完全 RPMI-5 将效应 T 细胞作倍比稀释,初始浓度为 1×10^5/100 μL,至少稀释 4 个浓度。达到 20:1 的效/靶比。

5)用完全 RPMI-5 稀释抗 CD3 抗体,从 4 μg/mL 开始,至少准备 5 个 4 倍稀释的浓度。

6)将效应细胞、靶细胞和抗 CD3 抗体加入 96 孔反应板微孔,做 3 个复孔。具体操作如下:每孔依次加入放射标记的靶细胞 50 μL、不同稀释度的抗 CD3 抗体 50 μL、不同浓度的效应细胞 100 μL;当用 OKT3 杂交瘤细胞时,每孔加 OKT3 细胞 100 μL(5×10^3/孔)和效应 T 细胞 100 μL。同时设立仅有靶细胞(无抗体和效应细胞)的对照孔(自发释放量)。在另一块 96 微孔板中,设立仅含 5×10^3 放射性靶细胞和 150 μL 的 2％TritonX-100 的对照孔(最大释放量)。除此之外,还应设立靶细胞和效应细胞(无抗体)的孔测量 NK 细胞的活性。

7)将反应板于 100 r/min 离心 2 分钟,置 37 ℃,5％CO_2 孵育 4 小时。

8)将反应板于 800 r/min 离心 5 分钟,从每孔吸出 100 μL 上清液,用 γ 计数器计算每个上清液样本的 cpm 值。

9)依下列公式计算结果。

特异性溶解率＝100×(实验组^{51}Cr 释放量 51Cr 自发释放量)/(^{51}Cr 最大释放量^{51}Cr 自发释放量)

其中自发释放量＝对照孔 cpm;实验组释放量＝实验孔 cpm;最大释放量＝含 Triton 孔 cpm。其中自发释放量应该是≤最大释放量的 25％。

2.钙荧光素释放试验

(1)原理:钙荧光素(calcein)为钙螯合剂,与钙结合后可发出强烈荧光。钙荧光素释放试验是一种替代^{51}Cr 释放试验的非放射性试验。该法用荧光标志物(钙荧光素)代替^{51}Cr 标记靶细胞,将钙荧光素标记靶细胞与效应 T 细胞(CTL)按一定的效/靶比(E/T)混合,孵育一定时间后,CTL 发挥溶解靶细胞活性,通过计算细胞上清液中被释放的钙荧光素量来计算 CTL 活性。计算方法类似于^{51}Cr 释放实验。钙荧光素释放试验除用于 CTL,也可用于 NK 细胞和淋巴因子活化的杀伤细胞(LAK)活性的检测。

(2)材料具体如下。

1)HBSSF:含 5％FCS 的无酚红、Ca^{2+} 或 Mg^{2+} 的 Hanks 平衡盐溶液(HBSS)。

2)1 mg/mL 抗原储存液或传染性病原体(如流感病毒):用于致敏靶细胞。

3)Calcein-AM(作为分子探针):用 DMSO 配成 2.5 mmol/L。

4)效应 CTL:特异性靶抗原致敏的 CTL,无关抗原致敏的 CTL 作为对照组。

5)溶解缓冲液:50 mmol/L 硼酸钠/0.1％(v/v)TritonX-100,pH 为 9.0。

6)15 mL 锥形离心管。

7)带 H-1 000B 转子的 Sorvall 离心机。

8)96 孔圆底微孔反应板。

9)自动荧光检测系统。

（3）操作步骤具体如下。

1）用 HBSSF 配制 EB 病毒转化的 B 淋巴母细胞样细胞的单细胞悬液或培养的肿瘤细胞单细胞悬液。必须安排好实验步骤以保证效应细胞与靶细胞在同一时间准备好，因此，抗原特异性效应 CTL 必须和靶细胞同时制备；另外，在洗涤和标记靶细胞的同时，应进行效应细胞的洗涤和稀释。

2）用台盼蓝拒染法确定细胞活率。靶细胞活率应 $>80\%$。

3）将细胞转移至 15 mL 尖底离心管，于室温 1 000 r/min 离心 10 分钟，弃上清液；用 HBSSF 重悬细胞，再离心一次；弃上清液。

4）用 HBSSF 重悬细胞，配成浓度为 1×10^6/mL。加入 1 mg/mL 抗原储存液时抗原最终浓度为 0.000 1~100 μg/mL。置 37 ℃，室内空气（不含 CO_2）中孵育 90 分钟。

5）洗细胞 2 次，用 HBSSF 重悬细胞使其浓度为 1×10^6/mL。

6）加入 10 mL 的 2.5 mmol/L 的 Calcein-AM（使其终浓度为 25 μmol/L）。置 37 ℃，室内空气（不含 CO_2）中孵育 30 分钟。

7）洗细胞 2 次，重悬细胞至 1.5×10^5/mL，然后立即进入步骤 11）。

8）准备特异性靶抗原致敏效应 CTL 的单细胞悬液，计算细胞活率，洗涤细胞后用 HBSSF 重悬细胞至浓度为 1.5×10^6/mL。用相同方式同时准备好对照组（无关抗原致敏的 CTL）。

9）用 HBSSF 做 3 倍连续稀释待测的和对照的效应细胞（初始浓度为 1.5×10^6/mL）。

10）在第 9）步中准备好的每个效应细胞稀释液中吸取 100 μL，加入 96 孔反应板孔中，每份做 3 个复孔；同时设立含 100 μL 的 HBSSF 和 100 μL 溶解缓冲液的对照孔，也做 3 个复孔。立即进入步骤 11）。

11）取步骤 7）中的 Calcein-AM 标记靶细胞悬液 100 μL 至步骤 10）中各孔（最终为每孔 200 μL）。含靶细胞和效应细胞的孔用于测定 CTL 活性；含标记靶细胞和 HBSSF 的孔测定自发性钙释放量；含标记靶细胞和溶解液的孔测定最大钙释放量。

12）反应板于室温 1 000 r/min 离心 30 秒，以促进效应细胞和靶细胞的接触，置 37 ℃，室内空气（不含 CO_2）中孵育 2~3 小时。此后的所有步骤均可在有菌的条件下进行。

13）反应板于室温 2 000 r/min 离心 5 分钟。取出各孔全部上清液。

14）加 200 μL 溶解缓冲液至每孔细胞沉淀中，室温下反应 15 分钟，溶解细胞。

15）用含有 485/20 激发波长和 530/25 发射波长的自动荧光检测系统测定每孔产生的钙荧光强度。

16）计算三孔的平均荧光值，以求出各个浓度效应细胞的溶细胞百分比。

三、B 淋巴细胞功能测定

（一）ELISA 法检测 B 细胞合成多克隆免疫球蛋白

1.原理

B 细胞经多克隆刺激物（表 14-4）包括有丝分裂原、抗体、EB 病毒（EBV）或淋巴因子等的诱导，可合成并分泌抗体。

表 14-4 多克隆抗体产生的刺激物

细胞类型	刺激物	应用
PBMC 或 T 细胞＋B 细胞	PWM	T 细胞依赖的 B 细胞激活
由 PWM 刺激后的 PBMC 中分离的 B 细胞	PWM	需要加 IL-2 到 B 细胞;用于确定外源细胞或细胞因子的调节作用
纯 B 细胞或扁桃体 B 细胞	SAC＋IL-2	用于研究细胞的调节作用和无 T 细胞存在时的影响因素
	抗 IgM 抗体＋T 细胞上清液	用于研究无 T 细胞直接接触时加入的外源细胞的作用,或 T 细胞上清液的调节激活作用
PBMC 或 B 细胞	EBV	用于研究 B 细胞产生 Ig 和 EBV 诱导的增殖和分化功能

注:EBV:EB病毒;PBMC:外周血单个核细胞;PWM:美洲商陆分裂原;SAC:葡萄球菌 CowanI.

用 ELISA 法可对细胞培养上清液中 B 细胞合成的免疫球蛋白进行定量检测。由于循环和组织中的 B 细胞存在多种亚型,因此,应根据特定的实验目的来选择培养的淋巴细胞亚类,以及使用的刺激分子。

2.材料

(1)PBMC 悬液。

(2)完全 RPMI-5 和 RPMI-10 培养液。

(3)PWM 溶液:用 RPMI-10 做 1：10 稀释,储存于 20 ℃。

(4)第一(捕获)抗体:10 μg/mL 羊抗人 IgM,IgG,或 IgA,溶于包被液中。

(5)洗涤液:0.05％(v/v)吐温 20,溶于 PBS。

(6)封闭液:50 g/LBSA 溶于洗液中,过滤除菌后贮存于 4 ℃。

(7)免疫球蛋白标准液。

(8)稀释液:10 g/L 的 BSA 溶于洗液中,过滤除菌后贮存于 4 ℃。

(9)第二抗体:亲和纯化的、Fc 特异的、碱性磷酸酶标记羊抗人 IgM,IgG 或 IgA 抗体。

(10)1 mg/mL p-磷酸硝基苯基二乙酯,溶于底物缓冲液。

(11)3 mol/L 的 NaOH。

(12)96 孔平底微孔培养板。

(13)96 孔 ELISA 板。

(14)多孔扫描分光光度计。

3.操作步骤

(1)有丝分裂原刺激诱导。

1)用完全 RPMI-5 洗 PBMC,以除去外源性免疫球蛋白。

2)用完全 RPMI-10 调整细胞数至 5×10^5/mL。每孔加入 0.2 mL 细胞悬液(1×10^5 个细胞)。实验均设复孔。设立只加细胞而不加刺激物的对照孔。

3)加 PWM 溶液刺激细胞。

4)置 37 ℃,5％的 CO_2 温箱中培养。

5)收集用于分析或 ELIspot 检测的细胞,或悬浮培养的细胞用于 ELISA 分析。

（2）ELISA 分析

1）加 10 μg/mL 一抗 100 μL 于 96 孔 ELISA 板孔内，37 ℃孵育 2 小时（或 4 ℃过夜）。

2）洗板 5 次。

3）每孔加封闭液 200 μL，封闭非结合位点。室温孵育 1 小时，洗板 5 次。

4）每孔加 100 μL 免疫球蛋白标准液或细胞培养上清液（用稀释液稀释至合适的浓度），室温下孵育 2 小时（或 4 ℃过夜），测定未受刺激的单个核细胞培养液上清液中的免疫球蛋白时，上清液不必稀释。经有丝分裂原刺激培养的上清液，需要 1：10 或更多倍稀释。

5）洗板 5 次。

6）每孔加入 100 μL 碱性磷酸酶标记的羊抗人 IgM，IgG 或 IgA 抗体（二抗）。室温孵育 2 小时或 4 ℃过夜。

7）洗板 5 次。每孔加含 1 mg/mL p-磷酸硝基苯基二乙酯的底物缓冲液 100 μL。

8）用多孔扫描分光光度计于 405～410 nm 读吸光度值。根据标准曲线计算免疫球蛋白的含量。

（二）反相溶血空斑试验

1.原理

空斑形成试验是检测抗体形成细胞功能的经典方法。最初是采用溶血空斑形成试验，其原理是用绵羊红细胞（SRBC）免疫小鼠，4 天后取出脾细胞，加入 SRBC 及补体，混合在融化温热的琼脂凝胶中，浇在平皿内或玻片上，使成一薄层，置 37 ℃温育。由于脾细胞内的抗体生成细胞可释放抗 SRBC 抗体，使其周围的 SRBC 致敏，在补体参与下导致 SRBC 溶血，形成一个肉眼可见的圆形透明溶血区而成为溶血空斑（plaque）。每一个空斑表示一个抗体形成细胞，空斑大小表示抗体生成细胞产生抗体量的多少。这种直接法所测细胞为 IgM 生成细胞。IgG 生成细胞的检测可用间接检测法，即在小鼠脾细胞和 SRBC 混合时，再加抗鼠 Ig 抗体（如兔抗鼠 Ig），使抗体生成细胞所产生的 IgG 或 IgA 与抗 Ig 抗体结合成复合物，此时能活化补体导致溶血，称间接空斑试验。上述直接和间接溶血空斑形成试验都只能检测抗红细胞抗体的产生细胞，而且需要事先免疫，若要检测由其他抗原诱导的抗体，则需将 SRBC 用该特异性抗原包被，方可检查对该抗原特异的抗体产生细胞。它的应用范围较广，也分直接法和间接法，分别检测 IgM 生成细胞和 IgG 生成细胞。

目前常用 SPA 包被 SRBC 溶血空斑试验检测抗体生成细胞。SPA 能与人及多种哺乳动物 IgG 的 Fc 段结合，利用这一特性，首先将 SPA 包被 SRBC，然后进行溶血空斑测定，可提高敏感度和应用范围。测试系统中加入抗人 Ig 抗体，可与受检 B 细胞产生的 Ig 结合形成复合物，复合物上的 Fc 段可与连接在 SRBC 上的 SPA 结合，同时激活补体，使 SRBC 溶解形成空斑。此法可用于检测人类外周血中的 IgG 产生细胞，与抗体的特异性无关。用抗 IgA、IgG 或 IgM 抗体包被 SRBC，可测定相应免疫球蛋白的产生细胞，这种试验称为反相溶血空斑形成试验，可用于测定药物和手术等因素对体液免疫功能的影响，或评价免疫治疗或免疫重建后机体产生抗体的功能。以下主要介绍 SPA-SRBC 反相溶血空斑试验的操作过程。基本方案分为三个阶段。首先，用 SPA 致敏 SR-BC，制备豚鼠补体和抗 Ig 抗体；第二步，待测标本与致敏 SR-BC、补体和抗体共同孵育；最后，计数形成的溶血空斑数。

2.材料

（1）1：2 SRBC/Alsevers 液体。

(2)普通盐溶液。

(3)金黄色葡萄球菌 A 蛋白(SPA)。

(4)氯化铬(CrCl₃)。

(5)平衡盐溶液。

(6)冷磷酸盐缓冲液(PBS)。

(7)补体:溶于稀释液中。

(8)兔抗 Ig 抗体,56 ℃热灭活 30 分钟。

(9)清洗液:含以下成分的平衡盐溶液。5％FCS(56 ℃热灭活 30 分钟),25 mmol/L 的 HEPES 缓冲液,5 μg/mL 庆大霉素,使用前 1 小时除去气泡。

(10)固体石蜡。

(11)纯凡士林油。

(12)50 mL 和 15 mL 锥形管。

(13)离心机。

(14)30 ℃水温箱。

(15)4 ℃冰浴箱。

(16)96 孔圆底微孔板。

(17)溶斑容器。

(18)套色拼隔版显微镜或半自动空斑计数器。

3.操作步骤

(1)SPA 致敏 SRBC。

1)加 1∶2 的 SRBC/Alsevers 液体 200 μL 至 50 mL 离心管中,加入普通盐溶液洗涤 SRBC,室温下于 1 200 r/min 离心 10 分钟。吸去上清液。用普通盐溶液反复洗涤 3 遍。

2)将细胞团转移到 15 mL 的离心管中,室温下于 1 800 r/min 离心 10 分钟。吸去 SRBC 细胞团顶部的棕黄层。保留压紧的 SRBC 细胞团。

3)将 5 mg 的 SPA 溶于 5 mL 盐溶液中;将 33 mg 的 CrCl₃ 置于离心管中,在细胞致敏前加 5 mL 盐溶液溶解。配制后 10 分钟以内使用。

4)将以下物质加至 50 mL 离心管中:普通盐溶液 10.4 mL,CrCl₃ 溶液 0.1 mL,SPA 溶液 0.5 mL,洗涤沉淀的 SRBC 1.0 mL,盖好试管盖,轻轻旋转混匀,在 30 ℃水浴箱(严格 30 ℃)中孵育 1 小时,在孵育过程中轻旋试管 3 次。

5)试管中加入室温普通盐溶液,1 200 r/min 室温离心 10 分钟,弃上清液。

6)如上法用普通盐溶液再洗涤一遍,用平衡盐溶液清洗第三遍。收集 SPA 致敏的 SRBC 于 50 mL 的锥形管中,加满平衡盐溶液,4 ℃保存不能超过 1 周。

7)致敏 SRBC 使用前于室温下 1 200 r/min 离心 15 分钟,弃去上清液。加 1 mL 平衡盐溶液到 2 mL SPA 致敏的 SR-BC 中。

(2)准备补体和抗血清。

1)用冷 PBS 洗 15 mL 羊血 3 次,每次于 4 ℃,1 200 r/min 离心 10 分钟,弃上清液。第 4 次向管中加入冷 PBS,1 800 r/min,4 ℃离心沉积 SRBC,弃去上清液。

2)用稀释液稀释补体,置于冰浴。

3)用 SRBC 吸收补体。将 1 体积的洗涤沉积 SRBC 和 4 体积的豚鼠补体混合以吸附补体,在 4 ℃冰水浴中孵育 2 小时。

4)4 ℃,1 800 r/min 离心 10 分钟。弃去上清液。因补体对热不稳定,操作过程均需在 4 ℃进行。分装 2 mL 储存于 20 ℃。

5)用 SRBC 吸收抗体。将 1 体积的洗涤沉积 SRBC 和 2 体积的热灭活兔抗人 Ig 抗体混合以吸附抗体,在 4 ℃冰水浴中孵育 2 小时。

6)离心并分装。

7)确定试验中每批补体和抗血清最佳稀释度。选择产生溶斑数量最多最明显的最大稀释度。

8)准备溶斑试验的细胞悬液。用于溶斑试验的细胞包括培养的单个核细胞/淋巴细胞或来自血液、扁桃体或脾的新鲜细胞。清洗细胞,室温 1 800 r/min 离心 5 分钟或 1 200 r/min 离心 10 分钟。弃上清液,混匀标本;重复清洗 3 次。最后一次清洗后,用适当体积的清洗液重悬细胞。最终体积取决于细胞悬液中分泌 Ig 的细胞数量。

(3)溶斑过程及空斑计数。

1)将 2 体积固体石蜡和 1 体积凡士林油置于大烧杯中,低温加热使其逐渐融化,混匀。

2)准备溶斑混合液,将等体积的 SPA 致敏 SRBC、抗血清和补体混合于离心管中。盖紧试管盖轻轻混匀。

3)吸溶斑混合液到微孔板孔内,每孔 75 μL。

4)取 125 μL 待测细胞悬液至含有 75 μL 溶斑混合液的微孔内,避免气泡产生,用吸管混合 5~6 次,将混合物吸入吸样管尖端。将尖端靠近打开的溶斑容器,将混合液加入容器中直到加满为止。每孔大约可盛 50 μL。每个标本做复孔。

5)用装有温热的蜡-凡士林油混合物的巴斯德玻璃管密封溶斑容器。

6)叠放溶斑容器。将 96 孔板盖上盖板以防止水蒸气落入。37 ℃孵育 3~5 小时。

7)使用套色拼隔版显微镜(10×放大倍数)或半自动空斑计数器计数全部溶斑数。

8)计算溶斑总数。求得初始检测标本和加入溶斑容器中标本的体积比。用这一系数乘以容器中的溶斑数量。例如,要确定在 1 mL 初始标本中分泌 Ig 细胞的总数,假设每一个溶斑容器约盛有 30 μL 来自初始的 1 mL 的培养物,即 3%。因此,在 1 mL 培养物中分泌 Ig 细胞的总数相当于将每个容器中溶斑的数量乘以系数 33.3。

(三)ELIspot **实验**

1.原理

酶联免疫斑点法(ELIspot)试验可用于检测生成特异性抗体的 B 细胞和生成特异性细胞因子的 T 细胞。检测生成特异性抗体的 B 细胞时,首先将特异性抗原包被固相微孔反应板,然后加入待测的抗体生成细胞,若该细胞分泌针对固相抗原的抗体,即可与固相抗原结合,再用酶标二抗和显色剂对相应抗体进行检测。在低倍镜下计数每孔中显色的酶点数,即抗体生成细胞数。该法也可用于检测特异性细胞因子生成 T 细胞。此外,ELIspot 双色分析可同时测定两种不同抗原刺激分泌的抗体并且为单个细胞分泌的抗体分子的定量提供可能性。本法可以用于测定组织中的单个抗体分泌细胞。

ELIspot 分析包括三个阶段:抗原包被固相支持物、孵育抗体分泌细胞、在抗体分泌细胞处测定抗原抗体复合物的形成。

2.材料

(1)包被抗原,溶于包被缓冲液。

(2)PBS。

(3)含 5％FCS(56 ℃,热灭活 30 分钟)的 PBS 或含 10 g/L BSA 的 PBS,即配即用。

(4)待测细胞,如 PBMC 或脾细胞。

(5)完全 IMDM-5 培养基。

(6)Tween/PBS:含 0.05％吐温 20 的 PBS。

(7)含 10 g/L BSA 的 PBS(BSA/PBS)。

(8)酶标记抗体。

(9)琼脂糖凝胶。琼脂糖/蒸馏水:12 mg 琼脂糖溶于 1 mL 水,于 46 ℃ 水浴融化并保存。琼脂糖/PBS:在微波炉中完全融化琼脂糖,加 PBS 至终浓度为 10 g/L。在水浴箱中将凝胶冷却至 46 ℃,并保存于 46 ℃。

(10)HRPO 缓冲液(50 mmol/L 醋酸盐缓冲液,pH 为 5.0),0.2 mol/L 乙酸(11.55 mL/L 冰醋酸)74 mL,0.2 mol/L 醋酸钠(27.2 g/L 三水乙酸钠)176 mL,加水至 1L,4 ℃保存 1 个月。终浓度为 15 mmol/L乙酸和 35 mmol/L 醋酸钠。

(11)凝胶底物。

1)HRPO 底物:1,4-p-苯二胺自由基(PPD)50 mg 溶解于 2 mL 甲醇中,使用前加入 30％ H_2O_2,50 μL 和取自 46 ℃水浴箱的琼脂糖/PBS 100 mL,充分混合后立即使用。PPD 与 HRPO 反应呈棕黑色斑点。最终浓度为 5 mmol/L PPD,2％甲醇和 0.000 15％H_2O_2。

2)碱性磷酸酶底物:将 5-溴-4-氯-3-氮磷酸盐(BCIP)底物和等体积的琼脂糖/蒸馏水混合。BCIP 和碱性磷酸酶的反应产生蓝色斑点。

(12)可溶性的底物(使用硝酸纤维素膜)。

1)HRPO 底物:3-氨基-9-乙烷基咔唑(AEC)20 mg 溶于 2.5 mL 二甲基甲酰胺(DMF),加 AEC/DMF 溶液 2.5 mL 至可溶性 HRPO 缓冲液 47.5 mL 中,边加边搅拌混匀。必要时用 0.45 μm滤纸过滤去除聚合体。使用前加入 30％的 H_2O_2,25 μL。终浓度为 38 mmol/L AEC,0.51 mol/L DMF,和 0.015％的 H_2O_2。

2)碱性磷酸酶底物:分别溶解 5-溴-4-氯-3-氮磷酸盐(BCIP)15 mg 于 1 mL 的 DMF 和 p-四唑氮蓝(NBT)30 mg 于 1 mL DMF,用 100 mL 0.1 mol/L $NaHCO_3$/1.0 mmol/L $MgCl_2$,pH 为 9.8混合 BCIP 和 NBT 溶液。终浓度为 0.4 mmol/L BCIP,2％(v/v)DMF 和 0.36 mmol/L NBT。BCIP 或 BCIP/NBT 的反应结果出现蓝色斑点。

(13)40～60 mm 直径的聚苯乙烯平皿或 6,24,48 或 96 孔聚苯乙烯微孔板或置于 96 孔微量稀释 HA 板的硝酸纤维素膜。

3.操作步骤

(1)抗原包被固相载体。

1)用溶于包被缓冲液中的抗原包被固相载体(有盖培养皿或多孔板)。4 ℃过夜或 37 ℃ 2 小时。包被板在 4 ℃ 可保存数周。

2)用 PBS 清洗平皿或多孔板 3 次。用 5％FCS/PBS 或 10 g/L BSA/PBS 封闭平皿上或孔中空余的结合位点,37 ℃ 30 分钟。

（2）抗体产生细胞培养。

1）轻轻倒出 FCS（或 BSA）/PBS 液体，将细胞混悬于完全 IMDM-5 培养基，稀释到适当的浓度（通常 $10^4 \sim 10^6$ 个细胞/mL），如使用培养皿，细胞容积为 $300 \sim 500~\mu L$；如使用 96 孔板，细胞容积为每孔 $100 \sim 200~\mu L$。

2）细胞于 37 ℃，5%～10% 的 CO_2 孵箱中孵育 3～4 小时。

（3）测定形成斑点的细胞。

1）加 2 mL 酶标记抗体至培养皿或每孔 50～100 μL 到 96 板孔，培养过程在抗原特异性的细胞处形成抗原抗体复合物。

2）室温孵育 2～3 小时或 4 ℃过夜。

3）从培养皿或每孔中轻轻移出上清液。如果使用凝胶底物，进行步骤（4）（聚苯乙烯器皿使用单色分析），如果使用可溶性底物时进行步骤（5）（硝化纤维素膜使用单或双色分析）。

4）使用聚苯乙烯平皿：加 2 mL 凝胶底物到平皿中或 5 μL/孔到 96 孔板孔中。在凝胶凝固前，用手指快速轻弹培养皿或 96 孔板除去过量的 HRPO 底物。将培养皿置于室温下直到凝胶凝固（2～5 分钟）。根据使用的底物类别不同，在 5～10 分钟后可看到蓝色或棕黑色的斑点。

5）使用硝酸纤维素膜反应板：如果是单一呈色反应，加 50 μL/孔可溶性底物至 96 孔硝酸纤维素膜板；对于双色反应，按顺序加入 HRPO 底物和碱性磷酸酶底物（均为可溶性的），首先加碱性磷酸酶底物，放置 5～30 分钟使其显色（蓝色斑点），用 PBS 洗板后再加 HRPO 底物，静置 5 分钟显色（红色斑点），流水冲洗硝酸纤维素膜数秒。

6）在计数斑点形成细胞（SFC）之前，可保持酶促反应 2～24 小时，碱性磷酸酶反应则需要更长的时间，一般在计数前最好等 24 小时。计数斑点时使用 $10\times \sim 30\times$ 的放大倍数。

（侯敬侠）

第四节　免疫球蛋白测定

一、IgG、IgA、IgM

（一）概述

免疫球蛋白（immunoglobulin，Ig）是指具有抗体活性或化学结构与抗体相似的一类球蛋白，是参与体液免疫反应的主要物质。抗体是能与相应抗原发生特异性结合并具有多种免疫功能的球蛋白。抗体都是免疫球蛋白，但 Ig 并非都具有抗体活性。Ig 由浆细胞产生，广泛存在于血液、组织液和外分泌液中，约占血浆蛋白总量的 20%，也可以膜免疫球蛋白（SmIg）的形式存在于 B 细胞表面。

Ig 分子由 4 条肽链组成，两条相同的长链称为重链（heavy chain，H），由 450 个氨基酸残基组成，分子量 51 000～72 500；两条相同的短链称为轻链（light chain，L）由约 214 个氨基酸组成，分子量约 22 500。四条肽链通过链内和链间二硫键连接在一起。Ig 分子肽链的氨基端（N 端），在 L 链 1/2 和 H 链 1/4（α、γ、δ）或 1/5（μ、ε）处，氨基酸的种类和顺序随抗体特异性不同而变化，称为可变区（variable region，V 区）；肽链其余部分的氨基酸种类和排列顺序比较稳定，称为恒定区(constant region,C 区)。V 区与 C 区的分界线在第 114 位氨基酸,其前的 N 端为 V 区,第 115 位以后的羧基端(C 端)为 C 区。H 链和 L 链的 V 区和 C 区分别简写为 VH、CH 和 VL、CL。VH 和 VL 中某些部位的氨基酸变化更大,称为高变区(hypervariable region,HR)。H 链和 L 链的 V 区是 Ig 分子同抗原的结合区,并决定抗体同抗原结合的特异性。H 链有 4 个功能区,即 VH、CH1、CH2 和 CH3,IgM 及 IgE 的重链恒定区则多一个 CH4 功能区。CH1 区为 Ig 同种异型遗传标记部位。在 CH1 与 CH2 之间的区域称为铰链区,含较多的脯氨酸,短而柔软。当 Ig 与相应抗原结合后,铰链区构型改变,暴露出 CH2 区的补体结合位点,血清中补体 C_1q 结合至此进而激活补体系统。L 链有 2 个功能区,即 VL 和 CL。VL 中的高变区是与抗原结合的部位,CL 具有 Ig 同种异型遗传标记。

完整的 Ig 分子被蛋白酶水解时可裂解为不同的片段。以 IgG 分子为例,当用木瓜蛋白酶消化时,IgG 分子从铰链区的氨基端断裂,形成 3 个片段,即两个 Fab 段和一个 Fc 段。Fab 段分子量为 45 000,具有与抗原结合的活性,但只有一个抗原结合位点(单价),故不能与抗原反应形成可见的沉淀和凝集现象。Fc 是指可结晶的片段,分子量为 50 000,不具有抗体活性,但 Ig 分子的很多生物学活性如激活补体、结合细胞及通过胎盘等与之有关。当用胃蛋白酶消化时,IgG 分子从铰链区的羧基端断裂,形成 2 个片段,即大的 $F(ab')_2$ 段和小的 pFc' 段。$F(ab')_2$ 是两个 Fab 加上重链的铰链区,由二硫键相联,分子量为 100 000,具有两个抗原结合位点(双价),因而能与抗原反应形成可见的沉淀和凝集现象。pFc' 段为无活性的小分子肽。

目前已发现人体内有 5 类免疫球蛋白,即 IgG、IgA、IgM、IgD 和 IgE,其重链分别为 γ、α、μ、δ 和 ε,各类 Ig 的轻链有 κ(kappa)和 λ(lambda)两型。每个 Ig 分子的两条轻链都同型。

IgG 由浆细胞合成,分子量 150 000,有 IgG_1~IgG_4 4 个亚类,以单体形式存在于血清和其他体液中,是唯一能通过胎盘的抗体,婴儿出生后 3 个月开始合成。IgG 在正常人血清中含量最多,占血清 Ig 总量的 3/4,达 10~16 g/L,半衰期 7~21 天,是体液中最重要的抗病原微生物的抗体(再次免疫应答抗体),也是自身免疫病时自身抗体的主要类别。

IgA 分子量 160 000,有 IgA_1、IgA_2 两个亚类,分血清型和分泌型两种,半衰期为 6 天。血清型 IgA 由肠系膜淋巴组织中的浆细胞产生,多数以单体形式存在,含量 2~5 g/L,占血清总 Ig 的 10%~15%,具有中和毒素、调理吞噬的作用。分泌型 IgA 由两个单体、一个 J 链(是一种连接单体 Ig 的小分子酸性糖肽,分子量 15 000)和一个分泌片(是一种分子量 70 000 的糖蛋白,由上皮细胞合成。二聚体 IgA 通过黏膜与之结合后排出细胞)组成,主要分布于各种黏膜表面和唾液、初乳、泪液、汗液、鼻腔分泌液、支气管分泌液及消化道分泌液中,参与机体的黏膜局部抗感染免疫反应。IgA 不能通过胎盘屏障,初生婴儿只能从母乳中获得 IgA,出生后 4~6 个月开始自身合成,1 岁后合成水平可达成人的 25%,16 岁达成人水平。

IgM 分子量最大,971 000,由 5 个单体借一个 J 链和若干二硫键连接形成 5 聚体,又称巨球蛋白,有 IgM_1、IgM_2 两个亚类,主要分布于血液中,血清含量为 1~1.25 g/L,占血清 Ig 总量的 1/10,半衰期 5 天。IgM 是个体发育中最早合成的抗体,孕 20 周起,胎儿自身即能合成,出生后,IgM 合成增加,8 岁后达成人水平。机体遭受感染后,IgM 型抗体最早产生(初次免疫应答反应的抗体),因此,IgM 型抗体的出现和增高与近期感染有关。新生儿脐带血中 IgM 含量增高时,提示胎儿有宫内感染。IgM 是高效能的抗微生物抗体,主要功能是凝集病原体和激活补体经典途径。

(二)检测方法

测定血清中 IgG、IgA、IgM 含量,可采用免疫比浊法(透射比浊法、速率散射比浊法)或单向环状免疫扩散法。体液中 IgG、IgA、IgM 含量测定可采用速率散射比浊法或 ELISA 法。

(三)临床意义

1.年龄

年龄与血中 Ig 含量有一定关系,新生儿可获得由母体通过胎盘转移来的 IgG,故血清含量较高,近于成人水平。婴幼儿由于体液免疫功能尚不成熟,免疫球蛋白含量较成人低。

2.低 γ 球蛋白血症

血清免疫球蛋白(IgG、IgA、IgM)降低有先天性和获得性二类。先天性低 Ig 血症主要见于体液免疫缺损和联合免疫缺陷病。一种情况是 Ig 全缺,如先天性性联低丙球血症(XLA),血中 IgG<1 g/L,IgA 与 IgM 含量也明显降低。另一种情况是三种 Ig 中缺一或两种。最多见的是缺乏 IgA,患者易患呼吸道反复感染;缺乏 IgG 易患化脓性感染;缺乏 IgM 易患革兰氏染色阴性细菌引起的败血症。获得性低 Ig 血症,血清中 IgG<5 g/L,引起的原因较多,如有大量蛋白丢失的疾病(剥脱性皮炎、肠淋巴管扩张症、肾病综合征等),淋巴网状系统肿瘤(如淋巴肉瘤、霍奇金淋巴瘤),中毒性骨髓疾病等。许多药物如青霉胺、苯妥英钠、金制剂等药物也可诱发 Ig 降低。

3.多克隆 γ 球蛋白血症

血清免疫球蛋白(IgG、IgA、IgM)增高常见于各种慢性细菌感染,如慢性骨髓炎、慢性肺脓肿、感染性心内膜炎时,IgG、IgA、IgM 均可增高。子宫内感染时,脐血或生后 2 天的新生儿血清中 IgM 含量可>0.2 g/L 或>0.3 g/L。在多种自身免疫病、肝脏疾病(慢性活动性肝炎、原发性胆汁性肝硬化、隐匿性肝硬化)患者可有一种或三种 Ig 升高。结缔组织病尤其在活动期常有 IgG 升高。80%活动性 SLE 以 IgG、IgA 升高较多见。类风湿关节炎以 IgM 升高为主。

4.单克隆 γ 球蛋白(M 蛋白)血症

主要见于浆细胞恶性病变,包括多发性骨髓瘤、巨球蛋白血症等。

二、IgD

(一)概述

IgD 以单体形式存在于血清中,分子量 175 000,血清中含量为 0.04~0.4 g/L,仅占血清总 Ig 的 1%,易被酶解,半衰期 2.8 天,是成熟 B 细胞的重要表面标志。当 B 细胞表达膜表面 IgD(SmIgD)时,受抗原刺激可被激活,故认为 SmIgD 为 B 细胞激活受体。IgD 分子结构类似于 IgG,但不能通过胎盘,也不能激活补体。循环中 IgD 无抗感染作用,功能尚不清楚,但可能与防止免疫耐受及某些超敏反应有关。

(二)检测方法

血清中 IgD 含量很低,10%~50% 正常人血清中的 IgD 用免疫比浊法不能测出,可用 ELISA 双抗体夹心法测定。方法原理是用抗人 IgD 多克隆或单克隆抗体包被聚苯乙烯反应板微孔,再加入待检血清和酶标记抗人 IgD 抗体,在固相上形成抗体-抗原(IgD)-酶标记抗体复合物,洗去未反应物质,加入酶底物/色原溶液,出现呈色反应,呈色强度反映待测血清中 IgD 水平。

(三)临床意义

正常人血清 IgD 含量波动范围很广,个体差异大,从 0.003~0.4 g/L 不等。

IgD 增高见于 IgD 型多发性骨髓瘤。流行性出血热、过敏性哮喘、特应性皮炎患者可见 IgD 升高。怀孕末期,吸烟者中 IgD 也可出现生理性升高。

三、IgE(总 IgE、特异 IgE)

(一)概述

IgE 又称反应素或亲细胞抗体,分子量 190 000,单体,是种系进化过程中最晚出现的 Ig,正常人血清中含量很低,且个体差异较大,0.03～2.0 mg/L,仅占血清总 Ig 的 0.002%。半衰期 2.5 天。对热敏感,56 ℃条件下 30 分钟可丧失活性。IgE 主要由呼吸道、消化道黏膜固有层中的浆细胞合成,故血清 IgE 浓度并不能完全反映体内 IgE 水平。IgE 对肥大细胞及嗜碱性粒细胞具有高度亲和性,可与细胞表面的高亲和性受体 FcεRI 结合,当变应原再次进入机体时,与致敏的肥大细胞、嗜碱性粒细胞上的 IgE 结合,引发细胞脱颗粒,释放生物活性物质,导致发生 Ⅰ 型变态反应(哮喘、花粉症、变性性皮炎等)。此外,IgE 还有抗寄生虫感染的作用。

(二)检测方法

IgE 测定包括血清中总 IgE 及特异性 IgE 测定。可采用 ELISA 法、速率散射比浊法、放射免疫分析(RIA)、化学发光或电化学发光等方法。特异性 IgE 测定时,检测系统中需引入特异性变应原,可采用酶、荧光免疫法、免疫印迹等方法。

(三)临床意义

正常人血清 IgE 参考值<150 IU/mL(ELISA 法或速率散射比浊法)。

IgE 升高常见于变态反应性疾病(如过敏性鼻炎、外源性哮喘、花粉症、变应性皮炎、慢性荨麻疹)、寄生虫感染、IgE 型多发性骨髓瘤,以及 AIDS、非霍奇金淋巴瘤、高 IgE 综合征(Job 综合征)患者。特异性 IgE 升高表明个体对该特异性 IgE 针对的变应原过敏。

四、游离轻链

(一)概述

免疫球蛋白(Ig)轻链分为 κ(Kappa)、λ(lambda)2 个型别。κ 只有 1 型,λ 则有 λ_1、λ_2、λ_3、λ_4 4 个亚型。每个 Ig 分子上只有一个型别的轻链,而不可能是 κλ 或 $\lambda_x\lambda_y$。人类 κ 与 λ 的比例为 6：4。轻链是能自由通过肾小球基底膜的小分子蛋白,在肾小管被重吸收,回到血液循环中。因此正常人尿中只有少量轻链存在。当代谢失调和多发性骨髓瘤时,血中出现大量游离轻链(free light chains,FLC),并由尿中排出,即 Bence Jones protein(BJPM)。

(二)检测方法

测定血清游离轻链采用免疫比浊法,最常用速率散射比浊法。

(三)临床意义

血清轻链参考值 κ 型游离轻链 3～19 mg/L;λ 型游离轻链 6～26 mg/L。κ/λ 比值为 0.26～1.65。

测定轻链有助于单克隆轻链病、AL-淀粉样变的早期诊断,也可用于化疗或自身外周血干细胞移植后是否复发的监测。

五、M 蛋白

(一)概述

M 蛋白是单克隆 B 淋巴细胞或浆细胞恶性增殖而大量产生的,在类别、亚类、型、亚型、基因型和独特型方面相同的均一免疫球蛋白。这种均一的蛋白质的氨基酸顺序、空间构象、电泳特性均相同。由于这种蛋白产生于单一的细胞克隆,多出现于多发性骨髓瘤、巨球蛋白血症或恶性淋巴瘤患者的血或尿中,故称为"M 蛋白"。

M 蛋白血症大致可分为恶性的与意义不明的两类。恶性 M 蛋白血症见于多发性骨髓瘤(包括轻链病)、重链病、半分子病和不完全骨髓瘤蛋白病(C 端缺陷)。意义不明的 M 蛋白血症(monoclonal gammopathy of undetermined significance,MGUS)有两种,一种是与其他恶性肿瘤(如恶性淋巴瘤)伴发者,另一种即所谓良性 M 蛋白血症。

(二)检测方法

免疫学检查和鉴定方法对 M 蛋白血症的诊断起重要作用,通常需先定量检测血清总蛋白,约 90% 的患者血清总蛋白含量升高(70% 的患者 >100 g/L),约 10% 的患者正常甚至偏低(如轻链病)。对异常免疫球蛋白的常用检测方法如下。

1.区带电泳

原理是利用多孔载体将血清蛋白质各种成分分离于不同区带。常用载体有聚丙烯酰胺凝胶电泳(PAGE)、琼脂糖凝胶电泳等。免疫球蛋白(Ig)增殖可见单克隆和多克隆增殖带,后者是宽而浓的区带,扫描后峰形呈钝圆,高/宽<1.0,而 M 蛋白带(单克隆带)是窄而浓的区带,高而尖的峰形,高/宽>1.0。M 蛋白带通常出现在 γ 区,也可出现在 β 区或 β 与 γ 区之间,少数患者也可在 α_2 区出现(μ 链、α 链、IgA 半分子等)。

2.Ig 定量

检测方法参见免疫球蛋白定量测定。一般 M 蛋白所属 Ig 含量均显著增高,其他类 Ig 降低或显著降低。

3.免疫电泳

免疫电泳是一种用于诊断 Ig 异常的常规方法。原理是电泳时血清中各种蛋白质组分由于静电荷的不同,移动速度不同,被分离于不同的区带。停止电泳后,在电泳平行位置挖槽,加入抗血清扩散,抗原抗体反应后即可在相应位置上形成肉眼可见的沉淀弧。M 蛋白的特点是与相应的抗重链血清、抗轻链血清形成迁移范围十分局限的浓密的沉淀弧。

4.免疫固定电泳

待测血清或尿在载体上电泳后,使不同的蛋白质形成电泳位置不同的区带,将特异性抗重链或抗轻链血清加于载体上,抗血清即可与相应的蛋白区带结合(例如抗 Kappa 链抗血清与 Kappa 轻链区带结合),形成抗原抗体复合物,使抗原在电泳位置上被免疫固定,洗涤时不被洗脱,而无关蛋白区带则被洗脱。再用酶标记抗人 Ig 与之反应并随后浸入酶底物/色原溶液中时,被测蛋白区带可呈色。

此法的主要用途为鉴定迁移率近似的蛋白质组分,如各种 M 蛋白;鉴定 Ig 的轻链;鉴定血液和体液中的微量蛋白。

5.本周蛋白(Bence Jones protein,BJP)检测

本周蛋白是首次由 Henry Bence Jones 于 1846 年发现的一种异常尿蛋白,特点是在酸性条

件下,将尿加热到 60 ℃即见蛋白沉淀,在加热到 100 ℃时沉淀溶解,尿又呈现透明。Edelman 证实其本质即 Ig 的轻链(主要以轻链的二聚体形式存在)。检测本周蛋白的定性方法有热沉淀反应法(Putnam 试验)、对甲苯磺酸法(Cohen 法)和免疫固定电泳。定量方法可用速率散射比浊法和 ELISA 法。

(三)临床意义

(1)恶性 M 蛋白血症。

(2)多发性骨髓瘤(MM):占 M 蛋白血症的 35%~65%,其中 IgG 类占 50%左右,IgA 类占 25%左右,轻链病占 10%~20%,IgD 类占 0.7%~5.7%(平均为 1.6%),IgE 类罕见。

(3)Waldenstrom 巨球蛋白血症:占 M 蛋白血症的 9%~14%,以分泌 IgM 蛋白的淋巴样浆细胞恶性增生为特征。

(4)重链病:是一类淋巴细胞和浆细胞的恶性肿瘤或为淋巴样浆细胞的恶性肿瘤,不同于多发性骨髓瘤,也有异于淋巴细胞瘤,而是一种原因不明、合成免疫球蛋白障碍或重链的部分缺失,也可能组装障碍,细胞内只合成不完整片段的一种特种类型。M 蛋白为免疫球蛋白的 Fc 段,已发现 α、γ、μ 和 δ 重链病。

(5)轻链病:相对少见,与多数 M 蛋白血症发病年龄不同的是此病多见于青壮年。血中各免疫球蛋白含量均见降低或正常。血清和尿液均可在 β 区(多在 β_2 区)出现 M 成分。半数以上患者有严重蛋白尿,每天>2.0 g,BJP 阳性,多数 0.2 g/d,且属于 κ 或 λ 某一型。

(6)半分子病:M 蛋白由 Ig 的一条重链和一条轻链构成。现已发现 IgA 类与 IG 类半分子病。此病临床表现和多发性骨髓瘤相同,唯一不同的是尿中出现的 M 蛋白皆为小分子。

(7)7SIgM 病(Solomen-Kunke1 病):M 蛋白为 IgM 单体。

(8)双 M 蛋白血症:①约占 M 蛋白血症的 1%,其特征为电泳时,在 γ~α_2 范围内出现 2 条浓密区带。当用光密度计扫描时可呈现 2 个典型的基底窄、峰形尖锐的蛋白峰。以多发性骨髓瘤和巨球蛋白血症最为多见,也见于粒细胞性白血病、肝病和其他恶性肿瘤。②良性 M 蛋白血症,是指有些患者或正常人,在血清中出现一个或几个高浓度的 M 蛋白,但无临床上的相应表现,长期随访也无多发性骨髓瘤或巨球蛋白血症的证据。发生率与年龄有明显关系,多见于老年人。有人指出,20 岁以上的健康供血员检出 M 蛋白者占 0.1%~0.3%;70 岁以上健康人升至 3%;95 岁以上健康人则接近 20%。良性 M 蛋白血症与多发性骨髓瘤的早期很难区别,但骨 X 线检查一般无溶骨性改变;骨髓穿刺检查,浆细胞或淋巴样细胞一般<5%(多发性骨髓瘤常>20%)。良性 M 蛋白血症中一部分人在若干年后可表现出典型的恶性 M 蛋白血症的特征。因此,对于有良性 M 蛋白血症的人来说,最重要的是长期随访。

(李红侠)

第五节　免疫复合物测定

免疫复合物(immune complex,IC)是抗原与其对应抗体相结合的产物。在正常情况下,机体内的游离抗原与相应抗体结合形成 IC,可被机体的防御系统清除,作为清除异物抗原的一种方式,对机体维持内稳态很有利。由于 IC 的抗原成分复杂,IC 形成后可表现新的生物学功能,激活补体成分,和细胞上的 Fc 受体,补体受体进一步发生结合反应,参与机体的病理性损伤。在某些情况下,体内形成的 IC 不能被及时清除,则可在局部沉积,通过激活补体,吸引单核吞噬细胞,并在血小板、中性粒细胞等参与下,引起一系列连锁反应导致组织损伤,出现临床症状,成为免疫复合物病(immunocomplex disease,ICD)。

IC 在体内存在有两种方式,一种是长时间游离于血液和其他体液中,又称为循环免疫复合物(circulating immunocomplex,CIC),另一种是组织中固定的 IC。影响 IC 沉积的因素很多,如IC 的体积、组织带电荷状态、血管的通透性及机体吞噬系统的功能等。其中,IC 的大小和量起决定作用,而 IC 的大小是由抗原抗体的比例决定的。由于抗原与抗体比例不同,体内所形成的IC 分子大小各异,通常有三种形式:一是二者比例适当时,形成大分子的可溶性 IC(>19 S),易被吞噬细胞捕获、吞噬和清除;二是抗原量过剩时,形成小分子的可溶性 IC(<6.6 S),易透过肾小球滤孔随尿排出体外;三是抗原量稍过剩时,形成中等大小的可溶性 IC(8.8~19 S),它既不被吞噬细胞清除,又不能透过肾小球滤孔排出,可较长时间游离于血液和其他体液中,即 CIC。当血管壁通透性增加时,此类 CIC 可随血流沉积在某些部位的毛细血管壁或嵌合在小球基底膜上,引起组织损伤及相关的免疫复合物病。

IC 主要在生理免疫反应过程中产生的,有时会在无明显疾病时一过性产生,因此对于检测结果需结合临床症状综合判定其意义。持续 IC 增高提示有慢性原发性疾病存在,其中对风湿病、肿瘤、慢性感染最为重要。血清中抗原抗体复合物的浓度与感染的病程密切相关,如血管炎、多发性关节炎、感染后及副感染免疫复合物病、艾滋病、Ⅲ型变态反应、系统性红斑狼疮、类风湿关节炎等并且可以作为预后的一个重要参数。

虽然 CIC 的测定无特异性诊断意义,其存在和含量变化对免疫复合物病的诊断、病程动态观察、疗效及某些疾病机制的探索等都很有意义,因此检查组织内或循环中的 IC 存在有助于某些疾病的诊断,病情活动观察和疗效判断等,以及对于发病机制的探讨、疗效观察和预后判断等具有重要意义。目前认为,CIC 检测对以下各种疾病的诊断和治疗有一定意义:①自身免疫疾病,如类风湿关节炎、系统性红斑狼疮、干燥综合征、结节性多动脉炎等;②膜增殖性肾炎,链球菌感染后肾炎:肾炎患者的血清中大多存在 CIC,并常伴有补体降低;③传染病,如慢性乙型肝炎、麻风、登革热、疟疾等;④恶性肿瘤,黑色素肉瘤、结肠癌、乳腺癌、食管癌等 CIC 增高。

鉴于 CIC 在多种疾病中表现重要作用,几十年来,IC 的实验与临床研究一直是一个非常活跃的领域。因此,涌现出几十种针对 IC 的测定方法,其中 CIC 检测主要可分为抗原特异性和非抗原特异性检测技术两类,前者应用较局限,后者应用广泛。IC 沉积可引起一系列病理生理反应,形成免疫复合物病。局部 IC 的检测可利用免疫组化法检测 IC 在组织中的沉着,或用光学显微镜检测 IC 所致的典型病理改变。

迄今为止,尽管非抗原特异性 CIC 的测定方法众多,但各有欠缺。由于方法的复杂性,敏感性,和所测类型的局限性,各种方法只能检测某一类或某个范围的 IC,不能检出所有的 CIC。目前世界卫生组织 WHO 国际免疫学会推荐的四种方法:C1q 法、胶固素法、固相 mRF 抑制试验、Raji 细胞试验,建议联合应用 2~3 种。IC 的理想检测方法应具备以下特点:①敏感性高;②特异性强;③可重复性好;④操作简便;⑤适用面广。目前常用的试剂均受到复合物内免疫球蛋白种类及亚类、复合物大小、抗原与抗体比例、固定补体的能力等因素的影响,还没有一种方法具备上述所有的特点。因此如何选择方法和判定结果都很复杂,样品的正确处理和保存对结果正确性至关重要。如果方法得当、试剂合格、标本新鲜、操作小心、分析谨慎、CIC 测定就会有较大的参考价值。

一、聚乙二醇(PEG)沉淀比浊法

(一)原理

聚乙二醇(polyethylene glycol,PEG)是乙二醇聚合而成的无电荷线性多糖分子,有较强的脱水性,可非特异地引起蛋白质沉淀。不同浓度的 PEG 可沉淀分子量不同的蛋白质,在 pH、离子浓度等条件固定时,蛋白质分子量越大,用以沉淀的 PEG 浓度越小。由于 PEG 6000 对蛋白质沉淀具有良好的选择性,因此在 IC 测定中常用 PEG 6000。用 3%～4%浓度的 PEG 可以选择性地将大分子 IC 沉淀下来,PEG 使 IC 沉淀的机制可能在于相互结合的抗原抗体的构象发生改变,使其自液相中空间排斥而析出或 PEG 抑制 IC 解离,促进 CIC 进一步聚合成更大的凝聚物而被沉淀。同时选用一系列标准品,作标准曲线。

(二)材料

1.0.1 moI/L pH 8.4 硼酸盐缓冲液(BBS)

硼酸 3.40 g,硼砂 4.29 g,蒸馏水溶解后加至 1 000 mL,滤器过滤备用。

2.PE G-NaF 稀释液

PEG 6000 40.9 g,NaF 10.0 g,用 BBS 溶解后加至 1 000 mL,滤器过滤备用。

3.热聚合人 IgG(AHG)

将人 IgG(10 g/mL)置于 63 ℃水浴加热 15 分钟,立即置冰浴内,冷却后过 Sepharose 4B 柱或 sephacryl S-300 柱,收集第一蛋白峰。所获热聚合人 IgG 可用考马斯亮蓝法测定蛋白,实验中可用做阳性对照和制备标准曲线。

4.其他

0.1 mol/L NaOH 溶液。

(三)实验步骤

1.方法一

(1)取待检血清 0.15 mL,加入 0.3 mL BBS(1∶3 稀释)。

(2)加入各液体(待检血清最终稀释倍数为 1∶33,PEG 最终浓度为 3.64%)。

(3)测试管及对照管置 37 ℃水浴 60 分钟。

94 分光光度计在波长 495 nm 测吸光度,对照管调零。

结果:待测血清浊度值=(测定管吸光度-对照管吸光度)100%,大于正常人浊度值的均值加 2 个标准差 $\overline{X}+2SD$ 为 CIC 阳性。

参考值:4.3±2.0,以大于或等于 8.3 为 CIC 阳性,或以不同浓度热聚合人 IgG 按以上方法操作制备标准曲线,根据待测血清吸光度值查标准曲线,即可得 IC 含量。

2.方法二

(1)取 0.3 mL 待检血清,加入等量 7%PEG 溶液,充分混合,置 4 ℃作用 2 小时,3 000 r/min 离心20 分钟,弃去上清。

(2)用 3.5%PEG 溶液以同样转速和时间离心洗涤两次,得到 IC。

(3)将沉淀物溶于 3 mL 的 0.1 mol/L NaOH 溶液中。

(4)用分光光度计测 $A_{280\ nm}$ 值。

(5)同法检测 100 例以上健康人的血清 $A_{280\ nm}$,确定正常值范围($\overline{X}+2SD$),以大于正常值时判为阳性。也可利用散射比浊法直接测定 PEG 沉淀的免疫复合物;以不同浓度的热聚合 IgG 作为参考标准来计算 CIC 的含量。

(四)注意事项

(1)低密度脂蛋白可引起浊度增加,宜空腹采血。

(2)血清标本必须于血液凝固后立即处理或冰冻并避免反复冻融。

(3)本法简单易行,但特异性稍差,易受多种大分子蛋白和温度的干扰,血清中 γ 球蛋白增高或脂肪含量过高可导致检测的假阳性,适合血清标本筛查。

(4)待检血清一定要保持新鲜,放置在 4 ℃的冰箱不得超过 3 天。

(5)本法特别适用于沉淀获得 CIC,再进行解离分析其中的抗原与抗体。本试验采用 3.5% PEG 溶液,若用 4%的 PEG 溶液可沉淀较小的 CIC,如为 2%的 PEG 溶液,则只能沉淀分子量较大的 CIC,如果 PEG 的浓度超过 5%,可使 IgM 等其他血清蛋白同时沉淀,导致假阳性结果。

二、抗补体实验

(一)原理

血清中有 IC 存在时,可与其本身的 C1(内源性 C1)结合。将被检血清 56 ℃加热 1 小时,能破坏结合的 C1,空出补体结合位点。加入豚鼠血清(外源性 C1)及指示系统(致敏绵羊红细胞, SRBC)时,CIC 又可与外源性 C1 结合,使致敏 SRBC 溶血被抑制。如出现溶血表示血清中没有 CIC 存在;不溶血说明标本中有 CIC 存在。将血清标本做不同稀释,并与已知的热聚合 IgG 作对照,可以计算出 CIC 的含量。

(二)材料

(1)缓冲生理盐水:NaCl 17.00 g,Na_2HPO_4 1.13 g,KH_2PO_4 0.27 g,蒸馏水溶解至 100 mL。用时取 5 mL,加蒸馏水 95 mL,10%硫酸镁 0.1 mL,当天使用。

(2)溶血素:按效价以缓冲盐水稀释至 2 单位。

(3)2%SRBC 新鲜脱纤维羊血或 Alsever 液保存的羊血(4 ℃可保存 3 周),用生理盐水洗 2 次, 第三次用缓冲盐水,2 500 r/min 离心 10 分钟。取压积红细胞用缓冲盐水配成 2%悬液,为使 SRBC 浓度标准化,可将 2%悬液用缓冲盐水稀释 25 倍,于分光光度计(542 nm)测定其透光率 (缓冲盐水校正透光率至 100%),每次实验所用 SRBC 浓度(透光率)必须一致,否则应予调整。

(4)致敏 SRBC:2%SRBC 悬液加等量 1∶1 000 溶血素,混匀,37 ℃水浴 10 分钟。

(5)豚鼠血清:取 3 支成年健康豚鼠血清混合分装,−30 ℃保存。用时取一管,以缓冲盐水做 1∶100 稀释。

(6)热聚合人 IgG:配制方法同 PEG 沉淀试验。

(7)50%溶血标准管:致敏 SRBC 0.4 mL 加 0.6 mL 蒸馏水使完全溶血后,取 0.5 mL 加缓冲盐水 0.5 mL。

(三)实验步骤

(1)将被检血清置 56 ℃水浴 1 小时。

(2)设两排管径、色泽相同的试管(实验/对照),每排 5 支。

(3)加豚鼠血清和缓冲盐水至各管。

(4)实验管加被检血清 0.1 mL,对照管各管不加血清,以缓冲盐水代之,37 ℃水浴 10 分钟。

(5)各管加致敏 SRBC 0.4 mL,混匀,置 37 ℃水浴 30 分钟。

（6）将各管 1 000 r/min 离心 3 分钟，或置 4 ℃ 的 SRBC 待自然下沉后观察结果，以上清液与50％溶血管比色。

（7）结果判定：以 50％ 溶血管作为判定终点，凡实验排比对照排溶血活性低 1 管或 1 管以上者为抗补体实验阳性，提示有免疫复合物存在。每次实验以热聚合人 IgG 作阳性对照。

（四）注意事项

（1）此方法敏感性高，不足之处是特异性较差，只能检出与补体结合的 CIC，抗补体的任何因素（如天然多糖、细菌内毒素等）均能干扰本试验，易出现假阳性。

（2）混合豚鼠血清一般 1：100 稀释后应用。豚鼠血清忌反复冻融，补体活性会有所下降，用前可先滴定，选取 0.1 mL 引起 50％ 溶血的补体稀释度。

（3）试剂应新鲜配制；缓冲盐水、2％SRBC 悬液、致敏 SRBC 均应新鲜配制。

（4）被检血清应新鲜，无细菌污染及溶血。

三、抗 C3-CIC-ELISA

（一）原理

IC 在激活固定补体的过程中与 C3 结合，而结合于 IC 上的 C3 可以与抗 C3 抗体结合，从而利用酶标记的抗 Ig 抗体可以检测 IC 物的含量。抗原/C3 是所有激活补体的抗原类 CIC 的总和，如以抗 C3 抗体为包被抗体，CIC 在体内已结合了 C3，通过 C3 介导 CIC 与固相抗 C3 连接，加酶标记抗人 IgG 检测复合物中 IgG，加底物显色，根据颜色深浅判断免疫复合物含量，则对探讨某类抗原特异性的 IC 的病理作用具有重要意义。

（二）材料

（1）羊抗人 C3 IgG。

（2）PBST：0.01 mol/L PBS（pH 7.4）含 0.05％吐温－20。

（3）HRP-抗人 IgG。

（4）OPD-H_2O_2 新鲜配制。

（三）实验步骤

（1）抗体包被：在聚苯乙烯微量反应板孔内加入羊抗人 C3 IgG，10 μg/mL，4 ℃ 作用 24 小时，PBST 洗涤三次（可以使用直接包被好的商品）。

（2）加入 0.1 mL 用生理盐水或 PBS 按 1：10 稀释的待检血清，每份标本 2～3 复孔，同时设阴阳性对照。

（3）用胶带覆盖酶标板，置 4 ℃ 温度下 24 小时，PBST 洗涤。

（4）加 0.1 mL HRP-抗人 IgG（含 10％羊血清的 PBST 稀释），25 ℃ 温度下 4 小时（或 37 ℃ 温育 30 分钟后，4 ℃ 温度下放置 30 分钟）。

（5）PBST 洗涤。

（6）加 0.1 mL 新鲜配制的 OPD-H_2O_2 底物液，放置暗处 25 ℃ 持续 15 分钟。

（7）加 50 μL 1 mol/L 的 H_2SO_4 终止反应，酶标仪测定 $A_{490\,nm}$ 值。

（8）根据复孔的 $A_{490\,nm}$ 平均值，以 P/N 值≥2.1 者判定为阳性。

（四）注意事项

（1）本实验应设正常人血清为阴性对照。

（2）本方法敏感，可达 5～10 mg/L。

(3)本试验方法可以检测能够固定补体的 IC(主要是 IgM 与抗原组成的 IC 或 IgG1-3 与抗原组成的 IC)。

(4)不适当的操作可造成 IgG 的非特异性凝集以致假阳性(血清反复冻融,加热灭活等)。

四、SPA 夹心 ELISA 试验

(一)原理

利用 PEG 沉淀血清中 IC,并使其吸附于富含 A 蛋白的金葡菌上。金黄色葡萄球菌 A 蛋白(SPA)可与 IC 中 IgG 的 Fc 段结合,将待测血清用低浓度 PEG 沉淀后加至 SPA 包被的固相载体上,再以酶标记的 SPA 与之反应,即可检测样本中有无 IC。

(二)材料

(1)2.5%,5%PEG:用 PBS(0.02 mol/L,pH 7.4)配制。

(2)BSA 缓冲液用:PBS(0.05 mol/L,pH 7.4)配制,含 0.01 mol/L EDTA,0.05%吐温-20,4%BSA,0.1%硫酸汞。

(3)HRP-SPA 用改良过的碘酸钠法将 SPA 与 HRP 制成结合物,方阵法滴定最适工作浓度或按产品说明书使用。

(4)热聚合人 IgG:人 IgG 10 mg/mL,63 ℃加热 20 分钟制成。

(三)实验步骤

(1)SPA(5 μg/mL,PBS 稀释)包被反应板微孔,每孔 0.1 mL(对照孔不包被),4 ℃过夜后洗涤 3 次备用。

(2)待测血清 0.05 mL 加 PBS 0.15 mL 和 5%PEG 0.2 mL 混匀,4 ℃过夜后 1 600 r/min 离心 20 分钟,弃上清,沉淀用 2.5%PEG 洗 2 次,加入 PBS 0.2 mL 和 BSA 缓冲液 0.2 mL,混匀,37 ℃水浴 30 分钟,摇动,使完全溶解。

(3)将已溶解的待测血清沉淀物加至上述包被孔和对照孔中,置 37 ℃ 60 分钟,洗 3 次,各孔加入底物溶液(OPDH$_2$O$_2$)0.1 mL,37 ℃温度下 20 分钟显色。

(4)加 50 μL 1 mol/L 的 H$_2$SO$_4$ 终止反应,酶标仪测定 490 nm OD 值。

(5)标准曲线制备:取正常人血清 0.2 mL,热聚合人 IgG(120 μg/mL)0.2 mL,加 PBS 0.4 mL 和 5%PEG 0.8 mL,置 4 ℃过夜。同时做不加热聚合人 IgG 的正常血清对照,以排除干扰。沉淀清洗同上面操作,用稀释的 BSA 缓冲液(加等量的 0.01 mol/L,pH 7.4 PBS)1.6 mL 溶解并稀释成 120 μg/mL、60 μg/mL、30 μg/mL、15 μg/mL、7.5 μg/mL,与待测血清同法操作,制成标准曲线。

(6)结果判定:从待测血清吸光度值查标准曲线,可换算成相当于热聚合人 IgG 的 CIC 含量(μg/mL),高于正常对照 $\overline{X}+2SD$ 为阳性。

参考值:以>28.4 μg/mL 为阳性。

(四)注意事项

(1)热聚合人 IgG 应分装贮存于-20 ℃,不易反复冻融,否则易解聚。

(2)加入 SPA 至最终浓度 5.0 g/L,可使热聚合人 IgG 稳定;PEG 浓度影响 CIC 沉淀的量,须严格配制。

(3)本法只能检测 IgG1、IgG2 和 IgG4 形成的 IC,因葡萄球菌 A 蛋白分子上无 IgG3 的 Fc 受体。

五、C1q 结合试验

(一)原理

根据 IC 结合补体的性能,抗原和抗体结合后,抗体的 Fc 片段暴露 C1q 结合点。补体成分中的 C1q 能与免疫球蛋白 IgG、IgM 的 Fc 段特异结合,对 19～29 S 大小的 CIC 亲和力尤强,故可根据被结合的 C1q 量测定 CIC。将待检血清先行加热 56 ℃ 30 分钟,以灭活其中的补体和破坏已与 CIC 结合的 C1q,空出补体结合点。将待检血清加入包被有 C1q 的微量反应板中,待检血清中免疫复合物和 C1q 结合,再与酶标记抗人 IgG 反应,通过底物颜色的深浅判断免疫复合物的存在及含量。该法优点是敏感性高、重复性好,缺点是纯化的 C1q 难以得到。

CIC 与 C1q 的结合可用多种方法进行检测,常用的有以下 3 种。

1.液相法

先将放射性核素标记的 C1q 与灭活过的血清标本混合作用,再加入 0.5％(终浓度)的 PEG 将结合了 C1q 的 CIC 沉淀下来,通过检测沉淀物中的放射活性来计算 CIC 的含量。

2.固相法

先将 C1q 吸附于固相载体表面,加入待检血清使 CIC 与 C1q 结合,再加入酶标记的抗人 IgG 或 SPA,最后通过底物颜色的深浅判断免疫复合物的存在及含量,下面侧重介绍固相法。

3.C1q 偏离试验

先将放射性核素标记的 C1q 与灭活的血清标本混合,再加抗体致敏的绵羊红细胞,温育后离心,检测红细胞上的放射活性。红细胞的放射活性与免疫复合物的量呈负相关。

(二)材料

成套商品化试剂盒

(三)操作步骤

(1)将待检血清和参考血清(HAHG)分别加入 0.2 mol/L EDTA 溶液中,37 ℃ 30 分钟,使体内已知与免疫复合物结合的 C1q 被灭活除去。

(2)在包被有 C1q 的微量反应板里加入 0.1 mL 上述灭活的待检血清和参考血清,37 ℃温度下放置2 小时,TBS 液洗 3 遍。

(3)每孔加入 1∶2 000 的 HRP-抗人 IgG 0.1 mL,室温作用 1 小时,TBS 液洗 3 遍。

(4)每孔加入底物溶液(OPD-H_2O_2) 0.1 mL,置暗处显色 20 分钟显色。

(5)加 50 μL 1 mol/L 的 H_2SO_4 终止反应,酶标仪测定 490 nm OD 值。

(6)以参考血清作校正曲线,计算出待检血清中免疫复合物的含量。

(四)注意事项

(1)尽可能采用新鲜血清标本,避免反复冻融。

(2)由于包被用的 C1q 不稳定,所以测定的结果稳定性较差。

(3)C1q 对 DNA 及其他多聚阴离子物质非常敏感,试验中干扰因素较多。

(4)C1q 法不能检测 IgG4 及旁路激活补体的免疫复合物。

(5)SLE 患者血清中抗 C1q 抗体能产生假阳性。但补体水平差别较大,且凝聚免疫球蛋白、DNA、C 反应蛋白等均能与 C1q 结合,因而均影响这些方法的检测结果。

六、胶固素结合试验

(一)原理

胶固素是牛血清中的一种正常蛋白成分,能与 CIC 上的补体 C3 活化片段 C3bi 有较强的亲和力,因此固相的胶固素可以在 Ca^{2+} 等作用下捕获结合了 C3 或其片段 C3bi 的 CIC。将胶固素包被于固相载体上,待测血清中 CIC 与之结合,再加酶标记的抗人 IgG,加底物显色,即可测知 CIC 含量。本实验重复性好,但敏感性略低于 C1q 法。

(二)材料

(1)胶固素:商品化试剂。

(2)辣根过氧化物酶标记的羊抗人 IgG:商品化试剂。

(3)包被液:pH 9.5 巴比妥缓冲盐水,巴比妥钠 5.15 g,NaCl 41.5 g,1 mol/L HCl 加蒸馏水至 1 000 mL 即为原液。用时以蒸馏水将原液做 1∶5 稀释。

(4)洗涤液:上述原液 400 mL,$CaCl_2$ 2 mL,1 mol/L $MgCl_2$ 2 mL,吐温-20 1 mL 蒸馏水加至 2 000 mL。

(5)其余试剂同 ELISA 方法。

(三)操作步骤

(1)用包被液将牛胶固素稀释成 0.2 μg/mL,在聚苯乙烯反应板每孔中加 200 uL,4 ℃维持 24 小时(37 ℃维持 3 小时),包被后可用 1 个月以上。

(2)洗涤 3 次,3 分钟/次。

(3)加入 1∶100 稀释的待检血清,每孔 200 μL,37 ℃温育 2 小时,洗涤(同时加健康者血清,热凝 IgG 为对照)。

(4)加入按效价稀释的酶标抗人 IgG,每孔 200 μL,37 ℃温育 3 小时,洗涤。

(5)加底物,每孔 200 μL,37 ℃30 分钟,后加 1 滴 2 mol/L H_2SO_4 终止反应。

(6)测吸光度值 $A_{492\,nm}$ 值。

结果判定:每次实验应设阴性和阳性对照,并校正待检血清的吸光度。

以高于正常人均值+2 个标准差($X+2SD$)为阳性;(或参考值为 AHG 6～12 mg,大于上限值为阳性)。

(四)注意事项

(1)胶固素性质稳定、容易保存、来源方便、价格便宜,检测方法也不复杂,便于推广。

(2)不能及时检测的标本应冻存,避免反复冻融。

(3)本法是 WHO 推荐的方法,灵敏度高;经典或旁路途径激活的都可检出,并可用做 CIC 分离;不足是只能检出本法仅能够检测结合补体的大分子 IgG 免疫复合物,仅对 C3b 的短寿命中间片段 C3bi 敏感,所测的循环免疫复合物就更局限,且 EDTA 和含乙胺酰基的糖类会抑制胶固素的反应。

七、特异性 CIC 测定

所谓抗原特异性 IC 测定是人们已知或高度怀疑某病的致病原,通过区别游离的抗原和与抗体结合的抗原,选择性测定含有某种特定抗原的 IC,如 HBsAg-HBsAb、甲状腺球蛋白 Ag-抗甲状腺球蛋白 Ab、DNA-抗 DNA 等。通过此法测定 IC,就可测出这种抗原是否存在及其滴度。在已知由某种抗原引起的免疫病理反应的疾病中,抗原特异性 IC 测定很有诊断意义,但只能作为 IC 阳性结果以后的确定实验,一般不用于常规诊断。抗原特异性 IC 的测定常采用 ELISA 方法。

八、IC 检测的意义及应用

IC 的形成是正常免疫功能之一,发挥免疫防御功能,一般对机体有保护作用,但有时 IC 沉积可激发病理性免疫反应,导致各种疾病,包括形成免疫复合物病。某些自身免疫性疾病(如全身性红斑狼疮、类风湿关节炎、结节性多动脉炎等)、膜增殖性肾炎、急性链球菌感染后肾炎、传染病(如慢性乙型肝炎、麻风、登革热、疟疾等)及肿瘤患者,血清中都可能检出循环免疫复合物。虽然循环免疫复合物与病理关系的机制尚不能完全评述,但测定体液或组织中的 IC 具有一定的临床价值。对于判定疾病的活动性、治疗效果、预后,以及探讨发病原因有重要意义。

低浓度的 CIC 可出现于健康人群中,CIC 的出现不一定意味着致病,只有符合 ICD 的确诊指征,才可考虑患此类疾病。长期持续的 CIC 存在为免疫复合物病的发生所必需,但并不是足够的条件。判定 IC 为发病机制的证据有三:①病变组织局部有 IC 沉积;②CIC 水平显著升高,并与疾病须有某种程度的相关性;③明确 IC 中的抗原性质。第三条证据有时很难查到,但至少要具备前两条,单独 CIC 的测定不足为凭。人体在健康状态下也存在少量的 CIC($10 \sim 20~\mu g/mL$),其生理与病理的界限不易区分。

血中存在 IC 不一定就有沉淀,更不表明就是 ICD,IC 测定阳性不能肯定诊断,而测定阴性也不能否定诊断。目前已经明确系统性红斑狼疮、类风湿关节炎、部分肾小球肾炎和血管炎等疾病为 ICD,CIC 检测对这些疾病仍是一种辅助诊断指标,对判断疾病活动和治疗效果也有一定意义。在发现紫癜、关节痛、蛋白尿、血管炎和浆膜炎等情况时,可考虑 ICD 的可能性,应进行 CIC 和组织沉积 IC 的检测。另外,患有恶性肿瘤时 CIC 检出率也增高,但不出现Ⅲ型变态反应的损伤症状,称之为临床隐匿的 IC 病,然而这种状态常与肿瘤的病情和预后相关。

IC 中抗原和抗体的性质及各类的检测对临床诊治疾病及深入研究疾病的免疫病理机制有一定价值。但是由于所涉及的抗原种类很多,例如病原微生物、自身物质、各类同种抗原等,检测方法可分别参见各种抗原的检测技术。IC 中的抗体主要涉及 IgG 及其亚类、IgM 和 IgA,分析方法是将血清中 IC 分离出来,再用双抗体 ELISA 夹心法等方法分析抗体的类别。CIC 检测的方法太多,其原理各不相同,用一种方法测定为阳性,另一种方法检测可能为阴性,由于缺乏统一的标准品作为对照个实验室结果常难以比较,故在检测时最好用几种方法同时测定,按照 WHO 推荐,至少需同时采用两种检测系统结合的方法,而且是不同原理(免疫复合物的生物学功能或物理化学特性)的方法相结合来判定其与疾病的病理关系,但与免疫组化法一起检测,其意义就大得多。

由于 IC 生理和病理状态的界限难以确切衡量,CIC 的测定结果尚不能作为诊断疾病的敏感可靠的指标,因此建立和提高检测方法的稳定性和敏感性,特别是提高抗原抗体特异性免疫复合物的检测,才能提高 IC 对疾病诊断的意义。以聚乙二醇沉淀法为例,虽然 IC 形成后溶解度降低,最易发生沉淀,但不同大小的 IC 之间差距很大且与血清中的其他蛋白成分有重叠,沉淀过程又受反应体系蛋白浓度离子强度、pH 和温度的影响,所以是较粗糙的定量方法。近十几年来,方法学的进展主要表现在利用 IC 的生物特性上,如补体受体、Fc 受体等。因而,IC 测定方法的改进、完善,质量控制统一化仍是非常需要的。随着免疫学的发展,人们将对 IC 的形成、致病有更深刻的认识,会在 ICD 的诊断、治疗方面有更大的进展。

(李红侠)

参 考 文 献

[1] 姜旭淦,鞠少卿.临床生化检验学[M].北京:科学出版社,2020.

[2] 朱光泽.实用检验新技术[M].北京:中国纺织出版社,2021.

[3] 崔巍.医学检验科诊断常规[M].北京:中国医药科技出版社,2020.

[4] 孔庆玲.临床微生物检验分析[M].北京:科学技术文献出版社,2021.

[5] 向延根.临床检验手册[M].长沙:湖南科学技术出版社,2020.

[6] 贾天军,李永军,徐霞.临床免疫学检验技术[M].武汉:华中科学技术大学出版社,2021.

[7] 吕世静,李会强.临床免疫学检验[M].北京:中国医药科技出版社,2020.

[8] 高洪元.免疫学检验理论与临床研究[M].西安:陕西科学技术出版社,2021.

[9] 郑铁生,鄢盛恺.临床生物化学检验[M].北京:中国医药科技出版社,2020.

[10] 唐恒锋.实用检验医学与疾病诊断[M].开封:河南大学出版社,2021.

[11] 李明洁.实用临床检验[M].沈阳:沈阳出版社,2020.

[12] 翁文浩.实用医学检验技术与质量管理[M].北京:科学技术文献出版社,2021.

[13] 郑文芝,袁忠海.临床输血医学检验技术[M].武汉:华中科技大学出版社,2020.

[14] 戎瑞雪.免疫检验学[M].长春:吉林科学技术出版社,2019.

[15] 蒋小丽.临床医学检验技术与实践操作[M].开封:河南大学出版社,2020.

[16] 高原叶.实用临床检验医学[M].长春:吉林科学技术出版社,2019.

[17] 赵友云,刘光忠,韩竖霞,等.临床检验规范化采集及科学解读[M].武汉:湖北科学技术出版社,2020.

[18] 李金文.现代检验医学技术[M].长春:吉林科学技术出版社,2019.

[19] 伊正君,杨清玲.临床分子生物学检验技术[M].武汉:华中科技大学出版社,2020.

[20] 王学锋,管洪在.临床血液学检验[M].北京:中国医药科技出版社,2019.

[21] 石搏,闻春艳,黄可欣.病理检验学实验技术与方法[M].长春:吉林大学出版社,2020.

[22] 褚婷婷,李志霞,李晓燕,等.现代临床检验[M].北京:科学技术文献出版社,2019.

[23] 毛飞,许文荣.临床血液检验学[M].北京:2020.

[24] 胡旭.新编临床检验医学[M].长春:吉林科学技术出版社,2019.

[25] 马素莲.临床检验与诊断[M].沈阳:沈阳出版社,2020.

［26］张琦.临床检验技术常规［M］.长春:吉林科学技术出版社,2019.

［27］张家忠,陶玲.输血检验技术［M］.北京:人民卫生出版社,2020.

［28］曹毅.现代检验技术与应用［M］.长春:吉林科学技术出版社,2019.

［29］王静.临床医学检验概论［M］.北京:科学技术文献出版社,2020.

［30］李京.临床输血与检验［M］.北京:化学工业出版社,2020.

［31］吴正吉.微生物学检验［M］.北京:中国医药科技出版社,2019.

［32］权志博,李萍,郑峻松.临床检验基础［M］.武汉:华中科学技术大学出版社,2020.

［33］周璐.检验学基础与应用［M］.北京:科学技术文献出版社,2019.

［34］王瑶.现代临床医学检验诊断［M］.北京:中国纺织出版社,2020.

［35］邵世和,卢春.临床微生物检验学［M］.北京:科学出版社,2020.

［36］胡晓波.临床体液常规检验的技术现状与规范［J］.检验医学,2020,35(11):1087-1089.

［37］刘静,吴清.尿常规检验中常规化学法与尿分析仪应用的效果分析［J］.中国药物与临床,
2021,21(9):1600-1601.

［38］金卓.尿液潜血检验中尿液分析仪潜血检验与显微镜红细胞计数检验的应用价值分析［J］.
中国实用医药,2020,15(3):57-59.

［39］焦红霞.用末梢血与静脉血进行血常规检验的准确性及稳定性分析对比［J］.山西医药杂志,
2021,50(5):845-847.

［40］李东明,张健东.微生物快速检验技术的临床研究进展［J］.医疗装备,2021,34(22):189-190.